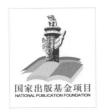

国家出版基金项目
NATIONAL PUBLICATION FOUNDATION

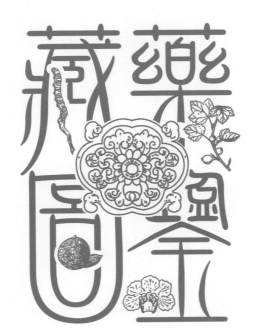

中国藏药资源
特色物种图鉴

钟国跃　刘　翔／主编

②

北京科学技术出版社

目 录

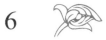

茅膏菜

Drosera peltata Smith var. *multisepala* Y. Z. Ruan

茅膏菜科（Droseraceae）	茅膏菜属（*Drosera*）

▌ 形态 ▌

多年生草本，直立，有时攀缘状，高 9 ~ 32cm，淡绿色，具紫红色汁液。鳞茎状球茎紫色，球形，直径 1 ~ 8mm；茎地下部分长 1 ~ 4cm，地上部分通常直，无毛或具乳突状黑色腺点，顶部 3 至多分枝。基生叶密集成近一轮或最上几片着生于节间伸长的茎上，退化、脱落或最下数片不退化、宿存，退化基生叶圆形或扁圆形，叶柄长 2 ~ 8mm，叶片长 2 ~ 4mm；茎生叶稀疏，盾状，互生，叶柄长 8 ~ 13mm，叶片半月形或半圆形，长 2 ~ 3mm，基部近截平，叶缘密具单一或成对且一长一短的头状黏腺毛，背面无毛。螺状聚伞花序生于枝顶和茎顶，分叉或二歧状分枝，或不分枝，具花 3 ~ 22；花序下部的苞片楔形或倒披针形，顶部具 3 ~ 5腺齿或全缘，边缘无毛或被腺毛，两面无毛或背面密被腺毛，中、上部的苞片渐狭为钻形；花梗长 6 ~ 20mm；花萼长约4mm，5 ~ 7 裂，裂片大小不

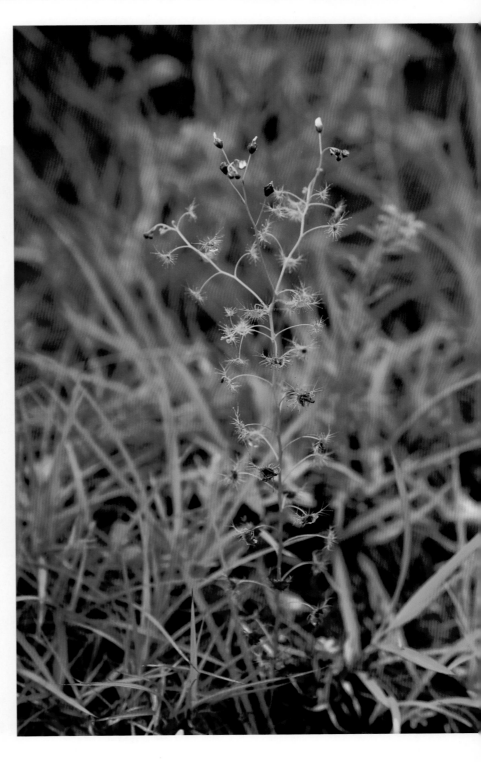

一，歪斜、一边具角的披针形或卵形，背面疏或密被长腺毛，边缘全部或仅中部以上密被长腺毛，整齐或仅顶部稍缺裂；花瓣楔形，白色、淡红色或红色，基部有黑点或无；雄蕊 5，长约 5mm；子房近球形，淡绿色，无毛，1 室，胚珠多数，花柱 3 ~ 5，稀 6，各 2 深裂，裂条顶部分别为 2 ~ 3 浅裂和 3 ~ 5 浅裂。蒴果长 2 ~ 4mm，3 ~ 5 裂，稀 6 裂。种子椭圆形、卵形或球形，种皮脉纹加厚成蜂房格状。花果期 6 ~ 9 月。

▌ 分布 ▌
分布于我国云南、四川西南部、贵州西部、西藏南部及西南部（吉隆）。

▌ 生境 ▌
生长于海拔 1200 ~ 3650m 的松林和疏林下、草丛、灌丛、田边、水旁、草坪。

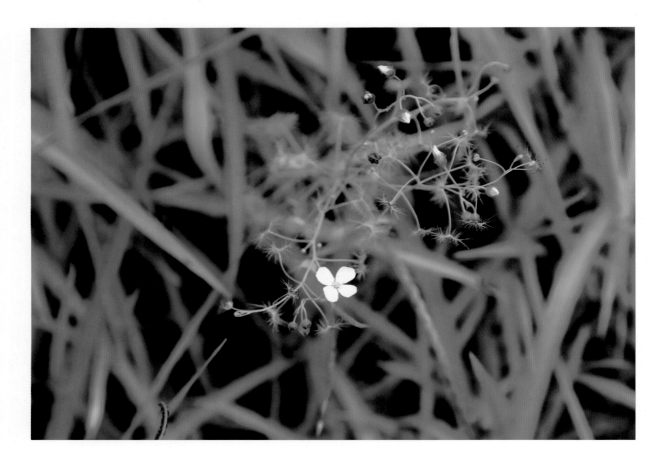

▌ 药材名 ▌
达莪、达鄂、达欧、达都欧、答悟（ཏག་ངོ），喔登、伟丹（འོད་ལྡན），莪伟丹（རྩྭ་འོད་ལྡན）。

▌ 药用部位 ▌
全草。

▌ 功能与主治 ▌
滋补强身，补血，补肾，聪敏官窍，柔润肌肤，活血调经。用于体虚多病，五官功能减退，月经不调，风湿疼痛，急性胃腹疼痛，疮疡肿毒。

用量与用法

6 ~ 12g。

附 注

“འོད་ལྡན།”（喔登）始载于《晶珠本草》，又被称为“ཏ་ག་ཌ།”（达鄂），为治血病、“赤巴”病、滋补益寿、利器荣色、增强体力之药物，有花黄色的“འོད་ལྡན།”（喔登）和花白色的“འོད་ལྡན་དཀར་པོ།”（欧丹嘎布）2 种。关于黄、白“喔登”的形态，《晶珠本草》言花黄色者“茎叶状如松蒂 [虎耳草科植物篦齿虎耳草 *Saxifraga umbellulata* Hook. f. et Thoms. var. *pectinata* (Marquand et Airy-Shaw) J. T. Pan]；花黄色，经常有露状黏液；根状如卓尔玛（蔷薇科植物蕨麻 *Potentilla anserina* L. 的块根，俗称‘人参果’）”；花白色者“除四片叶片很大外，别的叶片贴在地上，茎、花黏液等均似松蒂，而植株较短，无块根，花白色……果荚红色有两个尖”。现代文献记载的“喔登”的基原涉及茅膏菜属（*Drosera*）、虎耳草科虎耳草属（*Saxifraga*）和梅花草属（*Parnassia*）的多种植物，但不同文献对黄、白 2 种“喔登”的基原有争议。《晶珠本草》汉译重译本记载黄色者（喔登）的基原为优越虎耳草 *Saxifraga egregia* Engl.，白色者（欧丹嘎布）为黑蕊虎耳草 *Saxifraga melanocentra* Franch.。也有观点认为，从《晶珠本草》记载的形态看，“喔登”的基原应为茅膏菜 *Drosera peltata* Smith var. *multisepala* Y. Z. Ruan、新月茅膏菜 *D. peltata* Smith var. *lunata* (Buch.-Ham.) C. B. Clarke 和光萼茅膏菜 *D. peltata* Smith var. *glabrata* Y. Z. Ruan，这些植物的植株带黏液、具球茎、花干后黄色的特征确与《晶珠本草》记载的相符。云南迪庆、西藏昌都、青海等地以黑蕊虎耳草 *S. melanocentra* Franch. 作为花白色的“欧丹嘎布”，该种的形态确与《晶珠本草》之记载相符。据《迪庆藏药》记载，云南迪庆藏医使用的“达莪”类的基原较为复杂，以茅膏菜 *D. peltata* Smith var. *lunata* (Buch.-Ham.) C. B. Clarke 作“སྔོ་འོད་ལྡན།”（莪伟丹，别名“喔登”），以黑蕊虎耳草 *S. melanocentra* Franch. 作“ཏ་མཆིན་ཏ་ག་ཌ།”（别名“达莪”），以异叶虎耳草 *S. diversifolia* Wall. ex Ser. 作“འཇམ་དབྱང་ཏ་ག་ཌ།”（江阳大兀），以虎耳草科梅花草属植物作“སྤྱན་གཟིགས་ཏ་ག་ཌ།”（见司达兀）。（参见“优越虎耳草”“黑蕊虎耳草”“短柱梅花草”条）

《晶珠本草》记载“喔登（达鄂）”具块根。《中国植物志》记载茅膏菜属植物中具球茎的种类，我国仅有茅膏菜 *D. peltata* Smith var. *multisepala* Y. Z. Ruan 和光萼茅膏菜 *D. peltata* Smith var. *glabrata* Y. Z. Ruan 2 个变种，前变种在青藏高原有分布，后变种仅分布于华东、华南、华中的低海拔地区。部分藏医药文献记载“喔登（达鄂）”的基原为光萼茅膏菜 *D. peltata* Smith var. *glabrata* Y. Z. Ruan、新月茅膏菜 *D. peltata* Smith var. *lunata* (Buch.-Ham.) C. B. Clarke。据对采自西藏林芝、吉隆等的标本进行鉴定，其应为茅膏菜 *D. peltata* Smith var. *multisepala* Y. Z. Ruan。

费菜

Sedum aizoon L.

| 景天科（Crassulaceae） | 景天属（*Sedum*） |

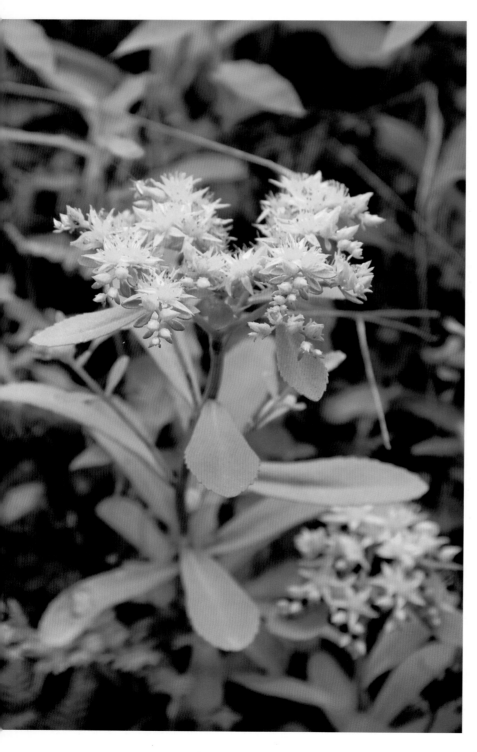

▌ 形态 ▌

多年生草本。根茎短，粗。茎高 20 ～ 50cm，有 1 ～ 3 茎，直立，无毛，不分枝。叶互生，狭披针形、椭圆状披针形至卵状倒披针形，长 3.5 ～ 8cm，宽 1.2 ～ 2cm，先端渐尖，基部楔形，边缘有不整齐的锯齿；叶坚实，近革质。聚伞花序有多花，水平分枝，平展，下托以苞叶；萼片 5，线形，肉质，不等长，长 3 ～ 5mm，先端钝；花瓣 5，黄色，长圆形至椭圆状披针形，长 6 ～ 10mm，有短尖；雄蕊 10，较花瓣短；鳞片 5，近正方形，长 0.3mm；心皮 5，卵状长圆形，基部合生，腹面凸出，花柱长钻形。蓇葖果星芒状排列，长 7mm；种子椭圆形，长约 1mm。花期 6 ～ 7 月，果期 8 ～ 9 月。

▌ 分布 ▌

分布于我国四川、湖北、江西、安徽、浙江、江苏、青海、甘肃、宁夏、陕西、山西、河南、河北、山东、内蒙古、辽宁、吉林、黑龙江。蒙古、日本、朝鲜等也有分布。

生境

生长于海拔 2000m 以下的山地阴湿石上、岩石边。

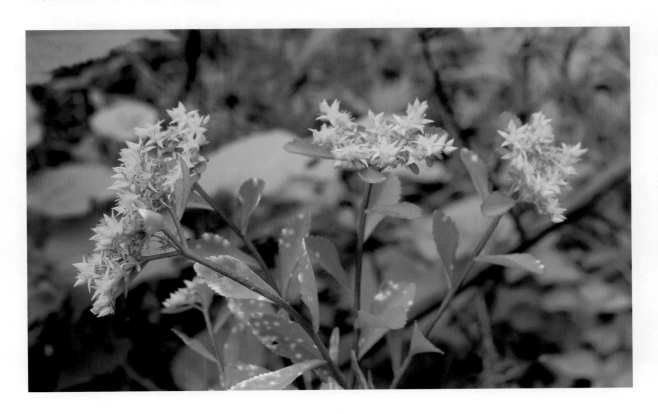

药材名

灿阿梧孜（ཚན་ཨ་ཞུ་ཙེ）。

药用部位

全草。

功能与主治

清热解毒，消肿止痛。用于肝炎，阑尾炎，下肢溃疡，烫火伤，虫蛇咬伤。

附 注

　　《蓝琉璃》始记载"ཚན"（灿），言其分为白 ["ཚན་དཀར"（灿嘎尔）]、红 ["ཚན་དམར"（灿玛尔）]、黄 ["ཚན་སེར"（灿塞尔）]3 类。《晶珠本草》记载"སྲོ་ལོ"（索罗）[汉译重译本名为"སྲོ་ལོ་འཛིན"（索罗索扎）] 类按花色分为白 ["སྲོ་ལོ་དཀར་པོ"（索罗嘎保）]、紫 ["སྲོ་ལོ་སྨུག་པོ"（索罗木保）]、红 ["སྲོ་ལོ་དམར་པོ"（索罗玛保）]3 种；其中红者又分为多种，统称为"ཚན"（灿）。《藏汉大辞典》记载的"ཚན"（灿）类药材共有 4 种，其中 1 种为"ཚན་ཨ་ཞུ"（灿阿梧孜）。《中国藏药植物资源考订》记载，"灿阿梧孜"的基原包括费菜 S. aizoon L.、多茎景天 S. multicaule Wall.、阔叶景天 S. roborowskii Maxim. 等。（参见"狭叶红景天"条）

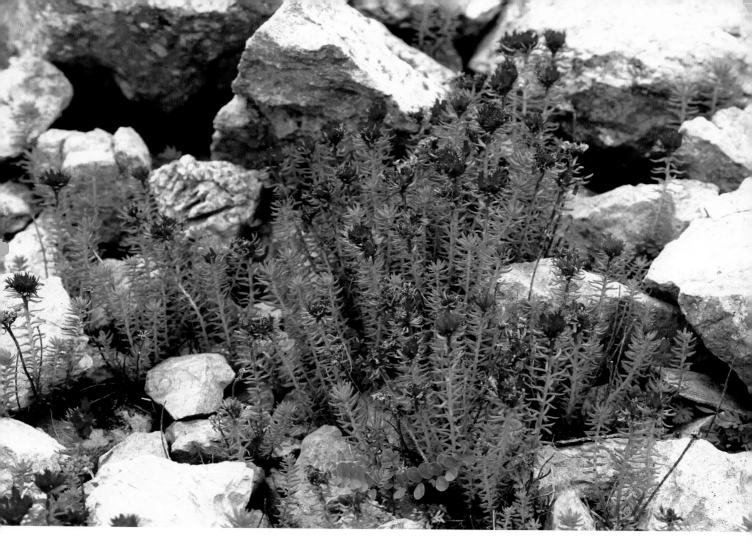

小丛红景天

Rhodiola dumulosa (Franch.) S. H. Fu

景天科（Crassulaceae） | 红景天属（*Rhodiola*）

形态

多年生草本。根颈粗壮，分枝，地上部分常被残留的老枝。花茎聚生于主轴先端，长 5 ~ 28cm，直立或弯曲，不分枝。叶互生，线形至宽线形，长 7 ~ 10mm，宽 1 ~ 2mm，先端稍急尖，基部无柄，全缘。花序聚伞状，有 4 ~ 7 花；萼片 5，线状披针形，长 4mm，宽 0.7 ~ 0.9mm，先端渐尖，基部宽；花瓣 5，白色或红色，披针状长圆形，直立，长 8 ~ 11mm，宽 2.3 ~ 2.8mm，先端渐尖，有较长的短尖，边缘平直或多少呈流苏状；雄蕊 10，较花瓣短，与萼片相对者长 7mm，与花瓣相对者长 3mm，着生于花瓣基部上 3mm 处；鳞片 5，横长方形，长 0.4mm，宽 0.8 ~ 1mm，先端微缺；心皮 5，卵状长圆形，直立，长 6 ~ 9mm，基部 1 ~ 1.5mm 合生；种子长圆形，长 1.2mm，有微乳头状突起，有狭翅。花期 6 ~ 7 月，果期 8 月。

分布

分布于我国四川西北部、青海、甘肃、陕西、湖北、山西、河北、北京、内蒙古、吉林。

▌ 生境 ▌

生长于海拔 1600 ~ 3900m 的山坡石上。

▌ 药材名 ▌

索罗玛保、苏罗玛保、索洛玛保、索罗玛布（སྒོ་ལོ་དམར་པོ།），灿琼哇（ཚན་ཆུང་བ།）。

▌ 药用部位 ▌

根及根茎。

▌ 功能与主治 ▌

活血，清肺，止咳，解热，止痛。用于"腊度"（高原反应）导致的恶心、呕吐、口唇和掌心发绀、乏力、胸闷等。

▌ 用量与用法 ▌

3 ~ 6g。

附　注

　　"སྒོ་ལོ"（索罗）为一类药材的总称，为治肺病之药物。《晶珠本草》记载有"སྒོ་ལོ་སྐྱ་འདི།"（索罗索扎），言其按花色分为白 ["སྒོ་ལོ་དཀར་པོ།"（索罗嘎保、索罗嘎布）]、紫 ["སྒོ་ལོ་སྨུག་པོ།"（索罗木保、苏罗木保）]、红 ["སྒོ་ལོ་དམར་པོ།"（索罗玛保）]3 种，其中，红者又分为神、鬼、雌、雄、中 5 种，或分为生长于雪山、石山、草坡、水边的 4 种，红者统称为"ཚན།"（灿），并言生长于雪山下的 1 种为"ཚན་ཆུང་བ།"（灿琼哇）。现代文献记载的"སྒོ་ལོ"（索罗）类的基原涉及景天科、十字花科等多种植物，其中红者（索罗玛保）的基原为景天科植物，以红景天属（*Rhodiola*）植物为主，有 10 余种，小丛红景天 *R. dumulosa* (Franch.) S. H. Fu 为其基原之一，甘肃甘南藏医又称其为"ཚན་ཆུང་བ།"（灿琼哇）。（参见"单花荠""大花红景天"条）

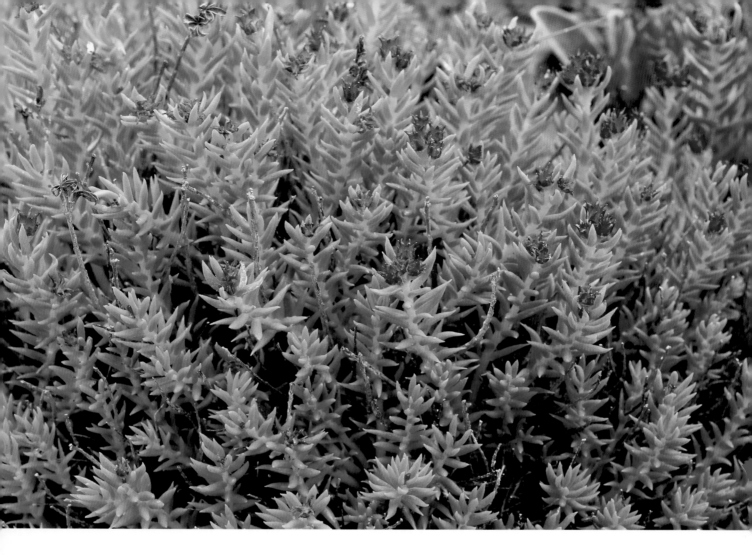

四裂红景天
Rhodiola quadrifida (Pall.) Fisch. et Mey.

景天科（Crassulaceae）　　　红景天属（*Rhodiola*）

▌形态▐

多年生草本，主根长达 18cm。根颈直径 1 ～ 3cm，分枝，黑褐色，先端被鳞片。老的枝茎宿存，常在 100 以上。花茎细，直径 0.5 ～ 1mm，高 3 ～ 10（～ 15）cm，稻秆色，直立，叶密生。叶互生，无柄，线形，长 5 ～ 8（～ 12）mm，宽 1mm，先端急尖，全缘。伞房花序花少数，宽 1.2 ～ 1.5cm，花梗与花同长或较短；萼片 4，线状披针形，长 3mm，宽 0.7mm，钝；花瓣 4，紫红色，长圆状倒卵形，长 4mm，宽 1mm，钝；雄蕊 8，与花瓣同长或稍长，花丝与花药黄色；鳞片 4，近长方形，长 1.5 ～ 1.8mm，宽 0.7mm。蓇葖果 4，披针形，长 5mm，直立，有先端反折的短喙，成熟时暗红色；种子长圆形，褐色，有翅。花期 5 ～ 6 月，果期 7 ～ 8 月。

▌分布▐

分布于我国西藏（南木林）、四川、新疆、青海、甘肃。巴基斯坦、印度、尼泊尔、蒙古也有分布。

▎ 生境 ▎

生长于海拔 2900 ～ 5100m 的沟边、山坡石缝中。

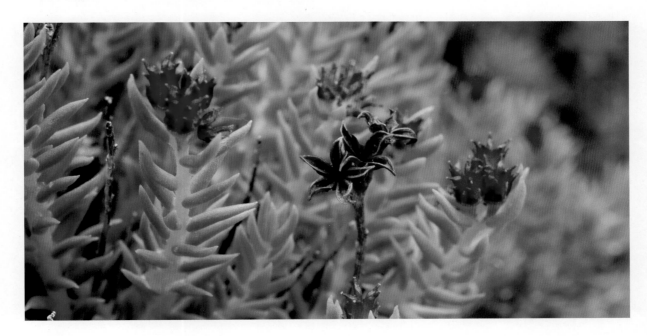

▎ 药材名 ▎

索罗玛保、苏罗玛保、索洛玛保、索罗玛布（སོ་ལོ་དམར་པོ），索罗木保、苏罗木保、索罗莫保、索罗模保（སོ་ལོ་སྨུག་པོ）。

▎ 药用部位 ▎

根及根茎。

▎ 功能与主治 ▎

活血，清肺，止咳，解热，止痛。用于"腊度"（高原反应）的恶心、呕吐、嘴唇和手心等发绀、全身无力、胸闷、难以透气、身体虚弱等。

▎ 用量与用法 ▎

3 ～ 6g。

附 注

"索罗"（སོ་ལོ）为一类药材的总称。《晶珠本草》记载其按花色分为白 ["སོ་ལོ་དཀར་པོ"（索罗嘎保、索罗嘎布）]、紫 ["སོ་ལོ་སྨུག་པོ"（索罗木保）]、红 ["སོ་ལོ་དམར་པོ"（索罗玛保）]3 种。现代文献记载的"索罗"类的基原主要涉及景天科、十字花科的多种植物，其中红者（索罗玛保）的基原均为景天科植物，以红景天属（*Rhodiola*）植物为主，有 10 余种，四裂红景天 *Rhodiola quadrifida* (Pall.) Fisch. et Mey. 为其基原之一，四川甘孜（康定、道孚、德格）藏医则将该种及长鞭红景天 *R. fastigiata* (Hook. f. et Thoms.) S. H. Fu 作紫者（索罗莫保）的基原。（参见"大花红景天""长鞭红景天"条）

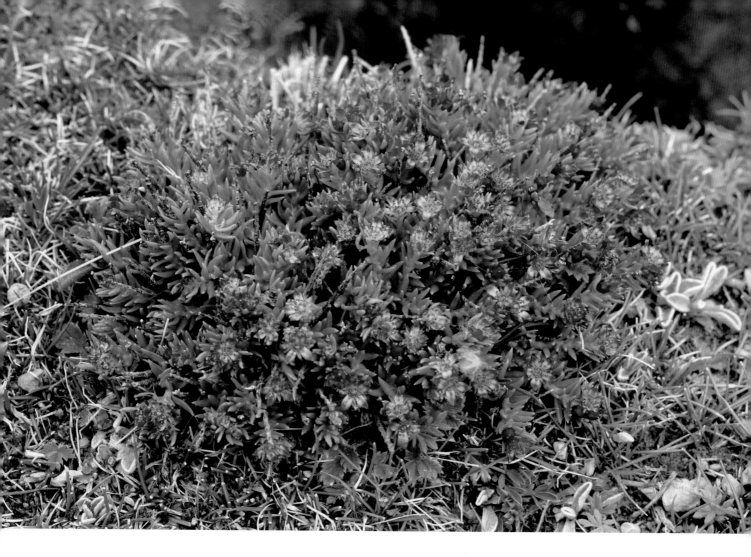

圆丛红景天

Rhodiola juparensis (Fröd.) S. H. Fu

| 景天科（Crassulaceae） | 红景天属（*Rhodiola*） |

▌ 形态 ▌

多年生草本。主根长，达 25cm 或更长；根颈地上部分分枝，密集丛生，近圆形，直径约 10cm，先端被鳞片，鳞片宽三角形，钝。宿存老茎多数，短而细，不育茎长 1.5 ~ 3cm，先端叶密集。花茎多数，扇状分布，长 2 ~ 4cm。叶线状披针形，长 3 ~ 5mm，宽 0.6mm，先端急尖，有芒，全缘。花序紧密，花少数；苞片线形，长 2 ~ 2.5mm，急尖；雌雄异株；雄花萼片 5，长圆形，长 1.5 ~ 2mm，钝；花瓣 5，黄色，近倒卵形，长 2.5mm，钝，先端有短尖；雄蕊 10，长为花瓣的 1/2；鳞片 5，四方形，长 0.8mm，宽 0.9mm，先端有微缺；心皮 5，近直立，椭圆形，长 2.5 ~ 3mm，花柱极短。蓇葖果有种子 1 ~ 3，单生种子大，近卵状长圆形，长 2mm，两端有翅，如有 2 ~ 3 种子时，种子长 1mm。花期 7 月，果期 8 月。

▌ 分布 ▌

分布于我国青海、甘肃。

▍ 生境 ▍

生长于海拔 3500 ~ 4200m 的山坡石上。

▍ 药材名 ▍

索罗玛保、苏罗玛保、索罗玛布、索洛玛保（ སོ་ལོ་དམར་པོ ）。

▍ 药用部位 ▍

根及根茎。

▍ 功能与主治 ▍

活血，清肺，止咳，解热，止痛。用于"腊度"（高原反应）引起的恶心、呕吐、嘴唇和手心等发绀、全身无力、胸闷、难以透气、身体虚弱等。

▍ 用量与用法 ▍

3 ~ 6g。

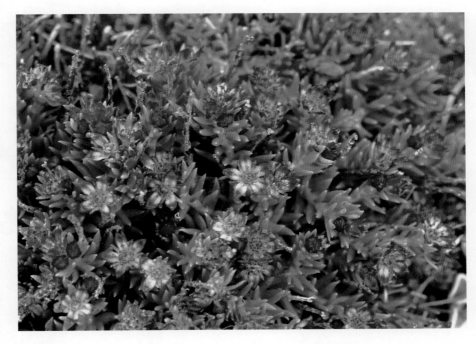

附 注

"སོ་ལོ"（索罗）为一类药材的总称。《晶珠本草》记载其按花色分为白 ["སོ་ལོ་དཀར་པོ"（索罗嘎保、索罗嘎布）]、紫 ["སོ་ལོ་སྨུག་པོ"（索罗木保、苏罗木保）]、红 ["སོ་ལོ་དམར་པོ"（索罗玛保）]3 种。现代文献记载的 3 种"索罗"的基原不尽一致，涉及十字花科和景天科的多属多种植物。文献记载，圆丛红景天 *R. juparensis* (Fröd.) S. H. Fu 为"索罗玛保"的基原之一。《部标藏药》和《青海藏标》分别以"红景天 /སོ་ལོ་དམར་པོ/ 索罗玛布""唐古特红景天 /སོ་ལོ་དམར་པོ/ 索洛玛保"之名收载了大花红景天 *R. crenulata* (Hook. f. et Thoms.) H. Ohba、唐古特红景天 *R. algida* (Ledeb.) Fisch. et Mey. var. *tangutica* (Maxim.) S. H. Fu。此外，文献记载的"索罗玛保"的基原还有柴胡红景天 *R. bupleuroides* (Wall. ex Hook. f. et Thoms.) S. H. Fu、长鞭红景天 *R. fastigiata* (Hook. f. et Thoms.) S. H. Fu、小丛红景天 *R. dumulosa* (Franch.) S. H. Fu 等 10 余种红景天属（*Rhodiloa*）植物。（参见"唐古红景天""大花红景天""柴胡红景天"条）

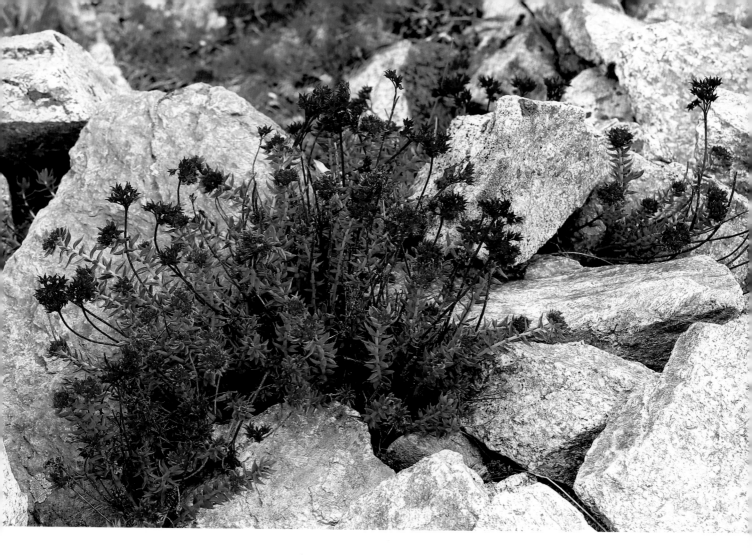

西藏红景天

Rhodiola tibetica (Hook. f. et Thoms.) S. H. Fu

| 景天科（Crassulaceae） | 红景天属（*Rhodiola*） |

▌形态 ▌

根颈短或长，残留老枝少数。花茎长达 30cm，基部常被微乳头状突起。叶覆瓦状，线形至狭卵形，长 5 ~ 9mm，宽 1.5 ~ 4mm，先端长芒状渐尖，基部宽三角形，全缘或有牙齿。花序伞房状，花紧密，宽 2 ~ 2.5cm；雌雄异株；萼片 5，近长圆形，长 1mm；花瓣 5，紫色至红色，椭圆状披针形，长 2 ~ 4mm；雄蕊 10，与花瓣略等长或稍长；鳞片 5，近四方形，长 0.6mm，先端有微缺；心皮 5，披针形，长 4 ~ 5mm，直立，先端稍外弯。花期 7 ~ 8 月，果期 9 月。

▌分布 ▌

分布于我国西藏西南部。印度、阿富汗、巴基斯坦也有分布。

▌生境 ▌

生长于海拔 4050 ~ 5400m 的山沟碎石坡、山沟边。

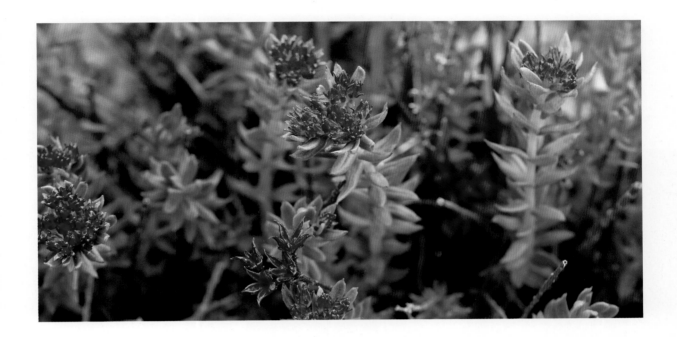

▍药材名 ▍

索罗玛保、苏罗玛保、索罗玛布、索洛玛保（སོ་ལོ་དམར་པོ།）。

▍药用部位 ▍

根及根茎。

▍功能与主治 ▍

活血，清肺，止咳，解热，止痛。用于"腊度"（高原反应）的恶心、呕吐、口唇和手心等发绀、胸闷、身体虚弱等。

▍用量与用法 ▍

3 ~ 6g。

附 注

"སོ་ལོ།"（索罗）为一类藏药的总称。《晶珠本草》记载"索罗"按花色不同分为白 ["སོ་ལོ་དཀར་པོ།"（索罗嘎保、索罗嘎布）]、紫 ["སོ་ལོ་སྨུག་པོ།"（索罗木保、苏罗木保）]、红 ["སོ་ལོ་དམར་པོ།"（索罗玛保）]3 种。现代不同文献记载的 3 种"索罗"的基原不尽一致，涉及十字花科和景天科的多属多种植物。《部标藏药》以"红景天 /སོ་ལོ་དམར་པོ།/ 索罗玛布"之名、《青海藏标》以"唐古特红景天 /སོ་ལོ་དམར་པོ།/ 索洛玛保"之名收载了大花红景天 R. crenulata (Hook. f. et Thoms.) H. Ohba、唐古特红景天 R. algida Fisch. et Mey. var. tangutica (Maxim.) Fu。有文献记载，西藏红景天 R. tibetica (Hook. f. et Thoms.) S. H. Fu 为"索罗玛保"的基原之一；此外，作"索罗"使用的尚有柴胡红景天 R. bupleuroides (Wall. ex Hk. f. et Thoms.) S. H. Fu 等 10 余种红景天属（Rhodiola）植物。（参见"唐古红景天""大花红景天""柴胡红景天"条）

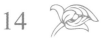

长鞭红景天

Rhodiola fastigiata (Hk. f. et Thoms.) S. H. Fu

景天科（Crassulaceae） 红景天属（*Rhodiola*）

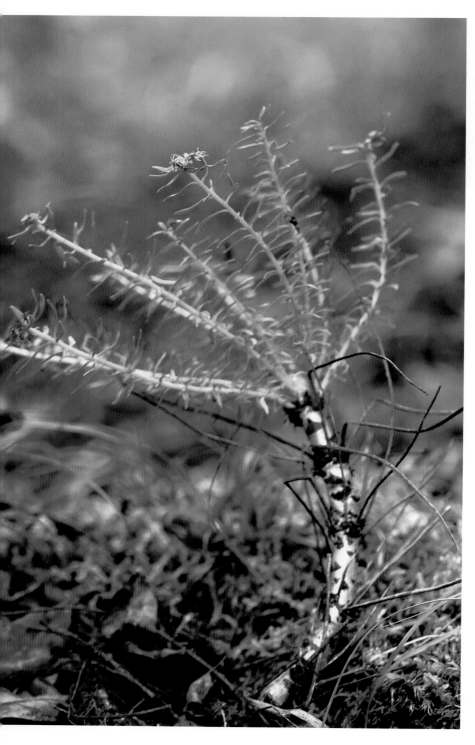

▌ 形态 ▌

多年生草本。根颈长达 50cm
或更长，不分枝或少分枝，
每年伸出达 1.5cm，直径
1 ~ 1.5cm，老的花茎脱落，
或有少数宿存，基部鳞片三
角形。花茎 4 ~ 10，着生于
主轴先端，长 8 ~ 20cm，直
径 1.2 ~ 2mm，密生叶。叶
互生，线状长圆形、线状披针
形、椭圆形至倒披针形，长
8 ~ 12mm，宽 1 ~ 4mm，先
端钝，基部无柄，全缘，或有
微乳头状突起。花序伞房状，
长 1cm，宽 2cm；雌雄异株；
花密生；萼片 5，线形或长
三角形，长 3mm，钝；花瓣
5，红色，长圆状披针形，长
5mm，宽 1.3mm，钝；雄蕊
10，长达 5mm，对瓣着生于
基部上 1mm 处；鳞片 5，横长
方形，长 0.5mm，宽 1mm，
先端有微缺；心皮 5，披针
形，直立，花柱长。蓇葖果长
7 ~ 8mm，直立，先端稍向外
弯。花期 6 ~ 8 月，果期 9 月。

▌ 分布 ▌

分布于我国西藏（林芝）、云南、

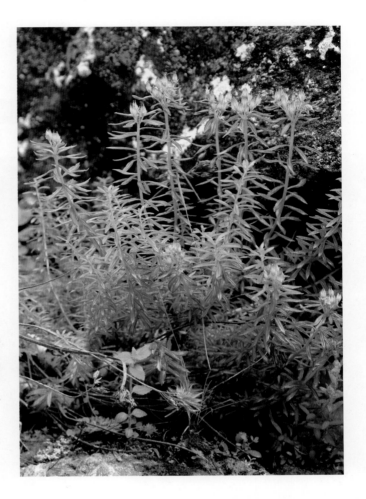

四川。尼泊尔、印度和不丹等也有分布。

生境

生长于海拔 2500 ～ 5400m 的山坡石上。

药材名

索罗玛保、苏罗玛保、索洛玛保、索罗玛布（ སྲོལ་དམར་པོ །），拉灿玛保（ ལུ་ཚན་དམར་པོ །），索罗木保、苏罗木保、索罗莫保、索罗模保（ སྲོལ་སྨུག་པོ །），力嘎都、勒嘎都、力喀图（ ལི་ག་དུར །）。

药用部位

根及根茎。

功能与主治

活血，清肺，止咳，解热，止痛。用于"腊度"（高原反应）引起的恶心、呕吐、嘴唇和手心等发绀、全身无力、胸闷、难以透气、身体虚弱等。

用量与用法

3 ～ 6g。内服煎汤，或入丸、散剂。

附 注

　　"སྲོལ །"（索罗）为一类药材的总称。《晶珠本草》记载其按花色分为白 ["སྲོལ་དཀར་པོ །"（索罗嘎保、索罗嘎布）]、紫 ["སྲོལ་སྨུག་པོ །"（索罗木保）]、红 ["སྲོལ་དམར་པོ །"（索罗玛保）]3 种；其中"索罗玛保"又分为多种，总称为 "ཚན །"（灿）。《蓝琉璃》始载"灿"，将其分为白 ["ཚན་དཀར །"（灿嘎尔）]、红 ["ཚན་དམར །"（灿玛尔）]、黄 ["ཚན་སེར །"（灿塞尔）]3 类。现代文献记载的"索罗玛保"和"灿"的基原均为景天科植物，以红景天属（*Rhodiola*）植物为主，约有 10 余种。文献记载，长鞭红景天 *R. fastigiata* (Hk. f. et Thoms.) S. H. Fu 为"索罗玛保"的基原之一，又被称为 "ལུ་ཚན་དམར་པོ །"（拉灿玛保）；四川甘孜藏医则将长鞭红景天 *R. fastigiata* (Hk. f. et Thoms) S. H. Fu 和四裂红景天 *R. quadrifida* (Pall.) Fisch. et Mey. 作紫者（索罗木保）的基原。《晶珠本草》中另条记载有 "ག་དུར །"（嘎都尔），言其分为上 ["ལི་ག་དུར །"（力嘎都）]、下 ["ག་དུར་དམན་པ །"（嘎都尔曼巴）]2 品。文献记载，现各地藏医使用的"嘎都尔"的基原包括景天科红景天属、虎耳草科岩白菜属（*Bergenia*）、牻牛儿苗科老鹳草属（*Geranium*）、蓼科蓼属（*Polygonum*）等的多种植物，青海藏医也将长鞭红景天 *R. fastigiata* (Hk. f. et Thoms.) S. H. Fu 作 "ལི་ག་དུར །"（勒嘎都）使用，其功能、主治与"索罗玛保"不同。（参见"大花红景天""岩白菜"等条）

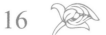

喜马红景天
Rhodiola himalensis (D. Don) S. H. Fu

景天科（Crassulaceae） 红景天属（*Rhodiola*）

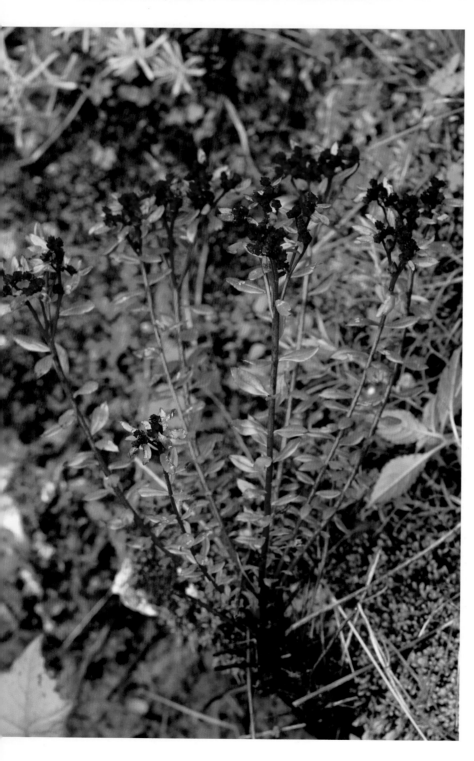

形态

多年生草本。根颈伸长。老的花茎残存，先端被三角形鳞片；花茎直立，圆形，常带红色，长 25 ～ 50cm，被多数透明的小腺体。叶互生，疏覆瓦状排列，披针形至倒披针形或倒卵形至长圆状倒披针形，长 17 ～ 27mm，宽 4 ～ 10mm，先端急尖至有细尖，基部圆形，无柄，全缘或先端有齿，被微乳头状突起，尤以边缘明显，中脉明显。花序伞房状，花梗细；雌雄异株；萼片 4 或 5，狭三角形，长 1.5 ～ 2mm，基部合生；花瓣 4 或 5，深紫色，长圆状披针形，长 3 ～ 4mm；雄蕊 8 或 10，长 2 ～ 3mm，鳞片长方形，长 1mm，先端有微缺；雌花不具雄蕊；心皮 4 或 5，直立，披针形，长 6mm，花柱短，外弯。花期 5 ～ 6 月，果期 8 月。

分布

分布于我国西藏、云南、四川西北部。尼泊尔、不丹等也有分布。

▌生境▌

生长于海拔 3700 ～ 4200m 的山坡、林下、灌丛。

▌药材名▌

索罗玛保、苏罗玛保、索罗玛布、索洛玛保（ষ্র্ব্বাব་རོ་གོ）。

▌药用部位▌

根及根茎。

▌功能与主治▌

活血，清肺，止咳，解热，止痛。用于"腊度"（高原反应）导致的恶心、呕吐、口唇和掌心发绀、乏力、胸闷、身体虚弱等。

▌用量与用法▌

3 ～ 6g。

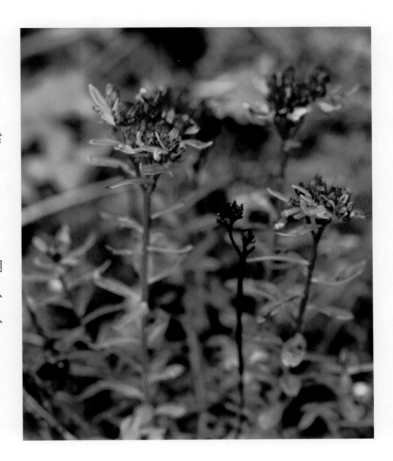

附 注

"ষ্র་ব"（索罗）为一大类药物的总称。《晶珠本草》记载其按花色分为白 ["ষ্র་ব་དཀར་པོ"（索罗嘎保、索罗嘎布）]、紫 ["ষ্র་ব་སྨུག་པོ"（索罗木保、苏罗木保）]、红 ["ষ্র་ব་དམར་པོ"（索罗玛保）]3 种。现代不同文献记载的 3 种"索罗"的基原不尽一致，多认为白者（索罗嘎保）的基原为十字花科植物高山辣根菜 *Pegaeophyton scapiflorum* (Hook. f. et Thoms.) Marq. et Shaw（单花荠、无茎芥），紫者（索罗木保）的基原包括十字花科丛菔属（*Solms-Laubachia*）的宽果丛菔 *S. eurycarpa* (Maxim.) Botsch. 等多种植物，而红者（索罗玛保）的基原为景天科景天属（*Rhodiola*）的多种植物。据文献记载，喜马红景天 *R. himalensis* (D. Don) S. H. Fu 为"索罗玛保"的基原之一，此外，作"索罗玛保"使用的尚有 10 余种同属植物。《部标藏药》以"红景天 /ষ্র་ব་དམར་པོ/ 索罗玛布"之名、《青海藏标》以"唐古特红景天 /ষ্র་ব་དམར་པོ/ 索洛玛保"之名收载了大花红景天 *R. crenulata* (Hook. f. et Thoms.) H. Ohba、唐古特红景天 *R. algida* Fisch. et Mey. var. *tangutica* (Maxim.) Fu。（参见"柴胡红景天""大花红景天""唐古红景天""单花荠"条）

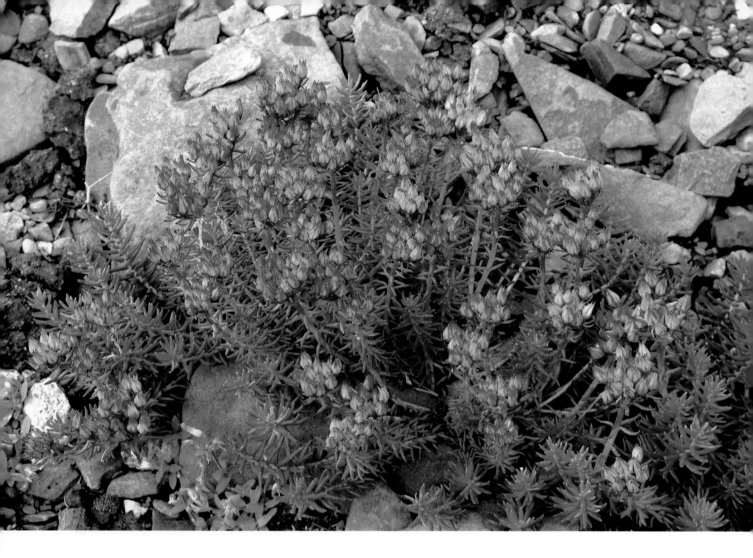

唐古红景天

Rhodiola algida (Ledeb.) Fisch. et Mey. var. *tangutica* (Maxim.) S. H. Fu

景天科（Crassulaceae）　　　　　　　红景天属（*Rhodiola*）

▌形态▌

多年生草本。主根粗长，分枝。根颈没有残留老枝茎，或有少数残留，先端被三角形鳞片。雌雄异株。雄株花茎干后稻秆色或老后棕褐色，高 10 ~ 17cm，直径 1.5 ~ 2.5mm。叶线形，长 1 ~ 1.5cm，宽不及 1mm，先端钝渐尖，无柄。花序紧密，伞房状，花序下有苞叶；萼片 5，线状长圆形，长 2 ~ 3mm，宽 0.5 ~ 0.6mm，先端钝；花瓣 5，干后似为粉红色，长圆状披针形，长 4mm，宽 0.8mm，先端钝渐尖；雄蕊 10，对瓣的长 2.5mm，在基部上 1.5mm 着生，对萼的长 4.5mm，鳞片 5，四方形，长 0.4mm，宽 0.5mm，先端有微缺；心皮 5，狭披针形，长 2.5mm，不育。雌株花茎果时高 15 ~ 30cm，直径 3mm，棕褐色。叶线形，长 8 ~ 13mm，宽 1mm，先端钝渐尖。花序伞房状，果时倒三角形，长、宽各 5cm；萼片 5，线状长圆形，长 3 ~ 3.5mm，宽 0.5 ~ 0.7mm，钝；花瓣 5，长圆状披针形，长 5mm，宽 1 ~ 1.2mm，先端钝渐尖；鳞片 5，横长方形，长 0.5mm，宽 0.7mm，先端有微缺；蓇葖果 5，直立，狭披针形，长达 1cm，喙短，长 1mm，直立或稍外弯。花期 5 ~ 8

月，果期 8 月。

分布

分布于我国四川、青海、甘肃、宁夏。

生境

生长于海拔 2000 ~ 4700m 的高山石缝、近水处。

药材名

索罗玛保、苏罗玛保、索洛玛保、索罗玛布（ སོ་ལོ་དམར་པོ །），嘎都尔（ ག་དུར །）。

药用部位

根及根茎。

功能与主治

索罗玛保：活血，清肺，止咳，解热，止痛。用于"腊度"（高原反应）引起的恶心、呕吐、嘴唇和手心等发绀、全身无力、胸闷、难以透气、身体虚弱等。

嘎都尔：清热解毒，消肿。用于温病，肺热，中毒，四肢肿胀。

用量与用法

3 ~ 6g。内服煎汤，或入丸、散剂。

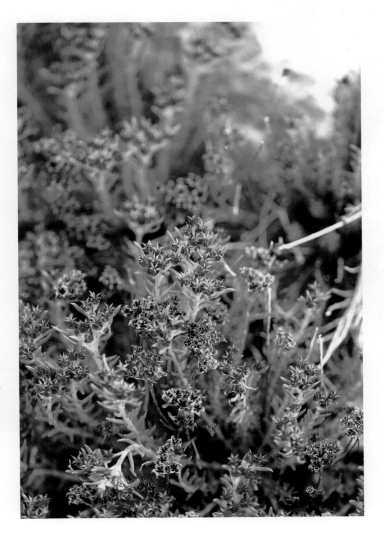

附注

　　《晶珠本草》中分别记载有" སོ་ལོ །"（索罗）和" ག་དུར །"（嘎都尔），前者分为白（索罗嘎保）、紫（索罗木保）、红（索罗玛保）3 种，为清热、养肺、滋补元气之药物；后者分为上（力嘎都）、下（嘎都尔曼巴）2 品，为清热、治肺炎之药物。藏医药用唐古红景天 *R. algida* (Ledeb.) Fisch. et Mey. var. *tangutica* (Maxim.) S. H. Fu 存在"同物异名"现象，一是作为"索罗"的红色品种之一" སོ་ལོ་དམར་པོ །"（索罗玛保）的基原，《青海藏标》等以"唐古特红景天 /སོ་ལོ་དམར་པོ/ 索洛玛保"之名收载了唐古特红景天 *R. algida* (Ledeb.) Fisch. et Mey. var. *tangutica* (Maxim.) S. H. Fu（唐古红景天），二是作为"嘎都尔"的基原之一，《藏标》以"红景天 /ག་དུར/ 嘎都儿"之名收载了大株红景天（狭叶红景天）*R. kirilowii* (Regel) Maxim.、唐古特红景天 *R. algida* (Ledeb.) Fisch. et Mey. var. *tangutica* (Maxim.) S. H. Fu，但"嘎都尔"的功能、主治与"索罗玛保"不同。（参见"大花红景天"条）

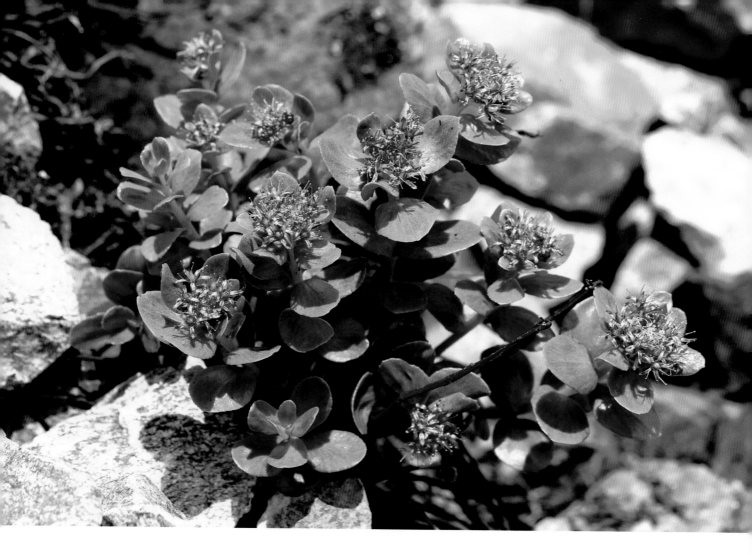

大花红景天

Rhodiola crenulata (Hk. f. et Thoms.) H. Ohba

景天科（Crassulaceae）　　　　　红景天属（*Rhodiola*）

┃ 形态 ┃

多年生草本。地上的根颈短，残存花枝茎少数，黑色，高 5 ～ 20cm。不育枝直立，高 5 ～ 17cm，先端密着叶，叶宽倒卵形，长 1 ～ 3cm。花茎多，直立或扇状排列，高 5 ～ 20cm，稻秆色至红色。叶有短的假柄，椭圆状长圆形至近圆形，长 1.2 ～ 3cm，宽 1 ～ 2.2cm，先端钝或有短尖，全缘、波状或有圆齿。花序伞房状，有多花，长 2cm，宽 2 ～ 3cm，有苞片；花大型，有长梗，雌雄异株。雄花萼片 5，狭三角形至披针形，长 2 ～ 2.5mm，钝；花瓣 5，红色，倒披针形，长 6 ～ 7.5mm，宽 1 ～ 1.5mm，有长爪，先端钝；雄蕊 10，与花瓣等长，对瓣的着生基部上 2.5mm；鳞片 5，近正方形至长方形，长 1 ～ 1.2mm，宽 0.5 ～ 0.8mm，先端有微缺；心皮 5，披针形，长 3 ～ 3.5mm，不育。雌花蓇葖果 5，直立，长 8 ～ 10mm，花枝短，干后红色；种子倒卵形，长 1.5 ～ 2mm，两端有翅。花期 6 ～ 7 月，果期 7 ～ 8 月。

▎分布 ▎

分布于我国西藏（林芝、墨竹工卡）、四川西部（理塘、康定）、云南西北部等。尼泊尔、印度、不丹也有分布。

▎生境 ▎

生长于海拔 2800 ～ 5600m 的山坡草地、灌丛、石缝中。

▎药材名 ▎

索罗玛保、苏罗玛保、索洛玛保、索罗玛布（ས྄ོ་ལོ་དམར་པོ）。

▎药用部位 ▎

根及根茎。

▎功能与主治 ▎

活血，清肺，止咳，解热，止痛。用于"腊度"（高原反应）引起的恶心、呕吐、嘴唇和手心等发绀、全身无力、胸闷、难以透气、身体虚弱等。

▎用量与用法 ▎

3 ～ 6g。内服煎汤，或入丸、散剂。

附 注

"ས྄ོ་ལོ"（索罗）为一类药材的总称。《四部医典》中记载有"ས྄ོ་ལོ་དམར་པོ"（索罗玛布），言其为治肺病之药物。《蓝琉璃》言"索罗"有白、紫 2 类，并在"药物补述"中增加记载有"ཙན"（灿），言"灿"分为白、红、黄 3 类。《四部医典系列挂图全集》第三十一图中也有"白景天"["ཙན་དཀར"（灿嘎尔），46 号图]、"红景天"["ཙན་དམར"（灿玛），47 号图]、"黄景天"["ཙན་སེར"（灿塞），48 号图]、"另外两种黄景天"（49 ～ 50 号图）、"黑紫景天"["མཚལ་ནག"（灿那），51 号图]和"猫尾景天"["མཚལ་རྗེ་མཆོག"（灿齐曲嘎），52 号图]等 7 幅附图；其中"白景天""红景天""黄景天""另外两种黄景天"之一（49 号图）及"猫尾景天"的附图所示植物似红景天属（*Rhodiola*）植物，其他 2 幅图所示植物难以辨识。《晶珠本草》记载"索罗"按花色分为白 ["ས྄ོ་ལོ་དཀར་པོ"（索罗嘎保、索罗嘎布）]、紫 ["ས྄ོ་ལོ་སྨུག་པོ"（索罗木保、苏罗木保）]、红 ["ས྄ོ་ལོ་དམར་པོ"（索罗玛保）]3 种；其中红者又分为多种，统称为"ཙན"（灿）。现代文献记载的红者"索罗玛保"（灿）的基原均为景天科植物，以红景天属植物为主。《部标藏药》《青海藏标》等以"红景天（唐古特红景天）/ ས྄ོ་ལོ་དམར་པོ/ 索罗玛布（索洛玛保）"之名收载了大花红景天 *R. crenulata* (Hk. f. et Thoms.) H. Ohba、唐古特红景天 *R. algida* (Ledeb.) Fisch. et Mey. var. *tangutica* (Maxim.) S. H. Fu。此外，文献记载的"索罗玛保"的基原还包括长鞭红景天 *R. fastigiata* (Hk. f. et Thoms.) S. H. Fu、小丛红景天 *R. dumulosa* (Franch.) S. H. Fu、四裂红景天 *R. quadrifida* (Pall.) Fisch. et Mey.、圣地红景天 *R. sacra* (Prain ex Hamet) S. H. Fu、圆丛红景天 *R. juparensis* (Fröd.) S. H. Fu、柴胡红景天 *R. bupleuroides* (Wall. ex Hk. f. et Thoms.) S. H. Fu 等 10 余种同属植物。紫者（索罗木保）和白者（索罗嘎保）的基原涉及十字花科丛菔属（*Solms-Laubachia*）和藏芥属（*Phaeonychium*）的多种植物。（参见"宽果丛菔""唐古红景天""圣地红景天"等条）

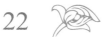

齿叶红景天

Rhodiola serrata H. Ohba

景天科（Crassulaceae） | 红景天属（*Rhodiola*）

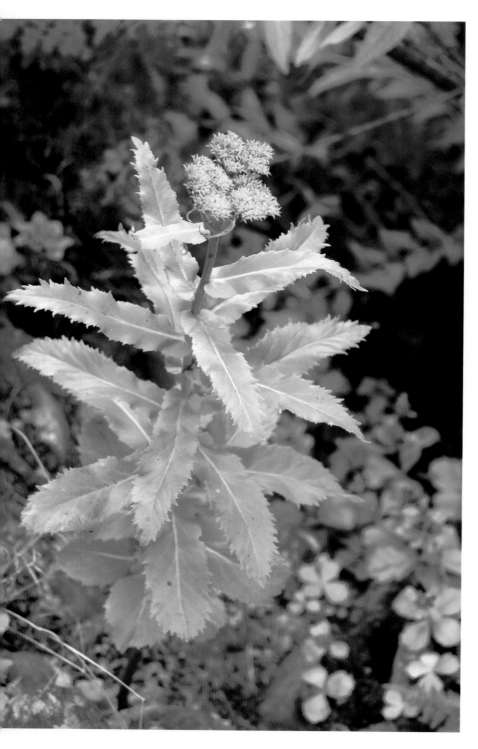

形态

多年生草本。根颈粗，先端被鳞片。花茎单生或少数，高28～60cm，茎稻秆色。叶互生，长圆形至狭长圆形或线状倒披针形，长6～13cm，宽1.6～3.5cm，先端急尖，基部无柄，多少呈耳状，边缘有锯齿。聚伞花序大型，复生、顶生，花多数，常超过300；苞片少数，无柄，倒披针形至狭披针形，长2.5～4cm，宽约1cm，边缘有锯齿；雌雄异株，雄花5或6基数，雌花4或5基数，花梗长2mm，与总花梗均被微乳头状突起；雄花萼片狭长圆形，长1mm，雌花萼片钻形，长1.5～2mm；雄花花瓣倒披针形至线状倒披针形，长2～2.5mm，雌花花瓣线形，长2～3mm；雄蕊10或12，长2.7～3mm；鳞片长圆形，长0.8mm，先端有微缺；心皮5，直立，基部稍合生，长4.2～7mm，向花柱渐狭；雄花中退化子房长2mm。蓇葖果成熟后花柱外弯。花期8月。

▌ 分布 ▌

分布于我国西藏（加查）。印度也有分布。

▌ 生境 ▌

生长于海拔 3300 ～ 3800m 的山坡林下、
农田边、路旁。

▌ 药材名 ▌

索罗玛保、苏罗玛保、索罗玛布、索洛玛
保（ষ্র্লি་དམར་པོ），灿嘎尔（ཚན་དཀར），灿玛
保董（ཚན་དམར་པོ་ལྗང）。

▌ 药用部位 ▌

根及根茎。

▌ 功能与主治 ▌

活血，清肺，止咳，解热，止痛。用于"腊度"
（高原反应）引起的恶心、呕吐、嘴唇和
手心等发绀、全身无力、胸闷、难以透气、
身体虚弱等。

▌ 用量与用法 ▌

3 ～ 6g。

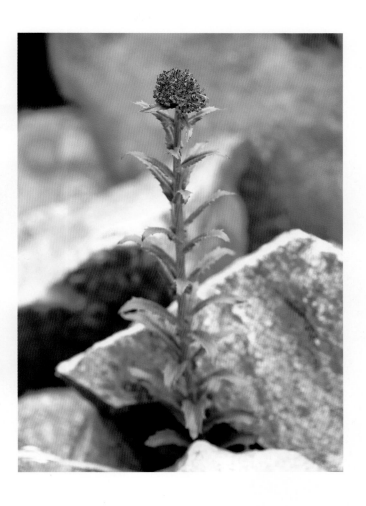

附 注

　　"ষ্র্লི"（索罗）为一类药材的总称，《晶珠本草》记载其按花色可分为白 ["ষ্র্লི་དཀར་པོ"（索
罗嘎保、索罗嘎布）]、紫 ["ষ্র্লི་སྨུག་པོ"（索罗木保、苏罗木保）]、红 ["ষ্র্লི་དམར་པོ"（索罗玛保）] 3
种，其中"索罗玛保"又分为多种，统称为"ཚན"（灿）。"灿"始载于《蓝琉璃》，分为白、
红、黄 3 类。现代文献记载的 3 种"索罗"的基原不尽一致，涉及十字花科和景天科的多属多种
植物。据文献记载，齿叶红景天 R. serrata H. Ohba 为"索罗玛保""灿"的红色类 ["ཚན་དམར"（灿
玛尔）] 或白色类 ["ཚན་དཀར"（灿嘎尔）] 的基原之一。《部标藏药》以"红景天 /ষ্র্লི་དམར་པོ/ 索罗
玛布"之名、《青海藏标》以"唐古特红景天 /ষ্র্লི་དམར་པོ/ 索洛玛保"之名分别收载了大花红景天 R.
crenulata (Hk. f. et Thoms.) H. Ohba、唐古特红景天 R. algida (Ledeb.) Fisch. et Mey. var. tangutica
(Maxim.) S. H. Fu。不同文献中记载的作"索洛玛保"使用的还有柴胡红景天 R. bupleuroides (Wall.
ex Hook. f. et Thoms.) S. H. Fu 等 10 余种红景天属植物。（参见"唐古红景天""大花红景天""柴
胡红景天""狭叶红景天"条）

狭叶红景天

Rhodiola kirilowii (Regel) Maxim.

景天科（Crassulaceae） 红景天属（*Rhodiola*）

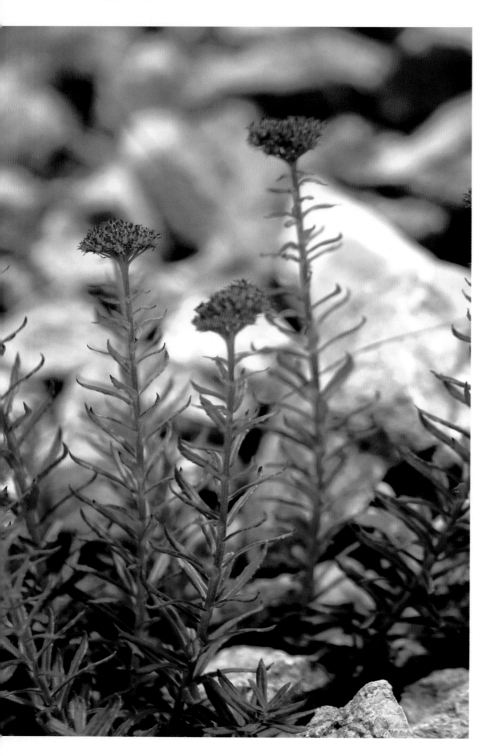

▌ 形态 ▌

多年生草本。根粗，直立；根颈直径1.5cm，先端被三角形鳞片。花茎少数，高15～60cm，少数可达90cm，直径4～6mm，叶密生。叶互生，线形至线状披针形，长4～6cm，宽2～5mm，先端急尖，边缘有疏锯齿，或有时全缘，无柄。花序伞房状，有多花，宽7～10cm；雌雄异株；萼片4或5，三角形，长2～2.5mm，先端急尖；花瓣4或5，绿黄色，倒披针形，长3～4mm，宽0.8mm；雄花中雄蕊8或10，与花瓣同长或稍长于花瓣，花丝、花药黄色；鳞片4或5，近正方形或长方形，长0.8mm，先端钝或有微缺；心皮4或5，直立。蓇葖果披针形，长7～8mm，有短而外弯的喙；种子长圆状披针形，长1.5mm。花期6～7月，果期7～8月。

▌ 分布 ▌

分布于我国西藏、云南、四川、甘肃（合作）、青海、新疆、陕西、河北。缅甸也有分布。

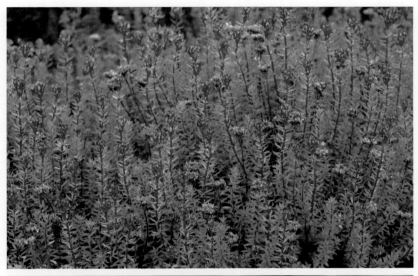

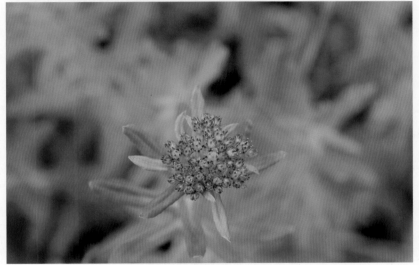

▎ 生境 ▎

生长于海拔 2000 ~ 5000m 的山地多石草地、石坡。

▎ 药材名 ▎

嘎都尔、尕都尔、嘎德尔（གདུར），力嘎都、勒嘎都、力嘎都尔（ལིག་དུར），嘎都尔曼巴（གདུར་དམན་པ），

灿塞尔（ཚན་དམར）。

▎ 药用部位 ▎

根及根茎。

▎ 功能与主治 ▎

清热解疫，消肿。用于瘟病，肺热病，脉热病，中毒，四肢肿胀等症。

▎ 用量与用法 ▎

0.6 ~ 1.2g。内服煎汤，或入丸、散剂。

附 注

《晶珠本草》记载有"གདུར"（嘎都尔），言其分为上 ["ལིགདུར"（力嘎都、力嘎都尔）]、下 ["གདུར་དམན་པ"（嘎都尔曼巴）]2 品。现代文献记载的"གདུར"（嘎都尔）的基原较为复杂，涉及景天科红景天属（*Rhodiola*）、虎耳草科岩白菜属（*Bergenia*）、牻牛儿苗科老鹳草属（*Geranium*）、蓼科蓼属（*Polygonum*）等的多种植物，各地藏医习用的种类不同。青海藏医习用狭叶红景天 *R. kirilowii* (Regel) Maxim. 等同属多种植物，西藏藏医习用岩白菜 *B. purpurascens* (Hook. f. et Thoms.) Engl.。《部标藏药》附录和《青海藏标》分别以"力嘎都 /ལིགདུར"、"红景天 /གདུར/ 嘎都儿"之名收载了"狭叶红景天 *R. kirilowii* (Regel) Maxim. 及同属数种植物"（但《青海藏标》2019 年版则收载狭叶红景天 *R. kirilowii* (Regel) Maxim. 作为"狭叶红景天 /སྲོ་ཚ་བ/ 榜参巴"的基原）；《藏标》以"红景天 /གདུར/ 嘎都儿"之名收载了大株红景天 *R. kirilowii* (Regel) Maxim.（狭叶红景天）、唐古特红景天 *R. algida* (Ledeb.) Fu var. *tangutica* (Maxim.) Fu[唐古红景天 *R. algida* (Ledeb.) Fisch. et Mey. var. *tangutica* (Maxim.) S. H. Fu]；《西藏藏标》以"ལིགདུར་མཆོག/ 力嘎都窍 / 力嘎都"之名收载了岩白菜 *B. purpurascens* (Hook. f. et Thoms.) Engl.。不同文献记载的"嘎都尔"的基原尚有粗茎红景天 *R. wallichiana* (Hk.) S. H. Fu、长鞭红景天 *R. fastigiata* (Hk. f. et Thoms.) S. H. Fu、大株粗茎红景天 *R. wallichiana* (Hk.) S. H. Fu var. *cholaensis* (Praeg.) S. H. Fu；此外，西藏、四川阿坝还使用甘青老鹳草 *G. pylzowianum* Maxim.，四川甘孜使用翅柄蓼 *P. sinomontanum* Sam.，云南迪庆使用圆穗蓼 *P. macrophyllum* D. Don 等。（参见"岩白菜""唐古红景天""圆穗蓼""甘青老鹳草"条）

《蓝琉璃》始记载有"ཚན"（灿），言其分为白 ["ཚན་དཀར"（灿嘎尔）]、红 ["ཚན་དམར"（灿玛尔）]、黄 ["ཚན་སེར"（灿塞尔）]3 类；《四部医典系列挂图全集》第三十二图中共有 7 幅"灿"类的附图，即白景天、红景天、黄景天（46～48 号图），另两种黄景天（49、50 号图），黑紫景天（51 号图）和猫尾景天（52 号图），其中前 3 幅图所示植物均似根较粗壮的红景天属植物。《晶珠本草》另条记载有"སྲོལ"（索罗）[汉译重译本名"སྲོལ་སྒོ་འདུ"（索罗索扎）] 类，言其按花色分为白 ["སྲོལ་དཀར་པོ"（索罗嘎保）]、紫 ["སྲོལ་སྨུག་པོ"（索罗木保）]、红 ["སྲོལ་དམར་པོ"（索罗玛保）]3 种，其中红者又分为多种，统称为"ཚན"（灿，包含了《蓝琉璃》记载的各种"灿"）。现代文献记载的"索罗玛保"或"灿"的基原均以红景天属植物为主，多数文献将其归为红者"索罗玛保"类。据《中国藏药植物资源考订》记载，红景天属植物中根茎粗壮并在地面上逐年伸长的种类均可作"索罗玛保"使用，而根颈只贴近地面而不生长的可作"ཚན་དཀར"（灿嘎尔）或"ཚན་དམར"（灿玛尔）使用，青海部分地区也将这些种类作为"索罗玛保"（统称）的基原。其中，"灿嘎尔"的基原有圣地红景天 *R. sacra* (Prain ex Hamet) S. H. Fu、长毛圣地红景天 *R. sacra* (Prain ex Hamet) S. H. Fu var. *tsuiana* (S. H. Fu) S. H. Fu、红景天 *R. rosea* L.、粗茎红景天 *R. wallichiana* (Hk.) S. H. Fu、齿叶红景天 *R. serrata* H. Ohba 等，"灿玛尔"的基原有狭叶红景天 *R. kirilowii* (Regel) Maxim.（参见"大花红景天""圣地红景天""齿叶红景天"条）

柴胡红景天

Rhodiola bupleuroides (Wall. ex Hook. f. et Thoms.) S. H. Fu

景天科（Crassulaceae） | 红景天属（*Rhodiola*）

形态

多年生草本。高（1～）5～60（～100）cm。根颈粗，倒圆锥形，直径达3cm，长达10cm，棕褐色，先端被鳞片，鳞片棕黑色。花茎1～2，稀更多。叶互生，无柄或有短柄，厚草质，形状与大小变化很大，狭至宽椭圆形、近圆形、狭至宽卵形、倒卵形或长圆状卵形，长0.3～6（～9）cm，宽0.4～2.2（～4.5）cm，先端急尖至有短凸尖或钝至圆，基部心形至短渐狭至长渐狭，全缘至有少数锯齿。伞房状花序顶生，有7～100花，有苞片；苞片叶状；雌雄异株；萼片5，紫红色，长1～5mm，宽0.3～1.2mm，雄花的稍短，狭长圆形至长圆状卵形至狭三角形，先端钝或圆；花瓣5，暗紫红色，雄花的倒卵形至狭倒卵形，雌花的狭长圆形至长圆形或狭长圆状卵形，雄花的长2.8～4mm、宽1.2～1.6mm，雌花的长1.5～3mm、宽0.5～0.7mm；雄蕊与花瓣近等长或稍短；鳞片5，狭长圆

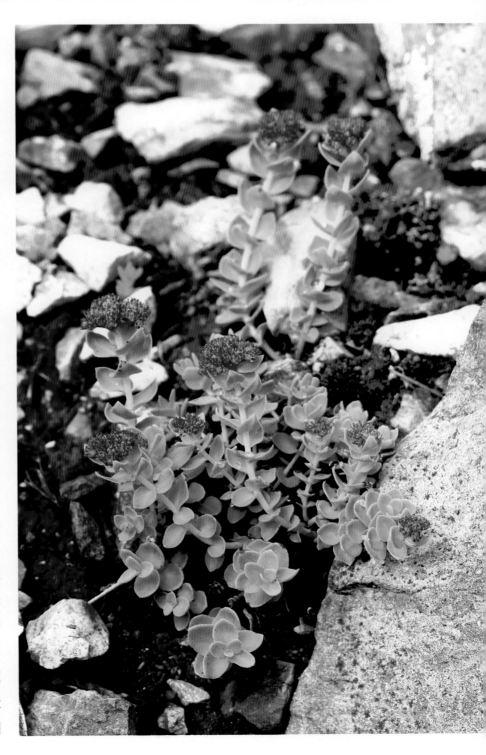

形或长圆形至近横长方形，长 0.6 ~ 1.2mm，先端圆或有微缺；心皮 5，在雌花中长为花瓣的 3 ~ 5 倍，直立，基部最宽，先端急狭，外弯，花柱极短。蓇葖果长 4 ~ 5（~ 10）mm；种子 10 ~ 16。花期 6 ~ 8 月，果期 8 ~ 9 月。

▌分布 ▌

分布于我国西藏（南木林）、云南西北部、四川西部。尼泊尔、印度、缅甸、不丹也有分布。

▌生境 ▌

生长于海拔 2400 ~ 5700m 的山坡石缝、灌丛、草地。

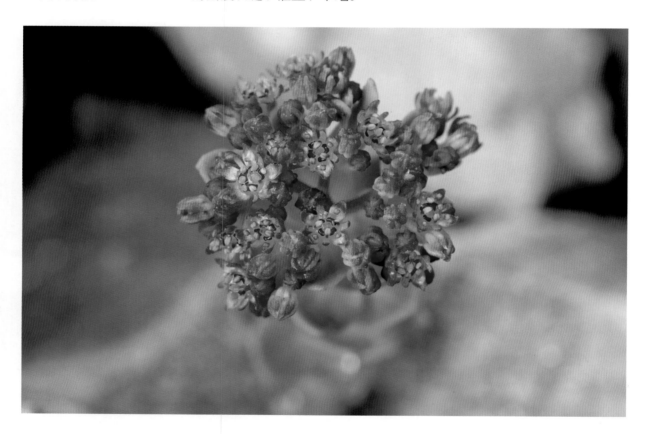

▌药材名 ▌

索罗玛保、苏罗玛保、索罗玛布、索洛玛保（ སོ་ལོ་དམར་པོ། ）。

▌药用部位 ▌

根及根茎。

▌功能与主治 ▌

活血，清肺，止咳，解热，止痛。用于"腊度"（高原反应）引起的恶心、呕吐、嘴唇和手心等发绀、全身无力、胸闷、难以透气、身体虚弱等。

▌用量与用法 ▌

3 ~ 6g。

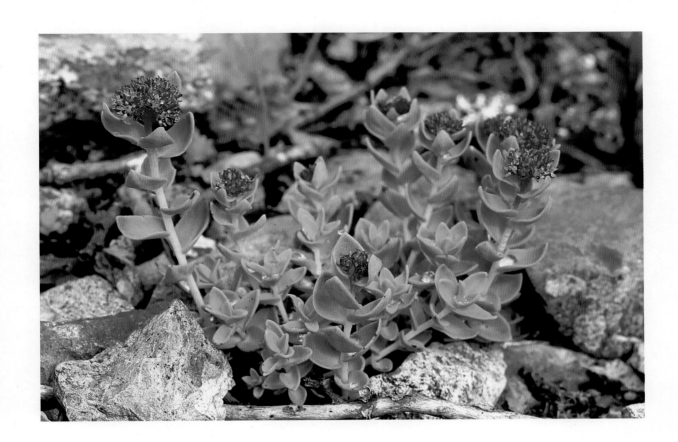

附 注

"্ষীག" （索罗）为一类药材的总称，《晶珠本草》记载其按花色分为白 ["ষীঅ་དশར་ষী" （索罗嘎保、索罗嘎布）]、紫 ["ষীঅ་སྨུག་ষী" （索罗木保、苏罗木保）]、红 ["ষীঅ་དམར་ষী" （索罗玛保）]3 种。现代文献中记载的 3 种 "索罗" 的基原不尽一致，多认为白者（索罗嘎保）的基原为十字花科植物高山辣根菜 *Pegaeophyton scapiflorum* (Hook. f. et Thoms.) Marq. et Shaw（单花荠），紫者（索罗木保）的基原为十字花科植物宽果丛菔 *Solms-Laubachia eurycarpa* (Maxim.) Botsch. 等多种丛菔属（*Solms-Laubachia*）植物，红者（索罗玛保）的基原为景天科景天属（*Rhodiola*）的多种植物。《部标藏药》以 "红景天 /ষীঅ་དམར་ষী/ 索罗玛布" 之名、《青海藏标》以 "唐古特红景天 /ষীঅ་དམར་ষী/ 索洛玛保" 之名收载了大花红景天 *R. crenulata* (Hk. f. et Thoms.) H. Ohba、唐古特红景天 *R. algida* (Ledeb.) Fisch. et Mey. var. *tangutica* (Maxim.) S. H. Fu。据文献记载，柴胡红景天 *R. bupleuroides* (Wall. ex Hook. f. et Thoms.) S. H. Fu 为西藏藏医习用的 "索罗玛保" 的基原之一；此外，作 "索罗玛保" 基原的还有长鞭红景天 *R. fastigiata* (Hook. f. et Thoms.) S. H. Fu、小丛红景天 *R. dumulosa* (Franch.) S. H. Fu、四裂红景天 *R. quadrifida* (Pall.) Fisch. et Mey.、圣地红景天 *R. sacra* (Prain ex Hamet) S. H. Fu、圆丛红景天 *R. juparensis* (Fröd.) S. H. Fu、西藏红景天 *R. tibetica* (Hook. f. et Thoms.) S. H. Fu、喜马红景天 *R. himalensis* (D. Don) S. H. Fu 等 10 余种同属植物。（参见 "唐古红景天" "大花红景天" 条）

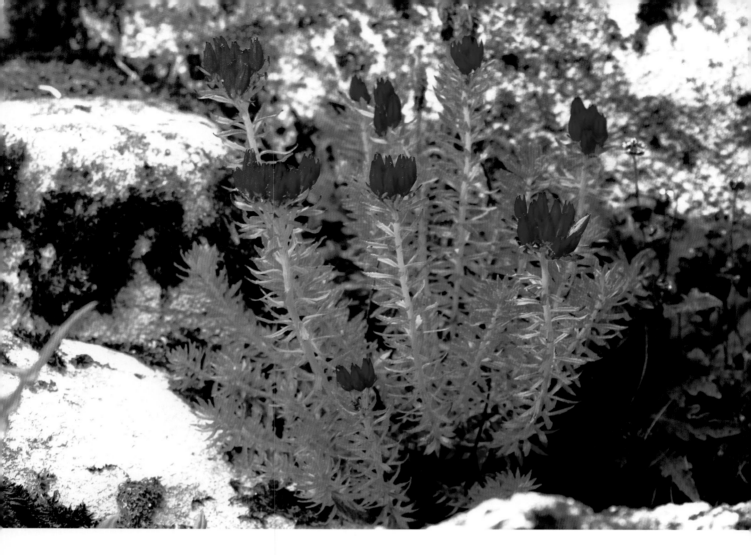

粗茎红景天

Rhodiola wallichiana (Hk.) S. H. Fu

景天科（Crassulaceae）　　　红景天属（*Rhodiola*）

▌ 形态 ▌

多年生草本。根颈横走，分枝少，直径约1cm。老的花茎不残留或少数残留，花茎少数，有3～5个，高17～25cm。叶多数，线状倒披针形至披针形，长12～16mm，宽2～3mm，两端渐狭，无柄，两侧上部各有1～3疏锯齿。花序伞房状，顶生，有叶，宽1.5～2.5cm；花两性，少有单性异株的；萼片5，线形，长3～8mm，钝；花瓣5，淡红色、淡绿色或黄白色，倒卵状椭圆形，长5～10mm，宽2mm，钝；雄蕊10，长8～12mm；鳞片5，近匙状正方形，长、宽均约1mm，先端稍宽，有微缺；心皮5，直立，椭圆状披针形，长6～10mm。蓇葖果直立，披针形，长1～1.5cm，基部狭；种子连翅在内长1mm。花期8～9月，果期10月。

▌ 分布 ▌

分布于我国西藏东南部、云南西北部。尼泊尔、印度东部、不丹、缅甸北部也有分布。

▌ 生境 ▐

生长于海拔 2600 ~ 3800m 的山坡林下的石上。

▌ 药材名 ▐

嘎都尔、尕都尔、嘎德尔（གཏུར།），灿嘎尔（ཚན་དཀར།）。

▌ 药用部位 ▐

根及根茎。

▌ 功能与主治 ▐

清热解毒。用于各种热症，风湿性心脏病。

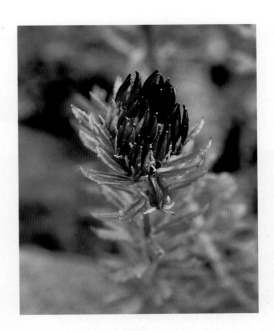

附 注

《晶珠本草》中记载有"གཏུར།"（嘎都尔），言其分为上["ལི་གཏུར།"（力嘎都、力嘎都尔）]、下["གཏུར་དམན་པ།"（嘎都尔曼巴）]2 品。现代文献记载的"གཏུར།"（嘎都尔）的基原涉及景天科红景天属（Rhodiola）、虎耳草科岩白菜属（Bergenia）、牻牛儿苗科老鹳草属（Geranium）、蓼科蓼属（Polygonum）等多科多属的多种植物，各地藏医习用的种类不同。青海藏医用狭叶红景天 R. kirilowii (Regel) Maxim. 等同属多种植物，西藏藏医习用岩白菜 B. purpurascens (Hook. f. et Thoms.) Engl.。《部标藏药》（附录）、《藏标》及《青海藏标》中以"ལི་གཏུར།"（力嘎都）或"红景天 /གཏུར/ 嘎都儿"之名收载了狭叶红景天 R. kirilowii (Regel) Maxim.（大株红景天）、唐古特红景天 R. algida (Ledeb.) Fu var. tangutica (Maxim.) Fu[唐古红景天 R. algida (Ledeb.) Fisch. et Mey. var. tangutica (Maxim.) S. H. Fu] 或 "及其同属数种植物"；《西藏藏标》以"ལི་གཏུར་མཐར།/ 力嘎都窍 / 力嘎都"之名收载了岩白菜 B. purpurascens (Hook. f. et Thoms.) Engl.。文献记载粗茎红景天 R. wallichiana (Hk.) S. H. Fu 也为"嘎都尔"的基原之一。（参见"岩白菜""圆穗蓼""甘青老鹳草"条）

《蓝琉璃》在"药物补述"中记载了"ཚན།"（灿），言其以茎、叶、花色分为白["ཚན་དཀར།"（灿嘎尔）]、红["ཚན་དམར།"（灿玛尔）]、黄["ཚན་སེར།"（灿塞尔）]3 类（但《四部医典系列挂图全集》中共有 7 幅"灿"的附图），各种"灿"皆有清热的功效。《晶珠本草》中另条记载有"སྲོལ།"（索罗）（汉译重译本以"索罗索扎 /སྲོལ་ཤུག་འཛི།"为条目名），将其按花色分为白["སྲོལ་དཀར་པོ།"（索罗嘎保）]、紫["སྲོལ་སྨུག་པོ།"（索罗木保）]、红["སྲོལ་དམར་པོ།"（索罗玛保）]3 种，其中红者又分为多种，统称为"ཚན།"（灿）（即包含了《蓝琉璃》记载的各种"灿"）。现代文献记载的"索罗玛保"或"灿"的基原均以红景天属（Rhodiola）植物为主，多数文献将其归为红者"索罗玛保"类。《中国藏药植物资源考订》记载，红景天属中根状茎粗壮并在地面上明显逐年伸长的种类均可作"索罗玛保"使用，根颈只贴近地面而不生长的种类可作"ཚན་དཀར།"（灿嘎尔）或"ཚན་དམར།"（灿玛尔）使用。文献记载粗茎红景天 R. wallichiana (Hk.) S. H. Fu 为"灿嘎尔"的基原之一。（参见"大花红景天""圣地红景天""狭叶红景天""齿叶红景天"条）

云南红景天

Rhodiola yunnanensis (Franch.) S. H. Fu

景天科（Crassulaceae） | 红景天属（*Rhodiola*）

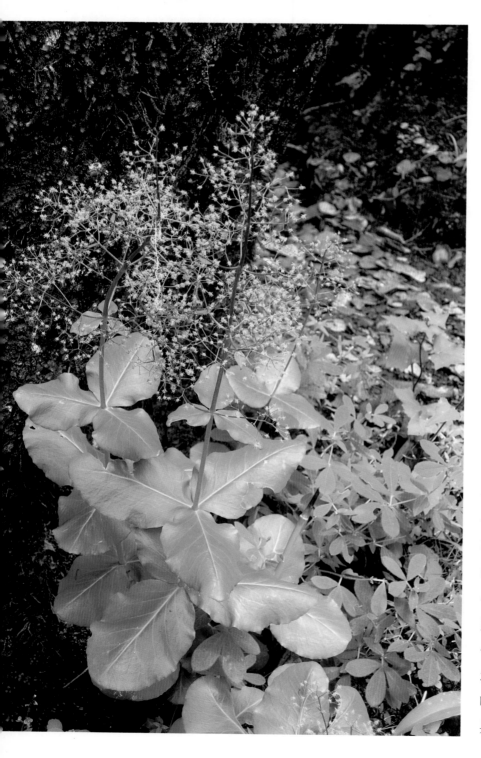

▌ 形态 ▐

多年生草本。根颈粗，长，直径可达2cm，不分枝或少分枝，先端被卵状三角形鳞片。花茎单生或少数着生，无毛，高可达100cm，直立，圆。3叶轮生，稀对生，卵状披针形、椭圆形、卵状长圆形至宽卵形，长4～7（～9）cm，宽2～4（～6）cm，先端钝，基部圆楔形，边缘多少有疏锯齿，稀近全缘，下面苍白绿色，无柄。聚伞圆锥花序，长5～15cm，宽2.5～8cm，多次3叉分枝；雌雄异株，稀两性花。雄花小，多；萼片4，披针形，长0.5mm；花瓣4，黄绿色，匙形，长1.5mm；雄蕊8，较花瓣短；鳞片4，楔状四方形，长0.3mm；心皮4，小。雌花萼片、花瓣各4，绿色或紫色，线形，长1.2mm；鳞片4，近半圆形，长0.5mm；心皮4，卵形，叉开，长1.5mm，基部合生。蓇葖果星芒状排列，长3～3.2mm，基部1mm合生，喙长1mm。花期5～7月，果期7～8月。

▎分布▎

分布于我国西藏、云南（香格里拉）、四川（康定）、贵州、湖北西部。

▎生境▎

生长于海拔 2000 ～ 4000m 的山坡林下。

▎药材名▎

索罗玛保、索罗玛布、苏罗玛保（ སྲོལ་དམར་པོ ）。

▎药用部位▎

根及根茎。

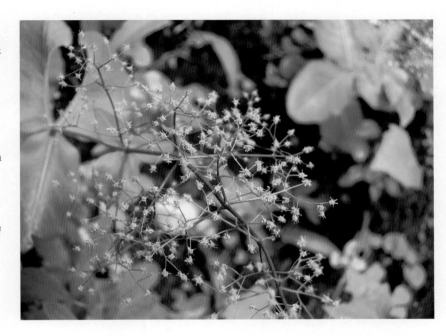

▎功能与主治▎

活血，清肺，止咳，解热，止痛。用于"腊度"（高原反应）引起的恶心、呕吐、嘴唇和手心等发绀、全身无力、胸闷、难以透气、身体虚弱等。

▎用量与用法▎

3 ～ 6g。内服煎汤，或入丸、散剂。

附 注

"སྲོལ"（索罗）为一类药材的总称。《晶珠本草》记载其按花色分为白 ["སྲོལ་དཀར་པོ"（索罗嘎保）]、紫 ["སྲོལ་སྨུག་པོ"（索罗木保）]、红 ["སྲོལ་དམར་པོ"（索罗玛保）]3 种。现代文献记载的红者（索罗玛保）的基原均为景天科植物，以红景天属（*Rhodiola*）植物为主。《部标藏药》《青海藏标》等以"红景天（唐古特红景天）ཤྲོལ་དམར་པོ/ 索罗玛布（索洛玛保）"之名收载了大花红景天 *R. crenulata* (Hk. f. et Thoms.) H. Ohba、唐古特红景天 *R. algida* (Ledeb.) Fisch. et Mey. var. *tangutica* (Maxim.) S. H. Fu。文献记载云南红景天 *R. yunnanensis* (Franch.) S. H. Fu 为"索罗玛保"的基原之一，此外，尚有 10 余种同属植物也作"索罗玛保"使用。（参见"大花红景天""唐古红景天"等条）

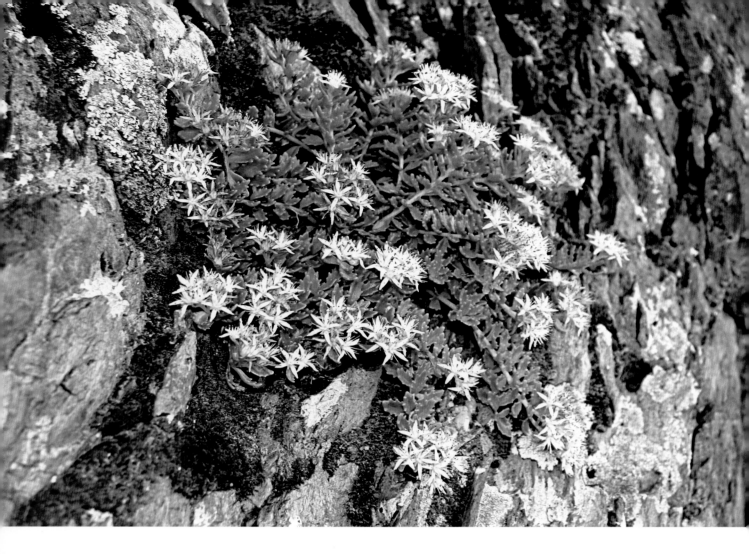

圣地红景天

Rhodiola sacra (Prain ex Hamet) S. H. Fu

景天科（Crassulaceae）　　　红景天属（*Rhodiola*）

▌形态▌

多年生草本。主根粗，分枝。根颈短，先端被披针状三角形的鳞片。花茎少数，直立，高 8 ~ 16cm，不分枝，稻秆色，老时被微乳头状突起。叶沿花茎全部着生，互生，倒卵形或倒卵状长圆形，长 8 ~ 11mm，宽 4 ~ 6mm，先端急尖，钝，基部楔形，入于短的叶柄，边缘有 4 ~ 5 浅裂。伞房状花序，花少数；两性；萼片 5，狭披针状三角形，长 3.5 ~ 5mm，宽 1.2mm；花瓣 5，白色，狭长圆形，长 1 ~ 1.1cm，宽 1.2 ~ 2mm，全缘或略啮蚀状；雄蕊 10，长 1cm，花丝淡黄色，花药紫色；鳞片 5，近正方形，长、宽各 0.5mm，先端稍宽，先端圆或稍凹，基部稍狭；心皮 5，狭披针形，长 5.5mm，花柱长 1 ~ 2mm，细。蓇葖果直立，长 6mm；种子长圆状披针形，长 1mm，褐色。花期 8 月，果期 9 月。

▌分布▌

分布于我国西藏（浪卡子、羊八井）、云南西北部。尼泊尔也有分布。

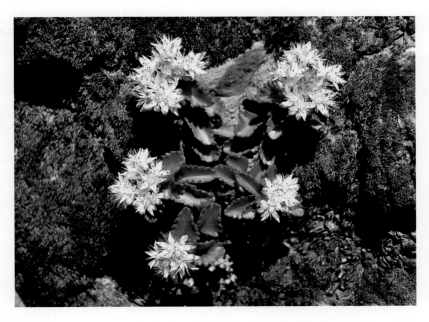

▌ 生境 ▌

生长于海拔 2700 ~ 4600m 的
山坡石缝、草坡。

▌ 药材名 ▌

索罗玛保、苏罗玛保、索洛玛
保、索罗玛布（ སྲོལ་དམར་གོ ），
灿嘎尔（ ཚན་དཀར ）。

▌ 药用部位 ▌

根及根茎。

▌ 功能与主治 ▌

索罗玛保：活血，清肺，止咳，
解热，止痛。用于"腊度"（高
原反应）的恶心、呕吐、嘴唇和手心等发绀、全身无力、胸闷、难以透气、身体虚弱等。
灿嘎尔：清热解毒。用于各种热症，风湿性心脏病。

▌ 用量与用法 ▌

3 ~ 6g。

附 注

　　"སྲོལ"（索罗）为一类药材的总称，为治肺病之药物。《晶珠本草》以"སྲོལ་གོལ་འབྲི"（索罗索扎）
为总名称，记载其按花色分为白 ["སྲོལ་དཀར་གོ"（索罗嘎保、索罗嘎布）]、紫 ["སྲོལ་གོལ་སྒུག་གོ"（索罗木保、
苏罗木保）]、红 ["སྲོལ་དམར་གོ"（索罗玛保）]3 种。现代文献记载的红者（索罗玛保）的基原均为
景天科植物，以红景天属（Rhodiola）植物为主，有 10 余种，圣地红景天 R. sacra (Prain ex Hamet) S.
H. Fu 为其中之一。（参见"大花红景天"条）

　　《蓝琉璃》中首次记载了"ཚན"（灿），言其分为白 ["ཚན་དཀར"（灿嘎尔）]、红 ["ཚན་དམར"（灿
玛尔）]、黄 ["ཚན་སེར"（灿塞尔）]3 类。《晶珠本草》将其归为"索罗玛保"，统称"ཚན"（灿）。
现代文献记载的"索罗玛保"或"灿"的基原均以红景天属植物为主，多数文献将其归为"索罗玛
保"类。《中国藏药植物资源考订》记载圣地红景天 R. sacra (Prain ex Hamet) S. H. Fu 等为"灿嘎尔"
的基原之一。（参见"狭叶红景天"条）

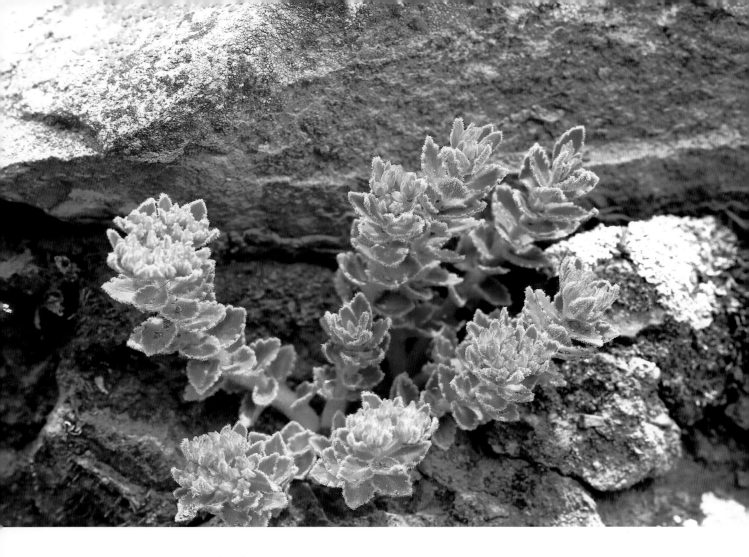

长毛圣地红景天

Rhodiola sacra (Prain ex Hamet) S. H. Fu var. *tsuiana* (S. H. Fu) S. H. Fu

景天科（Crassulaceae）　　　　红景天属（*Rhodiola*）

▌形态 ▌

多年生草本。主根粗，分枝；根颈短，先端被披针状三角形的鳞片。花茎少数，直立，高 8 ~ 16cm，不分枝，稻秆色，老时被微乳头状突起，密被长柔毛。叶沿花茎全部着生，互生，倒卵形或倒卵状长圆形，长 8 ~ 11mm，宽 4 ~ 6mm，先端急尖、钝，基部楔形，入于短的叶柄，边缘有 4 ~ 5 浅裂，疏被长柔毛。伞房状花序花少数；花两性；萼片 5，狭披针状三角形，长 3.5 ~ 5mm，宽 1.2mm；花瓣 5，白色，狭长圆形，长 1 ~ 1.1cm，宽 1.2 ~ 2mm，全缘或略呈啮蚀状；雄蕊 10，长 1cm，花丝淡黄色，花药紫色；鳞片 5，近正方形，长、宽均 0.5mm，先端稍宽、圆或稍凹，基部稍狭；心皮 5，狭披针形，长 5.5mm，花柱长 1 ~ 2mm，细。蓇葖果直立，长 6mm；种子长圆状披针形，长 1mm，褐色。花期 8 ~ 9 月。

▌分布 ▌

分布于我国西藏拉萨、昌都（热亚）。

▌生境▐

生长于海拔 4800 ~ 5000m
的山坡草地。

▌药材名▐

灿嘎尔（ཚན་དཀར།）。

▌药用部位▐

根及根茎。

▌功能与主治▐

清热解毒。用于各种热症，
风湿性心脏病。

▌用量与用法▐

3 ~ 6g。

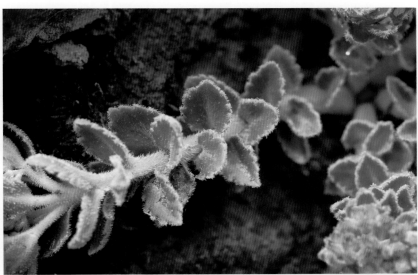

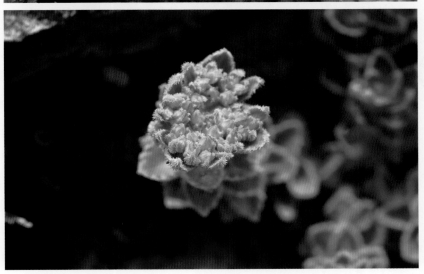

附　注

　　《蓝琉璃》在"药物补述"中记载了"ཚན"（灿），言其分为白 ["ཚན་དཀར།"（灿嘎尔）]、红 ["ཚན་དམར།"（灿玛尔）]、黄 ["ཚན་སེར།"（灿塞尔）]3 类。《晶珠本草》记载 "སྲོལ"[索罗，汉译重译本名为 "སྲོལ་གོ་ལྒ་འ།"（索罗索扎）] 为一类药材的总称，言其为治肺病之药物，按花色将其分为白 ["སྲོལ་གོ་དཀར་གོ"（索罗嘎保、索罗嘎布）]、紫 ["སྲོལ་གོ་སྒ་གོ"（索罗木保、苏罗木保）]、红 ["སྲོལ་གོ་དམར་གོ"（索罗玛保、苏罗玛保）]3 种，并言 "索罗玛保" 又分多种，统称 "ཚན"（灿）。现代文献记载的 "索罗玛保" 或 "灿" 类的基原均以红景天属（*Rhodiola*）植物为主，多数文献将其归为 "索罗玛保"（灿）类。《中国藏药植物资源考订》记载青海、西藏也以圣地红景天 *R. sacra* (Prain ex Hamet) S. H. Fu 作为 "灿嘎尔" 的基原之一，长毛圣地红景天 *R. sacra* (Prain ex Hamet) S. H. Fu var. *tsuiana* (S. H. Fu) S. H. Fu 也作为 "灿嘎尔" 的基原使用。（参见 "大花红景天" "狭叶红景天" "圣地红景天" 条）

岩白菜

Bergenia purpurascens (Hook. f. et Thoms.) Engl.

虎耳草科（Saxifragaceae） | 岩白菜属（*Bergenia*）

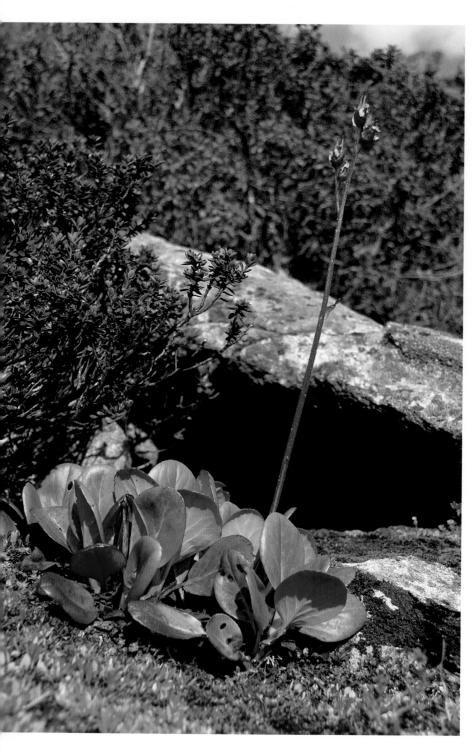

形态

多年生草本，高 13 ~ 52cm。根茎粗壮，被鳞片。叶均基生；叶片革质，倒卵形、狭倒卵形至近椭圆形，稀阔倒卵形至近长圆形，长 5.5 ~ 16cm，宽 3 ~ 9cm，先端钝圆，边缘具波状齿至近全缘，基部楔形，两面具小腺窝，无毛；叶柄长 2 ~ 7cm，托叶鞘边缘无毛。花葶疏生腺毛；聚伞花序圆锥状，长 3 ~ 23cm；花梗长 8 ~ 13mm，与花序分枝均密被具长柄之腺毛；托杯外面被具长柄之腺毛；萼片革质，近狭卵形，长 6.5 ~ 7mm，宽 2 ~ 4mm，先端钝，腹面和边缘无毛，背面密被具长柄之腺毛；花瓣紫红色，阔卵形，长 10 ~ 16.5mm，宽 7 ~ 7.8mm，先端钝或微凹，基部变狭成长为 2 ~ 2.5mm 的爪，多脉；雄蕊长 6 ~ 11mm；子房卵球形，长 6.7 ~ 7.5mm，花柱 2，长 5.3 ~ 7.5mm。花果期 5 ~ 10 月。

分布

分布于我国四川西南部、云南北部、西藏南部和东部（林芝、错那）。印度、不丹、尼泊尔等也有分布。

▌ 生境 ▌

生长于海拔 2700 ~ 4800m 的林下、灌丛、高山草甸、高山碎石隙。

▌ 药材名 ▌

嘎都尔、尕都尔、喀图尔（གདར），力嘎都窍（ལི་གདར་མཆོག），力嘎都、力嘎都尔、力喀图、勒嘎
都（ལི་གདར）。

▌ 药用部位 ▌

全草或根茎。

▌ 功能与主治 ▌

清热解疫，消肿。用于瘟病，肺热，肝热，脉热，腹泻，菌痢，中毒，四肢肿胀。

▌ 用量与用法 ▌

3 ~ 5g。

附 注

　　《月王药诊》《四部医典》记载有"གདར"（嘎都尔）；《蓝琉璃》言其又名"ལི་གདར"（力嘎都），记载其分上（又有粗大、细小 2 类）、下 2 品，下品产自藏地。《四部医典系列挂图全集》第二十七图中有"གདར"（嘎都尔，63 号图）和"རུ་རྒྱ་གདར"（俄吉嘎都尔，64 号图）附图，汉译本译注名分别为"大株红景天"和"青藏大株红景天"；其"嘎都尔"图示为乔木，"俄吉嘎都尔"图示为草本，且根部粗大，3 茎从基部发出，茎上部顶或上部生 1 ~ 4 花（或具宿存花萼的椭圆状果实），叶具波状圆齿或齿缺。《晶珠本草》也记载"གདར"（嘎都尔）分为上 ["ལི་གདར"（力嘎都）]、下 ["གདར་དམན་པ"（嘎都尔曼巴）]2 品，言其上品产自西藏上部高原（今阿里地区），下品产自门、塔、工等地（今林芝一带）。现代文献记载的"གདར"（嘎都尔）的基原较为复杂，各地藏医习用的品种不同，涉及景天科红景天属（*Rhodiola*）、虎耳草科岩白菜属（*Bergenia*）、牻牛儿苗科老鹳草属（*Geranium*）、蓼科蓼属（*Polygonum*）等的多种植物，且不同标准中收载的"嘎都尔"类药材的名称和基原也有差异。《中国藏药植物资源考订》据《蓝琉璃》《晶珠本草》《认药》等古籍中记载的产地、形态及《四部医典系列挂图全集》的附图考证认为，上品"嘎都尔"应为短柄岩白菜 *B. stracheyi* (Hook. f. et Thoms.) Engl.，"俄吉嘎都尔"似为舌岩白菜 *B. pacumbis* (Buch.-Ham.) C. Y. Wu et J. T. Pan 或岩白菜 *B. purpurascens* (Hook. f. et Thoms.) Engl.；《晶珠本草》记载的下品"力嘎都"即青海习用的老鹳草属植物，均可作为古籍记载的"嘎都尔"类使用，而其他红景天属、蓼属等植物应系误用或地方习用。岩白菜 *B. purpurascens* (Hook. f. et Thoms.) Engl. 为西藏藏医习用的种类，《西藏藏标》以"ལི་གདར་མཆོག/ 力嘎都窍 / 力嘎都"之名收载了该种。《部标藏药》等以"ལི་གདར/ 力嘎都"或"གདར/ 嘎都尔"之名收载了狭叶红景天 *R. kirilowii* (Regel) Maxim.（大株红景天）、唐古特红景天 *R. algida* (Ledeb.) Fu var. *tangutica* (Maxim.) Fu 或"同属数种植物"；《四川藏标》则记载狭叶红景天 *R. kirilowii* (Regel) Maxim. 为"གདར་དམན་པ"（嘎都尔曼巴）。四川阿坝藏医也以百合科植物北重楼 *Paris verticillata* M.-Bieb. 作"嘎都尔"。上述作"嘎都尔"类基原的不同科属植物的根茎形态彼此较为相似，可能是其被同作"力嘎都"使用的原因之一。（参见"狭叶红景天""圆穗蓼""翅柄蓼""北重楼"条）

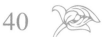

零余虎耳草

Saxifraga cernua L.(*S. cernua* L. var. *bulbillosa* Engl. et Irmsch.)

| 虎耳草科（Saxifragaceae） | 虎耳草属（*Saxifraga*） |

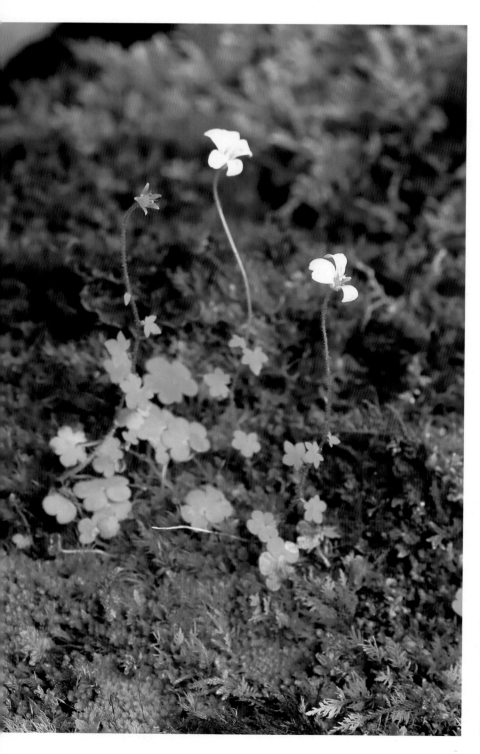

形态

多年生草本，高 6 ～ 25cm。茎被腺柔毛，分枝或不分枝，基部具芽，叶腋部具株芽，有时还发出鞭匐枝；鞭匐枝疏生腺柔毛。基生叶具长柄，叶片肾形，长 0.7 ～ 1.5cm，宽 0.9 ～ 1.8cm，通常 5 ～ 7 浅裂，裂片近阔卵形，两面和边缘均具腺毛，叶柄长 3 ～ 8cm，被腺毛，基部扩大，具卷曲长腺毛；茎生叶亦具柄，中下部者肾形，长 0.8 ～ 2cm，宽 1 ～ 2.4cm，5 ～ 7（～ 9）浅裂，两面和边缘均具腺毛，叶柄长 0.3 ～ 3.4cm，被腺毛，上部者 3 浅裂，叶柄变短。单花生于茎顶或枝端，或聚伞花序具 2 ～ 5 花；苞腋具株芽；花梗长 0.6 ～ 3cm，被腺柔毛；萼片在花期直立，椭圆形、卵形至长圆形，长 3 ～ 3.7mm，宽 1 ～ 2.8mm，先端急尖或稍钝，腹面无毛，背面和边缘具腺毛，3（～ 7）脉于先端不汇合、半汇合至汇合（同时交错存在）；花瓣白色或淡黄色，倒卵形至狭倒卵形，长 4.5 ～ 10.5mm，宽 2.1 ～ 4.1mm，先端微凹或钝，基部渐狭成长 1.2 ～ 1.8mm 的爪，具 3 ～ 8（～ 10）脉，无痂体；雄蕊长 4 ～ 5.5mm，花丝钻形；2 心皮中下部合生；子房近上位，卵球形，长 1 ～ 2.5mm，花柱 2，长 0.9 ～ 2mm。花果期 6 ～ 9 月。

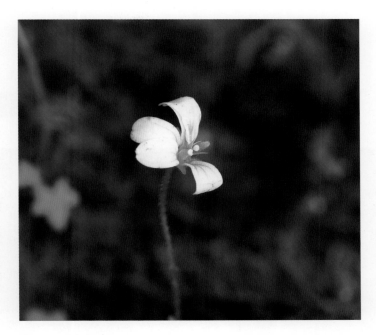

分布

分布于我国西藏北部和南部、云南（德钦）、四川西北部、青海（黄南州、海南州、玉树州）、新疆、宁夏、陕西、山西、河北、内蒙古。日本、朝鲜、不丹、印度等也有分布。

生境

生长于海拔 2200 ～ 5550m 的林下、林缘、高山草甸、高山碎石隙。

药材名

达莪、达合莪、达鄂（ཏག་ཤ།、ནན་ལྷུག），达兀嘎博（ཏག་ད་དཀར་པོ）。

药用部位

全草。

功能与主治

补脾，醒脑。用于脾胃虚弱引起的神经衰弱综合征。

用量与用法

6 ～ 12g。

附 注

《晶珠本草》中记载有"ཏག་ཤ།"（达莪），言其为治血病、"赤巴"病及滋补益寿、利器荣色、增强体力之药物，有花黄色["ནན་ལྷུག"（达莪）]、花白色["ནན་ལྷུག་དཀར་པོ"（欧丹嘎博）]的 2 种。现代文献对"达莪"的基原有不同观点，关于黄者"达莪"的基原，多以茅膏菜科茅膏菜属（Drosera）植物为正品，《部标藏药》和《青海藏标》在附录中以"茅膏菜 /ཏག་ཤ།/ 达莪（达合莪）"之名收载了茅膏菜 Drosera peltata Smith var. lunata (Buch.-Ham.) C. B. Clarke（新月茅膏菜）。关于白者"达莪"的基原，不同文献记载的基原有差异，各地习用的种类也有所不同，涉及虎耳草科虎耳草属（Saxifraga）和梅花草属（Parnassia）的多种植物。据文献记载，零余虎耳草 S. cernua L. var. bulbillosa Engl. et Irmsch.（S. cernua L.）为甘肃习用的白者"达莪"的基原之一，又称"ཏག་ད་དཀར་པོ"（达兀嘎博）。（参见"新月茅膏菜""短柱梅花草"条）

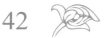

叉枝虎耳草

Saxifraga divaricata Engl. et Irmsch.

| 虎耳草科（Saxifragaceae） | 虎耳草属（*Saxifraga*） |

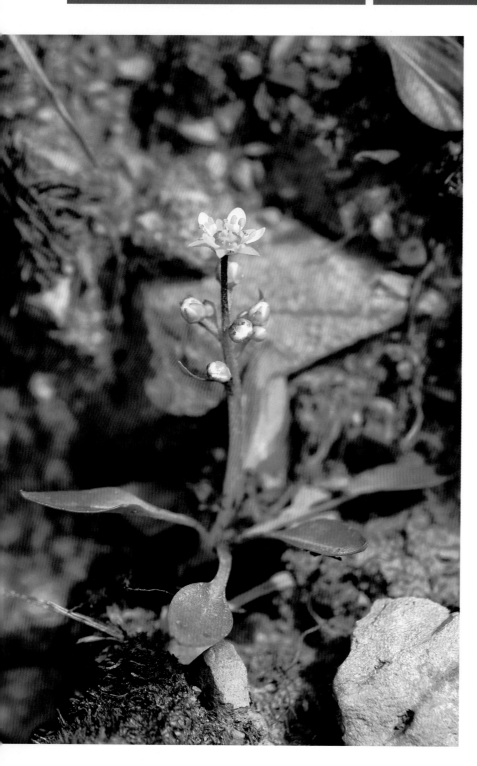

▌ 形态 ▌

多年生草本，高 3.7 ~ 10cm。叶基生；叶片卵形至长圆形，长 0.7 ~ 2.4cm，宽 0.3 ~ 1.3cm，先端急尖或钝，基部楔形，全缘或有锯齿，无毛；叶柄长 1.7 ~ 3cm，基部扩大，无毛。花葶具白色卷曲腺柔毛；聚伞花序圆锥状，具 5 ~ 14 花；花序分枝叉开，长 1 ~ 4cm；花梗密被卷曲腺柔毛；苞片长圆形至长圆状线形，长 3.5 ~ 7mm，宽 1 ~ 1.5mm；萼片在花期开展，三角状卵形，长 1 ~ 3.8mm，宽 0.9 ~ 2.5mm，先端钝，无毛，具 3 脉或更多，脉于先端汇合；花瓣白色，卵形至椭圆形，长 2.3 ~ 3mm，宽 1 ~ 1.7mm，先端钝或微凹，基部狭缩成长 0.5 ~ 0.9mm 的爪，具 3 脉；雄蕊长 1.5 ~ 4mm，花药紫色，花丝钻形；心皮 2，紫褐色，中下部合生；花盘环状，围绕子房；子房半下位，花柱长 0.5 ~ 2mm。花期 7 ~ 8 月。

▌ 分布 ▌

分布于我国青海东南部、四川

西部。

生境

生长于海拔 3400 ~ 4100m 的灌丛草甸、沼泽化草甸。

药材名

松蒂嘎保、松地嘎保（ སུམ་ཏིག་དཀར་པོ ），阿仲嘎保、阿中嘎保（ ཨ་འཁྲུང་དཀར་པོ ）。

药用部位

全草或花。

功能与主治

松蒂嘎保：清热，利肺。用于肺病。

阿仲嘎保：清热利肺。用于肺结核，急、慢性胆病引起的发热，肺热。

用量与用法

9 ~ 12g。

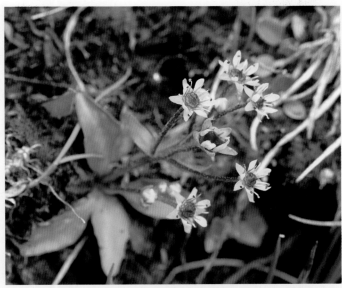

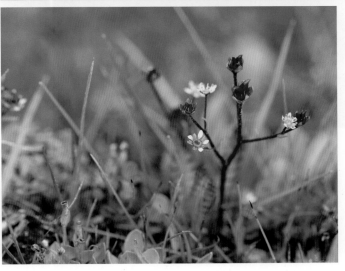

附 注

《晶珠本草》中分别记载有 "སུམ་ཏིག" （松蒂）和 "ཨ་འཁྲུང" （阿仲），前者为 "ཏིག་ཏ" （蒂达）类的品种之一，后者又分为白阿仲 ["ཨ་འཁྲུང་དཀར་པོ" （阿仲嘎保）]、蒿阿仲、木阿仲 3 类。现代文献记载的 "松蒂" 和 "阿仲" 类的基原均较复杂，涉及龙胆科、虎耳草科、石竹科等多科多属多种植物。据不同文献记载，叉枝虎耳草 *S. divaricata* Engl. et Irmsch. 为 "松蒂嘎保" 或 "阿仲嘎保" 的基原之一。《部标藏药》等标准收载了小伞虎耳草 *S. umbellulata* Hook. f. et Thoms.、伞梗虎耳草 *S. pasumensis* Marquand et Airy-Shaw[篦齿虎耳草 *S. umbellulata* Hook. f. et Thoms. var. *pectinata* (Marquand et Airy-Shaw) J. T. Pan] 作 "松蒂" 的基原；《部标藏药》以 "蚤缀 /ཨ་འཁྲུང/ 杂阿仲" 之名、《青海藏标》以 "甘肃蚤缀 /ཨ་འཁྲུང་དཀར་པོ/ 阿中嘎保" 之名收载了石竹科植物甘肃蚤缀 *Arenaria kansuensis* Maxim. 及卵瓣蚤缀 *A. kansuensis* Maxim. var. *ovatipetata* Tsui。据《青藏高原甘南藏药植物志》记载，甘南藏医将叉枝虎耳草 *S. divaricata* Engl. et Irmsch. 作 "阿仲嘎保"，以花入药。（参见 "川西獐牙菜" "小伞虎耳草" 条）

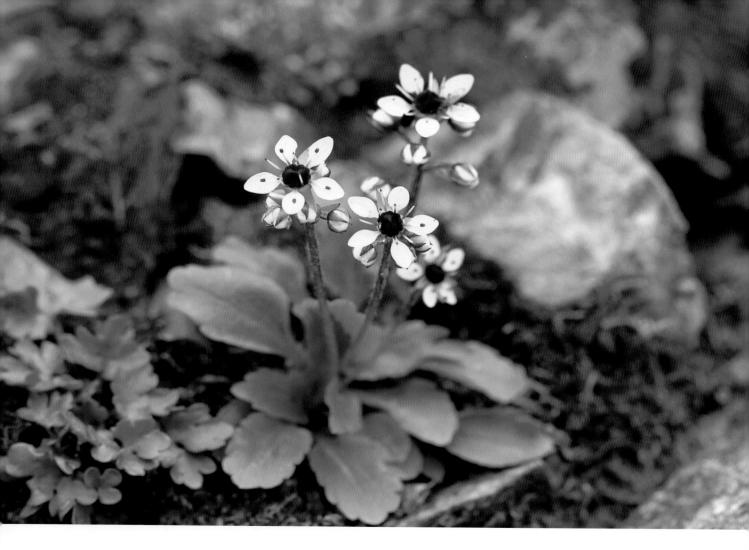

黑虎耳草
Saxifraga atrata Engl.

虎耳草科（Saxifragaceae） 虎耳草属（*Saxifraga*）

▌形态 ▌

多年生草本，高 7 ~ 23cm。根茎很短。叶基生；叶片卵形至阔卵形，长 1.2 ~ 2.5cm，宽 0.8 ~ 1.8cm，先端急尖或稍钝，边缘具圆齿状锯齿和睫毛，两面近无毛；叶柄长 1 ~ 2cm。花 葶单一，或数条丛生，疏生白色卷曲柔毛；聚伞花序圆锥状或总状，长 3 ~ 9cm，具 7 ~ 25 花；花梗被柔毛；萼片在花期反曲，卵形或三角状卵形，长 2.4 ~ 3.2mm，宽 1.5 ~ 2mm，先端急 尖或稍渐尖，无毛，3 ~ 7 脉于先端汇合成 1 疣点；花瓣白色，卵形至椭圆形，长 2.8 ~ 4mm，宽 1.8 ~ 2.2mm，先端钝或微凹，基部狭缩成长 0.8 ~ 1mm 的爪，具 5 ~ 7 脉；雄蕊长 3 ~ 5.9mm，花药黑紫色，花丝钻形；心皮 2，黑紫色，大部分合生；子房阔卵球形，长 1 ~ 3.4mm，花 柱 2，长 1 ~ 2.5mm。花期 7 ~ 8 月。

▌分布 ▌

分布于我国甘肃东南部、青海东北部（大通达坂山一带及湟源）。

▌ 生境 ▌

生长于海拔 3000 ~ 3810m 的高山草
甸、石隙。

▌ 药材名 ▌

松蒂嘎保、松滴嘎保（སུམ་ཏིག་དཀར་པོ），
都仔冈先巴（བདུད་རྩི་གངས་ཁམ་པ），相连莫
保、象来莫布（གང་ལེན་སྔུག་པོ），阿仲茶保
（ཨ་གྲོང་ཁྲ་པོ）。

▌ 药用部位 ▌

全草或花。

▌ 功能与主治 ▌

清肺热，止咳，降血压，滋补。用于
肺炎，淋病，淋巴结结核，子宫病等。

▌ 用量与用法 ▌

6 ~ 9g。多入复方。

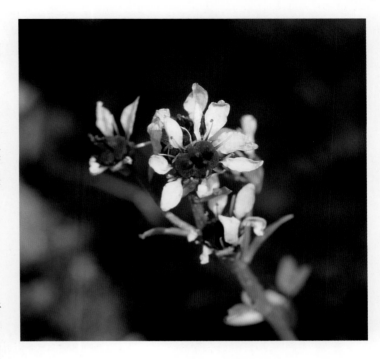

 附 注

　　《四部医典》《晶珠本草》等古籍中分别记载有 "གང་ལེན་སྔུག་པོ" [相连莫保，为治肺病之药物，
又称 "བདུད་རྩི་གངས་ཁམ་པ"（都仔冈先巴）]、"སུམ་ཏིག"（松蒂、松滴，为治肝胆疾病之药物）、"ཨ་གྲོང"
（阿仲，为利肺病之药物）。现代文献记载的 "相连莫保" 或 "阿仲" 的基原包括石竹科无心菜属
（Arenaria）的高原无心菜 A. przewalskii Maxim.（福禄草）、无心菜 A. serpyllifolia L.、大板山蚤缀 A.
tapanshanensis Tsui（该种未见《中国植物志》记载）、甘肃雪灵芝 A. kansuensis Maxim.、卵瓣蚤缀
A. kansuensis Maxim. var. ovatipetala Y. W. Tsui et L. H. Zhou 等多种同属植物；"松蒂" 的基原包括
虎耳草科虎耳草属（Saxifraga）的篦齿虎耳草 S. umbellulata Hook. f. et Thoms. var. pectinata (Marquand
et Airy-Shaw) J. T. Pan、小伞虎耳草 S. umbellulata Hook. f. et Thoms. 等多种同属植物。另有文献
记载，黑虎耳草 S. atrata Engl. 为 "相连莫保" "松蒂嘎保"（松蒂类）或 "阿仲茶保" [阿仲的
品种之一 "ཛ་ཨ་གྲོང"（杂阿仲）的代用品] 的基原，其主要功效为治肺部疾病。与黑虎耳草 S. atrata
Engl. 同样使用的还有叉枝虎耳草 S. divaricata Engl. et Irmsch.。（参见 "篦齿虎耳草" "甘肃雪
灵芝" 条）

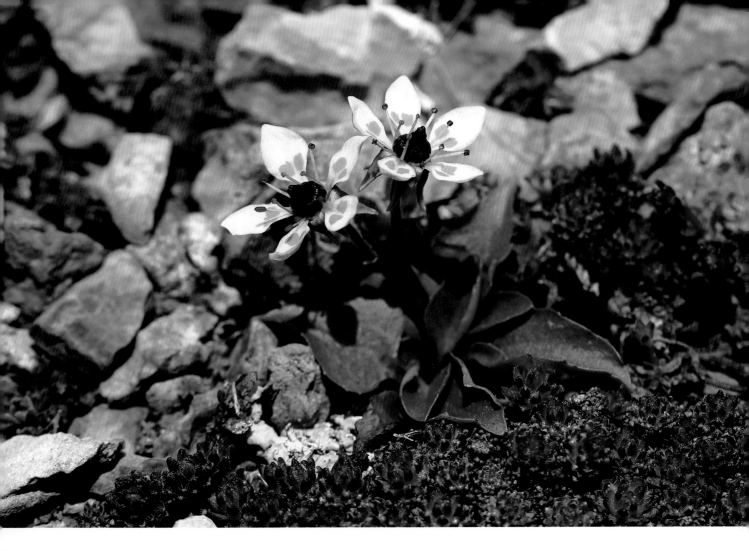

黑蕊虎耳草

Saxifraga melanocentra Franch.

虎耳草科（Saxifragaceae） | 虎耳草属（*Saxifraga*）

▌ 形态 ▌

多年生草本，高 3.5 ~ 22cm。根茎短。叶均基生，具柄，叶片卵形、菱状卵形、阔卵形、狭卵形至长圆形，长 0.8 ~ 4cm，宽 0.7 ~ 1.9cm，先端急尖或稍钝，边缘具圆齿状锯齿和腺睫毛，或无毛，基部楔形，稀心形，两面疏生柔毛或无毛；叶柄长 0.7 ~ 3.6cm，疏生柔毛。花葶被卷曲腺柔毛；苞叶卵形、椭圆形至长圆形，长 5 ~ 15mm，宽 1.1 ~ 11mm，先端急尖，全缘或具齿，基部楔形，稀宽楔形，两面无毛或疏生柔毛；聚伞花序伞房状，长 1.5 ~ 8.5cm，具 2 ~ 17 花，稀单花；萼片在花期开展或反曲，三角状卵形至狭卵形，长 2.9 ~ 6.5mm，宽 1.2 ~ 3mm，先端钝或渐尖，无毛或疏生柔毛，具 3 ~ 8 脉，脉于先端汇合成 1 疣点；花瓣白色，稀红色至紫红色，基部具 2 黄色斑点，或基部红色至紫红色，阔卵形、卵形至椭圆形，长 3 ~ 6.1mm，宽 2.1 ~ 5mm，先端钝或微凹，基部狭缩成长 0.5 ~ 1mm 的爪，具 3 ~ 9（~ 14）脉；雄蕊长 2.2 ~ 5.5mm，花药黑色，花丝钻形；花盘环形；心皮 2，黑紫色，中下部合生；子房阔卵球形，长 2.8 ~ 4mm，花柱 2，

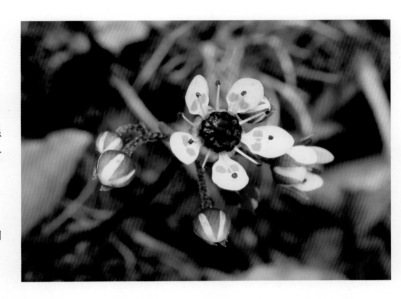

长 0.5 ～ 3mm。花果期 7 ～ 9 月。

▎分布 ▎

分布于我国陕西（太白山一带）、甘肃南部（合作）、青海（玉树、兴海、海晏、大通）、四川西部（黑水）、云南西北部。尼泊尔等也有分布。

▎生境 ▎

生长于海拔 3000 ～ 5300m 的高山灌丛、高山草甸、高山碎山隙。

▎药材名 ▎

达莪、达鄂（དག་ཤ），欧丹嘎布（འོད་ལྡན་དཀར་པོ），见司达兀（སྒུན་གཤགས་དག་ཤ）。

▎药用部位 ▎

全草或地上部分。

▎功能与主治 ▎

补血，散瘀。用于血虚，眼病，胆病，跌打损伤。

▎用量与用法 ▎

6 ～ 12g。

 附 注

　　《晶珠本草》记载"དག་ཤ"（达莪）为治血病、"赤巴"病且滋补益寿、利器荣色、增强体力之药物，言其有花黄色 ["འོད་ལྡན"（欧丹）]、花白色 ["འོད་ལྡན་དཀར་པོ"（欧丹嘎布）]2 种。现代文献对 2 种"达莪"的基原有不同的观点，关于花黄色"达莪"（欧丹）的基原，文献中多以茅膏菜科植物新月茅膏菜 *Drosera peltata* Smith var. *lunata* (Buch.-Ham.) C. B. Clarke、光萼茅膏菜 *D. peltata* Smith var. *glabrata* Y. Z. Ruan 为正品；《部标藏药》（附录）和《青海藏标》中以"དག་ཤ/ 达莪"之名收载了新月茅膏菜 *D. peltata* Smith var. *lunata* (Buch.-Ham.) C. B. Clarke。关于花白色的"达莪"（欧丹嘎布）的基原，文献多认为系黑蕊虎耳草 *S. melanocentra* Franch.，言其主要为云南迪庆、西藏昌都、青海、四川甘孜等地藏医使用，又称其为"སྒུན་གཤགས་དག་ཤ"（见司达兀），其形态与《晶珠本草》记载的"除四片叶片很大外，别的叶片贴在地上，茎、花黏液等均似松蒂，而植株较短，无块根，花白色……果荚红色有两个尖"部分相符；也有文献认为"欧丹嘎布"的基原系虎耳草科梅花草属（*Parnassia*）植物，但该属植物心皮 3 或 4，蒴果呈 3 ～ 4 开裂，与《晶珠本草》记载的"果荚红色有两个尖"明显不同。（参见"短柱梅花草"条）

山地虎耳草

Saxifraga montana H. Smith

虎耳草科（Saxifragaceae） | 虎耳草属（*Saxifraga*）

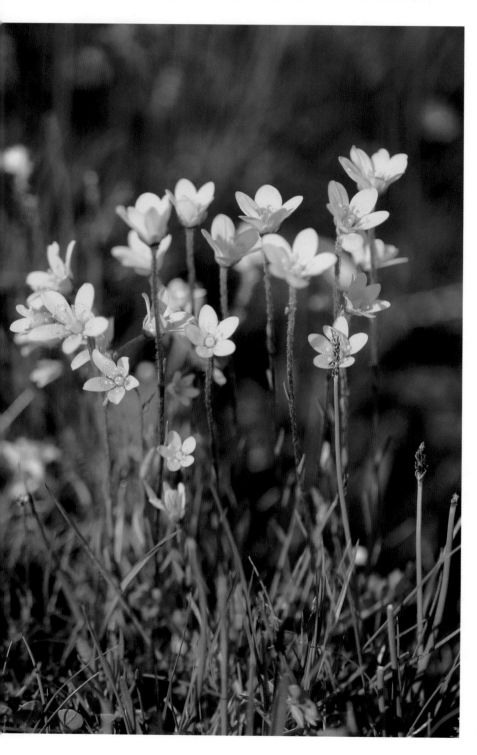

┃ 形态 ┃

多年生草本，丛生，高4.5～35cm。茎疏被褐色卷曲柔毛。基生叶发达，具柄，叶片椭圆形、长圆形至线状长圆形，长0.5～3.4cm，宽1.5～5.5mm，先端钝或急尖，无毛，叶柄长0.7～4.5cm，基部扩大，边缘具褐色卷曲长柔毛；茎生叶披针形至线形，长0.9～2.5cm，宽1.5～5.5mm，两面无毛或背面和边缘疏生褐色长柔毛，下部者具长0.3～2cm之叶柄，上部者变无柄。聚伞花序长1.4～4cm，具2～8花，稀单花；花梗长0.4～1.8cm，被褐色卷曲柔毛；萼片在花期直立，近卵形至近椭圆形，长3.8～5mm，宽2～3.3mm，先端钝圆，腹面无毛，背面有时疏生柔毛，边缘具卷曲长柔毛，5～8脉于先端不汇合；花瓣黄色，倒卵形、椭圆形、长圆形、提琴形至狭倒卵形，长8～12.5mm，宽3.3～6.9mm，先端钝圆或急尖，基部具0.2～0.9mm之爪，

5 ～ 15 脉，基部侧脉旁具 2 痂体；雄蕊长 4 ～ 6mm，花丝钻形；子房近上位，长 3.3 ～ 5mm，花柱 2，长 1.1 ～ 2.5mm。花果期 5 ～ 10 月。

分布

分布于我国陕西（太白山一带）、甘肃南部（合作）、青海（海东、海北、黄南、海南、玉树、果洛等）、四川西部、云南西北部、西藏（仲巴、错那等）。不丹至克什米尔地区也有分布。

生境

生长于海拔 2700 ～ 5300m 的灌丛、高山草甸、高山沼泽化草甸、高山碎石隙。

药材名

色滴、塞尔滴、赛尔滴（གསེར་ཏིག），塞交赛保、斯交色布（གཟེར་འཛོམས་སེར་པོ）。

药用部位

全草或花。

功能与主治

消炎，镇痛。用于"培根""赤巴"合病，热性病，传染病，瘟病时疫，肝炎，胆病，头痛，头伤，外伤发热。

用量与用法

5 ～ 9g。

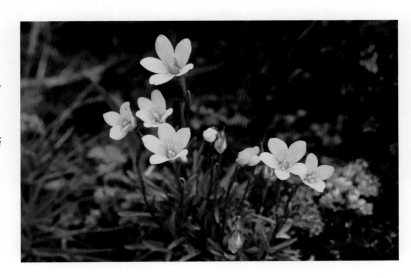

附注

　　"ཏིག་ཏ"（蒂达）为一类治疗肝胆疾病的藏药的总称。《晶珠本草》记载"蒂达"按产地分有印度产、尼泊尔产及西藏产的 3 类，其中西藏所产"蒂达"分为"སུམ་ཏིག"（松蒂）、"གསེར་ཏིག"（色滴，《晶珠本草》汉译本又译作"金虎耳草"）等 6 种。关于"色滴"的基原，现代文献有争议，《新修晶珠本草》《中国藏药》等记载"色滴"的基原为山地虎耳草 S. montana H. Smith、山羊臭虎耳草 S. hirculus L. var. major (Engl. et Irm.) J. T. Pan、爪瓣虎耳草 S. unguiculata Engl. 等虎耳草属（Saxifraga）植物，与"松蒂"的区别在于作"色滴"的这些虎耳草属植物无莲座状丛生的基生叶；《中华本草·藏药卷》记载"塞尔滴"的基原以爪瓣虎耳草 S. unguiculata Engl. 为正品，以龙胆科植物苇叶獐牙菜 Swertia phragmitiphylla T. N. Ho et S. W. Liu 为代用品；但《藏药志》认为"色滴"应为龙胆科植物苇叶獐牙菜 Swertia phragmitiphylla T. N. Ho et S. W. Liu。关于"松蒂"的基原，各文献记载有多种虎耳草属植物，通常以小伞虎耳草 S. umbellulata Hook. f. et Thoms.、篦齿虎耳草 S. umbellulata Hook. f. et Thoms. var. pectinata (Marquand et Airy-Shaw) J. T. Pan 为正品。《藏药晶镜本草》记载山地虎耳草 S. montana H. Smith 属于"松蒂"类，名"སུམ་ཏིག་ཆུང་བ"（松蒂琼哇）。《迪庆藏药》记载山地虎耳草 S. montana H. Smith 为"塞交赛保"的基原。（参见"苇叶獐牙菜""爪瓣虎耳草""鸦跖花"条）

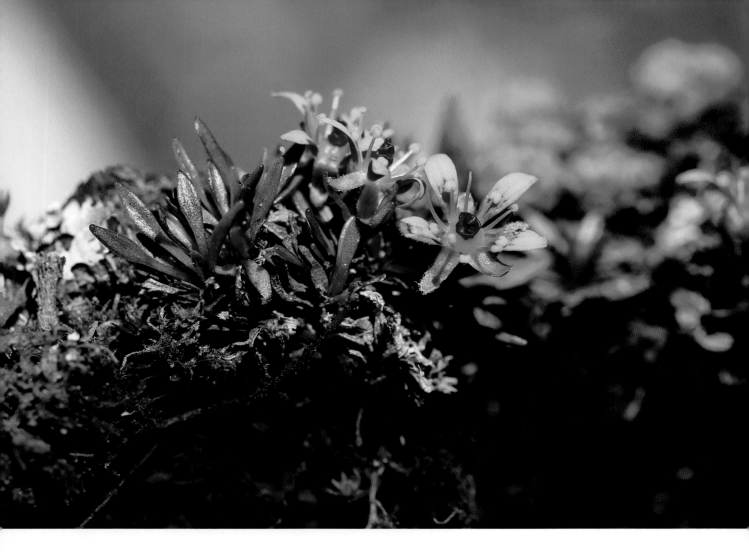

漆姑虎耳草

Saxifraga saginoides Hook. f. et Thoms.

虎耳草科（Saxifragaceae）　　　　虎耳草属（*Saxifraga*）

▌ 形态 ▌

多年生密丛垫状植物，高 0.9 ~ 1.5cm。茎极短，长 3 ~ 9mm，被褐色卷曲腺柔毛。基生叶具柄，叶片近长圆形，长 3 ~ 4mm，宽约 1mm，先端稍钝，无毛，叶柄长 3 ~ 4.8mm，仅边缘具褐色卷曲长腺毛；茎生叶肥厚，线形，长 4.9 ~ 6.8mm，宽 0.8 ~ 1mm，仅边缘基部具褐色卷曲腺柔毛。花单生于茎顶；花梗长 0.7 ~ 3mm，密被褐色卷曲长腺毛；萼片通常直立，卵形至近椭圆形，长 2.1 ~ 2.6mm，宽约 1mm，先端钝或急尖，无毛，有时仅边缘基部具少许褐色卷曲腺柔毛，3 ~ 4 脉于先端不汇合；花瓣黄色，卵形至狭卵形，长 3.4 ~ 4.4mm，宽 1.5 ~ 1.9mm，先端钝，基部狭缩成长 0.7 ~ 0.8mm 的爪，具 3 脉，无痂体或具 2 不明显痂体；雄蕊长 1.5 ~ 2.9mm，花丝钻形；2 心皮中下部合生，长 2 ~ 2.9mm；子房近上位，近卵球形，长约 1.5mm，花柱 2，长约 1.4mm。花果期 7 ~ 9 月。

分布

分布于我国西藏（南木林）、四川西北部。印度北部、不丹、尼泊尔也有分布。

生境

生长于海拔 4700 ～ 5500m 的高山草甸、高山碎石隙。

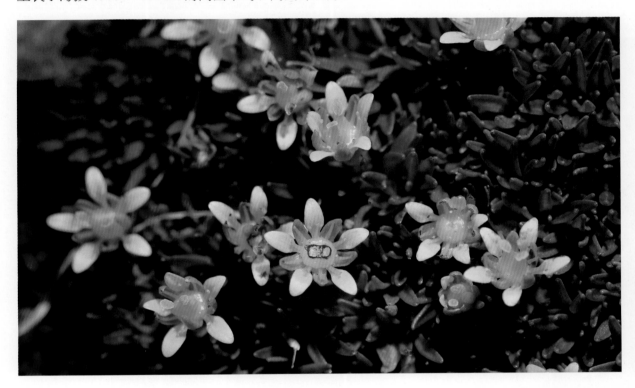

药材名

松蒂、松居蒂、松滴、松吉斗（སུམ་ཏིག、སུམ་ཙ་ཏིག）。

药用部位

全草。

功能与主治

清湿热，解热毒。用于肝热，胆热，流行性感冒，高热，疮疡热毒。

用量与用法

5 ～ 9g。

附注

"ཏིག་ཏ"（蒂达）为一类治疗肝胆疾病藏药的总称。《晶珠本草》记载"蒂达"分为印度产、尼泊尔产和西藏产 3 类，其中西藏产"蒂达"又分为"སུམ་ཏིག"（松蒂）、"ཟངས་ཏིག"（桑蒂）等 6 种。据现代文献记载和实地调查，各地藏医习用的"松蒂"的基原包括虎耳草属（*Saxifraga*）的多种植物，漆姑虎耳草 *S. saginoides* Hook. f. et Thoms. 为其基原之一。（参见"川西獐牙菜""篦齿虎耳草"条）

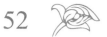

优越虎耳草
Saxifraga egregia Engl.

虎耳草科（Saxifragaceae）　　虎耳草属（*Saxifraga*）

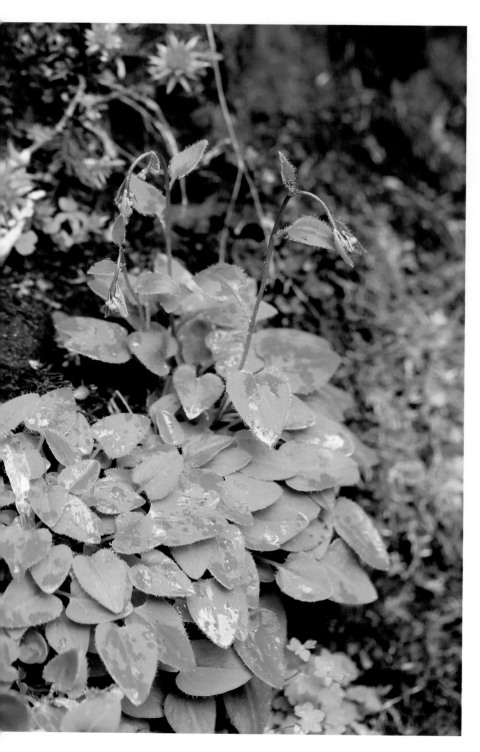

▌形态 ▌

多年生草本，高9～32cm。茎中下部疏生褐色卷曲柔毛（有时带腺头），稀无毛，上部被短腺毛（腺头黑褐色）。基生叶具长柄，叶片心形、心状卵形至狭卵形，长1.55～3.25cm，宽1.2～2cm，腹面近无毛，背面和边缘具褐色长柔毛（有时具腺头），叶柄长1.9～5cm，边缘具卷曲长腺毛；茎生叶（3～）7～13，中下部茎生叶心状卵形至心形，长1.15～2.6cm，宽0.75～2cm，先端稍钝或急尖，基部心形，腹面无毛或近无毛，背面和边缘具褐色长柔毛，叶柄长0.15～1.9cm，具褐色卷曲长柔毛（有时具腺头），最上部茎生叶披针形至长圆形，长0.88～1.6cm，宽0.3～0.7cm，先端急尖或稍钝，基部通常楔形至近圆形，两面被褐色腺毛或无毛，边缘具褐色卷曲长腺毛并杂有短腺毛，具长2～3mm的柄。多歧聚伞花序伞房状，长1.9～8cm，具3～9花；花序分枝长

1 ~ 5.3cm，具 1 ~ 3 花；花梗长 0.4 ~ 6cm，被短腺毛（腺头黑褐色）；萼片在花期反曲，卵形至阔卵形，长 2 ~ 3.8mm，宽 1.2 ~ 2mm，先端钝，腹面无毛，背面和边缘具腺毛，3 ~ 6 脉于先端不汇合；花瓣黄色，椭圆形至卵形，长 5.3 ~ 8mm，宽 2.3 ~ 3.5mm，先端钝或稍急尖，基部楔形至圆形，具长 0.4 ~ 1.1mm 的爪，3 ~ 6（~ 7）脉，具（2 ~）4 ~ 6（~ 10）痂体；雄蕊长 4 ~ 6mm，花丝钻形；子房近上位，卵球形，长 2.5 ~ 3.8mm，花柱 2，长 1 ~ 1.5mm。花期 7 ~ 9 月。

▌ 分布 ▌

分布于我国甘肃南部、青海东部和南部（班玛）、四川西部、云南西北部、西藏东部。

▌ 生境 ▌

生长于海拔 2800 ~ 4500m 的林下、灌丛、高山草甸、高山碎石隙。

▌ 药材名 ▌

达莪、达鄂（ དག་རྡ། ），欧丹（ འོད་ལྡན། ）。

▌ 药用部位 ▌

全草。

▌ 功能与主治 ▌

活血，补血，明目。用于气血亏损，眼病，跌打损伤。

▌ 用量与用法 ▌

6 ~ 12g。

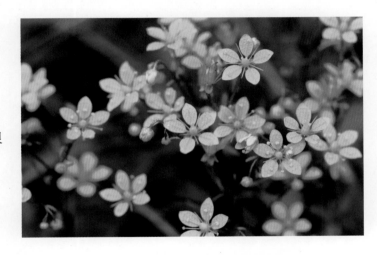

附 注

《晶珠本草》记载"དག་རྡ།"（达莪）分为花黄色 ["འོད་ལྡན།"（欧丹）]、花白色 ["འོད་ལྡན་དཀར་པོ།"（欧丹嘎布）] 的 2 种。现代文献多记载花黄色的"达莪"的基原为茅膏菜科植物新月茅膏菜 Drosera peltata Smith var. lunata (Buch.-Ham.) C. B. Clarke、光萼茅膏菜 D. peltata Smith var. glabrata Y. Z. Ruan；《部标藏药》（附录）和《青海藏标》中以"茅膏菜 /དག་རྡ།/ 达莪（达合莪）"之名收载了新月茅膏菜 D. peltata Smith var. lunata (Buch.-Ham.) C. B. Clarke。《晶珠本草》汉译重译本认为"达莪"的基原系优越虎耳草 S. egregia Engl.；云南迪庆藏医还以异叶虎耳草 S. diversifolia Wall. ex Ser. 作"达莪"使用，称其为"འཇང་ཡུལ་དག་རྡ།"（江阳大兀）。上述 2 种植物花虽黄色，但不具块根，与《晶珠本草》记载的花黄色者"根块状似人参果（蔷薇科植物蕨麻 Potentilla anserina L. 的块根）"的形态不符，系地方习用品。据《中国藏药植物资源考订》记载，异叶虎耳草 S. diversifolia Wall. ex Ser.、优越虎耳草 S. egregia Engl.、山地虎耳草 S. montana H. Smith 等为"蒂达"类（藏茵陈类）中"色滴"类 ["གསེར་ཏིག་རིགས།"（色滴惹）] 的基原。（参见"川西獐牙菜""小伞虎耳草""异叶虎耳草"条）

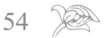

异叶虎耳草

Saxifraga diversifolia Wall. ex Ser.

| 虎耳草科（Saxifragaceae） | 虎耳草属（*Saxifraga*） |

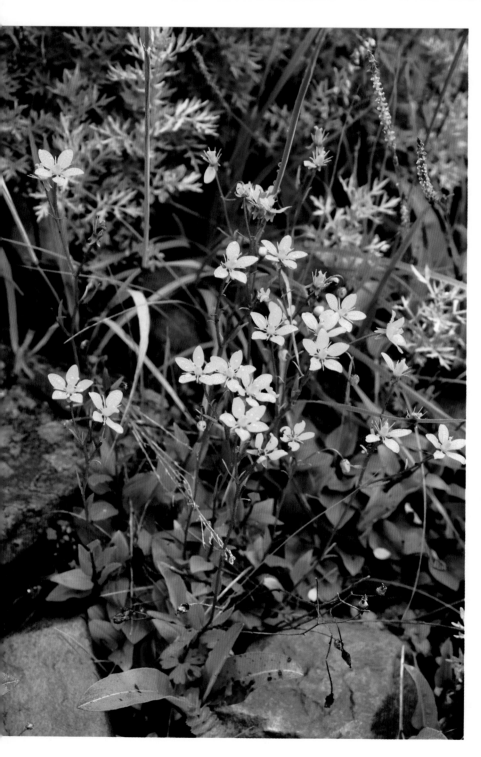

▌ 形态 ▌

多年生草本，高 16 ~ 43cm。茎中下部被褐色卷曲长柔毛或无毛，上部被短腺毛（腺头黑褐色）。基生叶具长柄，叶片卵状心形至狭卵形，长 1.5 ~ 5cm，宽 1.2 ~ 2.6cm，先端急尖，基部心形，腹面无毛或基部疏生褐色柔毛，背面和边缘具褐色柔毛（有时具腺头），叶柄长 3 ~ 9.2cm，背面和边缘具褐色长柔毛；茎生叶 8 ~ 12，下部叶较大，向上渐变小，近心形、卵状心形至狭卵形，长 1 ~ 6.3cm，宽 3.5 ~ 4cm，先端急尖或钝，基部心形或稍心形（上部叶多少抱茎），最上部叶两面无毛，边缘具短腺毛（腺头黑褐色），其他叶腹面无毛或近无毛，背面和边缘具褐色柔毛（有时具腺头），下部叶叶柄较长，向上渐变短至近无，长 0.5 ~ 4cm，具褐色卷曲长柔毛。聚伞花序通常伞房状，长 3 ~ 14cm，具 5 ~ 17 花；花梗长 0.6 ~ 1.2cm，被短腺毛（腺头黑褐色）；萼片在花期反曲，阔卵形、卵形至狭卵形，长 3 ~ 4.2mm，宽 1.3 ~ 3.5mm，先端钝或急尖，稀啮蚀状，腹面通常无毛，背面被短腺毛（腺头黑褐色），边缘膜质且具腺睫毛，3（~ 5）脉于先端不汇合至半汇合；花瓣黄色，椭圆形、倒卵形、卵形至狭卵形，长 5 ~ 8mm，宽 2 ~ 5.1mm，先端钝圆，基部狭缩成长 0.5 ~ 1.3mm 的爪，（3 ~）5 ~ 7（~ 9）脉，无痂体；雄蕊长 4 ~ 5.6mm，花丝钻形；子房近上位，卵球形，长 3 ~ 4.2mm，花柱长 1 ~ 1.6mm。花果期 8 ~ 10 月。

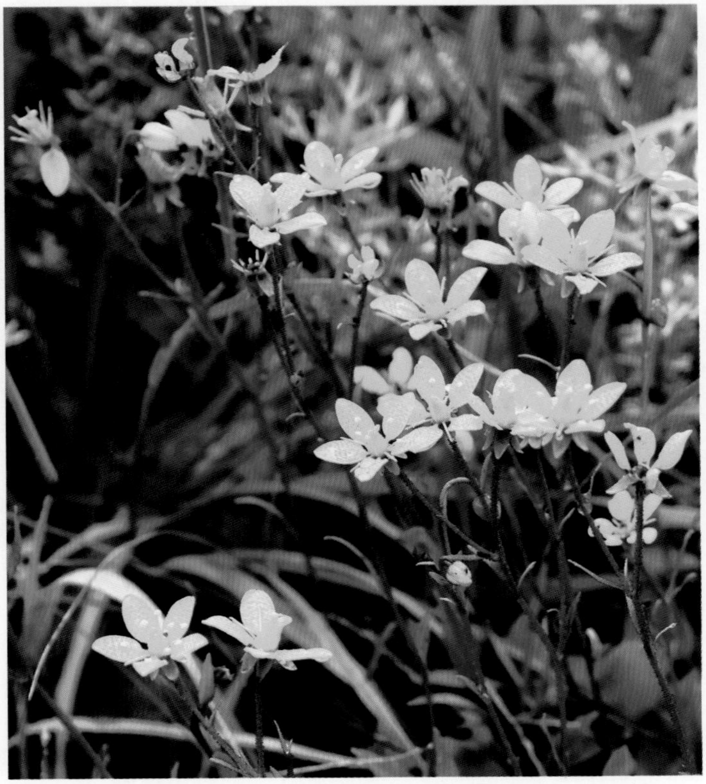

分布

分布于我国四川西部（理塘）、云南北部、西藏东南部（喜马拉雅山一带）。

生境

生长于海拔 2800 ~ 4300m 的林下、林缘、灌丛、高山草甸或高山石隙。

药材名

江阳大兀（འཇམ་དབྱང་ཏག་ཏ།）。

药用部位

全草。

功能与主治

清热解毒。用于“培根”“赤巴”合病，传染病发热，药物与食物中毒。

用量与用法

3 ~ 9g。

附　注

《晶珠本草》记载“ཏག་ཏ།”（达鄂、达莪）分为花黄色［“འོད་ལྡན།”（欧丹）］、花白色［“འོད་ལྡན་དཀར་པོ།”（欧丹嘎布）］的 2 种。现代文献多以茅膏菜科植物新月茅膏菜 *Drosera peltata* Smith var. *lunata* (Buch.-Ham.) C. B. Clarke、光萼茅膏菜 *D. peltata* Smith var. *glabrata* Y. Z. Ruan 作黄色“达莪”［“འོད་ལྡན།”（欧丹）］的正品；《部标藏药》（附录）和《青海藏标》中以“茅膏菜 /ཏག་ཏ།/ 达莪（达合莪）”之名也收载了前种。《晶珠本草》汉译重译本认为黄色“达莪”的基原系优越虎耳草 *S. egregia* Engl.；云南迪庆藏医还以异叶虎耳草 *S. diversifolia* Wall. ex Ser. 作黄色“达莪”使用，又称之为“འཇམ་དབྱང་ཏག་ཏ།”（江阳大兀）。上述 2 种植物虽花黄色，但不具块根，与《晶珠本草》记载的花黄色者“根块状似人参果（蔷薇科植物蕨麻的块根）”的形态不符，应系地方习用品。《中国藏药植物资源考订》则认为异叶虎耳草 *S. diversifolia* Wall. ex Ser. 系“ཏིག་ཏ།”（蒂达）类（习称“藏茵陈”）中“གསེར་ཏིག་རིགས།”（色滴惹）的基原之一。（参见“茅膏菜”“川西獐牙菜”“小伞虎耳草”“优越虎耳草”条）

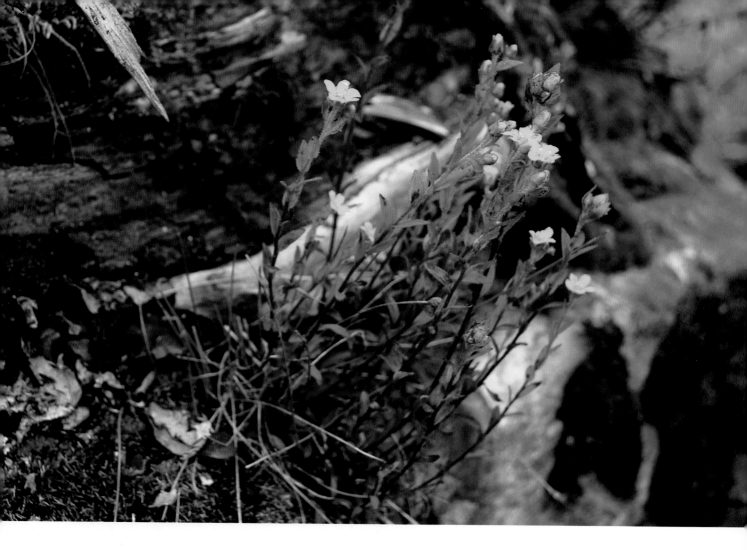

林芝虎耳草

Saxifraga isophylla H. Smith

虎耳草科（Saxifragaceae） 虎耳草属（*Saxifraga*）

▌形态 ▌

多年生草本，丛生，高 4 ～ 20cm。茎被褐色卷曲长腺毛。基生叶甚少，具长柄，叶片椭圆形至长圆形，长 5 ～ 10mm，宽 2.3 ～ 3mm，两面和边缘均具长腺毛，叶柄长 7 ～ 12mm，边缘具长腺毛；茎生叶 13 ～ 23，具柄，叶片披针形至线状长圆形，长 7.5 ～ 13mm，宽 2.2 ～ 5mm，两面和边缘均具长、短 2 种腺柔毛，叶柄自下而上渐变短，长 0.5 ～ 4mm，边缘具长腺毛。聚伞花序伞房状，长 1.6 ～ 4.5cm，具 3 ～ 6 花；花梗长 9 ～ 9.3mm，被黑褐色长腺毛；萼片在花期直立，卵形至狭卵形，长 4 ～ 5.6mm，宽 2 ～ 3mm，先端急尖，腹面无毛，背面和边缘具褐色腺毛，3 ～ 5 脉于先端不汇合、半汇合至汇合；花瓣黄色，近椭圆形、倒卵状长圆形至近提琴形，长 7 ～ 9.8mm，宽 3 ～ 4.2mm，先端微凹，基部心形至近截形，脉 5 ～ 8，具 4 ～ 8 痂体，爪长 0.8 ～ 1mm；雄蕊长 4 ～ 5mm，花丝钻形；子房近上位，卵球形，长 2.5 ～ 4mm，花柱 2，长 2 ～ 2.1mm，柱头明显。花果期 7 ～ 10 月。

▌分布▌

分布于我国西藏（林芝）。

▌生境▌

生长于海拔 3700～4700m 的林缘、灌丛、高山草甸、岩隙。

▌药材名▌

色滴、赛尔滴、塞尔滴（གསེར་ཏིག）。

▌药用部位▌

全草。

▌功能与主治▌

清湿热，解热毒。用于肝热，胆热，流行性感冒，高热，疮疡热毒。

▌用量与用法▌

5～9g。

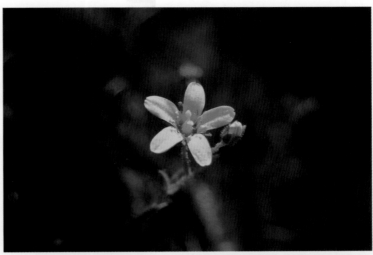

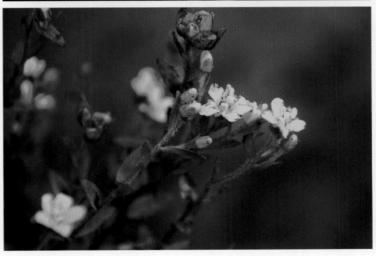

附 注

"ཏིག་ཏ"（蒂达）为一类主要治疗肝胆疾病的藏药的总称，商品习称"藏茵陈"。《晶珠本草》记载"蒂达"有印度蒂达 ["རྒྱ་ཏིག"（甲蒂、迦蒂）]、尼泊尔蒂达 ["བལ་ཏིག"（哇蒂）]、西藏蒂达 ["བོད་ཏིག"（窝蒂）]3 类，其中西藏产"蒂达"（窝滴）又分为"松蒂""色滴"（《晶珠本草》汉译本又译作"金虎耳草"）等 6 种。现代文献对"གསེར་ཏིག"（色滴）的基原有争议，有观点认为系林芝虎耳草 *Saxifraga isophylla* H. Smith、爪瓣虎耳草 *Saxifraga unguiculata* Engl.、喜马拉雅虎耳草 *Saxifraga brunonis* Wall. ex Ser. 等多种虎耳草属植物，龙胆科植物苇叶獐牙菜 *Swertia phragmitiphylla* T. N. Ho et S. W. Liu 为其代用品；也有观点认为"色滴"正品应为苇叶獐牙菜 *Swertia phragmitiphylla* T. N. Ho et S. W. Liu，而虎耳草属植物应为"སུམ་ཏིག"（松蒂）的基原。（参见"爪瓣虎耳草""喜马拉雅虎耳草""苇叶獐牙菜"条）

流苏虎耳草
Saxifraga wallichiana Sternb.

| 虎耳草科（Saxifragaceae） | 虎耳草属（*Saxifraga*） |

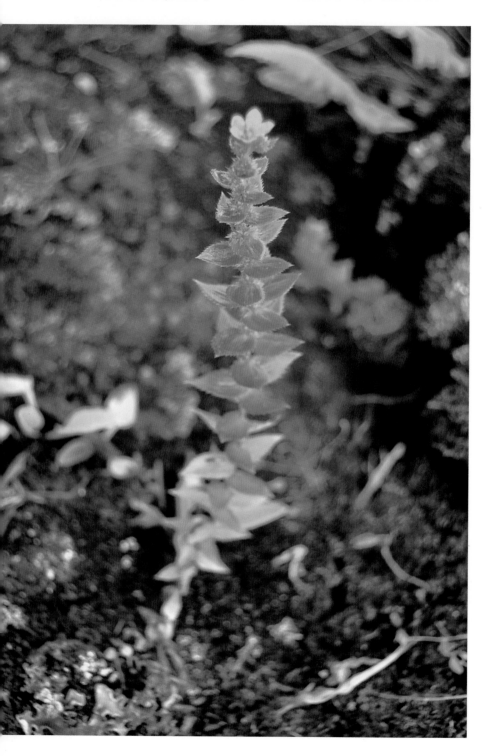

▌形态▌

多年生草本，高 16 ~ 30cm，丛生。茎不分枝，被腺毛，基部和叶腋具芽。茎生叶较密，中部者较大，向下、向上渐变小，卵形、狭卵形至披针形，长 0.8 ~ 1.8cm，直径 1.5 ~ 8mm，先端急尖，基部心形且半抱茎，两面无毛，边缘具腺睫毛，有光泽。聚伞花序具 2 ~ 4 花，或单花生于茎顶；花梗长 4 ~ 8mm，被腺毛；萼片在花期直立，卵形，长 1.6 ~ 5.3mm，宽 0.7 ~ 2.5mm，先端急尖，腹面无毛，背面和边缘多少具腺毛，3 ~ 7 脉于先端半汇合至汇合；花瓣黄色，卵形、倒卵形至椭圆形，长 4.3 ~ 6.6mm，宽 1.6 ~ 3.1mm，先端急尖至钝圆，基部狭缩成长 0.3 ~ 1.1mm 的爪，具 3 ~ 9 脉，基部侧脉旁具 2 痂体；雄蕊长 3.5 ~ 5.5mm，花丝钻形；子房近上位，卵球形至阔卵球形，长 1.8 ~ 2.2mm，花柱 2，长 1.1 ~ 3mm。花果期 7 ~ 11 月。

▌ 分布 ▌

分布于我国四川盆地西南部及川西高原、云南东北部（会泽、巧家）及西北部（香格里拉）、西藏南部（吉隆）及东部。不丹、尼泊尔、印度也有分布。

▌ 生境 ▌

生长于海拔 2700 ～ 5000m 的林下、林缘、灌丛、高山草甸和石隙。

▌ 药材名 ▌

色滴、色尔滴、色蒂、塞尔滴、赛尔滴（གསེར་ཏིག）。

▌ 药用部位 ▌

全草。

▌ 功能与主治 ▌

清热解毒。用于"培根""赤巴"合病，传染病发热，药物与食物中毒。

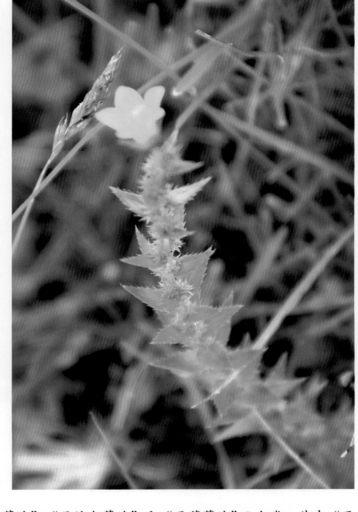

附 注

　　《四部医典》记载有"གསེར་ཏིག"（色滴），言其为清热解毒之药物；《晶珠本草》记载"ཏིག་ཏ"（蒂达）分为"印度蒂达""尼泊尔蒂达"和"西藏蒂达"3 大类，其中"西藏蒂达"又分为"松蒂""色滴""桑蒂"等 6 种。现代文献记载的"色滴"的基原多为虎耳草属植物，主要为基生叶不呈莲座状或莲座状不明显 [以与"སུམ་ཏིག"（松蒂）类相区别] 的种类，如唐古特虎耳草 *S. tangutica* Engl.、爪瓣虎耳草 *S. unguiculata* Engl.、异叶虎耳草 *S. diversifolia* Wall. ex Ser. 等。据《中国藏药植物资源考订》记载，流苏虎耳草 *S. wallichiana* Sternb. 也为"色滴"类（"གསེར་ཏིག་རིགས"）的基原之一。也有观点认为"色滴"的基原应为龙胆科植物苇叶獐牙菜 *Swertia phragmitiphylla* T. N. Ho et S. W. Liu。（参见"川西獐牙菜""小伞虎耳草""唐古特虎耳草""爪瓣虎耳草""苇叶獐牙菜"等条）

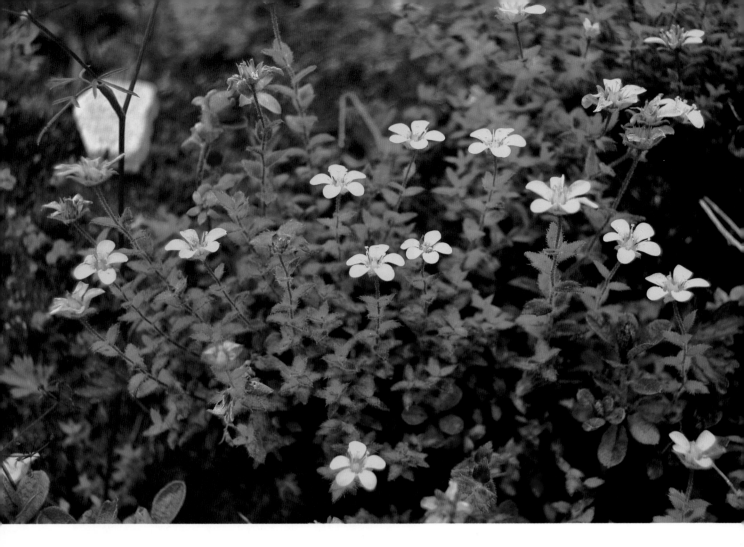

齿叶虎耳草

Saxifraga hispidula D. Don

虎耳草科（Saxifragaceae） 虎耳草属（*Saxifraga*）

▌ 形态 ▌

多年生草本，高 4.5 ~ 22.5cm，丛生。茎通常分枝，被腺柔毛，下部具芽。无基生叶；茎生叶近椭圆形至卵形，长 0.5 ~ 2cm，宽 0.25 ~ 1cm，边缘先端通常具 3 牙齿，稀 4 ~ 5 牙齿（齿端具芒），两面和边缘均具糙伏毛（有时具腺头），下部者渐变小，且多枯凋。单花生于茎顶或枝端，或聚伞花序具 2 ~ 4 花；花梗长 0.6 ~ 2.1cm，被卷曲长腺毛；萼片在花期直立或稍开展，卵形，长 2.3 ~ 4mm，宽 1.4 ~ 2.3mm，先端急尖，腹面上部、背面和边缘具腺毛，3 ~ 8 脉于先端汇合；花瓣黄色，倒卵形、椭圆形至阔椭圆形，长 4 ~ 7.3mm，宽 2.9 ~ 5mm，先端通常钝圆，基部狭缩成长 0.6 ~ 1.7mm 的爪，具 3 ~ 10 脉，具 2 ~ 16 痂体；雄蕊长 3 ~ 4.5mm，花丝钻形；子房近上位，卵球形至阔卵球形，长 1.6 ~ 2.2mm，花柱 2，长 1.5 ~ 1.8mm。花期 7 ~ 9 月。

▌ 分布 ▌

分布于我国西藏东南部（林芝）、四川西部（宝兴、天全）、云南西北部。缅甸北部、不丹、尼泊尔、印度北部也有分布。

▍ 生境 ▍

生长于海拔 2300 ~ 5600m 的林下、林缘、灌丛、高山草甸、石隙。

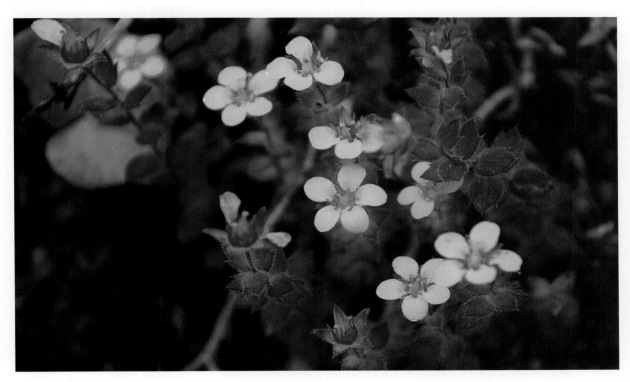

▍ 药材名 ▍

松蒂、松居蒂、松滴、松吉滴、松吉斗（ སུམ་ཏིག་ 、 སུམ་ཅུ་ཏིག་ ）。

▍ 药用部位 ▍

全草。

▍ 功能与主治 ▍

清湿热，解热毒。用于肝热，胆热，流行性感冒，高热，疮疡热毒。

▍ 用量与用法 ▍

5 ~ 9g。

附 注

　　"ཏིག་ཏ"（蒂达）为一类治疗肝胆疾病的药物的总称。《晶珠本草》记载"蒂达"分为印度产、尼泊尔产和西藏产 3 类，其中西藏产者分为"སུམ་ཏིག"（松蒂）等 6 种。现代文献记载的"蒂达"类的基原涉及龙胆科、虎耳草科、唇形科等的多属多种植物；其中"松蒂"的基原主要为虎耳草属（*Saxifraga*）植物，也包括多种，齿叶虎耳草 *S. hispidula* D. Don 为其中之一。（参见"川西獐牙菜""小伞虎耳草"条）

小伞虎耳草

Saxifraga umbellulata Hook. f. et Thoms.

虎耳草科（Saxifragaceae） | 虎耳草属（*Saxifraga*）

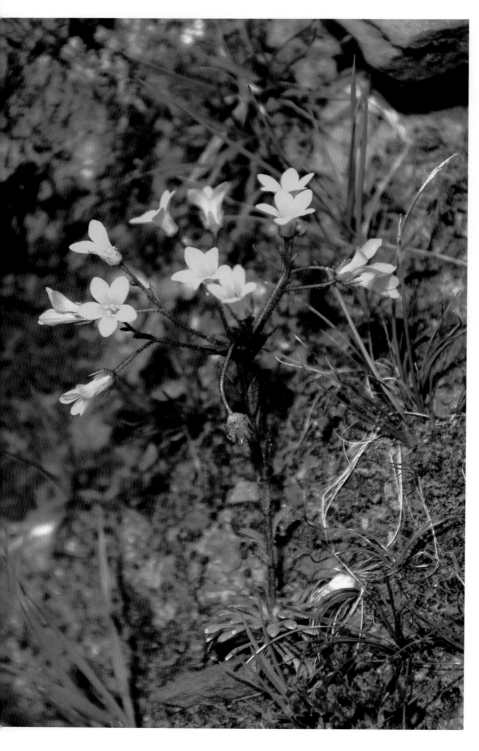

▌ 形态 ▌

多年生草本，高 5.5 ~ 10cm。茎不分枝，被褐色腺毛。基生叶密集，呈莲座状，匙形，长 8 ~ 13.5mm，宽 2 ~ 3mm，先端钝，无毛；茎生叶长圆形至近匙形，长 4.5 ~ 6.6mm，宽 1.5 ~ 2mm，两面和边缘均具褐色腺毛，或腹面无毛。聚伞花序伞状或复伞状，长 3 ~ 5.5cm，具 2 ~ 23 花；花梗长 0.7 ~ 1.7cm，纤弱，被褐色腺毛；萼片通常直立，卵形至三角状狭卵形，长 2.2 ~ 3.5mm，宽约 1.3mm，先端急尖或稍钝，腹面无毛，背面和边缘多少具褐色腺毛，3 脉于先端不汇合；花瓣黄色，提琴状长圆形至提琴形，长 6.5 ~ 9mm，宽 2.9 ~ 3.2mm，先端钝圆至急尖，基部狭缩成长 0.4 ~ 0.5mm 之爪，3 ~ 5 脉，具 2 痂体；雄蕊长约 3mm，花丝钻形；子房近上位，阔卵状球形，长约 1mm，花柱 2，长约 0.5mm。花期 6 ~ 9 月。

▌ 分布 ▌

分布于我国西藏南部（山南、

等）。印度、尼泊尔也有分布。

生境

生长于海拔 3060 ～ 4000m 的
沼泽地、岩壁石隙。

药材名

松蒂、松滴（ སུམ་ཏིག ），松居蒂、
松吉滴、松吉斗（ སུམ་ཅུ་ཏིག ）。

药用部位

全草。

功能与主治

清湿热，解热毒。用于肝热，
胆热，流行性感冒，高热，疮
疡热毒。

用量与用法

5 ～ 9g。

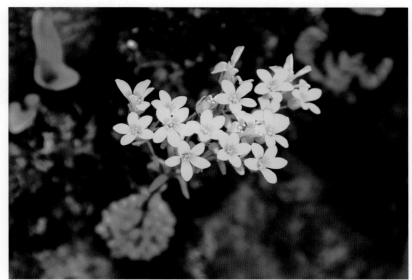

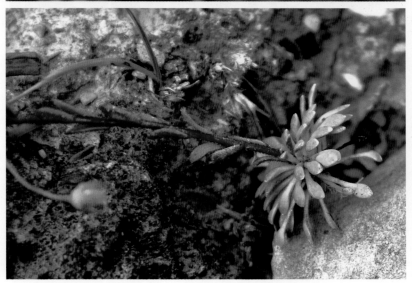

附 注

"ཏིག་ཏ"（蒂达）为一类
主要治疗肝胆疾病的藏药的总
称。《晶珠本草》记载其分为
"印度蒂达""尼泊尔蒂达"
和"西藏蒂达"3 大类，其中
"西藏蒂达"分为"སུམ་ཏིག"（松蒂）、色滴（色蒂）等 6 种，"松蒂"又分为大、小 2 种。现代文
献记载的各类"蒂达"的基原极为复杂，涉及龙胆科、虎耳草科、唇形科等多属多种植物。据文献
记载和实地调查显示，现各地藏医使用的"松蒂"几乎均为虎耳草属植物，多达 20 余种，各地使
用的种类与当地分布的资源种类相关，药材也未分大、小之品种。《部标藏药》等标准中作为"松
蒂"收载了小伞虎耳草 S. umbellulata Hook. f. et Thoms.、伞梗虎耳草 S. pasumensis Marq. et Shaw [篦
齿虎耳草 S. umbellulata Hook. f. et Thoms. var. pectinata (Marquand et Airy-Shaw) J. T. Pan]、灯架虎耳
草 S. candelabrum Franch.、唐古特虎耳草 S. tangutica Engl.、聚叶虎耳草 S. confertifolia Engl. 等。西
藏藏医主要使用小伞虎耳草 S. umbellulata Hook. f. et Thoms.、篦齿虎耳草 S. umbellulata Hook. f. et
Thoms. var. pectinata (Marquand et Airy-Shaw) J. T. Pan，因该 2 种的基生叶呈莲座状，药材也称为"莲
座虎耳草"。（参见"川西獐牙菜""篦齿虎耳草""唐古特虎耳草"等条）

篦齿虎耳草

Saxifraga umbellulata Hook. f. et Thoms. var. *pectinata* (Marquand et Airy-Shaw) J. T. Pan

虎耳草科（Saxifragaceae） | 虎耳草属（*Saxifraga*）

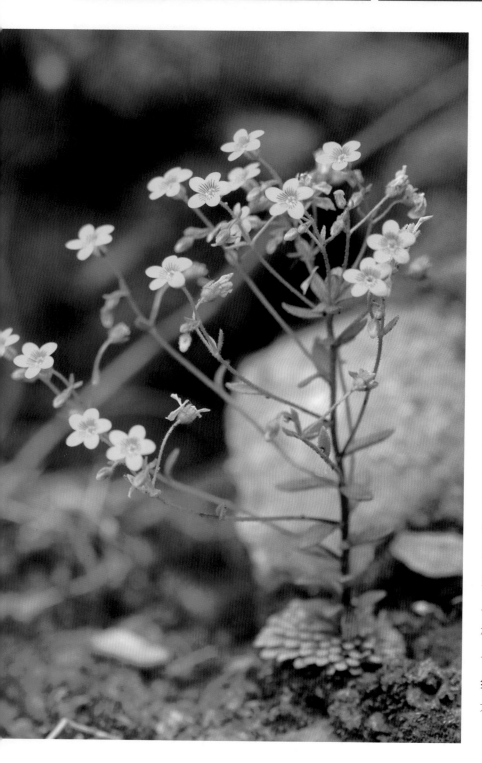

▌ 形态 ▌

多年生草本，高5.5～10cm。茎不分枝，被褐色腺毛。基生叶密集，呈莲座状，匙形，长8～13.5mm，宽2～3mm，先端钝，边缘具软骨质齿，无毛；茎生叶长圆形至近匙形，长4.5～6.6mm，宽1.5～2mm，两面和边缘均具褐色腺毛，或腹面无毛。聚伞花序伞状或复伞状，长3～5.5cm，具2～23花；花梗长0.7～1.7cm，纤弱，被褐色腺毛；萼片在花期通常直立，卵形至三角状狭卵形，长2.2～3.5mm，宽约1.3mm，先端急尖或稍钝，腹面无毛，背面和边缘多少具褐色腺毛，3脉于先端不汇合；花瓣黄色，提琴状长圆形至提琴形，长6.5～9mm，宽2.9～3.2mm，先端钝圆至急尖，基部狭缩成长0.4～0.5mm之爪，具3～5脉，具2痂体；雄蕊长约3mm，花丝钻形；子房近上位，阔卵状球形，长约1mm，花柱2，长约0.5mm。花期6～9月。

▌ 分布 ▐

分布于我国西藏东部。

▌ 生境 ▐

生长于海拔 3000 ~ 4100m 的
林下、灌丛、岩壁石隙。

▌ 药材名 ▐

松蒂（སུམ་ཏིག），松居蒂、松滴、
松吉斗、松吉滴（སུམ་ཅ་ཏིག）。

▌ 药用部位 ▐

全草。

▌ 功能与主治 ▐

清湿热，解热毒。用于肝热，
胆热，流行性感冒，高热，疮
疡热毒。

▌ 用量与用法 ▐

5 ~ 9g。

▌ 附 注 ▐

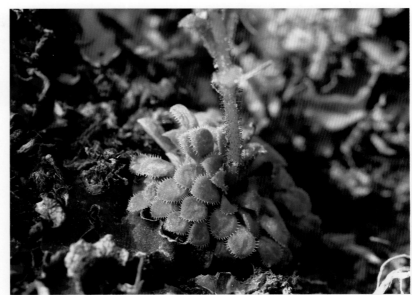

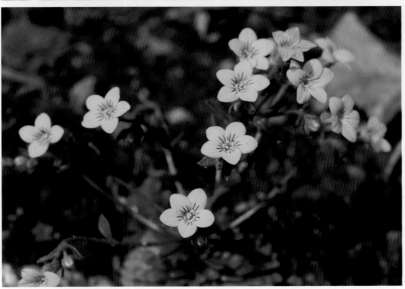

"ཏིག་ཏ"（蒂达）为藏医临床常用的治疗肝胆疾病之药物。《晶珠本草》记载"蒂达"分为印度产、尼泊尔产、西藏产 3 类，其中西藏产者又包括"སུམ་ཏིག"（松蒂）等 6 种。据现代文献记载和实地调查，现各地藏医使用的"松蒂"的基原几乎均为虎耳草属（*Saxifraga*）植物，种类多达 20 种，各地所用种类与各地分布的资源种类相关。篦齿虎耳草 *S. umbellulata* Hook. f. et Thoms var. *pectinata* (Marquand et Airy-Shaw) J. T. Pan（伞梗虎耳草）为西藏和四川藏医使用较多的"松蒂"的基原之一，也是《部标藏药》等标准中收载的"松蒂"的基原之一。（参见"川西獐牙菜""小伞虎耳草""唐古特虎耳草"等条）

《中国植物志》将 *S. pasumensis* Marq. et Shaw 作为篦齿虎耳草 *S. umbellulata* Hook. f. et Thoms var. *pectinata* (Marquand et Airy-Shaw) J. T. Pan 的异名。

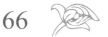

爪瓣虎耳草

Saxifraga unguiculata Engl.

虎耳草科（Saxifragaceae） | 虎耳草属（*Saxifraga*）

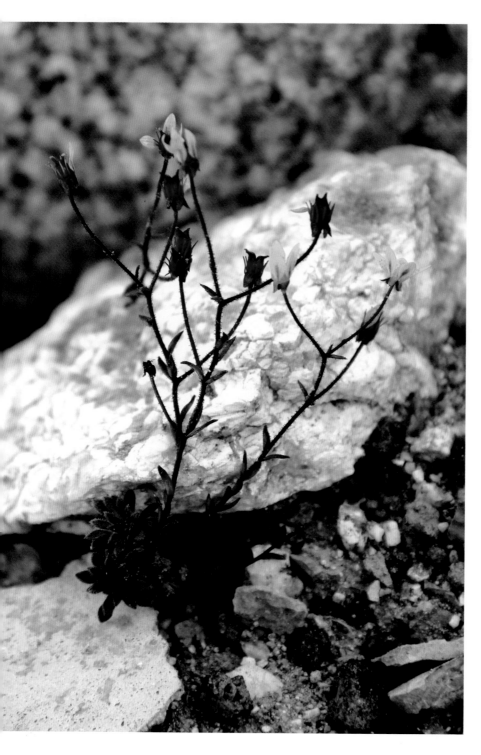

▌ 形态 ▐

多年生草本，高 2.5 ~ 13.5cm，丛生。小主轴分枝，具莲座叶丛；花茎具叶，中、下部无毛，上部被褐色柔毛。莲座叶匙形至近狭倒卵形，长 0.46 ~ 1.9cm，宽 1.5 ~ 6.8mm，先端具短尖头，通常两面无毛，边缘多少具刚毛状睫毛；茎生叶较疏，稍肉质，长圆形、披针形至剑形，长 4.4 ~ 8.8mm，宽 1 ~ 2.3mm，先端具短尖头，通常两面无毛，边缘有具腺睫毛（有时腺头掉落），稀无毛或背面疏被腺毛。花单生于茎顶，或聚伞花序具 2 ~ 8 花，长 2 ~ 6cm，细弱；花梗长 0.3 ~ 2.5cm，被褐色腺毛；萼片起初直立，后变开展至反曲，肉质，通常卵形，长 1.5 ~ 3mm，宽 1 ~ 2.1mm，先端钝或急尖，腹面和边缘无毛，背面被褐色腺毛，3 ~ 5 脉于先端不汇合、半汇合至汇合；花瓣黄色，中、下部具橙色斑点，狭卵形、近椭圆形、长圆形至披针形，长 4.6 ~ 7.5mm，宽 1.8 ~ 2.9mm，先端急尖或稍钝，基部具长

0.1 ~ 1mm 的爪，具 3 ~ 7 脉，具不明显的 2 痂体或无痂体；雄蕊长 2.8 ~ 4.3mm；子房近上位，阔卵球形，长 2.3 ~ 3.8mm，花柱长 0.5 ~ 1.4mm。花期 7 ~ 8 月。

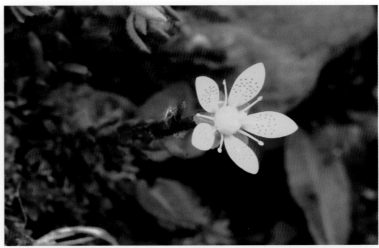

分布

分布于我国甘肃南部、青海（海北、黄南、玉树、海东）、四川西部（壤塘等）、云南西北部和西藏（芒康等）。

生境

生于海拔 3200 ~ 5650m 的林下、高山草甸和高山碎石隙。

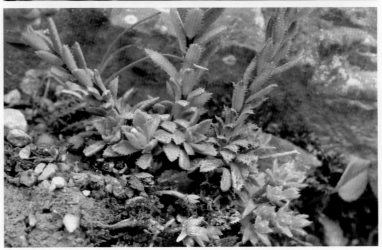

药材名

松蒂、松滴（ སུལ་ཏིག ），松居蒂、松吉斗（ སུལ་ཅུ་ཏིག ），色滴、塞尔滴（ གསེར་ཏིག ）。

药用部位

全草。

功能与主治

清湿热，解热毒。用于肝热，胆热，流行性感冒，高热，疮疡热毒。

用量与用法

5 ~ 9g。

附 注

《晶珠本草》记载西藏产"蒂达"[" བོད་ཏིག "（窝滴）] 分为 " སུལ་ཏིག "（松蒂）、" གསེར་ཏིག "（色滴，《晶珠本草》汉译本又译作"金虎耳草"）等 6 种。《中华本草·藏药卷》记载"塞尔滴"的基原以爪瓣虎耳草 *Saxifraga unguiculata* Engl. 为正品，以龙胆科植物苇叶獐牙菜 *Swertia phragmitiphylla* T. N. Ho et S. W. Liu 为代用品；但《藏药志》认为爪瓣虎耳草 *Saxifraga unguiculata* Engl. 应为"松蒂"的基原之一，多为青海藏医使用，"色滴"应为苇叶獐牙菜 *Swertia phragmitiphylla* T. N. Ho et S. W. Liu。（参见"川西獐牙菜""小伞虎耳草""唐古特虎耳草""苇叶獐牙菜"等条）

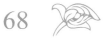

藏中虎耳草

Saxifraga signatella Marquand

虎耳草科（Saxifragaceae） 虎耳草属（*Saxifraga*）

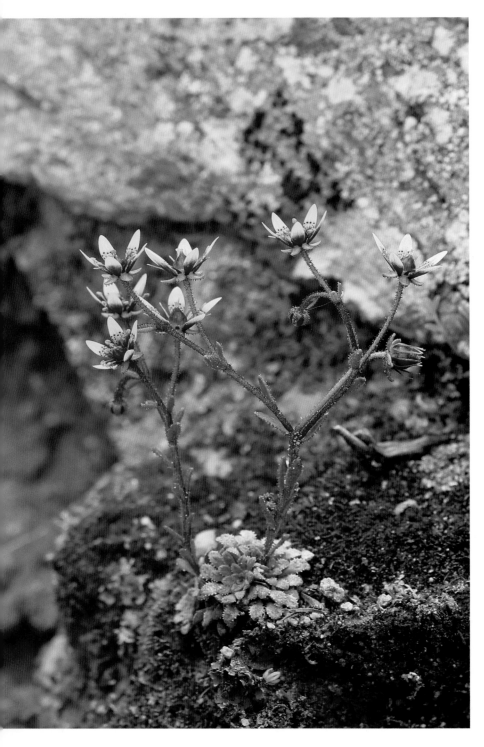

▌形态▌

草本，高 2.5 ~ 7.5cm。茎不分枝，密被黑褐色腺毛。基生叶密集，呈莲座状，稍肉质，通常呈匙形，长 6 ~ 9.2mm，宽 1.6 ~ 2.8mm，先端具短尖头，两面无毛，边缘上部通常具软骨质刚毛状睫毛；茎生叶较疏，长圆形至披针形，长 3.5 ~ 5.5mm，宽 0.8 ~ 1.7mm，先端急尖，两面和边缘均具黑褐色短腺毛，稍肉质。聚伞花序长 2.4 ~ 4.5cm，具 2 ~ 12 花，稀单花生于茎顶；花梗纤细，长 1 ~ 2.5cm，密被黑褐色腺毛；萼片在花期开展，卵形至阔卵形，长 2 ~ 2.6mm，宽 1 ~ 2.4mm，先端急尖或钝，腹面无毛，背面和边缘下部具黑褐色腺毛或边缘无毛，3 ~ 5 脉于先端不汇合至汇合；花瓣黄色，中下部具黑紫色斑点，长圆形至披针形，长 4 ~ 7mm，宽 1.6 ~ 2.2mm，先端急尖，基部渐狭成长 0.5 ~ 0.9mm 的爪，脉 3 ~ 5，侧脉旁具 2 痂体；雄蕊长 3 ~ 3.3mm，花丝钻形；子房近上位，黑紫色，阔卵球

形，长 1.6 ～ 2.8mm，花
柱长约 1mm。花果期 7 ～
9 月。

▌ 分布 ▌
分布于我国西藏（林周、
墨脱、拉萨、南木林）。

▌ 生境 ▌
生长于海拔 3900 ～ 5400m
的林下石隙、高山草甸。

▌ 药材名 ▌
松蒂、松居蒂、松滴、松
吉斗（ སུམ་ཏིག་、 སུམ་ཏིག་）。

▌ 药用部位 ▌
全草。

▌ 功能与主治 ▌
清湿热，解热毒。用于肝热，胆热，流行性感冒，高热，疮疡热毒。

▌ 用量与用法 ▌
5 ～ 9g。

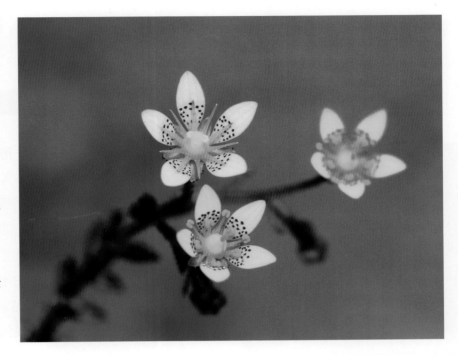

附 注

"ཏིག་ཏ།"（蒂达）为一类主要治疗肝胆疾病的藏药的总称，商品名为"藏茵陈"。《晶珠本草》记载"蒂达"分为印度蒂达["རྒྱ་ཏིག"（甲蒂）]、尼泊尔蒂达["བལ་ཏིག"（哇蒂）]、西藏蒂达["བོད་ཏིག"（窝蒂）]3 类，其中西藏蒂达又分为"སུམ་ཅུ་ཏིག"（松蒂）、"གསེར་ཏིག"（色蒂）、"དངུལ་ཏིག"（欧蒂）、"ཟངས་ཏིག"（桑蒂）、"ལྕུགས་ཏིག"（机合蒂）、"གྱེར་ཏིག"（苟尔滴）6 种。现代文献记载的"蒂达"类各品种的基原涉及龙胆科、虎耳草科、石竹科、唇形科、十字花科等的 70 余种植物，且不同文献记载的各品种的基原不尽一致，各品种的功能、主治也有所不同。各文献记载的"松蒂"的基原主要为虎耳草属（*Saxifraga*）植物，藏中虎耳草 *S. signatella* Marquand 为其中之一。（参见"川西獐牙菜""篦齿虎耳草"条）

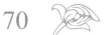

喜马拉雅虎耳草

Saxifraga brunonis Wall. ex Ser.

虎耳草科（Saxifragaceae） | 虎耳草属（*Saxifraga*）

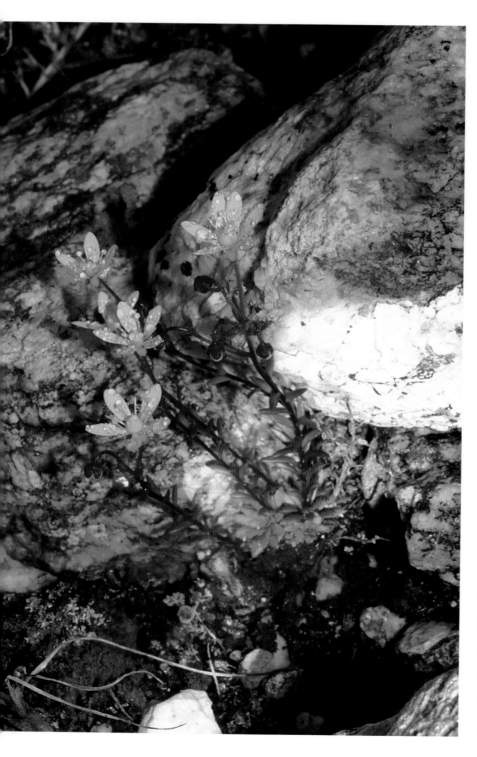

▋ 形态 ▋

多年生草本，高 6 ～ 16cm。茎紫褐色，不分枝，下部无毛，上部疏生黑紫色短腺毛；鞭匐枝紫褐色，出自基部叶腋，长 4 ～ 24cm，极疏地被黑紫色腺毛。基生叶密集，呈莲座状，灰绿色，有光泽，肉质肥厚且较硬，长圆状剑形，长 10 ～ 13mm，宽 1.9 ～ 2.5mm，先端具软骨质芒，两面无毛，边缘具软骨质刚毛状睫毛（有时具黑紫色腺头）；茎生叶较疏，长圆状剑形、近剑形至近长圆形，长 7 ～ 13mm，宽 1.9 ～ 2.5mm，先端具软骨质芒，两面无毛，边缘具软骨质刚毛状睫毛（有时具褐紫色腺头），肉质肥厚且较硬。聚伞花序长 1 ～ 7cm，具 3 ～ 9花；花序分枝长达 6.5cm，疏生黑紫色短腺毛，具 2 ～ 3花；花梗长 0.7 ～ 2.4cm，细弱，疏生黑紫色短腺毛；萼片在花期开展，卵形至阔卵形，长 2 ～ 2.3mm，宽 1.2 ～ 2mm，通常无毛，稀背面最下部具极少（2 ～ 3）黑紫色腺毛，3 ～ 5

脉于先端不汇合、半汇合至汇合（同时存在）；花瓣黄色，椭圆形、长圆形至披针形，长 6.4 ~ 8mm，宽 3.1 ~ 4mm，先端急尖或钝，基部近无爪或具长约 1mm 之爪，脉 3 ~ 5，具不明显的 2 痂体；雄蕊长 4.5 ~ 4.6mm，花丝钻形；子房近上位，椭圆球形，长 1.9 ~ 2mm，花柱长 1 ~ 1.2mm。花果期 6 ~ 10 月。

▌ 分布 ▌

分布于我国四川（木里）、云南（大理）、西藏南部（吉隆）。不丹、印度、尼泊尔也有分布。

▌ 生境 ▌

生长于海拔 3100 ~ 4000m 的林下、高山草甸、岩坡石隙。

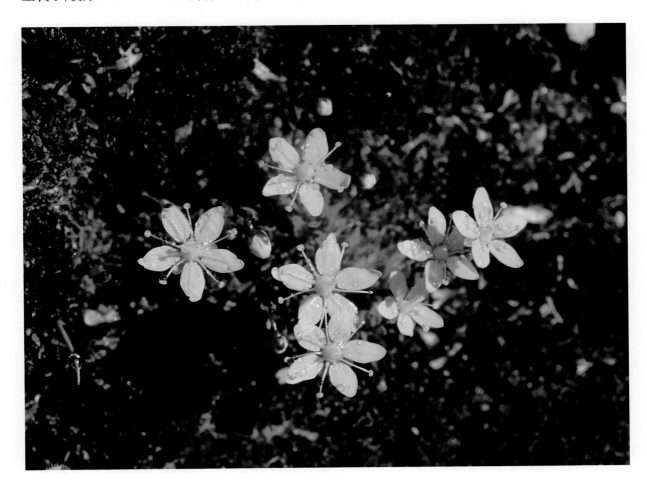

▌ 药材名 ▌

直打洒曾曼巴（འབྲི་ཏ་ས་འཛིན་དམན་པ།），直打洒曾卡布（འབྲི་ཏ་ས་འཛིན་ཆག），色滴、赛尔滴、塞尔滴（གསེར་ཏིག）。

▌ 药用部位 ▌

全草。

▌ 功能与主治 ▌

清热，润肺，止咳。用于肺结核，脓胸。

附　注

　　《四部医典》中记载有排脓血、敛黄水之药物"འབྲི་ཏ་ས་འཛིན།"（直打洒曾）。《蓝琉璃》在"药物补述"中记载了止血、排脓之药物"ཅི་ཅི་ས་འཛིན།"（孜孜洒曾）。《晶珠本草》记载"直打洒曾"又名"ཅི་ཅི་ས་འཛིན།"（孜孜洒曾）。现代文献记载的"ས་འཛིན།"（洒曾、萨曾）类药材的基原涉及蔷薇科草莓属（Fragaria）、玄参科兔耳草属（Lagotis）及蓼科蓼属（Polygonum）等的多种植物，不同文献和有关标准中使用的"འབྲི་ཏ་ས་འཛིན།"（直打洒曾）和"ཅི་ཅི་ས་འཛིན།"（孜孜洒曾）的名称和基原不尽一致。据实地调查，目前各地藏医使用的主要为草莓属多种植物和短穗兔耳草 Lagotis brachystachya Maxim.。据《四部医典系列挂图全集》的附图（第二十八图，87、88 号图）和《晶珠本草》记载的形态来看，"直打洒曾"的正品应为短穗兔耳草 Lagotis brachystachya Maxim.，草莓属植物为副品 ["འབྲི་ཏ་ས་འཛིན་དམན་པ།"（直打洒曾曼巴）]。《部标藏药》以"草莓 /འབྲི་ས་འཛིན/ 志达萨曾"之名收载了"东方草莓 Fragaria orientalis Lozinsk. 及同属多种植物"，而《藏标》分别以"草莓 /ཅི་ཅི་ས་འཛིན/ 孜孜洒曾""短穗兔耳草 /འབྲི་ཏ་ས་འཛིན/ 直打洒曾"之名收载了"草莓 F. nilgeerensis Schtr.（黄毛草莓）及同属多种植物"和短穗兔耳草 Lagotis brachystachya Maxim.，但两者的功能与主治相同。此外，《青藏高原药物图鉴》等文献还记载，虎耳草科植物喜马拉雅虎耳草 Saxifraga brunonis Wall. 也作"直打洒曾"的类似品 ["འབྲི་ཏ་ས་འཛིན་ཆ།"（直打洒曾卡布）] 或代用品 ["འབྲི་ཏ་ས་འཛིན་དམན་པ།"（直打洒曾曼巴）] 使用，可能系因其具有鞭匐枝的形态与《晶珠本草》引《图鉴》之记载"茎红色葡匐地面"相似。（参见"短穗兔耳草""东方草莓"条）

　　"ཏིག་ཏ།"（蒂达）为藏医临床主要用于治疗肝胆疾病的一大类药物的总称，又被习称为"藏茵陈"。《晶珠本草》记载的"蒂达"分为印度产蒂达、尼泊尔产蒂达和西藏产蒂达 3 类，其中西藏产蒂达又分为"松蒂""桑蒂""色滴"（《晶珠本草》汉译本又译作"金虎耳草"）等 6 种。现代文献记载的"蒂达"类的基原涉及龙胆科、虎耳草科、唇形科等的多科多属的 70 余种植物，其中，关于"གསེར་ཏིག"（色滴）的基原，不同文献对其正品和代用品有争议，有观点认为以虎耳草属（Saxifraga）植物为正品，包括爪瓣虎耳草 Saxifraga unguiculata Engl.、喜马拉雅虎耳草 Saxifraga brunonis Wall. ex Ser. 等，以龙胆科植物苇叶獐牙菜 Swertia phragmitiphylla T. N. Ho et S. W. Liu 为代用品；有观点认为"色滴"的正品应为苇叶獐牙菜 Swertia phragmitiphylla T. N. Ho et S. W. Liu，而虎耳草属植物应为"སུལ་ཏིག"（松蒂）的基原。（参见"爪瓣虎耳草""林芝虎耳草""苇叶獐牙菜"条）

垂头虎耳草

Saxifraga nigroglandulifera Balakr.

虎耳草科（Saxifragaceae） | 虎耳草属（*Saxifraga*）

▌形态 ▌

多年生草本，高 5 ～ 36cm。茎不分枝，中下部仅于叶腋被黑褐色长柔毛，上部被黑褐色短腺毛。基生叶具柄，叶片阔椭圆形、椭圆形、卵形至近长圆形，长 1.5 ～ 4cm，宽 1 ～ 1.65cm，先端钝或急尖，腹面通常无毛，有时疏生腺毛，背面无毛，边缘疏生褐色卷曲长腺毛（有的腺头掉落），叶柄长 1.8 ～ 6cm，边缘具卷曲长腺毛，基部扩大；下部茎生叶具长柄，向上渐变无柄，叶片披针形至长圆形，长 1.3 ～ 7.5cm，宽 0.3 ～ 2.2cm，先端钝或急尖，两面近无毛，边缘具褐色长腺毛，叶柄长 0.2 ～ 1.7cm，边缘具褐色长腺毛。聚伞花序总状，长 2 ～ 12.5cm，具 2 ～ 14 花；花通常垂头，多偏向一侧；花梗长 5 ～ 6mm，密被黑褐色腺毛；萼片在花期直立，三角状卵形、卵形至披针形，长 3.5 ～ 5.4mm，宽 1.4 ～ 3mm，先端急尖或钝，腹面无毛，背面和边缘具黑褐色腺毛，

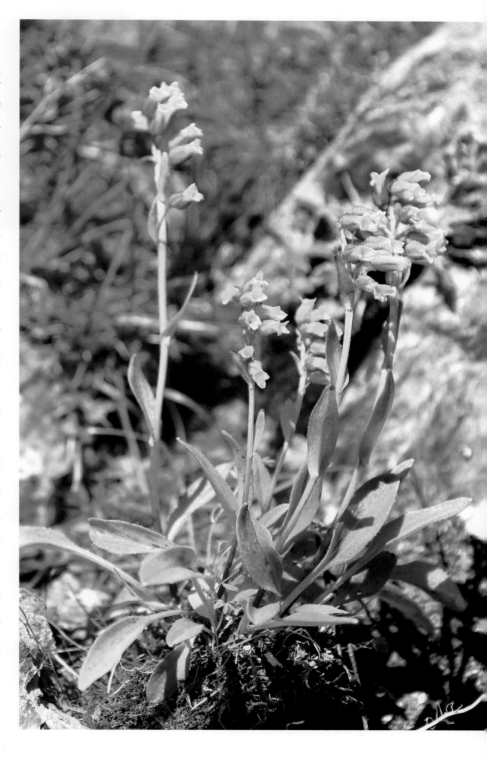

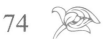

3 ～ 6 脉，主脉于先端不汇合；花瓣黄色，近匙形至狭倒卵形，长 7.4 ～ 9.6mm，宽 2.5 ～ 3mm，3 ～ 5 脉，无痂体；雄蕊长 4 ～ 7mm，花丝钻形；子房半下位，长 2 ～ 4.8mm，花柱长 1.2 ～ 1.4mm。花果期 7 ～ 10 月。

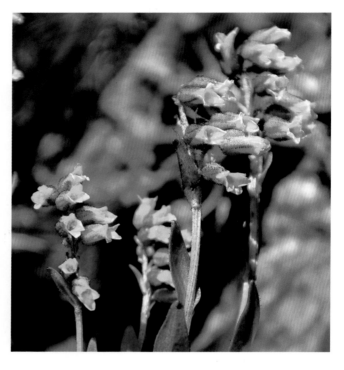

分布

分布于我国西藏南部（加查、芒康）、四川西部、云南西北部。不丹至尼泊尔也有分布。

生境

生长于海拔 2700 ～ 5350m 的林下、林缘、高山灌丛、高山草甸、高山湖畔。

药材名

茹滴、苟尔滴（གུར་ཏིག），松蒂、松吉斗（སུམ་ཏིག、སུམ་ཅུ་ཏིག），色滴、塞尔滴、赛尔滴（གསེར་ཏིག）。

药用部位

全草。

功能与主治

清脉热，解疮毒。用于胆病，"赤巴"病，血病，流行性感冒，高热，诸疮热毒。

用量与用法

5 ～ 9g。

附 注

　　《晶珠本草》记载西藏所产"ཏིག་ཏ"（蒂达）分为"སུམ་ཏིག"（松蒂）、"གསེར་ཏིག"（色滴）、"གུར་ཏིག"（苟尔滴、茹滴，《晶珠本草》汉译本又译作"圆叶虎耳草"）等 6 种。现代文献记载的"松蒂"通常以小伞虎耳草 *S. umbellulata* Hook. f. et Thoms.、篦齿虎耳草 *S. umbellulata* Hook. f. et Thoms. var. *pectinata* (Marquand et Airy-Shaw) J. T. Pan 为正品，但各地藏医也以垂头虎耳草 *S. nigroglandulifera* Balakr. 等多种虎耳草属植物作"松蒂"使用。而关于"茹滴"的基原，不同文献记载不同，《中国藏药》《迪庆藏药》《中国藏药植物资源考订》等认为"茹滴"的基原应系垂头虎耳草 *S. nigroglandulifera* Balakr.；《藏药志》则记载各地藏医使用的"苟尔滴"的基原为唇形科植物薄荷 *Mentha haplocalyx* Briq.（*M. arvensis* L.），但其形态与《晶珠本草》的记载不符，故有待考证，可作为"苟尔滴"的代用品。四川甘孜藏医又将垂头虎耳草 *S. nigroglandulifera* Balakr. 作"色滴"使用。（参见"川西獐牙菜""小伞虎耳草""唐古特虎耳草"等条）

唐古特虎耳草

Saxifraga tangutica Engl.

虎耳草科（Saxifragaceae） | 虎耳草属（*Saxifraga*）

▌形态▐

多年生草本，高 3.5 ~ 31cm，丛生。茎被褐色卷曲长柔毛。基生叶具柄，叶片卵形、披针形至长圆形，长 6 ~ 33mm，宽 3 ~ 8mm，先端钝或急尖，两面无毛，边缘具褐色卷曲长柔毛，叶柄长 1.7 ~ 2.5cm，边缘疏生褐色卷曲长柔毛；茎生叶，下部者具长 2 ~ 5.2mm之柄，上部者变无柄，叶片披针形、长圆形至狭长圆形，长 7 ~ 17mm，宽 2.3 ~ 6.5mm，腹面无毛，背面下部和边缘具褐色卷曲柔毛。多歧聚伞花序长 1 ~ 7.5cm，（2 ~）8 ~ 24 花；花梗密被褐色卷曲长柔毛；萼片在花期由直立变开展至反曲，卵形、椭圆形至狭卵形，长 1.7 ~ 3.3mm，宽 1 ~ 2.2mm，先端钝，两面通常无毛，有时背面下部被褐色卷曲柔毛，边缘具褐色卷曲柔毛，3 ~ 5 脉于先端不汇合；花瓣黄色，或腹面黄色而背面紫红色，卵形、椭圆形至狭卵形，长 2.5 ~ 4.5mm，宽 1.1 ~ 2.5mm，先端钝，基部

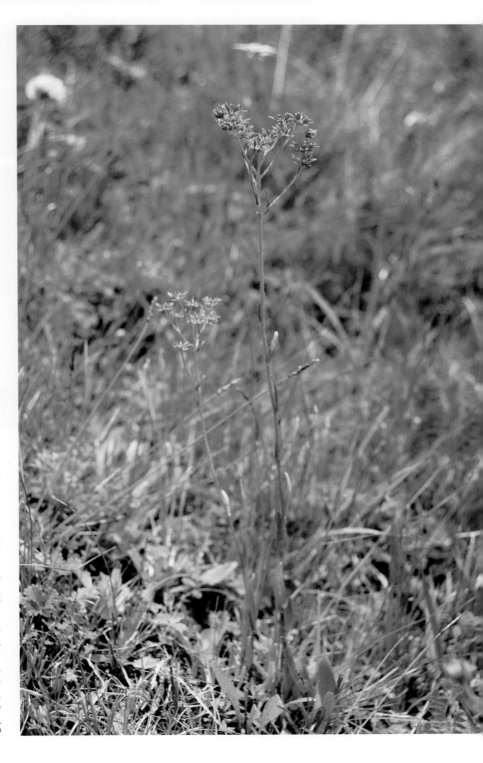

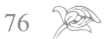

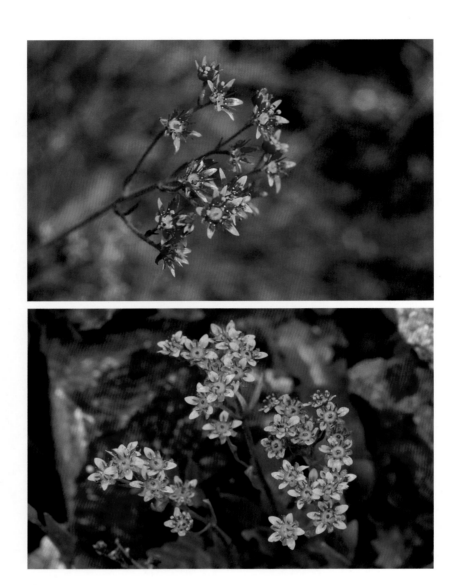

具长 0.3 ~ 0.8mm 之爪，3 ~ 5（ ~ 7）脉，具 2 痂体；雄蕊长 2 ~ 2.2mm，花丝钻形；子房近下位，周围具环状花盘，花柱长约 1mm。花果期 6 ~ 10 月。

▌ 分布 ▌

分布于我国西藏（左贡、加查、嘉黎）、青海（玛沁）、甘肃、四川。不丹至克什米尔地区均有分布。

▌ 生境 ▌

生长于海拔 2900 ~ 5600m 的林下、灌丛、高山草甸和高山碎石隙。

▌ 药材名 ▌

松蒂，松居蒂、松滴、松吉斗（ སུམ་ཏིག་ 、 སུམ་ཐིག ），桑蒂（ ཟངས་ཏིག ），色滴、色尔滴、色蒂、塞尔滴（ གསེར་ཏིག ），色滴曼巴、色蒂曼巴（ གསེར་ཏིག་དམན་པ ）。

▌ 药用部位 ▌

全草。

功能与主治

清热，疏肝，利胆。用于"培根"病，"赤巴"病合并症，多血症，肝热，胆热，温病时疫，发热，疮疡热毒。

用量与用法

3 ～ 9g。

附　注

　　"ཏིག་ཏ།"（蒂达）为一类主要治疗肝胆疾病的藏药的总称，商品名又称"藏茵陈"。《晶珠本草》记载"蒂达"有印度蒂达 ["རྒྱ་ཏིག"（甲蒂、迦蒂）]、尼泊尔蒂达 ["བལ་ཏིག"（哇蒂）]、西藏蒂达 ["བོད་ཏིག"（窝蒂）]3 类，其中"西藏蒂达"又分为多种，"སུམ་ཏིག"（松蒂）为西藏产"蒂达"的品种之一，其基原包括虎耳草属（Saxifraga）多种植物，各地习用的种类与各地分布的虎耳草属植物的种类相关。唐古特虎耳草 S. tangutica Engl. 为青海藏医使用的基原之一，《青海藏标》以"唐古特虎耳草 /སུམ་ཏིག/ 松吉斗"之名收载了"唐古特虎耳草 S. tangutica Engl. 及同属多种植物"，并在"附注"中说明，"松吉斗"的正品应为小伞虎耳草 S. umbellulata Hook. f. et Thoms.，因该种主产于西藏，青海不易得，故青海藏医常以唐古特虎耳草 S. tangutica Engl. 入药。文献记载青海（玉树、果洛等）也将唐古特虎耳草 S. tangutica Engl. 作为西藏产"蒂达"的另一品种"ཟངས་ཏིག"（桑蒂）使用，但《部标藏药》等书中收载的"桑蒂"主要为川西獐牙菜 Swertia mussotii Franch. 等多种獐牙菜属（Swertia）植物；西藏及青海部分地区藏医也将唐古特虎耳草 S. tangutica Engl. 作为西藏产"蒂达"的另一品种"གསེར་ཏིག"（色滴）的基原之一，又称其为"གསེར་ཏིག་དམན་པ།"（色滴曼巴："色滴"的代用品之意）。关于"色滴"的基原，各文献多记载其为虎耳草属植物，主要为基生叶不呈莲座状（或不明显）的种类，包括爪瓣虎耳草 S. unguiculata Engl.、狭瓣虎耳草 S. pseudohirculus Engl.、青藏虎耳草 S. przewalskii Engl.、流苏虎耳草 S. wallichiana Sternb. 等。（参见"川西獐牙菜""小伞虎耳草""篦齿虎耳草""异叶虎耳草""青藏虎耳草"条）

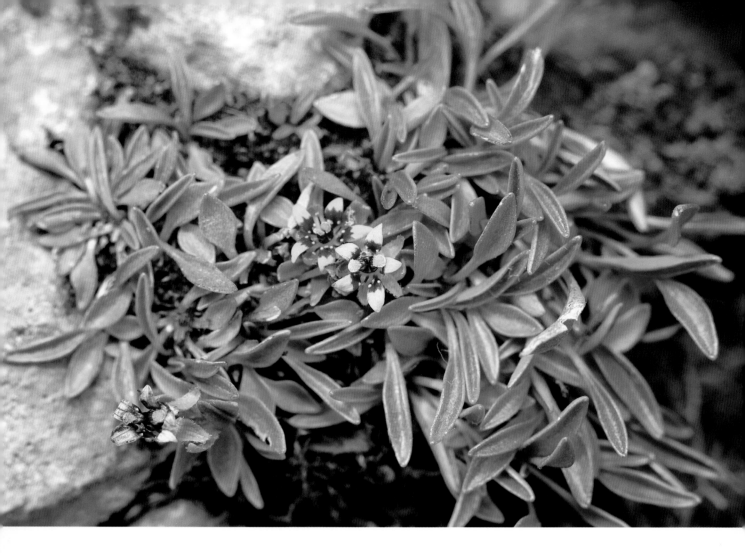

西藏虎耳草

Saxifraga tibetica A. Los.

虎耳草科（Saxifragaceae） 虎耳草属（*Saxifraga*）

▌ 形态 ▌

多年生草本，高（1～）2～16cm，密丛生。茎密被褐色卷曲长柔毛。基生叶具柄，叶片椭圆形至长圆形，长 0.8～1cm，宽 2～6.5mm，先端钝，无毛，叶柄长 2～3cm，基部扩大，边缘具褐色卷曲柔毛；茎生叶下部者具柄，上部者变无柄，叶片狭卵形、披针形至长圆形，长 6～14mm，宽 1.5～6mm，无毛或边缘具褐色卷曲柔毛，叶柄长 1～1.3cm。单花生于茎顶；花梗长约5mm，被褐色卷曲柔毛；苞片 1，狭卵形、狭披针形至长圆形，长 3.5～9mm，宽 1～3.5mm，两面无毛，边缘具卷曲柔毛；萼片在花期反曲，近卵形至狭卵形，长 3.2～4.1mm，宽1.5～2.5mm，先端钝，两面无毛，边缘具褐色卷曲柔毛，3～5 脉于先端不汇合；花瓣腹面上部黄色而下部紫红色，背面紫红色，卵形至狭卵形，长 4～5mm，宽 1.9～2.1mm，先端钝，基部具长 0.5～1.4mm 的爪，有 3～5 脉，具 2 痂体；雄蕊长 2～3.5mm，花丝钻形；子房卵球形，长约 2mm，周围具环状花盘，花柱长约 1.5mm。蒴果长约 4mm。花果期 7～9 月。

分布

分布于我国青海西南部（玉树）、西藏。

生境

生长于海拔 4400 ~ 5600m 的高山草甸、沼泽草甸、石隙。

药材名

松蒂、松居蒂、松滴、松吉斗、松吉滴（སུམ་ཏིག、སུམ་ཙ་ཏིག）。

药用部位

全草。

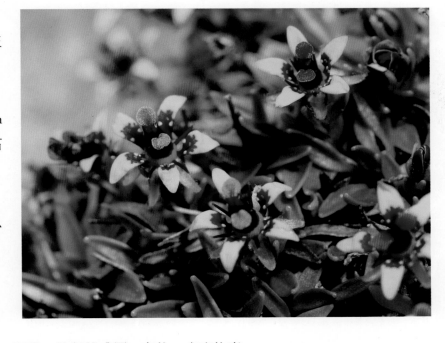

功能与主治

清湿热，解热毒。用于肝热，胆热，流行性感冒，高热，疮疡热毒。

用量与用法

5 ~ 9g。

附 注

"ཏིག་ཏ།"（蒂达）为一类主要治疗肝胆疾病的藏药的总称。《晶珠本草》记载"蒂达"分为"印度蒂达""尼泊尔蒂达"和"西藏蒂达"3大类，其中"西藏蒂达"又有6种，"སུམ་ཏིག"（松蒂）为其品种之一。现代文献记载和实地调查显示，现各地藏医使用的"松蒂"几乎均为虎耳草属（*Saxifraga*）植物，其种类多达20余种，各地习用的种类与当地分布的资源种类相关。《部标藏药》等以"ཏིག་ཏ།"（蒂达、迭达）或"སུམ་ཏིག"（松蒂）之名收载了伞梗虎耳草 *S. pasumensis* Marq. et Shaw [篦齿虎耳草 *S. umbellulata* Hook. f. et Thoms. var. *pectinata* (Marquand et Airy-Shaw) J. T. Pan]、小伞虎耳草 *S. umbellulata* Hook. f. et Thoms.、唐古特虎耳草 *S. tangutica* Engl.。据文献记载，西藏虎耳草 *S. tibetica* A. Los. 也为"松蒂"的基原之一。（参见"川西獐牙菜""小伞虎耳草""唐古特虎耳草"等条）

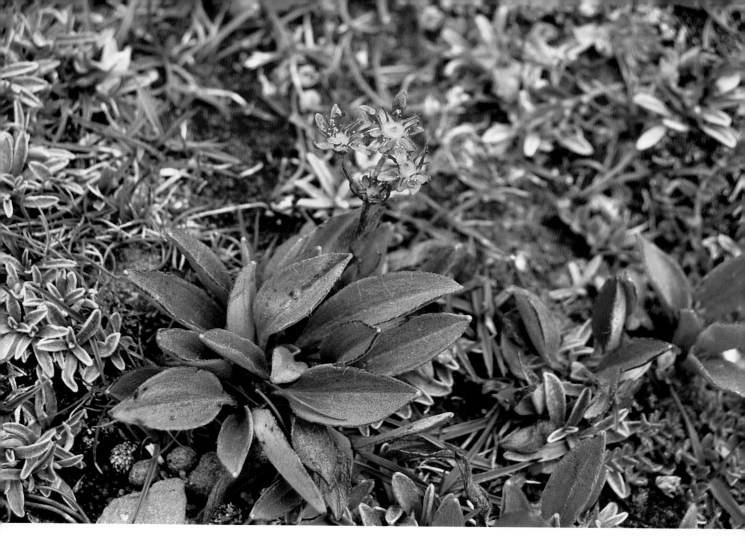

青藏虎耳草

Saxifraga przewalskii Engl.

虎耳草科（Saxifragaceae）　　　　虎耳草属（*Saxifraga*）

▌形态▌

多年生草本，高 4 ～ 11.5cm，丛生。茎不分枝，具褐色卷曲柔毛。基生叶具柄，叶片卵形、椭圆形至长圆形，长 15 ～ 25mm，宽 4 ～ 8mm，腹面无毛，背面和边缘具褐色卷曲柔毛，叶柄长 1 ～ 3cm，基部扩大，边缘具褐色卷曲柔毛；茎生叶卵形至椭圆形，长 1.5 ～ 2cm，向上渐变小。聚伞花序伞房状，具 2 ～ 6 花；花梗长 5 ～ 19mm，密被褐色卷曲柔毛；萼片在花期反曲，卵形至狭卵形，长 2.5 ～ 4.2mm，宽 1.5 ～ 2mm，先端钝，两面无毛，边缘具褐色卷曲柔毛，3 ～ 5 脉于先端不汇合；花瓣腹面淡黄色且其中下部具红色斑点，背面紫红色，卵形、狭卵形至近长圆形，长 2.5 ～ 5.2mm，宽 1.5 ～ 2.1mm，先端钝，基部具长 0.5 ～ 1mm 的爪，脉 3 ～ 5（～ 7），具 2 痂体；雄蕊长 2 ～ 3.6mm，花丝钻形；子房半下位，周围具环状花盘，花柱长 1 ～ 1.5mm。花期 7 ～ 8 月。

▌分布▌

分布于我国甘肃（祁连山一带）、青海（黄南、海南、海北、玛沁、玛多）和西藏（加查）。

生境

生长于海拔 3700 ~ 4250m 的林下、高山草甸和高山碎石隙。

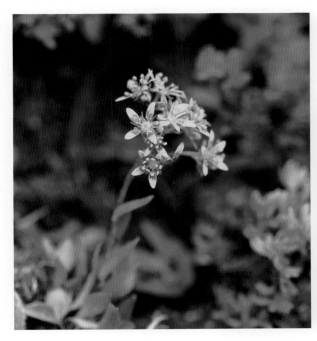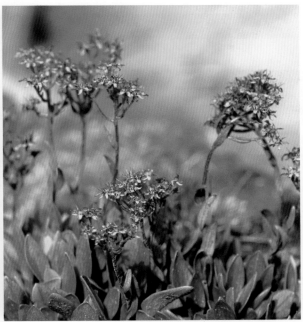

药材名

松蒂、松居蒂、松滴、松吉斗（སུམ་ཏིག、སུམ་རྩ་ཏིག）。

药用部位

全草。

功能与主治

清湿热，解热毒。用于肝热，胆热，流行性感冒，高热，疮疡热毒。

用量与用法

5 ~ 9g。

附　注

　　"ཏིག་ཏ"（蒂达）为一类治疗肝胆疾病藏药的总称。《晶珠本草》记载"蒂达"按产地分有印度产、尼泊尔产及西藏产 3 类，其中西藏产"蒂达"又有"སུམ་ཏིག"（松蒂）等 6 种。据现代文献记载和实地调查显示，"松蒂"的基原包括青藏虎耳草 *S. przewalskii* Engl. 等多种虎耳草属（*Saxifraga*）植物。也有文献认为青藏虎耳草 *S. przewalskii* Engl. 应为西藏产"蒂达"的另一品种"གཟེར་ཏིག་རིགས"（色滴类）的基原之一。各文献记载的"གཟེར་ཏིག"（色滴）的基原包括虎耳草属中基生叶不呈莲座状（或不明显）的多种植物，如唐古特虎耳草 *S. tangutica* Engl.、狭瓣虎耳草 *S. pseudohirculus* Engl. 等。（参见"川西獐牙菜""小伞虎耳草""唐古特虎耳草"条）

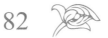

狭瓣虎耳草

Saxifraga pseudohirculus Engl.

虎耳草科（Saxifragaceae） 虎耳草属（*Saxifraga*）

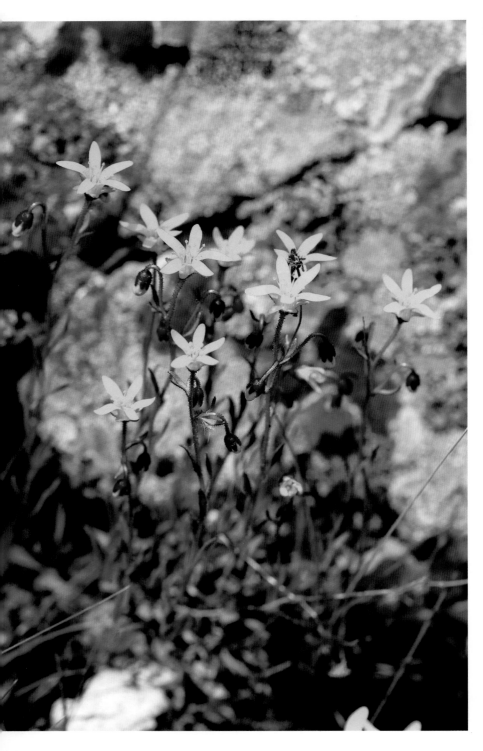

▍形态 ▍

多年生草本，高 4 ~ 16.7cm，丛生。茎下部具褐色卷曲长腺毛，并杂有短腺毛，中、上部被黑褐色短腺毛。基生叶具柄，叶片披针形、倒披针形至狭长圆形，长 2 ~ 11mm，宽 0.6 ~ 2.5mm，先端稍钝，两面和边缘均具腺毛，叶柄长 5.5 ~ 23mm，基部扩大，边缘具褐色卷曲长腺毛；茎生叶下部者具柄，中、上部者渐变无柄，叶片近长圆形至倒披针形，长 8 ~ 35mm，宽 1.9 ~ 3.5mm，先端稍钝，两面和边缘均具短腺毛，叶柄长 2 ~ 12mm，边缘具褐色卷曲长腺毛。聚伞花序具 2 ~ 12 花，或单花生于茎顶；花梗长 5 ~ 38mm，被黑褐色短腺毛；萼片在花期直立至开展，阔卵形、近卵形至狭卵形，长 2 ~ 4mm，宽 1 ~ 2.9mm，先端钝或急尖，腹面疏生腺毛或无毛，背面和边缘密生黑褐色腺毛，3 ~ 5（~ 7）脉于先端不汇合；花瓣黄色，披针形、狭长圆形至剑形，长 4 ~ 11mm，宽

1.3 ～ 3mm，先端钝圆至急尖，基部具长 0.4 ～ 1.2mm 的爪，具 3 ～ 5（～ 7）脉，具 2 痂体；雄蕊长 1.5 ～ 5mm，花丝钻形；子房半下位，阔卵状球形，长 2.6 ～ 4.6mm，花柱长 1.1 ～ 2.8mm。花果期 7 ～ 9 月。

分布

分布于我国陕西（秦岭一带）、甘肃南部、青海东部和南部（玛沁、玛多）、四川西部、西藏东部和南部。

生境

生长于海拔 3100 ～ 5600m 的林下、灌丛、高山草甸和高山碎石隙。

药材名

松蒂、松居蒂、松滴、松吉斗（གསེར་ཏིག、གསེར་ཙ་ཏིག）。

药用部位

全草。

功能与主治

清湿热，解热毒。用于肝热，胆热，流行性感冒，高热，疮疡热毒。

用量与用法

5 ～ 9g。

附 注

《晶珠本草》记载西藏产"ཏིག་ཏ"（蒂达）分为"གསེར་ཏིག"（松蒂）等 6 种。现代文献记载的"松蒂"的基原包括虎耳草属（*Saxifraga*）多种植物，各地习用的种类常不同，西藏藏医多用小伞虎耳草 *S. umbellulata* Hook. f. et Thoms. 和伞梗虎耳草 *S. pasumensis* Marq. et Shaw [篦齿虎耳草 *S. umbellulata* Hook. f. et Thoms. var. *pectinata* (Marquand et Airy-Shaw) J. T. Pan]，狭瓣虎耳草 *S. pseudohirculus* Engl. 为四川、青海、甘肃藏医习用的"松蒂"的基原之一。也有文献记载狭瓣虎耳草 *S. pseudohirculus* Engl. 为西藏产"蒂达"的另一品种（"གཡེར་ཏིག་རིགས"，色滴类）的基原之一。（参见"川西獐牙菜""小伞虎耳草""异叶虎耳草""唐古特虎耳草"条）

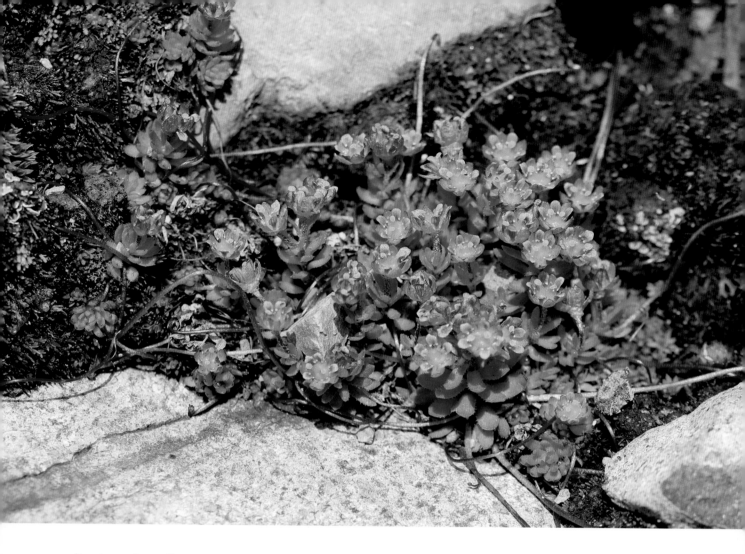

朗县虎耳草

Saxifraga nangxianensis J. T. Pan

虎耳草科（Saxifragaceae）　　虎耳草属（*Saxifraga*）

▌ 形态 ▌

多年生草本，高 2.5 ～ 10cm。茎不分枝，被短腺毛；鞭匐枝出自茎基部叶腋，丝状，长 4.5 ～ 18cm，被短腺毛，先端具芽。基生叶密集，呈莲座状，肉质，狭倒卵形至近匙形，长 6 ～ 8.3mm，宽 2.3 ～ 3mm，先端急尖或稍钝，两面和边缘均具褐色腺毛；茎生叶较疏，稍肉质，长圆形至近匙形，长 6 ～ 10mm，宽 1.9 ～ 3mm，两面和边缘均具褐色腺毛。聚伞花序长 0.9 ～ 1.2cm，具 4 ～ 9 花；花梗长 1 ～ 6.2mm，被短腺毛；萼片在花期直立，稍肉质，卵形至近椭圆形，长 1.5 ～ 2.7mm，宽 0.8 ～ 1.5mm，先端急尖，腹面稍凹陷且通常无毛，稀其最上部具腺毛，背面略弓凸而与边缘均具腺毛，3 ～ 4 脉与先端不汇合；花瓣黄色至紫红色，倒卵形、倒阔卵形至椭圆形，长 2.5 ～ 3.8mm，宽 1.7 ～ 2.5mm，先端钝圆或急尖，基部突然狭缩成长 0.5 ～ 0.8mm 之爪，具 5 ～ 9 脉，具 2 痂体；雄蕊长 1 ～ 2.5mm；子房近下位，长约 1.9mm，花柱长约 0.9mm；花盘环状。花期 7 ～ 8 月。

分布

分布于我国西藏（拉萨、朗县、加查、错那）。

生境

生长于海拔 4500 ~ 5450m 的高山灌丛、高山草甸、高山碎石隙。

药材名

塞迥色保、塞交赛保、斯交色布
（ 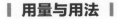 ）。

药用部位

全草或花。

功能与主治

消炎，镇痛。用于"培根""赤巴"合病，热性病，传染病，瘟病时疫，肝炎，胆病，头痛，头伤，外伤发热。

用量与用法

5 ~ 9g。

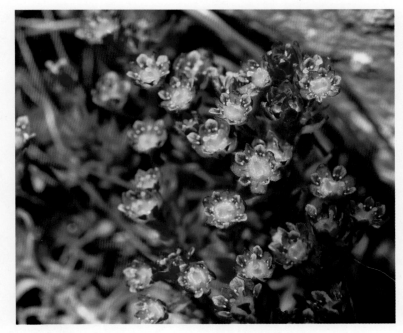

附注

"ཏིག་ཏ"（蒂达）为一类主要治疗肝胆疾病的藏药的总称。《晶珠本草》记载"蒂达"有印度产、尼泊尔产及西藏产 3 类，其中西藏产"蒂达"分为"སུམ་ཏིག"（松蒂）、"གསེར་ཏིག"（色滴，《晶珠本草》汉译本译作"金虎耳草"）等 6 种。现代文献关于"色滴"基原的记载不尽一致，多认为"松蒂"的基原为虎耳草属（Saxifraga）中具有莲座状丛生的基生叶的种类，如篦齿虎耳草 S. umbellulata Hook. f. et Thoms. var. pectinata (Marquand et Airy-Shaw) J. T. Pan、小伞虎耳草 S. umbellulata Hook. f. et Thoms. 等。《新修晶珠本草》《中国藏药》等记载"色滴"的基原为山地虎耳草 S. montana H. Smith 等虎耳草属植物，这些虎耳草属植物无莲座状丛生的基生叶。据文献记载，朗县虎耳草 S. nangxianensis J. T. Pan 为"གསེར་འཛོམས་མེར་པོ"（塞迥色保，属于"色滴"类）的基原之一。（参见"苇叶獐牙菜""爪瓣虎耳草""鸦跖花"条）

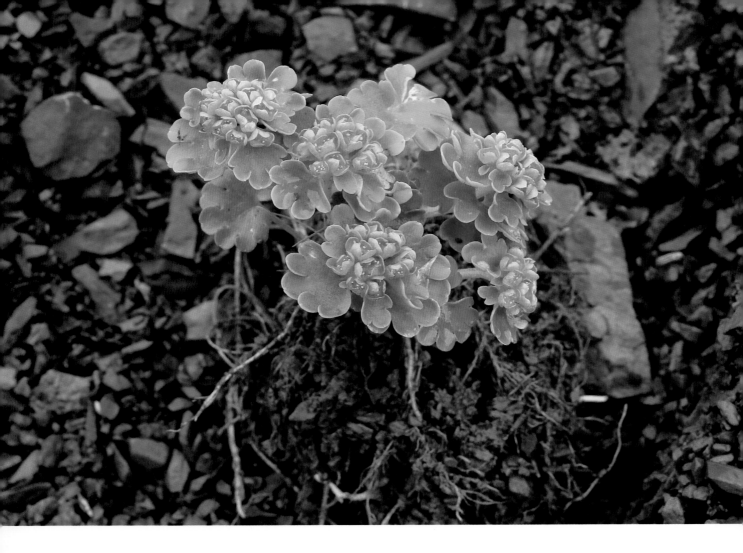

裸茎金腰

Chrysosplenium nudicaule Bge.

| 虎耳草科（Saxifragaceae） | 金腰属（*Chrysosplenium*） |

▌形态 ▌

多年生草本，高 4.5 ~ 10cm。茎疏生褐色柔毛或具乳头状突起，通常无叶。基生叶具长柄，叶片革质，肾形，长约 9mm，宽约 13mm，边缘具（7 ~ ）11 ~ 15 浅齿（齿扁圆形，长约 3mm，宽约 4mm，先端凹陷且具 1 疣点，通常相互叠接），两面无毛，齿间弯缺处具褐色柔毛或乳头状突起；叶柄长 1 ~ 7.5cm，下部疏生褐色柔毛。聚伞花序密集成半球形，长约 1.1cm；苞叶革质，阔卵形至扇形，长 3 ~ 6.8mm，宽 2.8 ~ 8.1mm，具 3 ~ 9 浅齿（齿扁圆形，先端通常具 1 疣点，多少叠接），腹面具极少褐色柔毛，背面无毛，齿间弯曲处具褐色柔毛，柄长 1 ~ 3mm，疏生褐色柔毛；托杯外面疏生褐色柔毛；萼片在花期直立，相互多少叠接，扁圆形，长 1.8 ~ 2mm，宽 3 ~ 3.5mm，先端钝圆，弯缺处具褐色柔毛和乳头状突起；雄蕊 8，长约 1.1mm；两心皮近等大，子房半下位，花柱长 0.6 ~ 0.8mm，斜上。蒴果先端凹缺，长约 3.4mm，2 果瓣近等大，喙长约 0.7mm；种子黑褐色，卵球形，长 1.3 ~ 1.6mm，光滑无毛，有光泽。花果期 6 ~ 8 月。

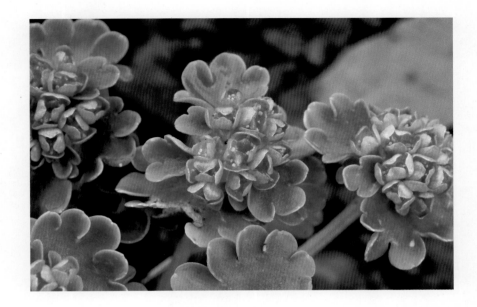

▌ 分布 ▌

分布于我国甘肃、青海（大通、兴海等）、云南西北部、西藏东部、新疆。尼泊尔、蒙古等也有分布。

▌ 生境 ▌

生长于海拔 2500 ～ 4800m 的高山石隙。

▌ 药材名 ▌

亚吉玛、雅吉玛（ གཡའ་རྒྱི་ཤི ）。

▌ 药用部位 ▌

全草。

▌ 功能与主治 ▌

清热利胆，缓泻下。用于肝胆热症，发热，头痛，胆囊炎，胆结石。

▌ 用量与用法 ▌

3 ～ 15g（《中华本草·藏药卷》记载为 1 ～ 2g，内服研末，或入丸、散剂）。

附 注

　　《四部医典》《度母本草》等记载有"གཡའ་རྒྱི་ཤི"（亚吉玛）；《晶珠本草》言其以花色分为 5 类，为缓泻引吐"赤巴"病之药物。现代文献记载藏医所用"亚吉玛"的基原包括金腰属（*Chrysosplenium*）的多种植物，多未区分不同品种，各地习用的种类有所不同。《部标藏药》等收载的"金腰草/ གཡའ་རྒྱི་ཤི/ 雅吉玛"的基原为裸茎金腰 *C. nudicaule* Bge.、山溪金腰 *C. nepalense* D. Don、肾叶金腰 *C. griffithii* Hook. f. et Thoms. 或"同属数种植物"。据市场调查，现市场流通的"亚吉玛"药材商品中，上述 3 种金腰属植物较为少见，而西康金腰 *C. sikangense* Bge. 和长梗金腰 *C. axillare* Maxim. 占较大比例。"雅吉玛"为藏医临床治胆热症之常用药物。（参见"肉质金腰""肾叶金腰""单花金腰"条）

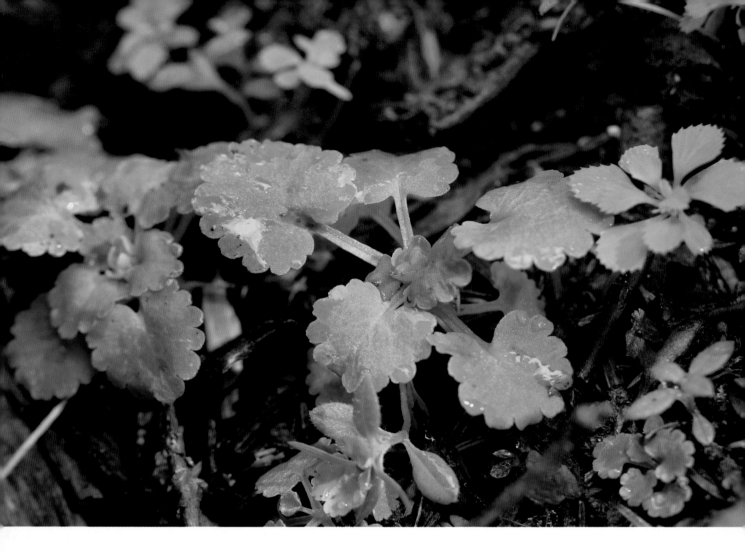

单花金腰

Chrysosplenium uniflorum Maxim.

| 虎耳草科（Saxifragaceae） | 金腰属（*Chrysosplenium*） |

▌ 形态 ▌

多年生草本，高（2～）6.5～15cm，地下具 1 鳞茎。鞭匐枝出自叶腋，丝状，无毛。茎无毛，其节间有时季度短缩，但有时也伸长至 4～9mm。叶互生，下部者呈鳞片状，全缘，中上部者具柄，叶片肾形，长 0.8～1.3cm，宽 0.9～1.7cm，具 7～11 圆齿（齿先端微凹且具 1 疣点，齿间弯缺处具褐色乳头状突起），基部多少心形，两面无毛，但与苞叶和萼片均具褐色单宁质斑纹；叶柄长 1～1.9cm，叶腋具褐色乳头状突起。单花生于茎顶，或聚伞花序具 2～3 花；苞叶卵形至圆状心形，长 0.3～1.3cm，宽 0.25～1.3cm，边缘具 5～11 圆齿，基部圆形至心形，两面无毛，苞腋具褐色乳头状突起；几无花梗；萼片直立，阔卵形至近倒阔卵形，长 2～3mm，宽 2.2～3mm，先端钝或微凹，无毛，但在萼片间弯缺处具褐色乳头状突起；雄蕊 8，花丝长 1～1.6mm；雌蕊长 2.6～4.1mm，子房半下位，花柱长 0.9～1.1mm，斜上；花盘不明显。蒴果长约 3mm，先端微凹，喙长约 1mm；种子黑褐色，卵球形，长约 1mm，无毛，有光泽。花果期 7～8 月。

分布

分布于我国陕西（太白山一带）、甘肃、青海（杂多）、云南西北部、四川西部、西藏东部。尼泊尔也有分布。

生境

生长于海拔 2400 ～ 4700m 的林下、高山草甸、石隙。

药材名

亚吉玛、雅吉玛（ གཡའ་ཀྱི་མ ）。

药用部位

全草。

功能与主治

清热利胆，缓泻下。用于肝胆热症，发热，头痛，胆囊炎，胆结石。

用量与用法

12 ～ 15g。（《部标藏药》）

1 ～ 2g。内服研末，或入丸、散剂。（《中华本草·藏药卷》）

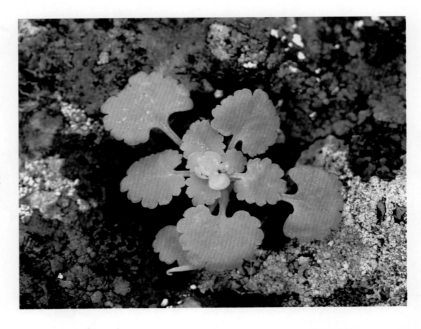

附注

　　《四部医典》等记载有"གཡའ་ཀྱི་མ"（亚吉玛）；《晶珠本草》记载其为缓泻、引吐"赤巴"病之药物，言其按花色可分为 5 类。现代文献记载藏医所用"亚吉玛"的基原包括金腰属（*Chrysosplenium*）的多种植物，各地习用的种类有所不同，多未区分品种而统称"亚吉玛"。《部标藏药》等标准中收载的"金腰草 /གཡའ་ཀྱི་མ/ 雅吉玛"的基原包括裸茎金腰 *C. nudicaule* Bunge、山溪金腰 *C. nepalense* D. Don、肾叶金腰 *C. griffithii* Hook. f. et Thoms.，以及"同属数种植物"。文献记载，单花金腰 *C. uniflorum* Maxim. 为"亚吉玛"的基原之一。（参见"肉质金腰""中华金腰""肾叶金腰"条）

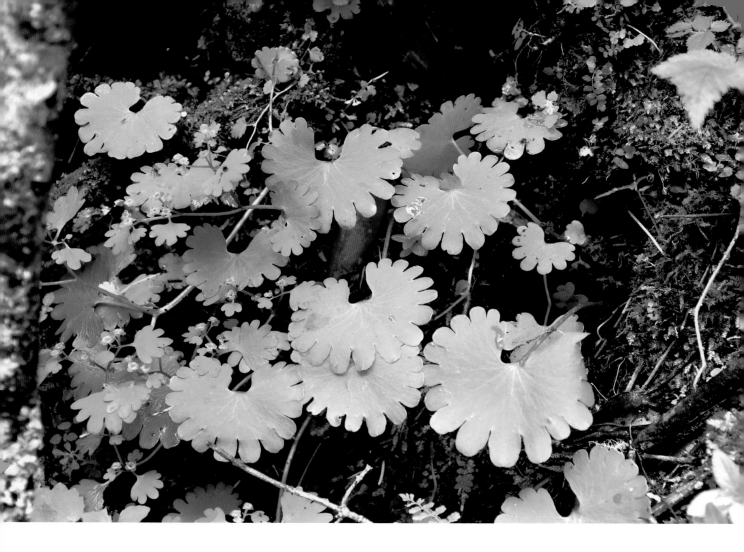

肾叶金腰

Chrysosplenium griffithii Hook. f. et Thoms.

虎耳草科（Saxifragaceae）　　　　金腰属（*Chrysosplenium*）

▌ 形态 ▌

多年生草本，高 8.5 ～ 32.7cm，丛生。茎不分枝，无毛。无基生叶，或仅具 1，叶片肾形，长 0.7 ～ 3cm，宽 1.2 ～ 4.6cm，7 ～ 19 浅裂（裂片多数不相叠接，近阔卵形，长 2 ～ 8.5mm，宽 3 ～ 6mm），叶柄长 7.3 ～ 8.7cm，疏生褐色柔毛和乳头状突起；茎生叶互生，叶片肾形，长 2.3 ～ 5cm，宽 3.2 ～ 6.5cm，11 ～ 15 浅裂（裂片近椭圆形至近卵形，长 0.6 ～ 1.5cm，宽 0.6 ～ 1.1cm，先端通常微凹且具 1 疣点，稀具 3 圆齿），两面无毛，但裂片间弯缺处有时具褐色柔毛和乳头状突起，叶柄长 3 ～ 5cm，叶腋具褐色乳头状突起和柔毛。聚伞花序长 3.8 ～ 10cm，具多花（较疏离）；苞片肾形、扇形、阔卵形至近圆形，长 0.3 ～ 3cm，宽 0.36 ～ 4.3cm，3 ～ 12 浅裂（裂片近卵形至近椭圆形，长 0.2 ～ 1.3cm，宽 0.2 ～ 1.1cm，裂片间弯缺处有时具褐色柔毛和乳头状突起），柄长 0.8 ～ 1.5cm，苞腋具褐色乳头状突起和柔毛；花梗长 0.25 ～ 1.1cm，被褐色乳头状突起和柔毛；花黄色，直径 4.2 ～ 4.6mm；萼片在花期开展，近圆形至菱状阔卵形，长 1.3 ～ 2.6mm，宽 1.5 ～ 3mm，先端钝圆，通常全缘，稀具不规则齿；雄蕊 8，花丝长 0.3 ~ 0.5mm；子房半下位，花柱长约 0.4mm；花盘 8 裂。蒴果长约 3mm，先端近平截而微凹，喙长约 0.4mm，2 果瓣近等大，近水平状叉开；种子黑褐色，卵球形，长 0.7 ~ 1mm，无毛，有光泽。花果期 5 ~ 9 月。

▎ 分布 ▎
分布于我国陕西（太白山一带）、甘肃南部、四川西部和北部、云南北部、西藏东部（林芝）。缅甸北部、不丹、尼泊尔、印度北部也有分布。

▎ 生境 ▎
生于海拔 4400 ~ 4700m 的高山灌丛、草甸、石隙。

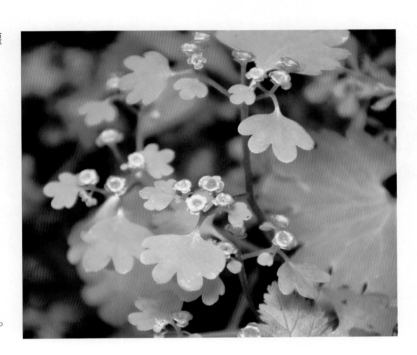

▎ 药材名 ▎
亚吉玛、雅吉玛（ གཡའ་ཀྱི་རྨ ）。

▎ 药用部位 ▎
全草。

▎ 功能与主治 ▎
清热利胆，缓泻下。用于胆热症，发热，头痛，胆囊炎，胆结石。

▎ 用量与用法 ▎
12 ~ 15g。（《部标藏药》）

1 ~ 2g。内服研末，或入丸、散剂。
（《中华本草·藏药卷》）

附 注

《四部医典》《度母本草》等记载有 "གཡའ་ཀྱི་རྨ"（亚吉玛）；《晶珠本草》言 "亚吉玛" 有五类，除花的颜色不同外，其他均相同，为缓泻引吐 "赤巴" 病之药物。现代文献记载，藏医所用 "亚吉玛" 的基原包括金腰属（Chrysosplenium）的多种植物，通常未区分不同品种，但各地藏医习用的 "亚吉玛" 的基原有所不同，肾叶金腰 C. griffithii Hook. f. et Thoms. 为其中之一。《部标藏药》等收载的 "金腰草 /གཡའ་ཀྱི་རྨ/ 雅吉玛（亚吉玛）" 的基原包括裸茎金腰 C. nudicaule Bge.、山溪金腰 C. nepalense D. Don、肾叶金腰 C. griffithii Hook. f. et Thoms.。但据市场调查，西藏、青海西宁药材市场的商品 "亚吉玛" 的基原主要为西康金腰 C. sikangense Hara 和长梗金腰 C. axillare Maxim.。（参见 "裸茎金腰" "肉质金腰" "西康金腰" 条）

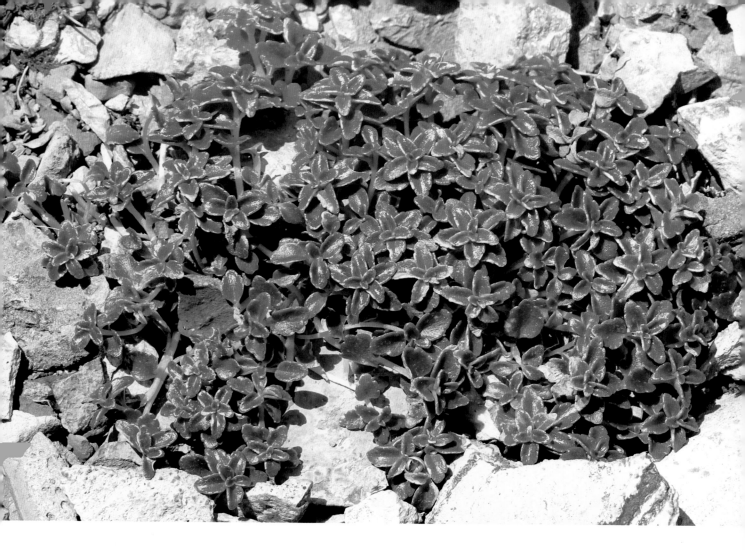

肉质金腰

Chrysosplenium carnosum Hook. f. et Thoms.

虎耳草科（Saxifragaceae） 金腰属（*Chrysosplenium*）

形态

多年生草本，高 9 ～ 10cm。不育枝出自叶腋。茎无毛，但叶腋具褐色乳头状突起。无基生叶；茎生叶互生，下部者鳞片状，长约 5.2mm，宽约 2mm，上部者近匙形至倒阔卵形，长约 8mm，宽约 7.9mm，边缘具 7 圆齿（齿先端具褐色疣点），两面无毛，基部宽楔形，渐狭成长约 3mm 之柄。聚伞花序长 3 ～ 5cm，具 7 ～ 10 花，松散；花序分枝多少具褐色乳头状突起；苞叶阔卵形，长 0.7 ～ 1.2cm，宽 0.6 ～ 1cm，边缘具 5 ～ 9 圆齿（齿先端具 1 褐色疣点），两面无毛，基部宽楔形，柄长 1.2 ～ 2.2mm，苞腋多少具褐色乳头状突起；花梗长不过 7mm；花黄绿色；萼片在花期直立，扁圆形，长约 1.2mm，宽 1.9 ～ 2.2mm，先端截状钝圆，无毛；雄蕊 8，长约 0.8mm；子房半下位，花柱长约 0.5mm；花盘 8 裂（不甚明显）。蒴果长 3 ～ 4mm，先端近平截而微凹，2 果瓣近等大，水平状叉开，喙较短；种子红棕色，卵球形，长 0.9 ～ 1mm，光滑无毛，有光泽。花果期 7 ～ 8 月。

分布

分布于我国四川西部、西藏东部（林芝）。缅甸北部、不丹、尼泊尔、印度北部也有分布。

生境

生长于海拔 4400 ～ 4700m 的高山灌丛、草甸、石隙。

药材名

亚吉玛、雅吉玛（གཡའ་ཀྱི་མེ）。

药用部位

全草。

功能与主治

清热利胆，缓泻。用于肝胆热症，发热，头痛，胆囊炎，胆结石。

用量与用法

12 ～ 15g。（《部标藏药》）

1 ～ 2g。内服研末，或入丸、散剂。（《中华本草·藏药卷》）

附 注

　　《月王药诊》《四部医典》《度母本草》等中记载有"གཡའ་ཀྱི་མེ"（亚吉玛）。《蓝琉璃》记载"亚吉玛"分为王、后、金、银、铜、铁6种；《四部医典系列挂图全集》第二十八图中有6幅"亚吉玛"附图（4～9号图），其汉译本译注名分别为"猫眼草""次猫眼草""黄花猫眼草""白花猫眼草""紫花猫眼草"及"蓝花猫眼草"，6幅图示的形态均相似，为多茎（或叶柄）、多花和叶的小草本，略似金腰属（*Chrysosplenium*）植物。《晶珠本草》言"གཡའ་ཀྱི་མེ"（亚吉玛）为缓泻引吐"赤巴"病之药物，关于其生境和形态，引《图鉴》之记载："生长在险峻的青石山。叶黄绿色，略灰，圆形，状如莲蓬，簇生。"并言其共有5类，"除花的颜色不同外，其他相同"。花绿色与叶同色者为"主金腰子"，花白色者为"银金腰子"，花黄色者为"金金腰子"、花红色者为"铜金腰子"，花蓝色者为"铁金腰子"。现代文献记载藏医所用"亚吉玛"的基原包括金腰属（*Chrysosplenium*）的多种植物，其形态也与古籍记载基本相符，但通常不区分品种，各地习用的种类与当地分布的种类有关。《部标藏药》《青海藏标》规定"金腰草 /གཡའ་ཀྱི་མེ/ 雅吉玛"的基原为"裸茎金腰 *C. nudicaule* Bge. 及同属数种植物"，《藏标》收载金腰草的基原为裸茎金腰 *C. nudicaule* Bge.、山溪金腰 *C. nepalense* D. Don、肾叶金腰 *C. griffithii* Hook. f. et Thoms.。文献记载的"亚吉玛"的基原还有肉质金腰 *C. carnosum* Hook. f. et Thoms.、绵毛金腰 *C. lanuginosum* Hook. f. et Thoms.、贡山金腰 *C. forrestii* Diels（滇西金腰子）、锈毛金腰 *C. davidianum* Decne. ex Maxim.、单花金腰 *C. uniflorum* Maxim.、长梗金腰 *C. axillare* Maxim.、中华金腰 *C. sinicum* Maxim. 等。据实地调查，青海玉树州藏医院将肉质金腰 *C. carnosum* Hook. f. et Thoms. 主要用于胃肠道疾病；西藏、西宁市场商品"亚吉玛"中还有西康金腰 *C. sikangense* Hara，且量较大。（参见"裸茎金腰""西康金腰""肾叶金腰"条）

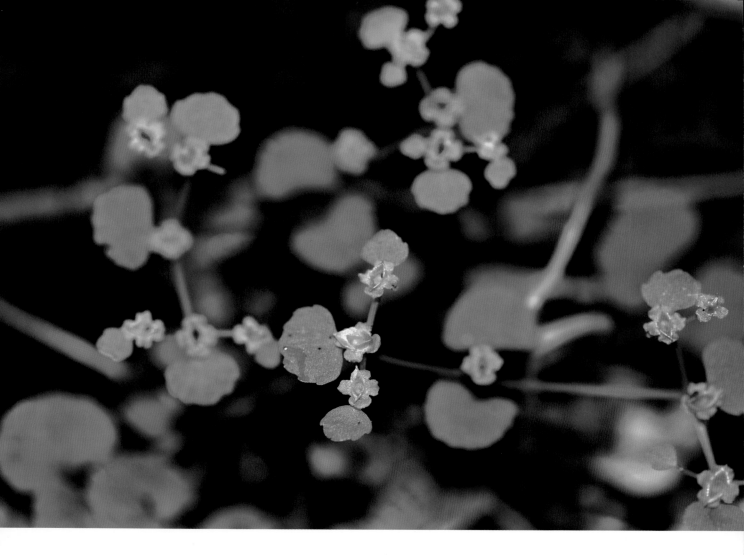

中华金腰

Chrysosplenium sinicum Maxim.

虎耳草科（Saxifragaceae）　　　金腰属（*Chrysosplenium*）

▌ 形态 ▌

多年生草本，高（3～）10～20（～33）cm。不育枝发达，出自茎基部叶腋，无毛，其叶对生，叶片通常阔卵形、近圆形，稀倒卵形，长 0.52～1.7（～7.8）cm，宽 0.85～1.7（～4.5）cm，先端钝，边缘具 11～29 钝齿（稀为锯齿），基部宽楔形至近圆形，两面无毛，有时顶生叶背面疏生褐色乳头状突起，叶柄长（0.5～）2～8（～17）mm，顶生叶之腋部具长 0.2～2.5mm 之褐色卷曲髯毛。花茎无毛。叶通常对生，叶片近圆形至阔卵形，长 6～10.5mm，宽 7.5～11.5mm，先端钝圆，边缘具 12～16 钝齿，基部宽楔形，无毛；叶柄长 6～10mm；近叶腋部有时具褐色乳头状突起。聚伞花序长 2.2～3.8cm，具 4～10 花；花序分枝无毛；苞叶阔卵形、卵形至近狭卵形，长 4～18mm，宽 9～10mm，边缘具 5～16 钝齿，基部宽楔形至偏斜形，无毛，柄长 1～7mm，近苞腋部具褐色乳头状突起；花梗无毛；花黄绿色；萼片在花期直立，阔卵形至近阔椭圆形，长 0.8～2.1mm，宽 1～2.4mm，先端钝；雄蕊 8，长约 1mm；子房半下位，花柱长约 0.4mm；无花盘。蒴果长 7 ~ 10mm，2 果瓣明显不等大，叉开，喙长 0.3 ~ 1.2mm；种子黑棕色，椭球形至阔卵球形，长 0.6 ~ 0.9mm，被微乳头状突起，有光泽。花果期 4 ~ 8 月。

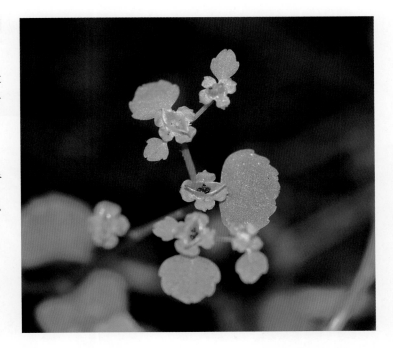

▌ 分布 ▌

分布于我国四川（茂县）、甘肃、青海、陕西、山西、湖北、安徽、河南、河北、吉林、辽宁、黑龙江等。

▌ 生境 ▌

生长于海拔 750 ~ 3550m 的林下、山沟阴湿处。

▌ 药材名 ▌

亚吉玛、雅吉玛、雅鸡马（གཡའ་ཀྱི་མ།）。

▌ 药用部位 ▌

全草。

▌ 功能与主治 ▌

清热解毒，止痛。用于"赤巴"病引起的发热，传染性疾病，胆病引起的头痛。

附 注

《月王药诊》《四部医典》《度母本草》等书中记载有"གཡའ་ཀྱི་མ།"（亚吉玛）；《晶珠本草》言"亚吉玛"按花色分为 5 类，为缓泻引吐"赤巴"病之药物。现代文献记载的"亚吉玛"的基原包括金腰属（*Chrysosplenium*）的多种植物，多未区分品种而统称"亚吉玛"，各地习用的种类有所不同。中华金腰 *C. sinicum* Maxim. 为四川阿坝藏医习用的"亚吉玛"的基原之一。《部标藏药》等收载的"金腰草 /གཡའ་ཀྱི་མ།/ 雅吉玛"的基原有裸茎金腰 *C. nudicaule* Bge.、山溪金腰 *C. nepalense* D. Don、肾叶金腰 *C. griffithii* Hook. f. et Thoms.，或为"同属数种植物"。（参见"肉质金腰""肾叶金腰""裸茎金腰""单花金腰"条）

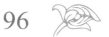

三脉梅花草
Parnassia trinervis Drude

虎耳草科（Saxifragaceae） 梅花草属（*Parnassia*）

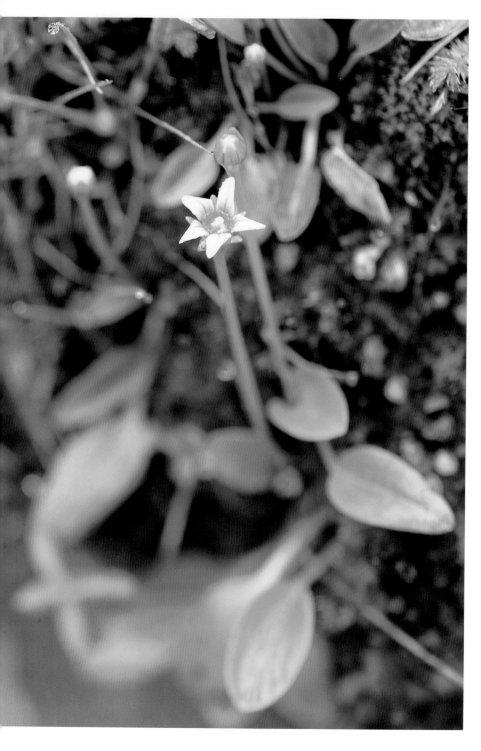

▌ 形态 ▌

多年生草本，高 7 ~ 20（~ 30）cm。根茎块状、圆锥状或呈不规则形状，其上有褐色膜质鳞片，周围长出发达纤维状根。基生叶 4 ~ 9，具柄；叶片长圆形、长圆状披针形或卵状长圆形，长 8 ~ 15mm，宽 5 ~ 12mm，先端急尖，基部微心形、截形或下延而连于叶柄，上面深绿色，下面淡绿色，有突起的 3 ~ 5 弧形脉；叶柄长 8 ~ 15mm，稀达 4cm，扁平，两边为窄膜质，有褐色条纹；托叶膜质。茎（1 ~）2 ~ 4（~ 8），近基部具单一茎生叶，茎生叶与基生叶同形，但较小，偶有甚小者，无柄，半抱茎。花单生于茎顶，直径约 1cm；萼筒漏斗状；萼片披针形或长圆状披针形，长约 4mm，宽约 1.5mm，先端钝，全缘，外面有明显 3 脉；花瓣白色，倒披针形，长约 7.8mm，宽约 2mm，先端圆，基部楔形，下延成长约 1.5mm 的爪，全缘，有明显 3 脉；雄蕊 5，长约 2.9mm，花丝长短不等，长者约 2mm，短者约 1.5mm，花药较大，椭圆形，顶生；退化雄蕊 5，长约 2.5mm，具长约 1mm、宽约 0.7mm 之柄，头部宽约 1.3mm，先端 1/3 浅裂，裂片短棒状，先端截形；子房长圆形，半下位，花柱极短，长约 0.5mm，柱头 3 裂，裂片直立，花后反折。蒴果 3 裂；种子多数，褐色，有光泽。花期 7 ~ 8 月，果期 9 月开始。

分布

分布于我国甘肃、青海、四川、西藏。

生境

生长于海拔 3100 ~ 4500m 的山谷潮湿地、沼泽草甸、河滩上。

药材名

达莪（ཏག་ཤ་），欧达嘎布（ངང་ཤ་དཀར་པོ་）。

药用部位

全草。

功能与主治

清热，止血。用于内伤出血，发热。

用量与用法

5 ~ 9g。

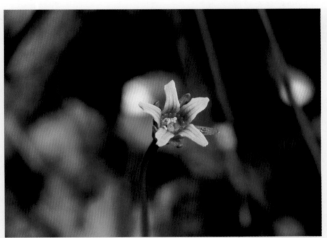

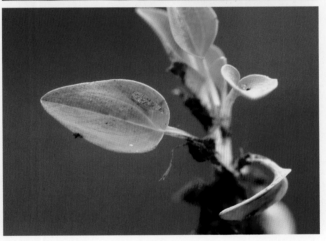

附 注

　　《晶珠本草》中记载有"ཏག་ཤ་"（达莪），言其为治血病和"赤巴"病、滋补益寿、利器荣色、增强体力之药物，且有花黄色 ["ངང་སེར་"（欧丹）]、花白色 ["ངང་ཤུན་དཀར་པོ་"（欧丹嘎布）]2 种。《藏药志》《中华本草·藏药卷》等记载"ཏག་ཤ་"（达莪）的基原为虎耳草科植物黑蕊虎耳草 *Saxifraga melanocentra* Franch.（花白色者）、茅膏菜科植物光萼茅膏菜 *Drosera peltata* Smith var. *glabrata* Y. Z. Ruan（花黄色者）等。也有文献认为花白色者为短柱梅花草 *Parnassia brevistyla* (Brieg.) Hand.-Mazz. 等多种梅花草属植物。据文献记载，三脉梅花草 *P. trinervis* Drude 为四川甘孜、青海黄南州藏医习用的"达莪"的基原之一；《藏药晶镜本草》又名为"ངང་ཤ་དཀར་པོ་"（欧达嘎布）。（参见"黑蕊虎耳草""茅膏菜"条）

短柱梅花草

Parnassia brevistyla (Brieg.) Hand.-Mazz.

虎耳草科（Saxifragaceae）　　梅花草属（*Parnassia*）

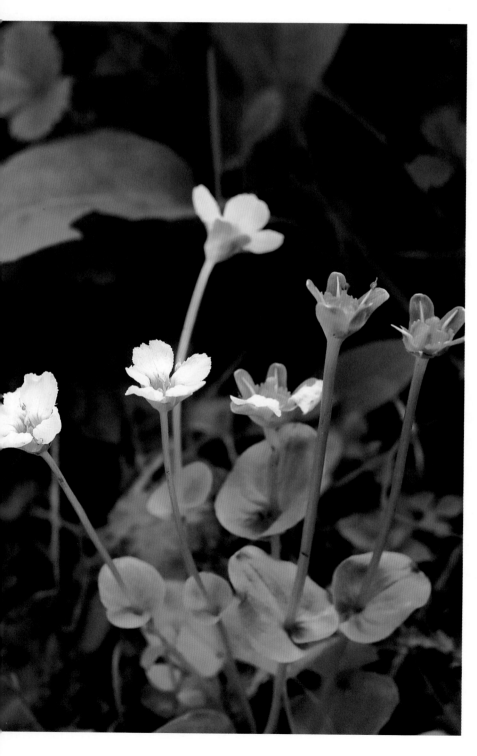

▍形态 ▍

多年生草本，高 11 ~ 23cm。根茎形状多样，呈圆柱形、块状等，其上有褐色膜质鳞片，其下长出多数较发达的纤维状根。基生叶 2 ~ 4，具长柄；叶片卵状心形或卵形，长 1.8 ~ 2.5cm，宽 1.5 ~ 3.5cm，先端急尖，基部弯缺甚深、呈深心形，全缘，上面深绿色，下面淡绿色，有 5 ~ 7（ ~ 9）脉；叶柄长 3 ~ 9cm，扁平，向基部逐渐加宽；托叶膜质，大部分贴生于叶柄，边缘有流苏状毛，早落；茎 2 ~ 4，近中部或偏上有 1 茎生叶，茎生叶与基生叶同形，通常较小，其基部常有铁锈色的附属物，有时结合成小片状，无柄，半抱茎。花单生于茎顶，直径 1.8 ~ 3（ ~ 5）cm；萼筒浅，萼片长圆形、卵形或倒卵形，长 4 ~ 6mm，宽 3 ~ 4mm，先端圆，全缘，中脉明显，在基部和内面常有紫褐色小点；花瓣白色，宽倒卵形或长圆状倒卵形，长 1 ~ 1.5（ ~ 2.5）cm，宽 5 ~ 10mm，先端圆，基部渐窄成楔形，具长 1.8 ~ 4mm 的爪，上部 2/3 的边缘呈浅而不规则的啮蚀状，下部 1/3 具短而流苏状的毛，有 5 ~ 7 紫红色脉，并布满紫红色小斑点；雄蕊 5，花丝长约 5mm，向基部逐渐加宽达 1.2mm（常有 1 种短花丝，长仅 1.2mm），花药椭圆形，长约 2mm，顶生，药隔联合并伸长呈匕首状，长度不等，先端渐尖；退化雄蕊 5，长 2.5 ~ 4mm，具长约 2mm、宽约 1.5mm 的柄，头部宽约 4.5mm，先端浅 3 裂，裂片深度为头部长度的 1/4 ~ 1/3，为全长的 1/6 或更短，披针形或长圆形，先端渐尖或截形，偶呈盘状或头状，中间裂片短而窄，为两侧裂片宽度的 1/3，两侧裂片先端常出现 2 裂，全长为花丝长度的 1/2；子房卵球形，花柱短，不伸出退化雄蕊之外，偶有伸出者，柱头 3 裂，裂片短。蒴果倒卵球形，各角略加厚；种子多数，长圆形，褐色，有光泽。花期 7 ~ 8 月，果期 9 月开始。

分布

分布于我国四川西北部、西藏东北部、云南西北部、甘肃、陕西南部。

生境

生长于海拔 2800 ~ 4390m 的山坡阴湿林下、林缘、云杉林间空地、山顶草坡、河滩草地。

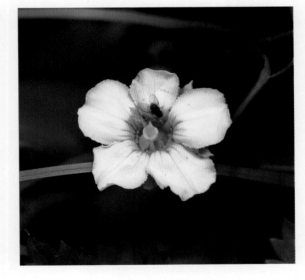

药材名

见司达兀（ཁྱུན་ཀ་བཞིགས་ཏག་ཏེ།），达弥卡布（ཏ་རྨིག་ཚོག）。

药用部位

全草。

功能与主治

清热，止血。用于内伤出血，发热。

用量与用法

5 ~ 9g。

附注

《晶珠本草》记载"ཏག་ཏེ།"（达莪）为治血病、治"赤巴"病、滋补益寿、利器荣色、增强体力之药物，言其有花黄色 ["འོད་ལྡན།"（欧丹）]、花白色 ["འོད་ལྡན་དཀར་པོ།"（欧丹嘎布）] 的 2 种。《藏药志》《中华本草·藏药卷》等记载"达莪"的基原为黑蕊虎耳草 *Saxifraga melanocentra* Franch.（花白色者）、茅膏菜科植物光萼茅膏菜 *Drosera peltata* Smith var. *glabrata* Y. Z. Ruan（花黄色者）等。也有文献认为花白色者为梅花草属（*Parnassia*）植物，短柱梅花草 *P. brevistyla* (Brieg.) Hand.-Mazz. 为其基原之一，又称"ཁྱུན་ཀ་བཞིགས་ཏག་ཏེ།"（见司达兀）或"ཏ་རྨིག་ཚོག"（达弥卡布）；同样药用的还有突隔梅花草 *P. delavayi* Franch.、中国梅花草 *P. chinensis* Franch.、三脉梅花草 *P. trinervis* Drude、鸡肫梅花草 *P. wightiana* Wall. ex Wight et Arn. 等。（参见"三脉梅花草""黑蕊虎耳草""茅膏菜"条）

鸡肫梅花草

Parnassia wightiana Wall. ex Wight et Am.

虎耳草科（Saxifragaceae） 梅花草属（*Parnassia*）

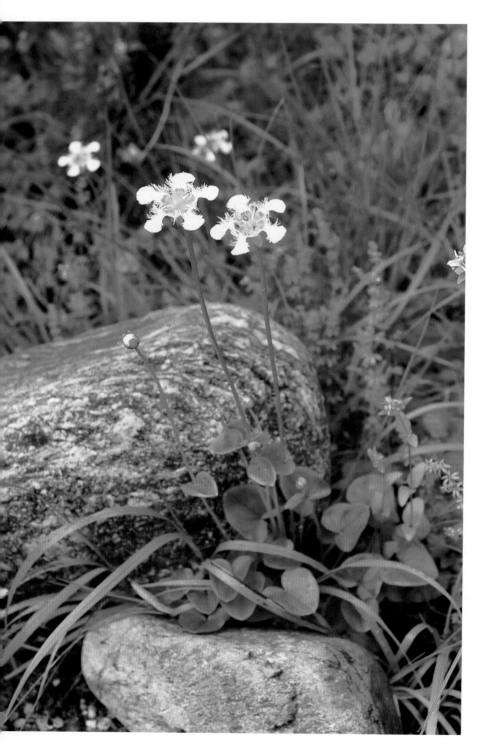

▍形态 ▍

多年生草本，高18～24（～30）cm。根茎粗大，团块状，其上有残存的褐色鳞片，下部和周围长出多数密集而细长的根。基生叶2～4，具长柄；叶片宽心形，长2.5～4（～5）cm，宽3.8～5.5cm，先端圆或有突尖头，基部弯缺深浅不等，呈微心形或心形，边缘薄，全缘，向外反卷，上面深绿色，下面淡绿色，有7～9脉；叶柄长3～10（～13）cm，扁平，两侧膜质，并有褐色小条点；托叶膜质，大部分贴生于叶柄，边缘有流苏状疏毛，早落。茎2～4（～7），近中部或偏上部具单个茎生叶，与基生叶同形，边缘薄而形成1圈膜质，基部具多数长约1mm铁锈色的附属物，有时结合成小片状膜，无柄半抱茎。花单生于茎顶，直径2～3.5cm；萼片卵状披针形或卵形，长5～9mm，宽3～5.5mm，先端钝圆，全缘，主脉明显，密被紫褐色小点，在其基部常有2～3铁锈色附属物；花瓣白色，长圆形、倒卵形或似琴形，长 8 ~ 11mm，宽 4 ~ 9mm，先端急尖，基部楔形消失成长 1.5 ~ 2.5mm 的爪，边缘上半部波状或齿状，稀深缺刻状，下半部（除爪）具长流苏状毛，毛长可达 5mm；雄蕊 5，花丝长 5 ~ 7mm，扁平，向基部加宽，先端尖，花药长约 1.5mm，长圆形，稍侧生；退化雄蕊 5，长 3 ~ 5mm，扁平，5 浅裂至中裂，裂片深度不超过 1/2，偶在先端有不明显腺体；子房倒卵状球形，被褐色小点，花柱长约 1.5mm，先端 3 裂，裂片长圆形，花后反折。蒴果倒卵状球形，褐色，具多数种子；种子长圆形，褐色，有光泽。花期 7 ~ 8 月，果期 9 月开始。

▌ 分布 ▌

分布于我国陕西、湖北、湖南、广东、广西、贵州、四川、云南、西藏（吉隆）。喜马拉雅山脉（印度北部至不丹一带）也有分布。

▌ 生境 ▌

生长于海拔 600 ~ 2600m 的山坡杂草丛中、沟边和路边湿草地。

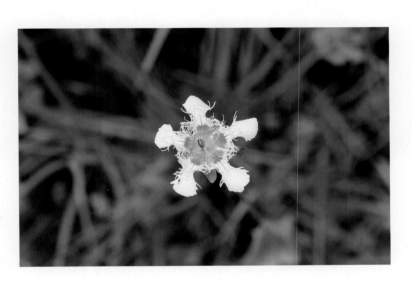

▌ 药材名 ▌

见司达兀（ སྨུག་གཟིགས་ཏིག་ཏ། ）。

▌ 药用部位 ▌

全草。

▌ 功能与主治 ▌

补气生血，活血止痛。用于气血亏损、气滞血瘀所致证候。

附 注

《晶珠本草》记载"ཏིག་ཏ།"（达莪）为治血病、"赤巴"病，滋补益寿、利器荣色、增强体力之药物，并言其有花黄色["འོད་ལྡན།"（欧丹）]、花白色["འོད་ལྡན་དཀར་པོ།"（欧丹嘎布）] 2 种。现代文献记载的"达莪"的基原涉及虎耳草科、茅膏菜科的多种植物，各地习用的种类也不尽相同。据文献记载，虎耳草科植物黑蕊虎耳草 *Saxifraga melanocentra* Franch. 为花白色者的基原（西藏、青海、四川甘孜等地藏医习用），茅膏菜科植物光萼茅膏菜 *Drosera peltata* Smith var. *glabrata* Y. Z. Ruan、茅膏菜 *D. peltata* Smith var. *multisepala* Y. Z. Ruan 为花黄色者的基原。也有文献认为花白色者的基原为梅花草属（*Parnassia*）植物，鸡肫梅花草 *P. wightiana* Wall. ex Wight et Arn. 为其基原之一，又被称为"སྨུག་གཟིགས་ཏིག་ཏ།"（见司达兀）。（参见"三脉梅花草""短柱梅花草""黑蕊虎耳草""茅膏菜"条）

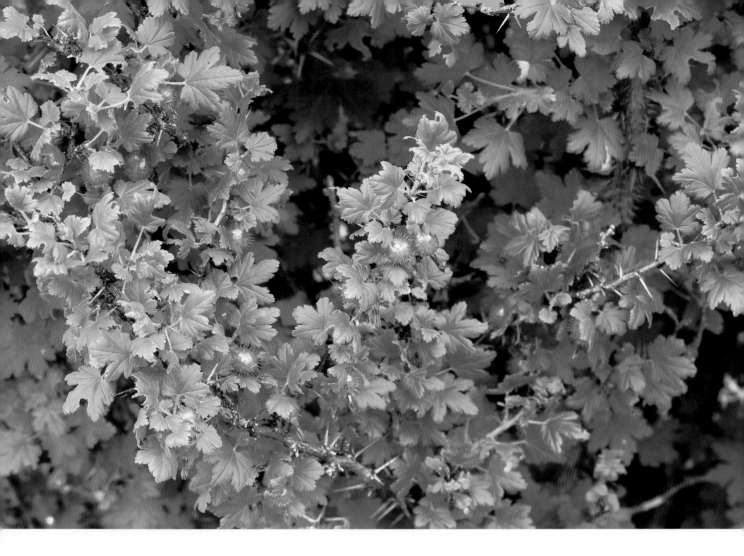

长刺茶藨子

Ribes alpestre Wall. ex Decne.

| 虎耳草科（Saxifragaceae） | 茶藨子属（*Ribes*） |

▍ 形态 ▍

落叶灌木，高 1 ~ 3m。老枝灰黑色，无毛，皮呈条状或片状剥落，小枝灰黑色至灰棕色，幼时被细柔毛，在叶下部的节上着生 3 粗壮刺，刺长 1 ~ 2cm，节间常疏生细小针刺或腺毛；芽卵圆形，小，具数枚干膜质鳞片。叶宽卵圆形，长 1.5 ~ 3cm，宽 2 ~ 4cm，不育枝上的叶更宽大，基部近截形至心形，两面被细柔毛，沿叶脉毛较密，老时近无毛，3 ~ 5 裂，裂片先端钝，顶生裂片稍长于侧生裂片或几等长，边缘具缺刻状粗钝锯齿或重锯齿；叶柄长 2 ~ 3.5cm，被细柔毛或疏生腺毛。花两性，2 ~ 3 组成短总状花序或花单生于叶腋；花序轴短，长 5 ~ 7mm，具腺毛；花梗长 5 ~ 8mm，无毛或具疏腺毛；苞片常成对着生于花梗的节上，宽卵圆形或卵状三角形，长 2 ~ 3mm，宽几与长相等，先端急尖或稍圆钝，边缘有稀疏腺毛，具 3 脉；花萼绿褐色或红褐色，外面具柔毛，常混生稀疏腺毛，稀近无毛，萼筒钟形，长 5 ~ 6mm，宽几与长相等，萼片长圆形或舌形，长 5 ~ 7mm，宽 2 ~ 3mm，先端圆钝，花期向外反折，果期常直立；花瓣椭圆形或长圆形，稀倒卵圆形，长 2.5 ~ 3.5mm，宽 1.5 ~ 2mm，先端钝或急尖，色较浅，带白色；花托内部无毛；雄蕊长 4 ~ 5mm，伸出花瓣之上，花丝白色，花药卵圆形，先端常具 1 杯状蜜腺；子房无柔毛，具腺毛；花柱棒状，长于雄蕊，无毛，约分裂至中部。果实近球形或椭圆形，长 12 ~ 15mm，直径 10 ~ 12mm，紫红色，无柔毛，具腺毛，味酸。花期 4 ~ 6 月，果期 6 ~ 9 月。

▌ 分布 ▌

分布于我国西藏东南部（米林、芒康）、四川西部、青海（民和、囊谦）、甘肃（兰州、岷县）、云南西北部至西南部、陕西、山西。不丹、阿富汗等也有分布。

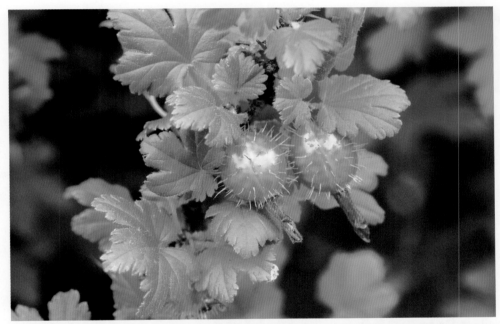

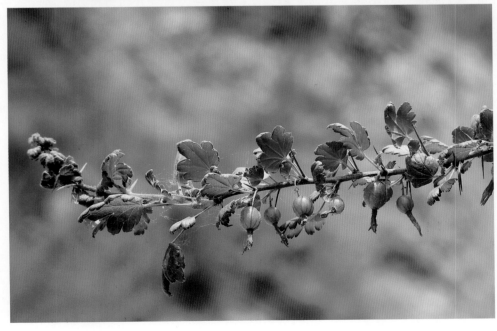

▎生境 ▎

生长于海拔 1000 ～ 3900m 的阳坡疏林下、灌丛、林缘、河谷草地、河岸边。

▎药材名 ▎

塞果（ སེ་འབྲུ། ），茶茹（ ཚེར་སྡི། ），扎巴星（ སྐྱག་པ་ཤིང་། ）。

▎药用部位 ▎

茎内皮（中皮）、果实。

▎功能与主治 ▎

解毒，退热，敛黄水。用于中毒性发热，肝热症，肾病，关节积黄水。

▎用量与用法 ▎

3 ～ 9g。内服煎汤，或入丸、散剂。外用适量，研末撒，或调敷患处。

附 注

　　《四部医典》最早记载有"སེ་འབྲུ།"（塞果）。《晶珠本草》在"树木类药物"的"果实类药物"和"树皮类药物"中分别记载有"སེ་འབྲུ་འབྲས།"（塞果哲哦）和"སེ་འབྲུ།"（塞果）。现代文献中关于该 2 种药材的基原尚无定论，一般以果实（塞果哲哦）入药者多为蔷薇科植物扁刺蔷薇 *Rosa sweginzowii* Koehne 等数种蔷薇属（*Rosa*）植物，青海藏医多习用；以树皮（塞果）入药者多为虎耳草科茶藨子属（*Ribes*）植物，西藏藏医多习用。但该 2 种药材与古籍中记载的形态均仅部分相似，其基原尚有待进一步考证。毛继祖等重译《晶珠本草》汉译本将两者的基原均订为钝叶蔷薇 *Rosa sertata* Rolfe。《晶珠本草》引《图鉴》之记载"花红色，花萼瓶状，果实大，深红色"，并言"果实红色瓶状，内有白毛"，所描述的形态也似与蔷薇属植物更为相近。据文献记载，长刺茶藨子 *Ribes alpestre* Wall. ex Decne.（刺茶藨）为"塞果"的基原之一，该种在四川阿坝民间被称为"ཚེར་སྡི།"（茶茹），甘孜民间则称之为"སྐྱག་པ་ཤིང་།"（扎巴星）；此外，糖茶藨子 *Ribes himalense* Royle ex Decne.、冰川茶藨子 *Ribes glaciale* Wall.、甘青茶藨子 *Ribes meyeri* Maxim. var. *tanguticum* Jancz.（天山茶藨子 *Ribes meyeri* Maxim.）也作"塞果"的基原使用。迪庆藏医曾以长刺茶藨子 *Ribes alpestre* Wall. ex Decne. 的果实作为余甘子 ["སྐྱུ་རུ་ར།"（居如拉），大戟科植物余甘子 *Phyllanthus emblica* L. 的果实] 的代用品使用。（参见"糖茶藨子"条）

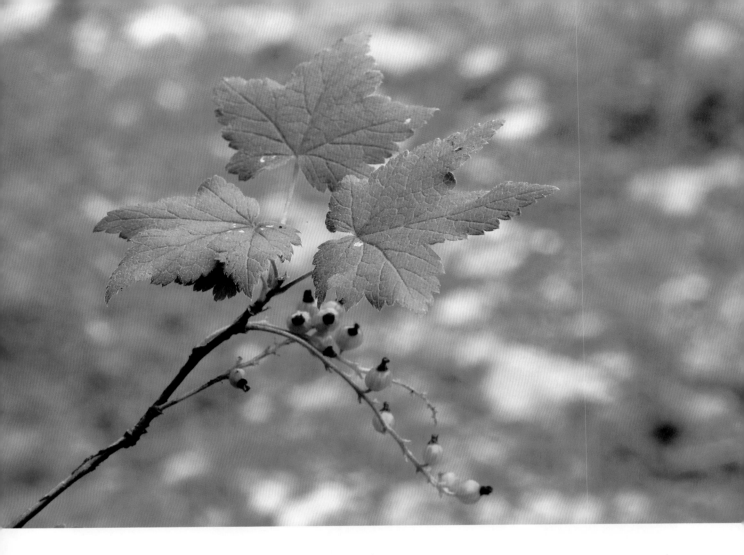

糖茶藨子

Ribes himalense Royle ex Decne.

虎耳草科（Saxifragaceae） 茶藨子属（*Ribes*）

▌ 形态 ▌

落叶小灌木，高 1 ～ 2m。枝粗壮，小枝黑紫色或暗紫色，皮长条状或长片状剥落，嫩枝紫红色或褐红色，无毛，无刺；芽小，卵圆形或长圆形，长 3 ～ 5mm，宽 1 ～ 2.5mm，先端急尖，具数枚紫褐色鳞片，外面无毛或仅鳞片边缘具短柔毛。叶卵圆形或近圆形，长 5 ～ 10cm，宽 6 ～ 11cm，基部心形，上面无柔毛，常贴生腺毛，下面无毛，稀微具柔毛，或混生少数腺毛，掌状 3 ～ 5 裂，裂片卵状三角形，先端急尖至短渐尖，顶生裂片比侧生裂片稍长大，边缘具粗锐重锯齿或杂以单锯齿；叶柄长 3 ～ 5cm，稀与叶片近等长，红色，无柔毛或有少许短柔毛，近基部有少数褐色长腺毛。花两性，开花时直径 4 ～ 6mm；总状花序长 5 ～ 10cm，具花 8 ～ 20，花朵排列较密集；花序轴和花梗具短柔毛，或杂以稀疏短腺毛；花梗长 1.5 ～ 3mm；苞片卵圆形，稀长圆形，长 1 ～ 2mm，宽 0.8 ～ 1.5mm，位于花序下部的苞片近披针形，先端稍钝，微具短柔毛；花萼绿色带紫红色晕或紫红色，外面无毛；萼筒钟形，长 1.5 ～ 2mm，宽 2.5 ～ 3.5mm；萼片倒卵状匙形或近圆形，长 2 ~ 3.5mm，宽 2 ~ 3mm，先端圆钝，边缘具睫毛，直立；花瓣近匙形或扇形，长 1 ~ 1.7mm，宽 1 ~ 1.4mm，先端圆钝或平截，边缘微有睫毛，红色或绿色带浅紫红色；雄蕊几与花瓣等长，着生在与花瓣同一水平上，花丝丝状，花药圆形，白色；子房无毛；花柱约与雄蕊等长，先端 2 浅裂。果实球形，直径 6 ~ 7mm，红色或熟后转变成紫黑色，无毛。花期 4 ~ 6 月，果期 7 ~ 8 月。

▌ 分布 ▌

分布于我国西藏（东部、东南部至南部）、云南（西北部）、四川（西部、北部）、湖北。尼泊尔、不丹以及克什米尔地区也有分布。

▌ 生境 ▌

生长于海拔 1200 ~ 4000m 的山谷、河边灌丛、针叶林下、林缘。

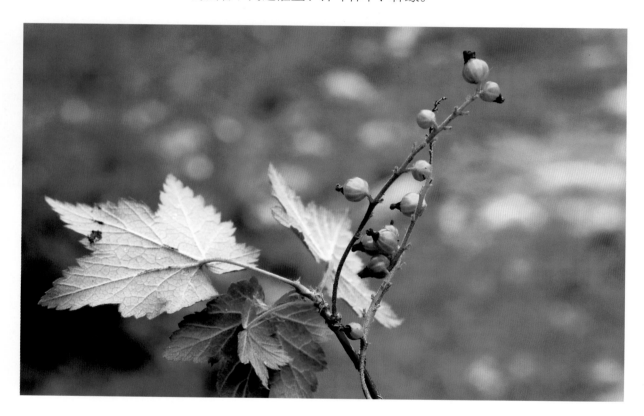

▌ 药材名 ▌

塞果、色归、色果（ སེ་ནོད། ），塞果曼巴（ སེ་ནོད་དམན་པ། ），色果策尔玛买巴（ སེ་ནོད་ཚེར་མ་མེད་པ། ）。

▌ 药用部位 ▌

茎内皮（中皮）、果实。

▌ 功能与主治 ▌

解毒，退热，敛黄水。用于中毒性发热，肝热症，肾病，关节积黄水。

▌ 用量与用法 ▌

3 ~ 9g。内服煎汤，或入丸、散剂。外用适量，研末撒或调敷。

附注

"ཤེ་ནད།"（塞果）始见于《四部医典》记载，为解毒、敛黄水之药物。《蓝琉璃》记载"塞果"分为雌（上品）、雄、副品3种。《晶珠本草》在"树木类药物"的"果实类药物"和"树皮类药物"中分别记载有"ཤེ་ནད་འབྲས་བུ།"（塞果哲哦）和"ཤེ་ནད།"（塞果），前者为治毒热、肝热症之药物，后者为"收敛脉管诸病"之药物，均分为园生、野生2类，且基原相同，仅药用部位不同。现代文献关于该2种药材的基原尚无定论，一般以果实（塞果哲哦）入药者多为蔷薇科蔷薇属（*Rosa*）植物，包括扁刺蔷薇 *Rosa sweginzowii* Koehne（裂萼蔷薇）、刺梗蔷薇 *Rosa setipoda* Hemsl. et Wils.（黄花蔷薇）、西藏蔷薇 *Rosa tibetica* Yü et Ku 等，青海藏医多用；以树皮（塞果）入药者多为虎耳草科茶藨子属（*Ribes*）植物，西藏藏医多用；也有文献记载这2类的根、果实、茎内皮均作药用，但其形态均与古籍中记载的形态部分相似，其基原尚有待进一步考证。《中国藏药植物资源考订》认为茶藨子属植物为《蓝琉璃》记载的"副品"的基原，称"ཤེ་ནད་དམན་པ།"（塞果曼巴）；《蓝琉璃》及《晶珠本草》记载的雌、雄或野生者与园生者均为蔷薇属植物。文献记载糖茶藨子 *Ribes himalense* Royle ex Decne. 为"塞果"或"塞果曼巴"的基原之一，又名"ཤེ་ནད་ཚེར་མ་མེད་པ།"（色果策儿玛买巴）；长刺茶藨子 *Ribes alpestre* Wall. ex Decne.（刺茶藨）、刺果茶藨子 *Ribes burejense* Fr. Schmidt 等数种同属植物也作其基原使用。西藏藏医也将糖茶藨子 *Ribes himalense* Royle ex Decne. 的果实与绢毛蔷薇 *Rosa sericea* Lindl. 等的果实同作"塞果哲哦"使用。《西藏藏标》以"ཤེ་ནད།/ 色归 / 糖茶藨"之名收载了糖茶藨子 *Ribes himalense* Royle ex Decne.，以茎内皮入药；以"ཤེ་བ།/ 色瓦 / 扁刺蔷薇"之名收载了扁刺蔷薇 *Rosa sweginzowii* Koehne，以茎内皮和成熟果实入药，两者的功能与主治相同。（参见"长刺茶藨子""东方茶藨子""峨眉蔷薇""绢毛蔷薇""扁刺蔷薇""大叶蔷薇"条）

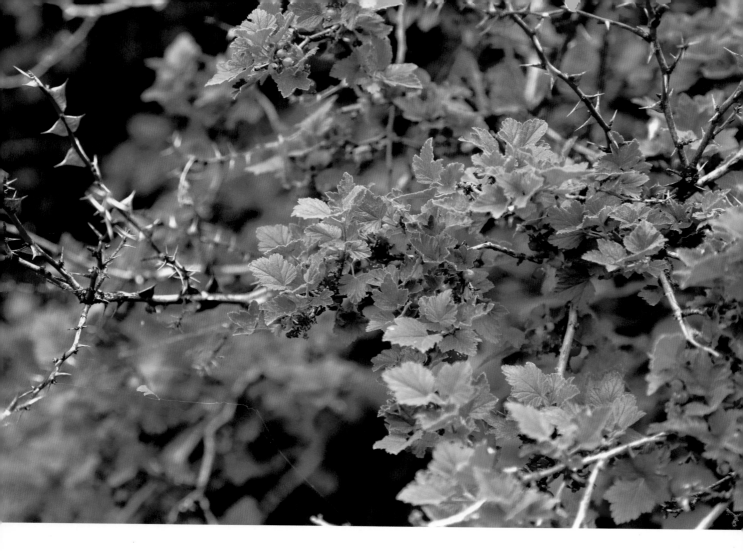

东方茶藨子

Ribes orientale Desf.

虎耳草科（Saxifragaceae） 　　　茶藨子属（*Ribes*）

▌ 形态 ▌

落叶低矮灌木，高 0.5 ～ 2m。枝粗壮，小枝灰色或灰褐色，皮纵裂，嫩枝红褐色，被短柔毛和黏质短腺毛或腺体，无刺；芽卵圆形至长圆形，长 5 ～ 6mm，先端稍尖或微钝，具数枚红褐色鳞片，外面被短柔毛。叶近圆形或肾状圆形，长 1 ～ 3（～ 4）cm，宽几与长相等，基部截形至浅心形，两面除被短柔毛外，还具黏质腺体和短腺毛，掌状 3 ～ 5 浅裂，裂片先端圆钝，稀微尖，顶生裂片几与侧生裂片近等长，边缘具不整齐的粗钝单锯齿或重锯齿；叶柄长 1 ～ 2（～ 3）cm，被短柔毛和短腺毛，或具黏质腺体。花单性，雌雄异株，稀杂性，组成总状花序；雄花序直立，长 2 ～ 5cm，具花 15 ～ 30；雌花序稍短，长 2 ～ 3cm，具花 5 ～ 15；果序长达 4cm；花序轴和花梗被短柔毛和短腺毛；花梗长 2 ～ 4mm；苞片披针形或椭圆形，长 5 ～ 9mm，宽 1 ～ 2mm，先端急尖或微钝，被短柔毛和短腺毛，具单脉；花萼紫红色或紫褐色，外面具短柔毛和短腺毛，萼筒近碟形或辐状，长 1 ～ 2mm，宽大于长；萼片卵圆形或近舌形，长 2 ～ 2.5mm，宽 1.2 ～ 2mm，先端钝，直立，常具不明显 3 脉；花瓣近扇形或近匙形，长 0.5 ～ 1mm，宽 0.5 ～ 1.2mm，先端近截形或圆钝，多少具柔毛；雄蕊稍长于花瓣，花丝几与花药等长，花药近圆形；雌花的雌蕊退化，长仅 0.3 ～ 0.4mm，花粉不育；子房卵圆形，被短柔毛和短腺毛，雄花的子房败育；花柱先端 2 裂。果实球形，直径 7 ～ 9mm，红色至紫红色，具短柔毛和短腺毛。花期 4 ～ 5 月，果期 7 ～ 8 月。

▌ 分布 ▌

分布于我国四川（木里、马尔康、黑水），云南西北部，西藏东部（八宿）、南部和西南部。东南欧、西亚、中亚、尼泊尔、不丹、印度也有分布。

▌ 生境 ▌

生长于海拔 2100 ～ 4900m 的高山林下、林缘、路边、岩石缝隙。

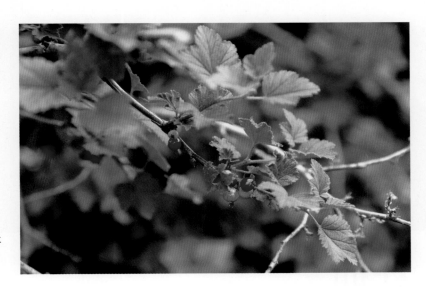

▌ 药材名 ▌

塞果曼巴（ཟེ་ཚོད་དམན་པ）。

▌ 药用部位 ▌

茎内皮（中皮）。

▌ 功能与主治 ▌

解毒，调脉，敛黄水。用于肝热症，脉管病，黄水病。

附　注

　　"ཟེ་ཚོད"（塞果）始记载于《四部医典》。《晶珠本草》在"树木类药物"的"果实类药物"和"树皮类药物"中分别记载有"ཟེ་ཚོད་འབྲས་བུ"（塞果哲哦）和"ཟེ་ཚོད"（塞果）。现代文献中关于该 2 种药材的基原尚无定论，一般以果实（塞果哲哦）入药者多为蔷薇科蔷薇属（Rosa）植物，青海藏医多用，以树皮（塞果）入药者多为虎耳草科茶藨子属（Ribes）植物，西藏藏医多习用，但这 2 属植物的形态均与古籍记载部分相符，故"塞果哲哦"和"塞果"的基原有待进一步考证。文献记载作"塞果"的基原包括长刺茶藨子 R. alpestre Wall. ex Decne.（刺茶藨）、糖茶藨子 R. himalense Royle ex Decne. 等同属多种植物，东方茶藨子 R. orientale Desf. 也为其基原之一，又被称为"ཟེ་ཚོད་དམན་པ"（塞果曼巴，代用品之意）。（参见"糖茶藨子""长刺茶藨子""绢毛蔷薇"条）

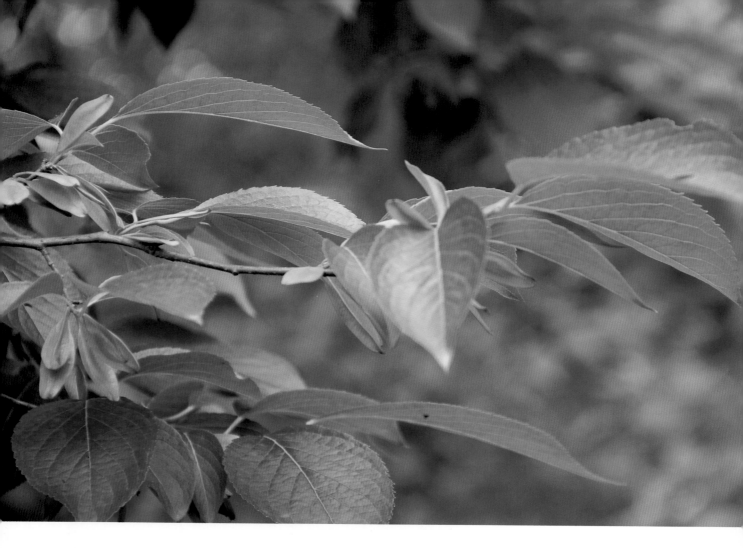

杜仲

Eucommia ulmoides Oliver

杜仲科（Eucommiaceae） 杜仲属（*Eucommia*）

▌ 形态 ▌

落叶乔木，高达 20m，胸径约 50cm。树皮灰褐色，粗糙，内含橡胶，折断拉开有多数细丝；嫩枝有黄褐色毛，不久变秃净，老枝有明显的皮孔；芽体卵圆形，外面发亮，红褐色，有鳞片 6 ~ 8，边缘有微毛。叶椭圆形、卵形或矩圆形，薄革质，长 6 ~ 15cm，宽 3.5 ~ 6.5cm；基部圆形或阔楔形，先端渐尖，上面暗绿色，初时有褐色柔毛，不久变秃净，老叶略有皱纹，下面淡绿色，初时有褐毛，以后仅在脉上有毛；侧脉 6 ~ 9 对，与网脉在上面下陷，在下面稍凸起；边缘有锯齿；叶柄长 1 ~ 2cm，上面有槽，被散生长毛。花生于当年枝基部，雄花无花被；花梗长约 3mm，无毛；苞片倒卵状匙形，长 6 ~ 8mm，先端圆形，边缘有睫毛，早落；雄蕊长约 1cm，无毛，花丝长约 1mm，药隔凸出，花粉囊细长，无退化雌蕊；雌花单生，苞片倒卵形，花梗长 8mm，子房无毛，1 室，扁而长，先端 2 裂，子房柄极短。翅果扁平，长椭圆形，长 3 ~ 3.5cm，宽 1 ~ 1.3cm，先端 2 裂，基部楔形，周围具薄翅；坚果位于中央，稍凸起，子房柄长 2 ~ 3mm，与果梗相接处有关节；种子扁平，线形，长 1.4 ~ 1.5cm，宽 3mm，两端圆形。早春开花，秋后果实成熟。

分布

分布于我国四川、贵州、云南、甘肃、陕西、湖北、湖南、河南、浙江等。各地广泛栽培。

生境

生长于海拔 300 ~ 500m 的低山、谷地、低坡疏林中。对土壤的选择并不严格，在瘠薄的红土或岩石峭壁均能生长。

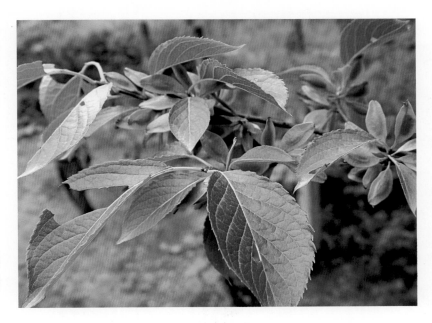

药材名

达布桑（ སྤ་མཎ ）。

药用部位

树皮或干皮。

功能与主治

清胃热，接骨。用于胃热，眼疾，目赤肿痛；调酥油后外用于骨折，骨伤，疮疡等。

用量与用法

6g。内服煎汤，或入丸、散剂。外用适量，研末撒或调敷患处。

附注

《四部医典》中记载有"སྤ་མཎ"（达布桑）；《晶珠本草》将其归于"树皮类药物"中，言其为接骨、清骨热之药物，又记载其"状如杨树，皮外表灰色，内为青色，浸泡水中，汁液为青色"。现代文献记载的"达布桑"的基原为木犀科植物大叶梣 Fraxinus rhynchophylla Hance（花曲柳）、锡金梣 F. suaveolens W. W. Smith [F. sikkimensis (Lingelsh.) Hand.-Mazz.] 及同属多种植物，但也有藏医使用杜仲 E. ulmoides Oliver。据《晶珠本草》记载的树皮"浸泡水中，汁液为青色"的特性来看，应以梣属（Fraxinus）植物为正品。（参见"花曲柳"条）

渐尖叶粉花绣线菊

Spiraea japonica L. f. var. *acuminata* Franch.

蔷薇科（Rosaceae） | 绣线菊属（*Spiraea*）

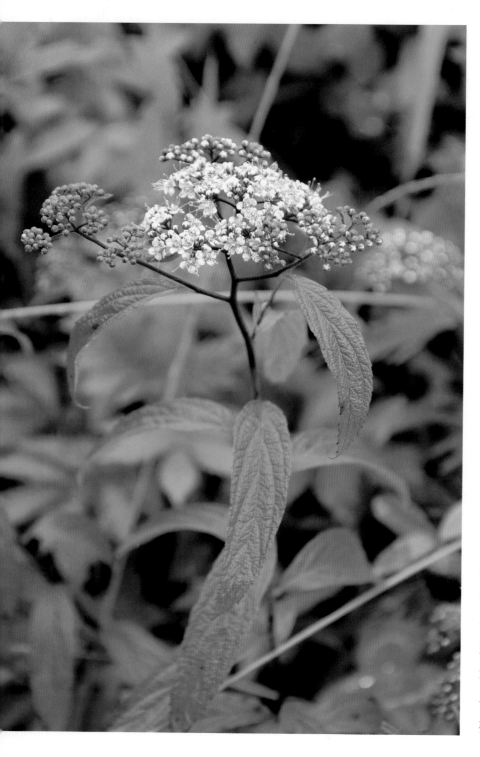

▌ 形态 ▌

直立灌木，高达 1.5m。枝条细长，开展，小枝近圆柱形，无毛或幼时被短柔毛；冬芽卵形，先端急尖，有数枚鳞片。叶片长卵形至披针形，长 3.5 ～ 8cm，宽 1 ～ 3cm，先端渐尖，基部楔形，边缘有尖锐重锯齿，上面暗绿色，无毛或沿叶脉微具短柔毛，下面色浅或有白霜，沿叶脉有短柔毛；叶柄长 1 ～ 3mm，具短柔毛。复伞房花序生于当年生的直立新枝先端，直径 10 ～ 14cm，有时达 18cm，花朵密集，密被短柔毛；花梗长 4 ～ 6mm；苞片披针形至线状披针形，下面微被柔毛；花直径 4 ～ 7mm；花萼外面有稀疏短柔毛，萼筒钟状，内面有短柔毛；萼片三角形，先端急尖，内面近先端有短柔毛；花瓣卵形至圆形，先端通常圆钝，长 2.5 ～ 3.5mm，宽 2 ～ 3mm，粉红色；雄蕊 25 ～ 30，远较花瓣长；花盘圆环形，约有 10 个不整齐的裂片。蓇葖果半开张，无毛或沿腹缝有稀疏柔毛，花柱顶生，稍倾斜开展，萼片常直立。花期 6 ~ 7 月，果期 8 ~ 9 月。

▎分布 ▎

分布于我国四川（茂县）、甘肃、云南西北部、贵州、广西、江西、湖南、湖北、浙江、安徽、河南、陕西。

▎生境 ▎

生长于海拔 950 ~ 4000m 的山坡旷地、疏密杂木林中、山谷、河沟旁。

▎药材名 ▎

模协、麻蝎、麻息、玛嘿（སྨུག་ཤད།）。

▎药用部位 ▎

花、叶。

▎功能与主治 ▎

花：生津，利水；用于烦渴，腹水。叶：敛黄水，愈疮；用于黄水病，诸疮。

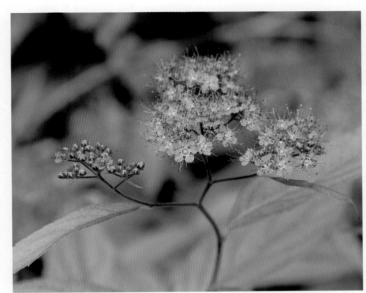

附 注

《蓝琉璃》在"药物补述"中记载有"དམར་ཤད།"（玛尔谢），言其为清骨热（注：也有文献记载为"清胃热"）之药物。《晶珠本草》以"སྨུག་ཤད།"（模协）为正名，将其归于"树木类药物"的"树叶类药物"中，言其"为灌木，干细直，皮白色（注：也有文献记载为红色）；叶小而稀少；花白色，簇生。采集花和叶入药"，具有养疮并引出黄水病之功效。现代文献记载藏医所用"模协"的基原包括多种绣线菊属（*Spiraea*）植物，通常以蒙古绣线菊 *S. mongolica* Maxim. 等花白色的种类为正品，也有部分藏医使用西藏绣线菊 *S. thibetica* Yü et Lu（*S. thibetica* Bur. & Franch.）等花色带红的种类。据文献记载，狭叶绣线菊 *S. japonica* L. f. var. *acuminata* Franch.（渐尖叶粉花绣线菊）为四川阿坝藏医习用的"模协"的基原之一。（参见"川滇绣线菊""高山绣线菊""细枝绣线菊"条）

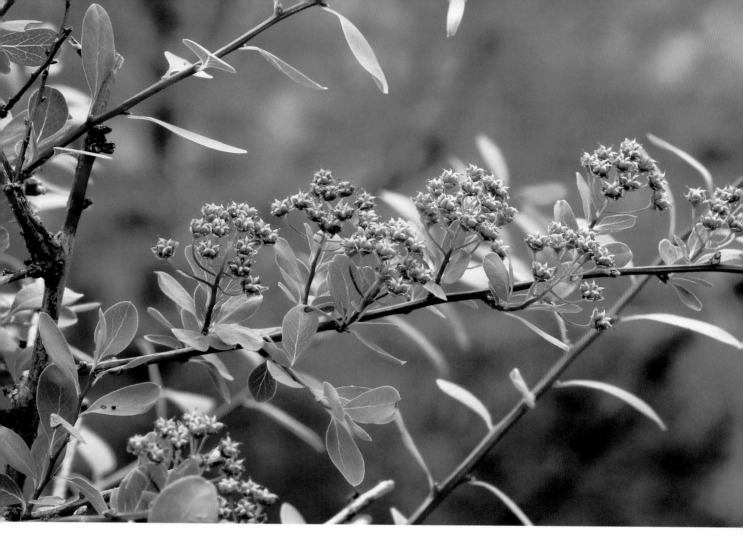

川滇绣线菊

Spiraea schneideriana Rehd.

蔷薇科（Rosaceae） 绣线菊属（*Spiraea*）

▌ 形态 ▌

灌木，高 1 ~ 2m。枝条开展，小枝有棱角，幼时被细长柔毛，暗褐色，以后毛逐渐脱落，老枝灰褐色，无毛；冬芽卵形，先端稍钝或急尖，具数枚褐色鳞片，幼时外面被柔毛。叶片卵形至卵状长圆形，长 8 ~ 15mm，宽 5 ~ 7mm，先端圆钝或微急尖，基部楔形至圆形，全缘，稀先端有少数锯齿，两面无毛或沿叶缘有细长柔毛，叶脉不明显，有时基部具 3 脉；叶柄长 1 ~ 2mm，常无毛。复伞房花序着生于侧生小枝先端，外被短柔毛或近无毛，具多数花；花梗长 4 ~ 9mm；苞片披针形，先端急尖，基部楔形，全缘，微被柔毛；花直径 5 ~ 6mm；萼筒钟状，内外两面均被细柔毛，萼片卵状三角形，先端急尖，外面近无毛，内面具短柔毛；花瓣圆形至卵形，先端圆钝或微凹，白色，长 2 ~ 2.5mm，宽约 2mm；雄蕊 20，比花瓣稍长；花盘圆环形，具 10 裂片，裂片先端有时微凹；子房微被细柔毛，花柱短于雄蕊。蓇葖果开展，无毛或仅沿腹缝线微被柔毛，花柱生于背部先端，近直立或稍倾斜开展，萼片直立。花期 5 ~ 6 月，果期 7 ~ 9 月。

分布

分布于我国西藏（江达等）、四川、云南。

生境

生长于海拔 2500 ~ 4000m 的杂木林
中、高山冷杉林缘。

药材名

模协、麻蝎、麻息、玛嘿（སྨུག་ཤིང་），
玛尔谢（དམར་ཤིང་）。

药用部位

叶、花。

功能与主治

清骨热，生津，止血，敛黄水。用于
疮疡，黄水病，腹水，肺瘀血，子宫
出血。

用量与用法

9 ~ 15g。内服研末。

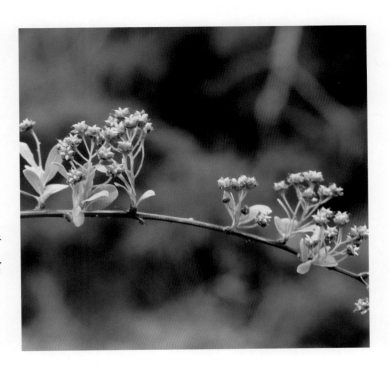

附 注

　　《蓝琉璃》在"药物补述"中记载有清骨热（也有文献记载为"清胃热"）之药物"དམར་ཤིང་"（玛尔谢），言"《图鉴》中未见记载，茎叶灰白色，状如胡颓子而略小，无果实，属于 8 种树类"。在《四部医典系列挂图全集》第三十二图中有其 1 幅附图（8 号图，汉译本译注名为"蒙古绣线菊"）。《四部医典》等中记载有"སྨུག་ཤིང་"（模协）。《蓝琉璃》记载其原名为"དམར་ཤིང་"（玛尔谢），言其系治胃热之药物；《晶珠本草》记载其名为"སྨུག་ཤིང་"（模协，又名"玛尔谢"），将其归于"树木类药物"的"树叶类药物"中，言其为治诸疮、托引黄水之药物，其形态"为灌木，干细直，皮白色（也有文献记载为红色）；叶小而稀少；花白色，簇生"，其花、叶均入药。现代文献记载藏医所用"模协"的基原包括绣线菊属（Spiraea）的多种植物；有文献认为其正品为蒙古绣线菊 S. mongolica Maxim.；也有文献记载高山绣线菊 S. alpina Pall.、云南绣线菊 S. yunnanensis Franch.、细枝绣线菊 S. myrtilloides Rehd.、川滇绣线菊 S. schneideriana Rehd. 等开白花的种类的形态也与《晶珠本草》的记载相符；部分藏医还以花带红色的绣线菊属植物作"模协"使用，如西藏绣线菊 S. thibetica Yü et Lu（S. thibetica Bur. & Franch.）、狭叶绣线菊 S. japonica L. f. var. acuminata Franch.（渐尖叶粉花绣线菊）、楔叶绣线菊 S. canescens D. Don 等。《部标藏药》以"高山绣线菊 /སྨུག་ཤིང་/ 模协"之名收载了高山绣线菊 S. alpina Pall.。《晶珠本草》言"花叶入药"，现藏医常用花（花序）。（参见"高山绣线菊""细枝绣线菊""渐尖叶粉花绣线菊"条）

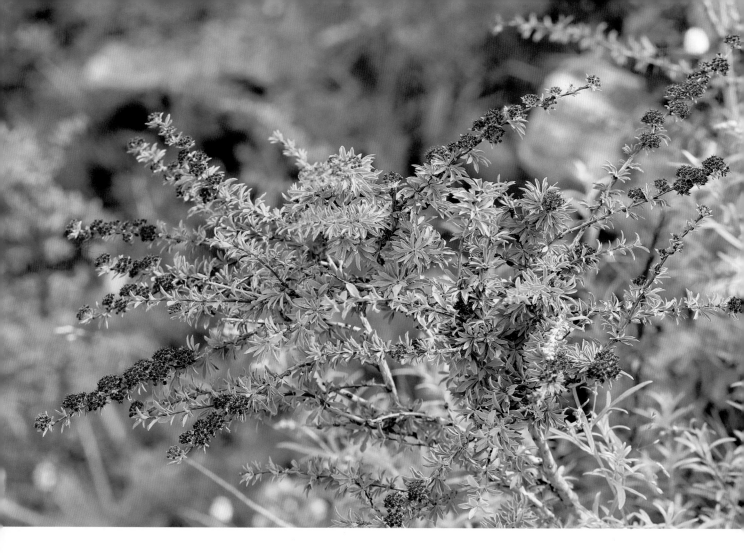

高山绣线菊

Spiraea alpina Pall.

| 蔷薇科（Rosaceae） | 绣线菊属（*Spiraea*） |

▌形态 ▌

灌木，高 50 ~ 120cm。枝条直立或开张，小枝有明显棱角，幼时被短柔毛，红褐色，老时灰褐色，无毛；冬芽小，卵形，通常无毛，有数枚外露鳞片。叶片多数簇生，线状披针形至长圆状倒卵形，长 7 ~ 16mm，宽 2 ~ 4mm，先端急尖或圆钝，基部楔形，全缘，两面无毛，下面灰绿色，具粉霜，叶脉不明显；叶柄甚短或几无柄。伞形总状花序具短总梗，有花 3 ~ 15；花梗长 5 ~ 8mm，无毛；苞片小，线形；花直径 5 ~ 7mm；萼筒钟状，外面无毛，背面具短柔毛；萼片三角形，先端急尖，内面被短柔毛；花瓣倒卵形或近圆形，先端圆钝或微凹，长与宽均为 2 ~ 3mm，白色；雄蕊 20，几与花瓣等长或稍短于花瓣；花盘显著，圆环形，具 10 发达的裂片；子房外被短柔毛，花柱短于雄蕊。蓇葖果开张，无毛或仅沿腹缝线具稀疏短柔毛，花柱近顶生，开展，常具直立或半开张的萼片。花期 6 ~ 7 月，果期 8 ~ 9 月。

▌分布 ▌

分布于我国西藏（察雅）、甘肃、青海、四川、陕西。蒙古等也有分布。

▌生境 ▌

生长于海拔 2000 ~ 4000m 的向
阳坡地、灌丛中。

▌药材名 ▌

模协、麻蝎、麻息、玛合协、玛
嘿（ 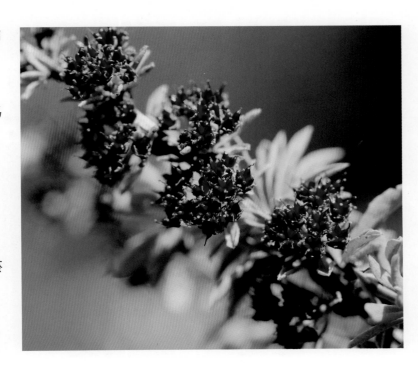 ）。

▌药用部位 ▌

叶、花。

▌功能与主治 ▌

清骨热，生津，止血，敛黄水。
用于疮疡，黄水病，腹水，肺瘀
血，子宫出血。

▌用量与用法 ▌

9 ~ 15g。内服研末。

附 注

　　"དམར་གྱེད།"（玛尔谢）为《蓝琉璃》在"药物补述"中记载的清骨热（一说清胃热）之药物。《晶
珠本草》以"སྨུག་གྱེད།"（模协）为正名，言其为治诸疮、托引黄水之药物，记载其形态"为灌木，干细直，
皮白色（注：也有文献记载为红色）；叶小而稀少；花白色，簇生"。现代文献记载的藏医所用"模协"
的基原包括多种绣线菊属（*Spiraea*）植物，通常以开白色花的种类为正品，但部分藏医也习用花带
红色的种类。《部标藏药》《青海藏标》以"高山绣线菊 /སྨུག་གྱེད།/ 模协（玛合协）"之名收载了高山
绣线菊 *S. alpina* Pall.。文献记载的各地作"模协"使用的还有蒙古绣线菊 *S. mongolica* Maxim.、藏
南绣线菊 *S. bella* Sims、川滇绣线菊 *S. schneideriana* Rehd.，这些种类的形态也与《晶珠本草》的记
载较为相符。（参见"川滇绣线菊""细枝绣线菊"条）

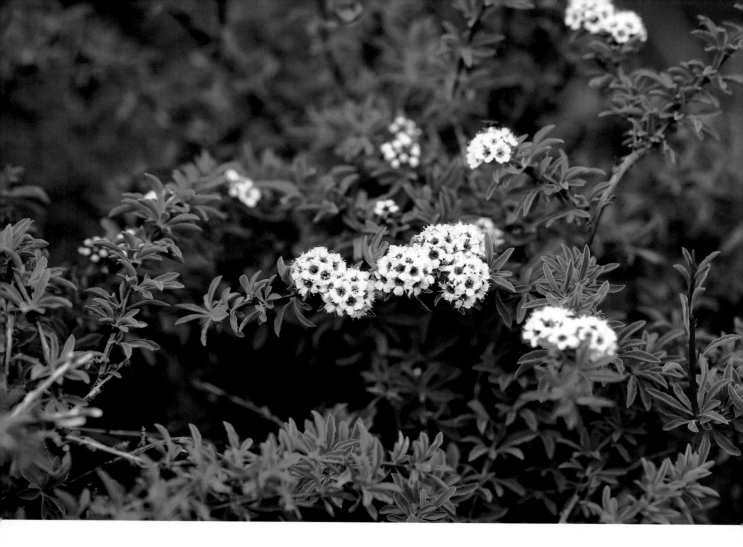

细枝绣线菊

Spiraea myrtilloides Rehd.

| 蔷薇科（Rosaceae） | 绣线菊属（*Spiraea*） |

▌形态 ▌

灌木，高 2～3m。枝条直立或开张，嫩时有棱角，暗红褐色，近无毛，老时暗褐色或暗灰褐色；冬芽卵形，先端急尖，无毛或近无毛，具数枚褐色鳞片。叶片卵形至倒卵状长圆形，长 6～15mm，宽 4～7mm，先端圆钝，基部楔形，全缘，稀先端有 3 至数个钝锯齿，下面浅绿色，具稀疏短柔毛或无毛，有不明显的羽状脉，基部 3 脉较明显；叶柄长 1～2mm，无毛或近无毛。伞形总状花序具花 7～20；花梗长 3～6mm，无毛或具稀疏短柔毛；苞片线形或披针形，无毛；花直径 5～6mm；花萼外面无毛或近无毛，内面具短柔毛；萼筒钟状；萼片三角形，先端急尖；花瓣近圆形，先端圆钝，长与宽均为 2～3mm，白色；雄蕊 20，与花瓣等长；花盘圆环形，具 10 裂片；子房微具短柔毛，花柱短于雄蕊。蓇葖果直立开张，仅沿腹缝线有短柔毛或无毛，花柱顶生，倾斜开展，萼片直立或开张。花期 6～7 月，果期 8～9 月。

分布

分布于我国四川（康定等）、甘肃、云南、湖北。

生境

生长于海拔 1500 ~ 3100m 的山坡、山谷或杂木林边。

药材名

模协、麻蝎、麻息、玛嘿（ སྨུག་ཤད）。

药用部位

叶、花。

功能与主治

清骨热，生津，止血，敛黄水。用于疮疡，黄水病，腹水，肺瘀血，子宫出血。

用量与用法

9 ~ 15g。内服研末。

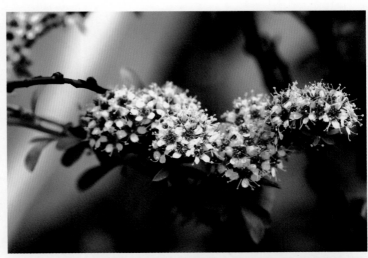

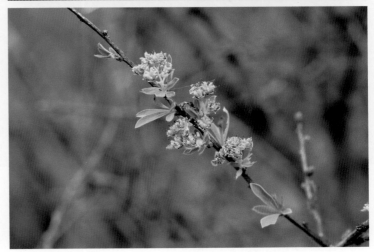

附 注

《蓝琉璃》中记载有"དམར་ཤད"（玛尔谢），言其为清骨热（或说清胃热）之药物，其在《图鉴》中未见记载，《晶珠本草》以"སྨུག་ཤད"（模协）为正名，言其"为灌木，干细直，皮白色（注：也有文献记载为红色）；叶小而稀少；花白色，簇生。采集花、叶入药"。"模协"的功效为养疮，并可引出黄水。现代文献记载的藏医所用"模协"的基原包括多种绣线菊属（*Spiraea*）植物，通常以开白色花的种类为正品，但部分藏医也习用花带红色的种类，细枝绣线菊 *S. myrtilloides* Rehd. 为其基原之一。《部标藏药》以"高山绣线菊 /སྨུག་ཤད/ 模协"之名收载了高山绣线菊 *S. alpina* Pall.。（参见"高山绣线菊""川滇绣线菊""渐尖叶粉花绣线菊"条）

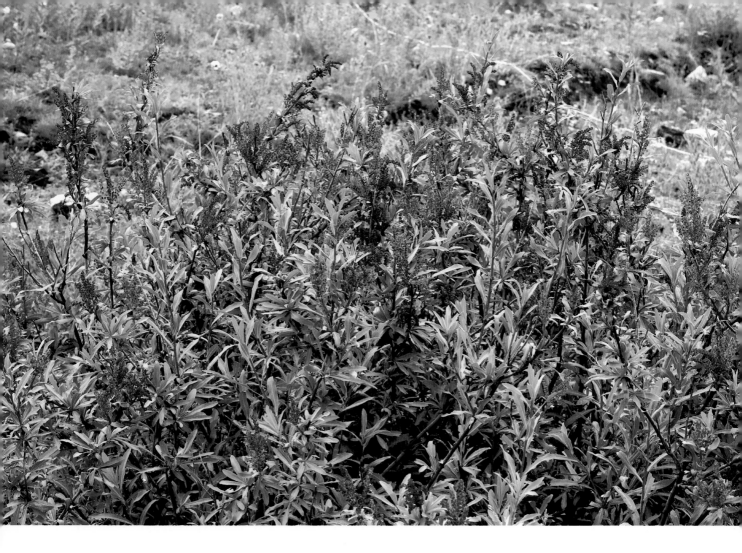

窄叶鲜卑花

Sibiraea angustata (Rehd.) Hand.-Mazz.

蔷薇科（Rosaceae） 鲜卑花属（*Sibiraea*）

形态

灌木，高 2 ~ 2.5m。小枝圆柱形，微有棱角，幼时微被短柔毛，暗紫色，老时光滑无毛，黑紫色；冬芽卵形至三角状卵形，先端急尖或圆钝，微被短柔毛，有 2 ~ 4 外露鳞片。叶在当年生枝条上互生，在老枝上通常丛生，叶片窄披针形或倒披针形，稀长椭圆形，长 2 ~ 8cm，宽 1.5 ~ 2.5cm，先端急尖或凸尖，稀渐尖，基部下延成楔形，全缘，上下两面均无毛，仅在幼时边缘具柔毛，老时近无毛，下面中脉明显，侧脉斜出；叶柄很短；无托叶。顶生穗状圆锥花序，长 5 ~ 8cm，直径 4 ~ 6cm，花梗长 3 ~ 5mm，总花梗和花梗均密被短柔毛；苞片披针形，先端渐尖，全缘，内外两面均被柔毛；花直径约 8mm；萼筒浅钟状，外被柔毛，萼片宽三角形，先端急尖，全缘，内外两面均被稀疏柔毛；花瓣宽倒卵形，先端圆钝，基部下延成楔形，白色；雄花具雄蕊 20 ~ 25，着生在萼筒边缘，花丝细长，药囊黄色，与花瓣近等长或稍长，具 3 ~ 5 退化雌蕊，四周密被白色柔毛；雌花具退化雄蕊，花丝极短；花盘环状，肥厚，具 10 裂片，雌蕊 5，花柱稍偏斜，柱头肥厚，子房光滑无毛。蓇葖果直立，长约 4mm，具宿存直立的萼片，果梗长 3 ~ 5mm，具柔毛。花期 6 月，果期 8 ~ 9 月。

▍分布 ▍

分布于我国青海、甘肃、四川、西藏。

▍生境 ▍

生长于海拔 3000 ~ 4000m 的山坡灌丛中、山谷砂石滩上。

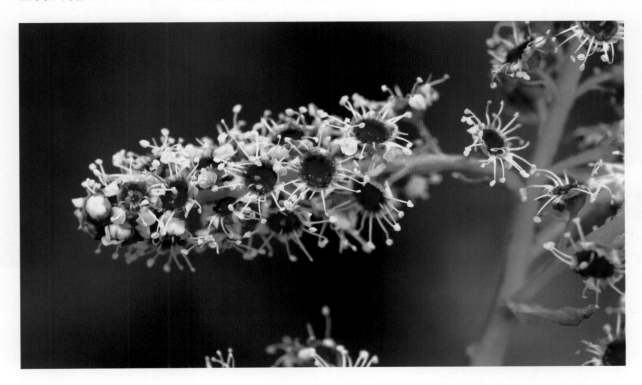

▍药材名 ▍

良赤兴（ན་ཁྲིག་ཤིང་），良热（ན་རེ་），良寨（ན་ཟེ་）。

▍药用部位 ▍

带花枝叶。

▍功能与主治 ▍

用于肺炎，消化不良，胃痛。

附 注

　　藏医药用窄叶鲜卑花 *S. angustata* (Rehd.) Hand.-Mazz. 记载见于《藏药晶镜本草》和《中国藏药植物资源考订》。据调查，四川甘孜州德格、理塘、乡城等地藏医使用窄叶鲜卑花 *S. angustata* (Rehd.) Hand.-Mazz.，其藏文名未见有古籍记载，同属植物鲜卑花 *S. laevigata* (L.) Maxim. 也可入药。窄叶鲜卑花 *S. angustata* (Rehd.) Hand.-Mazz. 资源极为丰富，在生长地常为灌丛的优势建群种。

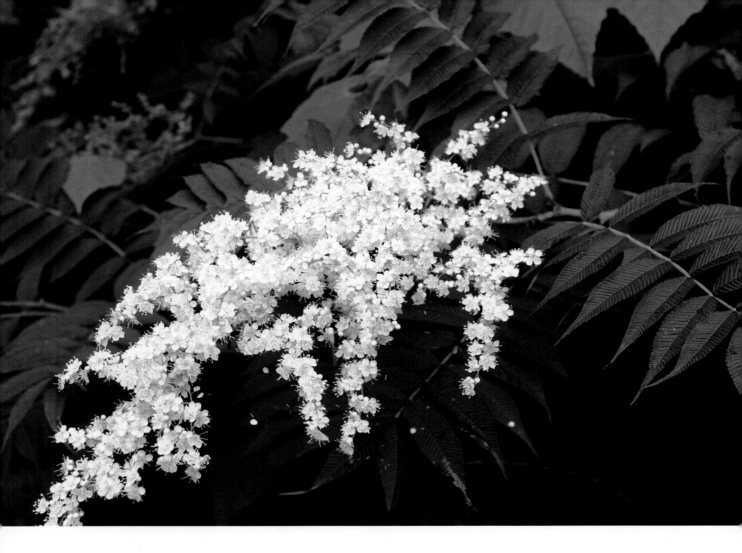

高丛珍珠梅

Sorbaria arborea Schneid.

| 蔷薇科（Rosaceae） | 珍珠梅属（*Sorbaria*） |

▌ 形态 ▌

落叶灌木，高达 6m。枝条开展；小枝圆柱形，稍有棱角，幼时黄绿色，微被星状毛或柔毛，老时暗红褐色，无毛；冬芽卵形或近长圆形，先端圆钝，紫褐色，具数枚外露鳞片，外被绒毛。羽状复叶，小叶 13 ～ 17，连叶柄长 20 ～ 32cm，微被短柔毛或无毛；小叶对生，相距 2.5 ～ 3.5cm，披针形至长圆状披针形，长 4 ～ 9cm，宽 1 ～ 3cm，先端渐尖，基部宽楔形或圆形，边缘有重锯齿，上下两面无毛或微具星状绒毛，羽状网脉，侧脉 20 ～ 25 对，在下面显著；小叶柄短或几无柄；托叶三角状卵形，长 8 ～ 10mm，宽 4 ～ 5mm，先端渐尖，基部宽楔形，两面无毛或近无毛。顶生大型圆锥花序，分枝开展，直径 15 ～ 25cm，长 20 ～ 30cm；花梗长 2 ～ 3mm，总花梗与花梗微具星状柔毛；苞片线状披针形至披针形，长 4 ～ 5mm，微被短柔毛；花直径 6 ～ 7mm；萼筒浅钟状，内外两面无毛，萼片长圆形至卵形，先端钝，稍短于萼筒；花瓣近圆形，先端钝，基部楔形，长 3 ～ 4mm，白色；雄蕊 20 ～ 30，着生在花盘边缘，约长于花瓣 1.5 倍；心皮 5，无毛，花柱长不及雄蕊的一半。蓇葖果圆柱形，无毛，长约 3mm，花柱在先端稍下方向外弯曲；萼片宿存，反折，果梗弯曲，果实下垂。花期 6 ~ 7 月，果期 9 ~ 10 月。

分布

分布于我国西藏、云南、贵州、四川、甘肃、新疆、陕西、湖北、江西。

生境

生长于海拔 2500 ~ 3500m 的山坡林边、山沟溪边。

药材名

奥色折吾、奥色折布（ན་སེའི་འབྲས་བུ），俄色卡杷（ན་སེའི་ཚག），俄色巴巴（ན་སེའི་པགས་པ）。

药用部位

根皮、果实。

功能与主治

根皮：止痛，消肿；用于跌打，肺热咳嗽。果实：祛痰；用于肺病。

附 注

《晶珠本草》在"树木类药物"的"果实类药物"中记载有治肺病、引吐痰涎之药物"ན་སེའི་འབྲས་བུ"（奥色折吾），言其（植株）形态近似于石榴，叶长如柳叶，果实红色，形如蔷薇果，味甘。现代文献记载的"俄色折布"的基原涉及苹果属（Malus）、花楸属（Sorbus）和珍珠梅属（Sorbaria）的多种植物，多以花楸属中果实红色的种类为正品，苹果属的一些种类可作为代用品，《四川藏标》以"俄色叶 /ན་སེའི་ལོ་མ/ 俄色洛玛"之名收载了变叶海棠 M. toringoides (Rehd.) Hughes 及花叶海棠 M. transitoria (Batal.) Schneid.。一些文献将珍珠梅 Sorbaria sorbifolia (L.) A. Br.、毛叶高丛珍珠梅 Sorbaria arborea Schneid. var. subtomentosa Rehd. 归为"ན་སེ"（俄色）类，以其果实作"奥色折吾"使用，但其果实为蓇葖果，显然与文献记载不符，不宜代用。一些地区也将高丛珍珠梅 Sorbaria arborea Schneid. 作"奥色折吾"使用。（参见"变叶海棠""毛叶高丛珍珠梅"条）

《中国植物志》记载珍珠梅 Sorbaria sorbifolia (L.) A. Br. 在我国仅分布于黑龙江、吉林、辽宁和内蒙古，据文献记载，藏民聚居区所产的珍珠梅 Sorbaria sorbifolia (L.) A. Br. 应是高丛珍珠梅 Sorbaria arborea Schneid. 及其变种。

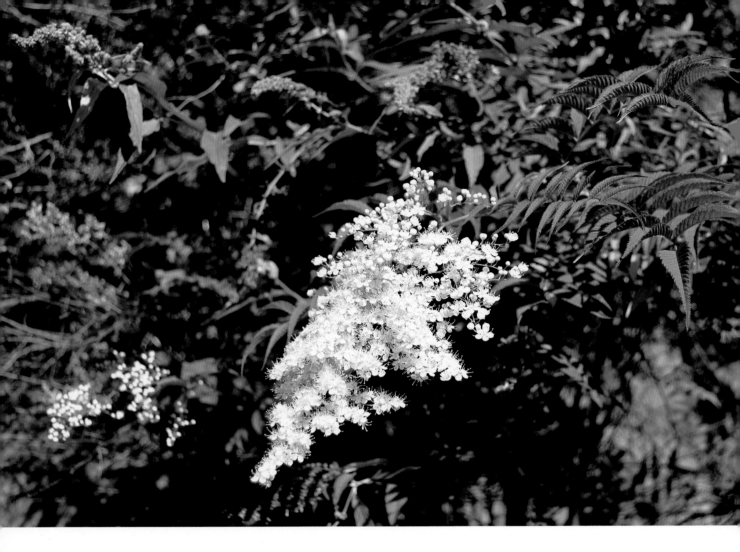

毛叶高丛珍珠梅

Sorbaria arborea Schneid. var. *subtomentosa* Rehd.

蔷薇科（Rosaceae）　　　　珍珠梅属（*Sorbaria*）

▍ 形态 ▍

落叶灌木，高达 6m。枝条开展；小枝圆柱形，稍有棱角，幼时黄绿色，微被星状毛或柔毛，老时暗红褐色，无毛；冬芽卵形或近长圆形，先端圆钝，紫褐色，具数枚外露鳞片，外被绒毛。羽状复叶，小叶片 13 ~ 17，连叶柄长 20 ~ 32cm；叶轴密被星状毛；小叶片对生，相距 2.5 ~ 3.5cm，披针形至长圆状披针形，长 4 ~ 9cm，宽 1 ~ 3cm，先端渐尖，基部宽楔形或圆形，边缘有重锯齿，上面无毛或微被星状绒毛，下面密被星状绒毛，羽状网脉，侧脉细密，下面显著；小叶柄短或几无柄；托叶三角状卵形，长 8 ~ 10mm，宽 4 ~ 5mm，先端渐尖，基部宽楔形，两面无毛或近无毛。顶生大型圆锥花序，分枝开展，直径 15 ~ 25cm，长 20 ~ 30cm，花梗长 2 ~ 3mm，总花梗与花梗密被星状柔毛；苞片线状披针形至披针形，长 4 ~ 5mm，微被短柔毛；花直径 6 ~ 7mm；萼筒浅钟状，内外两面无毛，萼片长圆形至卵形，先端钝，稍短于萼筒；花瓣近圆形，先端钝，基部楔形，长 3 ~ 4mm，白色；雄蕊 20 ~ 30，着生在花盘边缘，约长于花瓣的 1.5 倍；心皮 5，无毛，花柱长不及雄蕊的 1/2。蓇葖果圆柱形，无毛，长约 3mm，花柱在先端稍下方向外弯曲；萼片宿存，反折，果梗弯曲，果实下垂。花期 6 ~ 7 月，果期 9 ~ 10 月。

▌ 分布 ▌

分布于我国四川（汶川）、陕西、云南。

▌ 生境 ▌

生长于海拔 1600 ~ 3100m 的山坡、路边向阳处。

▌ 药材名 ▌

奥色折吾、奥色折布、俄色折布（ འོ་སེའི་འབྲས་བུ ），俄色卡布（ འོ་སེའི་ཚབ ），俄色格巴、奥色格巴（ འོ་སེའི་པགས་པ ）。

▌ 药用部位 ▌

根皮、果实。

▌ 功能与主治 ▌

根皮：止痛，消肿；用于跌打，肺热咳嗽。果实：祛痰；用于肺病。

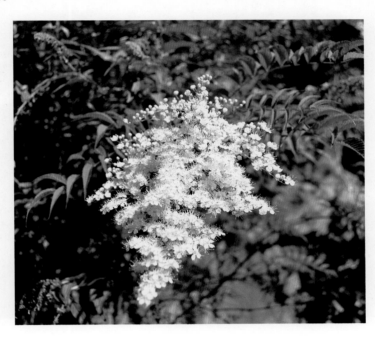

附 注

　　《晶珠本草》在"树木类"的"果实类药物"中记载有" འོ་སེའི་འབྲས་བུ "（奥色折吾），言其为治肺病、引吐痰涎之药物，其（植株）形态近似石榴，叶长如柳叶，果实红色，形如蔷薇果，味甘。现代文献记载的"俄色折布"的基原涉及苹果属（*Malus*）、花楸属（*Sorbus*）和珍珠梅属（*Sorbaria*）的多种植物，多以花楸属的果实红色的种类为正品。四川阿坝藏医将毛叶高丛珍珠梅 *Sorbaria arborea* Schneid. var. *subtomentosa* Rehd. 作" འོ་སེ "（俄色）类使用，其果实称"奥色折吾"，但其果实为蓇葖果，显然与文献记载不符。据文献记载，一些地区也将高丛珍珠梅 *Sorbaria arborea* Schneid. 作"俄色折布"使用。四川甘孜藏医则以陕甘花楸 *Sorbus koehneana* Schneid. 作" འོ་སེའི་པགས་པ "（俄色格巴）药用。（参见"变叶海棠""高丛珍珠梅""陕甘花楸"条）

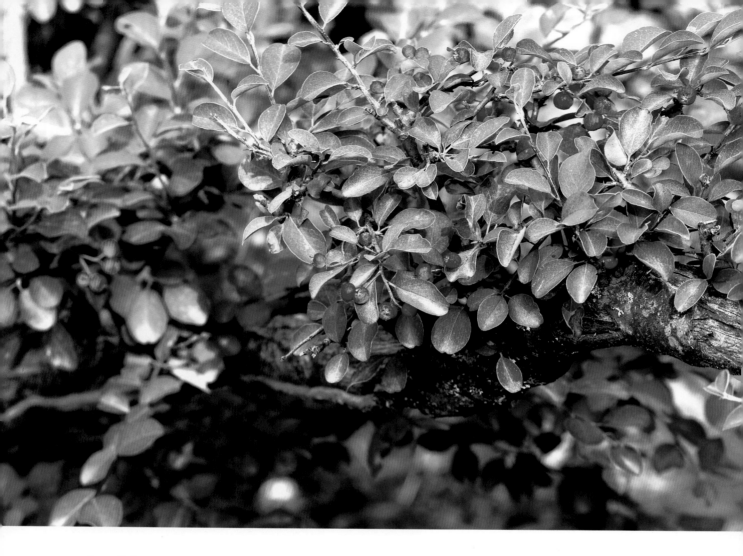

水栒子

Cotoneaster multiflorus Bge.

| 蔷薇科（Rosaceae） | 栒子属（*Cotoneaster*） |

▌ 形态 ▌

落叶灌木，高达 4m。枝条细瘦，常呈弓形弯曲，小枝圆柱形，红褐色或棕褐色，无毛，幼时带紫色，具短柔毛，不久脱落。叶片卵形或宽卵形，长 2 ~ 4cm，宽 1.5 ~ 3cm，先端急尖或圆钝，基部宽楔形或圆形，上面无毛，下面幼时稍有绒毛，后渐脱落；叶柄长 3 ~ 8mm，幼时有柔毛，以后脱落；托叶线形，疏生柔毛，脱落。花多数，5 ~ 21，呈疏松的聚伞花序，总花梗和花梗无毛，稀微具柔毛；花梗长 4 ~ 6mm；苞片线形，无毛或微具柔毛；花直径 1 ~ 1.2cm；萼筒钟状，内外两面均无毛；萼片三角形，先端急尖，通常除先端边缘外，内外两面均无毛；花瓣平展，近圆形，直径 4 ~ 5mm，先端圆钝或微缺，基部有短爪，内面基部有白色细柔毛，白色；雄蕊约 20，稍短于花瓣；花柱通常 2，离生，比雄蕊短；子房先端有柔毛。果实近球形或倒卵形，直径 8mm，红色，有 1 由 2 心皮合生而成的小核。花期 5 ~ 6 月，果期 8 ~ 9 月。

分布

分布于我国西藏、云南、四川、甘肃、青海、新疆、陕西、山西、河北、内蒙古、辽宁、黑龙江。
亚洲中部和西部均有分布。

生境

生长于海拔 1200 ~ 3500m 的沟谷、
山坡杂木林中。

药材名

察巴兴（ཚར་པ་ཤིང་），察珠木、察尔朱母、
察尔钟（ཚར་འབྲུམ་）。

药用部位

果实、枝叶（熬膏备用）。

功能与主治

果实：祛风除湿，敛四肢黄水扩散，
健胃消食，降血压，化瘀滞；用于风
湿性关节炎，黄水病，肝病，肉食积滞，
高血压，月经不调，腹泻。果实煎膏：

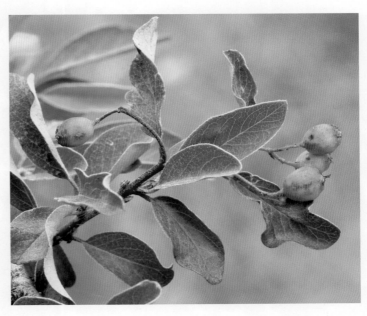

凉血，止血；用于鼻衄，牙龈出血，月经出血过多。枝叶煎膏：止血，敛黄水；用于鼻衄，月经
出血过多，各种出血，风湿性关节炎，黄水病。

用量与用法

多配方用。枝叶熬膏常用于药浴中。

附 注

　　《晶珠本草》记载有"ཚར་འབྲུམ་"（察珠木），言其为敛四肢黄水之药物，按枝皮颜色或生
境分为枝皮（或言果实）红色 ["ཚར་འབྲུམ་དམར་པོ་"（察珠木玛保）、"ཚར་པ་ཤིང་"（察巴兴）]、黑色
["ཚར་འབྲུམ་ནག་པོ་"（察珠木那保）] 与生于石岩上枝扁而呈葡匐状 ["ཚར་ལེག་"（察尔列）] 的 3 种。现
代文献记载的"察珠木"的基原均为枸子属（Cotoneaster）植物，不同文献或古籍记载划分为 3 种，
或不再划分品种而统称"察珠木"，各种的功能与主治基本相同。文献记载水枸子 *C. multiflorus*
Bge. 为"察巴兴"或"察珠木"的基原之一，与其同样使用的尚有钝叶枸子 *C. hebephyllus* Diels、
尖叶枸子 *C. acuminatus* Lindl. 等同属数种植物。（参见"散生枸子""钝叶枸子""紫果水枸子"
等条）

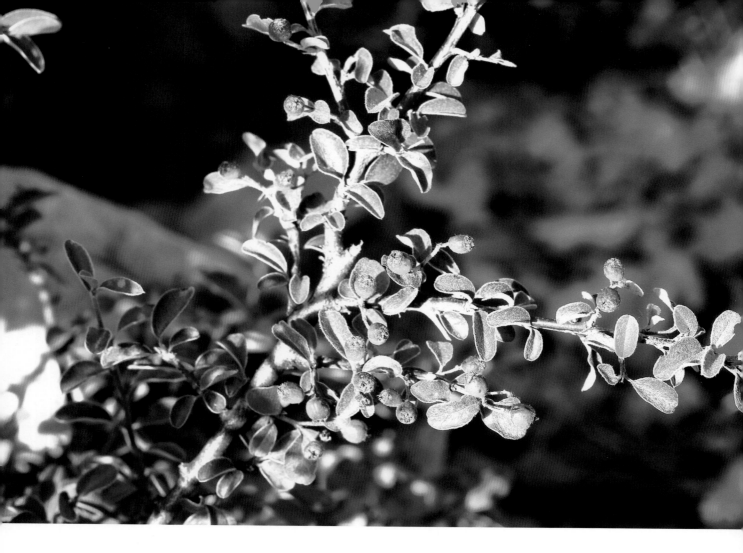

钝叶栒子

Cotoneaster hebephyllus Diels

薔薇科（Rosaceae）　　栒子属（*Cotoneaster*）

▎形态 ▎

落叶灌木，高 1.5 ～ 3m，有时呈小乔木状；枝条开展，小枝细瘦，暗红褐色，幼时被柔毛，不久即脱落。叶片稍厚，近革质，椭圆形至广卵形，长 2.5 ～ 3.5cm，宽 1.2 ～ 2cm，先端多数圆钝或微凹，具小凸尖，基部宽楔形至圆形，上面常无毛，下面有白霜，具长柔毛或绒毛状毛；叶柄长 5 ～ 7mm，疏生长柔毛；托叶细小，线状披针形，微具柔毛，至果期脱落。5 ～ 15 花组成聚伞花序，总花梗和花梗稍具柔毛；花梗长 2 ～ 5mm；花直径 7 ～ 8mm；萼筒钟状，外面无毛，有时在近基部稍有柔毛，内面无毛；萼片宽三角形，先端急尖，外面无毛，内面无毛或仅先端微具柔毛；花瓣平展，近圆形，直径 3 ～ 4mm，先端圆钝，基部有极短的爪，内面近基部处疏生细柔毛，白色；雄蕊 20，稍短于花瓣，花药紫色；花柱 2，离生，比雄蕊稍短；子房顶部密生柔毛。果实卵形，有时长圆形，直径 6 ～ 8mm，暗红色，常 2 核联合为一体。花期 5 ～ 6 月，果期 8 ～ 9 月。

▌分布▐

分布于我国甘肃、云南、四川、西藏东南部。

▌生境▐

生长于海拔 1300 ~ 3400m
的石山、丛林、林缘隙地。

▌药材名▐

察珠木、察尔朱母（ཚར་འབྲུམ），
察尔嘎（ཚར་དཀར）。

▌药用部位▐

果实、枝叶。

▌功能与主治▐

果实：敛四肢黄水；用于关
节炎，黄水病。果实煎膏：
止血；用于鼻衄，牙龈出血，
月经过多。枝叶煎膏：止血，
敛黄水。

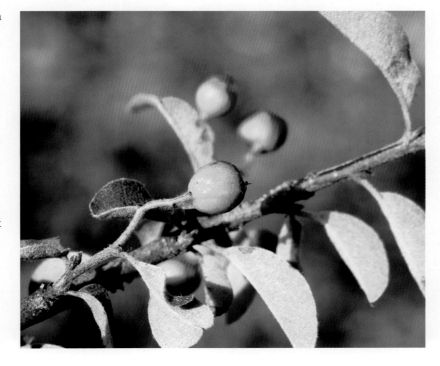

▌用量与用法▐

多配方用。枝叶熬膏常用于药浴中。

附 注

《晶珠本草》记载"ཚར་འབྲུམ"（察珠木）为敛四肢黄水之药物，言其按皮色、形态或生境分为枝皮（或言果实）红色的"白枸"["ཚར་དཀར"（察尔嘎）、"ཚར་འབྲུམ་དམར་པོ"（察珠木玛保）、"ཚར་པ་ཤིང"（察巴兴）]、皮黑色而有刺的"黑枸"["ཚར་འབྲུམ་ནག་པོ"（察珠木那保）]、生于岩石上且茎扁呈葡匐状的"扁枸"["ཚར་ལེག"（察尔列）]3 种。现代文献记载的"察珠木"类的基原均为枸子属（*Cotoneaster*）植物，不同文献或按古籍记载将"察珠木"划分为 3 种（但各种的功能与主治基本相同），或不划分品种而统称为"察珠木"。据文献记载，钝叶枸子 *C. hebephyllus* Diels 为云南迪庆藏医习用的"察珠木"的基原之一。此外，作"察珠木"基原的还有小叶枸子 *C. microphyllus* Wall. ex Lindl.、紫果枸子 *C. multiflorus* Bge. var. *atropurpureus* Yü 等。（参见"散生枸子""葡匐枸子"条）

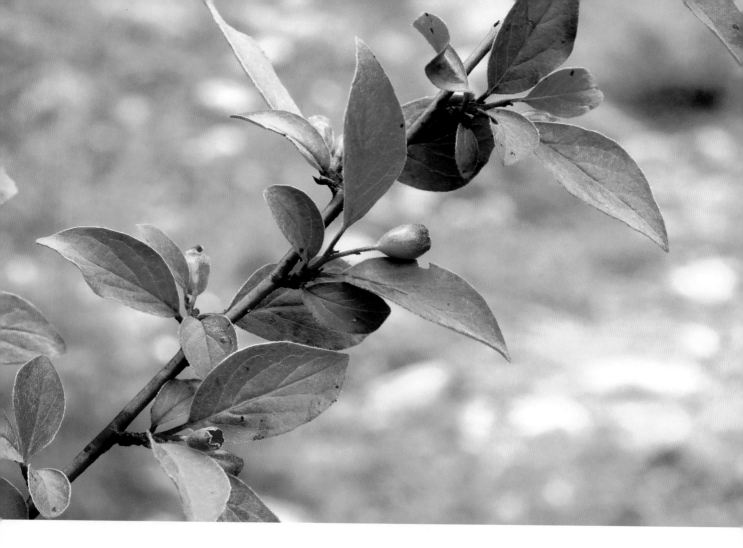

尖叶栒子

Cotoneaster acuminatus Lindl.

蔷薇科（Rosaceae）　　　　栒子属（*Cotoneaster*）

▌ 形态 ▌

落叶直立灌木，高 2 ～ 3m。枝条开展，小枝圆柱形，灰褐色至棕褐色，幼时密被带黄色糙伏毛，老时无毛。叶片椭圆状卵形至卵状披针形，长 3 ～ 6.5cm，宽 2 ～ 3cm，先端渐尖，稀急尖，基部宽楔形，全缘，两面被柔毛，下面毛较密；叶柄长 3 ～ 5mm，有柔毛；托叶披针形，至果期尚宿存。花 1 ～ 5，通常 2 ～ 3，成聚伞花序，总花梗和花梗被带黄色柔毛；苞片披针形，边缘具柔毛；花梗长 3 ～ 5mm；花直径 6 ～ 8mm；萼筒钟状，外面微具柔毛，内面无毛，萼片三角形，先端急尖，外面微具柔毛，内面仅先端和边缘具柔毛；花瓣直立，卵形至倒卵形，长 4mm，先端圆钝，基部具爪，粉红色；雄蕊 20，比花瓣短；花柱 2，离生，稍短于雄蕊；子房先端具柔毛。果实椭圆形，长 8 ～ 10mm，直径 7 ～ 8mm，红色，内具 2 小核。花期 5 ～ 6 月，果期 9 ～ 10 月。

▌ 分布 ▌

分布于我国西藏（江达）、云南、四川。尼泊尔、不丹、印度北部也有分布。

▌生境▌

生长于海拔 1500～3000m 的杂木林中。

▌药材名▌

察珠木、察尔朱母（ཚར་འབྲུམ།），察尔嘎（ཚར་དཀར།），察珠木嘎保（ཚར་འབྲུམ་དཀར་པོ།）。

▌药用部位▌

果实、枝叶。

▌功能与主治▌

果实：祛风除湿，敛四肢黄水扩散，健胃消食，降血压，化瘀滞；用于风湿性关节炎，黄水病，肝病，肉食积滞，高血压，月经不调，腹泻。果实煎膏：凉血，止血；用于鼻衄，牙龈出血，月经出血过多。枝叶：止血，敛黄水；熬膏用于鼻衄，各种出血，风湿性关节炎，黄水病。

▌用量与用法▌

多配方用。枝叶熬膏常用于药浴中。

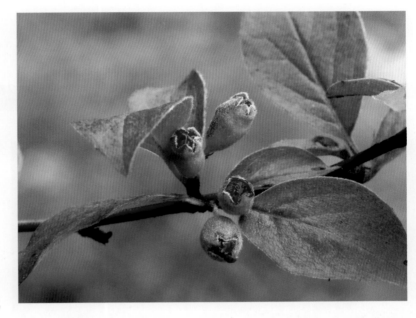

▌附 注▌

　　《晶珠本草》记载"ཚར་འབྲུམ།"（察珠木）为敛四肢黄水之药物，言其按枝皮颜色或生境分为枝皮（或言果实）红色["ཚར་འབྲུམ་དམར་པོ།"（察珠木玛保）、"ཚར་པ་ཤིང་།"（察巴兴）]、枝皮（或言果实）黑色["ཚར་འབྲུམ་ནག་པོ།"（察珠木那保）]、生于石岩上呈匍匐状["ཚར་ལེག"（察尔列）]的 3 种。现代文献记载的"察珠木"的基原均为栒子属（Cotoneaster）植物，不再划分或划分为 3 种，各种的功能与主治基本相同。据文献记载，尖叶栒子 C. acuminatus Lindl. 为"察珠木"的基原之一，此外，同作"察珠木"使用的还有钝叶栒子 C. hebephyllus Diels、水栒子 C. microphyllus Bge.、紫果栒子 C. multiflorus Bge. var. atropurpureus Yü、灰栒子 C. acutifolius Turcz. 等。（参见"水栒子""散生栒子""钝叶栒子""灰栒子"等条）

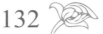

灰栒子

Cotoneaster acutifolius Turcz.

蔷薇科（Rosaceae）　　　栒子属（*Cotoneaster*）

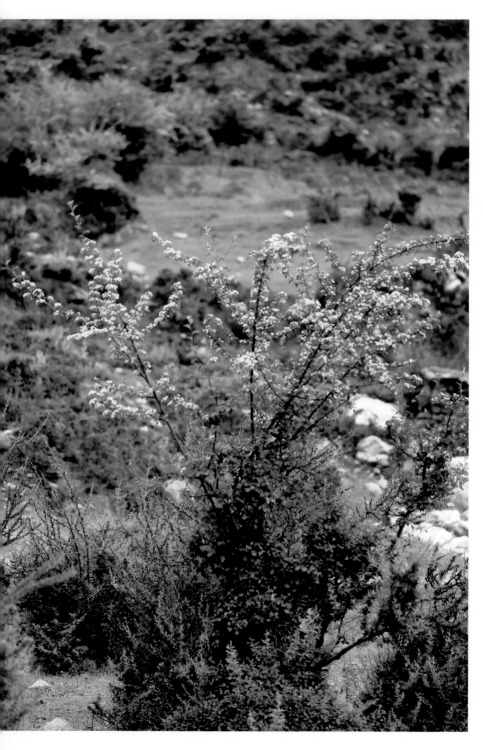

▌ 形态 ▌

落叶灌木，高 2 ～ 4m。枝条开张，小枝细瘦，圆柱形，棕褐色或红褐色，幼时被长柔毛。叶片椭圆状卵形至长圆状卵形，长 2.5 ～ 5cm，宽 1.2 ～ 2cm，先端急尖，基部宽楔形，全缘，幼时两面均被长柔毛，下面较密，老时逐渐脱落，最后常近无毛；叶柄长 2 ～ 5mm，具短柔毛；托叶线状披针形，脱落。花 2 ～ 5 成聚伞花序，总花梗和花梗被长柔毛；苞片线状披针形，微具柔毛；花梗长 3 ～ 5mm；花直径 7 ～ 8mm；萼筒钟状或短筒状，外面被短柔毛，内面无毛；萼片三角形，先端急尖或稍钝，外面具短柔毛，内面先端微具柔毛；花瓣直立，宽倒卵形或长圆形，长约 4mm，宽 3mm，先端圆钝，白色外带红晕；雄蕊 10 ～ 15，比花瓣短；花柱通常 2，离生，短于雄蕊；子房先端密被短柔毛。果实椭圆形或稀倒卵形，直径 7 ～ 8mm，黑色，内有小核 2 ～ 3。花期 5 ～ 6 月，果期

9 ~ 10 月。

▌分布 ▌

分布于我国西藏（林周等）、青海、甘肃、陕西、山西、河南、湖北、河北、内蒙古。蒙古也有分布。

▌生境 ▌

生长于海拔 1400 ~ 3700m 的山坡、山麓、山沟、丛林中。

▌药材名 ▌

察珠木、察尔朱母（ཚར་འབྲུམ），察尔那（ཚར་ནག），察巴兴（ཚར་པ་ཤིང），察巴兴嘎保（ཚར་པ་ཤིང་དཀར་པོ）。

▌药用部位 ▌

果实、枝叶。

▌功能与主治 ▌

果实：敛黄水；用于黄水病（如瘙痒、皮疹、关节炎、风湿肿痛、痛风、胸腔积水、积脓、毛发脱落）。枝叶：清热凉血；用于鼻衄，牙疳，月经过多。

▌用量与用法 ▌

多配方用。枝叶熬膏常用于药浴中。

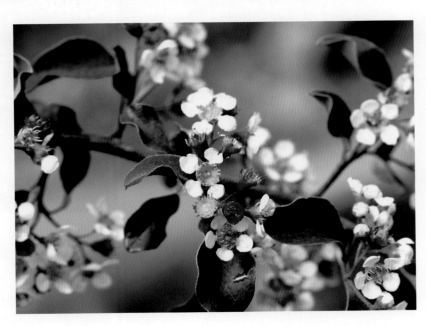

附注

　　《蓝琉璃》在"药物补述"中记载了"ཚར་འབྲུམ"（察珠木），言其为敛黄水之药物。《四部医典系列挂图全集》中"ཚར་འབྲུམ"（察珠木）附图中的植物（第三十一图，27 号图）也似栒子属植物。《晶珠本草》记载"ཚར་འབྲུམ"（察珠木）按皮（枝皮或果皮）颜色或生境分为皮红色的白栒["ཚར་འབྲུམ་དམར་པོ"（察珠木玛保）、"ཚར་པ་ཤིང"（察巴兴）]、皮黑色而有刺的黑栒["ཚར་འབྲུམ་ནག་པོ"（察珠木那保）]、贴生于石岩上而茎扁呈葡匐状的扁栒["ཚར་ལེབ"（察尔列）]3 种。现代文献记载的"察珠木"类的基原包括栒子属（*Cotoneaster*）多种植物；在不同文献中，或按《晶珠本草》的记载将"察珠木"划分为 3 种，但各种的功能与主治基本相同，或不划分品种而统称"察珠木"。也有文献根据《晶珠本草》所言"白栒"的形态，将果皮红色的称为"ཚར་དཀར"（察尔嘎）。据文献记载，灰栒子 *C. acutifolius* Turcz. 为"察珠木"（统称）、"白栒（察尔嘎）"或"黑栒（察尔那）"的基原之一。（参见"水栒子""散生栒子""钝叶栒子"条）

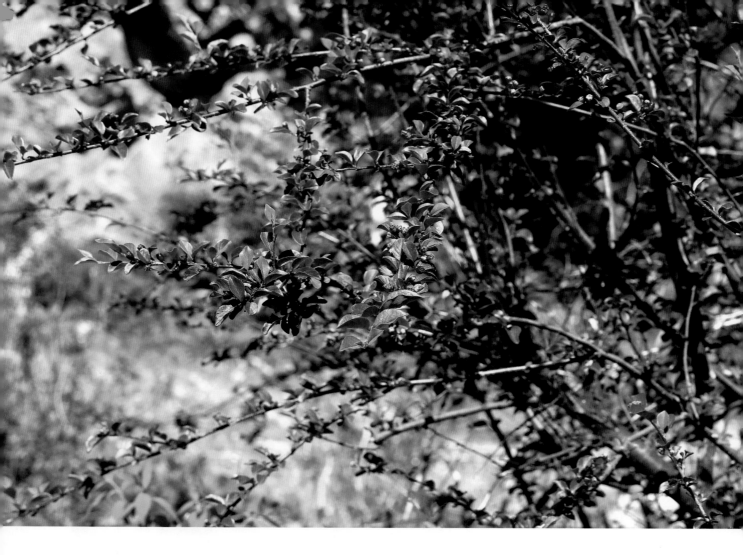

细枝栒子

Cotoneaster tenuipes Rehd. & Wils.

蔷薇科（Rosaceae）　　栒子属（*Cotoneaster*）

▌ 形态 ▌

落叶灌木，高 1 ~ 2m。小枝细瘦，圆柱形，褐红色，幼时具灰黄色平贴柔毛，不久即脱落，一年生枝无毛。叶片卵形、椭圆形至狭椭圆形，长 1.5 ~ 2.5（~ 3.5）cm，宽 1.2 ~ 2cm，先端急尖或稍钝，基部宽楔形，全缘，上面幼时具稀疏柔毛，老时近无毛，叶脉微下陷，下面被灰白色平贴绒毛，叶脉稍凸起；叶柄长 3 ~ 5mm，具柔毛；托叶披针形，微具柔毛，脱落或部分宿存。花 2 ~ 4 成聚伞花序，总花梗和花梗密生平贴柔毛；苞片线状披针形，微具柔毛；花梗细弱，长 1 ~ 3mm；花直径约 7mm；萼筒钟状，外面密被平贴柔毛，内面无毛；萼片卵状三角形，先端急尖，外面密生柔毛，内面除边缘外均无毛；花瓣直立，卵形或近圆形，长 3 ~ 4mm，宽与长约相等，先端钝圆，基部有爪，白色有红晕；雄蕊约 15，比花瓣短；花柱 2，离生，短于雄蕊；子房先端微具柔毛。果实卵形，长 8 ~ 9mm，直径 5 ~ 6mm，紫黑色，有 1 ~ 2 小核。花期 5 月，果期 9 ~ 10 月。

▌ 分布 ▐

分布于我国西藏（察雅）、云南、甘肃、青海、四川（松潘）。

▌ 生境 ▐

生长于海拔 1900 ～ 3100m 的丛林、多石山地。

▌ 药材名 ▐

察尔列（ཚེར་ལེག）。

▌ 药用部位 ▐

果实、枝叶。

▌ 功能与主治 ▐

果实：祛风除湿，健胃消食，降血压，化瘀滞；用于风湿性关节炎，关节积黄水，肝病，腹泻，肉食积滞，高血压，月经不调。

枝叶：凉血，止血，收敛；用于鼻衄，月经过多，各种出血症。

▌ 用量与用法 ▐

多配方用。枝叶熬膏常用于药浴中。

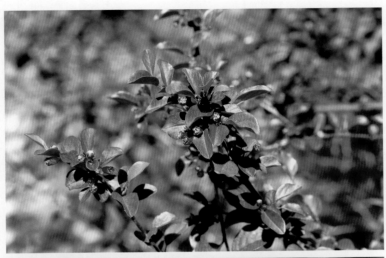

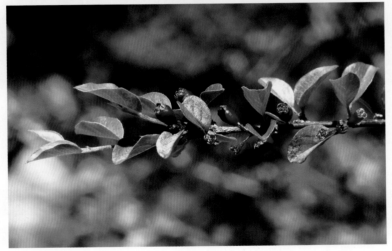

附 注

《晶珠本草》记载"ཚེར་འབྲུག"（察珠木）为敛四肢黄水之药物，言其按枝皮颜色或生境分为枝皮（或言果实）红色的"ཚེར་འབྲུག་དམར་པོ"[察珠木玛保、"ཚེར་པ་ཤིང"（察巴兴）]、黑色的"ཚེར་འབྲུག་ནག་པོ"（察珠木那保）、生于石岩上呈葡匐状的"ཚེར་ལེག"（察尔列）3 种。现代文献记载的"察珠木"类的基原为栒子属（Cotoneaster）植物，不同文献中或按《晶珠本草》的记载将其划分为 3 种（但各种的功能与主治基本相同），或不再划分品种而统称"察珠木"。有文献记载细枝栒子 C. tenuipes Rehd. & Wils. 为"ཚེར་ལེག"（察尔列）的基原之一。此外，作"察尔列"基原的还有匍匐栒子 C. adpressus Bois、小叶栒子 C. microphyllus Wall. ex Lindl.、木帚栒子 C. dielsianus Pritz. 等。（参见"散生栒子""匍匐栒子""小叶栒子"等条）

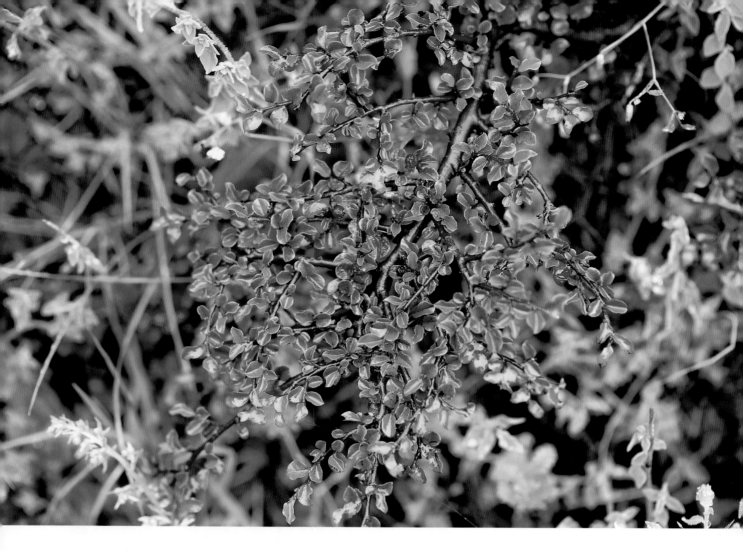

小叶栒子

Cotoneaster microphyllus Wall. ex Lindl.

蔷薇科（Rosaceae）　　　　　栒子属（*Cotoneaster*）

▌ 形态 ▌

常绿矮生灌木，高达 1m。枝条开展，小枝圆柱形，红褐色至黑褐色，幼时具黄色柔毛，逐渐脱落。叶片厚革质，倒卵形至长圆状倒卵形，长 4 ~ 10mm，宽 3.5 ~ 7mm，先端圆钝，稀微凹或急尖，基部宽楔形，上面无毛或具稀疏柔毛，下面被带灰白色短柔毛，叶边缘反卷；叶柄长 1 ~ 2mm，有短柔毛；托叶细小，早落。花通常单生，稀 2 ~ 3，直径约 1cm，花梗甚短；萼筒钟状，外面有稀疏短柔毛，内面无毛；萼片卵状三角形，先端钝，外面稍具短柔毛，内面无毛或仅先端边缘上有少数柔毛；花瓣平展，近圆形，长与宽各约 4mm，先端钝，白色；雄蕊 15 ~ 20，短于花瓣；花柱 2，离生，稍短于雄蕊；子房先端有短柔毛。果实球形，直径 5 ~ 6mm，红色，内常具 2 小核。花期 5 ~ 6 月，果期 8 ~ 9 月。

▌ 分布 ▌

分布于我国西藏、云南、四川、贵州、甘肃、青海、湖北、陕西。印度、缅甸、尼泊尔也有分布。

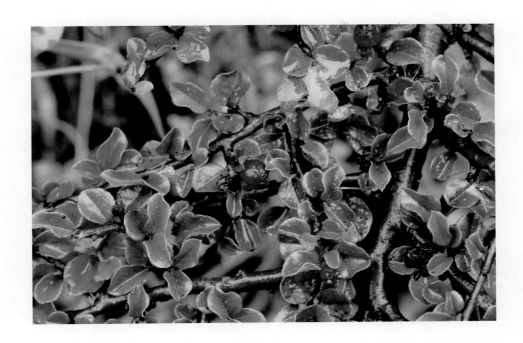

生境

生长于海拔 1900 ~ 4900m 的山坡杂木林边、岩石山坡。

药材名

察尔列（ཚེར་ལེག），察巴兴（ཚེར་པ་ཤིང）。

药用部位

果实、枝叶。

功能与主治

果实：祛风除湿，健胃消食，降血压，化瘀滞；用于关节炎，关节积黄水，肝病，腹泻，肉食积滞，高血压，月经不调。枝叶（煎膏）：凉血，止血，收敛；用于鼻衄，月经过多，各种出血症。

用量与用法

多配方用。枝叶熬膏常用于药浴中。

附 注

《晶珠本草》记载有敛四肢黄水之药物"ཚེར་འབྲུག"（察珠木），言其按皮（枝皮或果皮）颜色、形态或生境分为皮红色的"白枸"["ཚེར་དཀར"（察尔嘎）、"ཚེར་འབྲུག་དམར་པོ"（察珠木玛保）、"ཚེར་པ་ཤིང"（察巴兴）]、皮黑色而有刺的"黑枸"["ཚེར་འབྲུག་ནག་པོ"（察珠木那保）]、生于石岩上茎扁呈葡萄状的"扁枸"["ཚེར་ལེག"（察尔列）]3 种。现代文献中记载的"察珠木"的基原均为枸子属（Cotoneaster）植物，划分或不再划分为 3 种，各种的功能与主治基本相同。文献记载，小叶枸子 C. microphyllus Wall. ex Lindl. 为"察珠木"（统称）、"察尔列"或"察巴兴"的基原之一。（参见"葡萄枸子""散生枸子""钝叶枸子"等条）

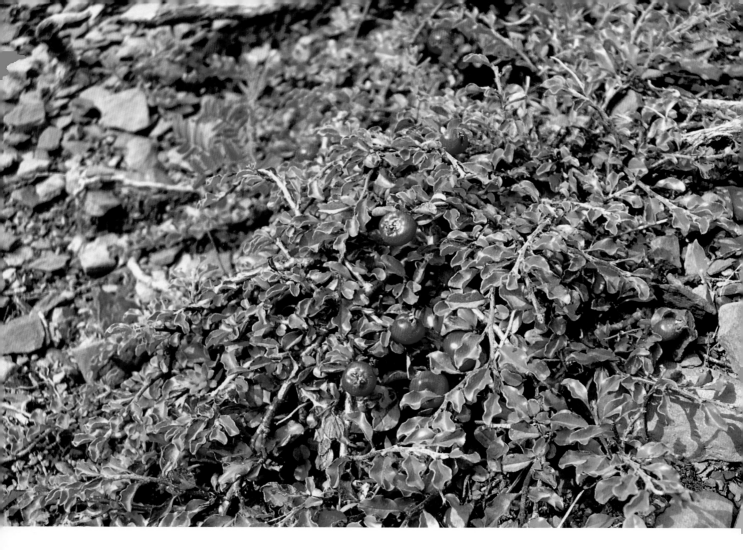

匍匐栒子

Cotoneaster adpressus Bois

蔷薇科（Rosaceae） | 栒子属（*Cotoneaster*）

▌形态 ▌

落叶匍匐灌木。茎不规则分枝，平铺地上。小枝细瘦，圆柱形，幼嫩时具糙伏毛，逐渐脱落，红褐色至暗灰色。叶片宽卵形或倒卵形，稀椭圆形，长 5 ~ 15mm，宽 4 ~ 10mm，先端圆钝或稍急尖，基部楔形，全缘而呈波状，上面无毛，下面具稀疏短柔毛或无毛；叶柄长 1 ~ 2mm，无毛；托叶钻形，成长时脱落。花 1 ~ 2，几无梗，直径 7 ~ 8mm；萼筒钟状，外具稀疏短柔毛，内面无毛；萼片卵状三角形，先端急尖，外面有稀疏短柔毛，内面常无毛；花瓣直立，倒卵形，长约 4.5mm，宽与长几相等，先端微凹或圆钝，粉红色；雄蕊 10 ~ 15，短于花瓣；花柱 2，离生，比雄蕊短；子房顶部有短柔毛。果实近球形，直径 6 ~ 7mm，鲜红色，无毛，通常有 2 小核，稀 3 小核。花期 5 ~ 6 月，果期 8 ~ 9 月。

▌分布 ▌

分布于我国西藏、云南、四川、贵州、甘肃、青海、湖北、陕西。印度、缅甸、尼泊尔也有分布。

▌ 生境 ▌

生长于海拔 1900 ~ 4900m 的山坡杂木林边、岩石山坡。

▌ 药材名 ▌

察尔列（ཚེར་ལེག），察巴兴（ཚར་པ་ཤིང་）。

▌ 药用部位 ▌

果实、枝叶（熬膏备用）。

▌ 功能与主治 ▌

果实：祛风除湿，健胃消食，降血压，化

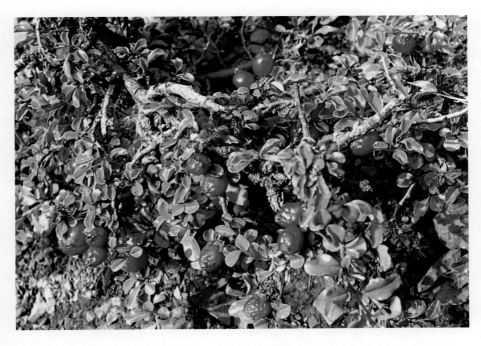

瘀滞；用于风湿性关节炎，关节积黄水，肝病，腹泻，肉食积滞，高血压，月经不调。枝叶（膏）：凉血，止血，收敛；用于鼻衄，月经过多，各种出血症。

▌ 用量与用法 ▌

多配方用。枝叶熬膏常用于药浴中。

附 注

《晶珠本草》中记载有 "ཚ་འབྲུམ"（察珠木），言其为敛四肢黄水之药物，按皮色、形态或生境分为枝皮（或言果实）红色的 "白枸" ["ཚ་དཀར"（察尔嘎）、"ཚ་འབྲུམ་དམར་པོ"（察珠木玛保）、"ཚར་པ་ཤིང་"（察巴兴）]、皮黑色而有刺的 "黑枸" ["ཚ་འབྲུམ་ནག་པོ"（察珠木那保）]、生于石岩上茎扁呈葡萄状的 "扁枸" ["ཚ་ལེག"（察尔列）] 3 种。现代文献中记载的 "察珠木" 的基原主要为枸子属（Cotoneaster）植物，其各品种的功能与主治也基本相同。据文献记载，葡萄枸子 *C. adpressus* Bois（石生枸子）为 "察尔列" 或 "察巴兴" 的基原之一；此外，作为 "察尔列" 基原的还有小叶枸子 *C. microphyllus* Wall. ex Lindl.、细枝枸子 *C. tenuipes* Rhed. et Wils.、木帚枸子 *C. dielsianus* Pritz.、钝叶枸子 *C. hebephyllus* Diels、毡毛枸子 *C. pannosus* Franch.、散生枸子 *C. divaricatus* Rehd. et Wils. 等。（参见 "小叶枸子" "散生枸子" "钝叶枸子" 等条）

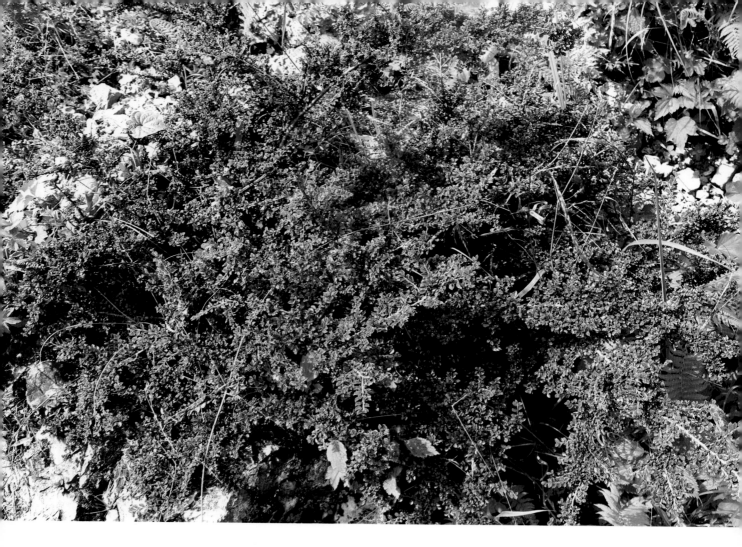

平枝栒子

Cotoneaster horizontalis Dcne.

蔷薇科（Rosaceae） 栒子属（*Cotoneaster*）

▌ 形态 ▌

落叶或半常绿匍匐灌木，高不超过 0.5m。枝水平开张或呈整齐两列状；小枝圆柱形，幼时被糙伏毛，老时脱落，黑褐色。叶片近圆形或宽椭圆形，稀倒卵形，长 5 ～ 14mm，宽 4 ～ 9mm，先端多数急尖，基部楔形，全缘，上面无毛，下面有稀疏平贴柔毛；叶柄长 1 ～ 3mm，被柔毛；托叶钻形，早落。花 1 ～ 2，近无梗，直径 5 ～ 7mm；萼筒钟状，外面有稀疏短柔毛，内面无毛；萼片三角形，先端急尖，外面微具短柔毛，内面边缘有柔毛；花瓣直立，倒卵形，先端圆钝，长约 4mm，宽 3mm，粉红色；雄蕊约 12，短于花瓣；花柱常为 3，有时为 2，离生，短于雄蕊；子房先端有柔毛。果实近球形，直径 4 ～ 6mm，鲜红色，通常有 3 小核，稀 2 小核。花期 5 ～ 6 月，果期 9 ～ 10 月。

▌ 分布 ▌

分布于我国陕西、甘肃、四川（茂县）、贵州、云南、湖北、湖南。尼泊尔也有分布。

▎ 生境 ▎

生长于海拔 2000 ~ 3500m 的灌丛中、岩石坡上。

▎ 药材名 ▎

察尔列 (ཚེར་ལེབ)。

▎ 药用部位 ▎

枝叶、果实。

▎ 功能与主治 ▎

枝叶：清热除湿，凉血止血；用于鼻衄，崩漏，黄水病。果实：敛黄水；用于黄水病，关节炎。

▎ 用量与用法 ▎

枝叶煎膏用作药浴料。

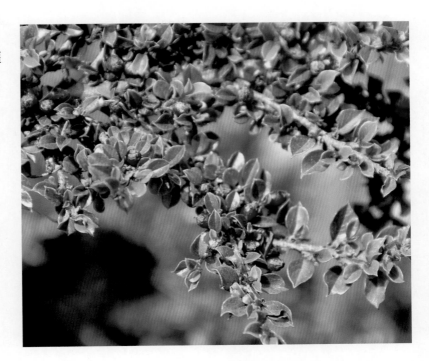

附 注

　　"ཚེར་འབྲུམ" (察珠木) 系《蓝琉璃》在"药物补述"中记载的敛黄水之药物。《晶珠本草》将"察珠木"归于"树木类药物"的"果实类药物"中，记载其按皮的（树皮或果皮）颜色、形态或生境分为生于山沟口、皮红色的"白枸"["ཚེར་དཀར" (察尔嘎)，"ཚེར་འབྲུམ་དཀར་པོ" (察珠木嘎保) 的略称]，皮黑色而有刺的"黑枸"["ཚེར་ནག" (察那)，"ཚེར་འབྲུམ་ནག་པོ" (察珠木那保) 的略称]，贴生于岩石上而茎扁呈匍匐状的"扁枸"["ཚེར་ལེབ" (察尔列)]3 种。现代文献记载的"察珠木"类的基原均为枸子属 (*Cotoneaster*) 植物，或按古籍的记载按树皮的颜色、形态及生境划分为 3 种"察珠木"，或不划分品种而统称为"察珠木"，各种的功能与主治基本相同。有文献认为《晶珠本草》所言白、黑是指果皮而非树皮的颜色，因而果皮红色的为"白枸"，称为"ཚེར་དཀར" (察尔嘎)，果皮暗紫或紫黑的为"黑枸"，称为"ཚེར་ནག" (察尔那)，"茎扁"（指植株呈匍匐状）的为"扁枸"，称为"ཚེར་ལེབ" (察尔列)。平枝枸子 *C. horizontalis* Dcne. 为四川甘孜、阿坝藏医习用的"察尔列"的基原之一。此外，文献记载作"察尔列"基原的还有水枸子 *C. multiflorus* Bge.、紫果水枸子 *C. multiflorus* Bge. var. *atropurpureus* Yü、匍匐枸子 *C. adpressus* Bois、小叶枸子 *C. microphyllus* Wall. ex Lindl. (察尔列)、灰枸子 *C. acutifolius* Turcz.、钝叶枸子 *C. hebephyllus* Diels、细枝枸子 *C. tenuipes* Rehd. & Wils.。（参见"散生枸子""匍匐枸子""小叶枸子""水枸子""细枝枸子"条）

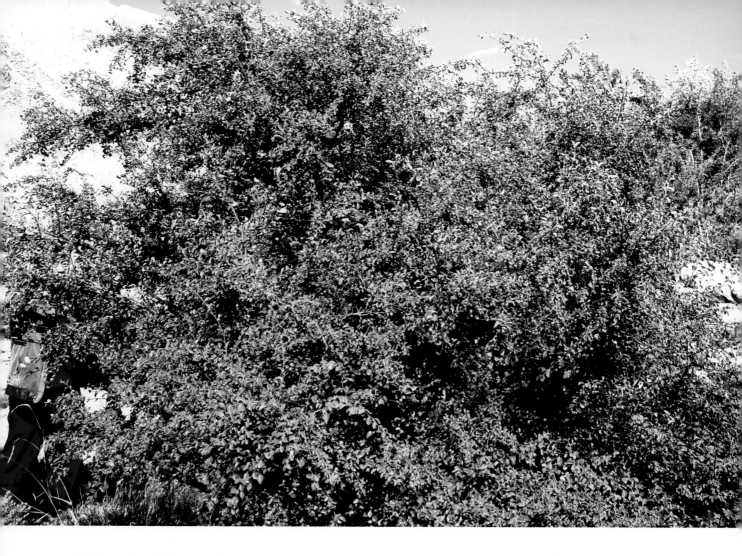

散生栒子

Cotoneaster divaricatus Rehd. et Wils.

| 蔷薇科（Rosaceae） | 栒子属（*Cotoneaster*） |

▌ 形态 ▌

落叶直立灌木，高 1 ~ 2m。分枝稀疏开展；枝条细瘦开张，小枝圆柱形，暗红褐色或暗灰褐色，幼嫩时具糙伏毛，成长时脱落，老时无毛。叶片椭圆形或宽椭圆形，稀倒卵形，长 7 ~ 20mm，宽 5 ~ 10mm，先端急尖，稀稍钝，基部宽楔形，全缘，幼时上下两面有短柔毛，老时上面脱落，近无毛；叶柄长 1 ~ 2mm，具短柔毛；托叶线状披针形，早落。花 2 ~ 4，直径 5 ~ 6mm，花梗长 1 ~ 2mm；萼筒钟状，外面有稀疏短柔毛，内面无毛；萼片三角形，先端急尖，外面有短柔毛，内面仅先端具少数柔毛；花瓣直立，卵形或长圆形，先端圆钝，长 4mm，宽 3mm，粉红色；雄蕊 10 ~ 15，比花瓣短；花柱 2，离生，短于雄蕊；子房先端有短柔毛。果实椭圆形，直径 5 ~ 7mm，红色，有稀疏毛，具 1 ~ 3 核，通常有 2 小核。花期 4 ~ 6 月，果期 9 ~ 10 月。

▌ 分布 ▌

分布于我国四川、云南、西藏（普兰、朗县）、甘肃、陕西、湖北、江西。

生境

生长于海拔 1600 ~ 3400m 的多石砾坡地、山沟灌丛。

药材名

察珠木、察尔朱母（ཚར་འབྲུམ），察尔嘎（ཚར་དཀར），察巴兴（ཚར་པ་ཤིང），察珠木玛保（ཚར་འབྲུམ་དམར་པོ）。

药用部位

果实、枝叶。

功能与主治

果实：祛风除湿，健胃消食，降血，化瘀滞；用于风湿性关节炎，关节积黄水，肝病，腹泻，肉食积滞，高血压，月经不调。枝叶（膏）：凉血，止血，收敛；用于鼻衄，月经过多，各种出血症。

用量与用法

多配方用。枝叶熬膏常用于药浴中。

附 注

　　《蓝琉璃》在"药物补述"中新增记载了敛黄水之药物"ཚར་འབྲུམ"（察珠木），言其木硬，似苹果而小；《四部医典系列挂图全集》第三十一图中有"ཚར་འབྲུམ"（察珠木）附图（27号图），汉译本译注名为"茵陈"；其图似栒子属植物，译名"茵陈"应误。《晶珠本草》记载"ཚར་འབྲུམ"（察珠木）按皮（树皮或果皮）颜色、形态或生境分为生于山沟口、皮红色的白栒 ["ཚར་དཀར"（察尔嘎），又名"ཚར་འབྲུམ་དམར་པོ"（察珠木玛保）、"ཚར་པ་ཤིང"（察巴兴）]，皮黑色的黑栒 ["ཚར་འབྲུམ་ནག་པོ"（察珠木那保）]，生于石岩上、茎扁呈葡匐状的扁栒 ["ཚར་ལེ"（察尔列）]3 种。现代文献记载的"察珠木"的基原均为栒子属（*Cotoneaster*）植物，或按《晶珠本草》的记载划分为 3 类（各类的功能与主治基本相同），或不划分品种而统称"察珠木"。也有文献认为《晶珠本草》所言白、黑是指果皮的颜色而非树皮，因而果皮红色的为"白栒"，称"ཚར་དཀར"（察尔嘎），果皮暗紫或紫黑的为"黑栒"，称"ཚར་ནག"（察尔那），茎扁而葡匐状的为"扁栒"，称"ཚར་ལེ"（察尔列）。文献记载散生栒子 *C. divaricatus* Rehd. et Wils. 为"白栒"或红色者（察尔嘎、察巴兴）的基原之一。文献记载的作为"察珠木"（统称）的基原的尚有耐寒栒子 *C. frigidus* Wall. ex Lindl.（察尔嘎、察巴兴）、藏边栒子 *C. affinis* Lindl.（察尔那、察巴兴）、红花栒子 *C. rubens* W. W. Smith（察巴兴）、水栒子 *C. multiflorus* Bge.（察尔嘎、察尔列）、紫果水栒子 *C. multiflorus* Bge. var. *atropurpureus* Yü（察尔那、察尔列）、全缘栒子 *C. integerrimus* Medic.、匍匐栒子 *C. adpressus* Bois（察尔列）、小叶栒子 *C. microphyllus* Wall. ex Lindl.（察尔列）、平枝栒子 *C. horizontalis* Dcne.（察尔列）、灰栒子 *C. acutifolius* Turcz.（察尔那、察尔列）、钝叶栒子 *C. hebephyllus* Diels（察尔嘎、察尔列）、细枝栒子 *C. tenuipes* Rehd. et Wils.（察尔嘎、察尔那、察尔列）、尖叶栒子 *C. acuminatus* Lindl.（察尔嘎）等。（参见"匍匐栒子""小叶栒子""平枝栒子""钝叶栒子""水栒子""细枝栒子""尖叶栒子"等条）

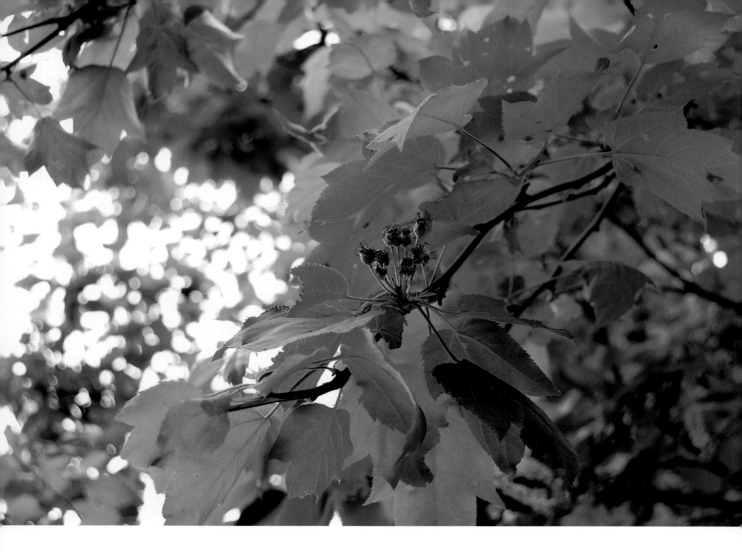

甘肃山楂

Crataegus kansuensis Wils.

蔷薇科（Rosaceae）　　　　　　　山楂属（*Crataegus*）

▌ 形态 ▌

灌木或乔木，高 2.5 ~ 8m。枝刺多，锥形，长 7 ~ 15mm；小枝细，圆柱形，无毛，绿色带红色，二年生枝光亮，紫褐色；冬芽近圆形，先端钝，无毛，紫褐色。叶片宽卵形，长 4 ~ 6cm，宽 3 ~ 4cm，先端急尖，基部截形或宽楔形，边缘有尖锐重锯齿和 5 ~ 7 对不规则羽状浅裂片，裂片三角状卵形，先端急尖或短渐尖，上面有稀疏柔毛，下面中脉及脉腋有髯毛，老时减少，近无毛；叶柄细，长 1.8 ~ 2.5cm，无毛；托叶膜质，卵状披针形，边缘有腺齿，早落。伞房花序直径 3 ~ 4cm，具花 8 ~ 18；总花梗和花梗均无毛，花梗长 5 ~ 6mm；苞片与小苞片膜质，披针形，长 3 ~ 4mm，边缘有腺齿，早落；花直径 8 ~ 10mm；萼筒钟状，外面无毛；萼片三角状卵形，长 2 ~ 3mm，约为萼筒的 1/2，先端渐尖，全缘，内外两面均无毛；花瓣近圆形，直径 3 ~ 4mm，白色；雄蕊 15 ~ 20；花柱 2 ~ 3，子房先端被绒毛，柱头头状。果实近球形，直径 8 ~ 10mm，红色或橘黄色，萼片宿存；果梗细，长 1.5 ~ 2cm；小核 2 ~ 3，内面两侧有凹痕。花期 5 月，果期 7 ~ 9 月。

分布

分布于我国甘肃、四川、贵州、陕西、山西、河北。

生境

生长于海拔 1000 ~ 3000m 的杂木林
中、山坡阴处、山沟旁。

药材名

居如拉、居如热、局如日（ སྐྱུ་རུ་ར ），
阿尼合（ ཨ་ཎི ）。

药用部位

成熟果实。

功能与主治

行气散瘀，消积化滞。用于肉食积滞，
消化不良，产后瘀血作痛。

用量与用法

3 ~ 9g。内服研末，或入丸、散剂。

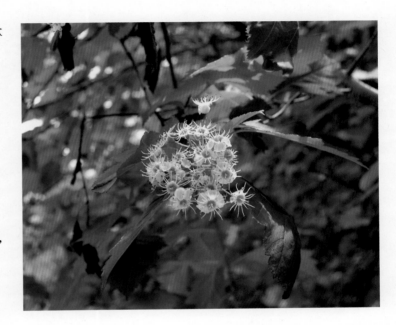

附 注

　　《四部医典》《度母本草》等均收载有"སྐྱུ་རུ་ར"（居如拉），言其为治"培赤"病、血分病之药物。
《晶珠本草》记载"居如拉"分白、红 2 种，以白色者质佳、红色者质次。据现代文献记载和实际
使用状况调查，各地藏医均以大戟科植物余甘子 *Phyllanthus emblica* Linn. 作为"居如拉"的正品，《中
国药典》作为"藏族习用药材"收载的"余甘子"的基原也为该种；《印度药典》（10）也收载有"余
甘子"和"余甘子粉"。据文献记载，也有藏医以山楂属（*Crataegus*）多种植物的果实替代"局如
拉"，又称之为"རྒྱ་དགའ་སྐྱུ་རུ"（加拉居如，意为"野生余甘子"），甘肃山楂 *C. kansuensis* Wils. 即为
其基原之一。但山楂属植物的形态与《晶珠本草》等的记载不符，其功能、主治也不同，故也有观
点认为不宜混用。据文献记载，藏民聚居区的民间医生也有将甘肃山楂 *C. kansuensis* Wils.、山楂 *C.
pinnatifida* Bge.、野山楂 *C. cuneata* Sieb. & Zucc. 等作消食化积、散瘀之药使用，称其为"ཨ་ཎི"（阿
尼合）。（参见"余甘子""长刺茶藨子"条）

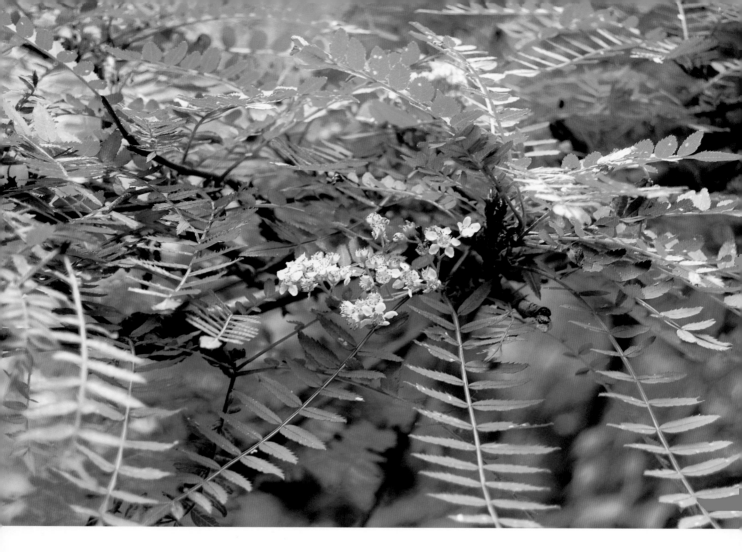

陕甘花楸

Sorbus koehneana Schneid.

| 蔷薇科（Rosaceae） | 花楸属（*Sorbus*） |

▌ 形态 ▌

灌木或小乔木，高达 4m。小枝圆柱形，暗灰色或黑灰色，具少数不明显皮孔，无毛；冬芽长卵形，先端急尖或稍钝，外被数枚红褐色鳞片，无毛或仅先端有褐色柔毛。奇数羽状复叶，连叶柄长 10 ~ 16cm，叶柄长 1 ~ 2cm；小叶片 8 ~ 12 对，间隔 7 ~ 12mm，长圆形至长圆状披针形，长 1.5 ~ 3cm，宽 0.5 ~ 1cm，先端圆钝或急尖，基部偏斜圆形，边缘每侧有尖锐锯齿 10 ~ 14，全部有锯齿或仅基部全缘，上面无毛，下面灰绿色，仅在中脉上有稀疏柔毛或近无毛，不具乳头状突起；叶轴两面微具窄翅，有极稀疏柔毛或近无毛，上面有浅沟；托叶草质，少数近膜质，披针形，有锯齿，早落。复伞房花序多生在侧生短枝上，花多数，总花梗和花梗有稀疏白色柔毛；花梗长 1 ~ 2mm；萼筒钟状，内外两面均无毛；萼片三角形，先端圆钝，外面无毛，内面微具柔毛；花瓣宽卵形，长 4 ~ 6mm，宽 3 ~ 4mm，先端圆钝，白色，内面微具柔毛或近无毛；雄蕊 20，长约为花瓣的 1/3；花柱 5，几与雄蕊等长，基部微具柔毛或无毛。果实球形，直径 6 ~ 8mm，白色，先端具宿存闭合萼片。花期6月，果期9月。

分布

分布于我国甘肃、青海、四川、陕西、山西、湖北、河南。

生境

生长于海拔2300～4000m的山区杂木林中。

药材名

俄色卡杷（ཨོ་མེའི་ཆ་བ），俄色格巴（ཨོ་མེའི་པགས་པ），奥色折吾、奥色折布、俄色折布（ཨོ་མེའི་འབྲས་བུ）。

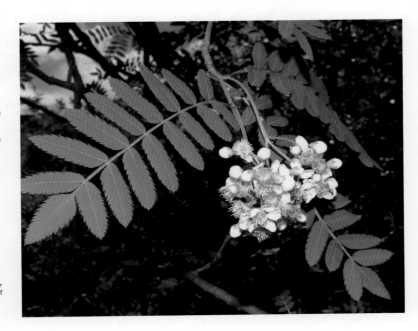

药用部位

果实、根皮。

功能与主治

果实：用于肺病，痰饮。根皮：祛风散寒，利水，止痛；用于感冒畏寒，牙龈肿痛，水湿肿满，肾虚阴缩。

附 注

　　《晶珠本草》在"树木类药物"的"果实类药物"中记载有"ཨོ་མེའི་འབྲས་བུ"（奥色折吾），言其为治肺病、引吐痰涎之药物，其（植株）形态近似石榴，叶长如柳叶，果实红色，形如蔷薇果，味甘。现代文献记载藏医所用"俄色折布"的基原均为蔷薇科植物，涉及苹果属（*Malus*）、花楸属（*Sorbus*）和珍珠梅属（*Sorbaria*）的多种植物，以花楸属的果实红色的种类为正品，如西南花楸 *Sorbus rehderiana* Koehne 等，其白色的种类可作代用品。据文献记载，四川甘孜称陕甘花楸 *Sorbus koehneana* Schneid. 为"ཨོ་མེའི་པགས་པ"（俄色格巴），其以根皮入药，其果实则作"奥色折吾"使用。各地还习用湖北花楸 *S. hupehensis* Schneid.、西康花楸 *S. prattii* Koehne、多对花楸 *S. multijuga* Koehne 等。（参见"变叶海棠""高丛珍珠梅"条）

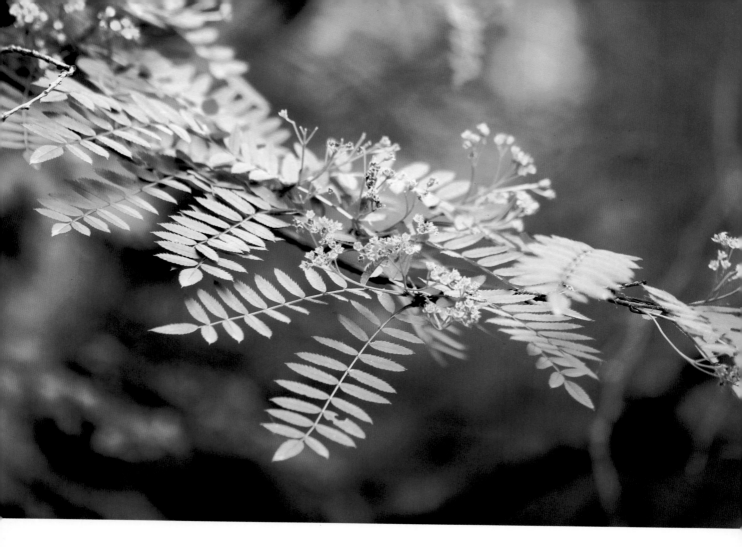

西康花楸

Sorbus prattii Koehne

蔷薇科（Rosaceae） 花楸属（*Sorbus*）

▌ 形态 ▌

灌木，高 2 ～ 4m。小枝细弱，圆柱形，暗灰色，具少数不明显的皮孔，老时无毛；冬芽较小，卵形，先端急尖，具数枚暗红褐色鳞片，外被稀疏棕褐色短柔毛。奇数羽状复叶，连叶柄长 8 ～ 15cm，叶柄长 1 ～ 2cm；小叶片 9 ～ 13（～ 17）对，间隔 6 ～ 10mm，长圆形，稀长圆状卵形，长 1.5 ～ 2.5cm，宽 5 ～ 8mm，先端圆钝或急尖，基部偏斜圆形，边缘仅上半部或 2/3 以上部分有尖锐细锯齿，每侧齿数 5 ～ 10，其余部分近全缘，上面深绿色，无毛，下面密被乳头状突起，沿中脉有稀疏柔毛；叶轴有窄翅，具稀疏柔毛或近无毛，上面具沟；托叶草质或近膜质，披针形，有时分裂，脱落。复伞房花序多着生在侧生短枝上，排列疏松，总花梗和花梗有稀疏白色或黄色柔毛，成长时逐渐脱落，至果期几无毛；花梗长 2 ～ 3mm；萼筒钟状，内外两面均无毛；萼片三角形，先端圆钝，外面无毛，内面微具柔毛；花瓣宽卵形，长约 5mm，宽 4mm，先端圆钝，白色，无毛；雄蕊 20，长约为花瓣之半；花柱 4 或 5，几与雄蕊等长，基部无毛或微具柔毛。

果实球形，直径 7～8mm，白色，先端有宿存闭合萼片。花期 5～6 月，果期 9 月。

▌ 分布 ▌

分布于我国四川西部（康定）、云南西北部、西藏东南部。

▌ 生境 ▌

生长于海拔 2100～3700m 的高山杂木林、灌丛、河谷针叶林或阔叶林中。

▌ 药材名 ▌

俄色格巴（ཨོ་མེའི་པགས་པ།），俄色惹（ཨོ་མེའི་རིགས།）。

▌ 药用部位 ▌

果实、根皮。

▌ 功能与主治 ▌

果实：祛痰，健胃，醒酒；用于肺病，痰饮，消化不良，醉酒。根皮：祛风止痛，祛痰，利尿；用于感冒头痛，咳嗽痰多，浮肿，牙龈痛。

附 注

《晶珠本草》在"树木类药物"的"果实类药物"中记载有"ཨོ་མེའི་འབྲུམ།"（俄色折布、奥色折吾），言其为引吐痰涎、治肺病之药物，其植株形态近似石榴，叶长如柳叶，果实红色，形如蔷薇果。现代文献记载的藏医所用"俄色折布"的基原涉及蔷薇科苹果属（*Malus*）、花楸属（*Sorbus*）和珍珠梅属（*Sorbaria*）等的多种植物，以花楸属果实红色的种类为正品，果实白色的种类可作代用品。据文献记载，四川甘孜称西康花楸 *S. prattii* Koehne 为"ཨོ་མེའི་པགས་པ།"（俄色格巴），属于"俄色类"["ཨོ་མེའི་རིགས།"（俄色惹）]药物。（参见"变叶海棠""高丛珍珠梅""陕甘花楸"条）

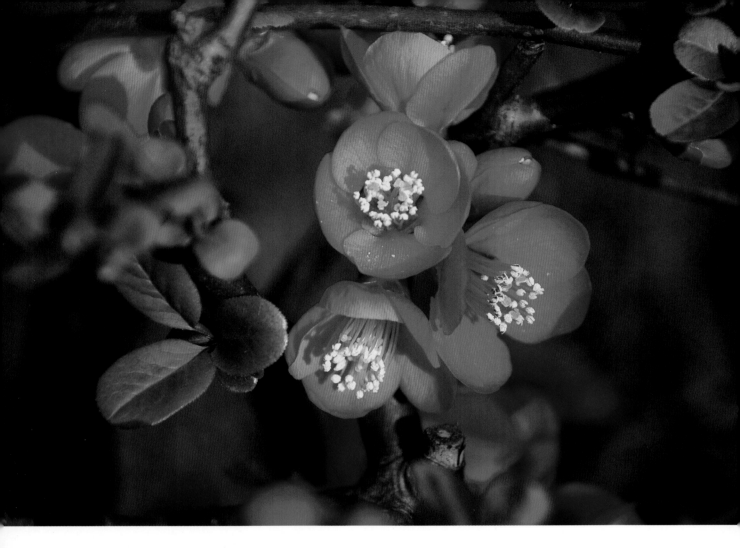

皱皮木瓜

Chaenomeles speciosa (Sweet) Nakai[贴梗海棠 *C. lagenaria* (Loisel) Koidz.]

| 蔷薇科（Rosaceae） | 木瓜属（*Chaenomeles*） |

▌ 形态 ▌

落叶灌木，高达 2m。枝条直立开展，有刺；小枝圆柱形，微屈曲，无毛，紫褐色或黑褐色，疏生浅褐色皮孔；冬芽三角状卵形，先端急尖，近无毛或在鳞片边缘具短柔毛，紫褐色。叶片卵形至椭圆形，稀长椭圆形，长 3 ~ 9cm，宽 1.5 ~ 5cm，先端急尖，稀圆钝，基部楔形至宽楔形，边缘具尖锐锯齿，齿尖开展，无毛或在萌蘖上沿下面叶脉有短柔毛；叶柄长约 1cm；托叶大型，草质，肾形或半圆形，稀卵形，长 5 ~ 10mm，宽 12 ~ 20mm，边缘有尖锐重锯齿，无毛。花先叶开放，3 ~ 5 簇生于二年生老枝上；花梗短粗，长约 3mm 或近无梗；花直径 3 ~ 5cm；萼筒钟状，外面无毛；萼片直立，半圆形，稀卵形，长 3 ~ 4mm，宽 4 ~ 5mm，长约为萼筒的 1/2，先端圆钝，全缘或有波状齿及黄褐色睫毛；花瓣倒卵形或近圆形，基部延伸成短爪，长 10 ~ 15mm，宽 8 ~ 13mm，猩红色，稀淡红色或白色；雄蕊 45 ~ 50，长约为花瓣的 1/2；花柱 5，基部合生，无毛或稍有毛，柱头头状，不明显分裂，约与雄蕊等长。果实球形或卵球形，直径 4 ~ 6cm，黄色或带黄绿色，有稀疏、不明显的斑点，味芳香；萼片脱落，果梗短或近无梗。花期3～5月，果期9～10月。

分布

分布于我国甘肃、四川、贵州、云南、广东、陕西。缅甸也有分布。

生境

在山地、平原均可生长，喜光照、排水良好环境，耐贫瘠。各地多栽培。

药材名

塞亚、赛亚（བསེ་ཡབ།、སེ་ཡབ།）。

药用部位

近成熟果实。

功能与主治

调节"培根"，健胃，助消化。用于"培根"偏盛引起的胃病，各种溃疡病，陈旧性胆病，消化不良等。

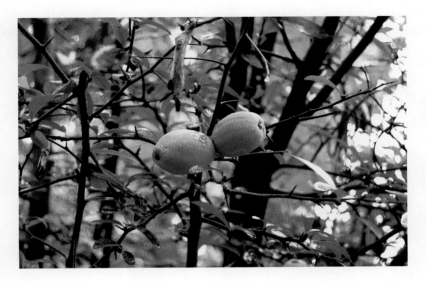

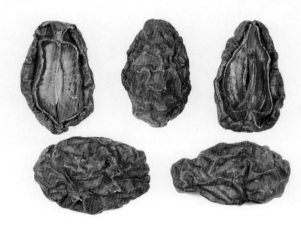

用量与用法

2.5g。内服研末，或入丸、散剂。外用适量，研末调敷患处。

附 注

　　《四部医典》《度母本草》等记载有"བསེ་ཡབ།"（塞亚），言其为除"培根"热之药物。《鲜明本草》和《晶珠本草》记载其分为雌、雄2品或上、下2品。现代文献记载的"塞亚"的基原包括木瓜属（*Chaenomeles*）的多种植物，一般认为以西藏木瓜 *C. thibetica* Yü、毛叶木瓜 *C. cathayensis* (Hemsl.) Schneid. 为上品，以皱皮木瓜 *C. speciosa* (Sweet) Nakai[贴梗海棠 *C. lagenaria* (Loisel) Koidz.] 为下品。《部标藏药》《青海藏标》以"木瓜/སེ་ཡབ།/赛亚"之名收载了皱皮木瓜 *C. speciosa* (Sweet) Nakai 及其同属植物。皱皮木瓜 *C. speciosa* (Sweet) Nakai 也为中药木瓜的基原，各地多有栽培。现藏医所用的"塞亚"药材多从药材市场购买，其基原也包括木瓜 *C. sinensis* (Thouin) Koehne。（参见"西藏木瓜"条）

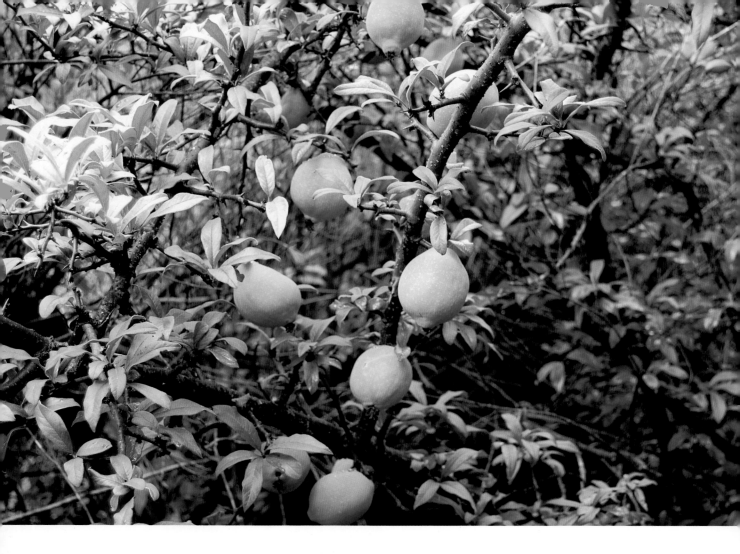

西藏木瓜

Chaenomeles thiberica Yü

蔷薇科（Rosaceae） 木瓜属（*Chaenomeles*）

▎形态 ▎

灌木或小乔木，高达 1.5 ～ 3m。通常多刺，刺锥形，长 1 ～ 1.5cm；小枝屈曲，圆柱形，有光泽，红褐色或紫褐色；多年生枝条黑褐色，散生长圆形皮孔；冬芽三角状卵形，红褐色，先端急尖，有少数鳞片，在先端或鳞片边缘微有褐色柔毛。叶片革质，卵状披针形或长圆状披针形，长 6 ～ 8.5cm，宽 1.8 ～ 3.5cm，先端急尖，基部楔形，全缘，上面深绿色，中脉与侧脉均微下陷，下面密被褐色绒毛，中脉及侧脉均显著凸起；叶柄粗短，长 1 ～ 1.6cm，幼时被褐色绒毛，逐渐脱落；托叶大型，草质，近镰形或近肾形，长约 1cm，宽约 1.2cm，边缘有不整齐锐锯齿，稀为钝锯齿，上面无毛，下面被褐色绒毛。花 3 ～ 4 簇生；花柱 5，基部合生，并密被灰白色柔毛。果实长圆形或梨形，长 6 ～ 11cm，直径 5 ～ 9cm，黄色，味香；萼片宿存，反折，三角状卵形，先端急尖，长约 2mm；种子多数，扁平，三角状卵形，长约 1cm，宽约 0.6cm，深褐色。

▌ 分布 ▌

分布于我国西藏（林芝、拉萨）、四川西部。

▌ 生境 ▌

生长于海拔 2600 ~ 2760m 的山坡、山沟、灌丛中。

▌ 药材名 ▌

塞亚、赛亚（བསེ་ཡབ་、སེ་ཡབ་）。

▌ 药用部位 ▌

近成熟果实。

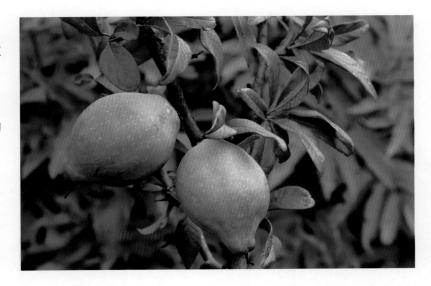

▌ 功能与主治 ▌

调节"培根"，健胃，助消化。用于"培根"偏盛引起的胃病，各种溃疡病，陈旧性胆病，消化不良等。

▌ 用量与用法 ▌

2.5g。内服研末，或入丸、散剂。外用适量，研末调敷患处。

附 注

《四部医典》《度母本草》等中记载有除"培根"热之药物"བསེ་ཡབ་"（塞亚）。《鲜明注释》和《晶珠本草》言"塞亚"分雌、雄2品或上、下2品，上品产自西藏珞隅、门隅地区。现代文献记载的藏医所用"塞亚"的基原包括木瓜属（*Chaenomeles*）的多种植物，一般认为西藏木瓜 *C. thiberica* Yü、毛叶木瓜 *C. cathayensis* (Hemsl.) Schneid. 为上品的基原，皱皮木瓜 *C. speciosa* (Sweet) Nakai[贴梗海棠 *C. lagenaria* (Loisel) Koidz.] 为下品的基原。《部标藏药》和《青海藏标》以"木瓜 /སེ་ཡབ་/ 塞亚"之名收载了皱皮木瓜 *C. speciosa* (Sweet) Nakai 及其同属数种植物。据《蓝琉璃》《晶珠本草》等记载，"塞亚"上品的花为白色，种子似紫铆；下品具刺，内有多数扁核，而木瓜属植物常有刺，花白色或带粉红色者更似西藏木瓜 *C. thiberica* Yü 和毛叶木瓜 *C. cathayensis* (Hemsl.) Schneid.。现藏医所用"塞亚"药材也存在从药材市场购买的情况，故其基原也包括木瓜 *C. sinensis* (Thouin) Koehne。（参见"皱皮木瓜"条）

丽江山荆子

Malus rockii Rehd.

蔷薇科（Rosaceae） | 苹果属（*Malus*）

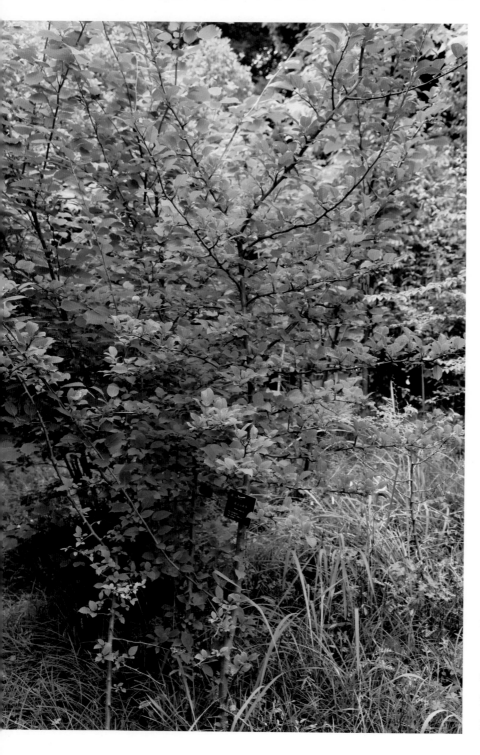

▌ 形态 ▌

乔木，高 8 ~ 10m。枝多下垂，小枝圆柱形，嫩时被长柔毛，后逐渐脱落；小枝深褐色，有稀疏皮孔。冬芽卵形，先端急尖，近于无毛或仅在鳞片边缘具短柔毛。叶片椭圆形、卵状椭圆形或长圆卵形，长 6 ~ 12cm，宽 3.5 ~ 7cm，先端渐尖，基部圆形或宽楔形，边缘有不等的紧贴细锯齿，上面中脉稍带柔毛，下面中脉、侧脉和细脉均被短柔毛；叶柄长 2 ~ 4cm，有长柔毛；托叶膜质，披针形，早落。近似伞形花序，具花 4 ~ 8，花梗长 2 ~ 4cm，被柔毛；苞片膜质，披针形，早落；花直径 2.5 ~ 3cm；萼筒钟形，密被长柔毛；萼片三角状披针形，先端急尖或渐尖，全缘，外面有稀疏柔毛或近于无毛，内面密被柔毛，比萼筒稍长或近于等长；花瓣倒卵形，长 1.2 ~ 1.5cm，宽 5 ~ 8cm，白色，基部有短爪；雄蕊 25，花丝长短不等，长不及花瓣的 1/2；花柱 4 ~ 5。基部有长柔毛，柱头扁圆，比雄蕊稍长。果实卵形或近球形，直径 1 ~ 1.5cm，红色，萼片脱落很迟，萼洼微隆起；果梗长 2 ~ 4cm，有长柔毛。花期 5 ~ 6 月，果期 9 月。

分布

分布于我国云南西北部（丽江、大理）、四川西部、西藏东南部。不丹也有分布。

生境

生长于海拔 2400 ~ 3800m 的山谷
杂木林中。

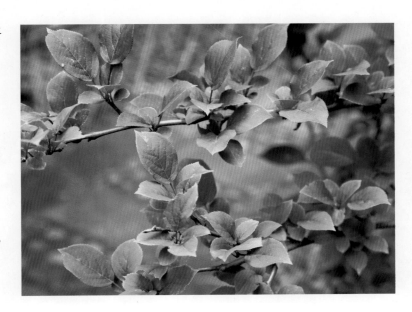

药材名

固秀、格秀（ཀུ་ཤུ），奥色折布、
奥色折吾（ཨོ་སེའི་འབྲས་བུ）。

药用部位

果实。

功能与主治

健胃，降血压。用于肝病，高血压，
腹泻，眼病，月经不调。

附 注

《晶珠本草》中记载有"ཀུ་ཤུ"（固秀），言其为治肠鸣、腹绞痛、泄泻之药物。现代文献记载的藏医所用"固秀"的基原为苹果 *Malus pumila* Mill. 的果实，此外，花红 *M. asiatica* Nakai、丽江山荆子 *M. rockii* Rehd.、花叶海棠 *M. transitoria* (Batal.) Schneid.、沧江海棠 *M. ombrophila* Hand.-Mazz. 等同属的多种植物也作"固秀"使用。

《晶珠本草》在"树木类"的"果实类药物"中记载有"ཨོ་སེའི་འབྲས་བུ"（奥色折吾），言其为治肺病、引吐痰涎之药物。现代文献记载藏医所用"俄色折布"的基原涉及蔷薇科苹果属（*Malus*）、花楸属（*Sorbus*）和珍珠梅属（*Sorbaria*）的多种植物，但不同文献对其正品和代用品的基原有争议。据文献记载，丽江山荆子 *M. rockii* Rehd. 也为"奥色折布"的基原之一。也有观点认为应以花楸属植物中果实红色的种类为正品与古籍记载更为相符，苹果属的一些种类可作为代用品。"俄色折布"的功能与主治与"固秀"不同。《四川藏标》以"俄色叶 /ཨོ་སེའི་ལོ་མ/ 俄色洛玛"之名收载了变叶海棠 *Malus toringoides* (Rehd.) Hughes 及花叶海棠 *Malus transitoria* (Batal.) Schneid.，规定以其叶及叶芽入药，为四川甘孜藏医的习用药材。（参见"变叶海棠""陕甘花楸"条）

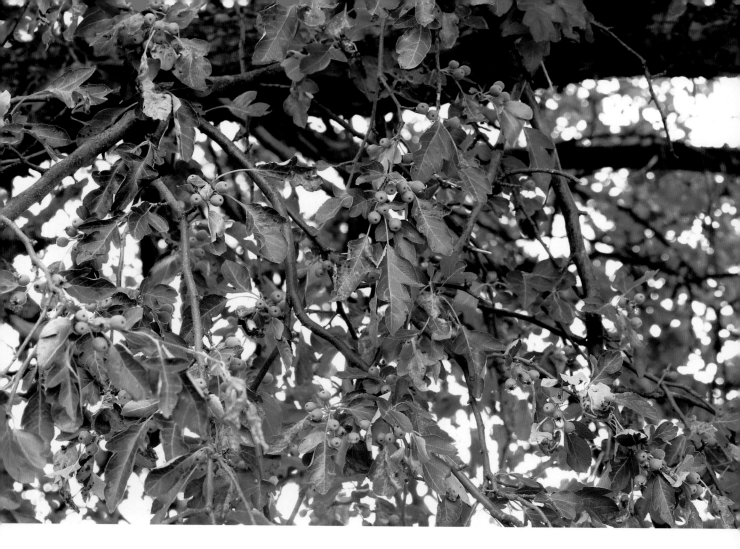

变叶海棠

Malus toringoides (Rehd.) Hughes

| 蔷薇科（Rosaceae） | 苹果属（*Malus*） |

▍形态 ▍

灌木至小乔木，高 3 ~ 6m。小枝圆柱形，嫩时具长柔毛，以后脱落，老时紫褐色或暗褐色，有稀疏褐色皮孔；冬芽卵形，先端急尖，外被柔毛，紫褐色。叶片形状变异大，通常卵形至长椭圆形，长 3 ~ 8cm，宽 1 ~ 5cm，先端急尖，基部宽楔形或近心形，边缘有圆钝锯齿或紧贴锯齿，常具不规则 3 ~ 5 深裂，亦有不裂；上面有疏生柔毛，下面沿中脉及侧脉毛较密；叶柄长 1 ~ 3cm，具短柔毛；托叶披针形，先端渐尖，全缘，具疏生柔毛。花 3 ~ 6，近似伞形排列，花梗长 1.8 ~ 2.5cm，稍具长柔毛；苞片膜质，线形，内面具柔毛，早落；花直径 2 ~ 2.5cm；萼筒钟状，外面有绒毛；萼片三角状披针形或狭三角形，先端渐尖，全缘，长 3 ~ 4mm，外面有白色绒毛，内面较密；花瓣卵形或长椭圆状倒卵形，长 8 ~ 11mm，宽 6 ~ 7mm，基部有短爪，表面有疏生柔毛或无毛，白色；雄蕊约 20，花丝长短不等，长约为花瓣的 2/3；花柱 3，稀 4 ~ 5，基部联合，无毛，较雄蕊略短。果实倒卵形或长椭圆形，直径 1 ~ 1.3cm，黄色有红晕，无石细胞；萼片脱落；

果梗长 3 ～ 4cm，无毛。花期 4 ～ 5 月，果期 9 月。

▌分布▌

分布于我国甘肃东南部、四川西部、西藏东南部。

▌生境▌

生长于海拔 2000 ～ 3000m 的山坡丛林中。

▌药材名▌

奥色折吾、奥色折布（ཨོ་སེའི་འབྲས་བུ），俄色洛玛（ཨོ་སེའི་ལོ་མ）。

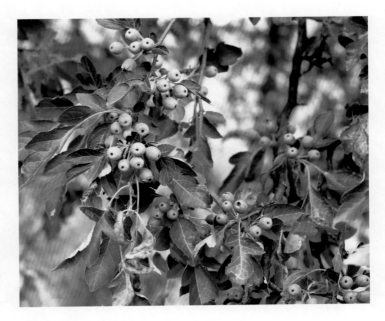

▌药用部位▌

叶及叶芽（俄色洛玛）、果实（奥色折吾）。

▌功能与主治▌

叶及叶芽：攻坚化积，除腻涤滞，保肝利胆；用于消化不良，高血压，高血糖，高脂血症，肝病。果实：健胃，解酒，降血压；用于肝病，高血压，消化不良，腹泻，醉酒，眼病，月经不调。

▌用量与用法▌

5 ～ 10g（叶及叶芽）。可泡水代茶饮。

附 注

　　《晶珠本草》在"树木类药物"的"果实类药物"中记载有治肺病、引吐痰涎之药物"ཨོ་སེའི་འབྲས་བུ"（奥色折吾），言其植株形态近似石榴，叶长如柳叶，果实红色，形如蔷薇果，味甘。现代文献记载的藏医所用"俄色折布"的基原均为蔷薇科植物，涉及苹果属（Malus）、花楸属（Sorbus）和珍珠梅属（Sorbaria）多种植物。有观点认为，从其植株形态、叶形、果实形态与颜色来看，花楸属植物与古籍记载更为相符，以果实红色者如西南花楸 Sorbus rehderiana Koehne、红毛花楸 Sorbus rufopilosa Schneid. 为正品，以果实白色者如陕甘花楸 Sorbus koehneana Schneid.、湖北花楸 Sorbus hupehensis Schneid.、西康花楸 Sorbus prattii Koehne 等为代用品；苹果属的一些种类，如花叶海棠 M. transitoria (Batal.) Schneid.、沧江海棠 M. ombrophila Hand.-Mazz.、丽江山荆子 M. rockii Rehd. 可作为代用品；珍珠梅属植物的果实为蓇葖果，显然与古籍记载不符，似不宜作代用品。四川甘孜藏医习用变叶海棠 M. toringoides (Rehd.) Hughes 及花叶海棠 M. transitoria (Batal.) Schneid.，以叶及叶芽入药，寺庙僧侣常将此与酥油同煮代茶饮用，《四川藏标》以"俄色叶 /ཨོ་སེའི་ལོ་མ/ 俄色洛玛"之名收载了该 2 种。（参见"陕甘花楸""西康花楸""高丛珍珠梅"条）

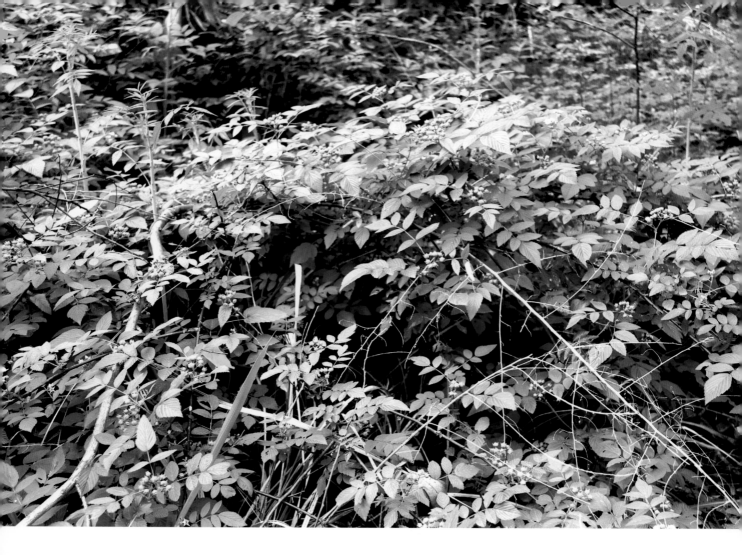

红泡刺藤

Rubus niveus Thunb.

蔷薇科（Rosaceae） 悬钩子属（*Rubus*）

形态

灌木，高 1 ~ 2.5m。枝常紫红色，被白粉，疏生钩状皮刺，小枝带紫色或绿色，幼时被绒毛状毛。小叶常 7 ~ 9，稀 5 或 11，椭圆形、卵状椭圆形或菱状椭圆形，顶生小叶卵形或椭圆形，仅稍长于侧生者，长 2.5 ~ 6（~ 8）cm，宽 1 ~ 3（~ 4）cm，先端急尖，稀圆钝，顶生小叶有时渐尖，基部楔形或圆形，上面无毛或仅沿叶脉有柔毛，下面被灰白色绒毛，边缘常具不整齐粗锐锯齿，稀具稍钝锯齿，顶生小叶有时具 3 裂片；叶柄长 1.5 ~ 4cm，顶生小叶叶柄长 0.5 ~ 1.5cm，侧生小叶近无柄，和叶轴均被绒毛状柔毛和稀疏钩状小皮刺；托叶线状披针形，具柔毛。花呈伞房花序或短圆锥状花序，顶生或腋生；总花梗和花梗被绒毛状柔毛；花梗长 0.5 ~ 1cm；苞片披针形或线形，有柔毛；花直径达 1cm；花萼外面密被绒毛，并混生柔毛；萼片三角状卵形或三角状披针形，先端急尖或突尖，在花果期常直立开展；花瓣近圆形，红色，基部有短爪，短于萼片；雄蕊几与花柱等长，花丝基部稍宽；雌蕊 55 ~ 70，花柱紫红色，子房和花柱基部密被灰白色绒毛。

果实半球形，直径 8 ~ 12mm，深红色转为黑色，密被灰白色绒毛；核有浅皱纹。花期 5 ~ 7 月，果期 7 ~ 9 月。

分布

分布于我国陕西、甘肃、四川、云南、贵州、西藏（类乌齐）、广西。阿富汗、尼泊尔、不丹、印度、斯里兰卡、缅甸、泰国、老挝、越南、马来西亚、印度尼西亚、菲律宾等也有分布。

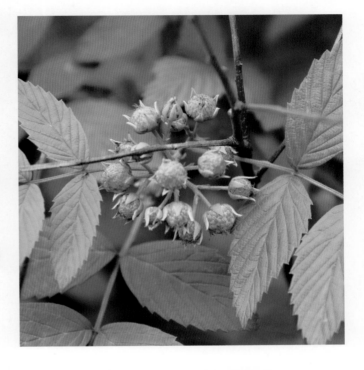

生境

生长于海拔 500 ~ 2800m 的山坡灌丛、疏林、山谷河滩、溪流旁。

药材名

甘扎嘎日、堪扎嘎日、甘打嘎日、嘎扎嘎日（ཀམ་ཚ་རིལ），嘎扎、卡查（ཀ་ཟ）。

药用部位

去皮茎枝或枝、果实。

功能与主治

清热解毒，润肺止咳。用于热性"隆"病，"培根"引起的水肿，肺热咳嗽，未成熟的瘟热症，感冒，发热。

用量与用法

茎枝：3 ~ 5g。内服煎汤，或入丸、散剂。

附 注

《四部医典》记载有"ཀ་ཟ"（卡查）和"ཀམ་ཚ་རིལ"（甘扎嘎日）；《晶珠本草》将二者归类于"树木类药物"的"树枝类药物"中，言二者为一类，"甘扎嘎日"为白者，"卡查"为黑者 [又称"ཌ་ཚ་རིལ"（达才尔）]，记载二者为治"隆"热二合症、"培根"病、时疫热之药物。现代文献对二者的基原存在争议，不同文献记载的二者的基原涉及蔷薇科悬钩子属（Rubus）和藜科猪毛菜属（Salsola）的多种植物，多以悬钩子属植物为正品，猪毛菜属植物仅作代用品。对于"白者"和"黑者"的划分依据也存在不同的观点，或记载"白者"为"ཀམ་ཚ་ཡ་ཀ"（嘎扎牙嘎），其基原为悬钩子属中矮小的灌木且叶片上无白粉的种类，"黑者"为"ཀམ་ཚ་རིལ"（嘎扎嘎日），其基原为灌木而叶上有白粉的种类，或认为可能系以花色区分白色、黑色 2 类，则各自的基原又有很大的不同。不同文献记载，红泡刺藤 R. niveus Thunb. 为"嘎扎嘎日"或"嘎扎"的基原之一，云南迪庆、西藏类乌齐藏医即使用该种。（参见"粉枝莓""秀丽莓""黄果悬钩子""刺沙蓬"条）

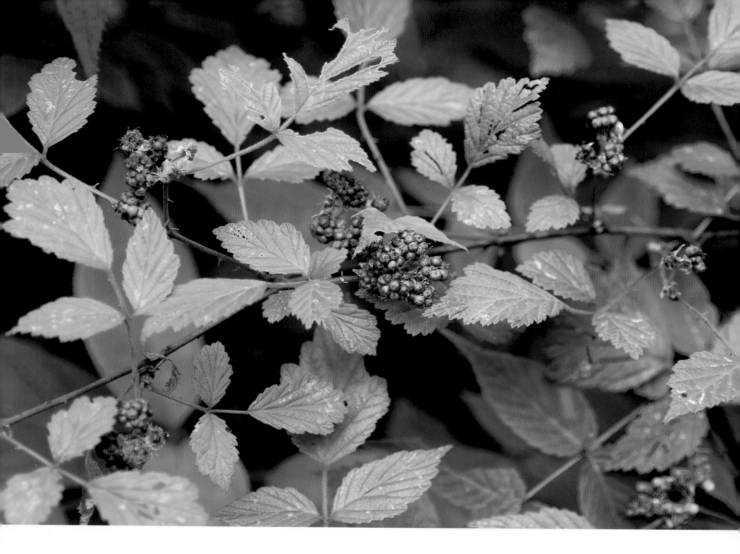

喜阴悬钩子

Rubus mesogaeus Focke

薔薇科（Rosaceae） 悬钩子属（*Rubus*）

▌ 形态 ▌

攀缘灌木，高 1 ~ 4m。老枝有稀疏的基部宽大的皮刺，小枝红褐色或紫褐色，具稀疏针状皮刺
或近无刺，幼时被柔毛。小叶常 3，稀 5，顶生小叶宽菱状卵形或椭圆状卵形，先端渐尖，边缘
常羽状分裂，基部圆形至浅心形，侧生小叶斜椭圆形或斜卵形，先端急尖，基部楔形至圆形，长 4 ~ 9
（ ~ 11）cm，宽 3 ~ 7（ ~ 9）cm，上面疏生平贴柔毛，下面密被灰白色绒毛，边缘有不整齐粗
锯齿并常浅裂；叶柄长 3 ~ 7cm，顶生小叶叶柄长 1.5 ~ 4cm，侧生小叶有短柄或几无柄，与叶
轴均有柔毛和稀疏钩状小皮刺；托叶线形，被柔毛，长达 1cm。伞房花序生于侧生小枝先端或腋生，
具花数朵至 20 余朵，通常短于叶柄；总花梗具柔毛，有稀疏针刺；花梗长 6 ~ 12mm，密被柔毛；
苞片线形，有柔毛。花直径约 1cm 或稍大；花萼外密被柔毛；萼片披针形，先端急尖至短渐尖，
长 5 ~ 8mm，内萼片边缘具绒毛，花后常反折；花瓣倒卵形、近圆形或椭圆形，基部稍有柔毛，
白色或浅粉红色；花丝线形，几与花柱等长；花柱无毛，子房有疏柔毛。果实扁球形，直径 6 ~ 8mm，

紫黑色，无毛；核三角状卵球形，有皱纹。花期 4 ~ 5 月，果期 7 ~ 8 月。

┃ 分布 ┃

分布于我国河南、陕西、甘肃、湖北、四川（茂县）、贵州、云南、西藏、台湾。尼泊尔、印度南部、不丹、日本、库页岛也有分布。

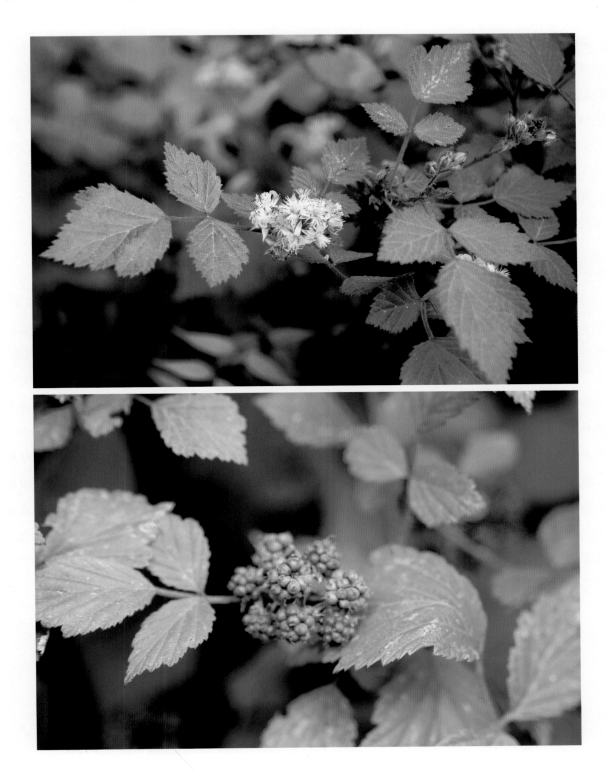

▎ 生境 ▎
生长于海拔 1000 ~ 3700m 的山麓、沟边、山谷林中。

▎ 药材名 ▎
甘扎嘎日、堪扎嘎日、甘打嘎日、嘎扎嘎日（ཀུན་ཀར།），嘎扎、卡查（ཀ་ཟ།），甘扎嘎日惹（ཀུན་ཀར་རིལ་རིལ།）。

▎ 药用部位 ▎
去皮茎枝、皮、叶、根、果实。

▎ 功能与主治 ▎
去皮茎枝：滋阴润肺；用于"隆"病、"赤巴"病，肺病，热症时疫，肺热咳嗽，"培根"，水肿，胆病。皮：用于"隆"病，"赤巴"病。叶：用于"赤巴"病，热症。根：用于风热病。果实（煎膏）：用于热病初期，恶寒发热，风热病，痢疾，肺热（与荜茇相佐）。

▎ 用量与用法 ▎
茎枝：3 ~ 5g。内服煎汤，或入丸、散剂。

附 注

《四部医典》中记载有"ཀ་ཟ།"（卡查）和"ཀུན་ཀར།"（甘扎嘎日）；《蓝琉璃》记载"甘扎嘎日"有白["ཀུན་ཀར་དཀར་པོ།"（甘扎嘎日嘎保），略称"ཀུན་ཀར།"（甘扎嘎日）]、紫["ཀུན་ཀར་སྨུག་པོ།"（甘扎嘎日木保），略称"ཀ་ཟ།"（卡查）]2 种，均为益肺、治风热疫疠之药物。《晶珠本草》将两者归类于"树木类药物"的"树枝类药物"中，言二者为一类，"甘扎嘎日"为白者，"卡查"为黑者，黑者又称"达才尔"，为治"隆"热二合症、"培根"病、时疫热之药物。现代文献对"卡查"和"甘扎嘎日"的基原有不同观点，不同文献记载的二者的基原涉及蔷薇科悬钩子属（*Rubus*）和藜科猪毛菜属（*Salsola*）的多种植物，多以悬钩子属植物为正品，猪毛菜属植物仅作代用品。《藏标》以"悬钩木 ཁུན་ཀར། 堪扎嘎日"之名收载了粉枝莓 *R. biflorus* Buch.-Ham. ex Smith、青海悬钩子 *R. kokoricus* Hao（《中国植物志》未记载该种）、石生悬钩子 *R. saxatilis* L. 的去皮及髓的茎部；《青海藏标》以"多腺悬钩子 ཀུན་ཀར། 甘扎嘎日"之名收载了多腺悬钩子 *R. phoenicolasius* Maxim. 的茎枝。据文献记载，喜阴悬钩子 *R. mesogaeus* Focke 为西藏洛隆藏医习用的"嘎扎嘎日"的基原之一。（参见"粉枝莓""秀丽莓""刺沙蓬"条）

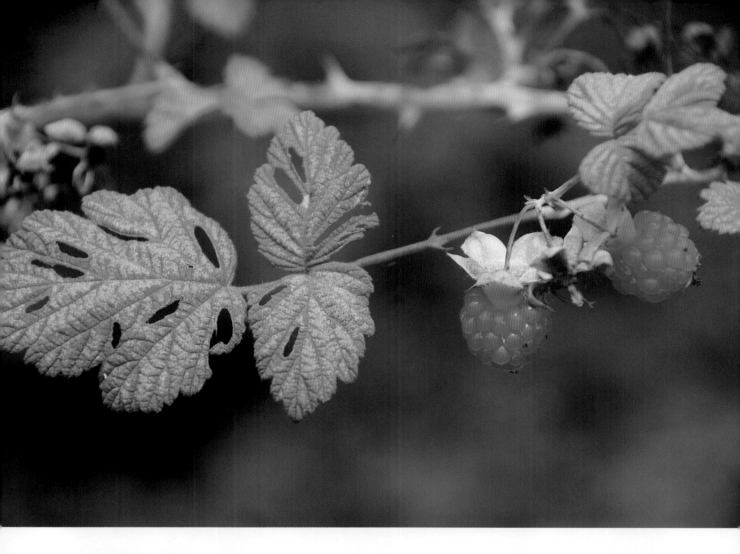

粉枝莓

Rubus biflorus Buch.-Ham. ex Smith

蔷薇科（Rosaceae）　　悬钩子属（*Rubus*）

▌ 形态 ▌

攀缘灌木，高 1 ~ 3m。枝紫褐色至棕褐色，无毛，具白粉霜，疏生粗壮钩状皮刺。小叶常 3，稀 5，长 2.5 ~ 5cm，宽 1.5 ~ 4（~ 5）cm，顶生小叶宽卵形或近圆形，侧生小叶卵形或椭圆形，先端急尖或短渐尖，基部宽楔形至圆形，上面伏生柔毛，下面密被灰白色或灰黄色绒毛，沿中脉有极稀疏小皮刺，边缘具不整齐粗锯齿或重锯齿，顶生小叶边缘常 3 裂；叶柄长 2 ~ 4（~ 5）cm，顶生小叶柄长 1 ~ 2.5cm，侧生小叶近无柄，均无毛或位于侧生小枝基部之叶柄具稀疏柔毛和疏腺毛，疏生小皮刺；托叶狭披针形，常具柔毛和少数腺毛，位于侧生小枝基部之托叶的边缘具稀疏腺毛。花 2 ~ 8，生于侧生小枝先端的花较多，常 4 ~ 8 簇生或呈伞房状花序，腋生者花较少，通常 2 ~ 3 簇生；花梗长 2 ~ 3cm，无毛，疏生小皮刺；苞片线形或狭披针形，无毛或稀有疏柔毛；花直径 1.5 ~ 2cm；花萼片宽卵形或圆卵形，宽 5 ~ 7mm，先端急尖并具针状短尖头，花时直立开展，果时包于果实；花瓣近圆形，白色，直径 7 ~ 8mm，显著长于萼片；花丝线形或基部稍宽；

花柱基部及子房顶部密被白色绒毛。果实球形，包于萼内，直径 1 ~ 1.5（~ 2）cm，黄色，无毛，或先端常有具绒毛的残存花柱；核肾形，具细密皱纹。花期 5 ~ 6 月，果期 7 ~ 8 月。

▎分布 ▎

分布于我国西藏、甘肃、云南、四川、陕西。印度东北部、不丹、尼泊尔、缅甸等也有分布。

▎生境 ▎

生长于海拔 1500 ~ 3500m 的山谷河边、山地杂木林中。

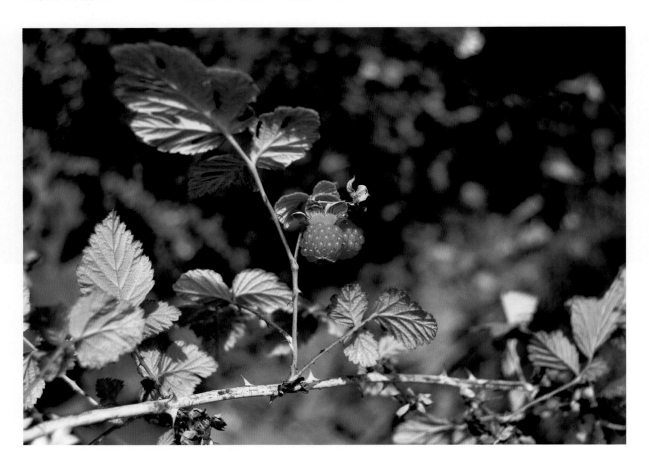

▎药材名 ▎

甘扎嘎日、堪扎嘎日、甘打嘎日、嘎扎嘎日（ཀཾ་ཙ་ཀར）、嘎扎、卡查（ཀ་ཟ）。

▎药用部位 ▎

去皮茎枝或枝、果实。

▎功能与主治 ▎

清热解毒，润肺止咳。用于热性"隆"病，"培根"引起的水肿，肺热咳嗽，未成熟的瘟热症，感冒，发热。

▎用量与用法 ▎

茎枝：3 ~ 5g。内服煎汤，或入丸、散剂。

附 注

　　《四部医典》中记载有" གཟེ་མ།"（卡查）和"གཟེ་དཀར།"（甘扎嘎日）；《蓝琉璃》记载"甘扎嘎日"有白、紫2种，言二者均为益肺、治风热疫疠之药物；并言"གཟེ་དཀར།"（甘扎嘎日）系指白者["གཟེ་དཀར་དཀར་པོ།"（甘扎嘎日嘎保）]，而紫者["གཟེ་དཀར་སྨུག་པོ།"（甘扎嘎日木保）]特称为"གཟེ་མ།"（卡查），又称"སྨུག་པོ་གཟེ།"（木保卡查）。《四部医典系列挂图全集》第二十七图中有"甘扎嘎日"（56 号图）和"卡查"（57 号图）附图，其汉译本译注名分别为"悬钩子"和"猪毛菜"；该 2 图所示植物均略似蔷薇科悬钩子属或蔷薇属植物。《晶珠本草》将二者归类于"树木类药物"的"树枝类药物"中，言二者为一类，为治"隆"热二合症、"培根"病、时疫热之药物；并言"甘扎嘎日"为白者，"卡查"为黑者[又称"སྨུག་ཅེར།"（达才尔）]。现代文献记载的"甘扎嘎日"和"卡查"的基原涉及蔷薇科悬钩子属（Rubus）和藜科猪毛菜属（Salsola）的多种植物，但不同文献对二者的基原有不同的观点，多以悬钩子属植物为正品，猪毛菜属植物仅作代用品。有文献认为"白者"的名称为"གཟེ་ཡལ་ག"（嘎札牙嘎），其基原为悬钩子属中矮小的灌木且叶片上无白粉的种类，"黑者"的名称为"གཟེ་དཀར།"（嘎扎嘎日），其基原为灌木而叶上有白粉的种类。也有观点认为，古籍记载的"甘扎嘎日"可能系以花色（而非叶片是否被有白粉）区分白色、黑色 2 类，则各自的基原种类又有很大的不同。《部标藏药》（附录）、《藏标》及《西藏藏标》以"悬钩木 /གཟེ་དཀར/ 堪扎嘎日（甘扎嘎日）"之名收载的基原有粉枝莓 R. biflorus Buch.-Ham. ex Smith、青海悬钩子 R. kokoricus Hao、石生悬钩子 R. saxatilis L. 的去皮及髓的茎部；《青海藏标》以"多腺悬钩子 /གཟེ་དཀར/ 甘扎嘎日"之名收载了多腺悬钩子 R. phoenicolasius Maxim. 的茎枝；但有文献指出，从其分布的角度看，石生悬钩子 R. saxatilis L. 在青藏高原地区并无分布，青海悬钩子 R. kokoricus Hao 也未见《中国植物志》记载，恐有误。文献记载的"卡查"或"甘扎嘎日"的基原还有秀丽莓 R. amabilis Focke（嘎扎、嘎扎嘎日）、库页悬钩子 R. sachalinensis Lévl.（嘎扎、嘎扎嘎日）、红泡刺藤 R. niveus Thunb.（嘎扎、嘎扎嘎日）、拟复盆子 R. idaeopsis Focke（嘎扎、嘎扎嘎日）、无腺白叶莓 R. innominatus S. Moore var. kuntzeanus (Hemsl.) Bailey（嘎扎）、黑腺美饰悬钩子 R. subornatus Fooke var. melanadenus Focke（嘎扎）、多腺悬钩子 R. phoenicolasius Maxim.["གཟེ་ཡལ་ག"（甘扎嘎日、嘎札牙嘎）]、藏南悬钩子 R. austro-tibetanus Yü et Lu、直立悬钩子 R. stans Focke（嘎扎嘎日）、黄色悬钩子 R. lutescens Franch.（嘎札牙嘎）、黄果悬钩子 R. xanthocarpus Bureau et Franch.、喜阴悬钩子 R. mesogaeus Focke、猪毛菜 S. collina Pall.（嘎扎、达策儿）、刺沙蓬 S. ruthenica Iljin（达策儿、达才尔）等。从《晶珠本草》记载的"树如蔷薇幼苗，花白黄色，有光泽，果实红色，聚生在一个膨大的花托上，叶茎被刺毛，茎中空"的形态特征来看，该植物的形态特征与悬钩子属植物的特征相符，而猪毛菜属植物的形态特征显然与此特征不符。（参见"秀丽莓""黄果悬钩子""红泡刺藤""喜阴悬钩子""刺沙蓬"条）

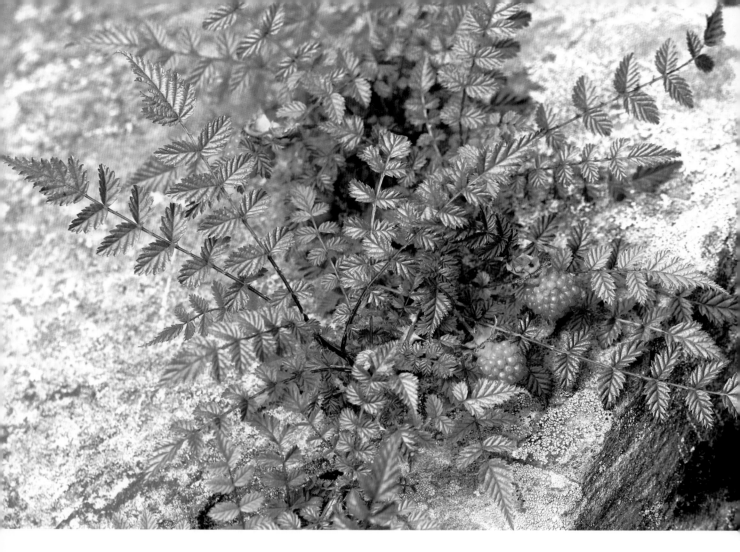

秀丽莓

Rubus amabilis Focke

薔薇科（Rosaceae） | 悬钩子属（*Rubus*）

▌形态 ▌

灌木，高 1 ~ 3m。枝紫褐色或暗褐色，无毛，具稀疏皮刺；花枝短，具柔毛和小皮刺。小叶 7 ~ 11，卵形或卵状披针形，长 1 ~ 5.5cm，宽 0.8 ~ 2.5cm，通常位于叶轴上部的小叶片比下部的大，先端急尖，顶生小叶先端常渐尖，基部近圆形，顶生小叶基部有时近截形，上面无毛或疏生伏毛，下面沿叶脉具柔毛和小皮刺，边缘具缺刻状重锯齿，顶生小叶边缘有时浅裂或 3 裂；叶柄长 1 ~ 3cm，小叶柄长约 1cm，侧生小叶几无柄，和叶轴均于幼时具柔毛，逐渐脱落至老时无毛或近无毛，疏生小皮刺；托叶线状披针形，具柔毛。花单生于侧生小枝先端，下垂；花梗长 2.5 ~ 6cm，具柔毛，疏生细小皮刺，有时具稀疏腺毛；花直径 3 ~ 4cm；花萼绿色带红色，外面密被短柔毛，无刺或有时具稀疏短针刺或腺毛；萼片宽卵形，长 1 ~ 1.5cm，先端渐尖或具突尖头，在花、果时均开展；花瓣近圆形，白色，比萼片稍长或几等长，基部具短爪；花丝线形，基部稍宽，带白色；花柱浅绿色，无毛，子房具短柔毛。果实长圆形，稀椭圆形，长 1.5 ~ 2.5cm，直径 1 ~ 1.2cm，

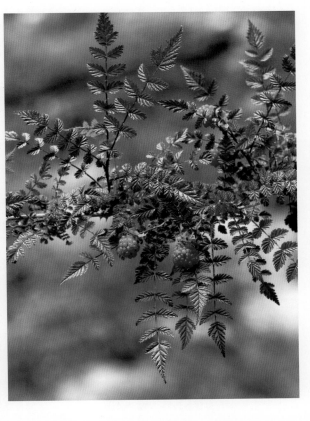

红色，幼时具稀疏短柔毛，老时无毛，可食；核肾形，稍有网纹。花期 4～5 月，果期 7～8 月。

分布

分布于我国四川、青海、甘肃、陕西、湖北、山西、河南。

生境

生长于海拔 1000～3700m 的山麓、沟边、山谷林中。

药材名

甘扎嘎日、干扎嘎若、堪扎嘎日、甘打嘎日、嘎扎嘎日（གཅན་གའི），嘎扎、卡查（གཟེ），甘扎嘎日惹（གཅན་གའི་རིགས）。

药用部位

去皮茎枝、皮、叶、根、果实。

功能与主治

去皮茎枝：滋阴润肺；用于"隆"病，"赤巴"病，肺病，热症时疫，肺热咳嗽，"培根"水肿，胆病。皮：用于"隆"病，"赤巴"病。叶：用于"赤巴"病，热症。根：用于风热病。果实（煎膏）：用于热病初期，恶寒发热，风热病，痢疾，肺热。

用量与用法

去皮茎枝：3～5g。内服煎汤，或入丸、散剂。

附 注

　　《四部医典》中记载有"གཟེ"（卡查）和"གཅན་གའི"（甘扎嘎日）；《晶珠本草》将两者归于"树木类药物"的"树枝类药物"中，言两者为一类，"甘扎嘎日"为白者，"卡查"为黑者，言其为治"隆"热病、"培根"病、时疫热（防治瘟疫病）之药物。现代不同文献对二药物的基原有不同观点，涉及蔷薇科悬钩子属（*Rubus*）和藜科猪毛菜属（*Salsola*）多种植物，多以悬钩子属植物为正品，猪毛菜属植物仅作代用品。《藏标》以"悬钩木 /གཅན་གའི/ 堪扎嘎日"之名收载了粉枝莓 *R. biflorus* Buch.-Ham. ex Smith、青海悬钩子 *R. kokoricus* Hao（该种未见《中国植物志》记载）、石生悬钩子 *R. saxatilis* L. 的去皮及髓的茎部。《青海藏标》以"多腺悬钩子 /གཅན་གའི/ 甘扎嘎日"之名收载了多腺悬钩子 *R. phoenicolasius* Maxim. 的茎枝。据文献记载，秀丽莓 *R. amabilis* Focke 为"嘎扎"或"嘎扎嘎日"的基原之一，或称"གཅན་གའི་རིགས"（甘扎嘎日惹，"甘扎嘎日类"之意）。（参见"粉枝莓""喜阴悬钩子""刺沙蓬"条）

黄色悬钩子

Rubus lutescens Franch.

| 蔷薇科（Rosaceae） | 悬钩子属（*Rubus*） |

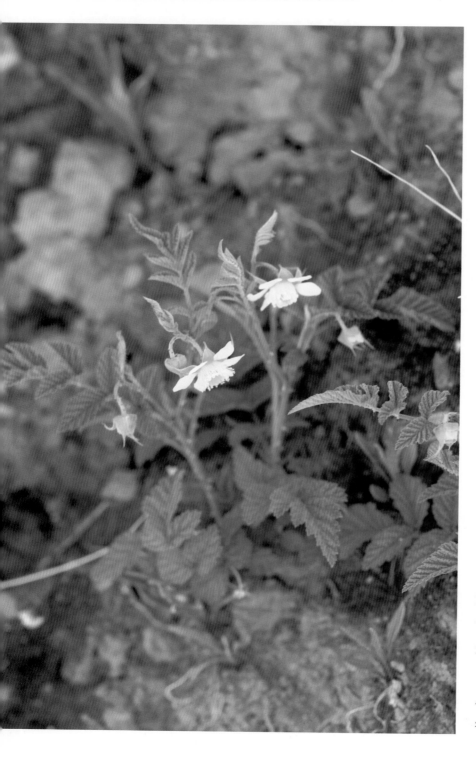

▌ 形态 ▌

低矮亚灌木，高 10 ~ 50cm。茎直立，单生或近单生；花枝自根茎上发出，具细柔毛，疏生长短不等的直立或稍下弯小皮刺。小叶 7 ~ 11，在花枝先端花下部有时具 5 小叶，叶片宽卵形、菱状卵形，稀长圆形，长 1.5 ~ 5cm，宽 1 ~ 3（~ 4）cm，先端急尖，稀圆钝，顶生小叶先端常短渐尖，基部圆形，上下两面均具柔毛，下面沿叶脉毛较密并疏生小皮刺，边缘具不整齐锯齿或缺刻状重锯齿，顶生小叶有时羽状浅裂；叶柄长 2 ~ 3cm，顶生小叶叶柄长 0.7 ~ 1.5cm，与叶轴均被细柔毛和针状小皮刺，有时疏生腺毛；托叶宽窄不等，位于枝下部者较宽大，卵状披针形，全缘，稀浅裂，位于枝上部者较狭窄，线形，不分裂，具细柔毛。花常 1 ~ 2，顶生或腋生，有时 3 ~ 4 生于枝顶；花梗长 2 ~ 3（~ 4）cm，被细柔毛和稀疏小皮刺，有时疏生腺毛；花直径 2 ~ 3cm；花萼外面被细柔毛，萼筒无或有稀疏小皮刺，萼片卵状披针形至披针形，先端渐尖或短尾尖，在花、果时均开展，稀于果期反折；花瓣倒卵形或近圆形，白色变浅黄色，基部具短爪，稍短于萼片；花丝线形，近基部稍宽，花药淡黄色；子房密被灰白色细柔毛。果实球形，直径 1.4 ~ 2cm，黄红色，密被细柔毛；核卵球形，具浅网纹。花期 5 ~ 6 月，果期 7 ~ 8 月。

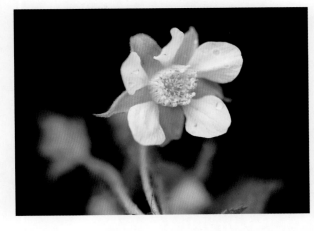

▌ 分布 ▌

分布于我国西藏、云南、四川。

▌ 生境 ▌

生长于海拔 2500 ~ 4300m 的山坡林缘、林下。

▌ 药材名 ▌

嘎札牙嘎（ཀ￼ཛ￼ཡ￼ག），嘎扎嘎日（ཀ￼ཛ￼ག￼རི）。

▌ 药用部位 ▌

去皮茎枝或枝、果实。

▌ 功能与主治 ▌

清热，止咳，理气，调整"隆""培根""赤巴"。用于热性"隆"病，"培根"病，肺病，感冒，流行性感冒恶寒发热，头痛。

▌ 用量与用法 ▌

3 ~ 5g。内服煎汤，或入丸、散剂。

附 注

　　《四部医典》记载有"ཀ￼ཛ"（卡查）和"ཀ￼ཛ￼ག￼རི"（甘扎嘎日、嘎扎嘎日）；《晶珠本草》将二者归于"树木类药物"的"树枝类药物"中，言二者为一类，"甘扎嘎日"为白者，"卡查"为黑者，黑者又称"达才尔"，言其为治"隆"热二合症、"培根"病、时疫热之药物。现代不同文献对二者的基原有不同的观点，认为主要包括蔷薇科悬钩子属（*Rubus*）和藜科猪毛菜属（*Salsola*）的多种植物，多以悬钩子属植物为正品，猪毛菜属植物仅作代用品。也有文献认为"白者"的名称为"ཀ￼ཛ￼ཡ￼ག"（嘎札牙嘎），其基原为悬钩子属中矮小的灌木且叶片上无白粉的种类；"黑者"的名称为"ཀ￼ཛ￼ག￼རི"（嘎扎嘎日），其基原为灌木而叶上有白粉的种类。据文献记载，黄色悬钩子 *R. lutescens* Franch. 为"嘎札牙嘎"的基原之一，此外，紫色悬钩子 *R. irritans* Focke、滇藏悬钩子 *R. hypopitys* Focke、刺悬钩子 *R. pungens* Camb.（针刺悬钩子）、多腺悬钩子 *R. phoenicolasius* Maxim.、石生悬钩子 *R. saxatilis* L. 等也作"嘎札牙嘎"的基原使用。《部标藏药》（附录）和《藏标》以"悬钩木 /ཀ￼ཛ￼ག￼རི/ 堪扎嘎日（甘扎嘎日）"之名收载了粉枝莓 *R. biflorus* Buch.-Ham. ex Smith、青海悬钩子 *R. kokoricus* Hao（该种未见《中国植物志》记载）、石生悬钩子 *R. saxatilis* L.，言以其去皮及髓的茎部入药；《青海藏标》以"多腺悬钩子 /ཀ￼ཛ￼ག￼རི/ 甘扎嘎日"之名收载了多腺悬钩子 *R. phoenicolasius* Maxim. 的茎枝。（参见"粉枝莓""秀丽莓""刺沙蓬"条）

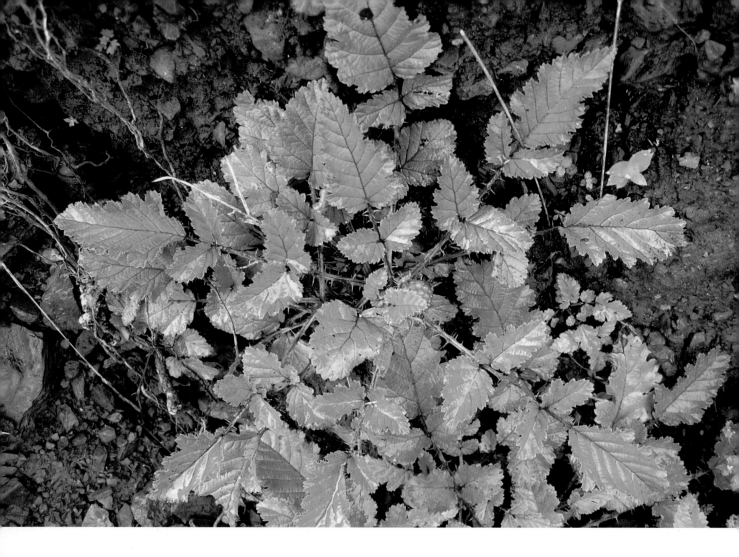

黄果悬钩子

Rubus xanthocarpus Bureau et Franch.

| 蔷薇科（Rosaceae） | 悬钩子属（*Rubus*） |

▌ 形态 ▌

低矮半灌木，高 15 ～ 50cm。根茎匍匐，木质；地上茎草质，分枝或不分枝，通常直立，有钝棱，幼时密被柔毛，老时几无毛，疏生较长而直立的针刺。小叶 3，有时 5，长圆形或椭圆状披针形，稀卵状披针形，顶生小叶片长 5 ～ 10cm，宽 1.5 ～ 3cm，基部常有 2 浅裂片，侧生小叶的长、宽约为顶生小叶之半，长 2 ～ 5cm，宽 1 ～ 2cm，先端急尖至圆钝，基部宽楔形至近圆形，老时两面无毛或仅沿叶脉有柔毛，下面沿脉有细刺，边缘具不整齐锯齿；叶柄长（2 ～）3 ～ 8cm，顶生小叶柄长 1 ～ 2.5cm，侧生小叶几无柄，均被疏柔毛和直立针刺；托叶基部与叶柄合生，披针形或线状披针形，长达 1.5cm，全缘，或边缘浅条裂。1 ～ 4 花形成伞房状花序，顶生或腋生，稀单生；花梗长 1 ～ 2.5cm，有柔毛和疏生针刺；花直径 1 ～ 2.5cm；花萼外被较密的直立针刺和柔毛，萼片长卵圆形至卵状披针形，先端尾状或钻状渐尖，里面有绒毛状毛；花瓣倒卵圆形至匙形，白色，长 1 ～ 1.3cm，常较萼片长，基部有长爪，被细柔毛；雄蕊多数，短于花瓣，花丝宽扁；雌蕊多数，子房近先端有柔毛。果实扁球形，直径 1 ~ 1.2cm，橘黄色，无毛；核具皱纹。花期 5 ~ 6 月，果期 8 月。

分布
分布于我国四川、青海、甘肃、陕西、安徽。

生境
生长于海拔 600 ~ 3200m 的山坡路旁、林缘、山沟石砾滩地。

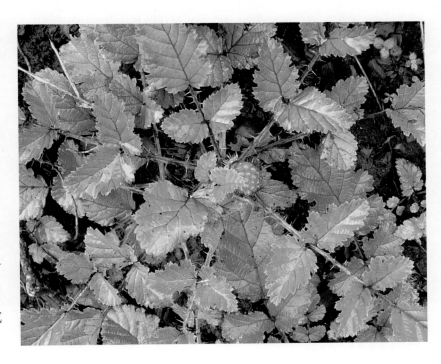

药材名
甘扎嘎日、堪扎嘎日、甘打嘎日、嘎扎嘎日（ གན་ཀ་རིལ ）。

药用部位
去皮茎枝或枝、果实。

功能与主治
清热解毒，润肺止咳。用于热性"隆"病，"培根"引起的水肿，肺热咳嗽，未成熟的瘟热症，感冒，发热。

用量与用法
茎枝：3 ~ 5g。内服煎汤，或入丸、散剂。

附 注

《四部医典》记载有"ཀ་རི"（卡查）和"གན་ཀ་རིལ"（甘扎嘎日）；《晶珠本草》言上二者为一类，"甘扎嘎日"为白者，"卡查"为黑者，皆为治"隆"热二合症、"培根"病、时疫热之药物。现代文献记载的该 2 种药物的基原涉及蔷薇科悬钩子属（*Rubus*）和藜科猪毛菜属（*Salsola*）的多种植物，多以悬钩子属植物为正品，猪毛菜属植物仅作代用品，但不同文献对其"白""黑"分类的依据（枝颜色、枝叶是否被白粉、植株大小、花色）存在争议。据文献记载，各地常就地采集当地分布的种类，一并作"甘扎嘎日"使用，黄果悬钩子 *R. xanthocarpus* Bureau et Franch. 为其基原之一，四川、青海藏医使用较多。据《晶珠本草》引《图鉴》记载的"树如蔷薇幼苗，花白黄色，有光泽，果实红色，聚生在一个膨大的花托上，叶茎被刺毛，茎中空"的形态特征，以及从《四部医典系列挂图全集》的附图来看，"甘扎嘎日"与悬钩子属植物的特征相符，而与猪毛菜属植物显然不符。（参见"秀丽莓""粉枝莓""刺沙蓬"条）

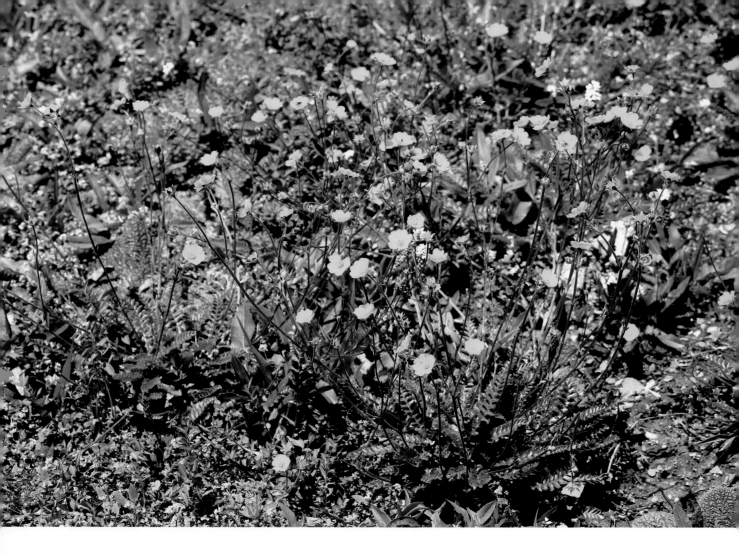

羽叶花

Acomastylis elata (Royle) F. Bolle

薔薇科（Rosaceae） 　　　　羽叶花属（*Acomastylis*）

▌ 形态 ▌

多年生草本。根粗壮，圆柱形。花茎直立，高 20 ～ 40cm，被短柔毛。基生叶为间断羽状复叶，宽带形，有小叶 9 ～ 13 对，连叶柄长 12 ～ 24cm；叶柄长 1 ～ 4cm，被短柔毛或疏柔毛，稀脱落至近无毛；小叶片半圆形，上部较大，下部较小，长 0.4 ～ 2.5cm，宽 0.3 ～ 2.2cm，先端圆钝，基部宽楔形，大部与叶轴合生，边缘有不规则圆钝锯齿并有睫毛，两面绿色，被稀疏柔毛或脱落至近无毛；茎生叶退化成苞叶状，长圆状披针形，深裂；托叶草质，绿色，卵状披针形，全缘。聚伞花序具 2 ～ 6 花，顶生；花梗被短柔毛；花直径 2.8 ～ 3.5cm；萼片卵状三角形，先端急尖，副萼片细小，狭披针形，先端急尖，比萼片短 1 倍以上，外面被短柔毛；花瓣黄色，宽倒卵形，先端微凹，较萼片长达 1 倍；子房密被硬毛，渐狭至花柱，花柱不扭曲，基部有稀疏柔毛，柱头细小。瘦果长卵形，花柱宿存。花果期 6 ～ 8 月。

分布

分布于我国西藏（察雅）。
印度、尼泊尔等也有分布。

生境

生长于海拔 3500 ～ 5400m
的高山草地。

药材名

热衮巴、日衮巴、惹贡巴
（ ริ๊ੈ੍ਕ੍ਧਾ ）。

药用部位

全草。

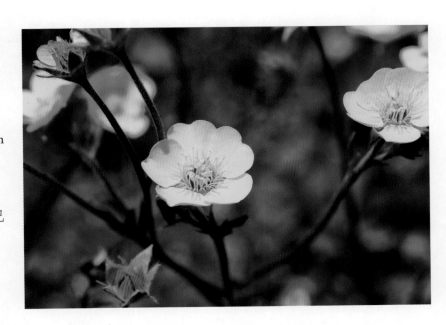

功能与主治

清脉热、血热，散瘀血。用于"木保"病引起的热性病，脉热病，血管炎，血热病。

用量与用法

5 ～ 9g。

附 注

　　《晶珠本草》记载"ริ๊ੈਕੈਧਾ"（热衮巴）为干瘀血、治杂症、清脉热之药物，言其分为上、下 2
品，上品"叶蓝色，花白黄色，根甚红"，下品"花白色，根灰白色"。现代文献记载的"热衮巴"
的基原涉及罂粟科紫堇属（*Corydalis*）和报春花科植物羽叶点地梅 *Pomatosace filicula* Maxim. 以及
蔷薇科委陵菜属（*Potentilla*）、无尾果属（*Coluria*）、羽叶花属（*Acomastylis*）多属多种植物，不
同文献对上、下品的划分有不同观点，多以紫堇属植物尼泊尔黄堇 *Corydalis hendersonii* Hemsl. 等
为上品 ["ริ๊ੈਕੈਨੇਕਾਕਾਾ"（日衮孜玛）]，以其他植物为下品 ["ริ๊ਕੈਨਕਕੈਧਾ"（热功曼巴）]。《晶珠本草》
汉译重译本认为上品的基原为尼泊尔黄堇 *Corydalis hendersonii* Hemsl.（矮紫堇 *Corydalis nepalensis*
Kitam.），下品的基原为金球黄堇 *Corydalis boweri* Hemsl.（黄花紫堇）；也有文献根据花黄色的
特征，认为除羽叶点地梅 *Pomatosace filicula* Maxim. 为下品的基原外，其他花黄色的种类均为上品
的基原。文献记载，无尾果 *Coluria longifolia* Maxim. 又称为"ริ๊ਕੈਨਕਕੈਧਾ"（热功曼巴，"曼巴"即
下品或代用品之意），为"热衮巴"的基原之一。据调查，该种资源丰富，是市场上常销售的下
品。文献记载羽叶花 *A. elata* (Royle) F. Bolle 为"热衮巴"的基原之一。《部标藏药》以"矮紫堇/
ริ๊ੈਕੈਨੇਕਕਾਾ/ 日官孜玛"之名收载了尼泊尔黄堇 *Corydalis hendersonii* Hemsl.（矮紫堇 *Corydalis*
nepalensis Kitam.）、尖突黄堇 *Corydalis mucronifera* Maxim.（扁柄黄堇），《青海藏标》以"羽叶
点地梅 /ริ๊ੈਕੈਧਾ/ 热衮巴"之名收载了羽叶点地梅 *Pomatosace filicula* Maxim.。（参见"尼泊尔黄堇""尖
突黄堇""金球黄堇""羽叶点地梅""钉柱委陵菜"等条）

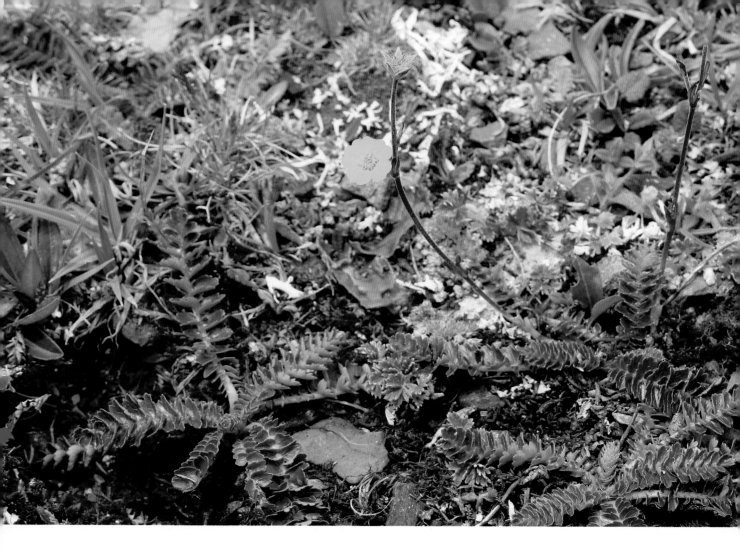

无尾果

Coluria longifolia Maxim.

| 蔷薇科（Rosaceae） | 无尾果属（*Coluria*） |

▌ 形态 ▌

多年生草本。基生叶为间断羽状复叶，长5～10cm；叶轴具沟，有长柔毛，上部小叶紧密排列无间隙，愈向下方各对小叶片间隔愈疏远，小叶片9～20对，上部者较大，愈向下方裂片愈小，皆无柄；上部小叶片宽卵形或近圆形，长5～15mm，宽3～8mm，先端圆钝或急尖，基部歪形，无柄，边缘有锐锯齿及黄色长缘毛，两面有柔毛或近无毛，下部小叶片卵形或长圆形，长1～3mm，宽0.5～1mm，歪形，全缘或有圆钝锯齿，具缘毛；叶柄长1～3cm，疏生长柔毛，基部膜质，下延抱茎；托叶卵形，全缘或有1～2锯齿，两面具柔毛及缘毛。茎生叶1～4，宽条形，长1～1.5cm，羽裂或3裂。花茎直立，高4～20cm，上部分枝，有短柔毛；聚伞花序有2～4花，稀具1花；苞片卵状披针形，长3～4mm，具长缘毛；花梗长1～2.5cm，密生短柔毛；花直径1.5～2.5cm；副萼片长圆形，长约2mm，先端圆钝，有长柔毛及缘毛，萼筒钟形，长2mm，外面密生短柔毛并有长柔毛，萼片三角状卵形，长3～4mm，先端锐尖，外面密生短柔毛并有长柔毛；花瓣倒卵形或倒心形，长 5 ~ 7mm，黄色，先端微凹，无毛；雄蕊 40 ~ 60，花丝锥形，比花瓣短，无毛，基部扩大，宿存；心皮数个，子房长圆形，无毛，花柱丝状。瘦果长圆形，长 2mm，黑褐色，光滑无毛。花期 6 ~ 7 月，果期 8 ~ 10 月。

▎分布 ▎

分布于我国西藏（察雅等）、青海（兴海、玛多）、甘肃、四川、云南。

▎生境 ▎

生长于海拔 2700 ~ 4100m 的高山草原。

▎药材名 ▎

热衮巴、日衮巴、惹贡巴（རེ་སྐྱན་པ།），惹贡曼巴、热功曼巴（རེ་སྐྱལ་བར་པ།）。

▎药用部位 ▎

全草。

▎功能与主治 ▎

清脉热、血热，散瘀血。用于"木保"病引起的热性病，脉热病，血管炎，血热病，高血压引起的发热，肝炎，月经不调，疝痛，关节炎。

▎用量与用法 ▎

5 ~ 9（~ 15）g。

附 注

《晶珠本草》记载"རེ་སྐྱན་པ།"（热衮巴）为干瘀血、治杂症、清脉热之药物，言其分为上、下 2 品，上品"叶蓝色，花白黄色，根甚红"，下品"花白色，根灰白色"。现代文献记载的"热衮巴"的基原涉及罂粟科紫堇属（Corydalis）植物、报春花科植物（羽叶点地梅 Pomatosace filicula Maxim.）及蔷薇科的多属多种植物。现各地藏医多以紫堇属的尼泊尔黄堇 Corydalis hendersonii Hemsl. 等为上品和正品，因其形态与《晶珠本草》的记载相符，称其为"རེ་སྐྱན་རྒྱ་དཀར།"（日官孜玛）；也有文献根据花黄色的特征认为除羽叶点地梅 Pomatosace filicula Maxim. 外，其他花黄色的种类均为上品。据文献记载，无尾果 Coluria longifolia Maxim. 为"热衮巴"的下品的基原之一，被称为"རེ་སྐྱན་དཀར་པ།"（热功曼巴，"曼巴"即下品或代用品之意）。据调查，无尾果 Coluria longifolia Maxim. 的资源丰富，也是市场商品药材中常见的下品；但也有观点认为该种作"热衮巴"的代用品系青海藏医误用。文献记载的下品（热功曼巴）的基原还包括羽叶点地梅 Pomatosace filicula Maxim. 和蔷薇科植物钉柱委陵菜 Potentilla saundersiana Royle、白里金梅 Potentilla nivea L.（雪白委陵菜）等委陵菜属（Potentilla）的多种植物及羽叶花 Acomastylis elata (Royle) F. Bolle，但上述品种中除羽叶点地梅 Pomatosace filicula Maxim. 的花为白色外，其他种类的花均为黄色，与《晶珠本草》等记载的"花白色"不符。《部标藏药》以"矮紫堇 /རེ་སྐྱན་རྒྱ་དཀར།/ 日官孜玛"之名收载了尼泊尔黄堇 Corydalis hendersonii Hemsl.（矮紫堇 Corydalis nepalensis Kitamura）和尖突黄堇 Corydalis mucronifera Maxim.（扁柄黄堇），《青海藏标》以"羽叶点地梅 /རེ་སྐྱན་པ།/ 热衮巴"之名收载了羽叶点地梅 Pomatosace filicula Maxim.。（参见"尼泊尔黄堇""尖突黄堇""羽叶点地梅""钉柱委陵菜""羽叶花"等条）

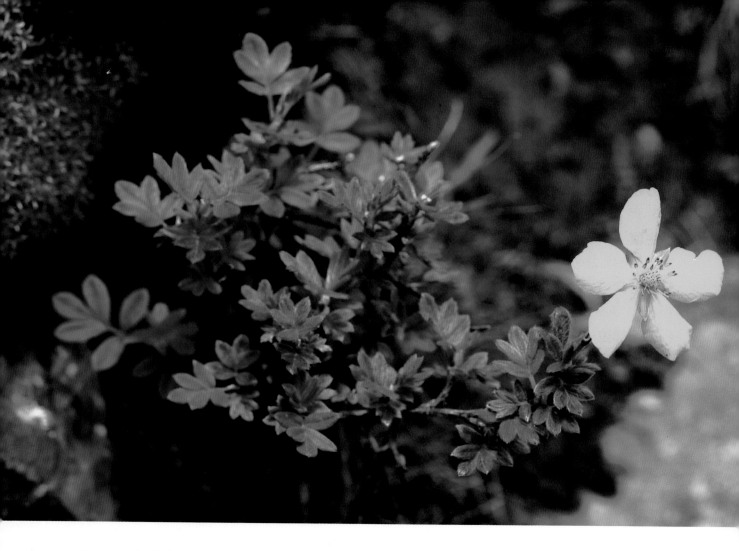

金露梅

Potentilla fruticosa L.

| 蔷薇科（Rosaceae） | 委陵菜属（*Potentilla*） |

▌形态▌

灌木，高 0.5 ~ 2m，多分枝，树皮纵向剥落。小枝红褐色，幼时被长柔毛。羽状复叶有小叶 2 对，稀 3 小叶，上面 1 对小叶基部下延，与叶轴汇合；叶柄被绢毛或疏柔毛；小叶片长圆形、倒卵状长圆形或卵状披针形，长 0.7 ~ 2cm，宽 0.4 ~ 1cm，全缘，边缘平坦，先端急尖或圆钝，基部楔形，两面绿色，疏被绢毛或柔毛或脱落至近无毛；托叶薄膜质，宽大，外面被长柔毛或脱落。单花或数朵生于枝顶，花梗密被长柔毛或绢毛；花直径 2.2 ~ 3cm；萼片卵圆形，先端急尖至短渐尖，副萼片披针形至倒卵状披针形，先端渐尖至急尖，与萼片近等长，外面疏被绢毛；花瓣黄色，宽倒卵形，先端圆钝，比萼片长；花柱近基生，棒形，基部稍细，顶部缢缩，柱头扩大。瘦果近卵形，褐棕色，长 1.5mm，外被长柔毛。花果期 6 ~ 9 月。

▌分布▌

分布于我国西藏、甘肃、四川、云南、新疆、陕西、山西、河北、内蒙古、黑龙江、吉林、辽宁。

朝鲜、蒙古等也有分布。

▌生境 ▌

生长于海拔 1000 ～ 4800m 的
山坡草地、砾石坡、灌丛、林缘。

▌药材名 ▌

班那、班那尔（སྦྲན་ནག），班玛
（སྦྲན་མ）。

▌药用部位 ▌

花、叶。

▌功能与主治 ▌

理气，敛黄水。用于妇科乳房
肿痛，肺病，消化不良等。

▌用量与用法 ▌

3 ～ 6g。内服煎汤，或入丸、散剂。外用适量，调敷患处。

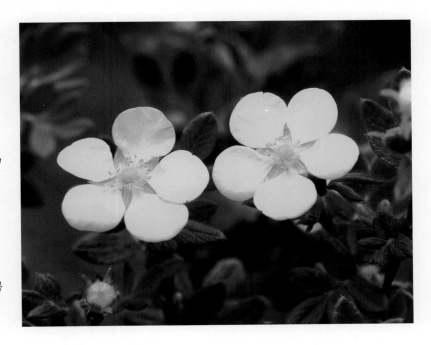

附 注

　　"སྦྲན་ནག"（班那尔）为《蓝琉璃》在"药物补述"中记载的消肿之药物。《晶珠本草》记载
"སྦྲན་མ"（班玛）分为黑 ["སྦྲན་ནག"（班那尔）]、白 ["སྦྲན་དཀར"（班嘎尔）]2 类，其中黑者又分
大、小 2 种；黑者为治乳腺炎之药物，白者为保护牙齿之药物。现代文献记载的藏医常用"班玛"
的白者为银露梅 *P. glabra* Lodd.，黑者的大者为金露梅 *P. fruticosa* L.，黑者的小者为垫状金露梅 *P.
fruticosa* L. var. *pumila* Hook. f.、铺地小叶金露梅 *P. parvifolia* Fisch. apud Lehm. var. *armerioides* (Hook.
f.) Yü et Li（《中国植物志》中未记载该变种）。此外，文献记载的黑者"班那尔"的基原还包括
白毛金露梅 *P. fruticosa* L. var. *albicans* Rehd. et Wils.、伏毛金露梅 *P. fruticosa* L. var. *arbuscula* (D.
Don) Maxim.、小叶金露梅 *P. parvifolia* Fisch. apud Lehm.。（参见"银露梅""白毛银露梅""小
叶金露梅""垫状金露梅"条）

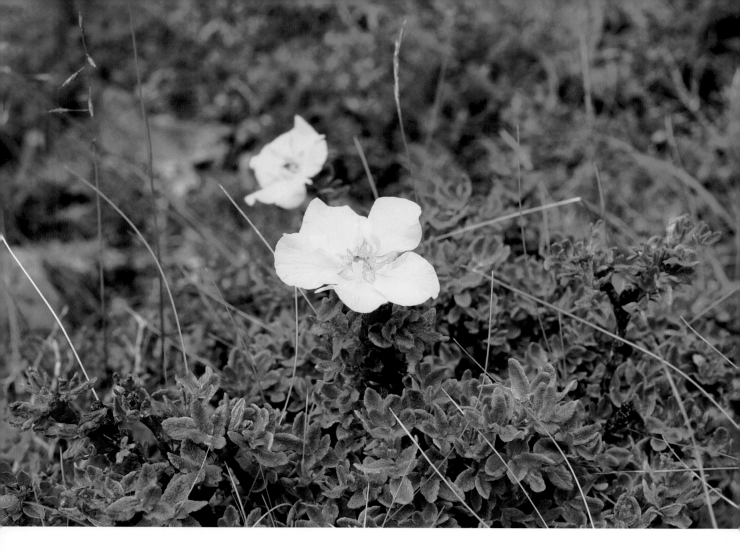

伏毛金露梅

Potentilla fruticosa L. var. *arbuscula* (D. Don) Maxim.

薔薇科（Rosaceae）　　　　　委陵菜属（*Potentilla*）

▌形态 ▌

灌木，高 0.5 ～ 2m。多分枝，树皮纵向剥落。小枝红褐色，幼时被长柔毛。羽状复叶，有小叶 2 对，稀 3 小叶，上面 1 对小叶基部下延与叶轴汇合；叶柄被绢毛或疏柔毛；小叶片长圆形、倒卵状长圆形或卵状披针形，长 0.7 ～ 2cm，宽 0.4 ～ 1cm，全缘，边缘常向下反卷，先端急尖或圆钝，基部楔形，两面绿色，上面密被伏生白色柔毛，下面网脉较为突出，疏被柔毛或无毛；托叶薄膜质，宽大，外面被长柔毛或脱落。单花或数朵生于枝顶，花梗密被长柔毛或绢毛；花直径 2.2 ～ 3cm；萼片卵圆形，先端急尖至短渐尖，副萼片披针形至倒卵状披针形，先端渐尖至急尖，与萼片近等长，外面疏被绢毛；花瓣黄色，宽倒卵形，先端圆钝，比萼片长；花柱近基生，棒形，基部稍细，顶部缢缩，柱头扩大。瘦果近卵形，褐棕色，长 1.5mm，外被长柔毛。花果期 7 ～ 8 月。

▌分布 ▌

分布于我国西藏（亚东）、四川、云南。

生境

生长于海拔 2600 ～ 4600m 的山坡草地、灌丛、林中岩石上。

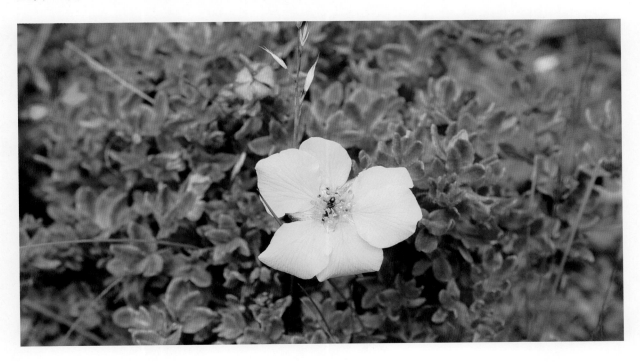

药材名

班那、班那尔（ སྙེན་ནག ），班玛（ སྙེན་མ ），班嘎尔（ སྙེན་དཀར ）。

药用部位

花、叶。

功能与主治

健胃消食，润肺止咳。用于消化不良，肺炎，妇女乳腺炎，黄水病。

用量与用法

3 ～ 6g。内服煎汤，或入丸、散剂。外用适量，调敷患处。

附 注

　　《蓝琉璃》在"药物补述"中记载"སྙེན་ནག"（班那尔）为消肿之药物。《晶珠本草》记载"སྙེན་མ"（班玛）分黑 ["སྙེན་ནག"（班那尔）]、白 ["སྙེན་དཀར"（班嘎尔）]2 类，其中黑者又分大、小 2 种，黑者（班那尔）为治乳腺炎之药物，白者（班嘎尔）为保护牙齿之药物。现代文献记载的"班玛"的基原主要为银露梅 P. glabra Lodd. 和金露梅 P. fruticosa Lodd. 及其多个变种，通常以前者作白者 ["སྙེན་དཀར"（班嘎尔）]，后者作黑者 ["སྙེན་ནག"（班那尔）] 使用，或统称其为"斑玛"。文献记载伏毛金露梅 P. fruticosa L. var. arbuscula (D. Don) Maxim. 为"斑玛""班那尔""班嘎尔"的基原之一。（参见"银露梅""白毛银露梅""金露梅""垫状金露梅"条）

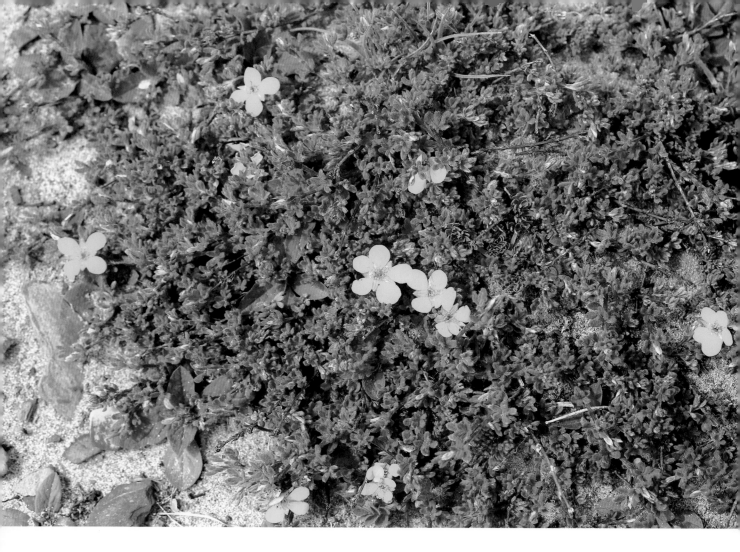

垫状金露梅

Potentilla fruticosa L. var. *pumila* Hook. f.

蔷薇科（Rosaceae）　　　　委陵菜属（*Potentilla*）

┃ 形态 ┃

垫状灌木，密集丛生，高 5 ～ 10cm，多分枝，树皮纵向剥落。小枝红褐色，幼时被长柔毛。羽状复叶，有小叶 5，上面 1 对小叶基部下延与叶轴汇合；叶柄被绢毛或疏柔毛；小叶片椭圆形，长 3 ～ 5mm，宽 3 ～ 4mm，全缘，边缘平坦，先端急尖或圆钝，基部楔形，两面绿色，上面密被伏毛，下面网脉明显，几无毛或被稀疏柔毛，叶边缘反卷；托叶薄膜质，宽大，外面被长柔毛或脱落。单花顶生，花梗密被长柔毛或绢毛；花直径 1 ～ 1.5cm，几无柄或柄极短；萼片卵圆形，先端急尖至短渐尖，副萼片披针形至倒卵状披针形，先端渐尖至急尖，与萼片近等长，外面疏被绢毛；花瓣黄色，宽倒卵形，先端圆钝，比萼片长；花柱近基生，棒形，基部稍细，顶部缢缩，柱头扩大。瘦果近卵形，褐棕色，长 1.5mm，外被长柔毛。花果期 6 ～ 9 月。

┃ 分布 ┃

分布于我国西藏（拉孜）。

生境

生长于海拔 4200 ~ 5000m 的高山草甸、灌丛、砾石坡。

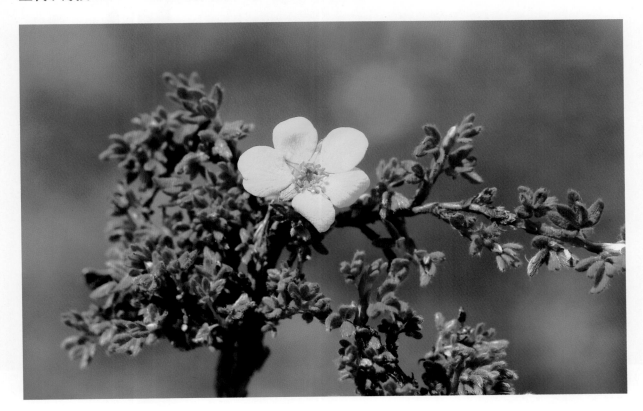

药材名

班那、班那尔（ཁྲེན་ནག）。

药用部位

花、叶。

功能与主治

理气，敛黄水。用于乳房肿痛，肺病，消化不良等。

用量与用法

3 ~ 6g。内服煎汤，或入丸、散剂。外用适量，调敷患处。

附 注

《蓝琉璃》中记载有"ཁྲེན་ནག"（班那尔）。《晶珠本草》记载"ཁྲེན་"（班玛）分黑 ["ཁྲེན་ནག"（班那尔）]、白 ["ཁྲེན་དཀར"（班嘎尔）]2 类，其中黑者又分大、小 2 种，白者为保护牙齿之药物，黑者为治乳腺炎之药物。现代文献记载的藏医常用的"班玛"类的基原均为委陵菜属（*Potentilla*）植物，垫状金露梅 *P. fruticosa* L. var. *pumila* Hook. f. 为"班那尔"的小者的基原之一。（参见"银露梅""白毛银露梅""小叶金露梅""金露梅"条）

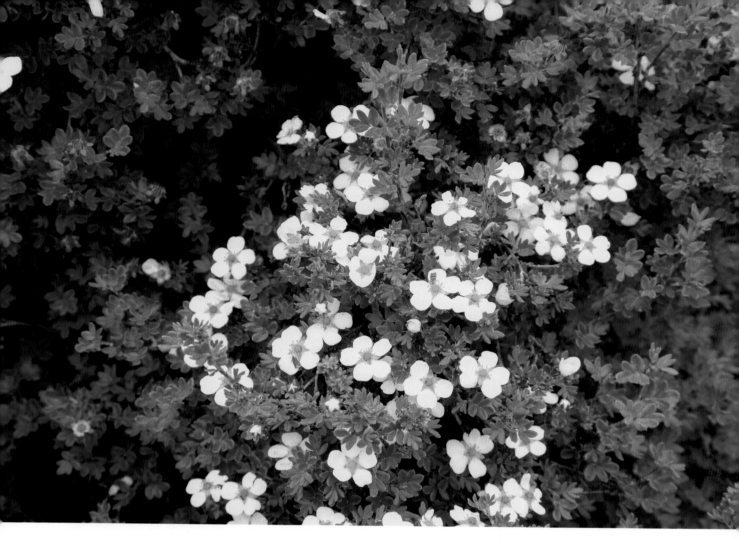

银露梅

Potentilla glabra Lodd.

蔷薇科（Rosaceae）　　　　　委陵菜属（*Potentilla*）

▌形态▐

灌木，高 0.3 ~ 2m，稀达 3m，树皮纵向剥落。小枝灰褐色或紫褐色，被稀疏柔毛。叶为羽状复叶，有小叶 2 对，稀 3 小叶，上面 1 对小叶基部下延，与轴汇合，叶柄被疏柔毛；小叶片椭圆形、倒卵状椭圆形或卵状椭圆形，长 0.5 ~ 1.2cm，宽 0.4 ~ 0.8cm，先端圆钝或急尖，基部楔形或近圆形，边缘平坦或微向下反卷，全缘，两面绿色，被疏柔毛或近无毛；托叶薄膜质，外被疏柔毛或脱落至近无毛。顶生单花或数花，花梗细长，被疏柔毛；花直径 1.5 ~ 2.5cm；萼片卵形，急尖或短渐尖，副萼片披针形、倒卵状披针形或卵形，比萼片短或近等长，外面被疏柔毛；花瓣白色，倒卵形，先端圆钝；花柱近基生，棒状，基部较细，在柱头下缢缩，柱头扩大。瘦果表面被毛。花果期 6 ~ 11 月。

▌分布▐

分布于我国青海、甘肃、四川、云南、湖北、陕西、山西、河北、内蒙古。朝鲜、蒙古也有分布。

生境

生长于海拔 1400 ～ 4200m 的山坡草地、河谷岩石缝、灌丛、林下。

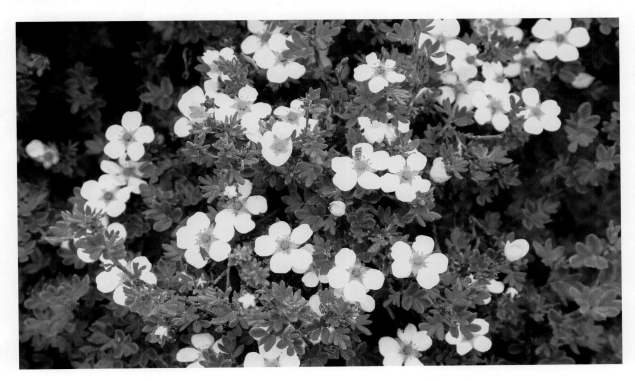

药材名

班嘎、班嘎尔（ སྤེན་དཀར ），班玛嘎保（ སྤེན་མ་དཀར་པོ ），班玛（ སྤེན་མ ）。

药用部位

花、叶。

功能与主治

固齿，理气，敛黄水。用于牙病，肺病，胸肋胀满，黄水病。

用量与用法

3 ～ 6g。内服煎汤，或入丸、散剂。外用适量，搽或敷。

附注

　　《蓝琉璃》记载有 "སྤེན་དཀར"（班嘎尔）。《晶珠本草》记载 "སྤེན་མ"（班玛）分为黑 ["སྤེན་ནག"（班那尔、班那）] 、白 ["སྤེན་དཀར"（班嘎尔）]2 类，其中黑者又分大、小 2 种；白者为保护牙齿之药物，黑者为治乳腺炎之药物。现代文献记载的藏医常用的 "班玛" 的白者（班嘎尔）的基原为银露梅 *P. glabra* Lodd.，黑者（班那尔）的基原为金露梅 *P. fruticosa* L.。文献记载白者的基原还包括白毛银露梅 *P. glabra* Lodd. var. *mandshurica* (Maxim.) Hand.-Mazz.（华西银露梅）、伏毛银露梅 *P. glabra* Lodd. var. *veitchii* (Wils.) Hand.-Mazz.。（参见 "白毛银露梅" "金露梅" 条）

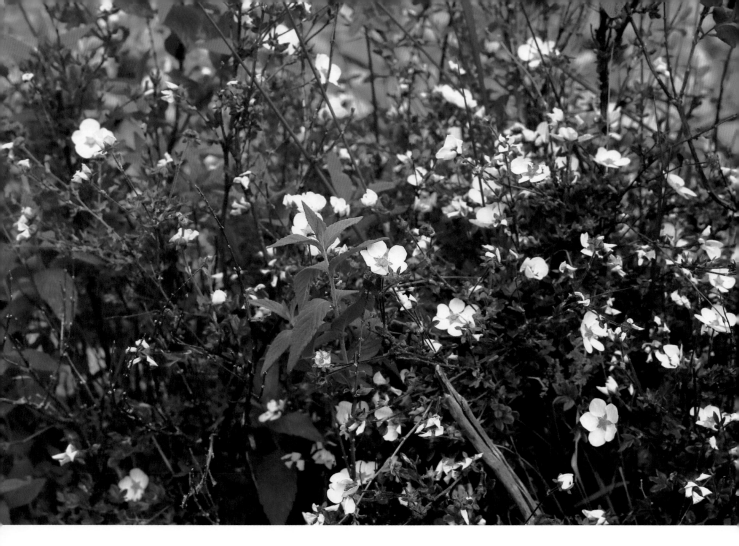

白毛银露梅

Potentilla glabra Lodd. var. *mandshurica* (Maxim.) Hand.-Mazz.

| 蔷薇科（Rosaceae） | 委陵菜属（*Potentilla*） |

形态

灌木，高 0.3 ~ 2m，稀达 3m，树皮纵向剥落。小枝灰褐色或紫褐色，被稀疏柔毛。叶为羽状复叶，有小叶 2 对，稀 3 小叶，上面 1 对小叶基部下延，与轴汇合，叶柄被疏柔毛；小叶椭圆形、倒卵状椭圆形或卵状椭圆形，长 0.5 ~ 1.2cm，宽 0.4 ~ 0.8cm，先端圆钝或急尖，基部楔形或几圆形，边缘平坦或微向下反卷，全缘，两面绿色，小叶上面多少被伏生柔毛，下面密被白色绒毛或绢毛；托叶薄膜质，外被疏柔毛或脱落至几无毛。顶生单花或数朵花，花梗细长，被疏柔毛；花直径 1.5 ~ 2.5cm；萼片卵形，急尖或短渐尖，副萼片披针形、倒卵状披针形或卵形，比萼片短或近等长，外面被疏柔毛；花瓣白色，倒卵形，先端圆钝；花柱近基生，棒状，基部较细，在柱头下缢缩，柱头扩大。瘦果表面被毛。花果期 5 ~ 9 月。

分布

分布于我国甘肃、青海、四川、云南、陕西、山西、河北、内蒙古。朝鲜也有分布。

生境

生长于海拔 900 ～ 5000m 的干燥山坡、岩石缝、林缘、林中。

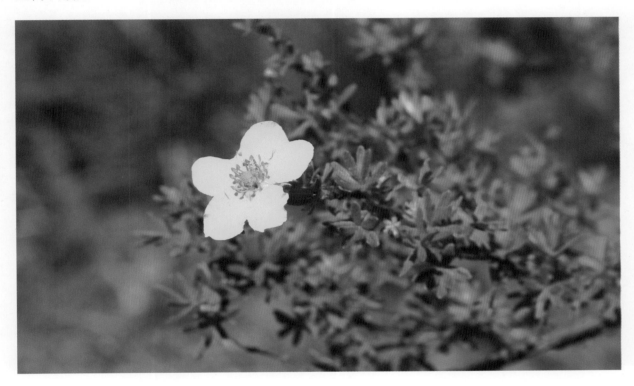

药材名

班那、班那尔（ སྦྲེན་ནག ），班玛（ སྦྲེན་མ ）。

药用部位

花、叶。

功能与主治

理气，敛黄水。用于妇科乳房肿痛，肺病，消化不良等。

用量与用法

3 ～ 6g。内服煎汤，或入丸、散剂。外用适量，调敷患处。

附 注

《蓝琉璃》中记载有"སྦྲེན་ནག"（班那尔）。《晶珠本草》记载"སྦྲེན་མ"（班玛）分为黑["སྦྲེན་ནག"（班那尔）]、白["སྦྲེན་དཀར"（班嘎尔）]2 类，其中黑者又分大、小 2 种。现代文献记载的藏医常用的"班玛"的白者（班嘎尔）为银露梅 *P. glabra* Lodd.，黑者的大者为金露梅 *P. fruticosa* L.，小者为垫状金露梅 *P. fruticosa* L. var. *pumila* Hook. f.、铺地小叶金露梅 *P. parvifolia* Fisch. apud Kehm. var. *armerioides* (Hook. f.) Yü et Li（《中国植物志》中未记载该变种）。文献记载，小叶金露梅 *P. parvifolia* Fisch. 也为黑者"班那尔"的基原之一。（参见"银露梅""白毛银露梅""金露梅"条）

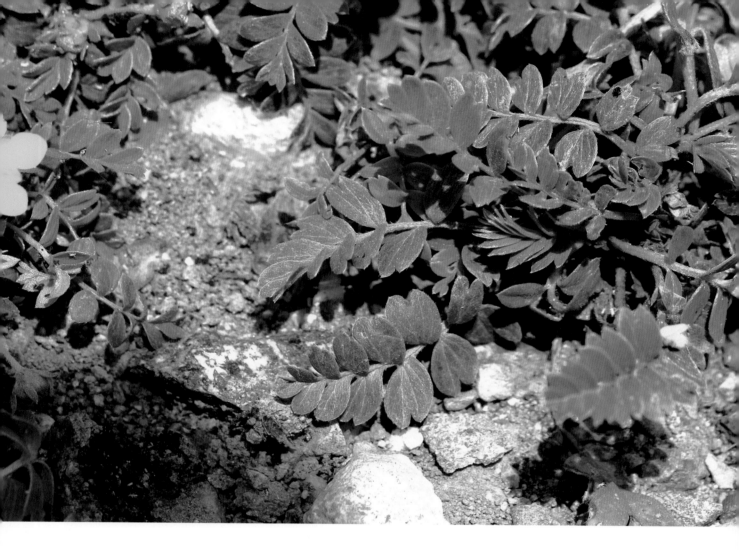

二裂委陵菜

Potentilla bifurca L.

蔷薇科（Rosaceae） | 委陵菜属（*Potentilla*）

▌形态 ▌

多年生草本或亚灌木。根圆柱形，纤细，木质。花茎直立或上升，高 5 ~ 20cm，密被疏柔毛或微硬毛。羽状复叶，有小叶 5 ~ 8 对，最上面 2 ~ 3 对小叶基部下延与叶轴汇合，连叶柄长 3 ~ 8cm；叶柄密被疏柔毛或微硬毛，小叶片无柄，对生，稀互生，椭圆形或倒卵状椭圆形，长 0.5 ~ 1.5cm，宽 0.4 ~ 0.8cm，先端常 2 裂，稀 3 裂，基部楔形或宽楔形，两面绿色，伏生疏柔毛；下部叶托叶膜质，褐色，外面被微硬毛，稀脱落，几无毛，上部茎生叶托叶草质，绿色，卵状椭圆形，常全缘，稀有齿。聚伞花序近伞房状，顶生，疏散；花直径 0.7 ~ 1cm；萼片卵圆形，先端急尖，副萼片椭圆形，先端急尖或钝，比萼片短或与之近等长，外面被疏柔毛；花瓣黄色，倒卵形，先端圆钝，比萼片稍长；心皮沿腹部有稀疏柔毛；花柱侧生，棒形，基部较细，先端缢缩，柱头扩大。瘦果表面光滑。花果期 5 ~ 9 月。

分布

分布于我国新疆、西藏、青海、甘肃、四川、宁夏、陕西、山西、河北、内蒙古、黑龙江。蒙古、朝鲜等也有分布。

生境

生长于海拔 800 ~ 5100m 的地边、道旁、沙滩、山坡草地、黄土坡上、半干旱荒漠草原及疏林下。

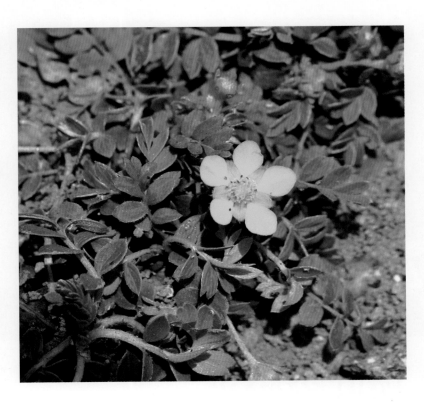

药材名

饶保觉介（ རོག་པོ་འཛོམས་སྐྱེས། ），饶保觉介噶布（ རོག་པོ་འཛོམས་སྐྱེས་ཆག །）。

药用部位

地上部分。

功能与主治

润肺，止血，接骨，愈疮。用于肺病，崩漏，头骨破碎等骨折，疮痈，痔疮。

附 注

　　《晶珠本草》记载有"རོག་པོ་འཛོམས་སྐྱེས།"（饶保觉介），言其为治肺病、疗头骨伤之药物。现代文献记载的"饶保觉介"的基原涉及毛茛科、蔷薇科、罂粟科的多种植物，但不同文献对其基原有不同的观点，或认为毛茛科植物美花草 *Callianthemum pimpinelloides* (D. Don) Hook. f. et Thoms. 为正品，蔷薇科植物隐瓣山莓草 *Sibbaldia procumbens* L. var. *aphanopetala* (Hand.-Mazz.) Yü et Li 为代用品，或认为山莓草属（*Sibbaldia*）植物为正品，或认为正品系罂粟科植物粗梗黄堇 *Corydalis pachypoda* (Franch.) Hand.-Mazz.。《中国藏药植物资源考订》记载，二裂委陵菜 *P. bifurca* L. 为"饶保觉介"的代用品之一，被称为"རོག་པོ་འཛོམས་སྐྱེས་ཆག །"（饶保觉介噶布），甘肃天祝藏医称之为"རོག་པོ།"（饶保）。

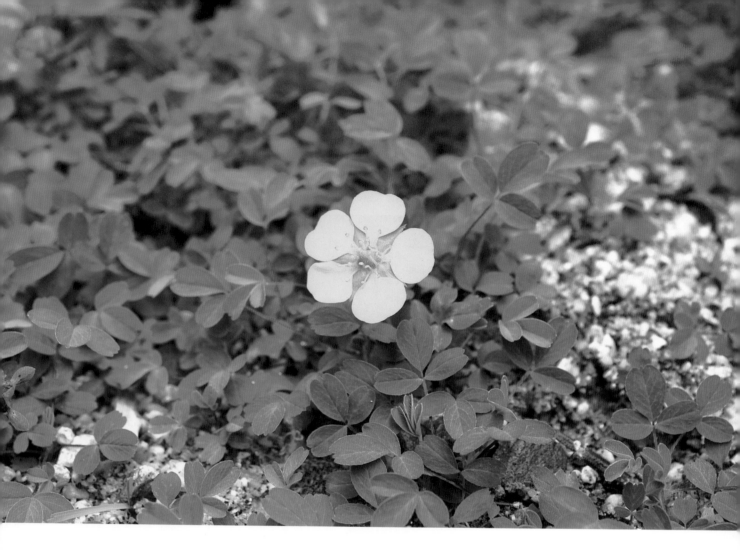

楔叶委陵菜
Potentilla cuneata Wall. ex Lehm.

蔷薇科（Rosaceae） 委陵菜属（*Potentilla*）

▌形态 ▌

矮小丛生亚灌木或多年生草本。根纤细，木质。花茎木质，直立或上升，高 4 ~ 12cm，被紧贴疏柔毛。基生叶为三出复叶，连叶柄长 2 ~ 3cm，叶柄被紧贴疏柔毛，小叶片亚革质，倒卵形、椭圆形或长椭圆形，长 0.6 ~ 1.5cm，宽 0.4 ~ 0.8cm，先端截形或钝圆，有 3 齿，其余全缘，基部楔形，两面疏被平铺柔毛或脱落，侧生小叶无柄，顶生小叶有短柄；基生叶托叶膜质，褐色，外面被平铺疏柔毛或脱落几无毛；茎生叶托叶草质，绿色，卵状披针形，全缘，先端渐尖。顶生单花或 2 花，花梗长 2.5 ~ 3cm，被长柔毛；花直径 1.8 ~ 2.5cm；萼片三角状卵形，先端渐尖，副萼片长椭圆形，先端急尖，比萼片稍短，外面被平铺柔毛；花瓣黄色，宽倒卵形，先端略为下凹，比萼片稍长；花柱近基生，线状，柱头微扩大。瘦果被长柔毛，稍长于宿萼。花果期 6 ~ 10 月。

▌分布 ▌

分布于我国四川、云南、西藏（察雅、贡觉）。不丹等也有分布。

生境

生长于海拔 2700 ~ 3600m 的高山草地、岩石缝、灌丛、林缘。

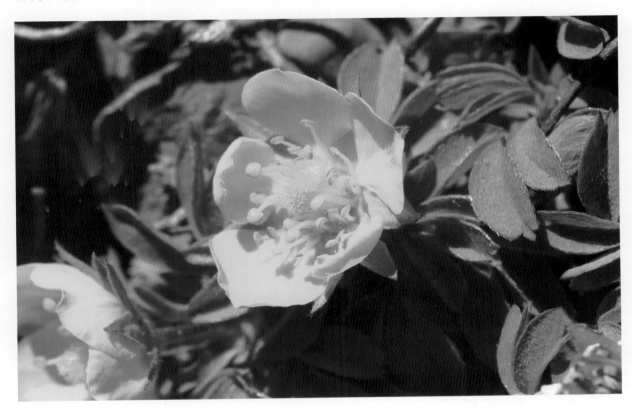

药材名

杂恰（ཙ་ཏི）。

药用部位

全草。

功能与主治

收敛，止泻，止血。用于痢疾、肠炎等消化系统疾病。

用量与用法

9 ~ 15g。外用适量。

附 注

藏族药用楔叶委陵菜 P. cuneata Wall. ex Lehm. 见于《中国藏药植物资源考订》记载，藏文名为 "ཙ་ཏི"（杂恰），系据杨竞生先生在西藏贡觉的调查资料。

该种的功效与其他藏医药文献记载的 "རྒྱ་ལ་ཁྲིག"（局赤）或 "རྒྱ་ལ་ཁྲིས་ཡག་པ"［鞠赤雅巴，基原为多茎委陵菜 P. multicaulis Bge.、西南委陵菜 P. fulgens Wall. ex Hook.（翻白草）、委陵菜 P. chinensis Ser. 等］的功效相近。（参见"委陵菜""多裂委陵菜"等条）

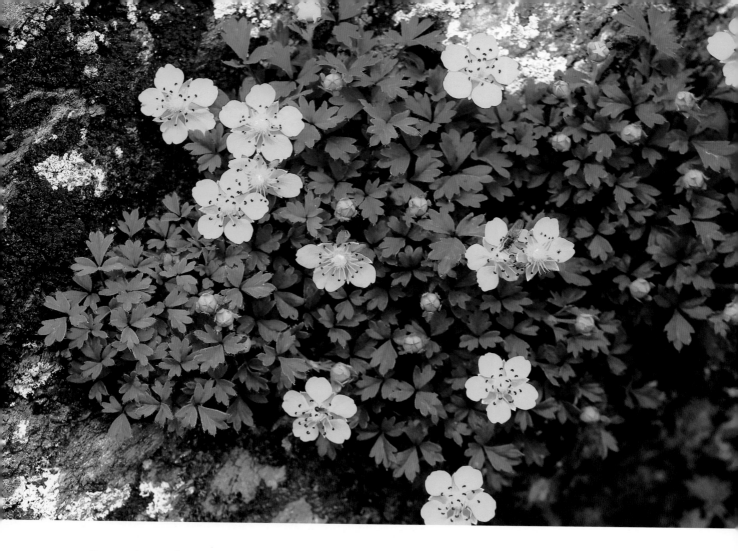

毛果委陵菜

Potentilla eriocarpa Wall. ex Lehm.

蔷薇科（Rosaceae）　　　委陵菜属（*Potentilla*）

形态

亚灌木。根粗壮，圆柱形，根茎粗大延长，密被多年托叶残余，木质。花茎直立或上升，高 4 ~ 12cm，疏被白色长柔毛，有时脱落几无毛。基生叶为三出掌状复叶，连叶柄长 3 ~ 7cm，叶柄被稀疏的白色长柔毛或脱落几无毛，小叶有短柄或几无柄；小叶片倒卵状椭圆形、倒卵状楔形或棱状椭圆形，上半部有 5 ~ 7 牙齿状深锯齿，锯齿卵圆形或椭圆状卵形，先端急尖或微钝，下半部全缘，基部楔形或宽楔形，上面深绿色，被稀疏柔毛或脱落几无毛，下面绿色，沿脉被稀疏白色长柔毛，其余部分以后脱落，茎生叶无或仅有苞叶，或偶有 3 小叶；基生叶托叶膜质，褐色，外面被白色长柔毛；茎生叶托叶草质，卵状椭圆形，全缘或有不明显的锯齿，先端渐尖。花顶生 1 ~ 3，花梗长 2 ~ 2.5cm，被疏柔毛；花直径 2 ~ 2.5cm，萼片三角状卵形，先端渐尖，副萼片长椭圆形或椭圆状披针形，先端急尖，稀 2 齿裂，与萼片近等长，外面被稀疏柔毛或几无毛；花瓣黄色，宽倒卵形，先端下凹，比萼片长约 1 倍；花柱近顶生，线状，柱头扩大，心皮密被扭曲长柔毛。

瘦果外被长柔毛，表面光滑。花果期 7 ~ 10 月。

分布

分布于我国西藏、云南、四川、陕西。尼泊尔、印度也有分布。

生境

生长于海拔 2700 ~ 5000m 的高
山草地、岩石缝、疏林中。

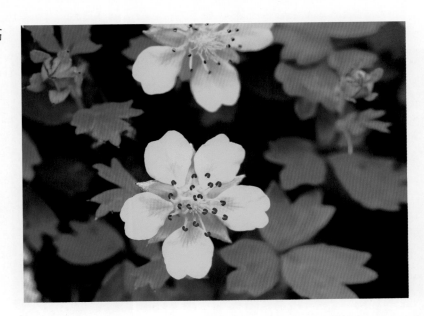

药材名

鞠赤、局赤、阿赤（ཇུ་བཞིན།）。

药用部位

全草。

功能与主治

消炎，收敛。用于胃痛，肠炎，
菌痢，痔疮出血，痈肿疮毒。

用量与用法

9 ~ 15g。外用适量。

附 注

《西藏常用中草药》（1970）中记载有"ཇུ་བཞིན་ཡག་པ།"（鞠赤雅巴），言其来源于腺毛委陵菜
P. longifolia Willd. ex Schlecht.（*P. viscosa* Donn ex Lehm.）。《中国藏药植物资源考订》记载，
"ཇུ་བཞིན།"（鞠赤）之名未见藏医药古籍记载，应系藏族民间用药，现藏医药用的"鞠赤"的基原为
多种委陵菜属（*Potentilla*）植物，毛果委陵菜 *P. eriocarpa* Wall. ex Lehm. 为其基原之一；此外，委
陵菜 *P. chinensis* Ser.、荽叶委陵菜 *P. coriandrifolia* D. Don、西南委陵菜 *P. fulgens* Wall. ex Hook.（翻
白草）等也作"鞠赤"使用。（参见"委陵菜""多裂委陵菜"等条）

西南委陵菜

Potentilla fulgens Wall. ex Hook.

蔷薇科（Rosaceae） | 委陵菜属（*Potentilla*）

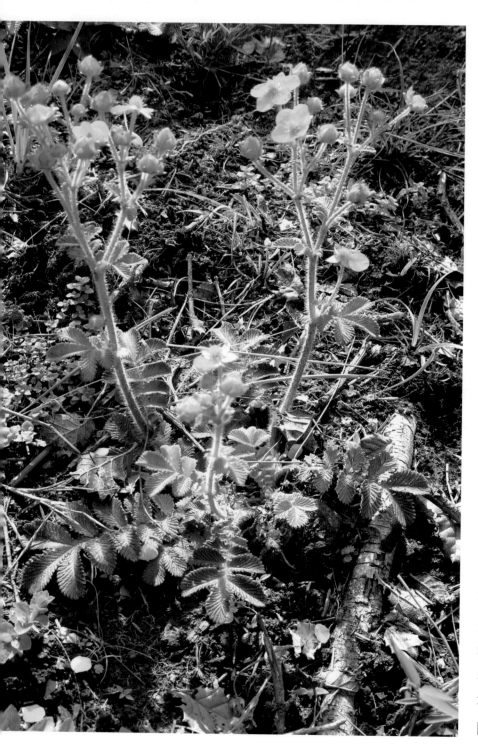

▌ 形态 ▌

多年生草本。根粗壮，圆柱形。花茎直立或上升，高 10 ～ 60cm，密被开展长柔毛及短柔毛。基生叶为间断羽状复叶，有小叶 6 ～ 13（～ 15）对，连叶柄长 6 ～ 30cm，叶柄密被开展长柔毛及短柔毛，小叶无柄或有时顶生小叶有柄，倒卵状长圆形或倒卵状椭圆形，长 16.5cm，宽 0.5 ～ 3.5cm，先端圆钝，基部楔形或宽楔形，边缘有多数尖锐锯齿，上面绿色或暗绿色，伏生疏柔毛，下面密被白色绢毛及绒毛；茎生叶与基生叶相似，唯向上部小叶对数逐渐减少；基生叶托叶膜质，褐色，外被长柔毛；茎生叶托叶草质，下面被白色绢毛，上面绿色，被长柔毛，边缘有锐锯齿。伞房状聚伞花序顶生；花直径 1.2 ～ 1.5cm；萼片三角状卵圆形，先端急尖，外面绿色，被长柔毛，副萼片椭圆形，先端急尖，全缘，稀有齿，外面密生白色绢毛，与萼片近等长；花瓣黄色，先端圆钝，比萼片稍长；花柱近基生，两端渐狭，中间粗，子房无毛。瘦果光滑。花果期 6 ~ 10 月。

▌ 分布 ▌

分布于我国四川、云南、贵州、湖北、广西。尼泊尔等也有分布。

▌ 生境 ▌

生长于海拔 1100 ~ 3600m 的
山坡草地、灌丛、林缘及林中。

▌ 药材名 ▌

阿赤（ཀྲུ་མ་ཞི་ན།）。

▌ 药用部位 ▌

全草。

▌ 功能与主治 ▌

凉血，止血，止痢，解毒。用
于各种出血性热病，痢疾，无
名肿痛。

▌ 用量与用法 ▌

多配方用或外用，鲜品适量，
煎汤洗或捣烂敷患处。

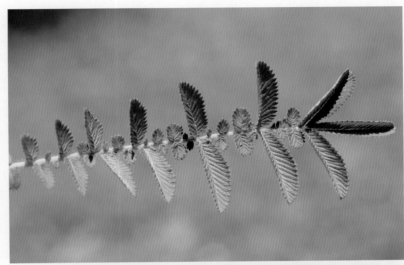

附 注

据文献记载，藏族民间将
委陵菜 *P. chinensis* Ser. 作药物
使用，称其为"ཀྲུ་མ་ཞི་ན་ཡག་པ།"（鞠
赤雅巴），但该名称未见有古
籍记载。据不同文献记载，翻
白 草 *P. fulgens* Wall. ex Lehm.

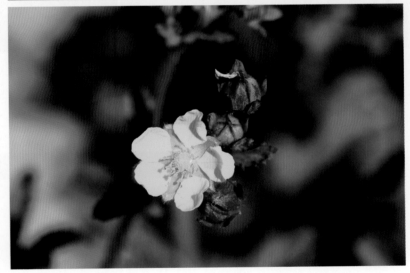

（西南委陵菜 *P. fulgens* Wall. ex Hook.）可作"ཀྲུ་མ་ཞི་ན།"（阿赤）使用，其功能、主治也与"鞠赤雅巴"
相似，两者当为类似的药物。作"阿赤"使用的还有康定委陵菜 *P. tatsienluensis* Wolf、多裂委陵菜 *P. multifida* L.、多茎委陵菜 *P. multicaulis* Bge.。（参见"委陵菜""康定委陵菜"条）

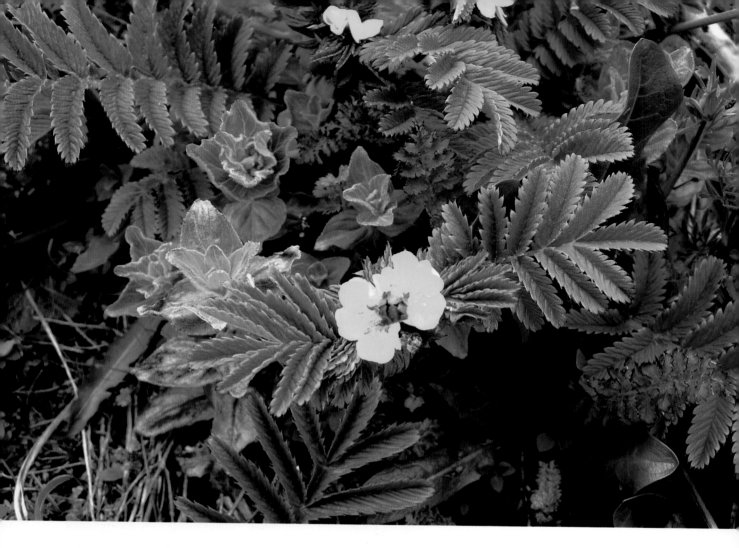

银叶委陵菜

Potentilla leuconota D. Don

蔷薇科（Rosaceae） 委陵菜属（*Potentilla*）

形态

多年生草本。茎粗壮，圆柱形。花茎直立或上升，高 10 ~ 45cm，被伏生或稍开展长柔毛。基生叶间断羽状复叶，稀不间断，有小叶 10 ~ 17 对，间距 0.5 ~ 1cm，连叶柄长 10 ~ 25cm，叶柄被伏生或稍开展长柔毛，小叶对生或互生，最上面 2 ~ 3 对小叶基部下延，与叶轴汇合，其余小叶无柄，小叶片长圆形、椭圆形或椭圆状卵形，长 0.5 ~ 3cm，宽 0.3 ~ 1.5cm，向下逐渐缩小，在基部多呈附片状，先端圆钝或急尖，基部圆形或阔楔形，边缘有多数急尖或渐尖锯齿，上面疏被伏生长柔毛，稀脱落至近无毛，下面密被银白色绢毛，脉不明显；茎生叶 1 ~ 2，与基生叶相似，唯小叶对数较少，3 ~ 7 对；基生叶托叶膜质，褐色，外面被白色绢毛；茎生叶托叶草质，绿色，边缘深撕裂状或有深齿。花序集生在花茎先端，呈假伞形花序，花梗近等长，长 1.5 ~ 2cm，密被白色伏生长柔毛，基部有叶状总苞，果时花序略伸长；花直径通常 0.8cm，稀达 1cm；萼片三角状卵形，先端急尖或渐尖，副萼片披针形或长圆状披针形，与萼片近等长，外面密被白色长柔毛；花瓣黄色，倒卵形，先端圆钝，稍长于萼片；花柱侧生，小枝状，柱头扩大。瘦果光滑无毛。花果期 5 ～ 10 月。

分布

分布于我国甘肃、四川、云南、贵州、湖北、台湾。不丹、尼泊尔、印度也有分布。

生境

生长于海拔 1300 ～ 4600m 的山坡草地、林下。

药材名

鞠赤、局赤、阿赤（ᡱᢅᢅᢅᢅᢅᢅᢅᢅ）。

药用部位

全草。

功能与主治

消炎，收敛。用于胃痛，肠炎，菌痢，痔疮出血，痈肿疮毒。

用量与用法

9 ～ 15g。外用适量。

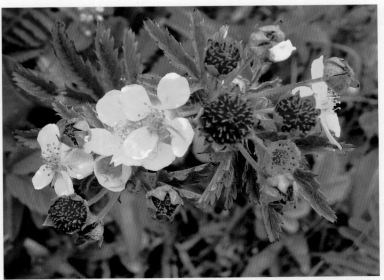

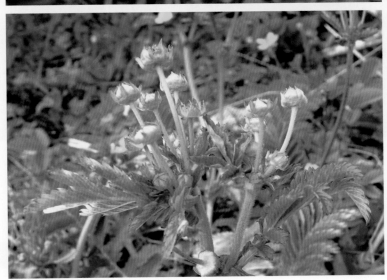

附注

　　"ᡱᢅᢅᢅᢅᢅᢅ"（鞠赤）未见有藏医药古籍记载。《西藏常用中草药》（1970 年版）中记载有"ᡱᢅᢅᢅᢅᢅᢅᢅᢅᢅᢅᢅᢅ"（鞠赤雅巴），言其为腺毛委陵菜 *P. longifolia* Willd. ex Schlecht.（*P. viscosa* Donn）。据《中国藏药植物资源考订》等记载，现各地藏医所用"鞠赤"的基原包括多种委陵菜属（*Potentilla*）植物，银叶委陵菜 *P. leuconota* D. Don 为其中之一。（参见"委陵菜""毛果委陵菜""多裂委陵菜"条）

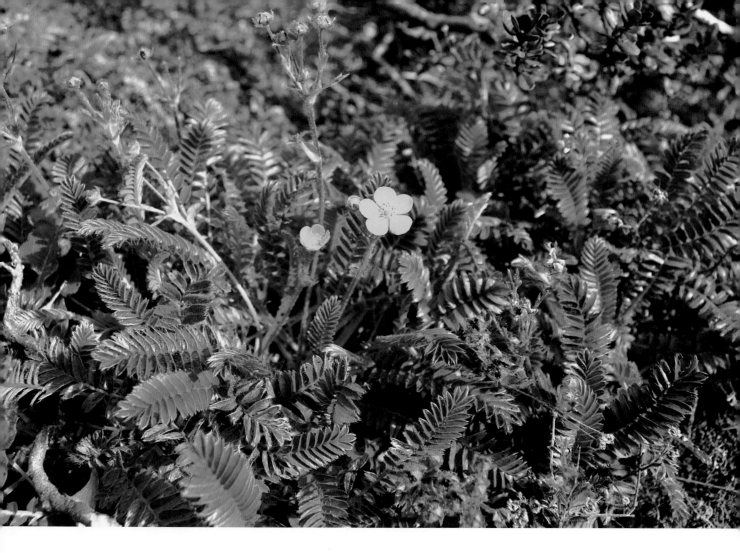

狭叶委陵菜

Potentilla stenophylla (Franch.) Diels

蔷薇科（Rosaceae）　　　委陵菜属（*Potentilla*）

▌形态 ▌

多年生草本。根粗壮，圆柱形，木质化。花茎直立，高 4 ~ 20cm，被伏生或绢状疏柔毛。基生叶为羽状复叶，有小叶 7 ~ 21 对，通常排列较整齐，间隔 0.1 ~ 0.3cm，连叶柄长 4 ~ 16cm，叶柄被伏生或绢状疏柔毛，小叶对生或互生，无柄；小叶长圆形，长 0.3 ~ 1.5cm，宽 0.2 ~ 0.5cm，基部圆形、截形或微心形，先端截形，稀近圆形，有 2 ~ 3 齿，稀上半部边缘有 4 ~ 6 尖锐锯齿，下半部全缘，上面被稀疏长柔毛或脱落几无毛，下面沿脉密被伏生长柔毛，其余部分无毛、几无毛或被绢状长柔毛，茎生叶退化成小叶状，全缘；基生叶托叶膜质，褐色，外被疏柔毛或脱落无毛；茎生叶托叶草质，绿色，披针形或卵形，先端渐尖，全缘。单花顶生或 2 ~ 3 花成聚伞花序，花梗长 1 ~ 3cm，被伏生长柔毛；花直径 1.5 ~ 2.5cm；萼片卵形，急尖，副萼片椭圆形，急尖，与萼片近相等；花瓣黄色，倒卵形，先端圆形，大小超过萼片的 2 倍；花柱侧生，小枝状，柱头稍微扩大。瘦果表面光滑或有皱纹。花果期 7 ~ 9 月。

分布

分布于我国四川、云南（大理）、西藏（林芝）。

生境

生长于海拔 2700 ~ 4500m 的山坡草地、多砾石地。

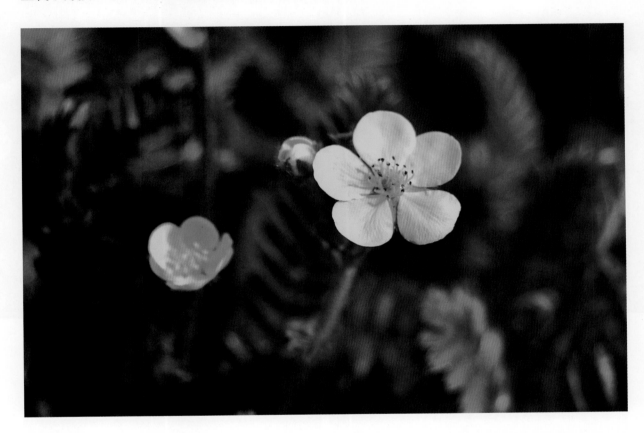

药材名

桑盖巴玛、森格巴玛（ སེང་གེ་འབར་མ ）。

药用部位

全草。

功能与主治

用于骨裂，食物中毒。

附　注

藏医药用狭叶委陵菜 *P. stenophylla* (Franch.) Diels 见于现代文献记载，称其为 "སེང་གེ་འབར་མ"（森格巴玛）。西藏藏医则以裂萼钉柱委陵菜 *P. saundersiana* Royle var. *jacquemontii* Franch. 作 "森格巴玛"。

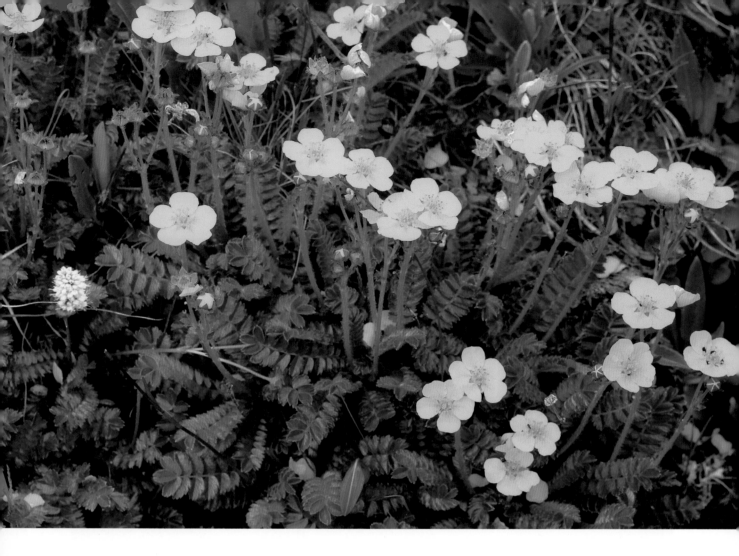

康定委陵菜

Potentilla tatsienluensis Wolf

蔷薇科（Rosaceae）　　　　委陵菜属（*Potentilla*）

▍形态 ▍

多年生草本。根粗大，圆柱形。花茎直立或上升，高5～40cm，被伏生疏柔毛。基生叶为羽状复叶，有小叶10～18对，间隔2～3mm，连叶柄长3～20cm，叶柄被伏生疏柔毛；小叶片对生或互生，无柄，卵形或椭圆形，长3～13mm，宽3～8mm，向基部逐渐缩小成附片状，先端圆形或截形，基部圆钝或微心形，通常边缘有5～7圆钝锯齿，稀齿急尖，常在基部1/3以下全缘，上面绿色，被疏柔毛，有时脱落，下面被疏柔毛，沿中脉较密；茎生叶无或1～2，有小叶3～8对。基生叶托叶褐色，膜质，外被疏长柔毛，稀脱落几无毛；茎生叶托叶膜质或草质，全绿，有齿或深裂。伞房状聚伞花序有花3～7（～10），疏散，花梗长2～4cm，被伏生柔毛；花直径2.5～3.5cm；萼片三角状卵形，先端急尖，副萼片椭圆形或椭圆状卵形，先端急尖，比萼片稍短或近等长；花瓣黄色，先端圆钝，超过萼片长约2倍；花柱侧生，小枝状，柱头扩大。瘦果光滑。花果期6～8月。

▌ 分布 ▐

分布于我国四川、云南、西藏。

▌ 生境 ▐

生长于海拔 3600 ～ 4200m 的高山草原、沼泽地、林缘。

▌ 药材名 ▐

阿赤、鸠赤（ཀྲུ་མཁྲིས།）。

▌ 药用部位 ▐

全草。

▌ 功能与主治 ▐

凉血，止血，止痢，解毒。用于各种出血性热病，痢疾，无名肿痛。

▌ 用量与用法 ▐

多配方用。

附 注

现代文献记载有藏族民间药用委陵菜 P. chinensis Ser.，称为"ཀྲུ་མཁྲིས་ཡག་པ།"（鞠赤雅巴），但未见古籍记载。据《甘孜州藏药植物名录》（内部资料，1999 年）等文献记载，翻白草 P. discolor Bge.（西南委陵菜 P. fulgens Wall. ex Hook.）、康定委陵菜 P. tatsienluensis Wolf 等可作"ཀྲུ་མཁྲིས།"（阿赤）药用，"阿赤"的功能与主治和"鞠赤雅巴"相似，两者当为类似的药物。（参见"委陵菜""西南委陵菜"条）

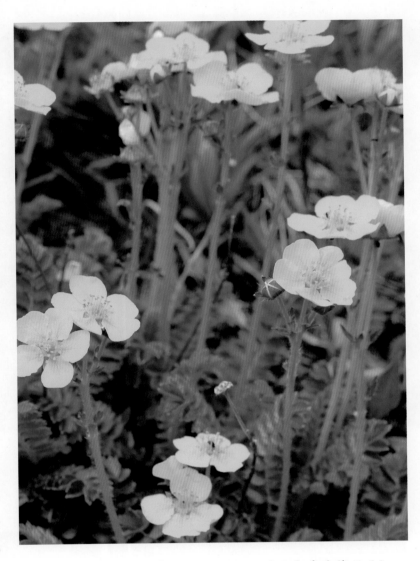

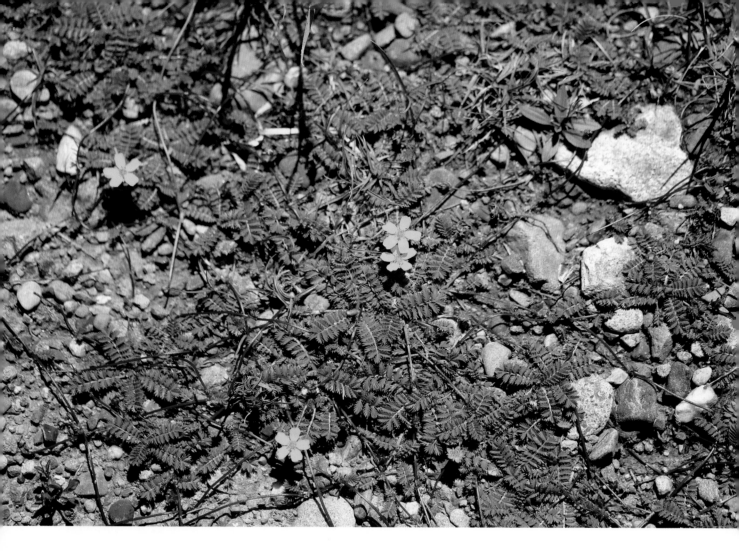

蕨麻

Potentilla anserina L.（鹅绒委陵菜）

| 蔷薇科（Rosaceae） | 委陵菜属（*Potentilla*） |

┃ 形态 ┃

多年生草本。根向下延长，有时在根的下部长成纺锤形或椭圆形块根。茎匍匐，在节处生根，常着地长出新植株，外被伏生或半开展疏柔毛或脱落几无毛。基生叶为间断羽状复叶，有小叶6～11对，连叶柄长2～20cm，叶柄被伏生或半开展疏柔毛，有时脱落几无毛，小叶对生或互生，无柄或顶生小叶有短柄，最上面1对小叶基部下延与叶轴汇合，基部小叶渐小成附片状，小叶片通常椭圆形、倒卵状椭圆形或长椭圆形，长1～2.5cm，宽0.5～1cm，先端圆钝，基部楔形或阔楔形，边缘有多数尖锐锯齿或呈裂片状，上面绿色，被疏柔毛或脱落几无毛，下面密被紧贴银白色绢毛，叶脉明显或不明显；茎生叶与基生叶相似，唯小叶对数较少；基生叶和下部茎生叶托叶膜质，褐色，和叶柄连成鞘状，外面被疏柔毛或脱落几无毛，上部茎生叶托叶草质，多分裂。单花腋生；花梗长2.5～8cm，被疏柔毛；花直径1.5～2cm；萼片三角状卵形，先端急尖或渐尖，副萼片椭圆形或椭圆状披针形，常2～3裂，稀不裂，与副萼片近等长或稍短；花瓣黄色，倒卵形，先端圆形，比萼片长 1 倍；花柱侧生，小枝状，柱头稍扩大。

▌ 分布 ▌

分布于我国西藏、四川、青海、甘肃、云南、宁夏、新疆、陕西、山西、河北、内蒙古、辽宁、吉林、黑龙江。北半球其他温带地区、南美洲智利、大洋洲等也有分布。

▌ 生境 ▌

生长于海拔 500～4100m 的河岸、路边、山坡草地、草甸、田边。

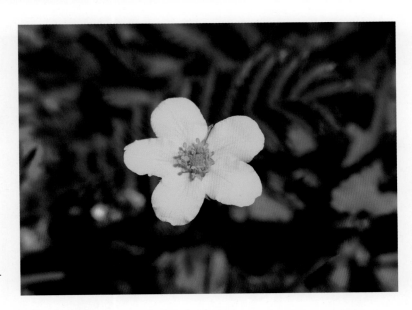

▌ 药材名 ▌

卓尔玛、卓玛、朱玛（ གྲུ་མ ），卓老洒曾、卓鲁萨增（ གྲུ་ལོ་ས་འཛིན ）。

▌ 药用部位 ▌

全草或块根。

▌ 功能与主治 ▌

全草（卓老洒曾）：收敛止血，祛痰；用于泻痢，咳嗽痰多，各种出血。块根（卓玛）：补气血，健脾胃，生津止渴，利湿；用于病后贫血，营养不良，脾虚腹泻，风湿麻痹。

▌ 用量与用法 ▌

块根：5～10g。内服研末，或入复方。

附 注

　　《蓝琉璃》在"药物补述"中记载了" གྲུ་ལོ་ས་འཛིན "（卓老洒曾），言其为止泻之药物；关于其形态，引《图鉴》（《生形比喻》）之记载"叶灰色，花黄色，根茎（注：应指块根）供食用"。《四部医典系列挂图全集》第三十一图中有"卓老洒曾"附图（44 号图），其汉译本译注名为"人参果"。《晶珠本草》记载为" གྲུ་མ "（卓尔玛），引《图鉴》之记载"叶表面淡蓝色，背面白色，茎匍匐地面，茎蔓红色网状伸展，花黄色有光泽，块根状如羊粪"。现各地藏医所用"卓尔玛"均为蕨麻 *P. anserina* L.，其形态也与《四部医典系列挂图全集》及《晶珠本草》记载的形态相似。该种生长于西藏、青海等高原地区的植株的根可膨大成块根状，藏族民间传统用其块根作补益食物，称之为"卓尔玛"，又习称"人参果""延寿果"；四川甘孜藏医也用该种的全草入药，称其地上部分（或幼苗）为"卓老洒曾"。《西藏藏标》以" གྲུ་མ / 卓玛 / 人参果"之名收载了该种；《四川省中药材标准》2010 年版将其作为"藏族习用药材"，以"蕨麻"之名收载，言以其块根入药。

多裂委陵菜

Potentilla multifida L.

蔷薇科（Rosaceae）　　　　　委陵菜属（*Potentilla*）

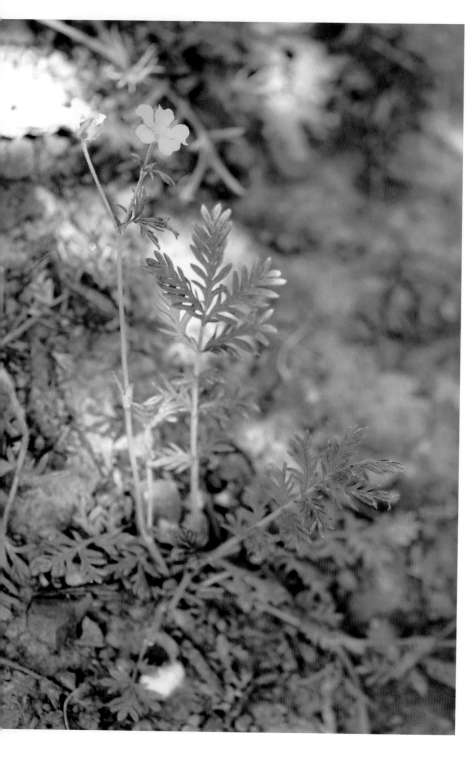

▌形态 ▌

多年生草本。根圆柱形，稍木质化。花茎上升，稀直立，高 12 ~ 40cm，被紧贴或开展短柔毛或绢状柔毛。基生叶羽状复叶，有小叶 3 ~ 5 对，稀达 6 对，间隔 0.5 ~ 2cm，连叶柄长 5 ~ 17cm，叶柄被紧贴或开展短柔毛；小叶片对生，稀互生，羽状深裂几达中脉，长椭圆形或宽卵形，长 1 ~ 5cm，宽 0.8 ~ 2cm，基部逐渐减小，裂片带形或带状披针形，先端舌状或急尖，边缘向下反卷，上面伏生短柔毛，稀脱落，几无毛，中脉与侧脉下陷，下面被白色绒毛，沿脉伏生绢状长柔毛；茎生叶 2 ~ 3，与基生叶形状相似，唯小叶对数向上逐渐减少；基生叶托叶膜质，褐色，外被疏柔毛，或脱落几无毛，茎生叶托叶草质，绿色，卵形或卵状披针形，先端急尖或渐尖，2 裂或全缘。花序为伞房状聚伞花序，花后花梗伸长、疏散；花梗长 1.5 ~ 2.5cm，被短柔毛；花直径 1.2 ~ 1.5cm；萼片三角状卵形，先端急尖或渐尖，副萼片披针形或椭圆状披针形，先端圆钝或急尖，比萼片略短或近等长，外面被伏生长柔毛；花瓣黄色，倒卵形，先端微凹，长不超过萼片长度的 1 倍；花柱圆锥形，近顶生，基部具乳头膨大，柱头稍扩大。瘦果平滑或具皱纹。花期 5 ~ 8 月。

▌分布 ▌

分布于我国西藏（察雅）、云南、四川、青海、甘肃、新疆、陕西、河北、内蒙古。北半球欧洲、亚洲其他地区、北美洲也有分布。

▌生境 ▌

生长于海拔 1200 ~ 4300m 的山坡草地、沟谷、林缘。

▌药材名 ▌

局赤、阿赤、鸠赤（ཀྱུ་འཁྲིས།）。

▌药用部位 ▌

全草。

▌功能与主治 ▌

凉血，止血，止痢，解毒。用于各种出血性热病，痢疾，无名肿痛等。

▌用量与用法 ▌

9 ~ 15g。外用适量。

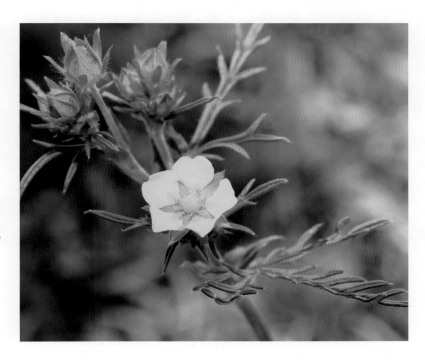

 附 注

《新修晶珠本草》等现代文献记载多裂委陵菜 P. multifida L. 为 "ཀྱུ་འཁྲིས།"（局赤）的基原之一，四川甘孜藏医习用。有文献记载，委陵菜 P. chinensis Ser. 为藏族民间医生习用的药物，称之为 "ཀྱུ་འཁྲིས་ཡག་པ།"（鞠赤雅巴），该名称未见藏医药古籍记载。据文献记载，作 "局赤" 或 "鞠赤雅巴" 使用的还有多茎委陵菜 P. multicaulis Bge.、西南委陵菜 P. fulgens Wall. ex Hook.（翻白草）、狭叶委陵菜 P. stenophylla (Franch.) Diels、康定委陵菜 P. tatsienluensis Wolf 等。中医也药用委陵菜 P. chinensis Ser.，《中国药典》以 "委陵菜" 之名收载了该种，所载其功能、主治与藏医临床应用相似。（参见 "委陵菜" "西南委陵菜" "多茎委陵菜" 条）

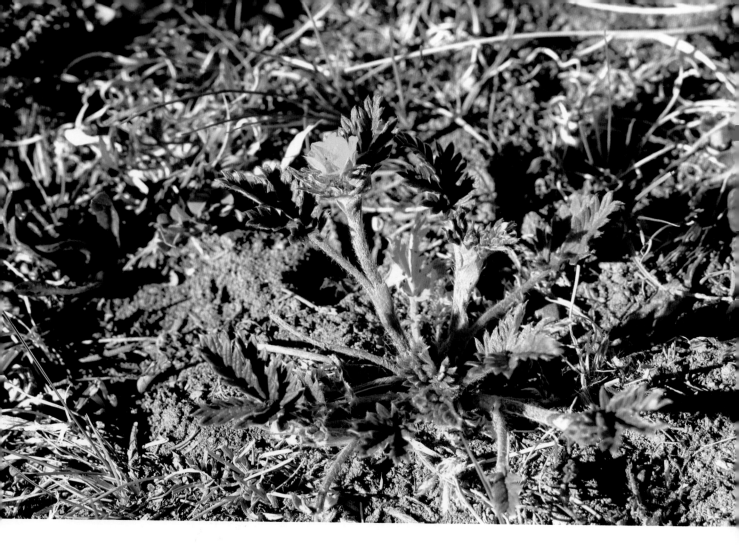

多茎委陵菜

Potentilla multicaulis Bge.

| 蔷薇科（Rosaceae） | 委陵菜属（*Potentilla*） |

▌ 形态 ▌

多年生草本。根粗壮，圆柱形。花茎多而密集丛生，上升或铺散，长 7 ~ 35cm，常带暗红色，被白色长柔毛或短柔毛。基生叶为羽状复叶，小叶 4 ~ 6 对，稀达 8 对，间隔 0.3 ~ 0.8cm，连叶柄长 3 ~ 10cm，叶柄暗红色，被白色长柔毛，小叶对生，稀互生，无柄，椭圆形至倒卵形，上部小叶远比下部小叶大，长 0.5 ~ 2cm，宽 0.3 ~ 0.8cm，边缘羽状深裂，裂片带形，排列较为整齐，先端舌状，边缘平坦，或略微反卷，上面绿色，主脉、侧脉微下陷，被稀疏伏生柔毛，稀脱落，几无毛，下面被白色绒毛，脉上疏生白色长柔毛；茎生叶与基生叶形状相似，唯小叶对数较少；基生叶托叶膜质，棕褐色，外面被白色长柔毛，茎生叶托叶草质，绿色，全缘，卵形，先端渐尖。聚伞花序多花，初开时密集，花后疏散；花直径 0.8 ~ 1cm，稀达 1.3cm；萼片三角状卵形，先端急尖，副萼片狭披针形，先端圆钝，比萼片短约一半；花瓣黄色，倒卵形或近圆形，先端微凹，比萼片稍长或长达 1 倍；花柱近顶生，圆柱形，基部膨大。瘦果卵球形，有皱纹。花果期 4 ~ 9 月。

分布

分布于我国辽宁、内蒙古、河北、河南、山西、陕西、甘肃、宁夏、青海、四川、西藏（察雅）、新疆。

生境

生长于海拔 200 ~ 3800m 的耕地边、沟谷阴处、向阳砾石山坡、草地、疏林下。

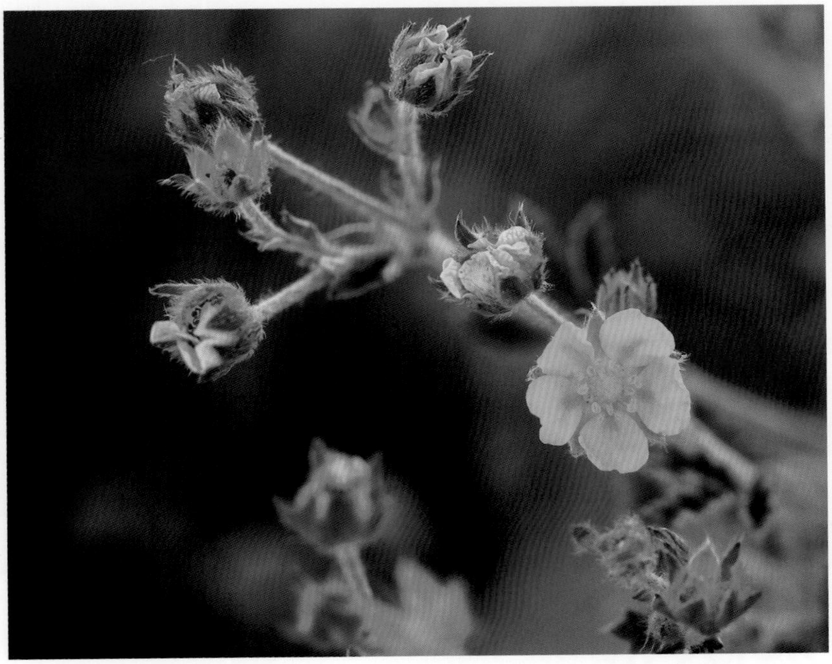

药材名

局赤、阿赤（ཇུ་མཁྲིས།）。

药用部位

全草。

功能与主治

凉血，止血，止痢，解毒。用于各种出血性热病，痢疾，无名肿痛等。

用量与用法

9 ~ 15g。外用适量。

附注

藏医药用多茎委陵菜 *P. multicaulis* Bge. 见于《中华藏本草》等现代文献记载，药材称“ཇུ་མཁྲིས།”（局赤）。不同文献记载，作“局赤”使用的还有西南委陵菜 *P. fulgens* Wall. ex Hook.（翻白草）、委陵菜 *P. chinensis* Ser.、狭叶委陵菜 *P. stenophylla* (Franch.) Diels、康定委陵菜 *P. tatsienluensis* Wolf、多裂委陵菜 *P. multifida* L.。有文献记载，委陵菜 *P. chinensis* Ser. 为藏族民间医生习用的藏药，被称为“ཇུ་མཁྲིས་ཡག་པ།”（鞠赤雅巴），但该药名未见藏医药古籍记载。云南迪庆及四川甘孜藏医也称狭叶委陵菜 *P. stenophylla* (Franch.) Diels 为“སེང་གེ་འབར་མ།”（生格麻玛）。中医也药用委陵菜 *P. chinensis* Ser.，《中国药典》以“委陵菜”之名收载了该种，所载其功能、主治与藏医临床应用相似。（参见“委陵菜”“西南委陵菜”“多裂委陵菜”条）

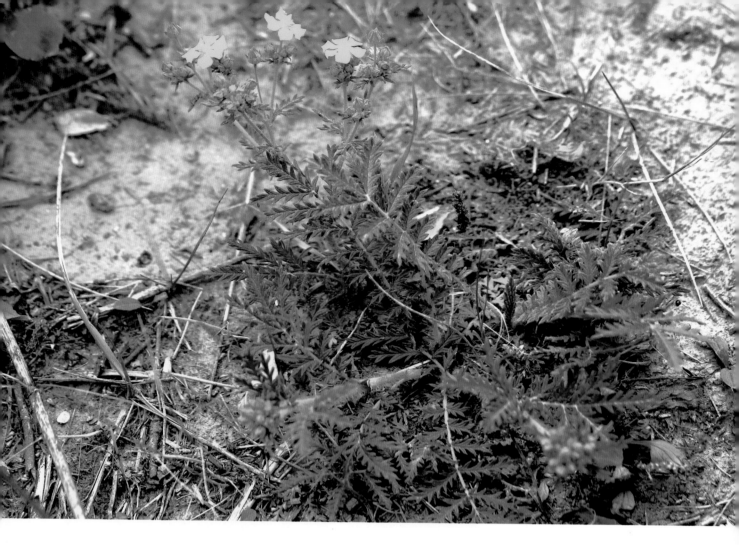

委陵菜

Potentilla chinensis Ser.

| 蔷薇科（Rosaceae） | 委陵菜属（*Potentilla*） |

▍形态 ▍

多年生草本。根粗壮，圆柱形，稍木质化。花茎直立或上升，高 20 ~ 70cm，被稀疏短柔毛及白色绢状长柔毛。基生叶为羽状复叶，有小叶 5 ~ 15 对，间隔 0.5 ~ 0.8cm，连叶柄长 4 ~ 25cm，叶柄被短柔毛及绢状长柔毛；小叶片对生或互生，上部小叶较长，向下逐渐减小，无柄，长圆形、倒卵形或长圆状披针形，长 1 ~ 5cm，宽 0.5 ~ 1.5cm，边缘羽状中裂，裂片三角状卵形、三角状披针形或长圆状披针形，先端急尖或圆钝，边缘向下反卷，上面绿色，被短柔毛或脱落几无毛，中脉下陷，下面被白色绒毛，沿脉被白色绢状长柔毛，茎生叶与基生叶相似，唯叶片对数较少；基生叶托叶近膜质，褐色，外面被白色绢状长柔毛，茎生叶托叶草质，绿色，边缘锐裂。聚伞花序伞房状，花梗长 0.5 ~ 1.5cm，基部有披针形苞片，外面密被短柔毛；花直径通常为 0.8 ~ 1cm，稀达 1.3cm；萼片三角状卵形，先端急尖，副萼片带形或披针形，先端尖，比萼片短约 1 倍且狭窄，外面被短柔毛及少数绢状柔毛；花瓣黄色，宽倒卵形，先端微凹，比萼片稍长；花柱近顶生，基部微扩大，稍有乳头或不明显，柱头扩大。瘦果卵球形，深褐色，有明显皱纹。花果期 4 ~ 10 月。

▎分布▎

分布于我国西藏、四川、甘肃、云南、贵州、湖北、湖南、江西、安徽、江苏、广东、广西、台湾、陕西、山西、河北、河南、山东、内蒙古、辽宁、吉林、黑龙江。日本、朝鲜等也有分布。

▎生境▎

生长于海拔 400 ~ 3200m 的山坡草地、沟谷、林缘、灌丛、疏林下。

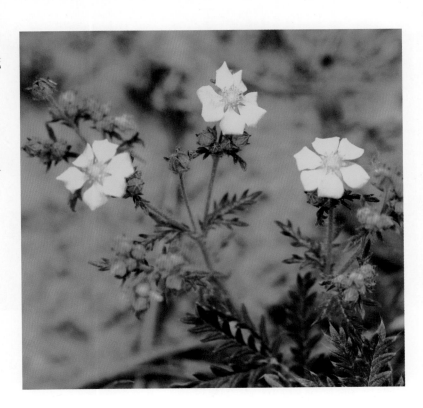

▎药材名▎

鞠赤雅巴（ཀྲུ་མཁྲིས་ཡག་པ），鞠赤、局赤、阿赤（ཀྲུ་མཁྲིས），孜玛司哇、孜玛丝哇（ཙི་དམར་ཟིལ་བ）。

▎药用部位▎

全草。

▎功能与主治▎

消炎，收敛。用于胃痛，肠炎，菌痢，痔疮出血，痈肿疮毒。

▎用量与用法▎

9 ~ 15g。外用适量。

附 注

　　据文献记载，委陵菜 *P. chinensis* Ser. 为藏族民间用药，未见有古籍记载，被称为 "ཀྲུ་མཁྲིས་ཡག་པ"（鞠赤雅巴）或 "ཙི་དམར་ཟིལ་བ"（孜玛司哇）。有文献记载，现各地常称作 "ཀྲུ་མཁྲིས"（鞠赤）使用的有腺毛委陵菜 *P. viscosa* Donn ex Lehm.（*P. longifolia* Willd. ex Schlecht.）、毛果委陵菜 *P. eriocarpa* Wall. ex Lehm.、西南委陵菜 *P. fulgens* Wall. ex Hook.、多茎委陵菜 *P. multicaulis* Bge.、康定委陵菜 *P. tatsienluensis* Wolf、银叶委陵菜 *P. leuconota* D. Don、朝天委陵菜 *P. supina* L. 等多种委陵菜属（*Potentilla*）植物。（参见 "毛果委陵菜" "西南委陵菜" "腺毛委陵菜" "多茎委陵菜" "银叶委陵菜" 条）

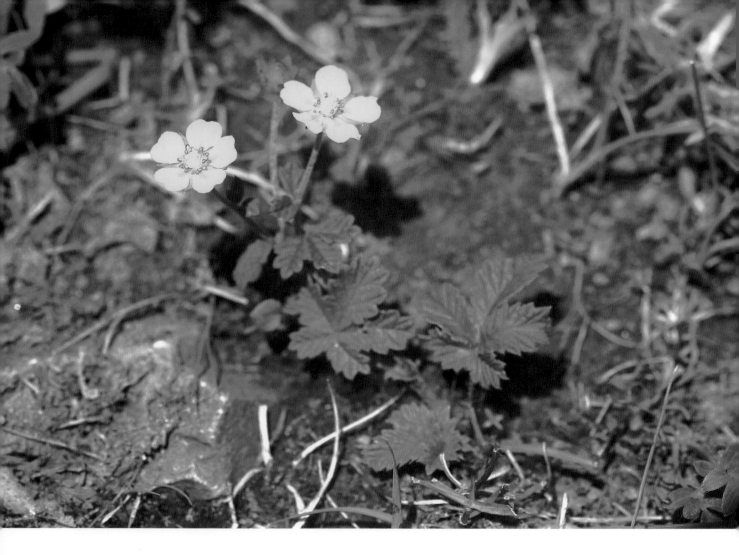

钉柱委陵菜

Potentilla saundersiana Royle

蔷薇科（Rosaceae） 委陵菜属（*Potentilla*）

▌ 形态 ▌

多年生草本。根粗壮，圆柱形。花茎直立或上升，高 10 ~ 20cm，被白色绒毛及疏柔毛。基生叶为 3 ~ 5 掌状复叶，连叶柄长 2 ~ 5cm，被白色绒毛及疏柔毛，小叶无柄，小叶片长圆状倒卵形，长 0.5 ~ 2cm，宽 0.4 ~ 1cm，先端圆钝或急尖，基部楔形，边缘有多数缺刻状锯齿，齿先端急尖或微钝，上面绿色，伏生稀疏柔毛，下面密被白色绒毛，沿脉伏生疏柔毛；茎生叶 1 ~ 2，小叶 3 ~ 5，与基生叶小叶相似；基生叶托叶膜质，褐色，外面被白色长柔毛或脱落几无毛，茎生叶托叶草质，绿色，卵形或卵状披针形，通常全缘，先端渐尖或急尖，下面被白色绒毛及疏柔毛。聚伞花序顶生，有花多朵，疏散，花梗长 1 ~ 3cm，外被白色绒毛；花直径 1 ~ 1.4cm；萼片三角状卵形或三角状披针形，副萼片披针形，先端尖锐，比萼片短或几等长，外被白色绒毛及柔毛；花瓣黄色，倒卵形，先端下凹，比萼片略长或长 1 倍；花柱近顶生，基部膨大不明显，柱头略扩大。瘦果光滑。花果期 6 ~ 8 月。

分布

分布于我国西藏（察雅等）、云南、青海（大通、贵南）、甘肃、四川、新疆、宁夏、陕西、山西。印度、尼泊尔、不丹等也有分布。

生境

生长于海拔 2600～5150m 的山坡草地、多石山顶、高山灌丛及草甸。

药材名

热衮巴、日衮巴、惹贡巴（ར་མགོན་པ།），惹贡曼巴、热功曼巴（ར་མགོན་དམན་པ།）。

药用部位

全草。

功能与主治

清脉热、血热，散瘀血。用于"木保"病引起的热性病，脉热病，血管炎，血热病，高血压引起的发热，肝炎，月经不调，疝痛，关节炎。

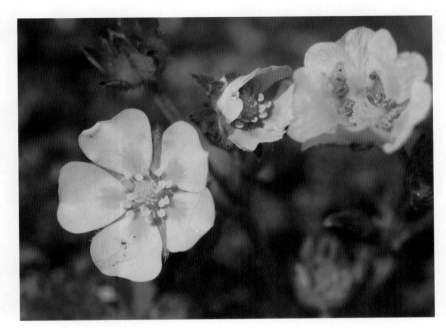

用量与用法

5～9g。

附 注

　　《晶珠本草》记载"热衮巴"分为上、下二品，言上品叶蓝色、花白黄色、根甚红，下品"花白色，根灰白色"。现代文献记载的"热衮巴"的基原涉及罂粟科紫堇属（*Corydalis*）、报春花科（羽叶点地梅 *Pomatosace filicula* Maxim.）及蔷薇科的多科多属多种植物，多以紫堇属的尼泊尔黄堇 *C. hendersonii* Hemsl. 等为上品，称为"ར་མགོན་ཆེ་དཀར།"（日官孜玛），其他属植物作为下品。据文献记载，钉柱委陵菜 *Potentilla saundersiana* Royle 为"热衮巴"的下品的基原之一，称"ར་མགོན་དམན་པ།"（热功曼巴，"曼巴"即下品或代用品之意），青海、四川、甘肃藏医也习称其为"热衮巴"（统称）；文献记载的该种的变种丛生钉柱委陵菜 *Potentilla saundersiana* Royle var. *caespitosa* (Lehm.) Wolf 也同样作下品使用。此外，作下品基原的还有羽叶点地梅 *Pomatosace filicula* Maxim.、蔷薇科植物无尾果 *Coluria longifolia* Maxim.（据调查该种也是市场常见的下品）等。但这些下品中除羽叶点地梅 *Pomatosace filicula* Maxim. 的花为白色外，其他种类的花均为黄色，与《晶珠本草》等记载的"花白色"不符。（参见"尼泊尔黄堇""羽叶点地梅""无尾果"等条）

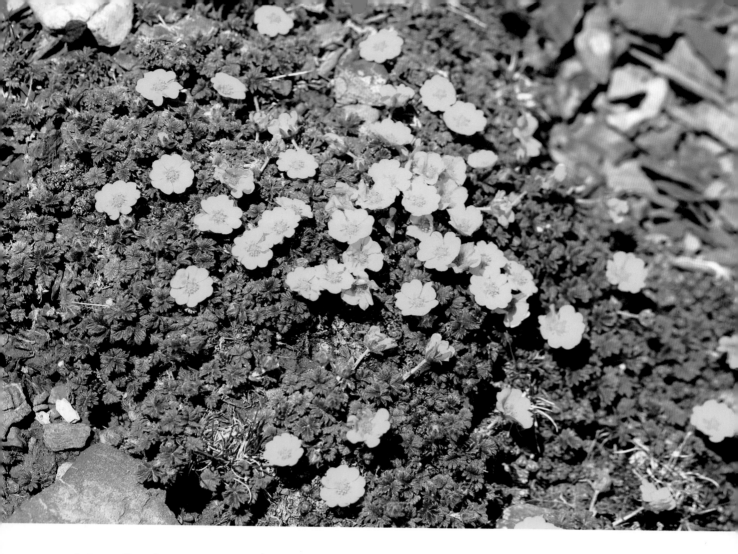

丛生钉柱委陵菜

Potentilla saundersiana Royle var. *caespitosa* (Lehm.) Wolf

蔷薇科（Rosaceae）　　　　委陵菜属（*Potentilla*）

▎形态 ▎

多年生矮小丛生草本。根向下生长，较细，圆柱形。花茎直立或上升，高低于原变种（原变种高 10～20cm），被白色绒毛及疏柔毛。基生叶常三出，连叶柄长 2～5cm，被白色绒毛及疏柔毛，小叶无柄，小叶片宽倒卵形，长 0.5～2cm，宽 0.4～1cm，先端圆钝或急尖，基部楔形，边缘浅裂至深裂，裂片齿先端急尖或微钝，上面绿色，伏生稀疏柔毛，下面密被白色绒毛，沿脉伏生疏柔毛；茎生叶 1～2，小叶 3～5，与基生叶小叶相似；基生叶托叶膜质，褐色，外面被白色长柔毛或脱落至近无毛；茎生叶托叶草质，绿色，卵形或卵状披针形，通常全缘，先端渐尖或急尖，下面被白色绒毛及疏柔毛。单花顶生，稀 2 花，花梗长 1～3cm，外被白色绒毛；花直径 1～1.4cm；萼片三角状卵形或三角状披针形，副萼片披针形，先端尖锐，比萼片短或近等长，外被白色绒毛及柔毛；花瓣黄色，倒卵形，先端下凹，比萼片略长或长 1 倍；花柱近顶生，基部膨大不明显，柱头略扩大。瘦果光滑。花果期 6～8 月。

分布

分布于我国内蒙古、山西、陕西、甘肃、青海、四川、云南、西藏（察雅）、新疆。

生境

生长于海拔 2700 ～ 5200m 的高山草地、灌木林下。

药材名

森改巴玛、森格麻玛（ཟེང་གི་འབར་མ།），
局赤、阿赤、鸠赤（རྒྱ་མཁྲིས།）。

药用部位

全草。

功能与主治

清脉热、血热，散瘀血。用于"木保"病引起的热性病，脉热病，血管炎，血热病，高血压引起的发热，肝炎，月经不调，疝痛，关节炎。

用量与用法

5 ～ 9g。

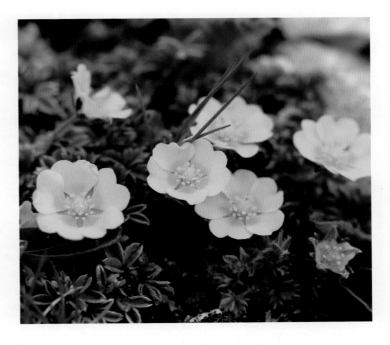

附注

　　《晶珠本草》记载"རེ་སྐུན་པ།"（热衮巴）分为上、下二品，言上品叶蓝色，花白黄色，根甚红，下品花白色，根灰白色。现代文献记载的"热衮巴"的基原涉及罂粟科紫堇属（*Corydalis*）、报春花科植物（羽叶点地梅 *Pomatosace filicula* Maxim.）及蔷薇科委陵菜属（*Potentilla*）等多种植物，多以紫堇属植物尼泊尔黄堇 *C. hendersonii* Hemsl. 等为上品，称其为"རེ་སྐུན་ཇི་དམར་པོ།"（日官孜玛），以其他属植物为下品。钉柱委陵菜 *Potentilla saundersiana* Royle 又称为"རེ་སྐུན་དམན་པ།"（热功曼巴），为文献记载的下品的基原之一，也有文献统称其为"རེ་སྐུན་པ།"（热衮巴）。《中国藏药植物资源考订》记载钉柱委陵菜 *Potentilla saundersiana* Royle、丛生钉柱委陵菜 *Potentilla saundersiana* Royle var. *caespitosa* (Lehm.) Wolf、狭叶委陵菜 *Potentilla stenophylla* (Franch.) Diels 等又称为"ཟེང་གི་འབར་མ།"（森改巴玛）。四川甘孜藏医则将狭叶委陵菜 *Potentilla stenophylla* (Franch.) Diels 作"ཟེང་གི་འབར་མ།"（森格麻玛）使用，将丛生钉柱委陵菜 *Potentilla saundersiana* Royle var. *caespitosa* (Lehm.) Wolf、委陵菜 *Potentilla chinensis* Ser.、多裂委陵菜 *Potentilla multifida* L. 等多种委陵菜属植物作"རྒྱ་མཁྲིས།"（局赤）使用。"ཟེང་གི་འབར་མ།"（森改巴玛）之名始见于《甘露本草明镜》（1993 年版）；"རྒྱ་མཁྲིས།"（局赤）未见藏医药古籍记载，应系藏族民间用药。（参见"钉柱委陵菜""尼泊尔黄堇""多裂委陵菜"条）

腺毛委陵菜

Potentilla longifolia Willd. ex Schlecht.

薔薇科（Rosaceae） 委陵菜属（*Potentilla*）

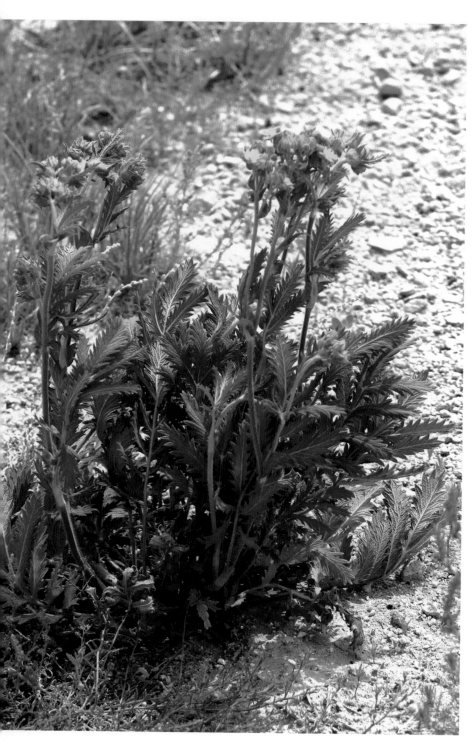

▌ 形态 ▌

多年生草本。根粗壮，圆柱形。花茎直立或微上升，高30～90cm，被短柔毛、长柔毛及腺体。基生叶为羽状复叶，有小叶4～5对，连叶柄长10～30cm，叶柄被短柔毛、长柔毛及腺体，小叶对生，稀互生，无柄，最上面1～3对小叶基部下延与叶轴汇合，小叶片长圆状披针形至倒披针形，长1.5～8cm，宽0.5～2.5cm，先端圆钝或急尖，边缘有缺刻状锯齿，上面被疏柔毛或脱落无毛，下面被短柔毛及腺体，沿脉疏生长柔毛；茎生叶与基生叶相似；基生叶托叶膜质，褐色，外被短柔毛及长柔毛，茎生叶托叶草质，绿色，全缘或分裂，外被短柔毛及长柔毛。伞房花序集生于花茎先端，少花，花梗短；花直径1.5～1.8cm；萼片三角状披针形，先端通常渐尖，副萼片长圆状披针形，先端渐尖或圆钝，与萼片近等长或稍短，外面密被短柔毛及腺体；花瓣宽倒卵形，先端微凹，与萼片近等长，果时直立增大；花柱近顶生，圆锥形，基部明显具乳头，膨大，柱头不扩大。瘦果近肾形或卵球形，直径约 1mm，光滑。花果期 7 ~ 9 月。

▌ 分布 ▌

分布于我国西藏、四川、甘肃、青海、新疆、山西、河北、山东、内蒙古、吉林、黑龙江。蒙古、朝鲜等也有分布。

▌ 生境 ▌

生长于海拔 300 ~ 3200m 的山坡草地、高山灌丛、林缘、疏林下。

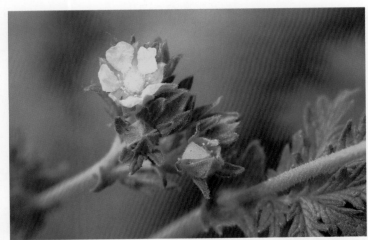

▌ 药材名 ▌

鞠赤雅巴（ རྒྱ་མཆིན་ཡག་ག ），孜玛司哇（ ཉི་དམར་ཉིལ་ག ）。

▌ 药用部位 ▌

全草。

▌ 功能与主治 ▌

消炎，收敛。用于胃痛，肠炎，菌痢，痔疮出血，痈肿疮毒。

附 注

据文献记载，委陵菜 *P. chinensis* Ser. 为藏族民间用药，被称为 "རྒྱ་མཆིན་ཡག་ག" （鞠赤雅巴）或 "ཉི་དམར་ཉིལ་ག"（孜玛司哇）。腺毛委陵菜 *P. viscosa* Donn ex Lehm.(*P. longifolia* Willd. ex Schlecht.) 也同样作 "鞠赤雅巴" 使用。（参见 "委陵菜" "西南委陵菜" "腺毛委陵菜" 条）

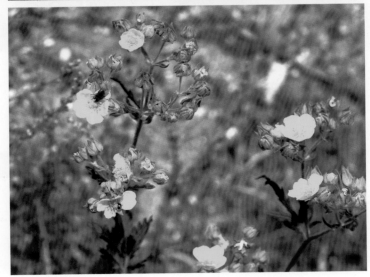

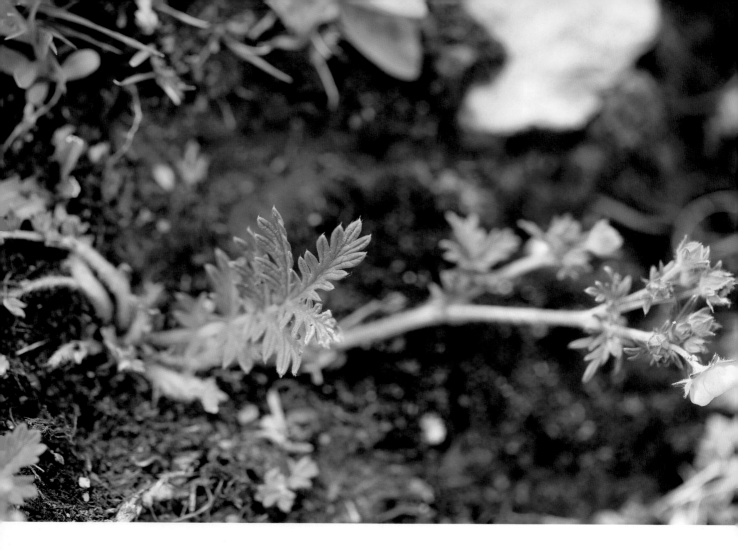

朝天委陵菜

Potentilla supina L.

| 蔷薇科（Rosaceae） | 委陵菜属（*Potentilla*） |

▌ 形态 ▌

一年生或二年生草本。主根细长，并有稀疏侧根。茎平展，上升或直立，叉状分枝，长 20 ~ 50cm，被疏柔毛或脱落几无毛。基生叶羽状复叶，有小叶 2 ~ 5 对，间隔 0.8 ~ 1.2cm，连叶柄长 4 ~ 15cm，叶柄被疏柔毛或脱落几无毛；小叶互生或对生，最上面 1 ~ 2 对小叶基部下延与叶轴合生，小叶片长圆形或倒卵状长圆形，通常长 1 ~ 2.5cm，宽 0.5 ~ 1.5cm，先端圆钝或急尖，基部楔形或宽楔形，边缘有圆钝或缺刻状锯齿，两面绿色，被稀疏柔毛或脱落几无毛；茎生叶与基生叶相似，向上小叶对数逐渐减少；基生叶托叶膜质，褐色，外面被疏柔毛或几无毛，茎生叶托叶草质，绿色，全缘，有齿或分裂。花茎上多叶，下部花自叶腋生，先端呈伞房状聚伞花序；花梗长 0.8 ~ 1.5cm，常密被短柔毛；花直径 0.6 ~ 0.8cm；萼片三角形，先端急尖，副萼片长椭圆形或椭圆状披针形，先端急尖，比萼片稍长或与萼片近等长；花瓣黄色，倒卵形，先端微凹，与萼片近等长或比萼片短；花柱近顶生，基部乳头状膨大，花柱扩大。瘦果长圆形，先端尖，表面具脉纹，腹部鼓胀若翅或有时不明显。花果期 3 ~ 10 月。

▎ 分布 ▎

分布于我国西藏、云南、四川、贵州、甘肃、新疆、宁夏、陕西、山西、河北、内蒙古等。北半球其他温带及部分亚热带地区也有分布。

▎ 生境 ▎

生长于海拔 100 ~ 3700m 的田边、荒地、河岸沙地、草甸、山坡湿地。

▎ 药材名 ▎

鞠赤、局赤、阿赤、鸠赤（རྒྱ་མཁྲིས།），鞠赤曼巴（རྒྱ་མཁྲིས་དམན་པ།）。

▎ 药用部位 ▎

全草或根。

▎ 功能与主治 ▎

清热除湿。用于胃痛，肠炎，菌痢，阿米巴痢疾，各种出血，烧伤。

▎ 用量与用法 ▎

9 ~ 15g。外用适量。

附 注

"རྒྱ་མཁྲིས།"（鞠赤）之名未见藏医药古籍记载，藏民聚居区各地将多种委陵菜属（*Potentilla*）植物作"鞠赤""རྒྱ་མཁྲིས་ཡག་པ།"（鞠赤雅巴）或"ཙེ་དམར་ཞིལ་བ།"（孜玛司哇）使用，包括委陵菜 *P. chinensis* Ser.、腺毛委陵菜 *P. viscosa* Donn ex Lehm.（*P. longifolia* Willd. ex Schlecht.）、毛果委陵菜 *P. eriocarpa* Wall. ex Lehm.、西南委陵菜 *P. fulgens* Wall. ex Hook.、丛生钉柱委陵菜 *P. saundersiana* Royle var. *caespitosa* (Lehm.) Wolf 等，朝天委陵菜 *P. supina* L. 也为"鞠赤"的一种，又称"རྒྱ་མཁྲིས་དམན་པ།"（鞠赤曼巴）。（参见"委陵菜""西南委陵菜""腺毛委陵菜""多茎委陵菜""银叶委陵菜"条）

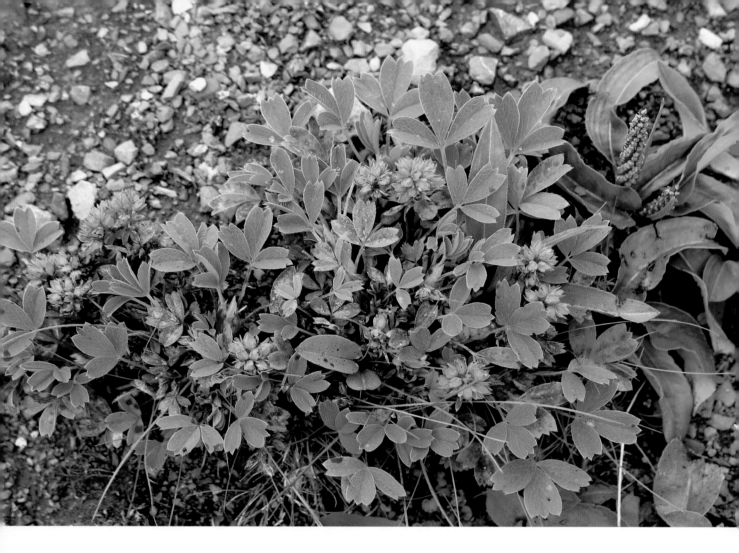

楔叶山莓草

Sibbaldia cuneata Hornem. ex Ktze.

薔薇科（Rosaceae） 山莓草属（*Sibbaldia*）

▌ 形态 ▌

多年生草本。根茎粗壮，匍匐，圆柱形。花茎直立或上升，高 5 ~ 14cm，被伏生或斜展疏柔毛。基生叶为三出复叶，连叶柄长 1.5 ~ 10cm，叶柄被伏生疏柔毛，小叶常有短柄或几无柄，广倒卵形至广椭圆形，长 0.8 ~ 2.5cm，宽 0.6 ~ 1.8cm，先端截形，通常有 3 ~ 5 卵形、急尖或圆钝的锯齿，基部楔形，两面绿色，散生疏柔毛；茎生叶 1 ~ 2，与基生叶相似，唯叶片较小；基生叶托叶膜质，褐色，外面疏被糙伏毛，茎生叶托叶草质，绿色，披针形，渐尖。伞房状花序密集顶生，花直径 5 ~ 7mm；萼片卵形或长圆形，先端急尖，副萼片披针形，先端渐尖，与萼片近等长，外面被疏柔毛；花瓣黄色，倒卵形，先端圆钝，与萼片近等长或稍长；雄蕊 5；花柱侧生。瘦果光滑。花果期 5 ~ 10 月。

▌ 分布 ▌

分布于我国云南、青海、四川（红原）、西藏（日喀则）、台湾。阿富汗、尼泊尔也有分布。

▌ 生境 ▌

生长于海拔 3400 ~ 4500m 的高山草地、岩石缝中。

▌ 药材名 ▌

饶保觉介、统保久木吉（ རག་པོ་འཛོམས་སྐྱེས། ）。

▌ 药用部位 ▌

全草。

▌ 功能与主治 ▌

养肺，接骨，愈疮。用于肺热咳嗽、肺结核、肺脓疡等肺病，疮疡肿毒，月经不调；外用于头骨受伤，骨折。

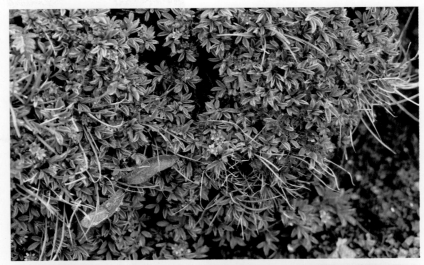

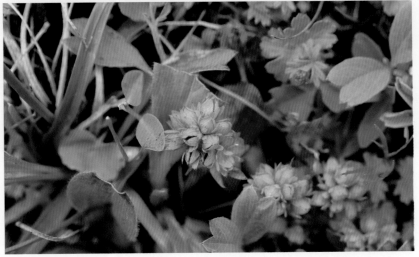

附 注

《晶珠本草》中记载有 "རག་པོ་འཛོམས་སྐྱེས།"（饶保觉介），言其为治肺病、疗头骨伤之药物，引《秘洞探寻》（《桑巴普措》）之言："生长于高山断岩。根状如筋；茎如铜丝；叶厚，淡蓝色，裂片状如糙果紫堇 ["ཟིལ་པ།"（丝哇类）] 叶；花白黄色；种子白黄色，簇生，状如绵羊心。" 现代文献记载的 "饶保觉介" 的基原涉及毛茛科、蔷薇科和罂粟科多种植物，但不同文献对何为正品有不同观点，或认为毛茛科植物美花草 Callianthemum pimpinelloides (D. Don) Hook. f. et Thoms. 为正品，该种的叶为一回羽状复叶，似糙果紫堇，瘦果卵状球形似羊心，且多枚簇生（聚合果），其形态与古籍记载的基本相符，而蔷薇科山莓草属（Sibbaldia）植物的叶为三出复叶，茎非红铜丝状，与古籍记载不符，但应用广泛，可作为代用品；另有观点认为应以山莓草属植物为正品，包括隐瓣山莓草 S. procumbens L. var. aphanopetala (Hand.-Mazz.) Yü et Li、伏毛山莓草 S. adpressa Bge.、五叶山莓草 S. pentaphylla J. Krause、紫花山莓草 S. purpurea Royle、楔叶山莓草 S. cuneata Hornem. ex Ktze. 等多种；《晶珠本草》汉译重译本则认为以罂粟科植物粗梗黄堇 Corydalis pachypoda (Franch.) Hand.-Mazz. 为正品，该种的生境、叶形与古籍记载较为相似，但其花序总状，蒴果倒卵形，种子黑亮，与古籍记载相差较大。

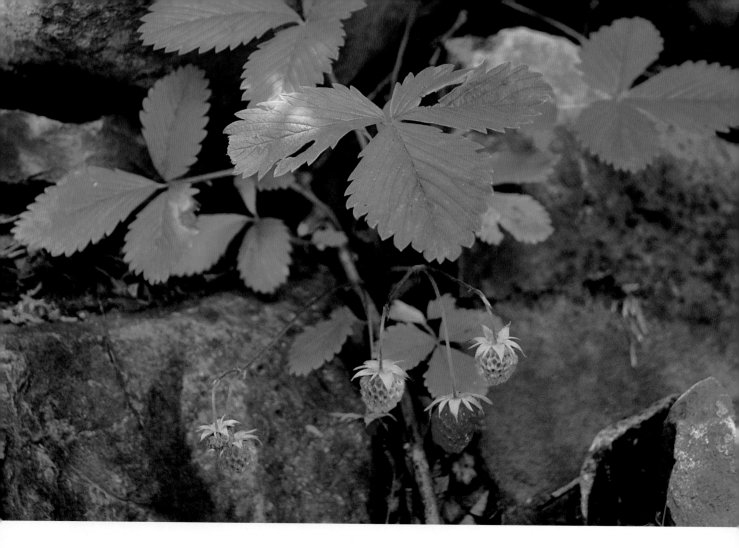

野草莓

Fragaria vesca L.

蔷薇科（Rosaceae） 草莓属（*Fragaria*）

形态

多年生草本。高 5 ~ 30cm，茎被开展柔毛，稀脱落。有 3 小叶，稀羽状 5 小叶，小叶无柄或先端小叶具短柄；小叶片倒卵圆形、椭圆形或宽卵圆形，长 1 ~ 5cm，宽 0.6 ~ 4cm，先端圆钝，顶生小叶基部宽楔形，侧生小叶基部楔形，边缘具缺刻状锯齿，锯齿圆钝或急尖，上面绿色，疏被短柔毛，下面淡绿色，被短柔毛或有时脱落几无毛；叶柄长 3 ~ 20cm，疏被开展柔毛，稀脱落。花序聚伞状，有花 2 ~ 4（~ 5），基部具 1 有柄小叶或为淡绿色钻形苞片，花梗被紧贴柔毛，长 1 ~ 3cm；萼片卵状披针形，先端尾尖，副萼片窄披针形或钻形，花瓣白色，倒卵形，基部具短爪；雄蕊 20，不等长；雌蕊多数。聚合果卵球形，红色；瘦果卵形，表面脉纹不显著。花期 4 ~ 6月，果期 6 ~ 9 月。

分布

分布于我国青海、甘肃、四川、云南、贵州、陕西、吉林。北美洲、欧洲也有分布。

▮ 生境 ▮

生长于海拔 3000m 以下的林下、灌丛林地。

▮ 药材名 ▮

直打萨曾、志达萨曾（འབྲི་ཏ་ས་འཛིན།），孜孜洒曾（ཙི་ཙི་ས་འཛིན།）。

▮ 药用部位 ▮

全草。

▮ 功能与主治 ▮

引吐肺痰，托引脑腔脓血。用于热性化脓症，肺胃瘀血，黄水病脓疡。

▮ 用量与用法 ▮

5 ~ 9g。

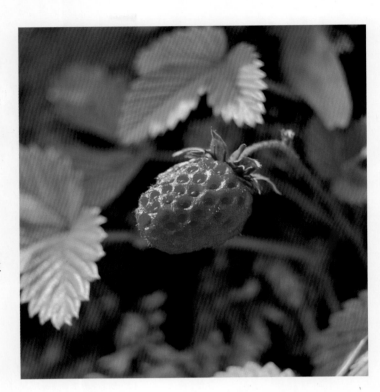

附 注

　　《甘露滴注释》记载"ས་འཛིན།"（萨曾）分为 3 种。现代文献记载的"萨曾"类的基原主要包括多种草莓属（*Fragaria*）植物及玄参科植物短穗兔耳草 *Lagotis brachystachya* Maxim.，文献和有关标准中使用的该 2 类的名称也不统一。野草莓 *F. vesca* L. 为"萨曾"的基原之一。《部标藏药》以"草莓/འབྲི་ཏ་ས་འཛིན།/志达萨曾"之名收载了"东方草莓 *Fragaria orientalis* Lozinsk. 及同属多种植物"；而《藏标》分别以"草莓/ཙི་ཙི་ས་འཛིན།/孜孜洒曾"和"短穗兔耳草/འབྲི་ཏ་ས་འཛིན།/直打洒曾"之名收载了"草莓 *Fragaria nilgerrensis* Schlecht. ex Gay（黄毛草莓）及同属多种植物"和短穗兔耳草 *L. brachystachya* Maxim.，但两者的功能与主治相同。有文献记载，虎耳草科植物喜马拉雅虎耳草 *Saxifraga brunonis* Wall. ex Ser. 也作为"萨曾"的代用品，被称为"འབྲི་ཏ་ས་འཛིན་དཀར་པོ།、白"（直打洒曾曼巴）；西藏藏医也将蓼科植物多穗蓼 *Polygonum polystachyum* Wall. ex Meisn. 作"直打萨曾"，但该种的形态与古籍记载并不相符。（参见"短穗兔耳草""东方草莓""喜马拉雅虎耳草""多穗蓼"条）

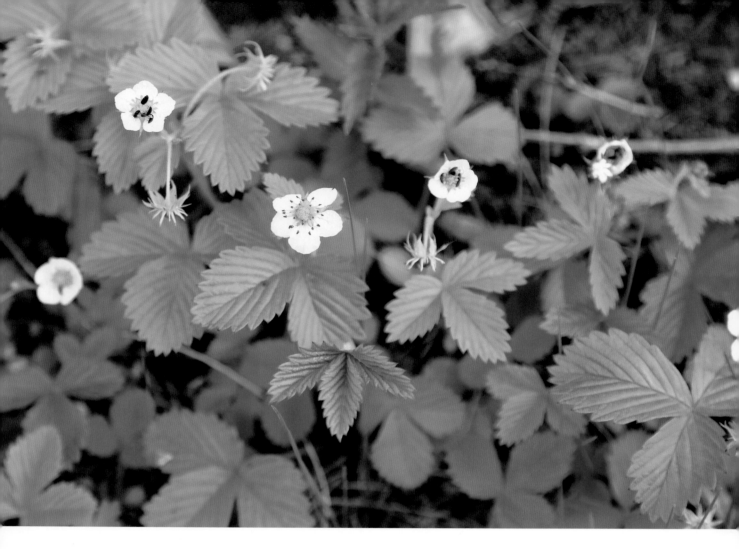

东方草莓

Fragaria orientalis Lozinsk.

蔷薇科（Rosaceae）　　　　草莓属（*Fragaria*）

▌ 形态 ▌

多年生草本，高5～30cm。茎被开展柔毛，上部较密，下部有时脱落。三出复叶，小叶几无柄，倒卵形或菱状卵形，长1～5cm，宽0.8～3.5cm，先端圆钝或急尖，顶生小叶基部楔形，侧生小叶基部偏斜，边缘有缺刻状锯齿，上面绿色，散生疏柔毛，下面淡绿色，有疏柔毛，沿叶脉较密；叶柄被开展柔毛，有时上部较密。花序聚伞状，有花（1～）2～5（～6），基部苞片淡绿色或具1有柄小叶；花梗长0.5～1.5cm，被开展柔毛；花两性，稀单性，直径1～1.5cm；萼片卵圆状披针形，先端尾尖，副萼片线状披针形，偶有2裂；花瓣白色，几圆形，基部具短爪；雄蕊18～22，近等长；雌蕊多数。聚合果半圆形，成熟后紫红色，宿存萼片开展或微反折；瘦果卵形，宽0.5mm，表面脉纹明显或仅基部具皱纹。花期5～7月，果期7～9月。

▌ 分布 ▌

分布于我国青海、甘肃、四川、陕西、山西、河北、内蒙古、辽宁、吉林、黑龙江。朝鲜、蒙古等也有分布。

▌ 生境 ▌
生长于海拔 600 ~ 4000m 的山坡草地、林下。

▌ 药材名 ▌
直打萨曾、志达萨曾、直打洒曾（འབྲི་ཏ་ས་འཛིན།），孜孜洒曾（ཙི་ཙི་ས་འཛིན།），知达沙增窍（འབྲི་ཏ་ས་འཛིན་མཆོག）。

▌ 药用部位 ▌
全草。

▌ 功能与主治 ▌
引吐肺痰，托引脑腔脓血。用于热性化脓症，肺胃瘀血，黄水病脓疡。

▌ 用量与用法 ▌
5 ~ 9g。

附 注

《四部医典》记载有"འབྲི་ཏ་ས་འཛིན།"（直打洒曾），言其为排脓血、敛黄水之药物。《蓝琉璃》记载其有 2 个名称["直打洒曾"和"ཙི་ཙི་ས་འཛིན།"（孜孜洒曾）]；《四部医典系列挂图全集》第二十八图中也有"འབྲི་ཏ་ས་འཛིན།"的正品和副品 2 幅附图，其汉译本译注名分别为"拉孜草莓苗"["འབྲི་ཏ་ས་འཛིན་དམན་པ།"（直打洒曾曼巴），87 号图]和"草莓苗"["འབྲི་ཏ་ས་འཛིན།"（直打洒曾），88 号图]，其中 88 号图图示植物与玄参科植物短穗兔耳草 *Lagotis brachystachya* Maxim. 极为相似。现代文献记载的"ས་འཛིན།"（萨曾）类药材的基原涉及草莓属（*Fragaria*）、玄参科兔耳草属（*Lagotis*）、蓼科蓼属（*Polygonum*）等多科属的多种植物，不同文献记载的及各地习用的"འབྲི་ཏ་ས་འཛིན།"（直打洒曾）和"ཙི་ཙི་ས་འཛིན།"（孜孜洒曾）的基原不尽一致，且两者的基原常有交叉。据实地调查，目前各地藏医使用的主要为草莓属多种植物和短穗兔耳草 *L. brachystachya* Maxim.，西藏部分地区及四川、青海、甘肃藏医多使用短穗兔耳草 *L. brachystachya* Maxim.，西藏拉萨、日喀则、山南、林芝，云南及四川甘孜藏医多使用草莓属植物，称之为"ཙི་ཙི་ས་འཛིན།"（孜孜洒曾）。据《四部医典系列挂图全集》的附图和《晶珠本草》记载的形态来看，正品应为短穗兔耳草 *L. brachystachya* Maxim.，草莓属植物为副品。《部标藏药》以"草莓 /འབྲི་ས་འཛིན།/ 志达萨增"之名收载了东方草莓 *F. orientalis* Lozinsk. 及同属多种植物，而《藏标》分别以"草莓 /ཙི་ཙི་ས་འཛིན།/ 孜孜洒曾""短穗兔耳草 /འབྲི་ཏ་ས་འཛིན།/ 直打洒曾"之名收载了"草莓 *Fragaria nilgerrensis* Schtr.（黄毛草莓）及同属多种植物"和短穗兔耳草 *L. brachystachya* Maxim.，但两者的功能与主治相同。此外，文献记载的作"孜孜洒曾"基原的草莓属植物尚有西藏草莓 *F. nubicola* (Hook. f.) Lindl. ex Lacaita、西南草莓 *F. moupinensis* (Franch.) Card.、结根草莓 *F. filipendula* Hemsl.（绢毛葡匐委陵菜 *Potentilla reptans* L. var. *sericophylla* Franch.）、野草莓 *F. vesca* L. 等；西藏还使用多穗蓼 *Polygonum polystachyum* Wall. ex Meisn.，但其形态与古籍记载不符，仅为地方习用的代用品。此外，《青藏高原药物图鉴》等文献还记载，虎耳草科植物喜马拉雅虎耳草 *Saxifraga brunonis* Wall. 也作"直打洒曾"的类似品["འབྲི་ཏ་ས་འཛིན་ཆོག"（直打洒曾卡布）]或代用品["འབྲི་ཏ་ས་འཛིན་དམན་པ།"（直打洒曾曼巴）]使用，可能系因为该种具有鞭匐枝，形态与草莓、短穗兔耳草相似。（参见"短穗兔耳草""野草莓""多穗蓼""喜马拉雅虎耳草"条）

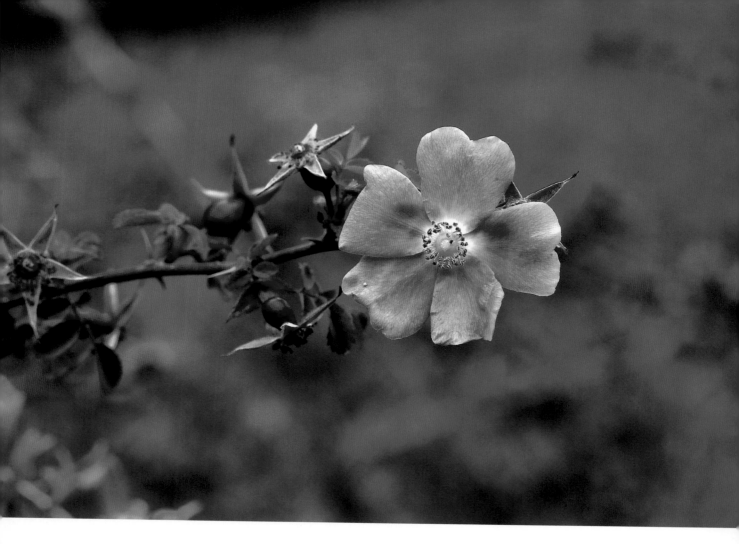

细梗蔷薇

Rosa graciliflora Rehd. et Wils.

蔷薇科（Rosaceae）   蔷薇属（*Rosa*）

▍ 形态 ▍

小灌木，高约 4m。枝圆柱形，有散生皮刺；小枝纤细，无毛或近无毛，有时有腺毛。小叶 9 ～ 11，稀 7，连叶柄长 5 ～ 8cm；小叶片卵形或椭圆形，长 8 ～ 20mm，宽 7 ～ 12mm，先端急尖或圆钝，基部楔形或近圆形，边缘有重锯齿或部分为单锯齿，齿尖有时有腺，上面深绿色，无毛，下面淡绿色，无毛或有稀疏柔毛，常有腺；叶轴和叶柄散生稀疏皮刺和腺毛；托叶大部分贴生于叶柄，离生部分呈耳状，边缘有腺齿，无毛。花单生于叶腋，基部无苞片；花梗长 1.5 ～ 2.5cm，无毛，有时有稀疏的腺毛；花直径 2.5 ～ 3.5cm；萼筒、萼片外面无毛，萼片卵状披针形，先端呈叶状，全缘或有时有齿，内面有白色绒毛；花瓣粉红色或深红色，倒卵形，先端微凹，基部楔形；雄蕊多数，着生在坛状萼筒口部周围；花柱离生，稍向外伸出，密被柔毛。果实倒卵形至长圆状倒卵形，长 2 ～ 3cm，红色，有宿存直立萼片。花期 7 ～ 8 月，果期 9 ～ 10 月。

▌ 分布 ▐

分布于我国云南、四川（康定）、西藏（江达）。印度、缅甸、不丹也有分布。

▌ 生境 ▐

生长于海拔 3300 ～ 4500m 的山坡、云
杉林下、林边灌丛中。

▌ 药材名 ▐

塞哇（ཟེ་བ），色薇美多（ཟེ་བའི་མེ་ཏོག），塞
果哲哦、色果哲武（ཟེ་ནོད་འབྲས་བུ）。

▌ 药用部位 ▐

花蕾或花瓣、果实。

▌ 功能与主治 ▐

花瓣：降气清胆，活血调经；用于"隆"病，
"赤巴"病，肺热咳嗽，吐血，月经不调，
脉管瘀痛，"赤巴"带下，乳痛。果实：
祛风活络，滋补，止泻；用于"隆"病，"赤巴"病，风湿痹痛，关节疼痛。

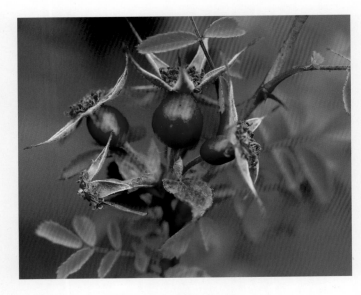

▌ 用量与用法 ▐

3 ～ 6g。内服煎汤，或入丸、散剂。

附 注

  《望月药诊》《四部医典》中均记载有"ཟེ་བའི་མེ་ཏོག"（色薇美多）。《晶珠本草》在"树木类药
物"的"果实类药物""树花类药物"和"树皮类药物"中分别记载有"ཟེ་ནོད་འབྲས་བུ"（塞果哲哦）、
"ཟེ་བའི་མེ་ཏོག"（色薇美多）和"ཟེ་ནོད"（塞果、色咏、色归）3 种药物，言各药物的功能与主治不同，
其基原既有野生者也有庭院种植者。据现代文献记载，"ཟེ་བ"（塞哇）为蔷薇属（Rosa）植物的
统称，其药用的种类也较多，包括多种花色，通常以花白色的峨眉蔷薇 R. omeiensis Rolfe、绢毛蔷
薇 R. sericea Lindl. 为正品，《部标藏药》《藏标》在"蔷薇花 /ཟེ་བའི་མེ་ཏོག/ 色薇美多"条下收载的基
原也为该 2 种。据文献记载，细梗蔷薇 R. graciliflora Rehd. et Wils. 也为"色薇美多"的基原之一。
（参见"峨眉蔷薇""绢毛蔷薇""扁刺蔷薇"等条）

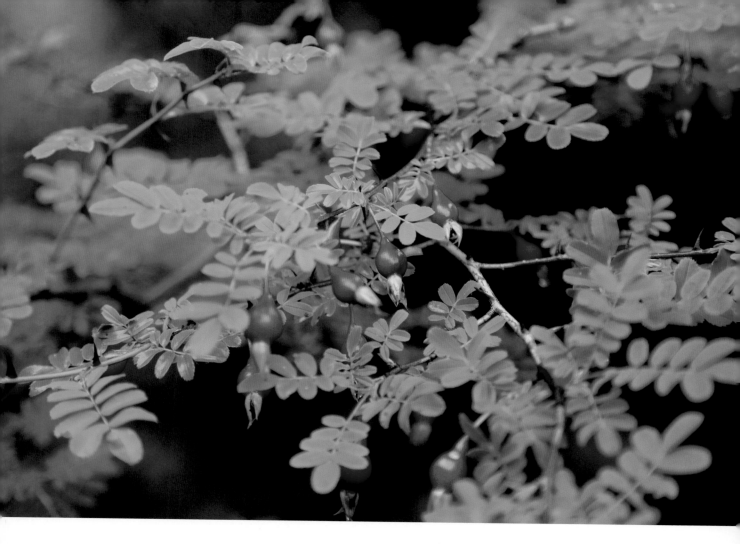

峨眉蔷薇

Rosa omeiensis Rolfe

蔷薇科（Rosaceae） 蔷薇属（*Rosa*）

▌ 形态 ▌

直立灌木，高 3 ~ 4m。小枝细弱，无刺或有扁而基部膨大的皮刺，幼嫩时常密被针刺或无针刺。小叶 9 ~ 13（~ 17），连叶柄长 3 ~ 6cm；小叶片长圆形或椭圆状长圆形，长 8 ~ 30mm，宽 4 ~ 10mm，先端急尖或圆钝，基部圆钝或宽楔形，边缘有锐锯齿，上面无毛，中脉下陷，下面无毛或在中脉有疏柔毛，中脉凸起；叶轴和叶柄有散生小皮刺；托叶大部分贴生于叶柄，先端离生部分呈三角状卵形，边缘有齿，或全缘，有时有腺。花单生于叶腋，无苞片；花梗长 6 ~ 20mm，无毛；花直径 2.5 ~ 3.5cm；萼片 4，披针形，全缘，先端渐尖或长尾尖，外面近无毛，内面有稀疏柔毛；花瓣 4，白色，倒三角状卵形，先端微凹，基部宽楔形；花柱离生，被长柔毛，比雄蕊短很多。果实倒卵球形或梨形，直径 8 ~ 15mm，亮红色，果实成熟时果梗肥大，萼片直立宿存。花期 5 ~ 6 月，果期 7 ~ 9 月。

分布

分布于我国云南、甘肃、四川、青海（同仁）、西藏（米林）、湖北、陕西、宁夏。

生境

生长于海拔 750 ～ 4000m 的山坡、山脚、灌丛。

药材名

塞哇、色瓦（ སེ་བ ），色薇美多、赛维美多（ སེ་བའི་མེ་ཏོག ），塞果哲哦、色果哲武（ སེ་འབྲས་འབྲུ་རྒྱུ ）。

药用部位

花蕾或花瓣、果实。

功能与主治

花瓣：降气清胆，活血调经，收敛血管；用于"隆"病，"赤巴"病，肺热咳嗽，吐血，月经不调，脉管瘀痛，"赤巴"带下，乳痛。果实：祛风活络，滋补，止泻；用于"隆"病，"赤巴"病，风湿麻痹，关节疼痛。

用量与用法

3 ～ 6g。内服煎汤，或入丸、散剂。

附 注

《月王药诊》《四部医典》中均记载有"སེ་བའི་མེ་ཏོག"（色薇美多）。《晶珠本草》在"树木类药物"的"果实类药物""树花类药物"和"树皮类药物"中分别记载有"སེ་འབྲས་རྒྱུ"（塞果哲哦）、"སེ་བའི་མེ་ཏོག"（色薇美多）和"སེ་ནག"（塞果、色咏、色归），言其果实类为治毒热症及肝热症之药物，花类为治"赤巴"病且能压"隆"头之药物，皮类为"收敛脉管诸病"之药物，各药物的基原大致分为野生和园生 2 类，或雌、雄和副品 3 类。现代文献记载的上述 3 类药物的基原涉及蔷薇属（Rosa）和虎耳草科茶藨子属（Ribes）的多种植物，这些种类的植物主要因药用部位不同而分别作不同的药物使用。其中，蔷薇属植物又统称"སེ་བ"（塞哇），以花、果实、枝皮（茎内皮）入药，茶藨子属植物主要以茎内皮（塞果）入药。"色薇美多"多以花白色者为正品，《部标藏药》《藏标》在"蔷薇花 /སེ་བའི་མེ་ཏོག/ 色薇美多"条下收载了峨眉蔷薇 Rosa omeiensis Rolfe 和绢毛蔷薇 Rosa sericea Lindl.。文献中记载的各地使用的"色薇美多"的基原还有黄蔷薇 Rosa hugonis Hemsl.（花黄色）、细梗蔷薇 Rosa graciliflora Rehd. et Wils.（花粉红色或深红色）、川西蔷薇 Rosa sikangensis Yü et Ku（花白色）、求江蔷薇 Rosa taronensis Yü et Ku（花淡黄色）、长白蔷薇 Rosa koreana Kom.、裂萼蔷薇 Rosa sweginzowii Koehne（扁刺蔷薇）、野蔷薇 Rosa multiflora Thunb.（花白色）等，这些种类均为代用品。这些种类的果实作"塞果哲哦"使用，西藏藏医还使用绢毛蔷薇 Rosa sericea Lindl. 和虎耳草科植物糖茶藨子 Ribes himalense Royle ex Decne. 的果实。（参见"绢毛蔷薇""扁刺蔷薇""川西蔷薇""细梗蔷薇""大叶蔷薇""糖茶藨子"条）

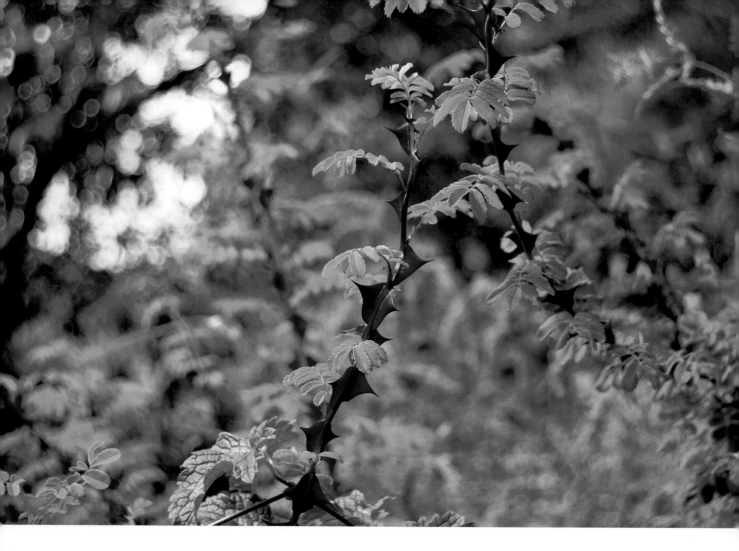

扁刺峨眉蔷薇

Rosa omeiensis Rolfe f. *pteracantha* Rehd. et Wils.

蔷薇科（Rosaceae） 蔷薇属（*Rosa*）

▌形态 ▌

直立灌木，高 3 ~ 4m。小枝细弱，无刺或有扁而基部膨大的皮刺，幼枝密被针刺及宽扁大型紫色皮刺。小叶 9 ~ 13（~ 17），连叶柄长 3 ~ 6cm；小叶片长圆形或椭圆状长圆形，长 8 ~ 30mm，宽 4 ~ 10mm，先端急尖或圆钝，基部圆钝或宽楔形，边缘有锐锯齿，上面无毛，叶脉明显，下面被柔毛，中脉凸起；叶轴和叶柄有散生小皮刺；托叶大部分贴生于叶柄，先端离生部分呈三角状卵形，边缘有齿，或全缘，有时有腺。花单生于叶腋，无苞片；花梗长 6 ~ 20mm，无毛；花直径 2.5 ~ 3.5cm；萼片 4，披针形，全缘，先端渐尖或长尾尖，外面近无毛，内面有稀疏柔毛；花瓣 4，白色，倒三角状卵形，先端微凹，基部宽楔形；花柱离生，被长柔毛，比雄蕊短很多。果实倒卵状球形或梨形，直径 8 ~ 15mm，亮红色，果实成熟时果梗肥大，萼片直立宿存。花期 5 ~ 6 月，果期 7 ~ 9 月。

▌分布▐

分布于我国云南、甘肃、四川、青海、西藏、贵州。

▌生境▐

生长于山坡、灌丛。原种生长于海拔 750 ~ 4000m 的山坡、山脚、灌丛中。

▌药材名▐

塞哇（ ᠴᠴᠵ ），色薇美多、赛维美多（ ᠴᠴᠵᠴ ）。

▌药用部位▐

花蕾或花瓣、果实。

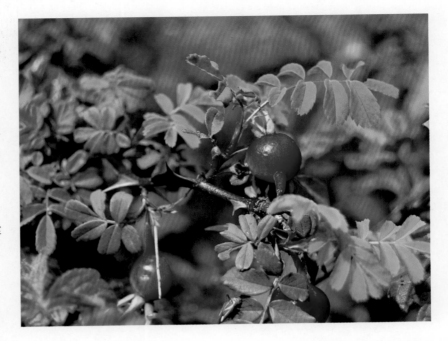

▌功能与主治▐

花瓣：降气清胆，活血调经，收敛血管；用于"隆"病，"赤巴"病，肺热咳嗽，吐血，月经不调，脉管瘀痛，"赤巴"带下，乳痛。果实：祛风活络，滋补，止泻；用于"隆"病，"赤巴"病，风湿痹痛，关节疼痛。

▌用量与用法▐

3 ~ 6g。内服煎汤，或入丸、散剂。

附 注

"ᠴᠴᠵ"（塞哇）系来源于蔷薇属植物的多种藏药的总称。"ᠴᠴᠵᠴ"（色薇美多）在《月王药诊》及《四部医典》中均有记载。《晶珠本草》在"树木类药物"的"果实类药物""树花类药物"和"树皮类药物"中分别记载有"ᠴᠴᠵᠴᠵ"（塞果哲哦）、"ᠴᠴᠵᠴ"（色薇美多）和"ᠴᠴᠵ"（塞果、色咏、色归），言其果实类为治毒热症及肝热症之药物，花类为治"赤巴"病且能压"隆"头之药物，皮类为"收敛脉管诸病"之药物，且记载各药物的基原大致可分为野生和园生 2 类。现代文献记载的上述 3 类药物的基原包括多种蔷薇属（*Rosa*）和虎耳草科茶藨子属（*Ribes*）植物，按其部位不同而作为不同的药物，蔷薇属植物的花、果实、枝皮（茎内皮）均可入药，茶藨子属植物则以果实和茎内皮入药。《晶珠本草》记载"（色薇美多）花白色，果实红色"。现通常以白色花的峨眉蔷薇 *Rosa omeiensis* Rolfe、绢毛蔷薇 *Rosa sericea* Lindl. 为正品，《部标藏药》《藏标》在"蔷薇花/ᠴᠴᠵᠴ/色薇美多"条下收载的基原也为该 2 种。据《迪庆藏药》记载，扁刺峨眉蔷薇 *Rosa omeiensis* Rolfe f. *pteracantha* Rehd. et Wils. 与峨眉蔷薇 *Rosa omeiensis* Rolfe 同样药用。（参见"峨眉蔷薇""糖茶藨子"条）

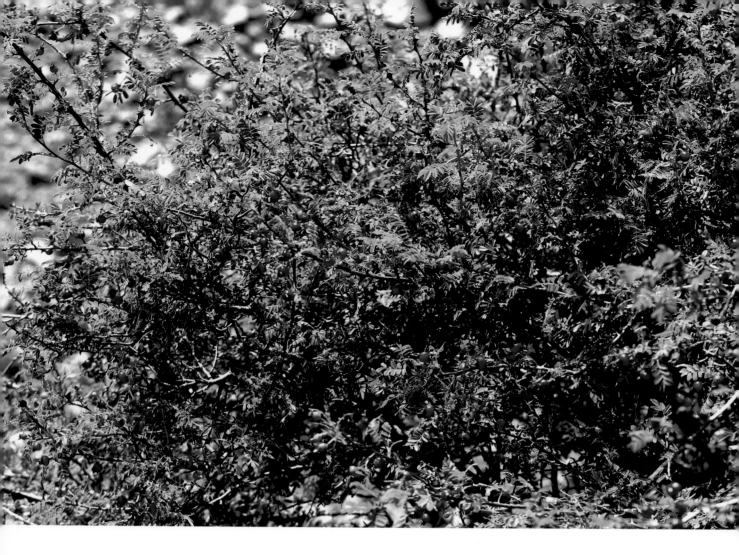

绢毛蔷薇

Rosa sericea Lindl.

蔷薇科（Rosaceae） 蔷薇属（*Rosa*）

▍形态 ▍

直立灌木，高 1 ~ 2m。枝粗壮，弓形；皮刺散生或对生，基部稍膨大，有时密生针刺。小叶（5 ~）7 ~ 11，连叶柄长 3.5 ~ 8cm；小叶片卵形或倒卵形，稀倒卵状长圆形，长 8 ~ 20mm，宽 5 ~ 8mm，先端圆钝或急尖，基部宽楔形，边缘仅上半部有锯齿，基部全缘，上面无毛，有折皱，下面被丝状长柔毛；叶轴、叶柄有极稀疏皮刺和腺毛；托叶大部分贴生于叶柄，仅先端部分离生，呈耳状，被毛或无毛，边缘有腺。花单生于叶腋，无苞片；花梗长 1 ~ 2cm，无毛；花直径 2.5 ~ 5cm；萼片卵状披针形，先端渐尖或急尖，全缘，外面被稀疏柔毛或近无毛，内面被长柔毛；花瓣白色，宽倒卵形，先端微凹，基部宽楔形；花柱离生，被长柔毛，稍伸出萼筒口外，比雄蕊短。果实倒卵球形或球形，直径 8 ~ 15mm，红色或紫褐色，无毛，有宿存直立萼片。花期 5 ~ 6 月，果期 7 ~ 8 月。

分布

分布于我国云南、四川、贵州、西藏（墨竹工卡、林周）。印度、缅甸、不丹也有分布。

生境

生长于海拔 2000 ~ 3800m 的山顶、山谷斜坡、向阳干燥地。

药材名

塞哇（ ཟེ་བ ），色薇美多（ ཟེ་བའི་མེ་ཏོག ），塞果哲哦（ ཟེ་གོད་འབྲས་སྒོ ）。

药用部位

花蕾、花瓣、果实。

功能与主治

花瓣：降气清胆，活血调经；用于"隆"病，"赤巴"病，肺热咳嗽，吐血，月经不调，脉管瘀痛，"赤巴"带下，乳痛。果实：祛风活络，滋补，止泻；用于"隆"病，"赤巴"病，风湿麻痹，关节疼痛。

用量与用法

3 ~ 6g。内服煎汤，或入丸、散剂。

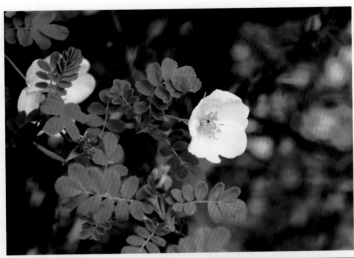

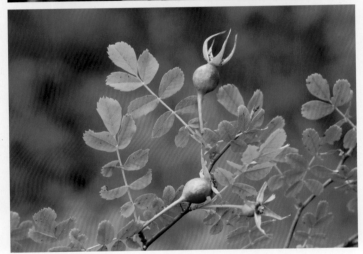

附　注

藏医药用蔷薇花["ཟེ་བའི་མེ་ཏོག"（色薇美多）]的记载见于《四部医典》。《晶珠本草》记载"ཟེ་བ"（塞哇）分为野生者和庭院栽培者 2 种；其花被称为"ཟེ་བའི་མེ་ཏོག"（色薇美多），为治"赤巴"病、压"隆"头之药物，以色白者为正品；其果实被称为"ཟེ་གོད་འབྲས་སྒོ"（塞果哲哦），为治毒热症及肝热症之药物。现代文献记载的"塞哇"的基原包括蔷薇属（*Rosa*）多种植物，涉及多种花色，通常以花白色的峨眉蔷薇 *Rosa omeiensis* Rolfe、绢毛蔷薇 *Rosa sericea* Lindl. 为正品，《部标藏药》《藏标》在"蔷薇花 /ཟེ་བའི་མེ་ཏོག/ 色薇美多"条下收载的基原也为该 2 种，此外，同属其他多种植物也供药用。据文献记载，西藏藏医也将绢毛蔷薇 *Rosa sericea* Lindl. 和虎耳草科植物糖茶藨子 *Ribes himalense* Royle ex Decne. 的果实作"塞果哲哦"使用。（参见"峨眉蔷薇""大叶蔷薇""糖茶藨子"条）

宽刺绢毛蔷薇

Rosa sericea Lindl. f. pteracantha Franch.

蔷薇科（Rosaceae） | 蔷薇属（*Rosa*）

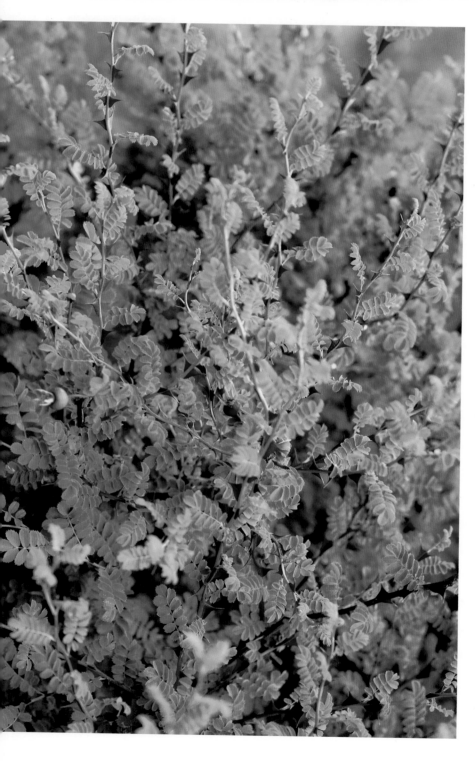

┃ 形态 ┃

直立灌木，高 1 ~ 2m。枝粗壮，弓形；小枝被宽扁大形皮刺。小叶（5 ~ ）7 ~ 11，连叶柄长 3.5 ~ 8cm；小叶片卵形或倒卵形，稀倒卵状长圆形，长 8 ~ 20mm，宽 5 ~ 8mm，先端圆钝或急尖，基部宽楔形，边缘仅上半部有锯齿，基部全缘，上面无毛，有褶皱，下面被柔毛；叶轴、叶柄有极稀疏皮刺和腺毛；托叶大部贴生于叶柄，仅先端部分离生，呈耳状，有毛或无毛，边缘有腺毛。花单生叶腋，无苞片；花梗长 1 ~ 2cm，无毛；花直径 2.5 ~ 5cm；萼片卵状披针形，先端渐尖或急尖，全缘，外面有稀疏柔毛或近无毛，内面有长柔毛；花瓣白色，宽倒卵形，先端微凹，基部宽楔形；花柱离生，被长柔毛，稍伸出萼筒口外，比雄蕊短。果实呈倒卵状球形或球形，直径 8 ~ 15mm，红色或紫褐色，无毛，有宿存直立萼片。花期 5 ~ 6 月，果期 7 ~ 8 月。

▍分布 ▍

分布于我国西藏、四川西部（康定、雅江）。

▍生境 ▍

生长于海拔 2650 ~ 4400m 的山沟、干河谷、山坡灌丛中。

▍药材名 ▍

色薇美多（ མེ་བའི་མེ་ཏོག ）。

▍药用部位 ▍

花蕾或花瓣。

▍功能与主治 ▍

舒肝理气，活血化瘀。用于"隆"病，"赤巴"病，咳喘，头晕，脉管瘀痛，月经不调，赤白带下，风湿。

▍用量与用法 ▍

3 ~ 6g。内服煎汤，或入丸、散剂。

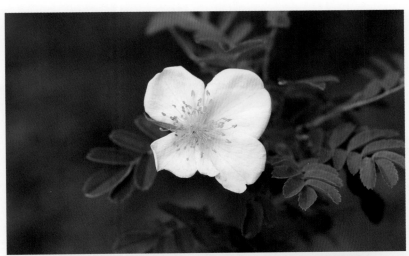

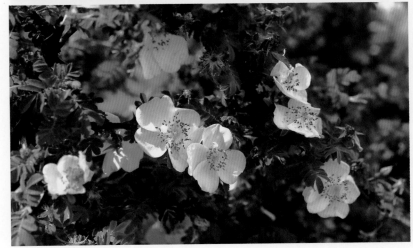

▍附 注

藏医药用蔷薇属（Rosa）植物的药用部位包括花、果实、皮（根皮或茎内皮）等，统称为" སེ་བ"（塞哇）。《晶珠本草》记载"塞哇"类药材的基原分为野生和庭院栽培 2 类，药用花者称"སེ་བའི་མེ་ཏོག"（色薇美多），为治"赤巴"病且能压"隆"头之药物，以花白色者为正品；药用果实者称"སེ་འབྲས་འབྲས"（塞果哲哦），为治毒热症及肝热症之药物；药用皮者称"སེ་ཤུན"（塞果），为"收敛脉管诸病"之药物。现代文献记载的"塞哇"的基原涉及多种蔷薇属（Rosa）植物，包括多种花色，通常以花白色的峨眉蔷薇 R. omeiensis Rolfe、绢毛蔷薇 R. sericea Lindl. 为正品，《部标藏药》《藏标》在"蔷薇花 /སེ་བའི་མེ་ཏོག/ 色薇美多"条下收载的基原也为该 2 种。据文献记载，宽刺绢毛蔷薇 R. sericea Lindl. f. pteracantha Franch. 也为"色薇美多"的基原之一。（参见"峨眉蔷薇""绢毛蔷薇""大叶蔷薇""糖茶藨子"条）

川西蔷薇

Rosa sikangensis Yü et Ku

蔷薇科（Rosaceae） 蔷薇属（*Rosa*）

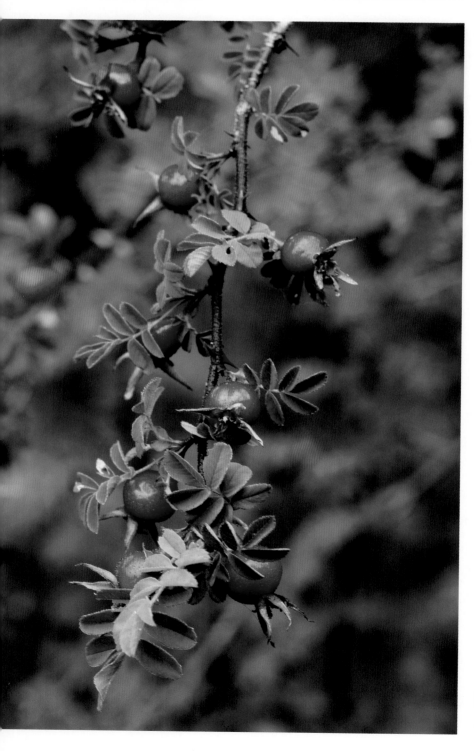

▌形态▐

小灌木，高 1 ~ 1.5m。小枝近无毛，有成对或散生皮刺，混生细密针刺，针刺幼时先端有腺。奇数羽状复叶，小叶 7 ~ 9（~ 13），连叶柄长 3 ~ 5cm；小叶片长圆形或倒卵形，长 6 ~ 10mm，宽 4 ~ 8mm，先端圆钝或截形，基部近圆形或宽楔形，边缘有细密重锯齿，上面无毛或有毛，下面有毛和腺；小叶柄和叶轴有柔毛和腺；托叶宽，大部分贴生于叶柄，离生部分卵形或镰状，边缘有腺，有毛或无毛。花单生，无苞片；花梗短，长 8 ~ 12mm，有腺毛；花直径约 2.5cm；萼筒卵球形，无毛，萼片 4，卵状披针形，先端长渐尖，全缘，内面密被柔毛，外面较少而有腺毛；花瓣 4，白色，倒卵形，先端微凹，基部宽楔形；花柱离生，被长柔毛，比雄蕊短很多。果实近球形，直径约 1cm，红色，外面有腺毛；果梗细，有腺毛。

▌分布▐

分布于我国四川（稻城）、云南、

西藏（左贡）。

▌ 生境 ▌

生长于海拔 2900 ～ 4150m 的河边、
路旁、灌丛。

▌ 药材名 ▌

塞哇（ སེ་བ ），色薇美多（ སེ་བའི་མེ་ཏོག ），
塞果哲哦（ སེ་ནོད་འབྲས་བུ ）。

▌ 药用部位 ▌

花蕾、花瓣、果实。

▌ 功能与主治 ▌

花瓣：降气清胆，活血调经；用于"隆"
病，"赤巴"病，肺热咳嗽，吐血，
月经不调，脉管瘀痛，"赤巴"带下，
乳痛。果实：祛风活络，滋补，止泻；用于"隆"病，"赤巴"病，风湿麻痹，关节疼痛。

▌ 用量与用法 ▌

3 ～ 6g。内服煎汤，或入丸、散剂。

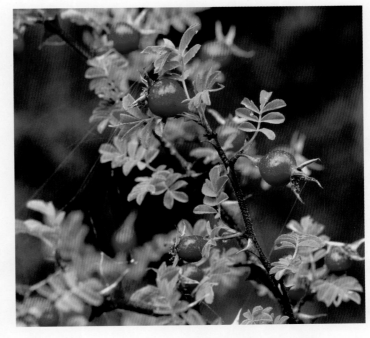

附 注

藏医药用蔷薇花的记载见于《四部医典》。《晶珠本草》记载" སེ་བ "（塞哇）分为野生者和庭院栽培者 2 种；花被称为" སེ་བའི་མེ་ཏོག "（色薇美多），为治"赤巴"病、压"隆"头之药物，以色白者为正品；果实被称为" སེ་ནོད་འབྲས་བུ "（塞果哲哦），为治毒热症及肝热症之药物。现代文献记载的"塞哇"的基原涉及蔷薇属（Rosa）多种植物，包括多种花色，通常以花白色的峨眉蔷薇 *Rosa omeiensis* Rolfe、绢毛蔷薇 *Rosa sericea* Lindl. 为正品，其花（花瓣）和果实分别入药，《部标藏药》《藏标》在"蔷薇花 /སེ་བའི་མེ་ཏོག/ 色薇美多"条下收载的基原也为该 2 种植物，此外，"色薇美多"的基原还包括同属其他植物，川西蔷薇 *Rosa sikangensis* Yü et Ku 为其中之一。据文献记载，西藏藏医也将虎耳草科植物糖茶藨子 *Ribes himalense* Royle ex Decne. 的果实作" སེ་ནོད་འབྲས་བུ "（塞果哲哦）使用。（参见"峨眉蔷薇""绢毛蔷薇""糖茶藨子"条）

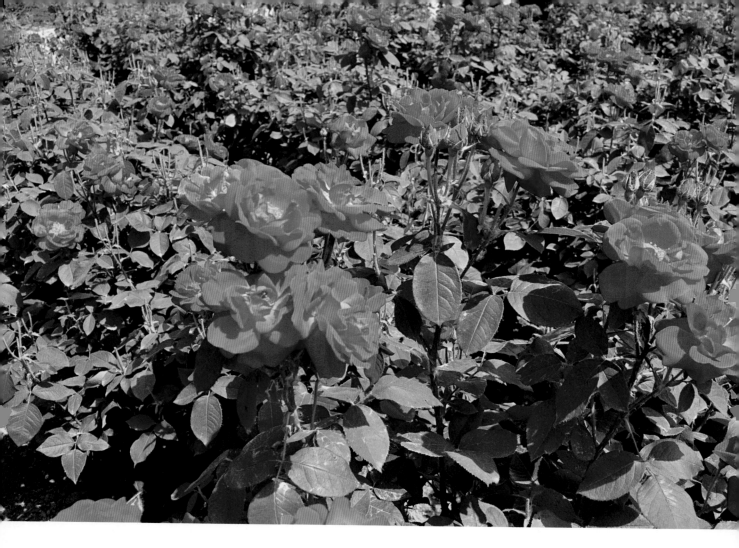

玫瑰

Rosa rugosa Thunb.

蔷薇科（Rosaceae）　　蔷薇属（*Rosa*）

▌ 形态 ▐

直立灌木，高可达 2m。茎粗壮，丛生；小枝密被绒毛，并有针刺和腺毛，有直立或弯曲、淡黄色的皮刺，皮刺外被绒毛。小叶 5 ~ 9，连叶柄长 5 ~ 13cm；小叶片椭圆形或椭圆状倒卵形，长 1.5 ~ 4.5cm，宽 1 ~ 2.5cm，先端急尖或圆钝，基部圆形或宽楔形，边缘有尖锐锯齿，上面深绿色，无毛，叶脉下陷，有折皱，下面灰绿色，中脉凸起，网脉明显，密被绒毛和腺毛，有时腺毛不明显；叶柄和叶轴密被绒毛和腺毛；托叶大部分贴生于叶柄，离生部分卵形，边缘有带腺锯齿，下面被绒毛。花单生于叶腋或数朵簇生，苞片卵形，边缘有腺毛，外被绒毛；花梗长 5 ~ 22.5mm，密被绒毛和腺毛；花直径 4 ~ 5.5cm；萼片卵状披针形，先端尾状渐尖，常有羽状裂片而扩展成叶状，上面有稀疏柔毛，下面密被柔毛和腺毛；花瓣倒卵形，重瓣至半重瓣，芳香，紫红色至白色；花柱离生，被毛，稍伸出萼筒口外，显著短于雄蕊。果实扁球形，直径 2 ~ 2.5cm，砖红色，肉质，平滑，萼片宿存。花期 5 ~ 6 月，果期 8 ~ 9 月。

▌ 分布 ▐

原产于我国华北地区及日本、朝鲜。我国各地均有栽培。

▌ 生境 ▐

山地、平原均可生长。我国各地多作
为园艺植物栽培，山东等地也作为药
材种植。

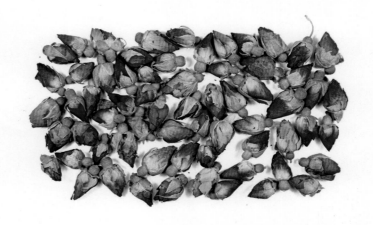

▌ 药材名 ▐

色薇美多、赛维美多（ སེ་བའི་མེ་ཏོག ），色荣、
赛永（ རོང་སྐལ ），塞哇、色哇（ སེ་བ ）。

▌ 药用部位 ▐

花蕾或花瓣、果实、根皮。

▌ 功能与主治 ▐

花蕾或花瓣：清热利胆，调经活血，收敛血管；用于胆囊炎，"隆"病，"赤巴"病，肺病，月
经不调，脉管瘀痛。果实：涩精，固肠；用于肾虚，遗精，遗尿，白浊带下，脾虚，腹泻。根皮：
收敛，愈伤；用于创伤，烫火伤，疮疡。

▌ 用量与用法 ▐

3～6g。内服煎汤，或入丸、散剂。

附 注

　　《四部医典》中记载有"སེ་བ"（塞哇）。《晶珠本草》记载"塞哇"包括以果实、根皮、花入
药的几种药材，功能各有不同，又有野生和庭院栽培2种，以花入药称"སེ་བའི་མེ་ཏོག"（色薇美多），
以白色花者为正品。现代文献记载"塞哇"的基原涉及多种蔷薇属（Rosa）植物，包括多种花色的种类，
通常以花白色的峨眉蔷薇 R. omeiensis Rolfe、绢毛蔷薇 R. sericea Lindl. 为正品，《部标藏药》《藏标》
在"蔷薇花 /སེ་བའི་མེ་ཏོག/ 色薇美多"条下收载的基原也为该2种。据文献记载，玫瑰 R. rugosa Thunb. 为"色
薇美多"或"色哇"的基原之一。《青海藏标》附录中作为"蔷薇花 /སེ་བའི་མེ་ཏོག/ 赛维美多"的基原收
载了"峨眉蔷薇 R. omeiensis Rolfe 或玫瑰 R. rugosa Thunb. 等同属植物"。据文献记载，作同一药
材使用的还有西藏蔷薇 R. tibetica Yü et Ku、大叶蔷薇 R. macrophylla Lindl.、多花蔷薇 R. multiflora
Thunb.（野蔷薇）等。（参见"峨眉蔷薇""绢毛蔷薇"条）

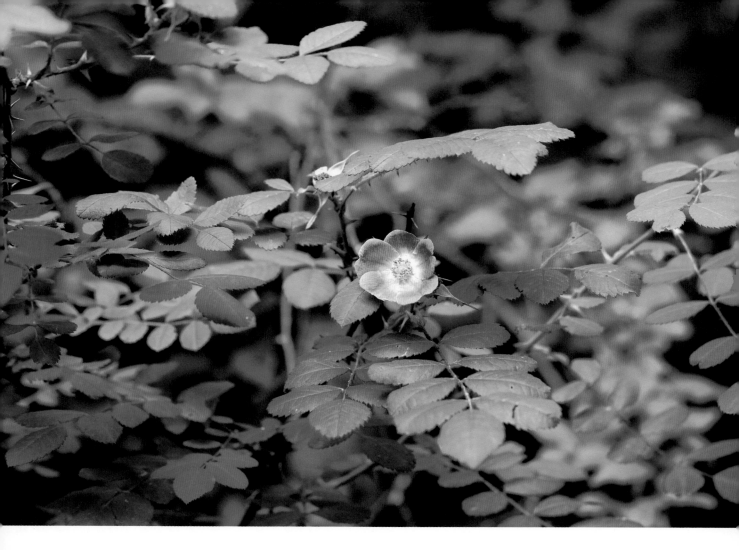

扁刺蔷薇

Rosa sweginzowii Koehne

| 蔷薇科（Rosaceae） | 蔷薇属（*Rosa*） |

▌ 形态 ▌

灌木，高 3 ~ 5m。小枝圆柱形，无毛或有稀疏短柔毛，有直立或稍弯曲、基部膨大而扁平的皮刺，有时老枝常混有针刺。小叶 7 ~ 11，连叶柄长 6 ~ 11cm；小叶片椭圆形至卵状长圆形，长 2 ~ 5cm，宽 8 ~ 20mm，先端急尖，稀圆钝，基部近圆形或宽楔形，边缘有重锯齿，上面无毛，下面有柔毛或至少沿脉有柔毛，中脉和侧脉均凸起；小叶柄和叶轴有柔毛、腺毛和散生小皮刺；托叶大部分贴生于叶柄，离生部分卵状披针形，先端渐尖，边缘有腺齿。花单生或 2 ~ 3 簇生，苞片 1 ~ 2，卵状披针形，先端尾尖，下面中脉明显，边缘有带腺锯齿，有时有羽状裂片；花梗长 1.5 ~ 2cm，有腺毛；花直径 3 ~ 5cm；萼片卵状披针形，先端浅裂扩展成叶状，或有时羽状分裂，外面近无毛，有腺或无腺，内面有短柔毛，边缘较密；花瓣粉红色，宽倒卵形，先端微凹，基部宽楔形；花柱离生，密被柔毛，比雄蕊短很多。果实长圆形或倒卵状长圆形，先端有短颈，长 1.5 ~ 2.5cm，宽 1 ~ 1.7cm，紫红色，外面常有腺毛，萼片直立宿存。花期 6 ~ 7 月，果期 8 ~ 11 月。

▌分布 ▌

分布于我国云南、四川、青海、甘肃、西藏、陕西、湖北等。

▌生境 ▌

生长于海拔 2300～3850m 的山坡路旁、灌丛。

▌药材名 ▌

塞果、色归、色咏（ ），色赛（ ）。

▌药用部位 ▌

根、果实、茎皮（茎内皮）。

▌功能与主治 ▌

解毒，退热，敛黄水。用于中毒性发热，肝热症，肾病，关节积液等。

▌用量与用法 ▌

3～9g。内服煎汤，或入丸、散剂。外用适量，研末撒或调敷患处。

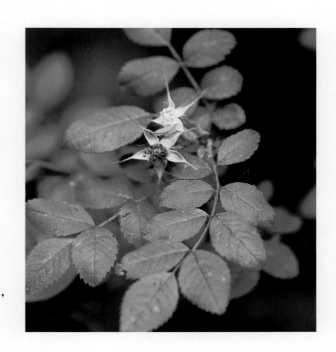

附 注

《四部医典》记载有"ཞེ་ཚེར།"（塞果）。《晶珠本草》在"树木类药物"的"果实类药物"和"树皮类药物"中分别记载有"ཞེ་ཚེར་འབྲས་བུ།"（塞果哲哦）和"ཞེ་ཚེར།"（塞果），二者的功效不同。现代文献记载的该 2 种药物的基原不尽一致，主要涉及蔷薇科蔷薇属（Rosa）和虎耳草科茶藨子属（Ribes）植物，一般以果实（塞果哲哦）入药者的基原多为蔷薇属植物，包括扁刺蔷薇 Rosa sweginzowii Koehne（裂萼蔷薇）、刺梗蔷薇 Rosa setipoda Hemsl. et Wils.（黄花蔷薇）、西藏蔷薇 Rosa tibetica Yü et Ku 等，又统称"ཞེ་བ།"（塞哇），青海藏医多用；以树皮（塞果）入药者的基原多为茶藨子属植物，包括糖茶藨子 Ribes himalense Royle ex Decne.、长刺茶藨子 Ribes alpestre Wall. ex Decne.（刺茶藨）等多种，西藏藏医多用。也有文献记载，蔷薇属和茶藨子属植物的根、果实、茎皮（茎内皮）均可药用，但该 2 属植物的形态与古籍中记载的形态均仅部分相似，其基原尚有待进一步考证。

《晶珠本草》在"树花类药物"中另条记载了"ཞེ་བའི་མེ་ཏོག"（色薇美多），言其分为野生的和庭院栽培的 2 种，以白色花者为正品。现代文献记载的"色薇美多"的基原包括不同花色的多种蔷薇属植物。据文献记载，扁刺蔷薇 Rosa sweginzowii Koehne、刺柄蔷薇 Rosa setipoda Hemsl. et Wils.（刺梗蔷薇）、小叶蔷薇 Rosa willmottiae Hemsl. 等为黄花蔷薇"ཞེ་མེ།"（色赛）的基原之一，但该 3 种的花为粉红色或玫瑰紫色。

《西藏藏标》以"ཞེ་ཚེར།/ 色归 / 糖茶藨"之名收载了糖茶藨子 Ribes himalense Royle ex Decne. 的茎内皮；以"ཞེ་བ།/ 色瓦 / 扁刺蔷薇"之名收载了扁刺蔷薇 Rosa sweginzowii Koehne，规定以茎内皮和成熟果实入药，两者的功能与主治相同。（参见"峨眉蔷薇""糖茶藨子"条）

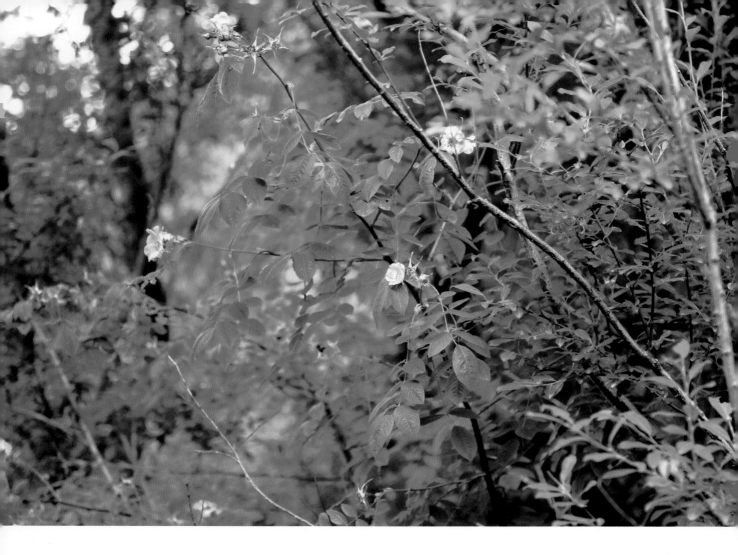

大叶蔷薇

Rosa macrophylla Lindl.

| 蔷薇科（Rosaceae） | 蔷薇属（*Rosa*） |

▌ 形态 ▌

灌木，高 1.5 ～ 3m。小枝粗壮，有散生或成对直立的皮刺或有时无刺。小叶（7 ～）9 ～ 11，连叶柄长 7 ～ 15cm；小叶片长圆形或椭圆状卵形，长 2.5 ～ 6cm，宽 1.5 ～ 2.8cm，先端急尖，基部圆形，稀宽楔形，边缘有尖锐单锯齿，稀重锯齿，上面叶脉下陷，无毛，下面中脉凸起，有长柔毛；小叶柄和叶轴有长柔毛，稀有疏腺毛和散生小皮刺；托叶宽大，大部贴生于叶柄，离生部分卵形，先端短渐尖，边缘有腺齿，通常无毛。花单生或 2 ～ 3 簇生，苞片 1 ～ 2，长卵形，长1.4 ～ 2.5cm，先端渐尖，边缘有腺毛，外面沿中脉被短柔毛或无毛，中脉和侧脉明显凸起；花梗长 1.5 ～ 2.5cm，花梗及萼筒密被腺毛、柔毛或无毛；花直径 3.5 ～ 5cm，萼片卵状披针形，长2 ～ 3.5cm，稀达 5cm，伸出花瓣外，先端伸展成叶状，全缘，外面被腺毛、稀疏柔毛或无毛，内面密被柔毛；花瓣深红色，倒三角状卵形，先端微凹，基部宽楔形；花柱离生，被柔毛，比雄蕊短很多。果实大，长圆状卵球形至长倒卵形，长 1.5 ～ 3cm，直径约 1.5cm，先端有短颈，紫红色，有光泽，有或无腺毛，萼片直立宿存。

分布

分布于我国西藏、云南西北部。印度等也有分布。

生境

生长于海拔 3000 ~ 3700m 的山坡、灌丛。

药材名

色果、塞果、色归（ ﾈﾉﾄﾞ ），荣色（ ﾗﾝﾞﾍﾞ ），色薇美多（ ﾈﾞﾍﾞﾈﾞﾄﾞ ），塞果哲哦（ ﾈﾉﾄﾞ㆑ﾍﾞﾝﾞ ）。

药用部位

花、果实、根皮（或茎内皮）。

功能与主治

花：清热利胆，调经活血，收敛血管；用于胆囊炎，"隆"病，"赤巴"病，肺病，月经不调，脉管瘀痛。果实：涩精，固肠；用于肾虚，滑精，遗尿，白浊带下，脾虚，腹泻。根皮（或茎内皮）：收敛，愈疮；用于创伤，烧伤，烫伤，疮疡。

用量与用法

花：3 ~ 6g；内服煎汤，或入丸、散剂。

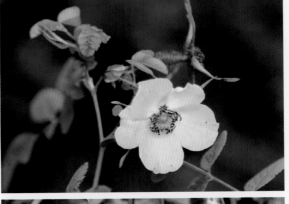
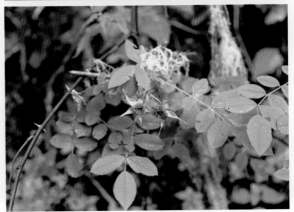

附注

藏医使用的蔷薇类药材涉及果实、花、根皮（或茎内皮）等不同部位。《晶珠本草》在"树木类药物"的"果实类药物""树花类药物"和"树皮类药物"中分别记载有"ﾈﾉﾄﾞﾍﾞﾝﾞ"（塞果哲哦，果实类）、"ﾈﾞﾍﾞﾈﾞﾄﾞ"（色薇美多，花类）和"ﾈﾉﾄﾞ"（塞果，皮类），言其果实为治毒热症及肝热症之药物，花为治"赤巴"病、压"隆"头之药物，皮为收敛脉管诸病之药物，各药物的原植物大致分为野生和园生，或分为雌、雄和副品，因药用部位不同而作不同药物使用。现代文献记载的上述 3 种药物的基原涉及蔷薇科蔷薇属（*Rosa*）和虎耳草科茶藨子属（*Ribes*）的多种植物。文献记载大叶蔷薇 *Rosa macrophylla* Lindl. 为"塞果"的主要基原之一，又称其为"ﾗﾝﾞﾍﾞ"（荣色），其花作"色薇美多"（蔷薇花），其果作"塞果哲哦"。此外，金樱子 *Rosa laevigata* Michx.、扁刺蔷薇 *Rosa sweginzowii* Koehne、钝叶蔷薇 *Rosa sertata* Rolfe、多花蔷薇 *Rosa multiflora* Thunb.、川滇蔷薇 *Rosa soulieana* Crép.、玫瑰 *Rosa rugosa* Thunb.、峨眉蔷薇 *Rosa omeiensis* Rolfe 等也为"塞果"的基原，茶藨子属植物则主要作"塞果"的基原。（参见"峨眉蔷薇""川滇蔷薇""糖茶藨子"条）

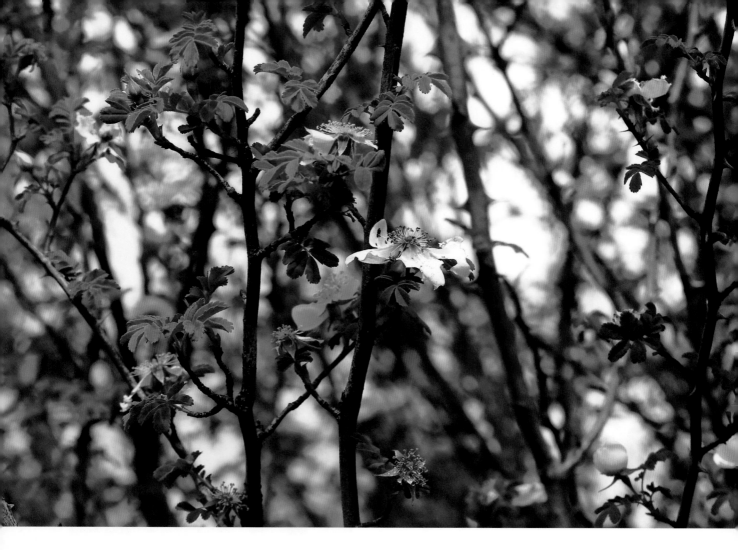

川滇蔷薇

Rosa soulieana Crép.

| 蔷薇科（Rosaceae） | 蔷薇属（*Rosa*） |

▌ 形态 ▌

直立开展灌木，高 2 ～ 4m。枝条开展，圆柱形，常呈弓形弯曲，无毛；小枝常带苍白绿色；皮刺基部膨大，直立或稍弯曲。小叶 5 ～ 9，常 7，连叶柄长 3 ～ 8cm，小叶片椭圆形或倒卵形，长 1 ～ 3cm，宽 0.7 ～ 2cm，先端圆钝、急尖或截形，基部近圆形或宽楔形，边缘有紧贴锯齿，近基部常全缘，上面中脉下陷，无毛，下面叶脉凸起，无毛或沿中脉有短柔毛；叶柄有稀疏小皮刺，无毛，或有稀疏柔毛；托叶大部分贴生于叶柄，离生部分极短，三角形，全缘，有时具腺。花呈多花伞房花序，稀单花顶生，直径 3 ～ 4cm；花梗长不及 1cm，有小苞片，花梗和萼筒无毛，有时具腺毛；花直径 3 ～ 3.5cm；萼片卵形，先端渐尖，全缘，基部有 1 ～ 2 裂片，外面有稀疏短柔毛，内面密被短柔毛；花瓣白色，倒卵形，先端微凹，基部楔形；心皮多数，密被柔毛，花柱结合成柱，伸出，被毛，比雄蕊稍长。果实近球形至卵球形，直径约 1cm，橘红色，老时变黑紫色，有光泽，花柱宿存，萼片脱落，果梗长可达 1.5cm。花期 5 ～ 7 月，果期 8 ～ 9 月。

▌分布 ▌

分布于我国四川、西藏、云南、安徽。

▌生境 ▌

生长于海拔 3350m 以下的山坡、沟边、灌丛中。

▌药材名 ▌

色果、塞果、色归（ སེ་ནོད ）。

▌药用部位 ▌

茎内皮、果实、根、花。

▌功能与主治 ▌

茎内皮：解毒，敛黄水，通脉；用于黄水病，中毒扩散，脉管诸病。果实：清热解毒；用于肝炎，中毒症。根：外用于烫伤，绦虫。花：用于胃病。

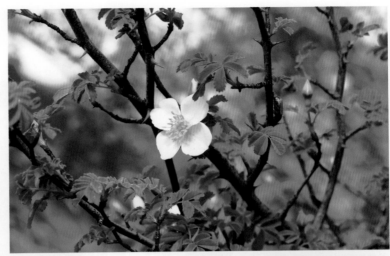

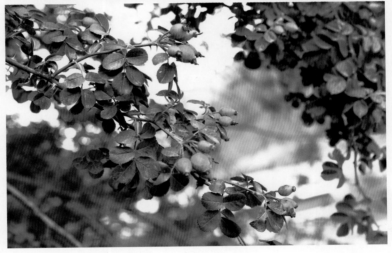

附 注

藏医使用的蔷薇类药材涉及果实、花、根皮（或茎内皮）等不同部位。《晶珠本草》在"树木类药物"的"果实类药物""树花类药物"和"树皮类药物"中分别记载有" སེ་ནོད་འབྲས་བུ "（塞果哲哦，果实类）、" སེ་བའི་མེ་ཏོག "（色薇美多，花类）和" སེ་ནོད "（塞果，皮类），言三者的功效也有差异，各药物的原植物大致可分为野生和园生，或分为雌、雄和副品，因药用部位不同而作不同的药物。现代文献记载的上述 3 种药物的基原涉及蔷薇科蔷薇属（*Rosa*）和虎耳草科茶藨子属（*Ribes*）的多种植物。据文献记载，"塞果"的基原包括大叶蔷薇 *Rosa macrophylla* Lindl.、扁刺蔷薇 *Rosa sweginzowii* Koehne、钝叶蔷薇 *Rosa sertata* Rolfe 等多种植物，且这些植物的果实也可作"塞果哲哦"使用，而"色薇美多"多使用白色的花。川滇蔷薇 *Rosa soulieana* Crép. 在昌都地区藏医院作"塞果"使用。（参见"峨眉蔷薇""大叶蔷薇""糖茶藨子"条）

金樱子
Rosa laevigata Michx.

| 蔷薇科（Rosaceae） | 蔷薇属（*Rosa*） |

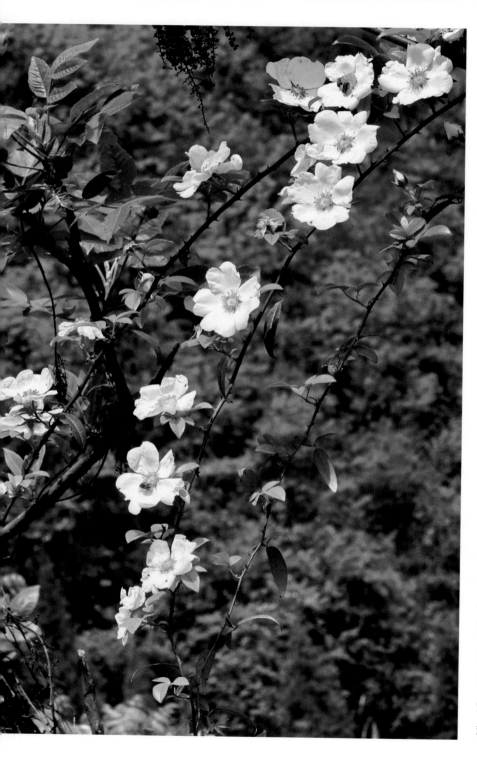

▌ 形态 ▌

常绿攀缘灌木，高可达 5m。小枝粗壮，散生扁弯皮刺，无毛，幼时被腺毛，老时逐渐脱落减少。小叶革质，通常 3，稀 5，连叶柄长 5 ~ 10cm；小叶片椭圆状卵形、倒卵形或披针状卵形，长 2 ~ 6cm，宽 1.2 ~ 3.5cm，先端急尖或圆钝，稀尾状渐尖，边缘有锐锯齿，上面亮绿色，无毛，下面黄绿色，幼时沿中肋被腺毛，老时逐渐脱落无毛；小叶柄和叶轴有皮刺和腺毛；托叶离生或基部与叶柄合生，披针形，边缘有细齿，齿尖有腺体，早落。花单生于叶腋，直径 5 ~ 7cm；花梗长 1.8 ~ 2.5cm，偶有 3cm 者；花梗和萼筒密被腺毛，随果实成长变为针刺；萼片卵状披针形，先端呈叶状，边缘羽状浅裂或全缘，常被刺毛和腺毛，内面密被柔毛，比花瓣稍短；花瓣白色，宽倒卵形，先端微凹；雄蕊多数；心皮多数，花柱离生，被毛，比雄蕊短很多。果实梨形、倒卵形，稀近球形，紫褐色，外面密被刺毛，果梗长约 3cm，萼片宿存。
花期 4 ～ 6 月，果期 7 ～ 11 月。

▌ 分布 ▌

分布于我国江西、江苏、安徽、浙江、
湖北、湖南、四川、云南、贵州、陕西、
广东、广西、福建、台湾等。

▌ 生境 ▌

生长于海拔 200 ～ 1600m 的向阳山
野、田边、溪畔灌丛中。

▌ 药材名 ▌

色荣（ རོང་མ། ）。

▌ 药用部位 ▌

花、果实、根皮。

▌ 功能与主治 ▌

花：清热利胆，调经活血，收敛血管；
用于胆囊炎，"隆"病，"赤巴"病，
肺病，月经不调，脉管瘀痛。果实：
涩精，固肠；用于肾虚，滑精，遗尿，
白浊带下，脾虚，腹泻。根皮：收敛，
愈疮；用于创伤，烧伤，烫伤，疮疡。

▌ 用量与用法 ▌

果实：6 ～ 12g。

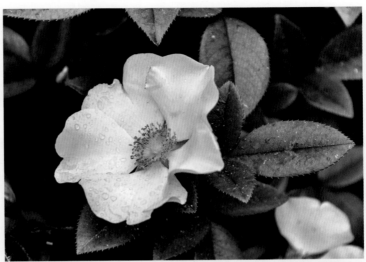

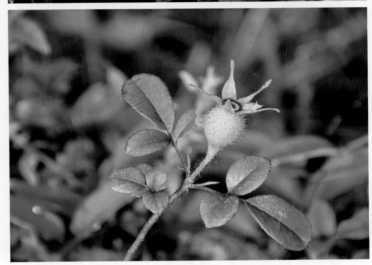

附 注

　　藏医所用 "རོང་མ།"（色荣）的基原包括蔷薇属（Rosa）多种植物，金樱子 R. laevigata Michx.
为其基原之一，此外，大叶蔷薇 R. macrophylla Lindl.、多花蔷薇 R. multiflora Thunb.、玫瑰 R.
rugosa Thunb. 等也作 "色荣" 使用。

　　《晶珠本草》中记载有 "ཟའ་འབྲས།"（洒哲、萨债），言其为治肾脏病之药物。现代文献记载的藏
民聚居区各地习用的 "洒哲" 的基原不同，涉及桃金娘科、豆科、睡莲科、蔷薇科、鼠李科、防己
科等多科多属多种植物的果实或种子，金樱子 R. laevigata Michx. 为青藏高原西北部地区藏医习用
的 "洒哲" 的基原之一。《部标藏药》等收载的 "洒哲" 的基原为桃金娘科植物海南蒲桃 Syzygium
cumini (L.) Skeels 的果实。（参见 "多花勾儿茶" 条）

龙芽草

Agrimonia pilosa Ldb.

| 蔷薇科（Rosaceae） | 龙芽草属（*Agrimonia*） |

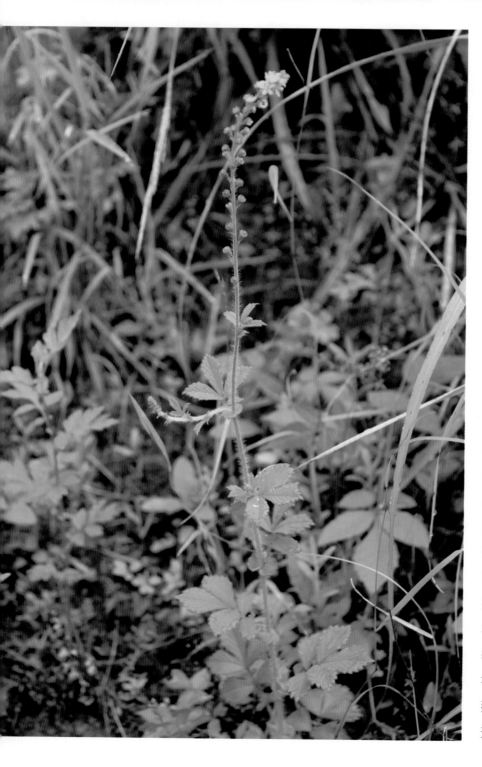

▌形态▌

多年生草本。根多呈块茎状，周围长出若干侧根，根茎短，基部常有1至数个地下芽。茎高30～120cm，被疏柔毛及短柔毛，稀下部被稀疏长硬毛。叶为间断奇数羽状复叶，通常有小叶3～4对，稀2对，向上减少至3小叶，叶柄被稀疏柔毛或短柔毛；小叶片无柄或有短柄，倒卵形，倒卵状椭圆形或倒卵状披针形，长1.5～5cm，宽1～2.5cm，先端急尖至圆钝，稀渐尖，基部楔形至宽楔形，边缘急尖至有圆钝锯齿，上面被疏柔毛，稀脱落几无毛，下面通常脉上伏生疏柔毛，稀脱落几无毛，有显著腺点；托叶草质，绿色，镰形，稀卵形，先端急尖或渐尖，边缘有尖锐锯齿或裂片，稀全缘，茎下部托叶有时卵状披针形，常全缘。花序穗状总状顶生，分枝或不分枝，花序轴被柔毛，花梗长1～5mm，被柔毛；苞片通常深3裂，裂片带形，小苞片对生，卵形，全缘或边缘分裂；花直径

6 ~ 9mm；萼片 5，三角状卵形；花瓣黄色，长圆形；雄蕊 5 ~ 15；花柱 2，丝状，柱头头状。果实倒卵状圆锥形，外面有 10 肋，被疏柔毛，先端有数层钩刺，幼时直立，成熟时靠合，连钩刺长 7 ~ 8mm，最宽处直径 3 ~ 4mm。花果期 5 ~ 12 月。

▌分布▌

广布于我国各地。欧洲中部、蒙古、朝鲜、日本、越南北部等也有分布。

▌生境▌

生长于海拔 100 ~ 3800m 的溪边、路旁、草地、灌丛、林缘、疏林下。

▌药材名▌

俄察决（ཞོ་ལག་གཅོད།），冬布察决（དུས་བུ་ཞག་གཅོད།）。

▌药用部位▌

全草或根。

▌功能与主治▌

收敛止血，消炎止痢。用于呕血、咯血等各种出血症，胃肠炎，痢疾。

▌用量与用法▌

6 ~ 12g。

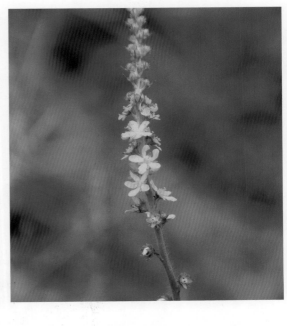

附注

"ཞོ་ལག་གཅོད།"（俄察决）始载于《蓝琉璃》，为止血、治疮之药物，其名意为"止血草"，异名"གང་པ་གག་རྗེ།"（公巴卡吉），也有"止血草"之意。《四部医典系列挂图全集》第三十一图中有"莪察决"的附图（100 号图），其汉译本译注为"仙鹤草"。《晶珠本草》中记载有"གང་པ་གག་རྗེ།"（公巴嘎吉、宫巴嘎吉），言其为清脉热、治创伤、止血之药物，分雄、雌 2 种。关于"俄察决"或"宫巴嘎吉"的基原，现代文献记载主要为菊科风毛菊属（*Saussurea*）植物，包括重齿风毛菊 *Saussurea katochaete* Maxim.、拉萨雪兔子 *S. kingii* C. E. C. Fisch.、松潘风毛菊 *S. sungpanensis* Hand.-Mazz. [狮牙草状风毛菊 *S. leontodontoides* (DC.) Sch.-Bip.]、丽江风毛菊 *S. likiangensis* Franch.、毛蕊风毛菊 *S. eriostemon* Wall.（尼泊尔风毛菊 *S. nepalensis* Spreng.）等多种。也有文献记载龙芽草 *A. Pilosa* Ldb. 为"俄察决"的基原之一，《西藏常用中草药》名 "དུས་བུ་ཞག་གཅོད།"（冬布察决），其意也为"止血草"。但龙芽草 *A. pilosa* Ldb. 的形态与《蓝琉璃》《图鉴》的记载及《四部医典系列挂图全集》的附图明显不符。也有观点认为，《晶珠本草》记载的"གང་པ་གག་རྗེ།"（公巴嘎吉）与《蓝琉璃》记载的"俄察决"的异名"གང་པ་གག་རྗེ།"（公巴卡吉）在发音上极为接近，《晶珠本草》在"公巴嘎吉"条下记载的内容也与《蓝琉璃》的记载类似，故《蓝琉璃》之"ཞོ་ལག་གཅོད།"（俄察决）和《晶珠本草》之"གང་པ་གག་རྗེ།"（公巴嘎吉）应为同一药物，但其基原可能不同。（参见"丽江风毛菊""狮牙草状风毛菊""重齿风毛菊"条）

马蹄黄

Spenceria ramalana Trimen

蔷薇科（Rosaceae）　马蹄黄属（*Spenceria*）

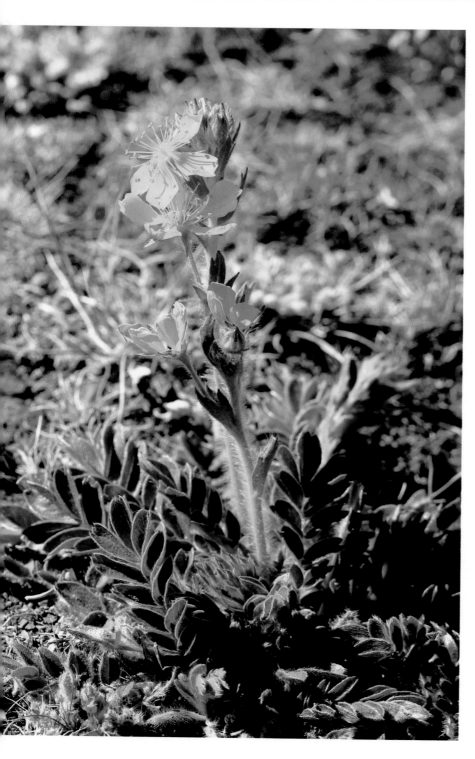

形态

多年生草本，高 18 ~ 32cm。根茎木质，先端有旧叶柄残痕；茎直立，圆柱形，带红褐色，不分枝，或在栽培时稍分枝，疏生白色长柔毛或绢状柔毛。基生叶为奇数羽状复叶，连叶柄长 4.5 ~ 13cm，叶柄长 1 ~ 6cm；小叶片 13 ~ 21，常为 13，对生，稀互生，纸质，宽椭圆形或倒卵状矩圆形，长 1 ~ 2.5cm，宽 5 ~ 10mm，先端 2 ~ 3 浅裂，基部圆形，全缘，侧脉不显；托叶卵形，长约 1cm；茎生叶有少数小叶片或为单叶，3 裂或具 2 ~ 3 齿。总状花序顶生，长 5 ~ 20cm，具 12 ~ 15 花；苞片倒披针形，3 浅裂或深裂，上部者窄披针形，不裂，长 8 ~ 20mm；花梗直立，长 1.5 ~ 4cm；花直径约 2cm；副萼片披针形，长 3 ~ 4mm，其中 2 较大，3 较小，联合成漏斗状，先端锐尖，有 4 ~ 5 齿，外面除被白色长柔毛外还有腺毛；萼筒长 2mm，萼片披针形，长 7 ~ 8mm，先端锐尖；花瓣黄色，倒卵形，长 10 ~ 12mm，宽 7 ~ 8mm，先端圆形，基部成短爪；雄蕊花丝黄色，长 6mm，宿存；子房卵状矩圆形，花柱 2，离生，丝状，伸出花外很长。瘦果近球形，直径 3 ~ 4mm，黄褐色，包在萼管内。花期 7 ~ 8 月，果期 9 ~ 10 月。

分布

分布于我国四川（康定）、云南（丽江）、西藏（江达）。

生境

生长于海拔 3000 ~ 5000m 的高山草原、草地、石灰岩山坡。

药材名

扎甲（ཚ་ཟི་），哦坚达加、哦坚多甲（ཨོ་རྒྱན་སྲུང་ཟི་），邬坚德尔佳（ཨོ་རྒྱན་གཉེར་ཟི་）。

药用部位

全草或根。

功能与主治

全草：收敛；用于腹胀，痢疾。根：通便解毒，收敛止泻，平衡"察隆"；用于"察隆"病，腹胀，痢疾。

用量与用法

3 ~ 5g。

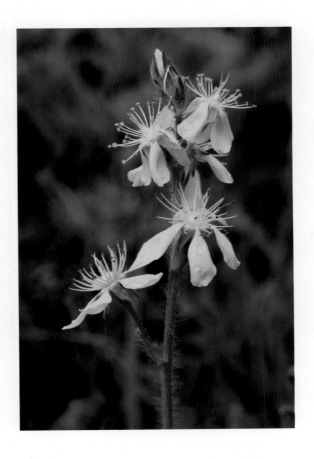

附 注

马蹄黄 S. ramalana Trimen 被记载于《迪庆藏医》和《中华藏本草》，迪庆东旺藏族民间将其熬膏，用于治疗皮肤皲裂，四川藏医以其根泡水代茶饮用，西藏贡觉藏医称其为"ཚ་ཟི་"（扎甲）。《四川藏标》以"马蹄黄 /ཨོ་རྒྱན་གཉེར་ཟི་/ 邬坚德尔佳"之名收载了该种，言其以根入药。"ཚ་ཟི་"（扎甲）为草茶之意，"སྐྱུ་ཟི་"（多甲）为豆科植物儿茶 Acacia catechu (Linn. f.) Willd. 的去皮木材的煎膏。马蹄黄 S. ramalana Trimen. 可能为儿茶的代用品，被称为"扎甲"。（参见"儿茶"条）

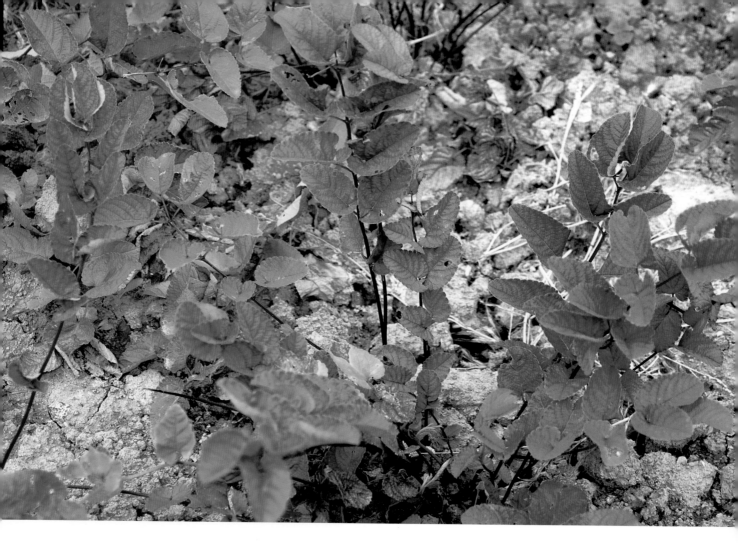

地榆

Sanguisorba officinalis L.

蔷薇科（Rosaceae） 　　地榆属（*Sanguisorba*）

▌ 形态 ▌

多年生草本，高 30 ～ 120cm。根粗壮，多呈纺锤形，稀圆柱形，表面棕褐色或紫褐色，有纵皱纹及横裂纹，横切面黄白色或紫红色，较平正。茎直立，有棱，无毛或基部有稀疏腺毛。基生叶为羽状复叶，有小叶 4 ～ 6 对，叶柄无毛或基部有稀疏腺毛；小叶片有短柄，卵形或长圆状卵形，长 1 ～ 7cm，宽 0.5 ～ 3cm，先端圆钝，稀急尖，基部心形至浅心形，边缘有多数粗大圆钝、稀急尖的锯齿，两面绿色，无毛；茎生叶较少，小叶片有短柄至近无柄，长圆形至长圆状披针形，狭长，基部微心形至圆形，先端急尖；基生叶托叶膜质，褐色，外面无毛或被稀疏腺毛；茎生叶托叶大，草质，半卵形，外侧边缘有尖锐锯齿。穗状花序椭圆形、圆柱形或卵球形，直立，通常长 1 ～ 3（～ 4）cm，直径 0.5 ～ 1cm，从花序先端向下开放，花序梗光滑或偶被稀疏腺毛；苞片膜质，披针形，先端渐尖至尾尖，比萼片短或近等长，背面及边缘被柔毛；萼片 4，紫红色，椭圆形至宽卵形，背面被疏柔毛，中央微有纵棱脊，先端常具短尖头；雄蕊 4，花丝丝状，不扩大，与萼片近等长或稍短；子房外面无毛或基部微被毛，柱头先端扩大，盘形，边缘具流苏状乳头。果实包藏在宿存萼筒内，外面有纵棱。花果期 7 ~ 10 月。

▌ 分布 ▌

分布于我国西藏、云南、四川、青海、甘肃、新疆、贵州、重庆、湖北、湖南、江西、安徽、浙江、江苏、广西、陕西、山西、河北、辽宁、山东、吉林、黑龙江、内蒙古。欧洲、亚洲其他北温带地区也有分布。

▌ 生境 ▌

生长于海拔 30 ~ 3000m 的草原、山坡草地、草甸、灌丛中、疏林下。

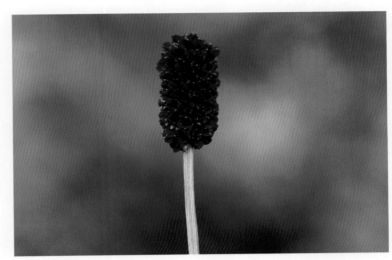

▌ 药材名 ▌

抱尔、波尔（པོར）。

▌ 药用部位 ▌

全草或根。

▌ 功能与主治 ▌

全草：顺气，消食，发汗；用于胸腹胀痛，消化不良，两肋胀痛，眼睛发痒，长期感冒不愈，感冒恶寒。根：止血，收敛；用于内外出血，烫伤，痢疾，痔疮。

附 注

《晶珠本草》在"旱生草类药物"的"根叶花果全草类药物"中始记载有"པོར"（抱尔），言其为治旧疫疠、止痛、治虫病之药物，又引《图鉴》之说言其分为田生（大者）和山生（小者）2 种，"叶红紫色，状如花；花红紫色，状如木碗"。《晶珠本草》对"抱尔"的形态记载简略，难以判断其为何物，现代文献记载的"抱尔"的基原涉及牻牛儿苗科、毛茛科、藜科、蔷薇科、旋花科的多属多种植物，不同文献对此有不同观点。《晶珠本草》汉译重译本认为大者"པོར་ཆེན"（布尔青）的基原为牻牛儿苗科植物巴塘老鹳草 *Geranium orientali-tibeticum* R. Knuth（川西老鹳草），小者"པོར་ཆུང"（波尔琼）的基原为草地老鹳草 *G. pratense* L.（草原老鹳草）；《青藏高原药物图鉴》（第二册）记载"布尔青"的基原为毛茛科植物条叶银莲花 *Anemone trullifolia* Hook. f. et Thoms. var. *linearis* (Brühl) Hand.-Mazz.；此外，匙叶银莲花 *A. trullifolia* Hook. f. et Thoms. 也同作"布尔青"使用；四川阿坝及若尔盖、甘肃部分地区藏医则以地榆 *S. officinalis* L. 作"抱尔"使用。《四川藏标》以"草原老鹳草 /པོར་ཆུང/ 波尔琼"之名收载了草地老鹳草 *G. pratense* L.，规定以全草入药。（参见"条叶银莲花""草地老鹳草""银灰旋花"条）

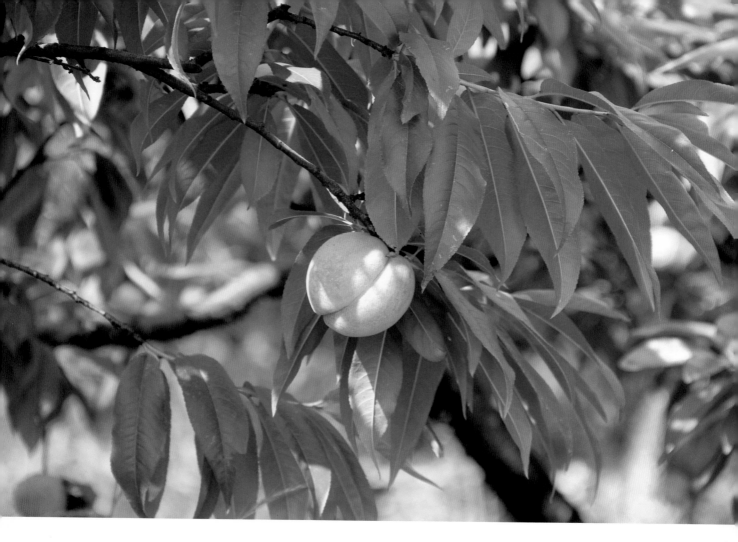

桃

Amygdalus persica L.[*Prunus persica* (L.) Batsch.]

薔薇科（Rosaceae）　　　　桃属（*Amygdalus*）

▌形态 ▌

乔木，高 3 ~ 8m。树冠宽广而平展；树皮暗红褐色，老时粗糙呈鳞片状；小枝细长，无毛，有光泽，绿色，向阳处转变成红色，具大量小皮孔；冬芽圆锥形，先端钝，外被短柔毛，常 2 ~ 3 簇生，中间为叶芽，两侧为花芽。叶片长圆状披针形、椭圆状披针形或倒卵状披针形，长 7 ~ 15cm，宽 2 ~ 3.5cm，先端渐尖，基部宽楔形，上面无毛，下面在脉腋间具少数短柔毛或无毛，叶边具细锯齿或粗锯齿，齿端具腺体或无腺体；叶柄粗壮，长 1 ~ 2cm，常具 1 至数枚腺体，有时无腺体。花单生，先于叶开放，直径 2.5 ~ 3.5cm；花梗极短或几无梗；萼筒钟形，被短柔毛，稀几无毛，绿色而具红色斑点；萼片卵形至长圆形，先端圆钝，外被短柔毛；花瓣长圆状椭圆形至宽倒卵形，粉红色，罕为白色；雄蕊 20 ~ 30，花药绯红色；花柱几与雄蕊等长或稍短；子房被短柔毛。果实形状和大小均有变异，卵形、宽椭圆形或扁圆形，直径（3 ~ ）5 ~ 7（ ~ 12）cm，长几与宽相等，色泽变化由淡绿白色至橙黄色，常在向阳面具红晕，外面密被短柔毛，稀无毛，腹缝明显，果梗

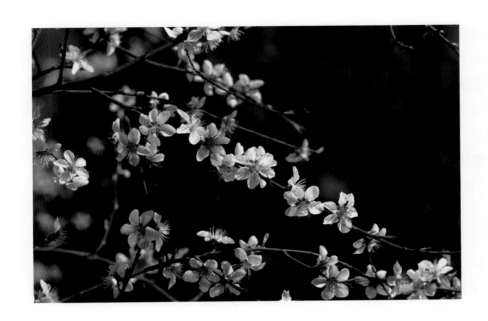

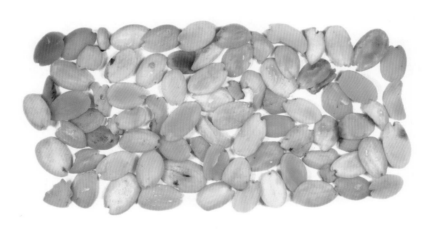

短而深入果洼；果肉白色、浅绿白色、黄色、橙黄色或红色，多汁有香味，甜或酸甜；核大，离核或粘核，椭圆形或近圆形，两侧扁平，先端渐尖，表面具纵、横沟纹和孔穴；种仁味苦，稀味甜。花期 3 ~ 4 月，果实成熟期因品种而异，通常为 8 ~ 9 月。

▌ 分布 ▌

原产于我国，各省区广泛栽培。其他国家均有栽培。

▌ 生境 ▌

栽培于山坡、平原。

▌ 药材名 ▌

康布、坎吾（ཁམ་བུ），堪布肉夏、坎布热哈、康布热下（ཁམ་བུ་རག་ག），榜康（བོད་ཁམ），热康（རི་ཁམ）。

▌ 药用部位 ▌

种仁、果肉、核壳。

▌ 功能与主治 ▌

种仁：生发，乌发，干黄水；用于黄水病，头发、眉毛等脱落症。果肉、核壳（烧灰）：生肌愈创，干黄水；用于各种创伤，黄水病。

▌ 用量与用法 ▌

3～5g。内服研末，或入丸、散剂。外用适量，研粉撒或调敷患处。

附　注

　　《蓝琉璃》在"药物补述"中记载有治疮之药物"ཨང་ཁམ།"（昂康木）。《度母本草》《晶珠本草》等记载有"ཁམ་བུ།"（康布），言其为生发生眉、干涸黄水之药物。《晶珠本草》记载"康布"分为山生["རི་ཁམ།"（热康）]、川生["ཀླུང་ཁམ།"（隆康）]两类，二者均有栽培品和野生品，其中川生类又分为印度（或汉地）产["རྒྱ་ཁམ།"（加康）：果大，核多皱纹]和西藏产["བོད་ཁམ།"（榜康）：果核光滑]2种。《度母本草》言"康布"花白色，果实红色；《甘露本草明镜》则言其花白色而带粉红色，果实绿色。《晶珠本草》另条记载有"རག་ཤ།"（肉夏、热下，汉译本译作"桃仁"），言其为降邪魔、试毒、开喉闭之药物，共有4种。现代文献记载的"昂康木""康布"和"肉夏"的基原主要为桃和杏类植物，但不同文献对桃和杏的名称及其基原有争议，或将"康布"和"肉夏"归为一类；或认为"昂康木"为杏类，系《晶珠本草》记载的川生者中的西藏产者["བོད་ཁམ།"（榜康）]，"康布"为桃类，系《晶珠本草》记载的"肉夏"；也或认为"康布"为桃类，"昂康木"为杏类，而"肉夏"非桃、杏类植物。据不同文献记载，桃 *Amygdalus persica* L.[*Prunus persica* (L.) Batsch.]为"康布""隆康""热康"或"肉夏"的基原之一。《藏标》以"桃仁 /ཁམ་བུ་རག་ཤ།/ 堪布肉夏"之名收载了桃 *Prunus persica* (L.) Batsch.[*Amygdalus persica* L.]、山桃 *Prunus davidiana* (Carr.) Franch.[*Amygdalus davidiana* (Carr.) C. de Vos ex Henry]，以成熟种仁入药，其功能与主治与中药"桃仁"相似（破血祛瘀，润燥滑肠。用于血瘀经闭，癥瘕蓄血，跌打损伤，肠燥便秘）。文献记载光核桃 *Amygdalus mira* (Koehne) Yüet Lu 也同样作"堪布肉夏"使用；该种的果核光滑，在西藏等地分布广泛，野生资源丰富，系《晶珠本草》记载的西藏产者（榜康）的主要基原。（参见"光核桃""杏""藏杏"条）

光核桃

Amygdalus mira (Koehne) Yü et Lu （*Prunus mira* Koehne）

蔷薇科（Rosaceae） | 桃属（*Amygdalus*）

▌ 形态 ▌

乔木，高达 10m。枝条细长，开展，无毛，嫩枝绿色，老时灰褐色，具紫褐色小皮孔。叶片披针形或卵状披针形，长 5～11cm，宽 1.5～4cm，先端渐尖，基部宽楔形至近圆形，上面无毛，下面沿中脉具柔毛，叶边缘有圆钝浅锯齿，近先端处全缘，齿端常具小腺体；叶柄长 8～15mm，无毛，常具紫红色扁平腺体。花单生，先于叶开放，直径 2.2～3cm；花梗长 1～3mm；萼筒钟形，紫褐色，无毛；萼片卵形或长卵形，紫绿色，先端圆钝，无毛或边缘微具长柔毛；花瓣宽倒卵形，长 1～1.5cm，先端微凹，粉红色；雄蕊多数，比花瓣短得多；子房密被柔毛，花柱长于雄蕊或几与雄蕊等长。果实近球形，直径约 3cm，肉质，不开裂，外面密被柔毛；果梗长 4～5mm；核扁卵圆形，长约 2cm，两侧稍压扁，先端急尖，基部近截形，稍偏斜，表面光滑，仅于背面和腹面具少数不明显纵向

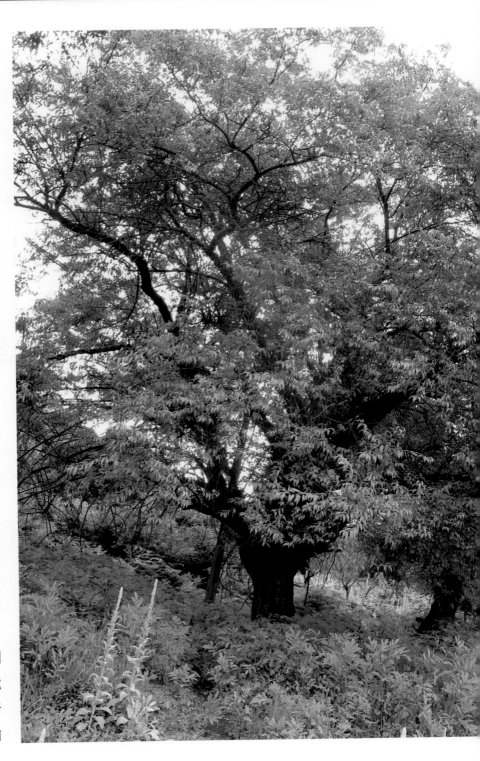

浅沟纹。花期 3 ~ 4 月，果期 8 ~ 9 月。

分布

分布于我国四川、云南、西藏（加查、米林、波密）。

生境

生长于海拔 2000 ~ 3400m 的山坡杂木林中、山谷沟边。

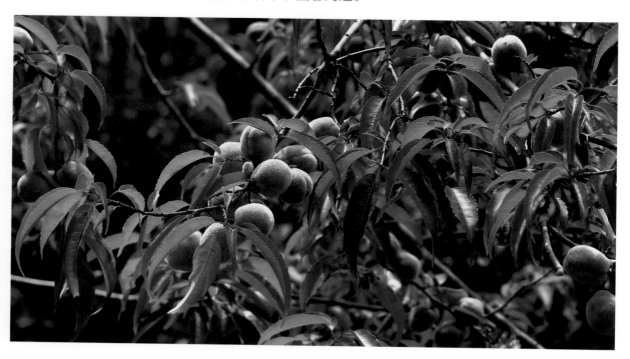

药材名

康布、坎吾（ཁམ་བུ།），榜康（བོང་ཁམ།），热康（རི་ཁམ།）。

药用部位

果肉、核壳、种仁。

功能与主治

果肉、核壳（烧灰）：生肌愈创，干黄水；用于各种创伤，黄水病。种仁：生发，乌发，干黄水；用于黄水病，头发、眉毛等脱落症。

用量与用法

3 ~ 5g。内服研末，或入丸、散剂。外用适量，研粉撒或调敷患处。

附 注

《蓝琉璃》在"药物补述"中记载了"མར་ཁམ།"（昂康木），言其为治疮之药物，并记载"桃仁油"生发、眉、须，治秃发，"桃仁炭"敛黄水。但《四部医典系列挂图全集》第三十二图中有"ཁམ་བུའི་ཚི་གུའི་མར་དང་བསྲེགས་ཁམ།" 附图（13 号图），其汉译本译注名为"桃仁油和桃仁炭"。据此看，藏名

"ཁམ་བུ"（康布）应是指桃类。《度母本草》等记载有"ཁམ་བུ"（康布）。《晶珠本草》汉译本和重译本均分别记载有"ཁམ་བུ"（康布，汉译本译作"杏仁"）和"རག་ཤ"（肉夏、热下，汉译本译作"桃仁"），言前者为生发生眉、干涸黄水之药物，后者为降邪魔、试毒、开喉闭之药物。关于其种类和形态，《晶珠本草》言"康布"分为山生的"ཚ་ཁམ"（热康）和川生（河谷生）的"ཀླུང་ཁམ"（隆康）2类，其中川生者又分为汉地产（或印度产）的"རྒྱ་ཁམ"（加康：果大，核多皱纹）和西藏产的"བོད་ཁམ"（榜康：果核光滑）2种；"རག་ཤ"（肉夏）分为乳桃、刺桃、康木桃、莲桃4种；《度母本草》言"康布"花白色，果实红色；《甘露本草明镜》言"康布"花白色而带粉红色，果实绿色。现代文献记载的"昂康木""康布"和"肉夏"的基原主要为桃和杏类植物，但对桃和杏的藏文名称及其基原有争议，有观点将"康布"和"肉夏"归为一类，其基原包括杏 Armeniaca vulgaris Lam.（热康）、野杏 Armeniaca vulgaris Lam. var. ansu (Maxim.) Yü et Lu（隆康）、藏杏 Prunus armeniaca L. var. holosericea Batal.[Armeniaca holosericea (Batal.) Kost.]（榜康）、桃 Amygdalus persica L.[P. persica (L.) Batsch., 隆康、肉夏、"ཁམ་བུ་རག་ཤ"（康布热下）]、光核桃 Amygdalus mira (Koehne) Yü et Lu（康布、热康）、山桃 Amygdalus davidiana (Carr.) C. de Vos ex Henry[P. davidiana (Carr.) Franch.]（康布、隆康、康布热下）等。《新修晶珠本草》记载"昂康木"为杏类，言其包括藏杏 P. armeniaca L. var. holosericea Batal.[Armeniaca holosericea (Batal.) Kost.]、杏 P. armeniaca L.（Armeniaca vulgaris Lam.）、山杏 P. armeniaca L. var. ansu Maxim.[野杏 Armeniaca vulgaris Lam. var. ansu (Maxim.) Yü et Lu]、西伯利亚杏 P. sibirica L.[山杏 Armeniaca sibirica (L.) Lam.]，认为其系《晶珠本草》记载的川生者中的西藏产者（榜康）；"康布"为桃类，包括桃 P. persica (L.) Batsch.（Amygdalus persica L.）、光核桃 P. mira Koehne[Amygdalus mira (Koehne) Yü et Lu]、山桃 P. davidiana (Carr.) Franch.[Amygdalus davidiana (Carr.) C. de Vos ex Henry]，系《晶珠本草》记载的"肉夏"，言两者的功能与主治也有所不同。但也有观点认为，据古籍记载的形态看，《蓝琉璃》和《晶珠本草》记载的"康布"应为桃类，其中种植的桃 Amygdalus persica L. 和野生的山桃 Amygdalus davidiana (Carr.) C. de Vos ex Henry 即《晶珠本草》记载的"加康"（汉地或印地产者），光核桃 Amygdalus mira (Koehne) Yü et Lu 即"榜康"（西藏产者）；"昂康木"应为杏类，但藏族民间则可能将"康布"混称桃、杏；而"肉夏"则并非桃杏类植物，其基原可能包括杜英科植物圆果杜英 Elaeocarpus sphaericus (Gaertn.) K. Schum.（E. ganitrus Roxb.）及壳斗科植物高山栎 Quercus semecarpifolia Smith、川滇高山栎 Q. aquifolioides Rehd. et Wils. 等。《藏标》以"桃仁 /ཁམ་བུ་རག་ཤ/ 堪布肉夏"之名收载了桃 P. persica (L.) Batsch.（Amygdalus persica L.）、山桃 P. davidiana (Carr.) Franch.[Amygdalus davidiana (Carr.) C. de Vos ex Henry]，言以成熟种仁入药，其功能、主治与中药"桃仁"相似（破血祛瘀，润燥滑肠；用于血瘀经闭，癥瘕蓄血，跌打损伤，肠燥便秘）。（参见"桃""杏""藏杏""川滇高山栎"条）

　　藏医药文献中记载的上述桃、杏类植物多被记载为李属（Prunus）植物，现《中国植物志》将桃类植物归入桃属（Amygdalus）中，将杏类植物归入杏属（Armeniaca）中。

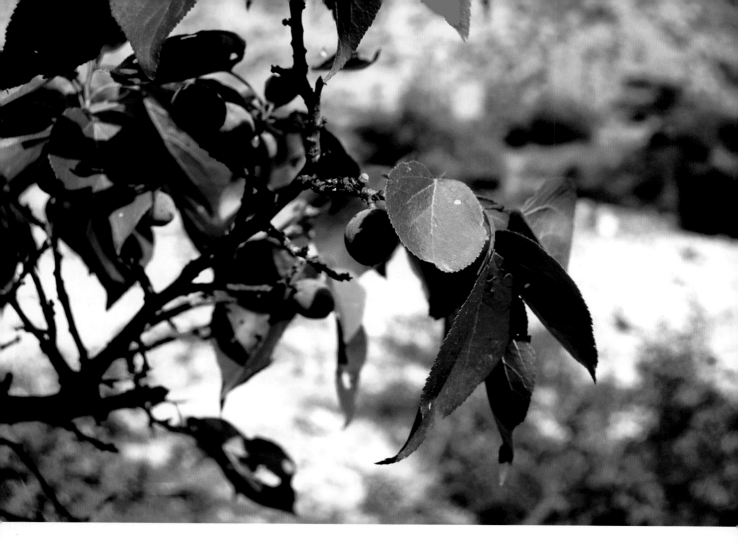

杏

Armeniaca vulgaris Lam.（*Prunus armeniaca* L.）

蔷薇科（Rosaceae） | 杏属（*Armeniaca*）

▎形态 ▎

乔木，高 5 ～ 8（～ 12）m。树冠圆形、扁圆形或长圆形；树皮灰褐色，纵裂；多年生枝浅褐色，皮孔大而横生，一年生枝浅红褐色，有光泽，无毛，具多数小皮孔。叶片宽卵形或圆卵形，长 5 ～ 9cm，宽 4 ～ 8cm，先端急尖至短渐尖，基部圆形至近心形，叶边缘有圆钝锯齿，两面无毛或下面脉腋间具柔毛；叶柄长 2 ～ 3.5cm，无毛，基部常具 1 ～ 6 腺体。花单生，直径 2 ～ 3cm，先于叶开放；花梗短，长 1 ～ 3mm，被短柔毛；花萼紫绿色；萼筒圆筒形，外面基部被短柔毛；萼片卵形至卵状长圆形，先端急尖或圆钝，花后反折；花瓣圆形至倒卵形，白色或带红色，具短爪；雄蕊 20 ～ 45，稍短于花瓣；子房被短柔毛，花柱稍长或几与雄蕊等长，下部具柔毛。果实球形，稀倒卵形，直径 2.5cm 或更长，白色、黄色至黄红色，常具红晕，微被短柔毛；果肉多汁，成熟时不开裂；核卵形或椭圆形，两侧扁平，先端圆钝，基部对称，稀不对称，表面稍粗糙或平滑，腹棱较圆，常稍钝，背棱较直，腹面具龙骨状棱；种仁味苦或甜。花期 3 ～ 4 月，果期 6 ～ 7 月。

▌ 分布 ▌

我国各地均有分布，多为栽培。世界各地均有栽培。

▌ 生境 ▌

生长于海拔 3000m 以下的山坡，在新疆伊犁一带有野生纯林。

▌ 药材名 ▌

康布、坎吾（ཀམ་བུ།），昂康木、阿尔康木（ཨང་ཀམ།）。

▌ 药用部位 ▌

种仁。

▌ 功能与主治 ▌

生发，乌发，干黄水，愈疮，止咳，通便。用于"赤巴"病，秃疮，秃发，白发，黄水病，疮疡，咳嗽，支气管炎，便秘。

▌ 用量与用法 ▌

3～5g。内服研末，或入丸、散剂。外用适量，研粉撒或调敷患处。

附注

《蓝琉璃》在"药物补述"中记载了"ཨང་ཀམ།"（昂康木），言其为治疮之药物，并记载"桃仁油"生发、眉、须，治秃发，"桃仁炭"敛黄水。《四部医典系列挂图全集》第三十二图中有"ཀམ་བུའི་ཆེ་གུད་མར་དང་བསྲེགས་པ།"（13 号图），其汉译本译注名为"桃仁油和桃仁炭"。"ཀམ་བུ།"（康布）应是指桃类。《晶珠本草》分别记载有"ཀམ་བུ།"（康布，汉译本译作"杏仁"）和"རག་ཀ"（肉夏、热下，汉译本译作"桃仁"），言"康布"为生发生眉、干涸黄水之药物，分为山生 ["རི་ཀམ།"（热康）] 和川生 ["གུང་ཀམ།"（隆康）]2 类，其中"隆康"又分为汉地（或印度）产的"རྒྱ་ཀམ།"（加康：果大，核多皱纹）和西藏产的"བོད་ཀམ།"（榜康：果核光滑）2 种；"肉夏"共有乳桃、刺桃、康木桃、莲桃 4 种。现代文献记载的"昂康木""康布"及"肉夏"的基原主要为桃和杏类植物，各包括多种，但不同文献对桃和杏的名称及其基原存在争议，有观点将"康布"和"肉夏"归为一类；或将"康布"作为杏类；也有观点认为"康布"为桃类，"昂康木"为杏类，而"肉夏"非桃、杏类植物。据不同文献记载，杏 *Armeniaca vulgaris* Lam.（*Prunus armeniaca* L.）为"康布"（统称）、"热康"（"康布"的山生者）、"榜康"（"康布"的川生类的西藏产者）或"昂康木"的基原之一；此外，藏杏 *Armeniaca holosericea* (Batal.) Kost.（*P. armeniaca* L. var. *holosericea* Batal.）、山杏 *Armeniaca sibirica* (L.) Lam.（西伯利亚杏 *P. sibirica* L.）也作"昂康木"使用。据《蓝琉璃》的记载，"康布"应属桃类，而据《晶珠本草》记载的形态看，"川生"（隆康）中的汉地（或印度）产的"果大，核多皱纹"者（加康）应为野生或栽培的桃 *Amygdalus persica* L.[*P. persica* (L.) Batsch.]，西藏产的"果核光滑"者（榜康）应为光核桃 *Amygdalus mira* (Koehne) Yü et Lu（*P. mira* Koehne）。（参见"桃""光核桃""藏杏"条）

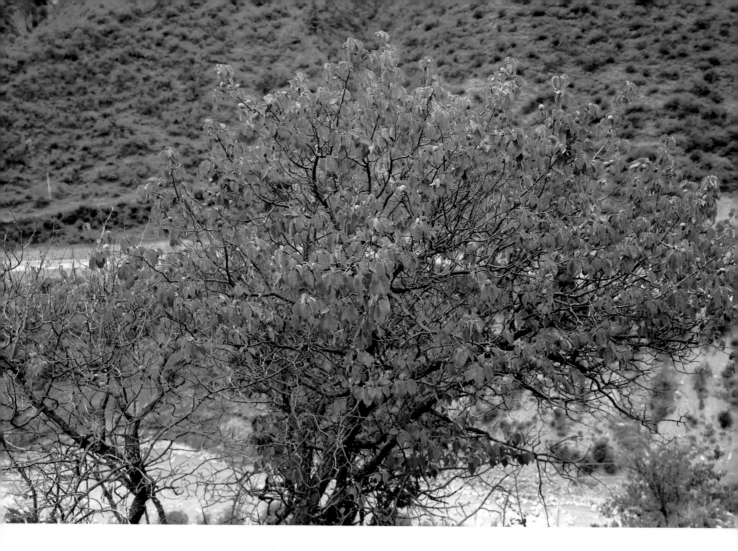

藏杏

Armeniaca holosericea (Batal.) Kost. (*Prunus armeniaca* L. var. *holosericea* Batal.)

蔷薇科（Rosaceae）　　杏属（*Armeniaca*）

形态

乔木，高 4 ~ 5m。小枝红褐色或灰褐色，幼时被短柔毛，逐渐脱落。叶片卵形或椭圆状卵形，长 4 ~ 6cm，宽 3 ~ 5cm，先端渐尖，基部圆形至浅心形，边缘具细小锯齿，幼时两面被短柔毛，逐渐脱落，老时毛较稀疏；叶柄长 1.5 ~ 2cm，被柔毛，常有腺体。果实卵球形或卵状椭圆形，直径 2 ~ 3cm，密被短柔毛，稍肉质，成熟时不开裂；果梗长 4 ~ 7mm；核卵状椭圆形或椭圆形，两侧扁，先端急尖，基部近对称或稍不对称，表面具皱纹，腹棱微钝。

分布

分布于我国西藏东南部及东部（江达）、四川、陕西。

生境

生长于海拔 700 ~ 3300m 的向阳山坡或干旱河谷灌丛中。

药材名

昂康木（ ཨང་ཁམ་ཤིང ）。

药用部位

种仁。

功能与主治

生发，乌发，干黄水，愈疮，止咳，通便。用于"赤巴"病，秃疮，黄水病，秃发，白发，咳嗽，支气管炎，便秘，疮疡。

用量与用法

2.5g。内服研末，或入丸、散剂。外用适量，研末调敷患处。

附 注

《晶珠本草》汉译本和汉译重译本均分别记载有"ཁམ་བུ"（康布）和"རག་ཤ"（肉夏），前者为生发生眉、干涸黄水之药物，后者为降邪魔、试毒、开喉闭之

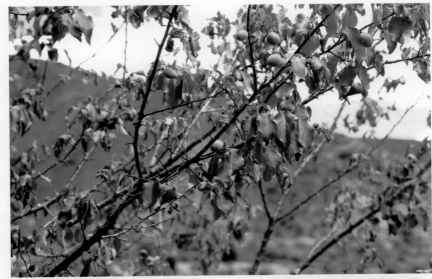

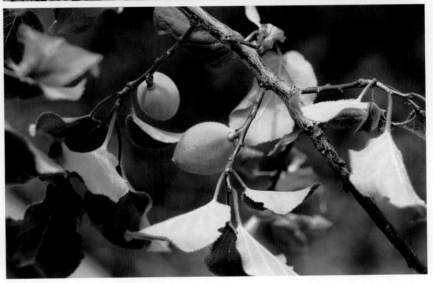

药物。关于其种类和形态，《晶珠本草》言"康布"分为山生、川生2类，川生类又分为印度产（果大，核多皱纹）和西藏产（核光滑）2种，"肉夏"分为乳桃、刺桃、康木桃3种；《度母本草》言"康布"花白色、果实红色；《甘露本草明镜》言"康布"花白色而带粉红色、果实绿色。现代文献多将"康布"和"肉夏"归为一类，其基原包括桃属（*Amygdalus*）和杏属（*Armeniaca*）的多种植物。据文献记载，藏杏 *Prunus armeniaca* L. var. *holosericea* Batal.[*Armeniaca holosericea* (Batal.) Kost.] 为"康布"川生类中的西藏产者的基原之一，称"昂康木"，而桃属植物为"康布"的基原，两者的功能与主治有所不同。（参见"光核桃""杏"条）

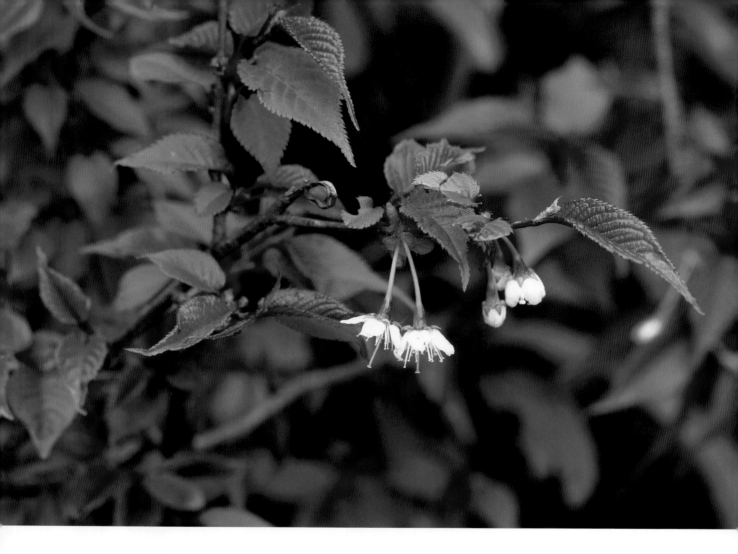

川西樱桃

Cerasus trichostoma (Koehne) Yü et Li （*Prunus trichostoma* Koehne）

蔷薇科（Rosaceae） | 樱属（*Cerasus*）

▎形态 ▎

乔木或小乔木，高（1.5 ～）2 ～ 10m，树皮灰黑色。小枝灰褐色，嫩枝无毛或疏被柔毛。冬芽卵形或长卵形，无毛。叶片卵形、倒卵形或椭圆状披针形，长 1.5 ～ 3cm，宽 0.5 ～ 2cm，先端急尖或渐尖，基部楔形、宽楔形或近圆形，边缘有重锯齿，齿端急尖，无腺或有小腺体，重锯齿常由 2 ～ 3 齿组成，上面暗绿色，疏被柔毛或无毛，下面浅绿色，沿叶脉或有时脉间被疏柔毛，侧脉 6 ～ 10 对；叶柄长 6 ～ 8mm，无毛或疏被毛；托叶带形，长 3 ～ 5mm，边缘有羽裂锯齿。花 2（～ 3），稀单生，花叶同开；总苞片倒卵状椭圆形，褐色，外面无毛，内面密生伏毛，边缘有腺齿；总梗 0 ～ 5mm；苞片卵形，褐色，稀绿褐色，长 2 ～ 4mm，通常早落，稀果时宿存，边缘有腺齿；花梗长 8 ～ 20mm，无毛或被稀疏柔毛；萼筒钟状，长 5 ～ 6mm，宽 3 ～ 4mm，无毛或被稀疏柔毛，萼片三角形至卵形，长 2 ～ 3mm，内面无毛或有稀疏伏毛，先端急尖或钝，边缘有腺齿；花瓣白色或淡粉红色，倒卵形，先端圆钝；雄蕊 25 ～ 36，短于花瓣；花柱与雄蕊近等长或伸出长于雄蕊，下部或基部有疏柔毛。核果紫红色，多肉质，卵球形，直径 1.3 ~ 1.5cm；核表面有显著凸出的棱纹；果梗长 1 ~ 2.5cm，先端粗厚，无毛。花期 5 ~ 6 月，果期 7 ~ 10 月。

分布

分布于我国甘肃、四川（都江堰）、云南、西藏。

生境

生长于海拔 1000 ~ 4000m 的山坡、沟谷林中、草坡。

药材名

康那（ཁམ་ནག）。

药用部位

果仁。

功能与主治

敛黄水，生发。用于黄水病，斑秃。

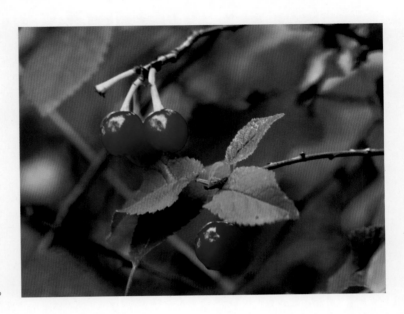

附 注

《晶珠本草》在"树木类药物"的"果实类药物"中记载有"རག་ག"（肉夏），言其分为"ར་རག་ག"（如肉夏）、"ཚེར་རག་ག"（才肉夏）和"ཁམ་བུ་རག་ག"（康布肉夏）3 类，其汉译重译本分别译作"乳桃 [*Prunus persica* (L.) Batsch.（桃 *Amygdalus persica* L.）]、刺桃 { 山桃或野桃 *P. davidiana* (Carr.) Franch. [山桃 *Amygdalus davidiana* (Carr.) C. de Vos ex Henry] }、康木桃 { 西藏桃或光核桃 *P. mira* Koehne[光核桃 *A. mira* (Koehne) Yü et Lu]}"，言"康木桃核光滑，状如橡实"。《中国藏药植物资源考订》认为，"肉夏"的基原并非桃、杏类植物，可能系杜英科或壳斗科植物；"康肉夏"的基原为壳斗科植物川滇高山栎 *Quercus aquifolioides* Rehd. et Wils. 等栎属（*Quercus*）植物，川西樱桃 *C. trichostoma* (Koehne) Yü et Li 也为其基原之一，又被称为"ཁམ་ནག"（康那）。（参见"光核桃""川滇高山栎"条）

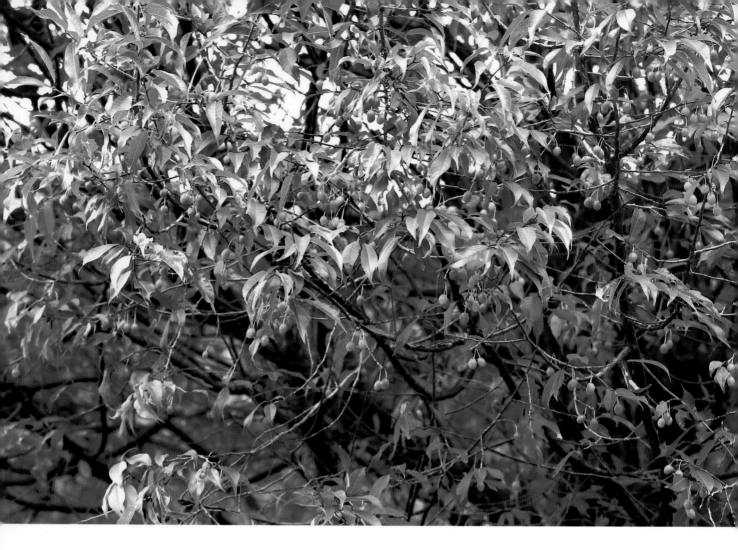

细齿樱桃

Cerasus serrula (Franch.) Yü et Li （*Prunus serrula* Franch.）

蔷薇科（Rosaceae）　　　　　　　　樱属（*Cerasus*）

▌ 形态 ▌

乔木，高 2 ～ 12m，树皮灰褐色或紫褐色。小枝紫褐色，无毛，嫩枝伏生疏柔毛。冬芽尖卵形，鳞片外面无毛或有稀疏伏毛。叶片披针形至卵状披针形，长 3.5 ～ 7cm，宽 1 ～ 2cm，先端渐尖，基部圆形，边缘有尖锐单锯齿或重锯齿，齿端有小腺体，叶片茎部有 3 ～ 5 大形腺体，上面深绿色，疏被柔毛，下面淡绿色，无毛或中脉下部两侧被疏柔毛，侧脉 11 ～ 16 对；叶柄长 5 ～ 8mm，被稀疏柔毛或脱落几无毛；托叶线形，比叶柄短或近等长，花后脱落。花单生或有 2 花，花叶同现，花直径约 1cm；总苞片褐色，狭长椭圆形，长约 6mm，宽约 3mm，外面无毛，内面被疏柔毛，边缘有腺齿；总梗短或无；苞片褐色，卵状狭长圆形，长 2 ～ 2.5mm，有腺齿；花梗长 6 ～ 12mm，被稀疏柔毛；萼筒管形钟状，长 5 ～ 6mm，宽约 3mm，基部被稀疏柔毛，萼片卵状三角形，长 3mm；花瓣白色，倒卵状椭圆形，先端圆钝；雄蕊 38 ～ 44；花柱比雄蕊长，无毛。核果成熟时紫红色，卵圆形，纵径约 1cm，横径 6 ～ 7mm，表面有显著棱纹；果梗长 1.5 ～ 2cm，先端稍膨大。

花期 5 ~ 6 月，果期 7 ~ 9 月。

▌ 分布 ▌

分布于我国四川、云南、西藏（江达）。

▌ 生境 ▌

生长于海拔 2600 ~ 3900m 的山坡、山谷林中、林缘、山坡草地。

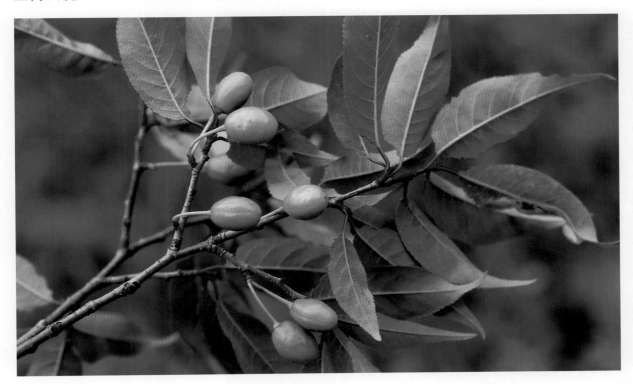

▌ 药材名 ▌

日介赛玛琼（ རི་སྐྱེས་སེའུ་དམར་ཆུང་། ）。

▌ 药用部位 ▌

果核、根、叶。

▌ 功能与主治 ▌

果核：清肺热，透疹；用于肺热咳嗽，斑疹不透。根：驱绦虫。叶：用于蛇咬伤。

▌ 用量与用法 ▌

果核：3 ~ 5g。

附 注

据文献记载，藏医将野樱桃 *P. serrula* Franch. var. *tibetica* (Batalin) Koehne 称 " རི་སྐྱེས་སེའུ་དམར་ཆུང་། "（日介赛玛琼）并药用。《中国植物志》将该学名作为细齿樱桃 *C. serrula* (Franch.) Yü et Li 的异名。

榼藤

Entada phaseoloides (L.) Merr.

豆科（Leguminosae） 榼藤属（*Entada*）

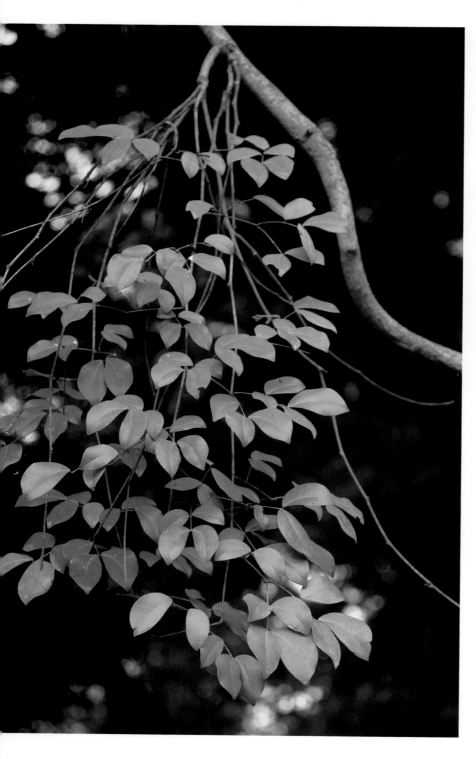

▌形态▌

常绿、木质大藤本。茎扭旋，枝无毛。二回羽状复叶，长10～25cm；羽片通常2对，顶生1对羽片变为卷须；小叶2～4对，对生，革质，长椭圆形或长倒卵形，长3～9cm，宽1.5～4.5cm，先端钝，微凹，基部略偏斜，主脉稍弯曲，主脉两侧的叶面不等大，网脉两面明显；叶柄短。穗状花序长15～25cm，单生或排成圆锥花序式，被疏柔毛；花细小，白色，密集，略有香味；苞片被毛；花萼阔钟状，长2mm，具5齿；花瓣5，长圆形，长4mm，先端尖，无毛，基部稍联合；雄蕊稍长于花冠；子房无毛，花柱丝状。荚果长达1m，宽8～12cm，弯曲，扁平，木质，成熟时逐节脱落，每节内有1种子；种子近圆形，直径4～6cm，扁平，暗褐色，成熟后种皮木质，有光泽，具网纹。花期3～6月，果期8～11月。

▌分布▌

分布于我国台湾、福建、广东、

广西、云南、西藏（墨脱）等。广泛分布于东半球热带地区。

▎ 生境 ▎

生长于山涧或山坡混交林中，攀缘于大乔木上。

▎ 药材名 ▎

庆巴肖夏、青巴肖夏、青巴消夏（ མཆིན་པ་ཞོ་ཤ ），巴卡木保（ བ་ཀ་ནག་སྐྱག་པོ ）。

▎ 药用部位 ▎

种子。

▎ 功能与主治 ▎

清肝热，解毒，补肾。用于白脉病，肝病，中毒症，肾病。

▎ 用量与用法 ▎

2.5g。内服煎汤，或入丸、散剂。

附 注

　　《蓝琉璃》《宇妥本草》《晶珠本草》等记载有"མཆིན་པ་ཞོ་ཤ"（庆巴肖夏），言其为治肝毒症、疗脉劳损之药物，为4种"ཞོ་ཤ"（肖夏）之一。《蓝琉璃》言"རྒྱ་གར་ཞོ་ཤ"（拉果肖夏）和"庆巴肖夏"容易混淆，但并非同一物；《四部医典系列挂图全集》第二十七图中有3种"肖夏"的附图，其汉译本分别译注为"广酸枣"[26号图："ཉུང་ཞོ་ཤ"（娘肖夏。乔木）]、"白刀豆"与"黑刀豆"[27、28号图："ཀ་མ་ལ་ཞོ་ཤ"（卡玛肖夏。藤本和苗）]、"榼藤子"[29号图："རྒྱ་གར་ཞོ་ཤ"（拉果肖夏。木质藤本）]；在第三十一图中有"བ་ཀ"（巴卡）的附图（42号图：树木，小叶3～7，荚果较短），其汉译本译注为"木腰子"。《晶珠本草》言"庆巴肖夏"又名"བ་ཀ་ནག་སྐྱག་པོ"（巴卡木保），引《图鉴》之言"（庆巴肖夏）产于南方热带川地，树高大，荚果半托长（约0.9m），内含状如牛眼的红色种子"，并言"红色种子上有紫色线条，色形如肝，扁平，大小如拇指肚"。据现代文献记载和实地调查显示，现各地藏医所用"庆巴肖夏"的基原均为榼藤 *E. phaseoloides* (L.) Merr.。《中国药典》以"榼藤子"之名收载了该种，作为民族习用药材（其他多个民族也将其作药用）。

　　《蓝琉璃》《晶珠本草》等记载的"ཞོ་ཤ"（肖夏）共有4种，即"娘肖夏"[为漆树科植物南酸枣 *Choerospondia saxillaris* (Roxb.) Burtt et Hill 的果实，又称"广酸枣"]、"卡玛肖夏"[为豆科植物刀豆 *Canavalia gladiata* (Jacq.) DC. 的成熟种子，分白、黑2种]、"拉果肖夏"（为豆科植物白花油麻藤 *Mucuna birdwoodiana* Tutch. 的种子）、"庆巴肖夏"（榼藤），4种"肖夏"的功效各有不同。《四部医典》在"肖夏"类中记载了"拉果肖夏"但未记载"庆巴肖夏"，《四部医典系列挂图全集》第三十一图中的"巴卡"（木腰子）附图系根据《蓝琉璃》新增，并指出两者不应混用。至《晶珠本草》始将"巴卡"（巴卡木保）作为"肖夏"之一种（庆巴肖夏）。《正确认药图鉴》在"庆巴肖夏"和"拉果肖夏"条附图中均注其汉文名为"木腰子"，据此《中国药典》（1977年版）及一些文献曾以"木腰子"作为"榼藤 *E. phaseoloides* (L.) Merr."的药材名；《四部医典系列挂图全集》将"拉果肖夏"译名"榼藤子"也应系受此影响而误。（参见"南酸枣""刀豆""白花油麻藤"条）

儿茶

Acacia catechu (Linn. f.) Willd.

豆科（Leguminosae） 金合欢属（*Acacia*）

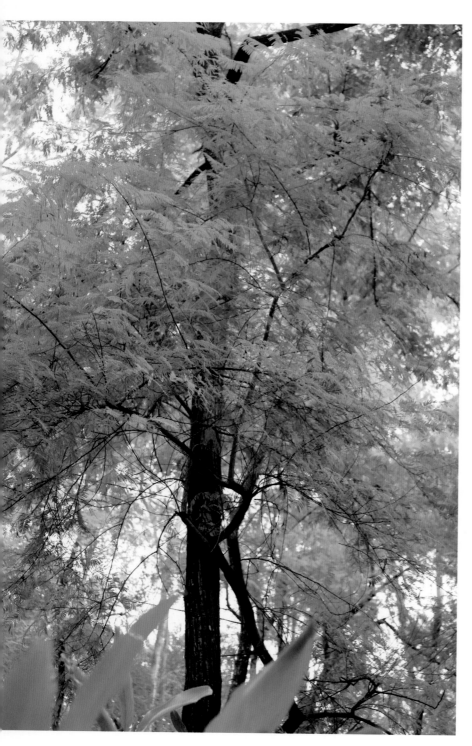

形态

落叶小乔木，高 6～10m 或更高。树皮棕色，常呈条状薄片开裂，但不脱落；小枝被短柔毛。二回羽状复叶，总叶柄近基部及叶轴顶部数对羽片间有腺体；叶轴被长柔毛；羽片 10～30 对；小叶 20～50 对，线形，长 2～6mm，宽 1～1.5mm，被缘毛；托叶下面常有 1 对扁平、棕色的钩状刺或无。穗状花序长 2.5～10cm，1～4 生于叶腋；花淡黄色或白色；花萼长 1.2～1.5cm，钟状，齿三角形，被毛；花瓣披针形或倒披针形，长 2.5cm，被疏柔毛。荚果带状，长 5～12cm，宽 1～1.8cm，棕色，有光泽，开裂，果柄长 3～7mm，先端有喙尖，种子 3～10。花期 4～8 月，果期 9 月至翌年 1 月。

分布

原产于印度。分布于我国云南（西双版纳、临沧），云南、广西、广东、浙江南部、台湾等地有引种。印度、缅甸、非洲东部也有分布。

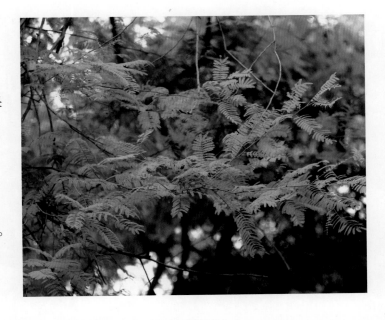

▌ 生境 ▌

生长于热带林中。

▌ 药材名 ▌

多甲、堆甲、哆甲（ྡུག་ཀ），桑当加保
（སེང་ལྡེང་དཀར་པོ），生等勘扎（སེང་ལྡེང་ཁནྡ）。

▌ 药用部位 ▌

去皮枝干。

▌ 功能与主治 ▌

清热，生津，化痰，止血敛疮，生肌定痛。
用于痰热，咳嗽，口渴；外用于湿疮，
牙疳，口疮，下疳，痔肿。

▌ 用量与用法 ▌

（0.9 ~ ）2 ~ 3g。内服研末，或入丸、散剂。外用适量，研末调敷患处。

附 注

"ྡུག་ཀ"（多甲）之名见于《生药标本如意宝鉴》。现代的《甘露本草明镜》记载其名为
"སེང་ལྡེང་ཁནྡ"（生等勘扎），言"多甲为生等勘扎木材水煎成膏，称为儿茶"。现藏医所用"多甲"或"生
等勘扎"均为儿茶 *A. catechu* (Linn. f.) Willd. 去皮木材的煎膏，习称"黑儿茶"，进口的为茜草科
植物儿茶钩藤 *Uncaria gambir* Roxb. 枝叶的水煎膏，习称"棕儿茶"。《藏标》等以"儿茶 /ྡུག་ཀ/
多甲"之名收载了该种。据《迪庆藏药》记载，蔷薇科植物马蹄黄 *Spenceria ramalana* Trimen 的煎
膏在民间用于治疗皮肤皲裂，被称为"ཨོ་རྒྱན་ྡུག་ཀ"（哦坚达加），意为"乌杖那儿茶"（今阿富汗、
巴基斯坦一带所产的儿茶）；西藏贡觉称之为"ྲ་ཀ"（扎甲），为"草茶"之意，可能系地方习用
的儿茶的代用品。（参见"马蹄黄"条）

《晶珠本草》在"树木类药物"的"树干类药物"中记载有"སེང་ལྡེང"（生等、桑等、桑当），
言其木材为干血、干涸黄水之药物，分为红 ["ཚ་དན་སེང་ལྡེང"（赞旦生等）]、黄 ["ྲེར་པ་སེང་ལྡེང"（杰
巴生等）]、白 ["སོམ་སེང་ལྡེང"（松生等）]3 种，但并未描述各种的形态。现代文献记载的现各地藏
医习用的"生等"的基原大致包括 3 类，其中，"红生等"（赞旦生等）为无患子科植物文冠果
Xanthoceras sorbifolia Bunge（文冠木），"黄生等"（杰巴生等）为鼠李科猫乳属（*Rhamnella*）
或鼠李属（*Rhamnus*）植物，"白生等"（松生等）为三尖杉科植物粗榧 *Cephalotaxus sinensis* (Rehd.
et Wils.) Li。《中国藏药》记载儿茶 *A. catechu* (Linn. f.) Willd. 也作"白生等"的基原，但其以膏入药，
名 "སེང་ལྡེང་དཀར་པོ"（桑当加保），故《甘露本草明镜》记载其名为 "སེང་ལྡེང་ཁནྡ"（生等勘扎），"勘扎"
即为"膏"之意。（参见"文冠果""西藏猫乳"条）

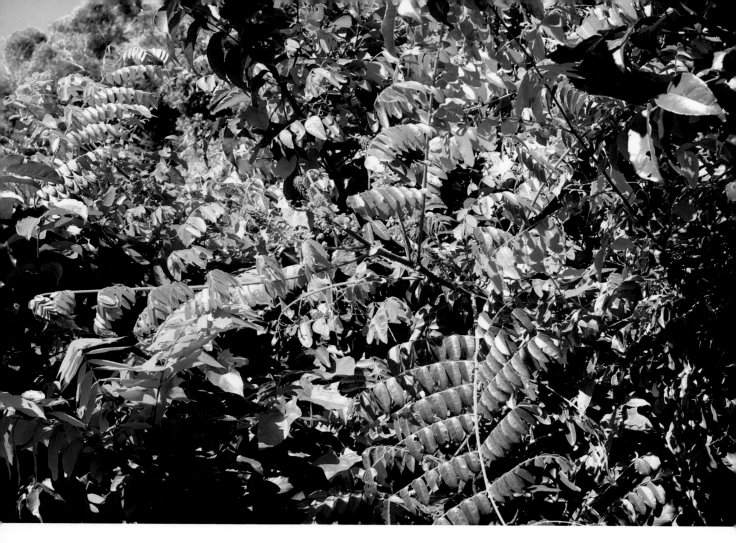

刺果苏木

Caesalpinia bonduc (Linn.) Roxb. （大托叶云实 *C. crista* L.）

| 豆科（Leguminosae） | 云实属（*Caesalpinia*） |

▎形态 ▎

有刺藤本，全体被黄色柔毛；刺直或弯曲。叶长 30 ～ 45cm；叶轴有钩刺；羽片 6 ～ 9 对，对生，羽片柄极短，基部有刺 1；托叶大，叶状，常分裂，脱落；在小叶着生处常有托叶状小钩刺 1 对；小叶 6 ～ 12 对，膜质，长圆形，长 1.5 ～ 4cm，宽 1.2 ～ 2cm，先端圆钝而有小凸尖，基部斜，两面均被黄色柔毛。总状花序腋生，具长梗，上部稠密，下部稀疏；花梗长 3 ～ 5mm；苞片锥状，长 6 ～ 8mm，被毛，外折，开花时渐脱落；花托凹陷；萼片 5，长约 8mm，内外均被锈色毛；花瓣黄色，最上面有 1 红色斑点，倒披针形，有柄；花丝短，基部被绵毛；子房被毛。荚果革质，长圆形，长 5 ～ 7cm，宽 4 ～ 5cm，先端有喙，膨胀，外面具细长针刺；种子 2 ～ 3，近球形，铅灰色，有光泽。花期 8 ～ 10 月，果期 10 月至翌年 3 月。

▎分布 ▎

分布于我国广东、广西、台湾。世界其他热带地区也有分布。

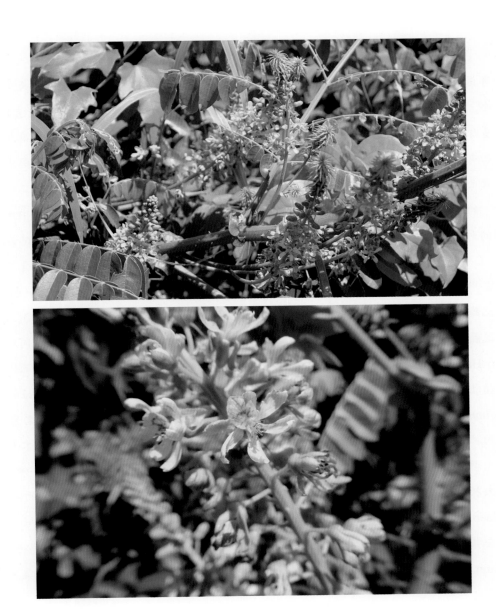

▌ 生境 ▌

生长于山谷林中、林边。

▌ 药材名 ▌

甲木哲、江木寨、甲木摘、加木哲、尖木折、降哲、江斋（འཇམ་འབྲས）。

▌ 药用部位 ▌

成熟种子。

▌ 功能与主治 ▌

补肾，温胃。用于肾病，胃寒。

▌ 用量与用法 ▌

1 ～ 3g。内服研末，或入丸、散剂。

附 注

　　《四部医典》中分别记载有"ཀ་རེ།"（嘎惹札）和"འཇམ་འབྲས།"（甲木哲）；前者为生胃火（暖胃）之药物，后者为治肾寒症之药物。据《蓝琉璃》《晶珠本草》等的记载来看，"嘎惹札"和"甲木哲"的基原自古即有争议，不同医者认为其基原包括红姜、紫铆、大托叶云实、油麻藤子、莲或芡实。《四部医典系列挂图全集》第二十六图中有"嘎惹札"的附图（85号图），图中所示植物为主干略弯曲的乔木，具羽状叶，小叶5，其汉译本译注名为"大托叶云实"；在第二十七图中有"甲木哲"的附图（32号图），图中所示植物为乔木，具羽状叶，小叶3～9，同图中所附药材图为类圆形的种子，其汉译本译注名为"类大托叶云实"。《晶珠本草》汉译重译本记载"芒果核 ['ཨ་འབྲས' （阿哲）]、蒲桃 ['བ་འབྲས' （萨债）]、大托叶云实 ['འཇམ་འབྲས' （甲木哲）] 三实均治肾脏病"，言"（甲木哲）表皮深黑色，也稀疏具刺，花黄色，果实椭圆形，种子淡青灰色，卵状"。现代文献记载藏医所用"甲木哲"均以大托叶云实 *C. bonduc* (Linn.) Roxb.（刺果苏木）为正品，其形态也与《晶珠本草》记载相符，但因国内未生产该种的药材，故大部分地区藏医以同属植物苦石莲 *C. minax* Hance 及睡莲科植物莲 *Nelumbo nucifera* Gaertn. 的种子作代用品。也有文献记载"甲木哲"为鼠李科植物纪氏勾儿茶 *Berchemia floribunda* (Wall.) Brongn.（多花勾儿茶）、桃金娘科植物海南蒲桃 *Syzygium cumini* (Linn.) Skeels [《中国植物志》中，*S. cumini* (Linn.) Skeels 的中文名为"乌墨"，海南蒲桃的拉丁学名为 *S. hainanense* Chang et Miau] 的果实，上述药物均应为《晶珠本草》所载的"བ་འབྲས"（萨债，即海南蒲桃）之类，而非"甲木哲"。《部标藏药》等收载的"འཇམ་འབྲས/ 甲木哲"均为大托叶云实 *C. bonduc* (Linn.) Roxb.（刺果苏木）。有文献记载"嘎惹札"的基原为莲 *N. nucifera* Gaertn.、芡实 *Euryale ferox* Salisb.、苦石莲 *C. minax* Hance，但其形态显然与《四部医典系列挂图全集》附图中植物的形态不符。另有观点认为，"嘎惹札"为豆科植物水黄皮 *Pongamia pinnata* (Linn.) Pierre（*P. glabra* Vent.）的种子，该植物形态与《四部医典系列挂图全集》附图所示植物的形态也相符。

　　藏医药有关标准和文献所载"འཇམ་འབྲས།"（甲木哲）的基原的中文名均为"大托叶云实"。《中国植物志》记载 *C. crista* Linn. 的中文名为"华南云实"（《中国高等植物图鉴》记载其名为"大托叶云实"），并认为《中国主要植物图说》（1955）记载的"*Caesalpinia crista* auctt. non Linn."为刺果苏木 *C. bonduc* (Linn.) Roxb.。刺果苏木 *C. bonduc* (Linn.) Roxb. 的种子2～3，近球形；华南云实 *C. crista* Linn. 的种子1，扁平。从市场收集的"大托叶云实"的药材（种子）样品呈近球形、椭圆形，且这些药材均从印度等进口，由此可以判断，药材基原应为刺果苏木 *C. bonduc* (Linn.) Roxb.，该种的种子在印度也作补药使用，这与藏医临床应用一致。

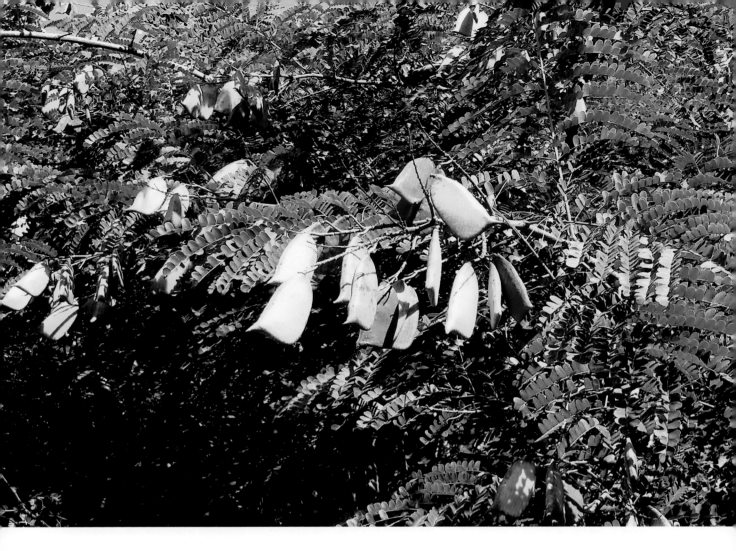

苏木

Caesalpinia sappan Linn.

| 豆科（Leguminosae） | 云实属（*Caesalpinia*） |

▌ 形态 ▌

小乔木，高达 6m。具疏刺，除老枝、叶下面和荚果外，多少被细柔毛；枝上的皮孔密而显著。二回羽状复叶长 30 ~ 45cm；羽片 7 ~ 13 对，对生，长 8 ~ 12cm，小叶 10 ~ 17 对，紧靠，无柄，小叶片纸质，长圆形至长圆状菱形，长 1 ~ 2cm，宽 5 ~ 7mm，先端微缺，基部歪斜，以斜角着生于羽轴上；侧脉纤细，在两面明显，至边缘附近连结。圆锥花序顶生或腋生，长约与叶相等；苞片大，披针形，早落；花梗长 15mm，被细柔毛；花托浅钟形；萼片 5，稍不等，下面一片比其他的大，呈兜状；花瓣黄色，阔倒卵形，长约 9mm，最上面一片基部带粉红色，具柄；雄蕊稍伸出，花丝下部密被柔毛；子房被灰色绒毛，具柄，花柱细长，被毛，柱头截平。荚果木质，稍压扁，近长圆形至长圆状倒卵形，长约 7cm，宽 3.5 ~ 4cm，基部稍狭，先端斜向截平，上角有外弯或上翘的硬喙，不开裂，红棕色，有光泽；种子 3 ~ 4，长圆形，稍扁，浅褐色。花期 5 ~ 10月；果期 7 月至翌年 3 月。

▎分布▎

分布于云南金沙江河谷（元谋、巧家）和红河河谷（野生）。原产于印度、缅甸、越南、马来半岛、斯里兰卡等地。

▎生境▎

生长于山林、河谷。

▎药材名▎

佐木兴（ᨪᩬᩮᩴ᩠ᨾᩮ᩠᩠ᨦ），佐摸兴塞保（ᨪᩬᩮᩴ᩠ᨾᩮ᩠᩠ᨦᩈᩮᩁᨻᩬᩴ）。

▎药用部位▎

茎的木部心材。

▎功能与主治▎

破血，化瘀，降压，补肾。用于高山多血症，高血压，月经不调，肾虚腰痛。

▎用量与用法▎

3 ～ 7g。

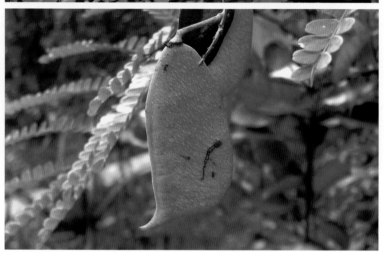

附 注

　　《四部医典》中记载有"ᨪᩬᩮᩴ"（佐摸），言其为活血、清血热之药物；《鲜明注释》记载"ᨪᩬᩮᩴ᩠ᨾᩮ᩠᩠ᨦ"（佐木兴）分上、下 2 品种。《晶珠本草》记载名为"ᨪᩬᩮᩴ᩠ᨾᩮ᩠᩠ᨦ"（佐木兴），将其归于"树木类药物"的"树干类药物"中，言其形态"为灌木，叶细小，树身被刺，状如狐尾，毛竖立。叶多不显。花白色或粉红色，状如豆花。根和皮如筋能拧绳，木心红似红檀香"。现代文献记载藏医所用"佐木兴"的基原主要为豆科锦鸡儿属（*Caragana*）植物，包括有鬼箭锦鸡儿 *Caragana jubata* (Pall.) Poir. 等多种，其心材为红色。《中国藏药》《新修晶珠本草》记载藏医所用"佐木兴"还有苏木 *Caesalpinia sappan* Linn. 的心材，其心材黄色，称"ᨪᩬᩮᩴ᩠ᨾᩮ᩠᩠ᨦᩈᩮᩁᨻᩬᩴ"（佐摸兴赛保，黄色之意），而将鬼箭锦鸡儿 *Caragana jubata* (Pall.) Poir. 等称"ᨪᩬᩮᩴ᩠ᨾᩮ᩠᩠ᨦᨯᨾᩁᨻᩬᩴ"（佐摸兴玛保，红色之意），但两者的功能与主治不同。据《晶珠本草》记载的形态（灌木）看，应以鬼箭锦鸡儿 *Caragana jubata* (Pall.) Poir. 为正品。（参见"鬼箭锦鸡儿"条）

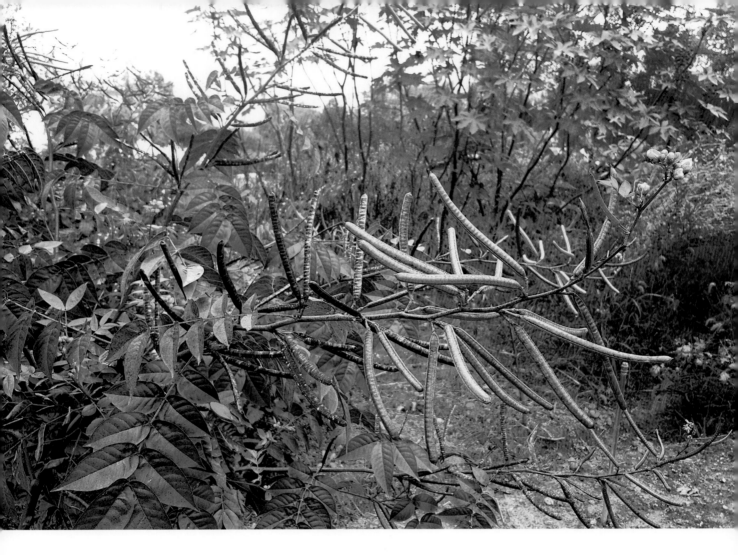

望江南

Cassia occidentalis Linn.

豆科（Leguminosae） 　　决明属（*Cassia*）

▌形态 ▌

直立、少分枝的亚灌木或灌木，无毛，高 0.8 ～ 1.5m。根黑色。枝带草质，有棱。叶长约 20cm；叶柄近基部有大而带褐色、圆锥形的腺体 1；小叶 4 ～ 5 对，膜质，卵形至卵状披针形，长 4 ～ 9cm，宽 2 ～ 3.5cm，先端渐尖，有小缘毛；小叶柄长 1 ～ 1.5mm，揉之有腐败气味；托叶膜质，卵状披针形，早落。花数朵组成伞房状总状花序，腋生或顶生，长约 5cm；苞片线状披针形或长卵形，长渐尖，早落；花长约 2cm；萼片不等大，外生的近圆形，长 6mm，内生的卵形，长 8 ～ 9mm；花瓣黄色，外生的卵形，长约 15mm，宽 9 ～ 10mm，余可长达 20mm，宽达 15mm，先端圆形，均有短狭的瓣柄；雄蕊 7 发育，3 不育，无花药。荚果带状镰形，褐色，压扁，长 10 ～ 13cm，宽 8 ～ 9mm，稍弯曲，边缘色较淡，加厚，有尖头；果柄长 1 ～ 1.5cm；种子 30 ～ 40，种子间有薄隔膜。花期 4 ～ 8 月，果期 6 ～ 10 月。

分布

原产于美洲热带地区。分布于我国东南部、南部、西南部。世界其他热带、亚热带地区也有分布。

生境

生长于河边滩地、旷野、丘陵的灌木林、疏林中。

药材名

塔嘎多杰、帖嘎多吉（ བལ་དཀར་རྫོགས།、 བལ་ཀ་རྫོགས། ）。

药用部位

成熟种子。

功能与主治

托引黄水，杀虫，镇静，滋补。用于黄水病，癔病，癫痫，皮肤顽癣。

用量与用法

9 ~ 15g。内服煎汤，或入丸、散剂；有小毒。

附 注

《四部医典》记载有"བལ་ཀ་རྫོགས།"["བལ་དཀར་རྫོགས།"（塔嘎多杰）]，言其为治黄水病之药物。《四部医典系列挂图全集》第二十六图中有正品["བལ་དཀར་རྫོགས།"（塔嘎多杰），60 号图]和副品["བལ་དཀར་རྫོགས་དམན་པ།"（塔嘎多杰曼巴），61 号图]的附图，汉译本将正品译为"草决明"。《晶珠本草》记载"塔嘎多杰"分雌、雄 2 种，雄者果实较细，雌者果实较粗大。据现代文献记载，现藏医以决明 *C. obtusifolia* L.、小决明 *C. tora* L. 作"塔嘎多杰"的正品，其中，前种为雌者，后种为雄者，但多使用雄者。据文献记载，望江南 *C. occidentalis* Linn. 也为"塔嘎多杰"的基原之一。现藏医使用的决明子均为从市场购买，而中医通常认为望江南 *C. occidentalis* Linn. 的种子系决明子的混用品，藏医使用该种的可能性也较小。

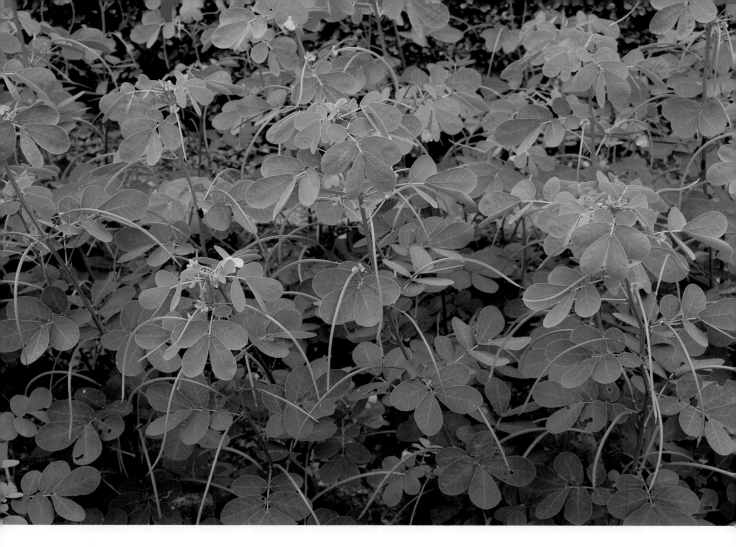

决明

Cassia tora Linn.

| 豆科（Leguminosae） | 决明属（*Cassia*） |

▍ 形态 ▍

直立、粗壮、一年生亚灌木状草本，高 1 ～ 2m。叶长 4 ～ 8cm；叶柄上无腺体；叶轴上每对小叶间有 1 棒状腺体；小叶 3 对，膜质，倒卵形或倒卵状长椭圆形，长 2 ～ 6cm，宽 1.5 ～ 2.5cm，先端圆钝而有小尖头，基部渐狭，偏斜，上面被稀疏柔毛，下面被柔毛；小叶柄长 1.5 ～ 2mm；托叶线状，被柔毛，早落。花腋生，通常 2 聚生；总花梗长 6 ～ 10mm，花梗长 1 ～ 1.5cm，丝状；萼片稍不等大，卵形或卵状长圆形，膜质，外面被柔毛，长约 8mm；花瓣黄色，下面 2 略长，长 12 ～ 15mm，宽 5 ～ 7mm；能育雄蕊 7，花药四方形，顶孔开裂，长约 4mm，花丝短于花药；子房无柄，被白色柔毛。荚果纤细，近四棱形，两端渐尖，长达 15cm，宽 0.3 ～ 0.4cm，膜质；种子约 25，菱形，光亮。花果期 8 ～ 11 月。

▍ 分布 ▍

原产于美洲热带地区。我国长江以南各地均有分布。世界其他热带、亚热带地区也有分布。

▌ 生境 ▐

生长于山坡、旷野、河滩沙地。

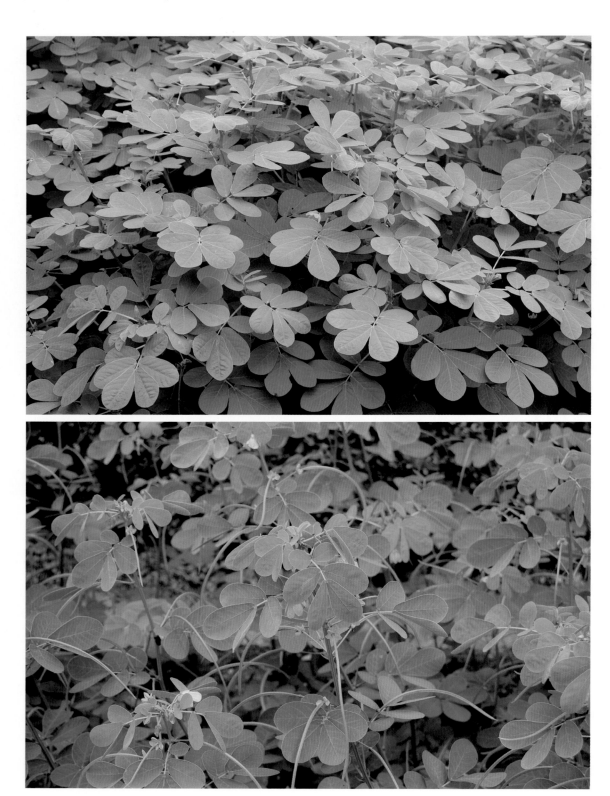

▌ 药材名 ▌

塔嘎多杰、帖嘎多吉（ཐལ་ཀར་རྫེ།、ཐལ་ཀ་རྫེ།）。

▌ 药用部位 ▌

成熟种子。

▌ 功能与主治 ▌

消炎止痒，引黄水，补身，壮阳。用于脓疖、痈疖等各种皮肤病，中风，肾虚阳痿。（《中华本草·藏药卷》）

清肝明目，通便。用于肝热头痛，眩晕，目赤肿痛，便秘。（《藏标》）

▌ 用量与用法 ▌

9～15g。内服煎汤，或入丸、散剂。

附 注

《四部医典》中记载有"塔嘎多杰"（ཐལ་ཀར་རྫེ།），言其为干涸黄水之药物。《蓝琉璃》记载"茎叶绿色，花和果荚黄色有皱纹，种子红褐色，状如狗阴茎头，坚硬，此为上品。下品果荚细，种子松软，有凹纹"。《四部医典系列挂图全集》第二十六图中有正品"ཐལ་ཀར་རྫེ།"（塔嘎多杰，60号图，叶为具2～4对小叶的偶数羽状复叶，花顶生或腋生，荚果具多数种子）和副品"ཐལ་ཀར་རྫེ་དམན་པ།"（塔嘎多杰曼巴，61号图，单叶互生，花顶生或腋生，荚果具多数种子）的附图，其汉译本译注名为"草决明"（60号图）；又在第三十五图"药物的分类"中附有"ཐལ་ཀར་རྫེ།"（塔嘎多杰）的药材图（27号图），将之归于治疗黄水病之药物中。《晶珠本草》言"塔嘎多杰"分为雌、雄2种，雄者果实细、内有椭圆形黄色种子，雌者果实较粗大，两者皆坚硬、有光泽。《部标藏药》等标准及有关文献所记载的"塔嘎多杰"的基原均为决明 *C. obtusifolia* L.、小决明 *C. tora* L.，前者种子较大，为雌者，后者种子较小，为雄者，后者形态与《四部医典系列挂图全集》的"正品"较为相似；现藏医均使用雄者，未见使用雌者。《中国植物志》中，*C. tora* L. 的中文名为"决明"，未记载有 *C. obtusifolia* L.；而在中国自然标本馆（CFH）中，*C. obtusifolia* L. 的学名为"钝叶决明 *Senna obtusifolia* (L.) H. S. Irwin & Barneby"。也有文献记载，望江南 *C. occidentalis* L. 的种子也作"塔嘎多杰"使用，该种植物的果实较决明 *C. tora* L. 粗壮，是否为雌者有待考证。中医通常将望江南 *C. occidentalis* L. 的种子视为决明子的混淆品。现藏医使用的决明子药材均从市场购买，使用望江南 *C. occidentalis* L. 种子的可能性也较小。（参见"望江南"条）

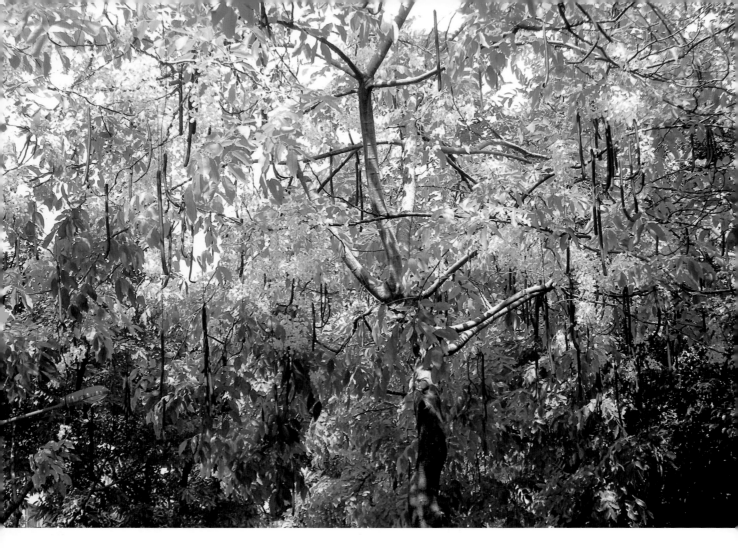

腊肠树

Cassia fistula Linn.

豆科（Leguminosae） 决明属（*Cassia*）

▌形态▌

落叶小乔木或中等乔木，高可达 15m。枝细长；树皮幼时光滑，灰色，老时粗糙，暗褐色。叶长 30 ～ 40cm，有小叶 3 ～ 4 对，在叶轴和叶柄上无翅亦无腺体；小叶对生，薄革质，阔卵形、卵形或长圆形，长 8 ～ 13cm，宽 3.5 ～ 7cm，先端短渐尖而钝，基部楔形，全缘，幼嫩时两面被微柔毛，老时无毛；叶脉纤细，两面均明显；叶柄短。总状花序长达 30cm 或更长，疏散，下垂；花与叶同时开放，直径约 4cm；花梗柔弱，长 3 ～ 5cm，下部无苞片；萼片长卵形，薄，长 1 ～ 1.5cm，开花时向后反折；花瓣黄色，倒卵形，近等大，长 2 ～ 2.5cm，具明显的脉；雄蕊 10，其中 3 具长而弯曲的花丝，高出于花瓣，4 短而直，具阔大的花药，其余 3 很小，不育，花药纵裂。荚果圆柱形，长 30 ～ 60cm，直径 2 ～ 2.5cm，黑褐色，不开裂，有 3 条槽纹；种子 40 ～ 100，被横隔膜分开。花期 6 ～ 8 月，果期 10 月。

▌ 分布 ▐

原产于印度，巴基斯坦、缅甸、斯里兰卡、马来
西亚、泰国等也有分布。我国南部、西南部的广
东、广西、海南、云南等地有栽培。

▌ 生境 ▐

生长于海拔 1500m 以下的林缘、稀疏林地、山坡。

▌ 药材名 ▐

东嘎、东卡、同嘎（ཏོང་ཀ）。

▌ 药用部位 ▐

成熟果实。

▌ 功能与主治 ▐

清肝热，解毒，消肿，攻下。用于肝炎，肝中毒，
便秘，四肢肿胀，"培根木布"病，树类中毒。

▌ 用量与用法 ▐

3 ~ 9g。

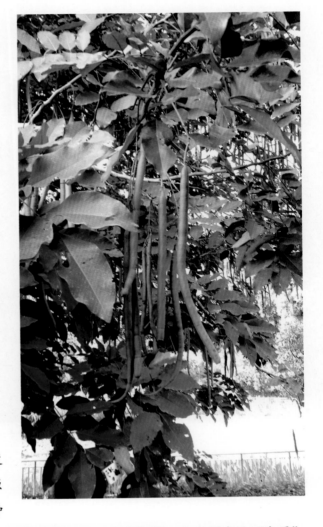

附 注

　　《四部医典》记载有"ཏོང་ཀ"（东嘎）；《度
母本草》《蓝琉璃》等古籍均记载"东嘎"的原
植物为藤本，果实如血肠；《晶珠本草》言其种
子白色有光泽，为治肝病、缓泻诸病之药物；《四部医典系列挂图全集》第二十七图中的"东嘎"
附图（80 号图）所示形态也为木质藤本植物（3 ~ 7 小叶，无果），其汉译本译注为"腊肠树"。
现代文献均记载目前藏医所用"东嘎"的基原为腊肠树 *C. fistula* Linn.，虽然该种为小乔木而并非藤本，
与古籍文献记载的形态不符，但其花、果实及种子形态与文献记载基本一致。《部标藏药》等收载
的"东卡"的基原也为腊肠树 *C. fistula* Linn.。

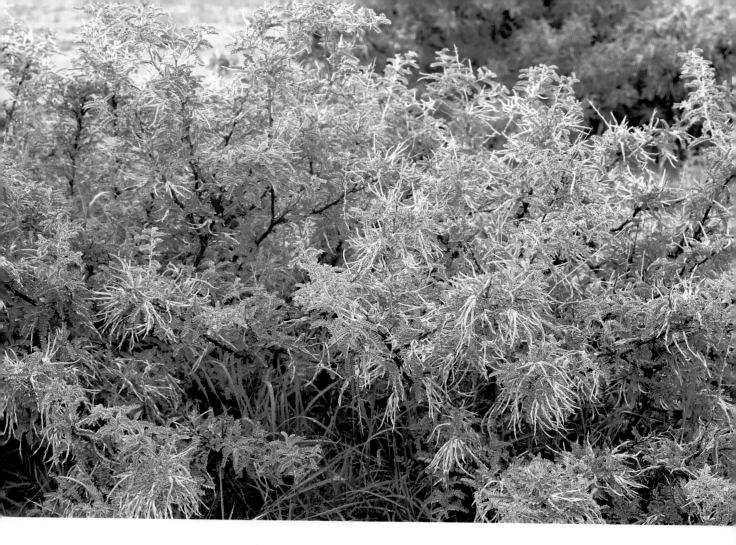

砂生槐

Sophora moorcroftiana (Benth.) Baker

豆科（Leguminosae） 　　槐属（*Sophora*）

▌ 形态 ▌

小灌木，高约 1m。分枝多而密集，小枝密被灰白色茸毛或绒毛，不育枝末端常变成健壮的刺，有时分叉。羽状复叶；托叶钻状，长 4 ~ 7mm，初时稍硬，后变成刺，宿存；小叶 5 ~ 7 对，倒卵形，长约 10mm，宽约 6mm，先端钝或微缺，常具芒尖；基部楔形或钝圆形，两面被丝质柔毛或绒毛，下面较密。总状花序生于小枝先端，长 3 ~ 5cm；花较大；花萼蓝色，浅钟状，萼齿5，不等大，上方 2 齿近联合，其余 3 齿呈锐三角形，长约 7mm，宽 3 ~ 5mm，被长柔毛；花冠蓝紫色，旗瓣卵状长圆形，先端微凹，基部骤狭成柄，瓣片长 9mm，宽 5mm，柄与瓣片等长，纤细，反折，翼瓣倒卵状椭圆形，长 16mm，基部具圆钝单耳，柄长 6mm，龙骨瓣卵状镰形，具钝三角形单耳，长约 18mm，柄纤细，与瓣片近等长；雄蕊 10，不等长，基部不同程度联合，可达 1/4 ~ 1/3；子房较雄蕊短，被黄褐色柔毛，胚珠多数。荚果呈不明显串珠状，稍压扁，长约6cm，宽约 7mm，沿缝线开裂，在果瓣两面另出现 2 不规则撕裂缝，最终开裂成 2 瓣，有种子 1 ~ 4

（～5）；种子淡黄褐色，椭圆状球形，长 4.5mm，直径 3.5mm。花期 5 ~ 7 月，果期 7 ~ 10 月。

▌分布 ▌

分布于我国西藏（雅鲁藏布江流域）。印度、不丹、尼泊尔也有分布。

▌生境 ▌

生长于海拔 3000 ~ 4500m 的山谷河溪边的林下、石砾灌丛中。

▌药材名 ▌

觉伟哲吾、吉哇哲布、吉尾折捕、觉唯摘吾（ꠢꡏꠧꡑ），蓟哇（ꡑ）。

▌药用部位 ▌

成熟种子。

▌功能与主治 ▌

解毒，引吐胆病。用于白喉，黄疸性肝炎，化脓性扁桃体炎，虫病。

▌用量与用法 ▌

1.5 ~ 2g。入丸剂。

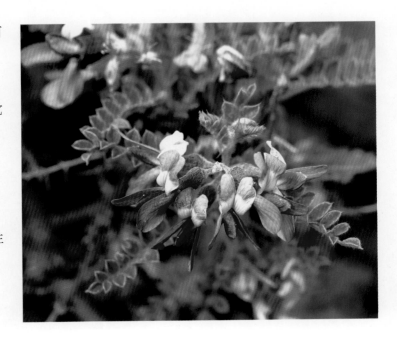

▌附注▌

　　《四部医典》《度母本草》《晶珠本草》等中均记载有"ꠢꡏꠧꡑꠧ"（吉哇哲布），言其为引吐溢出的胆汁、治虫病及喉蛾病之药物。《蓝琉璃》《晶珠本草》均引《图鉴》之记载"茎被（灰）白刺，叶片细小，花蓝色而小，荚果细长，种子如豆"；《蓝琉璃》补充言"又名白刺，种子红色者称'昂巴切图'"；《四部医典系列挂图全集》第二十九图中有其附图，其图示为小灌木，羽状复叶，小叶 9 ~ 13，枝顶生似总状花序，汉译本译注名为"砂生槐"；《蓝琉璃》汉译本（2012）译注名为"白刺果（砂生槐）"。现代文献记载的"吉哇哲布"的基原包括槐属（*Sophora*）的数种植物，各地习用的基原不同，多以砂生槐 *S. moorcroftiana* (Benth.) Baker 为正品或主流品种，其形态与古籍记载的形态和《四部医典系列挂图全集》的附图较为一致。《部标藏药》以"砂生槐子 /ꠢꡏꠧꡑꠧ/ 觉伟哲吾"之名收载了砂生槐 *S. moorcroftiana* (Benth.) Baker。文献记载白刺花 *S. davidii* (Franch.) Skeels [*S. moorcroftiana* (Benth.) Baker var. *davidii* Franch.、*S. moorcroftiana* (Benth.) Baker var. *viciifolia* Hance] 为青海、甘肃、云南迪庆、四川甘孜的藏医习用品，青海还习用苦豆子 *S. alopecuroides* Linn.。此外不同地区作"吉哇哲布"基原的尚有白花槐 *S. albescens* (Rhed.) C. Y. Ma（白花灰毛槐 *S. glauca* Lesch. ex DC. var. *albescens* Rehd.）、槐 *S. japonica* L. 等。在植物分类上，白刺花 *S. davidii* (Franch.) Skeels 曾作为砂生槐 *S. moorcroftiana* (Benth.) Baker 的变种，据分子生物学鉴别，该 2 种的 ITS2 序列也完全相同。（参见"白刺花""苦豆子"条）

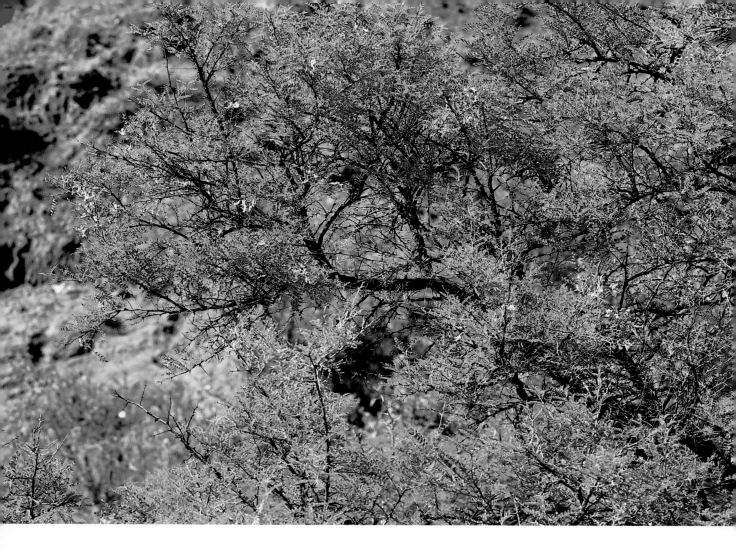

白刺花

Sophora davidii (Franch.) Skeels

| 豆科（Leguminosae） | 槐属（*Sophora*） |

▌形态 ▌

灌木或小乔木，高 1 ~ 2m，有时 3 ~ 4m。枝多开展，小枝初被毛，旋即脱净，不育枝末端明显变成刺，有时分叉。羽状复叶；托叶钻状，部分变成刺，疏被短柔毛，宿存；小叶 5 ~ 9 对，形态多变，一般为椭圆状卵形或倒卵状长圆形，长 10 ~ 15mm，先端圆或微缺，常具芒尖，基部钝圆形，上面几无毛，下面中脉隆起，疏被长柔毛或近无毛。总状花序着生于小枝先端；花小，长约 15mm，较少；花萼钟状，稍歪斜，蓝紫色，萼齿 5，不等大，圆三角形，无毛；花冠白色或淡黄色，有时旗瓣稍带红紫色，旗瓣倒卵状长圆形，长 14mm，宽 6mm，先端圆形，基部具细长柄，柄与瓣片近等长，反折，翼瓣与旗瓣等长，单侧生，倒卵状长圆形，宽约 3mm，具 1 锐尖耳，明显具海绵状皱褶，龙骨瓣比翼瓣稍短，镰状倒卵形，具锐三角形耳；雄蕊 10，等长，基部联合不到 1/3；子房比花丝长，密被黄褐色柔毛，花柱变曲，无毛，胚珠多数。荚果非典型串珠状，稍压扁，长 6 ~ 8cm，宽 0.6 ~ 0.7cm，开裂方式与砂生槐同，表面散生毛或近无毛，有种子 3 ~ 5；

种子卵球形，长约 4mm，直径约 3mm，深褐色。花期 3 ~ 8 月，果期 6 ~ 10 月。

▎分布 ▎

分布于我国西藏、四川、云南、甘肃、贵州、陕西、河南、湖北、湖南、江苏、浙江、广西等。

▎生境 ▎

生长于海拔 2500m 以下的河谷、
沙丘、山坡路边的灌丛中。

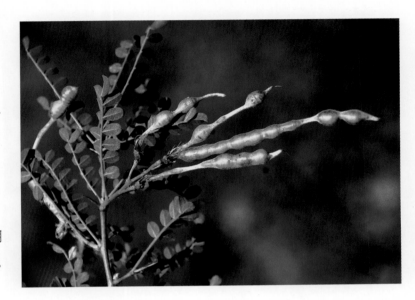

▎药材名 ▎

蓟哇（ཀྱི་བ），吉哇哲布、吉尾折捕、
觉唯摘吾（ཀྱི་བ་འབྲས་བུ）。

▎药用部位 ▎

种子。

▎功能与主治 ▎

清热解毒，上引胆病，催吐。用
于黄疸性肝炎，化脓性扁桃体炎，
白喉，胆囊炎，虫病。

▎用量与用法 ▎

1.5 ~ 2g。入丸剂。

附 注

　　《四部医典》《度母本草》《晶珠本草》等中均记载有 "ཀྱི་བ་འབྲས་བུ"（吉哇哲布），言其为引吐溢出的胆汁、治虫病及喉蛾病之药物。《四部医典系列挂图全集》第二十九图中有其附图（64号图），图示植物为小灌木，羽状复叶，小叶 9 ~ 13，枝顶生似总状花序，汉译本译注名为 "砂生槐"；《蓝琉璃》（2012 年版，汉译本）将其译为 "白刺果（砂生槐）"（但未附拉丁学名）。关于藏医所用 "吉哇哲布" 的基原，不同文献的记载有所不同，包括槐属（Sophora）的数种植物。多以砂生槐 S. moorcroftiana (Benth.) Baker 为正品或主流品种，《部标藏药》以 "砂生槐子 ཀྱི་བ་འབྲས་བུ/觉伟哲吾" 之名收载了该种。文献记载白刺花 S. davidii (Franch.) Skeels[S. moorcroftiana (Benth.) Baker var. davidii Franch.、S. moorcroftiana (Benth.) Baker subsp. viciifolia (Hance) Yakov] 为青海、甘肃、云南迪庆、四川甘孜藏医习用的 "吉哇哲布" 的基原，其形态也与《四部医典系列挂图全集》的附图较为相似。此外，作 "吉哇哲布" 使用的还有苦豆子 S. alopecuroides Linn.（青海藏医习用）、白花灰毛槐 S. glauca Lesch. ex DC. var. albescens Rehd. et Wils.、槐 S. japonica Linn. 等。在植物分类学上，白刺花 S. davidii (Franch.) Skeels 曾被作为砂生槐 S. moorcroftiana (Benth.) Baker 的变种，分子生物学鉴别表明该 2 种的 ITS2 序列也完全相同。（参见 "沙生槐""苦豆子" 条）

苦豆子

Sophora alopecuroides L.

豆科（Leguminosae） 　　　　槐属（*Sophora*）

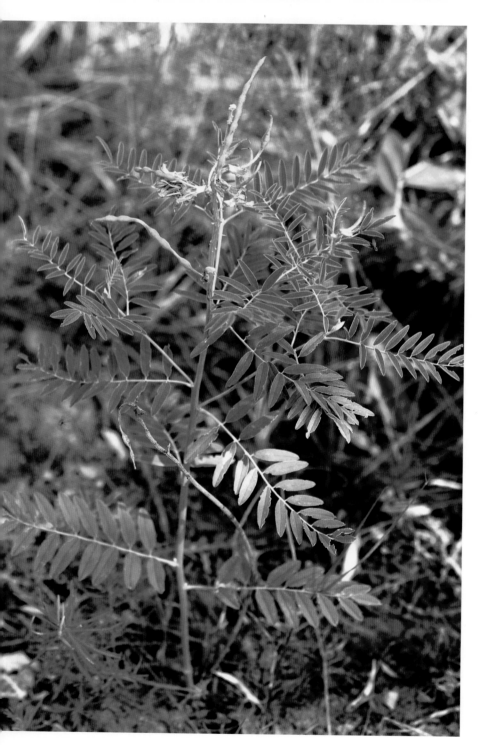

▌形态▌

草本，或基部木质化成亚灌木状，高约 1m。枝被白色或淡灰白色长柔毛或贴伏柔毛。羽状复叶；叶柄长 1 ~ 2cm；托叶着生于小叶柄的侧面，钻状，长约 5mm，常早落；小叶 7 ~ 13 对，对生或近互生，纸质，披针状长圆形或椭圆状长圆形，长 15 ~ 30mm，宽约 10mm，先端钝圆或急尖，常具小尖头，基部宽楔形或圆形，上面被疏柔毛，下面毛被较密，中脉上面常凹陷，下面隆起，侧脉不明显。总状花序顶生；花多数，密生；花梗长 3 ~ 5mm；苞片似托叶，脱落；花萼斜钟状，5 萼齿明显，不等大，三角状卵形；花冠白色或淡黄色，旗瓣形状多变，通常为长圆状倒披针形，长 15 ~ 20mm，宽 3 ~ 4mm，先端圆或微缺，或明显呈倒心形，基部渐狭或骤狭成柄，翼瓣常单侧生，稀近双侧生，长约 16mm，卵状长圆形，具三角形耳，折皱明显，龙骨瓣与翼瓣相似，先端明显具凸尖，背部明显呈龙骨状盖叠，柄纤细，长约为瓣片的 1/2，具 1 三角形耳，下垂；雄蕊 10，花丝不同程度联合，有时近二体雄蕊，联合部分疏被极短毛，子房密被白色近贴伏柔毛，柱头圆点状，被稀少柔毛。荚果串珠状，长 8 ～ 13cm，直，具多数种子；种子卵球形，稍扁，褐色或黄褐色。花期 5 ～ 6 月，果期 8 ～ 10 月。

分布

分布于我国西藏、青海、甘肃、宁夏、新疆、陕西、山西、河南、内蒙古。阿富汗、巴基斯坦、印度北部、伊朗等也有分布。

生境

生长于干旱沙漠、草原边缘地带，为耐旱、耐碱性强的植物。

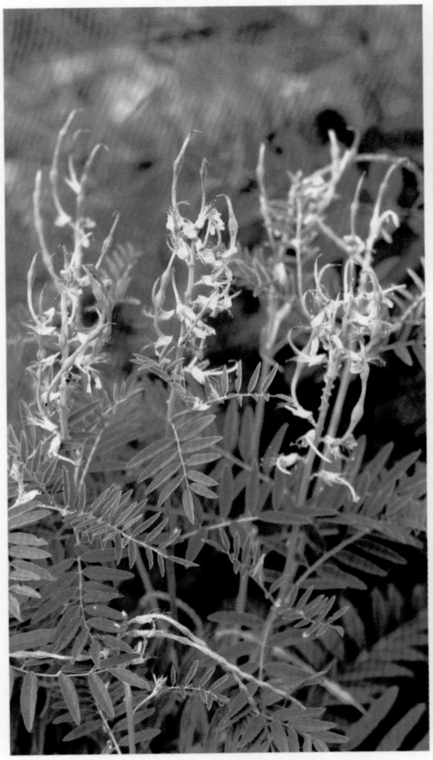

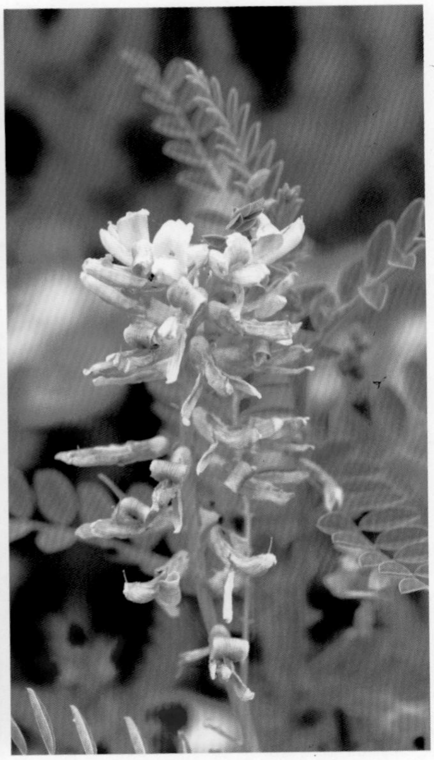

药材名

觉伟哲吾、吉哇哲布、吉尾折捕、觉唯摘吾（སྒྱི་བའི་འབྲས་བུ།），蓟哇（སྒྱི་བ）。

药用部位

成熟种子。

功能与主治

解毒，引吐胆病。用于白喉，黄疸性肝炎，化脓性扁桃体炎，虫病。

用量与用法

1.5 ～ 2g。入丸剂。

附注

《四部医典》《度母本草》《晶珠本草》等均记载有引吐溢出的胆汁、治虫病及喉蛾病之药物“སྒྱི་བའི་འབྲས་བུ།”（吉哇哲布）。关于藏医所用“吉哇哲布”的基原，现代各文献记载有所不同，包括槐属（*Sophora*）的多种植物，各地藏医习用的基原不同，多以砂生槐 *S. moorcroftiana* (Benth.) Baker 为正品或主流品种，《部标藏药》以“砂生槐子 སྒྱི་བའི་འབྲས་བུ།/ 觉伟哲吾”之名收载了该种。据文献记载，苦豆子 *S. alopecuroides* L. 为青海藏医习用的“吉哇哲布”的基原。（参见“砂生槐”“白刺花”条）

紫檀

Pterocarpus indicus Willd.

豆科（Leguminosae）　　紫檀属（*Pterocarpus*）

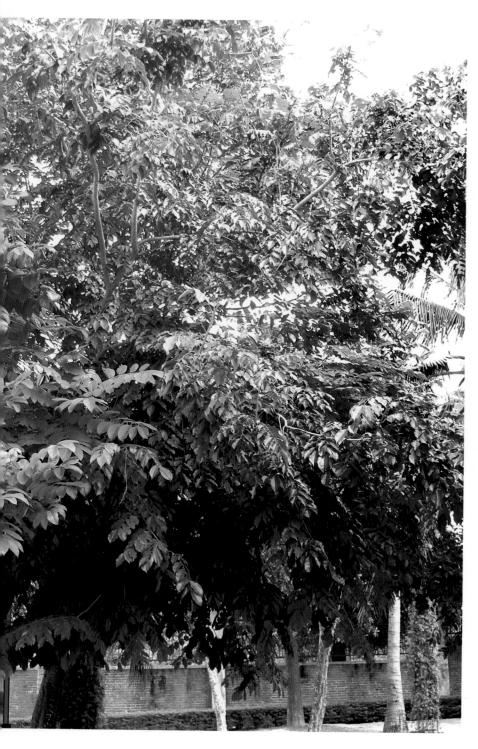

形态

乔木，高 15～25m；树皮灰色。羽状复叶；托叶早落；小叶 3～5 对，卵形，长 6～11cm，宽 4～5cm，先端渐尖，基部圆形，两面无毛，叶脉纤细。圆锥花序顶生或腋生，多花，被褐色短柔毛；花梗长 7～10mm，先端有 2 线形、易脱落的小苞片；花萼钟状，微弯，长约 5mm，萼齿阔三角形，长约 1mm，先端圆，被褐色丝毛；花冠黄色，花瓣有长柄，边缘皱波状，旗瓣宽 10～13mm；雄蕊 10，单体，最后成二体雄蕊（5+5）；子房具短柄，密被柔毛。荚果圆形，扁平，偏斜，宽约 5cm，对种子部分略被毛且有网纹，周围具宽翅，翅宽可达 2cm，有种子 1～2。花期春季。

分布

分布于我国台湾、广东、云南南部等。印度、菲律宾、印度尼西亚、缅甸等也有分布。

生境

生长于坡地疏林中，或栽培于庭院。

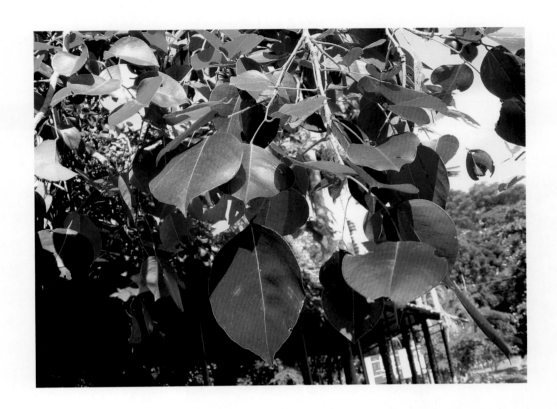

▌ 药材名 ▌

赞旦玛布、旃檀玛尔保、旃檀玛保（ཙན་དན་དམར་པོ།）。

▌ 药用部位 ▌

树干心材。

▌ 功能与主治 ▌

清血热，行气。用于血热，血瘀，高血压，多血症；外用于肢节肿胀。

▌ 用量与用法 ▌

1 ~ 2g。内服煎汤。外用适量，研粉撒或调敷患处。

附 注

　　《四部医典》记载有"ཙན་དན་དམར་པོ།"（赞旦玛布），言其为治血热症之药物。《晶珠本草》记载"ཙན་དན"（赞旦、赞等）分为白、黄、红、紫 4 种。现代文献记载，现一般将市售"赞旦"分为白、红 2 种，白者 ["ཙན་དཀར་པོ།"（赞旦嘎保）] 为檀香科植物檀香 Santalum album L.，红者 ["ཙན་དན་དམར་པོ།"（赞旦玛布）] 则为豆科植物紫檀 P. indicus Willd.、旃檀紫檀 P. santalinus L. f.（该种产于印度）。有观点认为，红者包含古籍记载的红、紫 2 种，系因产地、树龄不同导致药材颜色的不同。《部标藏药》（附录）《藏标》《青海藏标》以"檀香 / 占登（赞旦嘎保）"之名收载了檀香 S. album L.，《部标藏药》（附录）以"紫檀香 /ཙན་དན་དམར་པོ།/ 赞旦玛布"之名收载了青龙木 P. indicus Willd.（紫檀）。（参见"檀香""暴马丁香"条）

厚果崖豆藤

Millettia pachycarpa Benth.

豆科（Leguminosae） | 崖豆藤属（*Millettia*）

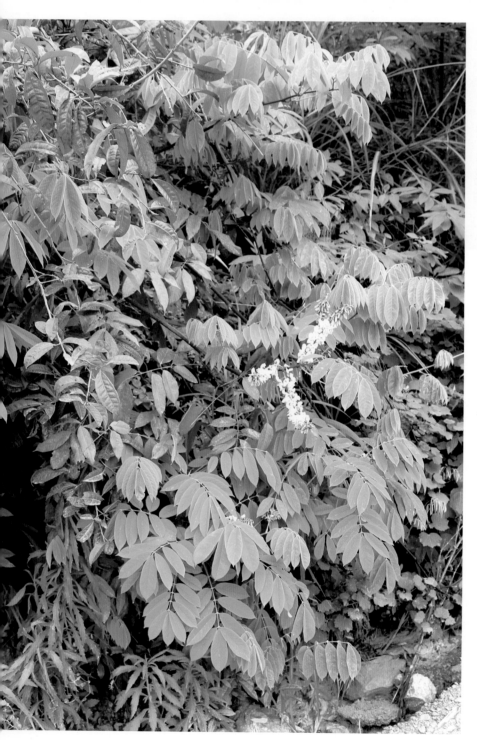

▌ 形态 ▌

巨大藤本，长达 15m，幼年时直立如小乔木状。嫩枝褐色，密被黄色绒毛，后渐秃净，老枝黑色，光滑，散布褐色皮孔，茎中空。羽状复叶长 30 ~ 50cm；叶柄长 7 ~ 9cm；托叶阔卵形，黑褐色，贴生鳞芽两侧，长 3 ~ 4mm，宿存；小叶 6 ~ 8 对，间隔 2 ~ 3cm，草质，长圆状椭圆形至长圆状披针形，长 10 ~ 18cm，宽 3.5 ~ 4.5cm，先端锐尖，基部楔形或圆钝，上面平坦，下面被平伏绢毛，中脉在下面隆起，密被褐色绒毛，侧脉 12 ~ 15 对，平行至近叶缘弧曲；小叶柄长 4 ~ 5mm，密被毛；无小托叶。圆锥花序总状，2 ~ 6 枝生于新枝下部，长 15 ~ 30cm，密被褐色绒毛，生花节长 1 ~ 3mm，花 2 ~ 5 着生于节上；苞片小，阔卵形，小苞片甚小，线形，离萼生；花长 2.1 ~ 2.3cm；花梗长 6 ~ 8mm；花萼杯状，长约 6mm，宽约 7mm，密被绒毛，萼齿甚短，几不明显，具圆头，上方 2 齿全合生；花冠淡紫色，旗瓣无毛或先端边缘具睫毛，卵形，基部淡紫色，具 2 短耳，无胼胝体，翼瓣长圆形，下侧具钩，龙骨瓣基部截形，具短钩；雄蕊单体，对旗瓣的 1 基部分离；无花盘；子房线形，密被绒毛，花柱长于子房，向上弯，胚珠 5 ~ 7。荚果深褐黄色，肿胀，长圆形，单粒种子时卵形，长 5 ~ 23cm，宽约 4cm，厚约 3cm，秃净，密布浅黄色疣状斑点，果瓣木质，甚厚，迟裂，有种子 1 ~ 5；种子黑褐色，肾形，或挤压成棋子形。花期 4 ~ 6 月，果期 6 ~ 11 月。

▌分布 ▌

分布于我国西藏、云南、贵州、四川、重庆、湖南、江西、浙江、福建、广东、广西、台湾等。印度、尼泊尔、不丹、缅甸、老挝、越南、泰国等也有分布。

▌生境 ▌

生长于海拔 2000m 以下的山坡常绿阔叶林中。

▌药材名 ▌

阿哲、阿摘、阿折、阿斋（ 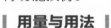 ），阿扎曼巴（ ཨ་འབྲས་དམན་པ ）。

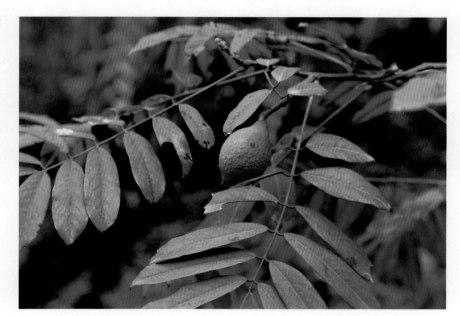

▌药用部位 ▌

成熟种子。

▌功能与主治 ▌

滋阴，补肾。用于肾虚，肾功能损伤。

▌用量与用法 ▌

1.5 ~ 3g。内服研末，或入丸剂；有毒。

附 注

"ཨ་འབྲས" （阿哲）始见于《四部医典》记载；据《晶珠本草》记载的"阿哲"药材（果核）的形态来看，芒果核的原植物应有 2 种。《藏汉大辞典》将 "ཨ་འབྲས" （阿哲）译名作"冲天子"。现代文献记载的"阿哲"的基原也主要有 2 种，即漆树科植物杧果 Mangifera indica L. 和豆科植物厚果崖豆藤 Millettia pachycarpa Benth.（厚果鸡血藤，广东、云南又称"冲天子"），后者在《甘露本草明镜》中以 "ཨ་འབྲས་དམན་པ" （阿扎曼巴）之名被记载。据调查，现藏医主要使用的为杧果 Mangifera indica L.，《部标藏药》等收载的"芒果核 /ཨ་འབྲས/ 阿哲"的基原也仅为杧果 Mangifera indica L.。厚果崖豆藤含有有毒成分鱼藤酮（rotenone）和鱼藤素（deguelin），易引起身体浮肿，现已少用。（参见"杧果"条）

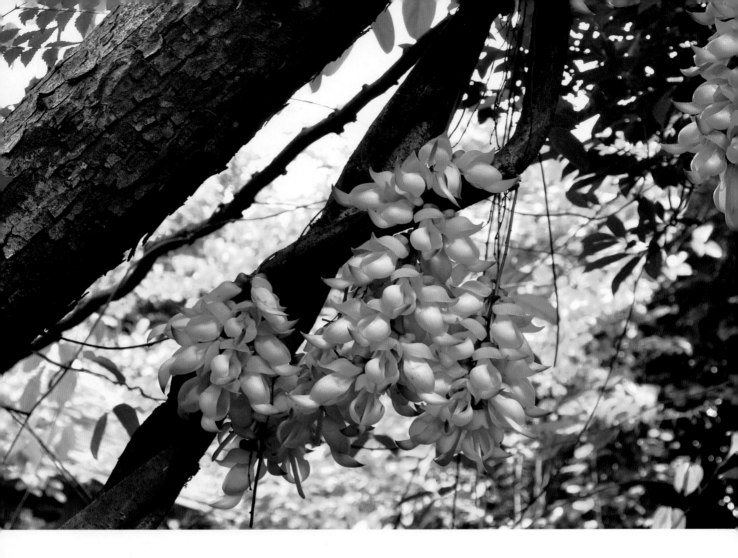

白花油麻藤

Mucuna birdwoodiana Tutch.

| 豆科（Leguminosae） | 黧豆属（*Mucuna*） |

▍形态 ▍

常绿、大型木质藤本。老茎外皮灰褐色，断面淡红褐色，有 3 ～ 4 偏心的同心圆圈，断面先流白汁，2 ～ 3 分钟后有血红色汁液形成；幼茎具纵沟槽，皮孔褐色，凸起，无毛或节间被伏贴毛。羽状复叶具 3 小叶，叶长 17 ～ 30cm；托叶早落；叶柄长 8 ～ 20cm；叶轴长 2 ～ 4cm；小叶近革质，顶生小叶椭圆形、卵形或略呈倒卵形，通常较长而狭，长 9 ～ 16cm，宽 2 ～ 6cm，先端具长达 1.3 ～ 2cm 的渐尖头，基部圆形或稍楔形，侧生小叶偏斜，长 9 ～ 16cm，两面无毛或散生短毛，侧脉 3 ～ 5，中脉、侧脉、网脉在两面凸起；无小托叶；小叶柄长 4 ～ 8mm，具稀疏短毛。总状花序生于老枝上或生于叶腋，长 20 ～ 38cm，有花 20 ～ 30，常呈束状；苞片卵形，长约 2mm，早落；花梗长 1 ～ 1.5cm，具稀疏或密生的暗褐色伏贴毛；小苞片早落；花萼内面与外面密被浅褐色伏贴毛，外面被红褐色脱落的粗刺毛，萼筒宽杯形，长 1 ～ 1.5cm，宽 1.5 ～ 2.5cm，2 侧齿三角形，长 5 ～ 8mm，最下齿狭三角形，长 5 ～ 15mm，上唇宽三角形，常与侧齿等长；花冠白色或带绿白色，旗瓣长 3.5 ～ 4.5cm，先端圆，基部耳长 4mm，翼瓣长 6.2 ～ 7.1cm，先端圆，瓣柄长约 8mm，密被浅褐色短毛，耳长约 5mm，龙骨瓣长 7.5 ～ 8.7cm，基部瓣柄长 7 ～ 8mm，耳长不过 1mm，密被褐色短毛；雄蕊管长 5.5 ～ 6.5cm；子房密被直立暗褐色短毛。果实木质，带形，长 30 ～ 45cm，宽 3.5 ～ 4.5cm，厚 1 ～ 1.5cm，近念珠状，密被红褐色短绒毛，幼果常被红褐色脱落的刚毛，沿背、腹缝线各具宽 3 ～ 5mm 的木质狭翅，有纵沟，内部在种子之间有木质隔膜，厚达 4mm；种子 5 ～ 13，深紫黑色，近肾形，长约 2.8cm，宽约 2cm，厚 8 ～ 10mm，常有光泽，种脐为种子周长的 1/2 ～ 3/4。花期 4 ～ 6 月，果期 6 ～ 11 月。

▌ 分布 ▌

分布于我国江西、福建、广东、广西、贵州、四川等。

▌ 生境 ▌

生长于海拔 800 ～ 2500m 的山地阳处、路旁、溪边，常攀缘于乔木、灌木上。

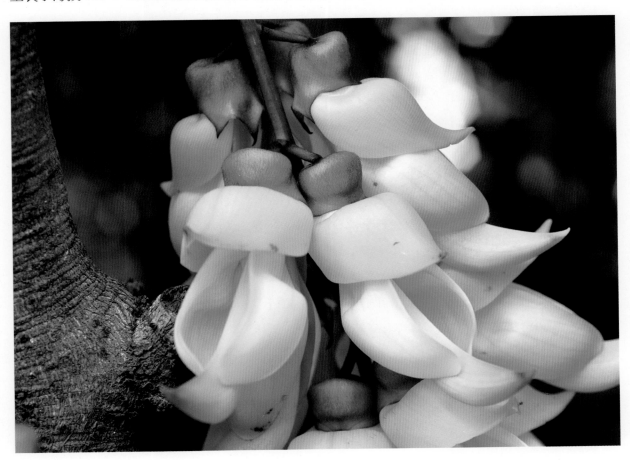

▌ 药材名 ▌

拉果肖夏、达郭肖夏、达果肖夏、达果尔肖夏、拉郭尔学夏（ཪྭ་གོར་ཤོ་ཤ）。

▌ 药用部位 ▌

种子。

▌ 功能与主治 ▌

清脾热，通络，强身。外敷消肿。用于肺病，脾病，经络病，"培根"病，中毒症。种仁：滋补，增精液。

▌ 用量与用法 ▌

3～5g。内服煎汤，或入丸、散剂；有小毒。外用适量，研粉撒，或调敷患处。

附 注

　　《四部医典》中记载有3种"ཤིང་ཁ"（肖夏），"ཀླུ་གར་ཤིང་ཁ"（拉果肖夏）为其中之一，为清脾热之药物。《蓝琉璃》在"药物补述"中新增解肝脏毒之药物"བ་ཀཔ"（巴卡），又称之为"མཆིན་པ་ཤིང་ཁ"（庆巴肖夏），并指出"拉果肖夏"和"庆巴肖夏"容易相混；《四部医典系列挂图全集》第二十七图中有"拉果肖夏"的附图（29号图，木质藤本，小叶3～6），汉译本译注名为"榼藤子"；在第三十一图中有"བ་ཀཔ"（巴卡）的附图（42号图，树木，小叶3～7，荚果较短），汉译本译注名为"木腰子"，即《蓝琉璃》新增的"巴卡"。《晶珠本草》将"庆巴肖夏"[又名"བ་ཀཔ་སྐྱུག་ཤེ"（巴卡木保）]列入4种"ཤིང་ཁ"（肖夏）之中，各种"肖夏"的功效各有特点，"ཀླུ་གར་ཤིང་ཁ"（拉果肖夏）亦为其中之一。关于"拉果肖夏"的形态，《度母本草》《晶珠本草》等记载"茎细而小，花白色，果实心形，种子肾形，色黑，具花纹"；现代的《甘露本草明镜》记载其为"多年生藤本植物。茎细，掌状三出复叶。花白色，似豌豆花而小，腋生。果实细而长，含种子约六粒，种子肾形，色黑具花纹"。现代文献记载的"拉果肖夏"的基原均为豆科黧豆属（*Mucuna*）植物，包括白花油麻藤 *M. birdwoodiana* Tutch.（花白色，果荚带形，种子5～13）、常春油麻藤 *M. sempervirens* Hemsl.（又名藜豆；花深紫色，果荚带形，种子多数）、大果油麻藤 *M. macrocarpa* Wall.[又名长荚油麻藤、老鸦花藤（*M. wangii* Hu）；花暗紫色，旗瓣带绿白色，果荚带形，种子6～12]，但上述各种的形态与《度母本草》《晶珠本草》的记载均仅部分相似。"庆巴肖夏"则为豆科植物榼藤 *Entada phaseoloides* (Linn.) Merr. 的种子（又称"木腰子"），《四部医典系列挂图全集》将"拉果肖夏"译为"榼藤子"有误。《部标藏药》和《青海藏标》收载的"ཀླུ་གར་ཤིང་ཁ"（拉果肖夏）均为白花油麻藤 *M. birdwoodiana* Tutch.；《藏标》以"藜豆 /ཀླུ་གར་ཤིང་ཁ/ 拉郭尔学夏"之名收载了藜豆 *M. sempervirens* Hemsl.（常春油麻藤），但其功能为"治肾病"。（参见"南酸枣""刀豆""榼藤""常春油麻藤"条）

常春油麻藤

Mucuna sempervirens Hemsl.

| 豆科（Leguminosae） | 黧豆属（*Mucuna*） |

▌形态 ▐

常绿木质藤本，长可达 25m。老茎直径超过 30cm，树皮有皱纹，幼茎有纵棱和皮孔。羽状复叶具 3 小叶，叶长 21 ~ 39cm；托叶脱落；叶柄长 7 ~ 16.5cm；小叶纸质或革质，顶生小叶椭圆形、长圆形或卵状椭圆形，长 8 ~ 15cm，宽 3.5 ~ 6cm，先端渐尖，尖头可达 15cm，基部稍楔形，侧生小叶极偏斜，长 7 ~ 14cm，无毛；侧脉 4 ~ 5 对，在两面明显，在下面凸起；小叶柄长 4 ~ 8mm，膨大。总状花序生于老茎上，长 10 ~ 36cm，每节上有 3 花，无香气或有臭味；苞片和小苞片不久脱落，苞片狭倒卵形，长、宽均为 15mm；花梗长 1 ~ 2.5cm，具短硬毛；小苞片卵形或倒卵形；花萼密被暗褐色伏贴短毛，外面被稀疏的金黄色或红褐色脱落的长硬毛，萼筒宽杯形，长 8 ~ 12mm，宽 18 ~ 25mm；花冠深紫色，干后黑色，长约 6.5cm，旗瓣长 3.2 ~ 4cm，圆形，先

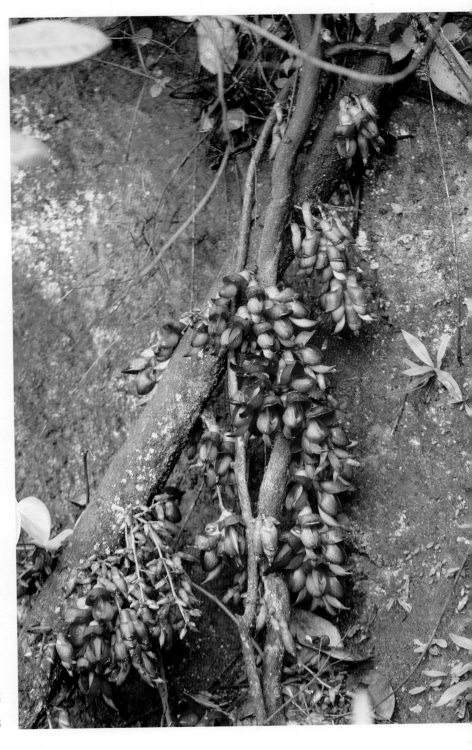

端凹达 4mm，基部耳长 1 ~ 2mm，翼瓣长 4.8 ~ 6cm，宽 1.8 ~ 2cm，龙骨瓣长 6 ~ 7cm，基部瓣柄长约 7mm，耳长约 4mm；雄蕊管长约 4cm，花柱下部和子房被毛。果实木质，带形，长30 ~ 60cm，宽 3 ~ 3.5cm，厚 1 ~ 1.3cm，种子间缢缩，近念珠状，边缘多数加厚，凸起为 1 圆形脊，中央无沟槽，无翅，具伏贴红褐色短毛和长的脱落红褐色刚毛；种子 4 ~ 12，内部隔膜木质，带红色、褐色或黑色，扁长圆形，长 2.2 ~ 3cm，宽 2 ~ 2.2cm，厚 1cm，种脐黑色，包围着种子的 3/4。花期 4 ~ 5 月，果期 8 ~ 10 月。

▍ 分布 ▍
分布于我国四川、贵州、云南、陕西南部、湖北、浙江、江西、福建、广东、广西。日本也有分布。

▍ 生境 ▍
生长于海拔 300 ~ 3000m 的亚热带森林、灌丛、溪谷、河边。

▍ 药材名 ▍
拉果肖夏、达郭肖夏、达果尔肖夏、拉郭尔学夏（ཟླ་གོར་ཞོ་ཤ）。

▍ 药用部位 ▍
种子。

▍ 功能与主治 ▍
清脾热，通络，强身；外敷消肿。用于肺病，脾病，经络病，"培根"病，中毒症。种仁：滋补，增精液。

▍ 用量与用法 ▍
3 ~ 5g。内服煎汤，或入丸、散剂；有小毒。外用适量，研粉撒，或调敷患处。

附 注

《四部医典》《蓝琉璃》中记载有 3 种 "ཞོ་ཤ"（肖夏），"ཟླ་གོར་ཞོ་ཤ"（拉果肖夏）为其中之一。《晶珠本草》中则增加了 1 种 "མཆིན་པ་ཞོ་ཤ"（庆巴肖夏，楠藤子），共记载了 4 种 "肖夏"，四者的功效不同，各有所长，其中，"拉果肖夏" 能清脾热、外敷消肿，其种仁还有滋补之效。现代文献记载的 "拉果肖夏" 的基原包括白花油麻藤 M. birdwoodiana Tutch.、常春油麻藤 M. sempervirens Hemsl.、大果油麻藤 M. macrocarpa Wall.（老鸦花藤）3 种豆科黧豆属（Mucuna）植物，但三者均仅部分形态与《度母本草》《晶珠本草》的记载相似。《部标藏药》和《青海藏标》收载的 "ཟླ་གོར་ཞོ་ཤ"（拉果消夏）的基原为白花油麻藤 M. birdwoodiana Tutch.；《藏标》以 "黧豆 /ཟླ་གོར་ཞོ་ཤ/ 拉郭尔学夏" 之名收载了黧豆 M. sempervirens Hemsl.（常春油麻藤）。（参见 "南酸枣" "刀豆" "楠藤" "白花油麻藤" 条）

刀豆

Canavalia gladiata (Jacq.) DC.

| 豆科（Leguminosae） | 刀豆属（*Canavalia*） |

形态

缠绕草本，长达数米，无毛或稍被毛。羽状复叶具3小叶，小叶卵形，长8～15cm，宽（4～）8～12cm，先端渐尖或具急尖的尖头，基部宽楔形，两面薄被微柔毛或近无毛，侧生小叶偏斜；叶柄常较小叶片短，小叶柄长约7mm，被毛。总状花序具长总花梗，有数花生于总轴中部以上；花梗极短，生于花序轴隆起的节上；小苞片卵形，长约1mm，早落；花萼长15～16mm，稍被毛，上唇约为萼管长的1/3，具2阔而圆的裂齿，下唇3裂，齿小，长2～3mm，急尖；花冠白色或粉红色，长3～3.5cm，旗瓣宽椭圆形，先端凹入，基部具不明显的耳及阔瓣柄，翼瓣和龙骨瓣均弯曲，具向下的耳；子房线形，被毛。荚果带状，略弯曲，长20～35cm，宽4～6cm，离缝线约5mm处有棱；种子椭圆形或长椭圆形，长约3.5cm，宽约2cm，厚约1.5cm，种皮红色或褐色，种脐约为种子周长的3/4。花

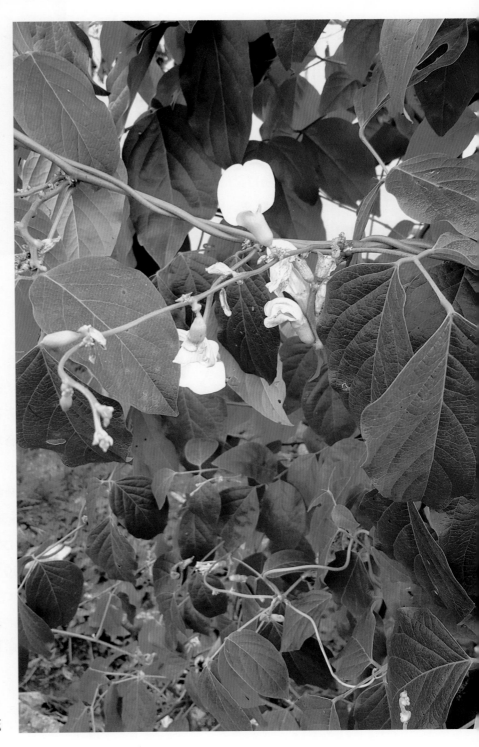

期 7～9 月，果期 10 月。

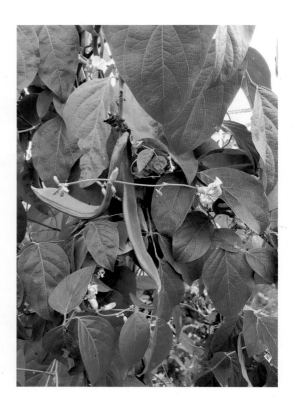

分布
长江以南各地均有栽培。非洲以及其他热带、亚热
带地区也有分布。

生境
作为蔬菜栽培。

药材名
卡玛消夏、卡玛肖夏（ཀ་མ་ཤ་ཤོ་ཀ），卡肖（ཀ་མ་ཤོ）。

药用部位
成熟种子。

功能与主治
补肾，散寒，下气，利肠胃，止呕吐。用于肾脏疾病，
肾气虚损，肠胃不和，呕逆，腹痛吐泻。

用量与用法
4.5～9g。

 附　注

　　《四部医典》始载 "ཀ་མ་ཤ་ཀ"（卡玛肖夏）；《蓝琉璃》引《图鉴》之记载 "蔓细叶滑软，
花色深蓝，荚果黄色内有种豆，豆粒黑色状如肾"，并言 "蔓细长，叶光滑绵软，状如荞叶，花深
蓝色，荚果黄色，种子肾形，白者为上品，黑者和黄者也依次分上、下品"，言其为清肾热之药
物；《四部医典系列挂图全集》第二十七图中有 "ཀ་མ་ཤ་ག་དཀར་མེན"（卡玛肖夏嘎赛，27 号图）和
"ཀ་མ་ཤ་ན་ནག་ཀ"（卡玛肖夏那保，28 号图）的附图，两者所示植物均为 3 小叶，前者为藤本，具较
大的长荚果，后者似为植物苗，其汉译本译注名分别为 "白刀豆" 和 "黑刀豆"。《晶珠本草》在 "树
木类药物" 的 "果实类药物" 中记载有 4 种 "ཤ་ཀ"（肖夏），各种的功效有所不同，"卡玛肖夏"
为其中之一，其种子有白、红、黑 3 种。现代文献记载藏医所用 "卡玛肖夏" [略称 "ཀ་མ་ཤོ"（卡肖）]
的基原为洋刀豆 *C. ensiformis* (Linn.) DC.、刀豆 *C. gladiata* (Jacq.) DC.，两者的形态与《四部医典系
列挂图全集》中 "卡玛肖夏嘎赛" 的附图也基本相符。《部标藏药》（附录）、《藏标》以 "刀豆 /
ཀ་མ་ཤོ/ 卡肖" 之名收载了刀豆 *C. gladiata* (Jacq.) DC.，该种的种子呈红色或褐色，应为红色 "卡玛肖夏"；
洋刀豆 *C. ensiformis* (Linn.) DC. 原产于中美洲，我国有引种，其种子为白色或黑色。文献记载扁豆
Lablab purpureus (Linn.) Sweet 也为 "卡玛肖夏" 的代用品，称其为 "ཀ་མ་ཤོ་དམན་ཀ"（卡肖曼巴，"曼
巴" 为代用品之意）。关于 "卡玛肖夏" 的功效，不同文献记载为 "清热" 或 "散寒"。（参见 "南
酸枣""槠藤""白花油麻藤" 条）

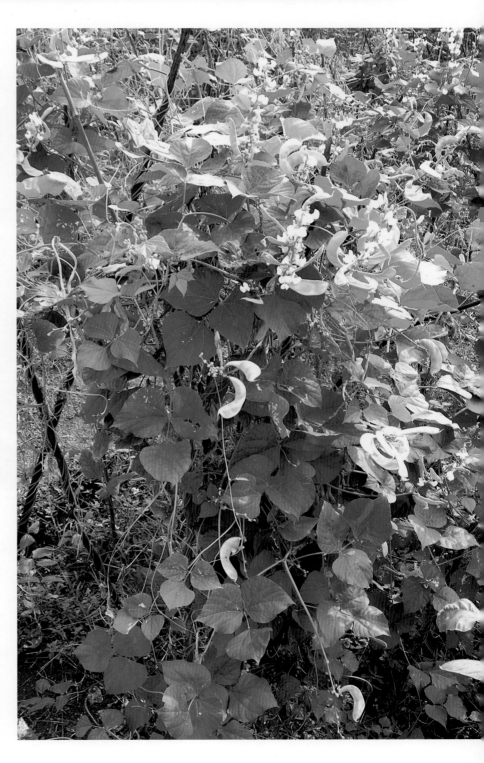

扁豆
Lablab purpureus (Linn.) Sweet （*Dolichos lablab* Linn.）

| 豆科（Leguminosae） | 扁豆属（*Lablab*） |

▌ 形态 ▌

多年生缠绕藤本。全株几无毛，茎长可达 6m，常呈淡紫色。羽状复叶具 3 小叶；托叶基着，披针形；小托叶线形，长 3 ~ 4mm；小叶宽三角状卵形，长 6 ~ 10cm，宽约与长相等，侧生小叶两边不等大，偏斜，先端急尖或渐尖，基部近平截。总状花序直立，长 15 ~ 25cm，花序轴粗壮，总花梗长 8 ~ 14cm；小苞片 2，近圆形，长 3mm，脱落；花 2 至多朵簇生于节上；花萼钟状，长约 6mm，上方 2 裂齿几完全合生，下方的 3 近相等；花冠白色或紫色，旗瓣圆形，基部两侧具 2 长而直立的小附属体，附属体下有 2 耳，翼瓣宽倒卵形，具平截的耳，龙骨瓣呈直角弯曲，基部渐狭成瓣柄；子房线形，无毛，花柱比子房长，弯曲不逾 90°，一侧扁平，近顶部内缘被毛。荚果长圆状镰形，长 5 ~ 7cm，近先端最阔，宽 1.4 ~ 1.8cm，扁平，直或稍向背侧弯曲，先端有弯曲的尖喙，基部渐狭；

种子 3 ~ 5，扁平，长椭圆形，在白花品种中为白色，在紫花品种中为紫黑色，种脐线形，长约占种子周长的 2/5。花期 4 ~ 12 月。

▌ 分布 ▌

原产地可能为印度。我国各地广泛栽培。

▌ 生境 ▌

世界各热带地区均有栽培。

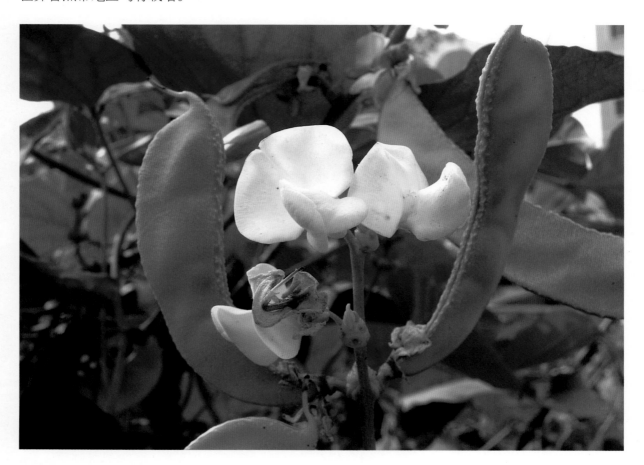

▌ 药材名 ▌

善扪麦朵、山唛梅朵（ སྟོན་མའི་མེ་ཏོག ），善扪麦朵嘎保（ སྟོན་མའི་མེ་ཏོག་དཀར་པོ ），卡肖曼巴（ ཁ་བལ་ཤོ་དམན་པ ）。

▌ 药用部位 ▌

花、种子。

▌ 功能与主治 ▌

花：活血调经，益肾，止血；用于肾病，月经过多，诸出血症。种子：解毒，降低胆固醇；用于中毒引起的六腑疾病，痘疮。

▌ 用量与用法 ▌

3 ~ 5g。内服煎汤，或入丸、散剂。

附 注

《四部医典》中记载有"སྲན་ཁྲ།"（山唛）。《四部医典系列挂图全集》第二十四图中有"སྲན་ཁྲ།"（山唛，10号图）和"སྲན་ཙོད།"（山穷，14号图）的附图，汉译本译注名分别为"豌豆"和"扁豆"。《鲜明注释》称其为"སྲན་མའི་མེ་ཏོག"（善扣麦朵），又称其为"ཁྲུ་བོ་ཅིག"（掐破孜孜）。《蓝琉璃》言"掐破孜孜"又名"གེར་ཧྲུལ་ཅན་ཁྲ།"（兴居如玛）。《晶珠本草》则在"湿生草类药物"中记载有"ཁྲུ་ཅིག"（恰泡子），言其为止妇女月经之药物，在"作物类药物"的"荚类作物类药物"中分别记载有"སྲན་མའི་མེ་ཏོག"（善扣麦朵）和"སྲན་མའི་མེ་ཏོག་དཀར་པོ"（善扣麦朵嘎保），前者用于治疗痔疮、神经性皮炎、风湿性关节炎、血病，后者为开通脉闭，治"培根"发热病、腹泻、黑色痘疹、皮炎之药物。现代文献对"掐破孜孜"和"山唛"的基原有不同观点，不同文献中记载的"掐破孜孜"的基原包括豆科植物豌豆 Pisum sativum Linn.、白花丹科植物小蓝雪花 Ceratostigma minus Stapf ex Prain 及石竹科等多种植物；"山唛"的基原主要包括多种豆类植物，以花入药，又称"豆花"。《晶珠本草》汉译重译本认为"恰泡子"的基原为白花丹科植物毛蓝雪花 Ceratostigma griffithii Clarke，"善扣麦朵"的基原为豆科植物兵豆 Lens culinaris Medic.，"善扣麦朵嘎保"的基原为白扁豆 Dolichos lablab Linn.[扁豆 Lablab purpureus (Linn.) Sweet]。《四部医典系列挂图全集》中"山唛"的附图确为豌豆 Pisum sativum Linn. 无疑，而"山穷"也为豆科植物，但系从基部多分枝的草本而非藤本，叶为奇数羽状复叶，有小叶5～7，并非扁豆 Lablab purpureus (Linn.) Sweet。扁豆 Lablab purpureus (Linn.) Sweet 的种子有白色和紫黑色，《晶珠本草》所载的"善扣麦朵嘎保"，似白色种子者（"嘎保"即为"白色"之意）。《西藏藏标》以"གེར་ཧྲུལ་ཅན་ཁྲ།/ 兴居如玛 / 小角柱花"之名收载了小蓝雪花 Ceratostigma minus Stapf ex Prain（架棚）。（参见"小蓝雪花""豌豆"条）

　　《四部医典》始载有"མཁལ་མ་ཞོ་ཤ།"（卡玛肖夏）；《蓝琉璃》言"卡玛肖夏"的种子有白、黑、黄3种。《四部医典系列挂图全集》第二十七图中有白["མཁལ་མ་ཞོ་ཤ་དཀར་སེར།"（卡玛肖夏嘎赛），27号图]、黑["མཁལ་མ་ཞོ་ཤ་ནག་པོ"（卡玛肖夏那保），28号图]二者的附图，汉译本译注名分别为"白刀豆"和"黑刀豆"。《晶珠本草》在"树木类药物"的"果实类药物"中记载有4种"ཞོ་ཤ།"（肖夏），言各种的功效有所不同，"卡玛肖夏"为其中之一种，其种子有白、红、黑3种。现代文献记载的目前藏医所用"卡玛肖夏"的基原有豆科植物洋刀豆 Canavalia ensiformis (Linn.) DC.（种子白色或黑色）和刀豆 Canavalia gladiate (Jacq.) DC.（种子红色或褐色），它们的形态与《四部医典系列挂图全集》中"卡玛肖夏嘎赛"附图所示形态也基本相符。《部标藏药》（附录）、《藏标》以"刀豆 / མཁལ་ཞོ།/ 卡肖"之名收载了刀豆 Canavalia gladiata (Jacq.) DC.。据文献记载，扁豆 Lablab purpureus (Linn.) Sweet 也作"卡玛肖夏"的代用品，又被称为"མཁལ་ཞོ་དམན་པ།"（卡肖曼巴），关于其功效，文献记载为"清热"或"散寒"。（参见"刀豆""南酸枣""楒藤"条）

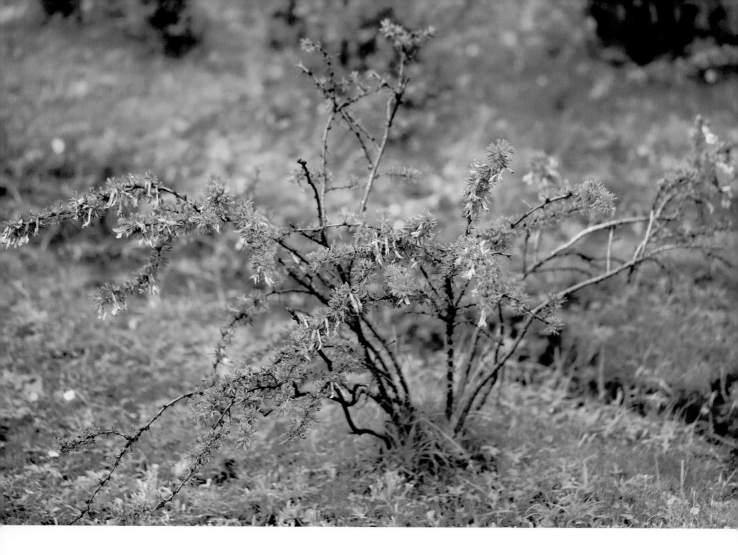

川西锦鸡儿

Caragana erinacea Kom.

| 豆科（Leguminosae） | 锦鸡儿属（*Caragana*） |

▌ 形态 ▌

灌木，高 30 ～ 60cm。老枝绿褐色或褐色，常具黑色条棱，有光泽；一年生枝黄褐色或褐红色。羽状复叶有 2 ～ 4 对小叶；托叶褐红色，被短柔毛，刺针很短，长 2 ～ 3mm，脱落或宿存；长枝上叶轴长 1.5 ～ 2cm，宿存，短枝上叶轴密集，长 2 ～ 15mm，稍硬化，脱落或宿存；短枝上小叶常 2 对，线形、倒披针形或倒卵状长圆形，长 3 ～ 12mm，宽 1 ～ 2.5mm，先端锐尖，上面无毛，下面疏被短柔毛。花梗极短，常 1 ～ 4 簇生于叶腋，被伏贴短柔毛或无毛；花萼管状，长 8 ～ 10mm，宽 3 ～ 4mm；花冠黄色，长 18 ～ 25mm，旗瓣宽卵形至长圆状倒卵形，有时中部及顶部呈紫红色，翼瓣长圆形或线状长圆形，瓣柄稍长于瓣片，耳圆钝，小，龙骨瓣瓣柄长于瓣片，耳不明显；子房被密柔毛。荚果圆筒形，长 1.5 ～ 2cm，先端尖，无毛或被短柔毛。花期 5 ～ 6 月，果期 8 ～ 9 月。

▌ 分布 ▌

分布于我国甘肃南部、青海东部、四川西部、西藏东部（察雅）、云南。

▍生境▍

生长于海拔 2750 ~ 3000m 的山坡草地、灌丛、林缘、河岸、沙丘。

▍药材名▍

佐摸兴玛保（ མཛོ་མོ་ཤིང་དམར་པོ ）。

▍药用部位▍

根、茎的木部心材。

▍功能与主治▍

活血化瘀，排内脏瘀血，降血压，壮腰补肾；外用消毒散肿。用于血分热邪，高血压，多血病，肾虚腰痛，月经不调，髋关节痛，肌热，筋脉发热；外用于疖疮痈疽。

▍用量与用法▍

3 ~ 7g。

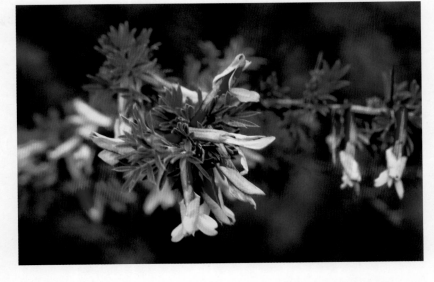

附注

　　《晶珠本草》在"树木类药物"的"树干类药物"和"树枝类药物"中分别记载有"མཛོ་ཤིང་"（佐木兴）和"གམ།"（渣玛），前者为破血活血、治血热症之药物，其"为灌木，叶细小，树身被刺，状如狐尾，毛竖起。叶多不明显。花白色或粉红色，状如豆花。木心红似红檀木"；后者为清解肌热和脉热、收敛病扩散、催吐积聚之疾病的药物，其"全树被刺；叶生刺干；花黄色，状如豆花，角果细长，种子豆形"。现代文献记载的上述 2 种药物的基原主要为锦鸡儿属（*Caragana*）植物，均包括多种，且有交叉。"佐木兴"多以鬼箭锦鸡儿 *C. jubata* (Pall.) Poir. 为正品，该种的木部心材常呈红色，这与《晶珠本草》记载的"木心红似红檀木"的特征一致，该种又称"佐摸兴玛保"（红色之意，当是指其心材呈红色），也是《部标藏药》《藏标》等中收载的"མཛོ་ཤིང་"（佐木兴）的基原之一，以红色的木部心材入药。"渣玛"通常以云南锦鸡儿 *C. franchetiana* Kom. 为正品，其"花黄色"等形态与古籍记载也相符；《西藏藏标》以"གམ།/ 渣玛 / 渣玛"之名收载了云南锦鸡儿 *C. franchetiana* Kom.，规定以其根及茎枝内皮入药，记载其能清热解毒，用于脉热、中毒、恶瘤；《四川藏标》以"二色锦鸡儿 /གམ།/ 渣玛"之名收载了二色锦鸡儿 *C. bicolor* Kom.，规定以其根入药，将其用于"散肌肉热、脉热、成熟瘟疫热并消除'隆'热症"，其药用部位、功能、主治均与"佐木兴"不同。据文献记载，川西锦鸡儿 *C. erinacea* Kom. 为"佐摸兴玛保"的基原之一，为四川甘孜藏医的习用品，但该种的花冠为黄色，与"渣玛"的形态更相符。（参见"鬼箭锦鸡儿""云南锦鸡儿""二色锦鸡儿"条）

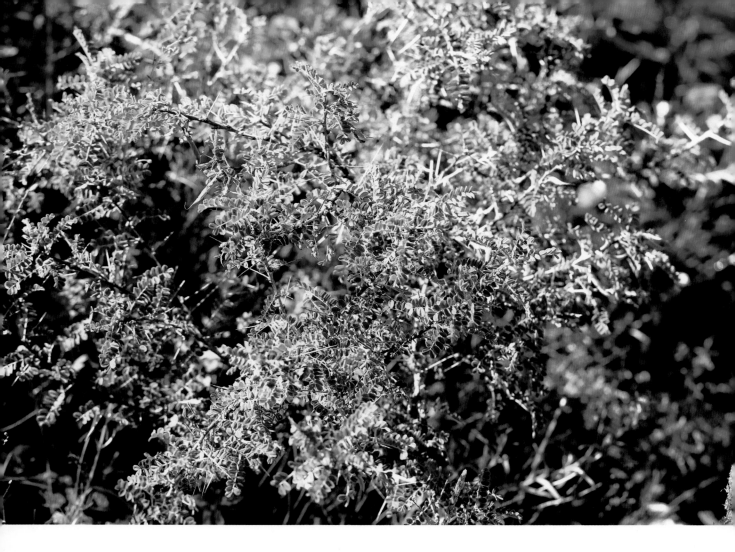

云南锦鸡儿

Caragana franchetiana Kom.

| 豆科（Leguminosae） | 锦鸡儿属（*Caragana*） |

▌ 形态 ▌

灌木，高 1 ~ 3m。老枝灰褐色；小枝褐色，枝条伸长。羽状复叶有 5 ~ 9 对小叶；托叶膜质，卵状披针形，脱落，先端具刺尖或无；仅长枝叶轴硬化成粗针刺，长 2 ~ 5cm，宿存，灰褐色，无毛；小叶倒卵状长圆形或长圆形，长 5 ~ 9mm，宽 3 ~ 3.5mm，嫩时有短柔毛，下面淡绿色。花梗长 5 ~ 20mm，被柔毛，中下部具关节；苞片披针形，小苞片 2，线形；花萼短管状，长 8 ~ 12mm，宽 5 ~ 7mm，基部囊状，初被疏柔毛，萼齿披针状三角形，长 2 ~ 5mm；花冠黄色，有时旗瓣带紫色，长约 23mm，旗瓣近圆形，先端不凹，具长瓣柄，翼瓣的瓣柄稍短于瓣片，具 2 耳，下耳线形，与瓣柄近等长，上耳齿状，短小，有时不明显，龙骨瓣先端钝，瓣柄与瓣片近相等，耳齿状；子房被密柔毛。荚果圆筒状，长 2 ~ 4.5cm，被密伏贴柔毛，里面被褐色绒毛。花期 5 ~ 6 月，果期 7 月。

▍分布 ▍

分布于我国四川西部、云南东部和西部、西藏东部。

▍生境 ▍

生长于海拔 3300 ～ 4000m 的山坡灌丛、林下、林缘。

▍药材名 ▍

渣玛、扎玛（ᘉᘉ），佐摸兴、佐木兴、作毛兴、佐木香、
佐毛相（ᘉᢘᘉᢙᘉ）。

▍药用部位 ▍

根、茎枝内皮（中皮）。

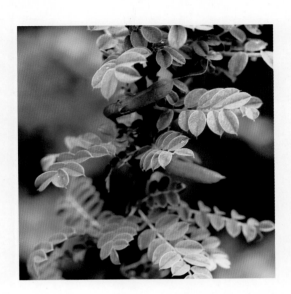

▍功能与主治 ▍

渣玛：清热解毒。用于脉热，中毒症，恶瘤。

佐木兴：破血，化瘀，降血压。用于高山多血症，高血压，月经不调；外用于疖疮痈疽。

▍用量与用法 ▍

3 ～ 9g。内服煎汤，或入丸、散剂。

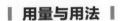 附　注

　　《四部医典》中记载有解经络热毒之药物"ᘉᘉ"（渣玛）和化瘀血、清血热之药物"ᘉᢘᘉᢙ"（佐摸）。《晶珠本草》将"渣玛"归于"树木类药物"的"树干类药物"中，将"佐摸"[名"ᘉᢘᘉᢙᘉ"（佐摸兴）]归于"树枝类药物"中。关于两者的形态，《晶珠本草》言"（渣玛）全树被刺；叶生刺干；花黄色，状如豆花，角果细长，种子豆形"，"（佐摸兴）为灌木，叶细小，树身被刺，状如狐尾，毛竖起。叶多不明显。花白色或粉红色，状如豆花。木心红似红檀木"。现代文献记载的"渣玛"和"佐木兴"的基原主要为锦鸡儿属（Caragana）植物，约有10余种，不同文献对2种药材的基原有不同观点，且二者的基原也有交叉。文献记载，云南锦鸡儿 C. franchetiana Kom. 为"渣玛"或"佐木兴"的基原之一。现藏医多以云南锦鸡儿 C. franchetiana Kom. 为"渣玛"的正品，以其根、茎枝内皮（中皮）入药（《晶珠本草》记载的药用部位为根），以鬼箭锦鸡儿 C. jubata (Pall.) Poir. 为"佐木兴"的正品，以其红色木部心材入药。《部标藏药》《藏标》在"藏锦鸡儿（鬼箭锦鸡儿）/ᘉᢘᘉᢙ/佐木兴（佐木香）"条下收载了鬼箭锦鸡儿 C. jubata (Pall.) Poir.、昌都锦鸡儿 C. changduensis Liou f.、川青锦鸡儿 C. tibetica Kom.（毛刺锦鸡儿）；《西藏藏标》以"ᘉᘉ/渣玛/渣玛"之名收载了云南锦鸡儿 C. franchetiana Kom.；《四川藏标》以"二色锦鸡儿 /ᘉᘉ/渣玛"之名收载了二色锦鸡儿 C. bicolor Kom.（根）。但上述各标准中规定的"佐木兴"与"渣玛"的功能与主治不同。此外，文献记载的"渣玛"的基原还有多刺锦鸡儿 C. spinosa (Linn.) DC.、甘青锦鸡儿 C. przewalskii Pojark.（通天河锦鸡儿）、短叶锦鸡儿 C. brevifolia Kom. 等。（参见"鬼箭锦鸡儿""二色锦鸡儿"条）

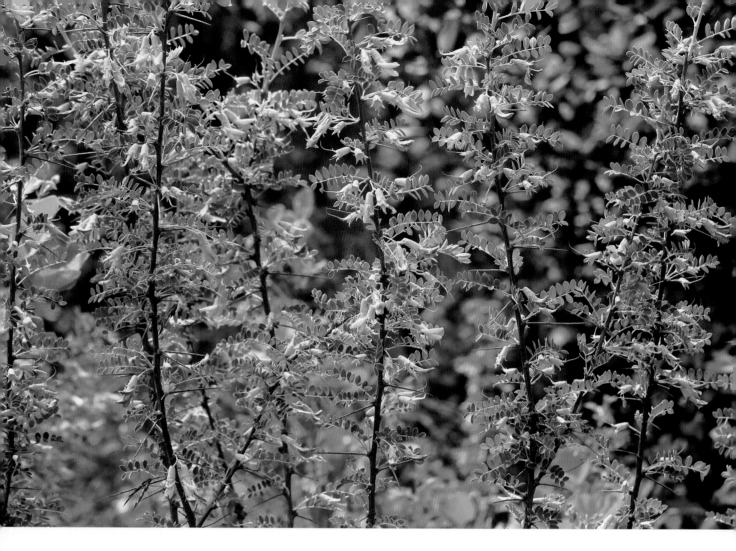

二色锦鸡儿

Caragana bicolor Kom.

豆科（Leguminosae）　　　　锦鸡儿属（*Caragana*）

▌ 形态 ▌

灌木，高 1 ~ 3m。老枝灰褐色或深灰色；小枝褐色，被短柔毛。羽状复叶有 4 ~ 8 对小叶；托叶三角形，褐色，膜质；长枝上叶轴硬化成粗针刺，长 1.5 ~ 5cm，灰褐色或带白色；小叶倒卵状长圆形、长圆形或椭圆形，长 3 ~ 8mm，宽 2 ~ 4mm，先端钝或急尖，基部楔形，幼时被伏贴白柔毛，后期仅下面疏被柔毛，淡绿色，上面深绿色。花梗单生，长 1 ~ 2cm，密被短柔毛，中部具关节，关节处具 2 卵状披针形、膜质的苞片；花梗在关节处常分为 2 小花梗，每小花梗具 1 花，每花下具 3 线形、膜质的小苞片；花萼钟状，长约 1cm，萼齿披针形，长 2 ~ 4mm，先端渐尖，密被丝质柔毛；花冠黄色，长 2 ~ 2.2cm，旗瓣干时紫堇色，倒卵形，先端微凹，瓣柄长不及瓣片的 1/2，翼瓣的瓣柄比瓣片短，耳细长，稍短于瓣柄，龙骨瓣较旗瓣稍短，瓣柄与瓣片近等长，耳牙齿状，短小；子房密被柔毛。荚果圆筒状，长 3 ~ 4mm，宽约 3mm，先端渐尖，外面疏被白色柔毛，里面密被褐色柔毛。花期 6 ~ 7 月，果期 9 ~ 10 月。

分布

分布于我国四川西部、云南、西藏（昌都）。

生境

生长于海拔 2400 ~ 3500m 的山坡、灌丛、杂木林内。

药材名

佐木兴、佐木香、佐毛兴、佐毛相、作毛兴、渣玛兴（ མཛོ་མོ་ཤིང་ ），佐摸兴玛保（ མཛོ་མོ་ཤིང་དམར་པོ ），渣玛、扎玛（ གྲམ ），渣玛曼巴（ གྲམ་དམན་པ ）。

药用部位

根及茎的木部心材。

功能与主治

佐木兴：破血，化瘀，降血压。用于高山多血症，高血压，月经不调；外用于疖疮痈疽。

渣玛：用于排散肌肉热、脉热、成熟瘟疫热，清除"隆热"症。

用量与用法

3 ~ 9g。内服煎汤，或入丸、散剂。

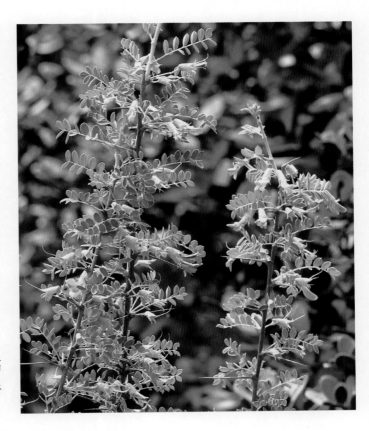

附 注

　　《晶珠本草》在"树木类药物"的"树干类药物"和"树枝类药物"中分别记载有" མཛོ་མོ་ཤིང་ "（佐木兴）和" གྲམ "（渣玛），前者为破血活血、治血热症之药物，后者为清解肌热和脉热、收敛病扩散、催吐积聚之药物。现代文献记载的上述 2 种药物的基原均为锦鸡儿属（*Caragana*）植物，二者的基原均有多种，且有交叉，通常以鬼箭锦鸡儿 *C. jubata* (Pall.) Poir. 为"佐木兴"的正品，以云南锦鸡儿 *C. franchetiana* Kom. 为"渣玛"的正品。据文献记载，二色锦鸡儿 *C. bicolor* Kom. 为"佐木兴"或"渣玛"的基原之一，该种的花为黄色，与"渣玛"的形态更为相似，四川甘孜藏医则将其作"渣玛"的代用品，称之为" གྲམ་དམན་པ "（渣玛曼巴）。《四川藏标》以"二色锦鸡儿 /གྲམ/ 渣玛"之名收载了二色锦鸡儿 *C. bicolor* Kom.，言以其根入药；《西藏藏标》以" གྲམ/ 渣玛 / 渣玛"之名收载了云南锦鸡儿 *C. franchetiana* Kom.，言以其根及茎枝内皮入药，二者的功能与主治不尽一致，且均与"佐木兴"不同。（参见"鬼箭锦鸡儿""云南锦鸡儿"条）

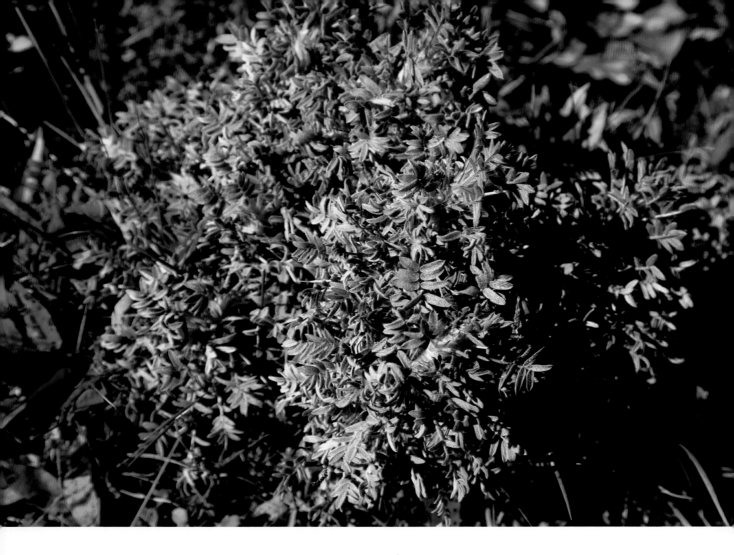

鬼箭锦鸡儿

Caragana jubata (Pall.) Poir.

| 豆科（Leguminosae） | 锦鸡儿属（*Caragana*） |

▎形态 ▎

灌木，直立或伏地，高 0.3 ~ 2m，基部多分枝。树皮深褐色、绿灰色或灰褐色。羽状复叶有 4 ~ 6
对小叶；托叶先端刚毛状，不硬化成针刺；叶轴长 5 ~ 7cm，宿存，被疏柔毛；小叶长圆形，长
11 ~ 15mm，宽 4 ~ 6mm，先端圆或尖，具刺尖头，基部圆形，绿色，被长柔毛。花梗单生，
长约 0.5mm，基具关节，苞片线形；花萼钟状管形，长 14 ~ 17mm，被长柔毛，萼齿披针形，
长为萼筒的 1/2；花冠玫瑰色、淡紫色、粉红色或近白色，长 27 ~ 32mm，旗瓣宽卵形，基部渐
狭成长瓣柄，翼瓣近长圆形，瓣柄长为瓣片的 2/3 ~ 3/4，耳狭线形，长为瓣柄的 3/4，龙骨瓣先
端斜平截而稍凹，瓣柄与瓣片近等长，耳短，三角形；子房被长柔毛。荚果长约 3cm，宽 6 ~ 7mm，
密被丝状长柔毛。花期 6 ~ 7 月，果期 8 ~ 9 月。

▎分布 ▎

分布于我国内蒙古、河北、山西、西藏（巴青）、青海（久治）、新疆。蒙古等也有分布。

▎生境 ▎

生长于海拔 2400 ~ 3000m 的山坡、灌丛、林缘。

▎药材名 ▎

佐木兴、佐摸兴、佐木香、佐毛兴、佐毛相、作毛兴、渣玛兴（ མཛོ་མོ་ཤིང་ ），佐摸兴玛保（ མཛོ་མོ་ཤིང་དམར་པོ་ ），佐摸兴嘎博（ མཛོ་མོ་ཤིང་དཀར་པོ་ ）。

▎药用部位 ▎

根及茎的木部心材。

▎功能与主治 ▎

破血，化瘀，降血压。用于高山多血症，高血压，月经不调；外用于疖疮痈疽。

▎用量与用法 ▎

3 ~ 7g。也煎膏入药。

附 注

《四部医典》记载有"ཀཻམ"（渣玛）和"མཛོ"（佐摸），言前者为清肌热及脉热之药物，后者为活血、清血热之药物；《四部医典系列挂图全集》第二十九图中有"渣玛"（40 号图）和"佐摸"（41 号图）的附图，其汉译本译注名分别为"阳雀花"和"鬼见愁"，两图所示均似锦鸡儿属（Caragana）植物，前者枝叶较硬直，后者枝叶较柔软。《晶珠本草》在"树木类药物"的"树干类药物"和"树枝类药物"中分别记载有"མཛོ་མོ་ཤིང་"（佐木兴）和"渣玛"，言前者为破血活血、治血热症之药物，其"为灌木，叶细小，树身被刺，状如狐尾，毛竖起。叶多不显。花白色或粉红色，状如豆花。根和皮如筋能拧绳，木心红似檀香"；言后者为清解肌热和脉热、收敛病扩散、催吐积聚的药物，其"全树被刺；叶生刺干""花黄色，状如豆花，角果细长，内含种子，豆形"。现代文献记载的上述 2 种药物主要为锦鸡儿属植物，各自的基原均有多种，且有交叉。"佐木兴"多以鬼箭锦鸡儿 Caragana jubata (Pall.) Poir. 为正品，其形态与《晶珠本草》记载的"花白色，具红色光泽""木心红似檀香"的形态特征基本一致，又称"佐摸兴玛保"（红色之意，当是指其心材红色）或"佐摸兴嘎博"（白色之意，可能系指其花白色），其他为代用品，包括毛刺锦鸡儿 Caragana tibetica Kom.（川青锦鸡儿、西藏锦鸡儿）、昌都锦鸡儿 Caragana changduensis Liou f.、云南锦鸡儿 Caragana franchetiana Kom.、二色锦鸡儿 Caragana bicolor Kom.、青甘锦鸡儿 Caragana tangutica Maxim. ex Kom.、川西锦鸡儿 Caragana erinacea Kom. 等多种；《部标藏药》《藏标》等中收载的"མཛོ་མོ་ཤིང་"（佐木兴）的基原包括上述植物的前 3 种，以红色的木部心材入药。也有观点认为"佐木兴"的基原还包括豆科植物苏木 Caesalpinia sappan L.，其心材黄色，故又称"མཛོ་མོ་ཤིང་སེར་པོ་"（佐摸兴赛保，"སེར་པོ་"为黄色之意）。"渣玛"通常以云南锦鸡儿 Caragana franchetiana Kom. 为正品，其花黄色等形态与古籍之记载相符，但其枝条伸长的形态则与《四部医典系列挂图全集》的"佐摸"更为相近；此外，作"渣玛"基原的还有短叶锦鸡儿 Caragana brevifolia Kom.、二色锦鸡儿 Caragana bicolor Kom.、多刺锦鸡儿 Caragana spinosa (L.) DC.、甘蒙锦鸡儿 Caragana opulens Kom. 等。《西藏藏标》以"ཀཻམ/渣玛"之名收载了云南锦鸡儿 Caragana franchetiana Kom.，言以其根及茎枝内皮入药，记载其功能为清热解毒，可用于治疗脉热、中毒和恶瘤，与"佐木兴"不同。（参见"云南锦鸡儿""昌都锦鸡儿""二色锦鸡儿""青甘锦鸡儿"条）

青甘锦鸡儿

Caragana tangutica Maxim. ex Kom.

豆科（Leguminosae）　　　　锦鸡儿属（*Caragana*）

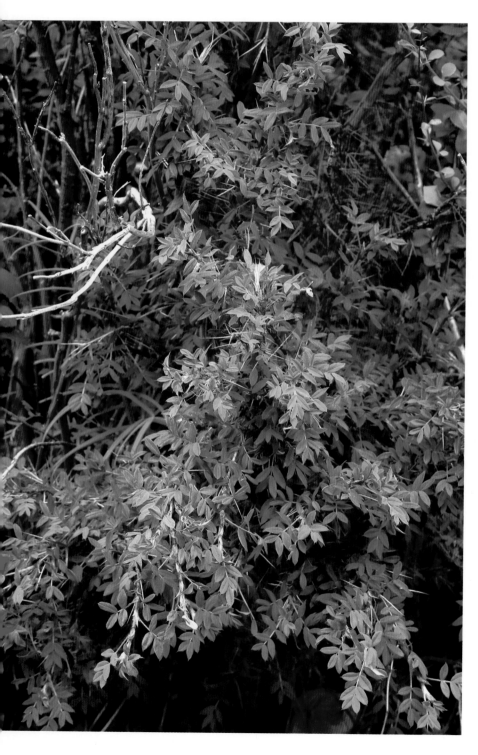

▌形态▐

灌木，高 1 ～ 4m。老枝绿褐色，片状剥落。羽状复叶常有小叶 3 对，极少 2 对；托叶膜质，褐色，先端渐尖或锐尖；叶轴硬化成细针刺，斜伸或向下弯，长 1.5 ～ 4cm；小叶各对间远离，上部 1 对常较下部者稍大，倒披针形或长圆状卵形，长 8 ～ 15mm，宽 3 ～ 8mm，先端锐尖，具软刺尖，基部楔形，嫩时边缘密被长柔毛，下面淡绿色，疏生长柔毛。花梗单生，长 8 ～ 25mm，密被白色长柔毛，近基部具关节；苞片极小，膜质；花萼钟状管形，长 8 ～ 13mm，被白色柔毛，萼齿三角形，长 2 ～ 3mm，边缘白色；花冠黄色，长 23 ～ 27mm，旗瓣宽倒卵形，先端微凹，翼瓣的瓣柄较瓣片稍短，耳线形，长为瓣柄的 1/2，龙骨瓣的瓣柄长为瓣片的 3/4，耳短小；子房密被短柔毛。荚果线形，长 3 ～ 4cm，宽约 7mm，先端渐尖，密被伏贴长柔毛。花期 5 ～ 6 月，果期 7 ～ 9 月。

分布

分布于我国甘肃南部及祁连山一带、青海东部、四川西北部、西藏（察雅）。

生境

生长于高山山坡灌丛、阳坡林内。

药材名

佐木兴、佐摸兴、佐木香、佐毛兴、佐毛相、作毛兴、渣玛兴（ མཛོ་མོ་ཤིང་ ）、佐摸兴玛保（ མཛོ་མོ་ཤིང་དམར་པོ ）。

药用部位

根及茎的木部心材。

功能与主治

破血，化瘀，降压。用于高山多血症，高血压，月经不调；外用于疖疮痈疽。

用量与用法

3～7g。多入丸、散剂，或煎膏入药。

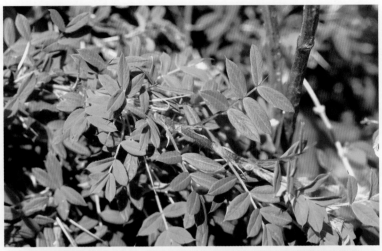

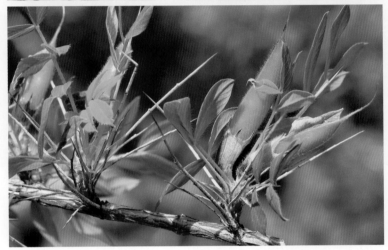

附 注

　　《晶珠本草》在"树木类药物"的"树干类药物"和"树枝类药物"中分别记载有"མཛོ་མོ་ཤིང་"（佐木兴）和"གཟའ"（渣玛），前者为破血活血、治血热症之药物，后者为清解肌热和脉热、收敛病扩散、催吐积聚之药物。现代文献记载的上述 2 种药物主要为锦鸡儿属（Caragana）植物，各自的基原均有多种，且有交叉。"佐木兴"多以鬼箭锦鸡儿 C. jubata (Pall.) Poir. 为正品，其形态与《晶珠本草》记载的"花白色，具红色光泽，木心红似檀香"的形态特征基本一致，又称"མཛོ་མོ་ཤིང་དམར་པོ"（佐摸兴玛保，"玛保"为红色之意），其他为代用品。《部标藏药》《藏标》等以"མཛོ་མོ་ཤིང་/ 佐木兴"之名收载了鬼箭锦鸡儿 C. jubata（Pall.）Poir.、毛刺锦鸡儿 C. tibetica Kom.（川青锦鸡儿、西藏锦鸡儿）、昌都锦鸡儿 C. changduensis Liou f.，以红色的木部心材入药。据文献记载，青甘锦鸡儿 C. tangutica Maxim. ex Kom.（川青锦鸡儿）也为"佐摸兴玛保"的基原之一。"渣玛"通常以云南锦鸡儿 C. franchetiana Kom. 为正品，《西藏藏标》以"གཟའ/ 渣玛"之名收载了云南锦鸡儿 C. franchetiana Kom.，其以根及茎枝内皮入药，具有清热解毒的功能，用于脉热、中毒、恶瘤，与"佐木兴"不同。（参见"鬼箭锦鸡儿""云南锦鸡儿"条）

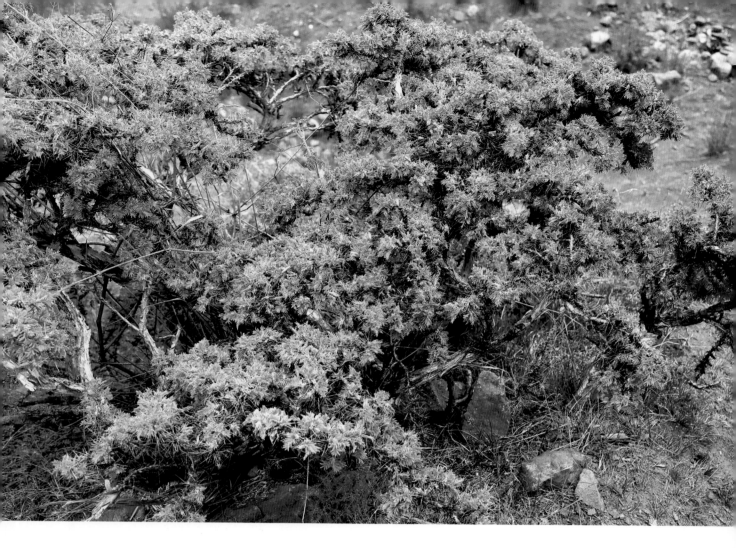

昌都锦鸡儿

Caragana changduensis Liou f.

豆科（Leguminosae）　　　锦鸡儿属（*Caragana*）

▌ 形态 ▌

灌木，高 1.5 ~ 2m。老枝黄褐色或灰褐色，剥落，短枝密集。偶数羽状复叶具小叶 5 ~ 7 对；托叶红褐色，革质，密被长柔毛；叶轴细，长 2 ~ 3（~ 6.5）cm，宿存，密集短枝上，被柔毛；小叶卵状长圆形或长圆形，长 5 ~ 7mm，宽约 2.5mm，先端尖锐，两面被柔毛，下面较密，淡绿色。花梗单生，长 2 ~ 3mm，关节在基部；花萼管状，长 7 ~ 10mm，宽约 5mm，常带红褐色，被柔毛；花冠黄色，长 22 ~ 23mm，旗瓣宽倒卵形，先端稍圆，基部渐狭成瓣柄，翼瓣的瓣柄较瓣片稍短或超过瓣片的 1/2，瓣片长圆形，耳短小，齿状，长约 1mm，龙骨瓣先端尖，瓣柄较瓣片长，瓣片基部近截形，耳不明显；子房被密毛。荚果披针形，两侧扁，长约 2.5cm，宽约 0.5cm，先端有短尖，外面被白色柔毛，里面光滑。花期 6 月，果期 7 ~ 8 月。

▌ 分布 ▌

分布于我国西藏（察雅、八宿）、青海（玉树）。

生境

生长于海拔 3150 ~ 4300m 的山坡灌丛、河岸。

药材名

佐木兴、佐木香、佐毛兴、佐毛相、作毛兴、渣玛兴（ མཛོ་མོ་ཤིང་། ），佐摸兴玛保（ མཛོ་མོ་ཤིང་དམར་པོ ），
佐摸兴嘎博（ མཛོ་མོ་ཤིང་དཀར་པོ ）。

药用部位

根及茎的木部心材。

功能与主治

破血，化瘀，降血压。用于血
分热邪，高山多血症，高血压，
月经不调，肌热，筋脉发热；
外用于疖疮痈疽。

用量与用法

3 ~ 9g。内服煎汤，或入丸、
散剂。

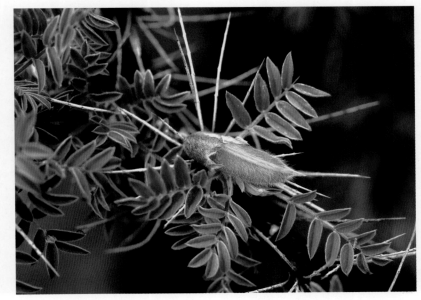

附 注

　　《晶珠本草》在"树木类药物"的"树干类药物"和"树枝类药物"中分别记载有" མཛོ་མོ་ཤིང་། "
（佐木兴）和" གྲ་མ "（渣玛），前者为破血活血、治血热症之药物，后者为清解肌热和脉热、收敛
病扩散、催吐积聚之疾病的药物。现代文献记载的上述 2 种药物的基原均为锦鸡儿属（Caragana）
植物，均涉及多种植物，通常以鬼箭锦鸡儿 Caragana jubata (Pall.) Poir. 为"佐木兴"的正品，以云
南锦鸡儿 Caragana franchetiana Kom. 为"渣玛"的正品，但不同文献中记载的 2 种药物的基原也
存在交叉。据文献记载，昌都锦鸡儿 Caragana changduensis Liou f. 为"佐木兴"的基原之一。《部
标藏药》收载的"藏锦鸡儿 / མཛོ་མོ་ཤིང་། / 佐木兴"的基原即为鬼箭锦鸡儿 Caragana jubata (Pall.) Poir. 和
昌都锦鸡儿 Caragana changduensis Liou f.。也有文献记载，"佐木兴"的基原还包括豆科植物苏木
Caesalpinia sappan L.，因其心材呈黄色，故又称为" མཛོ་མོ་ཤིང་སེར་པོ "（佐摸兴赛保，黄色的"佐摸兴"
之意），为相互区别，又将昌都锦鸡儿 Caragana changduensis Liou f. 等称为"佐摸兴玛保"（红色
的"佐摸兴"之意）或"佐摸兴嘎博"（白色的"佐摸兴"之意）。（参见"鬼箭锦鸡儿""云南
锦鸡儿""苏木"条）

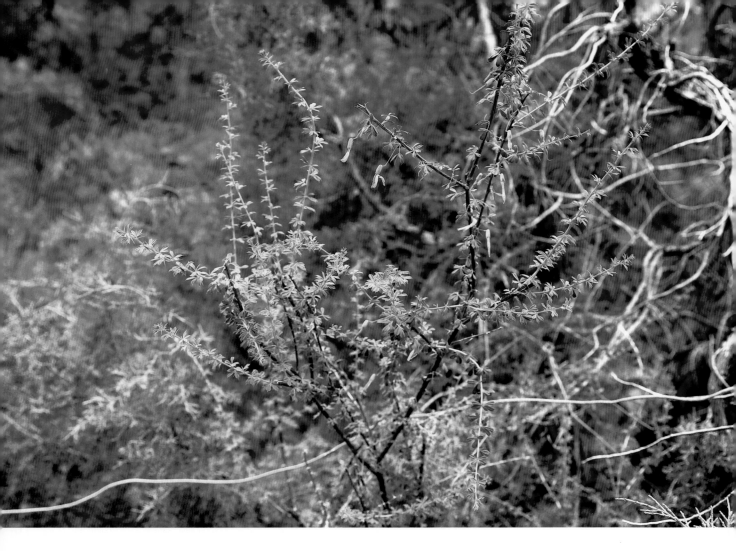

甘蒙锦鸡儿

Caragana opulens Kom.

豆科（Leguminosae） 锦鸡儿属（*Caragana*）

▌ 形态 ▌

灌木，高 40 ~ 60cm。树皮灰褐色，有光泽；小枝细长，稍呈灰白色，有明显条棱。假掌状复叶有 4 小叶；托叶在长枝者硬化成针刺，直或弯，针刺长 2 ~ 5mm，在短枝者较短，脱落；小叶倒卵状披针形，长 3 ~ 12mm，宽 1 ~ 4mm，先端圆形或平截，有短刺尖，近无毛或稍被毛，绿色。花梗单生，长 7 ~ 25mm，纤细，关节在顶部或中部以上；花萼钟状管形，长 8 ~ 10mm，宽约 6mm，无毛或稍被疏毛，基部具显著囊状突起，萼齿三角状，边缘有短柔毛；花冠黄色，旗瓣宽倒卵形，长 20 ~ 25mm，有时略带红色，先端微凹，基部渐狭成瓣柄，翼瓣长圆形，先端钝，耳长圆形，瓣柄长稍短于瓣片，龙骨瓣的瓣柄稍短于瓣片，耳齿状；子房无毛或被疏柔毛。荚果圆筒状，长 2.5 ~ 4cm，宽 4 ~ 5mm，先端短渐尖，无毛。花期 5 ~ 6 月，果期 6 ~ 7 月。

▌ 分布 ▌

分布于我国内蒙古、河北、山西、陕西、宁夏、甘肃、青海东部、四川西部、西藏（察雅、八宿）。

▍生境▍

生长于海拔 3400m 以下的干山坡、沟谷、丘陵。

▍药材名▍

渣玛、扎玛（ཟ་མ།）。

▍药用部位▍

根、茎枝内皮。

▍功能与主治▍

根：解肌肉热、脉热。茎枝内皮：祛风活血，止痛利尿，补气益肾；用于头晕头痛，耳鸣眼花，肺病咳嗽，小儿疳积，四肢抽搐，呕吐，风湿性关节炎，跌打损伤。

▍用量与用法▍

2 ~ 3g。内服煎汤，或入丸、散剂。

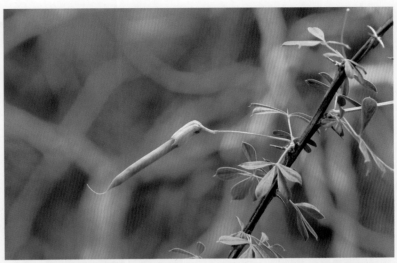

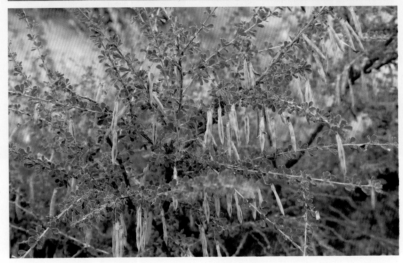

附 注

《晶珠本草》记载"ཟ་མ།"（渣玛）为清解肌热和脉热、收敛病扩散、催吐积聚之药物，引《图鉴》之记载"全树被刺，叶生刺干；花黄色，光泽不显"，并言花黄色，状如豆花，角果细长，内含种子，豆形。现代文献记载的"渣玛"的基原包括多种锦鸡儿属（*Caragana*）植物，甘蒙锦鸡儿 *C. opulens* Kom. 为其基原之一，此外，短叶锦鸡儿 *C. brevifolia* Kom.、云南锦鸡儿 *C. franchetiana* Kom.、二色锦鸡儿 *C. bicolor* Kom.、多刺锦鸡儿 *C. spinosa* (L.) DC.、黄刺条 *C. frutex* (Linn.) C. Koch、甘青锦鸡儿 *C. przewalskii* Pojark.（通天河锦鸡儿）、甘南锦鸡儿 *C. kozlowii* Kom.（沧江锦鸡儿）也作"渣玛"的基原。《西藏藏标》以"ཟ་མ།/渣玛"之名收载了云南锦鸡儿 *C. franchetiana* Kom.，言以其根及茎枝内皮入药。

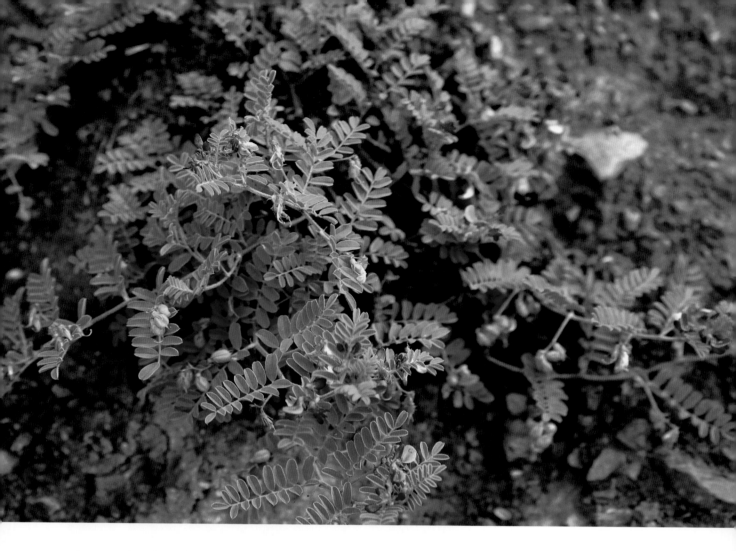

甘青黄耆

Astragalus tanguticus Batalin

| 豆科（Leguminosae） | 黄耆属（*Astragalus*） |

▍形态 ▍

茎平卧或上升，多数，长 20 ～ 40cm，密被白色开展的短柔毛，多分枝。羽状复叶具 11 ～ 21 小叶，长 2 ～ 4cm；托叶三角状披针形，长达 4mm，上面无毛；叶柄长 4 ～ 6mm；小叶近对生，椭圆状长圆形或倒卵状长圆形，长 4 ～ 11mm，宽 2 ～ 4mm，先端圆或截形，有短尖头，基部圆或钝形，上面有时有疏柔毛，下面被白色半开展柔毛，小叶柄短。总状花序呈伞形，生 4 ～ 10 花，长 4 ～ 10cm，疏被白色或混有黑色柔毛；总花梗长 2 ～ 4cm，苞片披针形，长约 2.3mm；花梗长 1 ～ 1.2mm，小苞片细小；花萼钟状，疏被白色及黑色柔毛，萼筒长 2 ～ 2.5mm，萼齿线状披针形，长 2.5 ～ 3mm；花冠青紫色，旗瓣长约 10mm，宽 10 ～ 10.5mm，瓣片近圆形，长 8 ～ 9mm，先端微缺，基部突然收狭，瓣柄长 1.7 ～ 2mm，翼瓣长约 8mm，瓣片近长圆形，长 7 ～ 8mm，宽 2.5 ～ 2.8mm，先端圆形，瓣柄长 2.5 ～ 2.8mm，龙骨瓣长 9 ～ 10mm，瓣片倒卵形，长 7 ～ 8mm，宽 3.5 ～ 4mm，瓣柄较短；子房有柄，密被白色柔毛，柄长约 1mm，柱头被簇毛。荚果近圆形或长圆形，长 7 ～ 8mm，直径 4 ～ 4.5mm，具网脉，疏被白色短柔毛，假 2 室，含多颗种子，果颈不露出宿萼外；种子棕色，圆肾形，长约 2mm，横宽约 2.5mm，平滑。花期 5 ～ 8 月，果期 8 ～ 10 月。

▌ 分布 ▌

分布于我国甘肃西南部（夏河、岷县、玛曲、肃南）、青海东部及南部、四川西北部（甘孜、马尔康、若尔盖、道孚）、西藏东部（昌都、江达、丁青、巴青）。

▌ 生境 ▌

生长于海拔 2500 ～ 4300m 的山谷、山坡、干草地、草滩。

▌ 药材名 ▌

萨玛（ས་མ），萨完、塞盎、塞恩（ས་སྒོན）。

▌ 药用部位 ▌

全草或根。

▌ 功能与主治 ▌

全草：退热镇痛，催吐，利尿；用于胃痉挛，溃疡病，水肿；外用于创伤。根：利尿消肿，镇痛，愈疮止血；用于脉热，创伤热，水肿。

▌ 用量与用法 ▌

3 ～ 9g。内服煎汤，或入丸、散剂。外用熬膏。

附 注

《晶珠本草》记载"ས་མ"（萨玛）为"治心性水肿，并治水肿引腹水"之药物，并言据《图鉴》之记载其按花色等特性分为紫花、白花、蓝花、黄花等 9 种。现代文献记载的各种"萨玛"的基原涉及豆科的黄耆属（*Astragalus*）、岩黄耆属（*Hedysarum*）、棘豆属（*Oxytropis*）、高山豆属（*Tibetia*）、野决明属（*Thermopsis*）、苦马豆属（*Sphaerophysa*）植物及远志科植物，但不同文献记载的"萨玛"各品种的基原不尽一致。文献记载的"蓝花萨玛"［"ས་སྒོན"（萨完）］的基原有甘青黄耆 *A. tanguticus* Batalin（青海黄耆）、马豆黄耆 *A. pastorius* Tsai et Yü（牧场黄耆）、膜荚黄耆 *A. membranaceus* (Fisch.) Bunge、黑萼棘豆 *O. melanocalyx* Bunge、块茎岩黄耆 *H. tuberosum* B. Fedtsch.（*H. algidum* L. Z. Shue）等多种。《四川藏标》以"唐古特黄芪 /ས་སྒོན/ 塞恩"之名收载了青海黄耆 *A. tanguticus* Batalin；《青海藏标》（2019 年版）以"青海黄耆 /ས་སྒོན/ 塞完"之名收载了多花黄耆 *A. floridus* Benth. ex Bunge、东俄洛黄耆 *A. tongolensis* Ulbr.、甘青黄耆 *A. tanguticus* Batalin、直立黄耆 *A. adsurgens* Pall.（斜茎黄耆）、金翼黄耆 *A. chrysopterus* Bunge、马河山黄耆 *A. mahoschanicus* Hand.-Mazz.（马衔山黄耆），均规定以其根入药。关于"萨玛"的药用部位，《晶珠本草》将其归于"旱生草类药物"的"根叶花果全草类药物"中，其应是以全草入药，其他多数文献也记载其使用全草。（参见"多花黄耆""紫花野决明""东俄洛黄耆"条）

《中国植物志》中，*A. tanguticus* Batalin 的中文名为"甘青黄耆"。

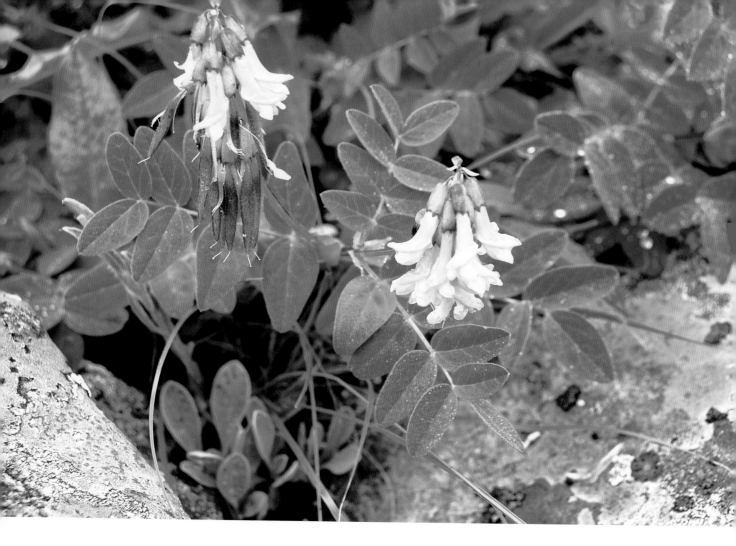

梭果黄耆

Astragalus ernestii Comb.

豆科（Leguminosae） | 黄耆属（*Astragalus*）

▎形态 ▎

多年生草本。根粗壮，直伸，表皮暗褐色，直径 1 ～ 2cm。茎直立，高 30 ～ 100cm，具条棱，无毛。羽状复叶长 7 ～ 12cm，有 9 ～ 17 小叶；叶柄长 0.5 ～ 1.5cm；托叶近膜质，离生，卵形或长圆状卵形，长 10 ～ 15mm，宽 3 ～ 8mm，先端尖，两面无毛，仅边缘散生柔毛，基部常有暗色、膨大的腺体；小叶长圆形，稀为倒卵形，长 10 ～ 24mm，宽 4 ～ 8mm，先端钝圆，有细尖头，基部宽楔形或近圆形，两面无毛，具短柄。密总状花序有多数花，花后稍疏；总花梗较叶长；苞片膜质，长圆形或倒卵形，长 7 ～ 10mm，宽 3 ～ 4mm，先端钝或尖，基部渐狭，边缘具黑色毛；花梗长 2 ～ 3mm，被黑色伏贴毛；花萼钟状，长 9 ～ 10mm，外面无毛，萼齿披针形，长 2.5 ～ 3.5mm，内面被黑色伏贴毛；花冠黄色，旗瓣倒卵形，长约 15mm，先端微凹，基部渐狭，翼瓣较旗瓣稍短，瓣片长圆形，宽约 1.5mm，具短耳，瓣柄长约 9mm，龙骨瓣较翼瓣稍短，长 13 ～ 14mm，瓣片半卵形，宽约 3mm，瓣柄长约 8mm；子房被柔毛，具柄。荚果梭形，膨胀，长 20 ～ 22mm，宽约 5mm，密被黑色柔毛，果颈稍长于萼筒，1室，有种子 5 ~ 6。花期 7 月，果期 8 ~ 9 月。

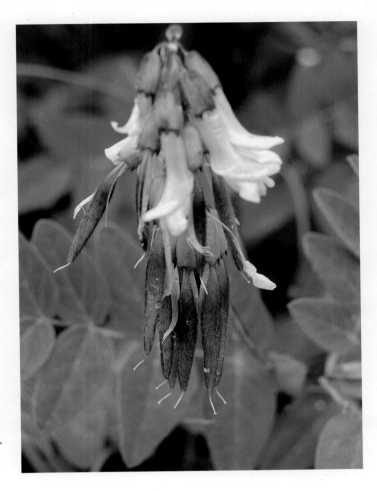

▌ 分布 ▌

分布于我国四川西部（康定）、云南西北部、西藏东北部。

▌ 生境 ▌

生长于海拔 3900 ~ 4500m 的山坡草地、灌丛。

▌ 药材名 ▌

萨赛尔、塞色（ གསེར་མེན། ）。

▌ 药用部位 ▌

全草或花。

▌ 功能与主治 ▌

清热，利尿，壮体。用于脉热，疮热，失血，浮肿，呼吸困难。

▌ 用量与用法 ▌

2 ~ 3g。内服煎汤，或入丸、散剂。外用适量，研末撒或调敷。

附 注

《四部医典》记载有 "གསེར་མེན།"（萨赛尔）。《晶珠本草》名 "གསེར་མེན།"（萨玛），言其为多种药物的总称，记载其按花色等分为紫花萨玛 ["གསེར་སྨུག"（萨木）]、红花萨玛 ["གསེར་མེན།"（萨玛尔）]、黄花萨玛 ["གསེར་མེན།"（萨赛尔）] 等 9 种，各种的功效有所不同。现代文献记载，现今各地藏医使用的各类 "萨玛" 类的基原涉及豆科的黄芪属（*Astragalus*）等多属植物以及远志科植物，不同文献记载的各种的基原也不尽一致。梭果黄芪 *A. ernestii* Comb. 为黄花类（塞色）的基原之一。文献记载各地使用的 "塞色" 的基原主要为多花黄芪 *A. floridus* Benth. ex Bunge，此外还有康定黄芪 *A. yunnanensis* Franch. var. *tatsienensis* (Bur. et Franch.) Cheng f.（*A. tatsienensis* Bur. et Franch.）、马河山黄芪 *A. mahoschanicus* Hand.-Mazz.（马衔山黄芪）、金翼黄芪 *A. chrysopterus* Bunge、短苞黄芪 *A. prattii* Simps.、中甸岩黄芪 *Hedysarum thiochroum* Hand.-Mazz. 等。《部标藏药》附录中以 "黄芪 /གསེར་མེན།/ 萨赛" 之名收载的基原为 "多花黄芪 *A. floridus* Benth. ex Bunge 及同属数种植物的干燥全草"。在四川康定，梭果黄芪 *A. ernestii* Comb. 也被作为中药黄芪 [膜荚黄芪 *A. membranaceus* (Fisch.) Bunge] 的代用品。（参见 "多花黄芪" 条）

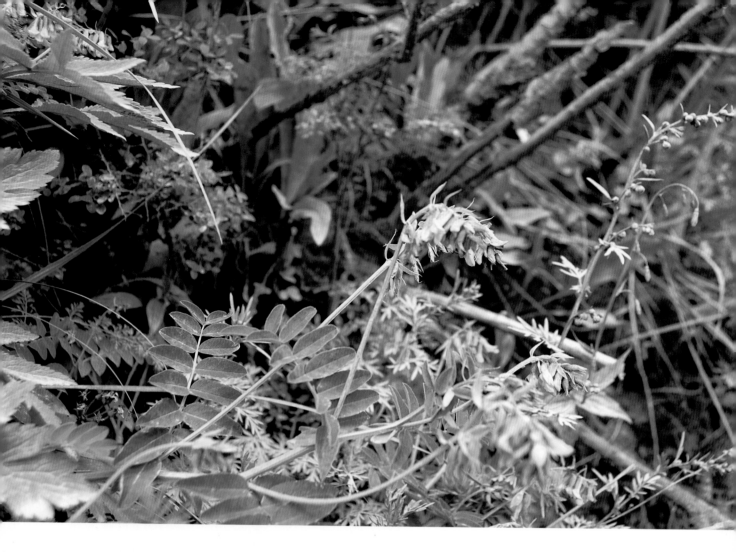

单蕊黄耆

Astragalus monadelphus Bunge ex Maxim.

豆科（Leguminosae） | 黄耆属（*Astragalus*）

▌ 形态 ▌

多年生草本。根圆锥形，直径 5 ~ 7mm，黄褐色，有分枝。茎丛生，高 30 ~ 70cm，直径 2.5 ~ 4mm，无毛，有条棱。羽状复叶有 9 ~ 15 小叶，长 7 ~ 9cm，近无毛或叶轴上面具白色疏毛；托叶离生，长圆状披针形，长 10 ~ 12mm，先端尖，干膜质，有缘毛；叶柄长 5 ~ 20mm；小叶对生，长圆状披针形或长圆状椭圆形，长 6 ~ 24mm，宽 4 ~ 11mm，先端圆形，具短尖头，基部圆形或钝圆形，上面无毛，下面疏生柔毛，小叶柄长约 1mm，疏生白色长毛。总状花序疏生 10 ~ 16 花，无毛或散生白色毛；总花梗长 4 ~ 12cm，较叶长；苞片线形至狭椭圆形，长 8 ~ 10mm，宽 2 ~ 3mm，具缘毛；花梗长 1 ~ 3mm，被白色或褐色开展毛；花萼钟状，长 7 ~ 7.5mm，散生伏毛，萼筒长 5 ~ 6mm，萼齿披针形，长约 2.5mm，内面及口部被褐色毛；花冠黄色，旗瓣圆匙形，长 12 ~ 13mm，瓣片近圆形，长 7 ~ 8mm，宽 6 ~ 7mm，先端微缺，中部以下渐狭为长柄，翼瓣与旗瓣近等长，瓣片长圆形，长 5 ~ 7mm，宽 1.6 ~ 2mm，先端圆，基部耳向外展，瓣柄长 6 ~ 8mm，龙骨瓣长 10 ~ 11mm，瓣片近半圆形，长 4 ~ 4.5mm，宽 2.5 ~ 3mm，先端钝尖，瓣柄长约 6.5mm；子房密被白色半开展毛，柄长 5 ~ 6mm。荚果略膨胀，披针形，长约 20mm，宽 4.5 ~ 5mm，先端渐尖，基部狭入果颈，被白色柔毛，1 室，含 4 ~ 5 种子，果颈露出宿萼很多；种子深褐色，宽肾形，长约 2.5mm，宽约 3mm，平滑。花期 7 ~ 8 月，果期 8 ~ 9 月。

▌ 分布 ▌

分布于我国四川西北部（松潘、马尔康、小金、茂县、康定等）、青海东部至东南部（西宁、门源、贵德、泽库、班玛）、甘肃中部及西南部（兰州、夏河、临潭、合作，以及祁连山、岷山一带等）。

▌ 生境 ▌

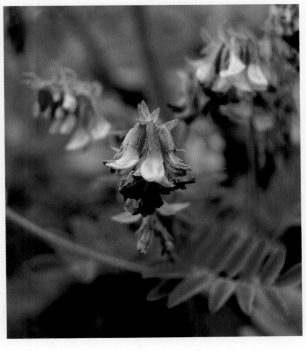

生长于海拔 3000 ~ 4000m 的山谷、山坡、山顶湿处、灌丛下。

▌ 药材名 ▌

塞盎、塞恩（སད་སྒྲོན།），齐乌萨玛（བྱིའུ་སད་མ།），蒺三冈卜涧（ཁྱི་སད་གང་བུ་ཅན།）。

▌ 药用部位 ▌

全草或根。

▌ 功能与主治 ▌

镇痛，催吐，利尿，愈疮。用于溃疡，胃痉挛，水肿，诸疮；熬膏外用于创伤。

▌ 用量与用法 ▌

3 ~ 9g。多入复方。外用适量。

附 注

《晶珠本草》记载有 "སད་མ།"（萨玛），言其分为 "红花萨玛" "蓝花萨玛" "雀萨玛" 等 9 类，各类的功效也有所不同，"萨玛" 为其总称。现代文献记载的 "萨玛" 类的基原涉及豆科黄耆属（*Astragalus*）、岩黄耆属（*Hedysarum*）、棘豆属（*Oxytropis*）等多属植物，但不同文献记载的各类 "萨玛" 的基原和功能、主治不尽一致，各地藏医习用的种类也有差异。文献记载，单蕊黄耆 *A. monadelphus* Bunge ex Maxim. 为 "蓝花萨玛" ["སད་སྒྲོན།"（塞盎）] 或 "雀萨玛" ["བྱིའུ་སད་མ།"（齐乌萨玛）] 的基原之一；此外，各地 "塞盎" 的基原还有黄耆 *A. membranaceus* (Fisch.) Bunge、青海黄耆 *A. tanguticus* Batalin（甘青黄耆）、云南黄耆 *A. yunnanensis* Franch.、东俄洛黄耆 *A. tongolensis* Ulbr.（四川甘孜）、肾形子黄耆 *A. skythropos* Bunge、黑萼棘豆 *O. melanocalyx* Bunge（云南）、块茎黄耆 *H. tuberosum* B. Fedtsch.（块茎岩黄耆 *H. algidum* L. Z. Shue，青海）等。（参见 "多花黄耆" "甘青黄耆" "红花岩黄耆" "黑萼棘豆" 条）

多花黄耆

Astragalus floridus Benth. ex Bunge

豆科（Leguminosae） | 黄耆属（*Astragalus*）

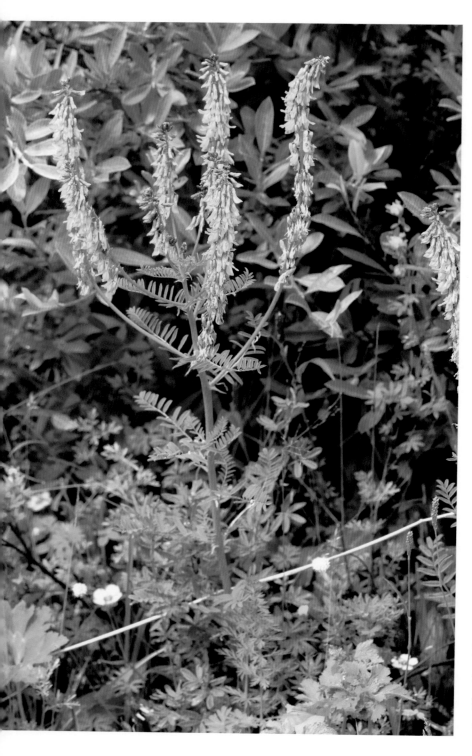

形态

多年生草本，被黑色或白色长柔毛。根粗壮，直伸，暗褐色。茎直立，高30～60cm，有时可达100cm，下部常无枝叶。羽状复叶有13～14小叶，长4～12cm；叶柄长0.5～1cm；托叶离生，披针形或狭三角形，长8～10mm，下面散生白色和黑色柔毛；小叶线状披针形或长圆形，长8～22mm，宽2.5～5mm，上面绿色，近无毛，下面被灰白色、多少伏贴的白色柔毛。总状花序腋生，生13～40花，偏向一边；花序轴和总花梗均被黑色伏贴柔毛，花后伸长；总花梗比叶长；苞片膜质，披针形至钻形，长约5mm；花梗细，长约5mm，被黑色伏贴柔毛；花萼钟状，长5～7mm，外面及萼齿里面均被黑色伏贴柔毛，萼齿钻形，较萼筒略短或近等长；花冠白色或淡黄色，旗瓣匙形，长11～13mm，先端微凹，基部具短瓣柄，翼瓣比旗瓣略短，瓣片线形，宽1～1.5mm，具短耳，瓣柄与瓣片近等长，龙骨瓣与旗瓣近等长，瓣片半卵形，最宽处达 3 ～ 3.5mm，具短耳，瓣柄与瓣片近等长；子房线形，密被黑色或混生白色柔毛，具柄。荚果纺锤形，长 12 ～ 15mm，宽约 6mm，两端尖，表面被棕色或黑色半开展或倒伏柔毛；果颈与萼筒近等长，1 室；种子 3 ～ 5。花期 7 ～ 8 月，果期 8 ～ 9 月。

▌ 分布 ▌

分布于我国甘肃、青海、四川、西藏（芒康）。印度也有分布。

▌ 生境 ▌

生长于海拔 2600 ～ 4300m 的高山草坡、灌丛。

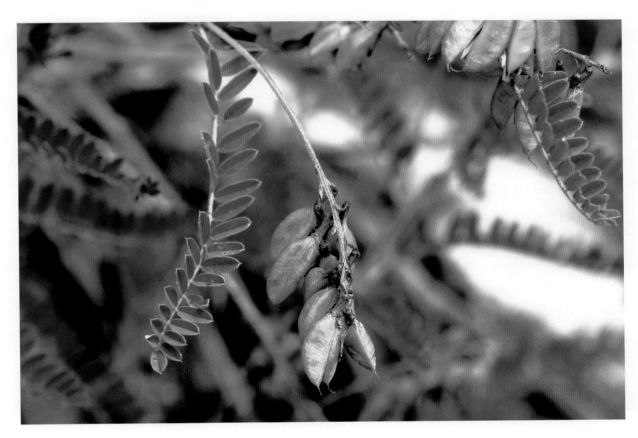

▌ 药材名 ▌

萨赛尔、萨赛、塞色（ষད་སེར）。

▌ 药用部位 ▌

全草。

▌ 功能与主治 ▌

清热，利尿，壮体。用于脉热，疮热，失血，浮肿，呼吸困难。

▌ 用量与用法 ▌

2 ～ 3g。内服煎汤，或入丸、散剂。外用适量，研末撒或调敷。

附　注

　　《四部医典》中记载有"ཤད་མེར"（萨赛尔）；《蓝琉璃》言其有3种。《晶珠本草》载有"ཤད་མེར"（萨玛），言其为治虚性水肿、下引腹腔积水之药物；"萨玛"为多种药物的总称，共有9种，分别为紫花萨玛["ཤད་སྨུག"（萨木、塞木）]、白花萨玛["ཤད་དཀར"（萨嘎尔、塞嘎）]、黑花萨玛["ཤད་ནག"（萨那合）]、蓝花萨玛["ཤད་སྔོ"（萨完、塞盎）]、红花萨玛["ཤད་དམར"（萨玛尔、塞玛）]、黄花萨玛["ཤད་མེར"（萨赛尔）]、麝萨玛["ལ་ཤད་ལ"（拉哇萨玛、纳哇色玛）]、雀萨玛["ཇི་ཤད་ལ"（齐乌萨玛）]和毒萨玛["དུག་ཤད"（图塞）]，各种的功效有所不同。现代文献记载，现各地藏医只药用前8种，其基原涉及豆科的黄耆属（*Astragalus*）、岩黄耆属（*Hedysarum*）、棘豆属（*Oxytropis*）、高山豆属（*Tibetia*）、野决明属（*Thermopsis*）、苦马豆属（*Sphaerophysa*）及远志科植物，但不同文献记载的基原不尽一致。文献记载的各种"萨玛"的基原如下：紫花萨玛（萨木、塞木）为高山米口袋 *Gueldenstaedtia himalaica* Baker [高山豆 *Tibetia himalaica* (Baker) Tsui]、云南棘豆 *O. yunnanensis* Franch.、多枝黄耆 *A. polycladus* Bur. et Franch.，白花萨玛（萨嘎尔）为乳白黄耆 *A. galactites* Pall.、云南黄耆 *A. yunnanensis* Franch.、黄花棘豆 *O. ochrocephala* Bunge、甘肃棘豆 *O. kansuensis* Bunge，黑花萨玛（萨那合、萨拉合）为短序棘豆 *O. subpodoloba* P. C. Li、蓝花棘豆 *O. coerulea* (Pall.) DC.、不丹黄芪 *A. bhotanensis* Baker（地八角），蓝花萨玛（萨完）为马豆黄芪 *A. pastorius* Tsai et Yü（牧场黄耆）、青海黄耆 *A. tanguticus* Batalin（甘青黄耆）、膜荚黄耆 *A. membranaceus* (Fisch.) Bunge、黑萼棘豆 *O. melanocalyx* Bunge、块茎岩黄耆 *H. tuberosum* B. Fedtsch.（*H. algidum* L. Z. Shue），红花萨玛（萨玛尔）为锡金岩黄耆 *H. sikkimense* Benth. ex Baker、多序岩黄耆 *H. polybotrys* Hand.-Mazz.，黄花萨玛（萨赛尔）为多花黄耆 *A. floridus* Benth. ex Bunge、康定黄耆 *A. yunnanensis* Franch. var. *tatsienensis* (Bur. et Franch.) Cheng f.（*A. tatsienensis* Bur. et Franch.）、马河山黄耆 *A. mahoschanicus* Hand.-Mazz.（马衔山黄耆）、金翼黄耆 *A. chrysopterus* Bunge、梭果黄耆 *A. ernestii* Comb.，麝萨玛（拉哇萨玛）为紫花黄华 *Thermopsis barbata* Benth.（紫花野决明）、高山黄华 *Thermopsis alpina* (Pall.) Ledeb.（高山野决明）、苦马豆 *Swainsona salsula* (Pall.) Taub. [*Sphaerophysa salsula* (Pall.) DC.]，雀萨玛（齐乌萨玛）为红花岩黄耆 *H. multijugum* Maxim.、膜荚黄耆 *A. membranaceus* (Fisch.) Bunge（黄耆）、西伯利亚远志 *Polygala sibirica* Linn.，毒萨玛（图塞）为黄花棘豆 *O. ochrocephala* Bunge。《部标藏药》附录中以"黄芪 /ཤད་མེར/ 萨赛"之名收载的基原为"多花黄耆 *Astragalus floridus* Benth. ex Bunge 及同属数种植物的干燥全草"；《青海藏标》（2019年版）则将多花黄耆 *A. floridus* Benth. ex Bunge 作为"青海黄芪 /ཤད་སྔོ/ 塞完"的基原之一收载。（参见"多序岩黄耆""梭果黄耆""紫花野决明"条）

　　《四部医典系列挂图全集》第二十九图中有"ཤད་དཀར་ཆུང"（塞嘎琼，43号图）、"ཤད་དཀར་དམན་པ"（塞嘎曼巴，44号图）和"ཇི་ཤད་ལ"（齐乌萨玛，45号图）3幅附图，其汉译本译注名分别为"云南黄芪""次云南黄芪"和"另一种黄芪"，其中"云南黄芪"图似为棘豆属植物，"次云南黄芪"难以判断（《蓝琉璃》汉译本言为短序棘豆 *O. subpodoloba* P. C. Li），"另一种黄芪"则与黄耆 *A. membranaceus* (Fisch.) Bunge 相似。据对收集自西藏的"云南黄芪"药材的基原鉴定，为软毛棘豆 *O. mollis* Royle ex Benth. 的全草。（参见"云南黄耆"条）

东俄洛黄耆

Astragalus tongolensis Ulbr.

| 豆科（Leguminosae） | 黄耆属（*Astragalus*） |

▌形态▐

多年生草本。根粗壮，直伸。茎直立，高 30 ~ 70cm。羽状复叶有小叶 9 ~ 13，长 10 ~ 15cm，下部叶叶柄长 2 ~ 3cm，向上逐渐变短；托叶离生，卵形或卵状长圆形，长 1.5 ~ 4cm，具缘毛，宿存；小叶卵形或长圆状卵形，长 1.5 ~ 4cm，宽 0.5 ~ 2cm，先端钝或微凹，基部近圆形，上面散生白色柔毛或近无毛，下面边缘被白色柔毛。总状花序腋生，有花 10 ~ 20，稍密集；总花梗远较叶长；苞片线形或线状披针形，长 4 ~ 6mm，被白色或混生黑色缘毛；花梗长约 2mm，连同花序轴密被黑色柔毛；花萼钟状，长约 7mm，外面疏生黑色柔毛或近无毛，内面中部以上被黑色伏贴柔毛，萼齿三角形或三角状披针形，长 1 ~ 2mm；花冠黄色，旗瓣匙形，长约 18mm，宽约 7mm，先端微凹，中部以下渐狭，翼瓣、龙骨瓣与旗瓣近等长，具短耳，瓣柄较瓣片长约 1 倍；子房密被褐色绒

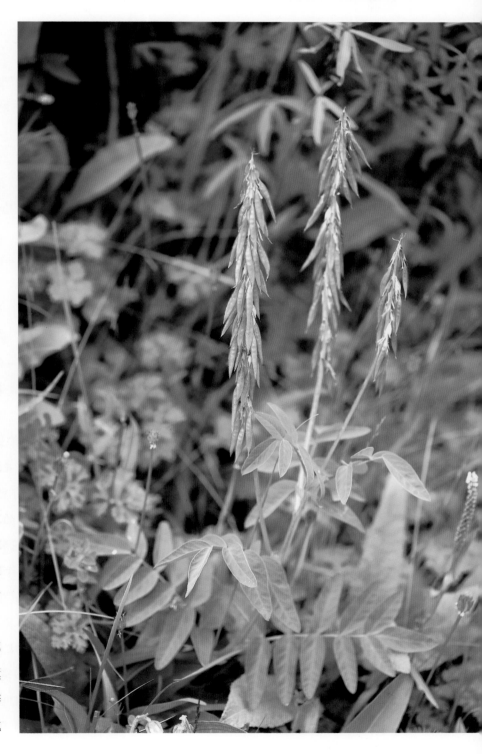

毛，具长柄。荚果披针形，长约 2.5cm，表面密被褐色柔毛，果颈较萼筒长；种子 5 ~ 6，肾形，暗褐色，长 3 ~ 4mm。花期 7 ~ 8 月，果期 8 ~ 9 月。

分布

分布于我国四川西部（康定、黑水、红原等）。

生境

生长于海拔 3000m 以上的山坡草地、灌丛。

药材名

达尔亚干、大牙甘、搭牙甘（དར་ཡ་ཀན།），鲁都那保达尔亚干（ཀླུ་འདུལ་ནག་པོ་དར་ཡ་ཀན།），那保达尔亚干（ནག་པོ་དར་ཡ་ཀན།），赛窝达尔亚干（སེར་པོ་དར་ཡ་ཀན།），塞盎、塞恩（སྔོན་སྟོན།）。

药用部位

全草或根。

功能与主治

消炎接骨，消肿止痒。用于关节痛，骨折、骨伤；外用于痈肿疔毒，皮肤瘙痒。

用量与用法

1.5 ~ 3g。

附 注

《蓝琉璃》等记载有"དར་ཡ་ཀན།"（达尔亚干），"达尔亚干"系象雄语，意为"甘露或良药"。《晶珠本草》言"达尔亚干"作为药材名有 2 种含义，一是特指一种药物时即作为特指的药名，二是泛指时则指 25 种"甘露或良药"；并列出了 2 种特指的"达尔亚干"，1 种为"དར་ཡ་ཀན་ཁྲག་འཐོག་པ།"（达尔亚干权浊巴），为干胸腔黄水、接补头骨、固骨脂之药物，另 1 种为"ཀླུ་འདུལ་ནག་པོ་དར་ཡ་ཀན།"（鲁都那保达尔亚干），但未言其功效；而 25 种"甘露或良药"具有多种功效，须对症使用。现代文献多记载，东俄洛黄耆 Astragalus tongolensis Ulbr. 为特指的"达尔亚干"之一"ཀླུ་འདུལ་ནག་པོ་དར་ཡ་ཀན།"（鲁都那保达尔亚干），也称"ནག་པོ་དར་ཡ་ཀན།"（那保达尔亚干）；也有文献记载青海藏医以罂粟科植物条裂黄堇 Corydalis linarioides Maxim. 作为特指的"达尔亚干"的基原；另一种特指的"达尔亚干"为"ཁྲག་འཐོག"[察浊，又称"ཁྲག་འཐོག་པ།"（叉浊巴）]，包括十字花科植物独行菜 Lepidium apetalum Willd.、垂果南芥 Arabis pendula L. 等。（参见"条裂黄堇""独行菜""垂果南芥"条）

《晶珠本草》记载有"སྔོན་མེན།"（萨玛），言其分为"紫花萨玛""红花萨玛""蓝花萨玛""雀萨玛""黄花萨玛"等 9 类，各类的功效也有所不同，"萨玛"为其总称。现代文献记载的"萨玛"类的基原涉及豆科黄耆属（Astragalus）、岩黄耆属（Hedysarum）、棘豆属（Oxytropis）等的多属植物，但不同文献记载的各类"萨玛"的基原不尽一致，各地藏医习用的种类也有差异。《甘孜州藏药植物名录（第二册）》（内部资料）记载，东俄洛黄耆 Astragalus tongolensis Ulbr. 为"蓝花萨玛"["སྔོན་སྟོན།"（塞恩）] 的基原之一。（参见"多花黄耆""单蕊黄耆""黄花岩黄耆""黑萼棘豆"条）

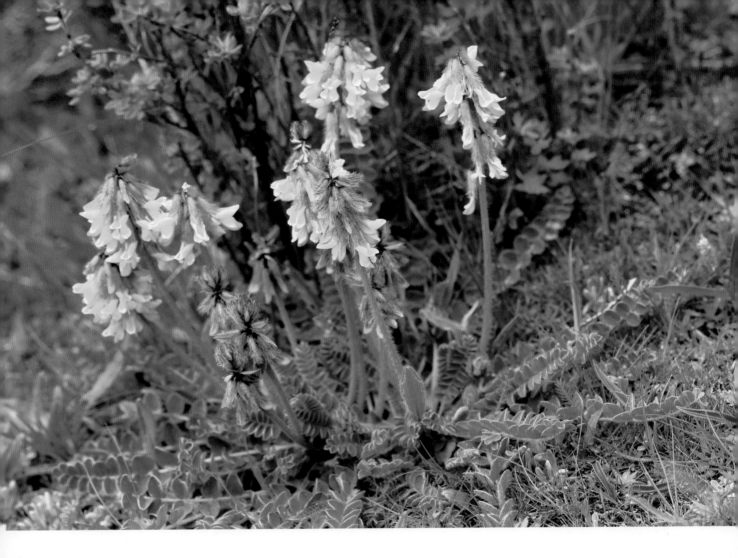

云南黄耆

Astragalus yunnanensis Franch.

豆科（Leguminosae）　　　黄耆属（*Astragalus*）

▎形态 ▎

多年生草本。根粗壮。地上茎短缩。羽状复叶基生，近莲座状，有 11 ~ 27 小叶，长 6 ~ 15cm；叶柄长 1 ~ 3cm，连同叶轴散生白色细柔毛；托叶离生，卵状披针形，长 8 ~ 11mm，下面及边缘散生白色细柔毛；小叶卵形或近圆形，长 4 ~ 10mm，宽 4 ~ 7mm，先端钝圆，有时有短尖头，基部圆形，上面无毛，下面被白色长柔毛。总状花序有 5 ~ 12 花，稍密集，下垂，偏向一边，总花梗生于基部叶腋，与叶近等长或较叶长，散生白色细柔毛，上部并混生棕色毛；苞片膜质，线状披针形，长 5 ~ 8mm，下面被白色长柔毛；花梗长 1 ~ 3mm，密被棕褐色柔毛；花萼狭钟状，长约 14mm，被褐色毛或混生少数白色长柔毛，萼齿狭披针形，与萼筒近等长；花冠黄色，旗瓣匙形，长 20 ~ 22mm，先端微凹，基部渐狭成瓣柄，翼瓣与旗瓣近等长，瓣片长圆形，基部具明显的耳，瓣柄与瓣片近等长，龙骨瓣较翼瓣短或近等长，瓣片半卵形，瓣柄与瓣片近等长；子房有柄，被长柔毛。荚果薄膜质，狭卵形，长约 20mm，宽 8 ~ 10mm，被褐色柔毛，果颈与萼筒近等长。花期 7 月。

▌ 分布 ▌

分布于我国四川西部、云南西北部（丽江等）、西藏（林周等）。

▌ 生境 ▌

生长于海拔 3000～4300m 的山坡、草原。

▌ 药材名 ▌

萨嘎尔、塞嘎（ སེང་དཀར་ ），塞盎、塞恩（ སེང་སྔོན ），塞麻、塞玛尔（ སེང་མ་ 、 སེང་དམར་ ），蕨三冈卜涧（ བྱི་ཤུན་གང་ཤུན ）。

▌ 药用部位 ▌

全草或根。

▌ 功能与主治 ▌

强壮补气，排脓生肌，利尿止汗。用于久病衰弱，慢性肾炎浮肿，消化不良，贫血，自汗，盗汗，糖尿病，痈肿疮疖，痢疾，月经不调，带下等。

▌ 用量与用法 ▌

3～9g。多入复方。

附 注

《四部医典》中记载有"སེང་མེར"（萨赛尔）；《蓝琉璃》言"萨赛尔"有 3 种；《四部医典系列挂图全集》第二十九图中有"སེང་དཀར་མཆོག"（塞嘎琼，正品，43 号图）、"སེང་དཀར་དམན་པ"（塞嘎曼巴，次品，44 号图）和"བྱི་ཤུ་མ"（齐乌萨玛，45 号图）的附图，其汉译本分别译注为"云南黄芪""次云南黄芪"和"另一种黄芪"。《晶珠本草》以"སེང་མེར"（萨玛）作总称，记载其分为"白花萨玛"["སེང་དཀར"（萨嘎尔）]、"蓝花萨玛"["སེང་སྔོན"（塞恩）]、"红花萨玛"["སེང་དམར"（塞玛尔）]等 9 类，各类的功效有所不同。现代文献记载的"萨玛"的基原涉及豆科黄芪属（Astragalus）、岩黄耆属（Hedysarum）、棘豆属（Oxytropis）等多属多种植物，不同文献记载的各种"萨玛"的基原不尽一致，且各种"萨玛"的基原也有交叉。有文献记载，云南黄耆 A. yunnanensis Franch. 为"萨嘎尔"的基原之一，芒康藏医又称其为"བྱི་ཤུན་གང་ཤུན"（蕨三冈卜涧），四川甘孜藏医称其为"སེང་སྔོན"（塞恩）或"སེང་མ"（塞麻）。此外，文献记载作"萨嘎尔"基原的还有黄耆 A. membranaceus (Fisch.) Bunge、多花黄耆 A. floridus Benth. ex Bunge、乳白黄耆 A. galactites Pall.、黄花棘豆 O. ochrocephala Bunge、甘肃棘豆 O. kansuensis Bunge。《四部医典系列挂图全集》所附"云南黄芪"（43 号图）似为棘豆属植物，但通过对收集自西藏的 2 批"云南黄芪"药材基原的鉴定，其基原主要为软毛棘豆 O. mollis Royle ex Benth.、坚硬黄耆 A. rigidulus Benth. ex Bunge。（参见"多花黄耆""甘肃棘豆""黄花棘豆"条）

多枝黄耆

Astragalus polycladus Bur. et Franch.

| 豆科（Leguminosae） | 黄耆属（*Astragalus*） |

形态

多年生草本。根粗壮。茎多数，纤细，丛生，平卧或上升，高 5 ~ 35cm，被灰白色伏贴柔毛或混有黑色毛。奇数羽状复叶，具 11 ~ 23 小叶，长 2 ~ 6cm；叶柄长 0.5 ~ 1cm，向上逐渐变短；托叶离生，披针形，长 2 ~ 4mm；小叶披针形或近卵形，长 2 ~ 7mm，宽 1 ~ 3mm，先端钝尖或微凹，基部宽楔形，两面被白色伏贴柔毛，具短柄。总状花序生多数花，密集，呈头状；总花梗腋生，较叶长；苞片膜质，线形，长 1 ~ 2mm，下面被伏贴柔毛；花梗极短；花萼钟状，长 2 ~ 3mm，外面被白色或混有黑色短伏贴毛，萼齿线形，与萼筒近等长；花冠红色或青紫色，旗瓣宽倒卵形，长 7 ~ 8mm，先端微凹，基部渐狭成瓣柄，翼瓣与旗瓣近等长或稍短，具短耳，瓣柄长约 2mm，龙骨瓣较翼瓣短，瓣片半圆形；子房线形，被白色或混有黑色短柔毛。荚果长圆形，微弯曲，

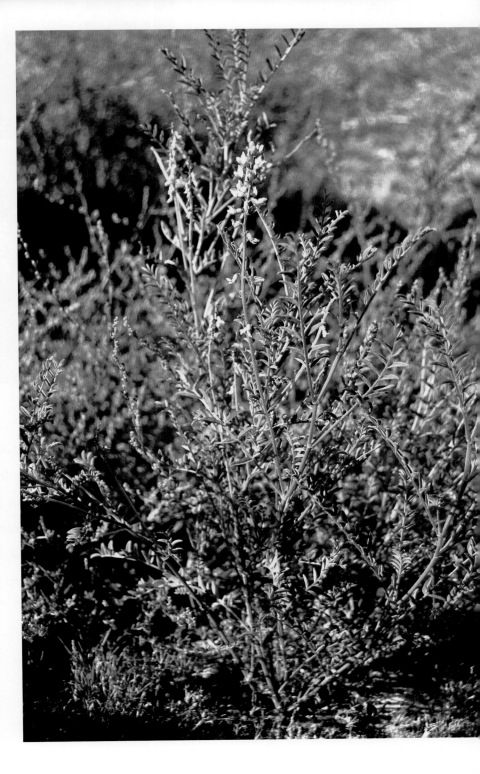

长 5 ～ 8mm，先端尖，被白色或混有黑色伏贴柔毛，1 室，有种子 5 ～ 7，果颈较宿萼短。花期 7 ～ 8 月，果期 9 月。

分布

分布于我国四川（康定）、云南、西藏（拉萨、左贡、八宿）、甘肃、青海（贵南）、新疆西部。

生境

生长于海拔 2000 ～ 3300m 的山坡、路旁。

药材名

萨木、塞木、塞莫（ ᠱᠤᡩᠷ ）。

药用部位

全草。

功能与主治

利尿，消肿。用于水肿。

用量与用法

3 ～ 6g。内服煎汤，或入丸、散剂。

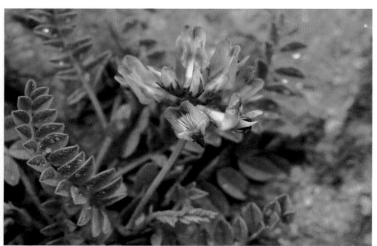

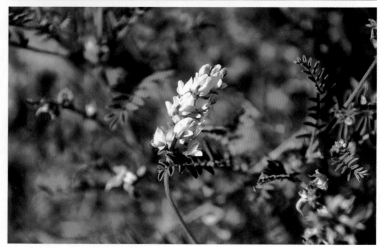

附注

《四部医典》记载有"ᠱᠤᡩᠷᠮᡝᡯ"（萨赛尔）。《晶珠本草》记载"ᠱᠤᡩᠷᠮᠠ"（萨玛）为总称，言其有黄花萨玛、蓝花萨玛、紫花萨玛等 9 种。现代文献记载的各种"萨玛"的基原涉及豆科的黄耆属（*Astragalus*）、岩黄耆属（*Hedysarum*）、棘豆属（*Oxytropis*）、高山豆属（*Tibetia*）、野决明属（*Thermopsis*）、苦马豆属（*Sphaerophysa*）植物及远志科植物，但不同文献记载的各种"萨玛"的基原不尽一致。其中，文献记载的紫花萨玛 ["ᠱᠤᡩᠷᠮᠠ"（萨木、塞莫）] 的基原有高山米口袋 *Gueldenstaedtia himalaica* Baker [高山豆 *Tibetia himalaica* (Baker) Tsui]、云南棘豆 *O. yunnanensis* Franch.、多枝黄耆 *A. polycladus* Bur. et Franch.。（参见"多花黄耆""紫花野决明""云南棘豆"条）

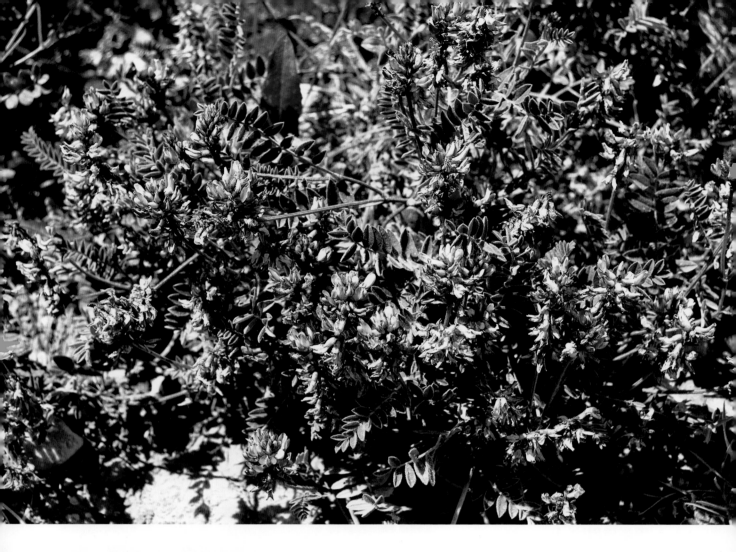

松潘黄耆

Astragalus sungpanensis Pet.-Stib.

| 豆科（Leguminosae） | 黄耆属（*Astragalus*） |

‖ 形态 ‖

多年生草本。根稍粗壮，直伸。茎直立或上升，基部常平卧，多分枝，高 25 ～ 35cm，具条棱，常被白色伏贴柔毛。奇数羽状复叶，具 15 ～ 29 小叶，长 4 ～ 8cm；叶柄长 0.5 ～ 1cm；托叶离生，卵形或三角状卵形，长 1 ～ 2mm，下面被白色伏贴短柔毛；小叶卵形、椭圆形或近披针形，长 3 ～ 8mm，宽 1 ～ 3mm，先端钝或微凹，基部宽楔形或近圆形，上面散生白色短柔毛，下面毛较密，具短柄。总状花序生多数花，较密集呈头状；总花梗腋生，通常较叶长；苞片披针形，长 1 ～ 3mm，下面被毛；小苞片缺；花梗短，连同花序轴和总花梗被黑色或混有白色短柔毛；花萼钟状，长 4 ～ 5mm，外面密被黑色或混有白色短柔毛，萼齿披针形，与萼筒近等长或稍短；花冠青紫色，旗瓣倒卵形，长约 10mm，最宽处约 5mm，先端微凹，基部渐狭，翼瓣较旗瓣稍短，瓣片狭长圆形，基部具圆形短耳，瓣柄长约 2mm，龙骨瓣较翼瓣短，长 6 ～ 7mm，瓣片半卵形；子房线形，被白色伏贴柔毛，具短柄。荚果长圆形，长 5 ～ 10mm，先端急尖，微弯，被白色伏

贴柔毛，果颈较宿萼短，1 室，有
6 ~ 7 种子。花期 6 ~ 7 月。

▌ 分布 ▐

分布于我国四川北部（松潘）、甘
肃东南部、青海东南部及西南部
（玉树）。

▌ 生境 ▐

生长于海拔 2500 ~ 3500m 的山坡
草地、河边砾石滩。

▌ 药材名 ▐

萨木、塞木、塞莫（ སད་སྐྱེ། ）。

▌ 药用部位 ▐

全草或花。

▌ 功能与主治 ▐

清诸热，利尿。用于胸腔创伤，各
类水肿。

▌ 用量与用法 ▐

2 ~ 3g。内服煎汤，或入丸、散剂。

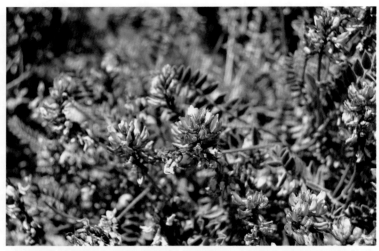

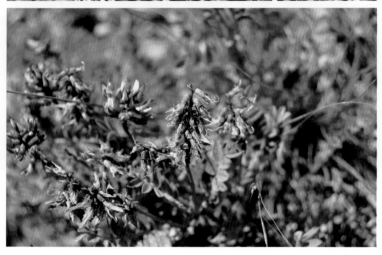

附 注

　　《晶珠本草》记载 "སད་སྐྱེ།" （萨玛）为一大类治心性水肿、并治水肿引腹水的多种药物的总
称，言其有白花、紫花、蓝花等 9 种。现代文献记载的 "萨玛" 类各品种的基原涉及豆科的黄耆
属（Astragalus）、岩黄耆属（Hedysarum）、棘豆属（Oxytropis）、高山豆属（Tibetia）、野决
明属（Thermopsis）、苦马豆属（Sphaerophysa）以及远志科植物，但不同文献记载的各种 "萨玛"
的基原不尽一致。文献记载，紫花萨玛 ["སད་མོ།" （萨木）] 的基原有高山米口袋 Gueldenstaedtia
himalaica Baker [高山豆 Tibetia himalaica (Baker) Tsui]、多枝黄耆 A. polycladus Bur. et Franch. 等，
松潘黄耆 A. sungpanensis Pet.-Stib、大花窄翼黄耆 A. degensis Ulbr. var. rockianus Pet.-Stib（丽江窄翼
黄耆）为云南迪庆藏医习用的 "སད་སྐྱེ།" （塞木）的基原之一；青海、甘肃南部部分藏医还习以云南
棘豆 Oxytropis yunnanensis Franch. 作 "塞木" 的基原使用。《西藏藏标》以 "སད་སྐྱེ། / 塞木 / 塞木" 之
名收载了松潘黄耆 A. sungpanensis Pet.-Stid.，以全草入药。（参见 "多花黄耆" "多枝黄耆" "云
南棘豆" 条）

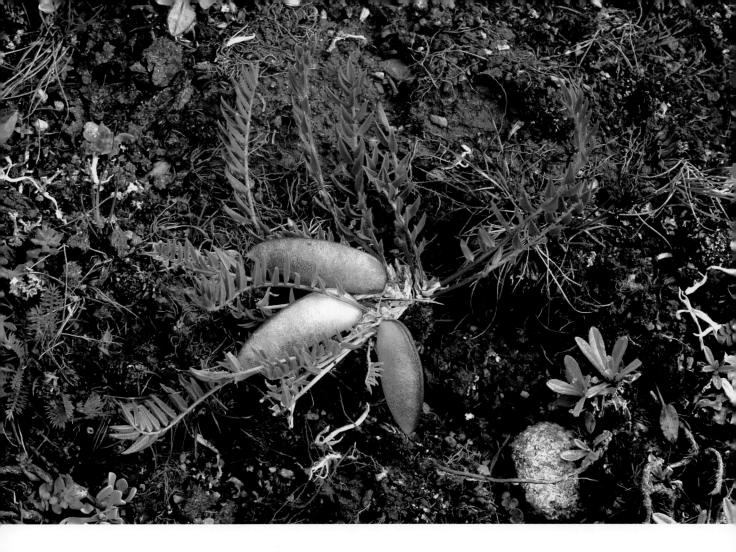

无茎黄耆

Astragalus acaulis Baker

豆科（Leguminosae） | 黄耆属（*Astragalus*）

形态

多年生草本。根粗壮，直伸，直径约 1cm，淡褐色。茎短缩，被残存的托叶，多分枝，呈垫状，高 3 ~ 5cm。奇数羽状复叶，具 21 ~ 27 小叶，长 5 ~ 7cm，具柄，叶轴常紫红色，散生白色长柔毛；托叶膜质，大部分合生，仅先端分离，卵形或宽卵形，长 10 ~ 12mm，宽 5 ~ 6mm，边缘疏被白色长柔毛或无毛；小叶披针形或卵状披针形，长 7 ~ 9mm，宽 2 ~ 4mm，先端长渐尖，基部近圆形，幼时边缘疏被白色长柔毛，后近无毛，具短柄。总状花序生 2 ~ 4 花；总花梗极短，长 2 ~ 3mm；苞片线形或狭卵形，膜质，长 8 ~ 10mm；花梗长 2 ~ 4mm，无毛；花萼管状，长 8 ~ 15mm，散生白色长柔毛或近无毛，萼齿狭三角形，长约为萼筒的 1/2；花冠淡黄色，旗瓣长 20 ~ 25mm，瓣片宽卵形或近圆形，瓣柄与瓣片近等长，翼瓣与旗瓣近等长，瓣片狭长圆形，具短耳，瓣柄长约 10mm，龙骨瓣与翼瓣近等长，瓣片半卵形，最宽处约 5mm，瓣柄长约 10mm；子房线形，无毛，具短柄。荚果半卵形，膨胀，长 3.5 ~ 4.5cm，宽 1.3 ~ 1.6cm，无毛，假 2 室；种子 10 ～ 16，圆肾形，长约 4mm。花果期 6 ～ 8 月。

分布

分布于我国云南西北部、四川西南部、西藏东部。

生境

生长于海拔约 4000m 的高山草地、砂石滩地。

药材名

塞嘎、塞嘎尔、赛嘎尔、萨嘎尔（སད་དཀར）。

药用部位

全草或花、果实。

功能与主治

利水，清脾、肺热。用于"培根"病，腹水，虚性水肿，脾热，肺热，腹痛。

用量与用法

1 ～ 2g。内服煎汤，或入丸、散剂，或熬膏备用。

附注

《四部医典》中记载有"སད་སེར"（萨赛尔）；《蓝琉璃》言其有 3 种。《晶珠本草》记载有"སད་སེར"（萨玛），言其按花色分为紫、白、黄、黑、蓝、红等 9 种，"萨玛"为其总称。现代文献记载的各种"萨玛"类的基原极为复杂，涉及豆科的黄耆属（*Astragalus*）、岩黄耆属（*Hedysarum*）、棘豆属（*Oxytropis*）等的多种植物，但不同文献对各品种的基原有不同的观点，且各种"萨玛"的基原也存在交叉。关于"白萨玛"["སད་དཀར"（塞嘎尔）]的基原，各文献记载分歧较大，各地藏医使用的基原不同，同时因古籍文献对其形态的记载较为简略，难以判断具体种类。《西藏藏标》《青海藏标》中作为"སད་སེར/ 塞嘎（赛嘎尔）/ 甘肃棘豆"的基原收载了甘肃棘豆 *O. kansuensis* Bunge、黄花棘豆 *O. ochrocephala* Bunge，言二者均以全草或花入药。《迪庆藏药》记载云南迪庆藏医除甘肃棘豆 *O. kansuensis* Bunge 外，还以无茎黄耆 *A. acaulis* Baker 和云南黄耆 *A. yunnanensis* Franch. 作"塞嘎"使用。（参见"甘肃棘豆""黄花棘豆"条）

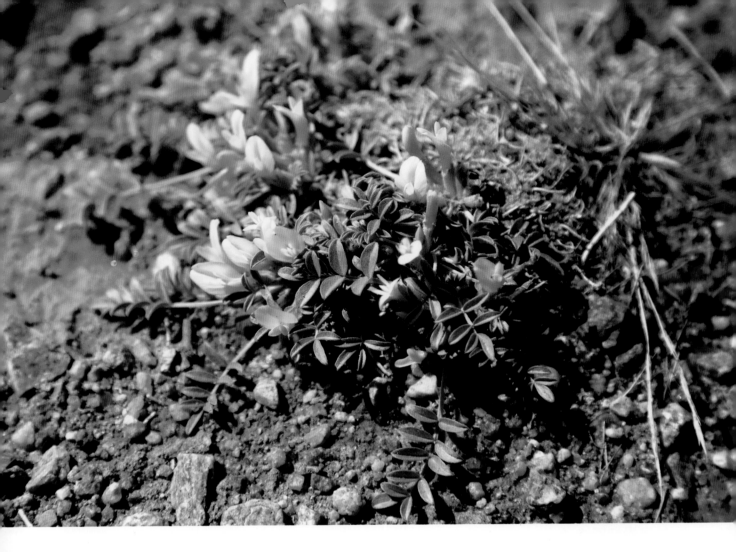

乳白黄芪

Astragalus galactites Pall.

| 豆科（Leguminosae） | 黄芪属（*Astragalus*） |

形态

多年生草本，高 5 ~ 15cm。根粗壮。茎极短缩。羽状复叶有 9 ~ 37 小叶；叶柄较叶轴短；托叶膜质，密被长柔毛，下部与叶柄贴生，上部卵状三角形；小叶长圆形或狭长圆形，稀为披针形或近椭圆形，长 8 ~ 18mm，宽 1.5 ~ 6mm，先端稍尖或钝，基部圆形或楔形，上面无毛，下面被白色伏贴毛。花生于基部叶腋。通常 2 花簇生；苞片披针形或线状披针形，长 5 ~ 9mm，被白色长毛；花萼管状钟形，长 8 ~ 10mm，萼齿线状披针形或近丝状，长与萼筒等长或稍短，密被白色长绵毛；花冠乳白色或稍带黄色，旗瓣狭长圆形，长 20 ~ 28mm，先端微凹，中部稍缢缩，下部渐狭成瓣柄，翼瓣较旗瓣稍短，瓣片先端有时 2 浅裂，瓣柄长为瓣片的 2 倍，龙骨瓣长 17 ~ 20mm，瓣片短，长约为瓣柄的一半；子房无柄，有毛，花柱细长。荚果小，卵形或倒卵形，先端有喙，1 室，长 4 ~ 5mm，通常不外露，后期宿萼脱落，幼果有时密被白毛，后渐脱落。种子通常 2。花期 5 ~ 6 月，果期 6 ~ 8 月。

分布

分布于我国内蒙古（阿拉善、锡林郭勒等）、甘肃、陕西及西北其他地区、东北地区、华北地区。蒙古等也有分布。

生境

生长于海拔 1000 ~ 3500m 的草原砂土、向阳山坡。

药材名

塞嘎、塞嘎尔、赛嘎尔、萨嘎尔（སྱེང་དཀར།）。

药用部位

全草或根。

功能与主治

全草：利水，清脾、肺热；用于腹水，水肿，肠痛。根：强壮补气，排脓生肌，利水止汗；用于久病衰弱，慢性肾炎浮肿，痈肿疮疖，贫血等。

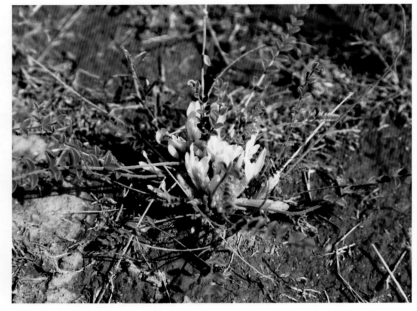

用量与用法

1 ~ 2g。内服煎汤，或入丸、散剂。

附注

《晶珠本草》中记载有"སྱེང་མ།"（塞玛、萨玛），言其按花色分为紫、白、黄、黑、蓝、红等9种。《晶珠本草》汉译本在附录中指出"塞玛"的基原涉及豆科黄耆属（*Astragalus*）、岩黄耆属（*Hedysarum*）、棘豆属（*Oxytropis*）的多种植物，故"塞玛"为来源于这些属植物的一大类药物的总称。关于"白塞玛"["སྱེང་དཀར།"（塞嘎尔、萨嘎尔）] 的基原，各文献记载分歧较大，且各地藏医使用的基原不同。据文献记载，乳白黄耆 *Astragalusg alactites* Pall.（乳白花黄芪）为青海藏医使用的"塞嘎尔"的基原之一。《西藏藏标》和《青海藏标》收载的"塞嘎（赛嘎尔）"的基原为甘肃棘豆 *O. kansuensis* Bunge、黄花棘豆 *O. ochrocephala* Bunge，前者以全草熬膏入药，后者以花入药。（参见"黄花棘豆""甘肃棘豆"条）

甘肃棘豆

Oxytropis kansuensis Bunge

豆科（Leguminosae） | 棘豆属（*Oxytropis*）

▍形态▍

多年生草本，高（8～）10～20cm。茎细弱，铺散或直立，基部的分枝斜伸而扩展，绿色或淡灰色，疏被黑色短毛和白色糙伏毛。羽状复叶长（4～）5～10（～13）cm；托叶草质，卵状披针形，长约5mm，先端渐尖，与叶柄分离，彼此合生至中部，疏被黑色和白色糙伏毛；叶柄与叶轴上面有沟，于小叶之间被淡褐色腺点，疏被白色间黑色糙伏毛；小叶17～23（～29），卵状长圆形、披针形，长（5～）7～13mm，宽3～6mm，先端急尖，基部圆形，两面疏被贴伏白色短柔毛，幼时毛较密。多花组成头形总状花序；总花梗长7～12（～15）mm，直立，具沟纹，疏被白色间黑色短柔毛，花序下部密被卷曲黑色柔毛；苞片膜质，线形，长约6mm，疏被黑色间白色柔毛；花长约12mm；花萼筒状，长8～9mm，宽约3mm，密被贴伏黑色间有白色长柔毛，萼齿线形，较萼筒短或与之等

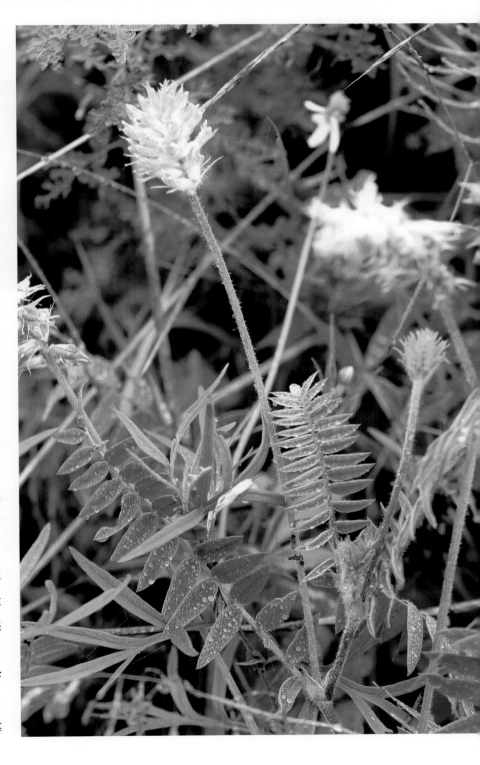

长；花冠黄色，旗瓣长约 12mm，瓣片宽卵形，长 8mm，宽 8mm，先端微缺或圆，基部下延成短瓣柄，翼瓣长约 11mm，瓣片长圆形，长 7mm，宽约 3mm，先端圆形，瓣片柄 5mm，龙骨瓣长约 10mm，喙短三角形，长不足 1mm；子房疏被黑色短柔毛，具短柄，胚珠 9 ~ 12。荚果纸质，长圆形或长圆状卵形，膨胀，长 8 ~ 12mm，宽约 4mm，密被贴伏黑色短柔毛，隔膜宽约 0.3mm，1 室；果梗长 1mm；种子 11 ~ 12，淡褐色，扁圆肾形，长约 1mm。花期 6 ~ 9 月，果期 8 ~ 10 月。

▌ 分布 ▌

分布于我国宁夏，甘肃，青海东部、南部和柴达木盆地，四川西部和西北部，云南西北部，西藏西部和南部。

▌ 生境 ▌

生长于海拔 1900 ~ 5300m 的路旁、高山草甸、林下、草原、灌丛、山坡林间砾石地等。

▌ 药材名 ▌

塞嘎、塞嘎尔、赛嘎尔、萨嘎尔（ སེར་དཀར། ）。

▌ 药用部位 ▌

全草或花。

▌ 功能与主治 ▌

利水消肿。用于肾性水肿，营养不良性水肿，浮肿，脾病，肺热症，肠痧，疫疠，妇科病。

▌ 用量与用法 ▌

1 ~ 2g。内服煎汤，或入丸、散剂，或熬膏备用。

附 注

《晶珠本草》记载有"སེར་མ།"（萨玛），将其按花色分为紫、白、黄、黑、蓝、红等 9 种。《晶珠本草》汉译本在附录中指出，"塞玛"的基原涉及豆科黄耆属（*Astragalus*）、岩黄耆属（*Hedysarum*）、棘豆属（Oxytropis）的多种植物，即"塞玛"为来源于此多属植物的一大类药物的总称。关于"白塞玛"["སེར་དཀར།"（塞嘎尔）] 的基原，因古籍文献记载的各种"萨玛"的形态较为简略，难以判断具体种类，故不同文献记载的种类差异较大，且各地藏医使用的基原不同，主要有甘肃棘豆 *O. kansuensis* Bunge、黄花棘豆 *O. ochrocephala* Bunge、乳白花黄芪 *A. galactites* Pall.（乳白黄耆）、云南黄耆 *A. yunnanensis* Franch.、多花黄耆 *A. floridus* Benth. ex Bunge、无茎黄耆 *A. acaulis* Baker、康定黄耆 *A. tatsienensis* Bur. et Franch. 等。《西藏藏标》以 "སེར་དཀར།/塞嘎 / 甘肃棘豆"之名收载了甘肃棘豆 *O. kansuensis* Bunge、黄花棘豆 *O. ochrocephala* Bunge，规定以全草入药，临床上也常熬膏备用；《青海藏标》附录中以"甘肃棘豆 /སེར་དཀར།/ 赛嘎尔"之名收载了甘肃棘豆 *O. kansuensis* Bunge，言以花入药。据对收集自西藏的 2 批"云南黄芪"商品药材的基原鉴定，其基原还有软毛棘豆 *O. mollis* Royle ex Benth.。（参见"黄花棘豆""乳白黄耆""无茎黄耆"条）

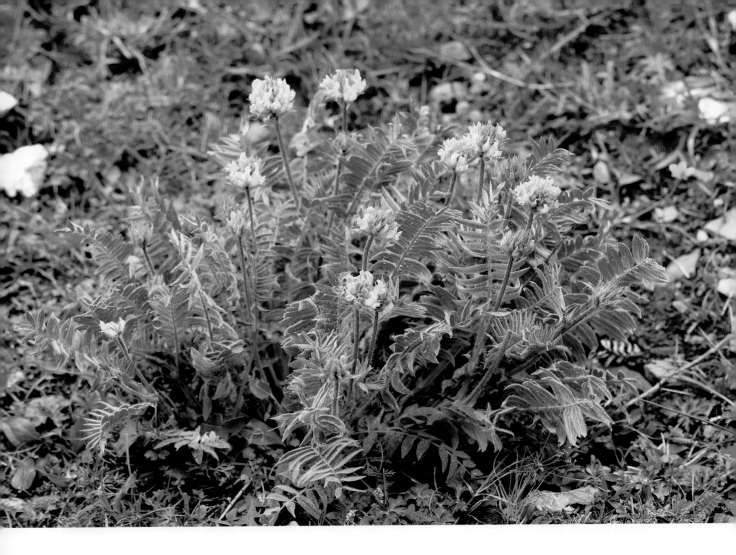

黄花棘豆

Oxytropis ochrocephala Bunge

豆科（Leguminosae） | 棘豆属（*Oxytropis*）

形态

多年生草本，高（10 ～）20 ～ 50cm。根粗，圆柱状，淡褐色，深达 50cm，侧根少。茎粗壮，直立，基部分枝多而开展，有棱及沟状纹，密被卷曲白色短柔毛和黄色长柔毛，绿色。羽状复叶长 10 ～ 19cm；托叶草质，卵形，与叶柄离生，于基部彼此合生，分离部分呈三角形，长约 15mm，先端渐尖，密被开展黄色和白色长柔毛；叶柄与叶轴上面有沟，与小叶之间有淡褐色腺点，密被黄色长柔毛；小叶 17 ～ 29（～ 31），草质，卵状披针形，长 10 ～ 25（～ 30）mm，宽 3 ～ 9（～ 10）mm，先端急尖，基部圆形，幼时两面密被贴伏绢状毛，后变绿色，两面疏被贴伏黄色和白色短柔毛。多花组成密总状花序，后延伸；总花梗长 10 ～ 25cm，直立，较坚实，具沟纹，密被卷曲黄色和白色长柔毛，花序下部混生黑色短柔毛；苞片线状披针形，上部的长 6mm，下部的长 12mm，密被开展白色长柔毛和黄色短柔毛；花长 11 ～ 17mm；花梗长约 1mm；花萼膜质，几透明，筒状，长 11 ～ 14mm，宽 3 ～ 5mm，密被开展黄色和白色长柔毛并杂生黑色短柔毛，萼齿线状披针形，长约 6mm；花冠黄色，旗瓣长 11 ～ 17mm，瓣片宽倒卵形，外展，中部宽 10mm，先端微凹或截形，瓣柄与瓣片近等长，翼瓣长约 13mm，瓣片长圆形，先端圆形，瓣柄长 7mm，龙骨瓣长 11mm，喙长约 1mm 或稍长；子房密被贴伏黄色和白色柔毛，具短柄，胚珠 12 ～ 13。荚果革质，长圆形，膨胀，长 12 ～ 15mm，宽 4 ～ 5mm，先端具弯曲的喙，密被黑色短柔毛，1 室；果梗长约 2mm。花期 6 ～ 8 月，果期 7 ～ 9 月。

▌ 分布 ▌

分布于我国甘肃南部和西部、青海东部和南部（称多）、四川西部、西藏东南部、宁夏南部。

▌ 生境 ▌

生长于海拔 1900 ～ 5200m 的田埂、荒山、平原草地、林下、林间空地、山坡草地、阴坡草甸、高山草甸、沼泽地、河漫滩、干河谷阶地、山坡砾石草地、高山圆柏林下。

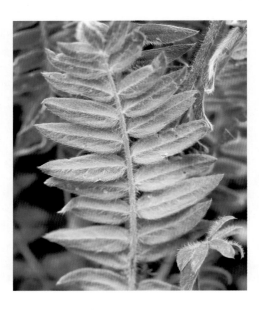

▌ 药材名 ▌

萨嘎尔、塞嘎（སག་དཀར），图塞（དུག་སད）。

▌ 药用部位 ▌

全草或花。

▌ 功能与主治 ▌

利水消肿。用于肾性水肿，营养性水肿，浮肿，脾病，肺热症，肠痧，疫疠。

▌ 用量与用法 ▌

1 ～ 2g。内服煎汤，或入丸、散剂。

附 注

《四部医典》记载有"སག་དཀར"（萨嘎尔）。《晶珠本草》载有"སག་མ"（萨玛），言其共有紫花萨玛（萨木、塞木）、白花萨玛（萨嘎尔、塞嘎）、黑花萨玛（萨那合）、蓝花萨玛（萨完、塞盎）、红花萨玛（萨玛尔、塞玛）、黄花萨玛（萨赛尔）、麝萨玛（拉哇萨玛、纳哇色玛）、雀萨玛（齐乌萨玛）、毒萨玛（图塞）9 种，各种的功效有所不同。现代文献记载的"萨玛"的基原涉及豆科的黄耆属（*Astragalus*）、岩黄耆属（*Hedysarum*）、棘豆属（*Oxytropis*）、高山豆属（*Tibetia*）、野决明属（*Thermopsis*）、苦马豆属（*Sphaerophysa*）及远志科的多种植物，但不同文献记载的各种"萨玛"的基原不尽一致。据文献记载，黄花棘豆 *O. ochrocephala* Bunge 为"白花萨玛"（萨嘎尔、塞嘎）或"毒萨玛"（图塞）的基原之一，作为"白花萨玛"使用的还有乳白黄耆 *A. galactites* Pall.、云南黄耆 *A. yunnanensis* Franch.、甘肃棘豆 *O. kansuensis* Bunge 等。《西藏藏标》以"སག་དཀར/ 塞嘎 / 甘肃棘豆"之名收载了甘肃棘豆 *O. kansuensis* Bunge、黄花棘豆 *O. ochrocephala* Bunge，言其以全草入药。（参见"多花黄耆""甘肃棘豆"条）

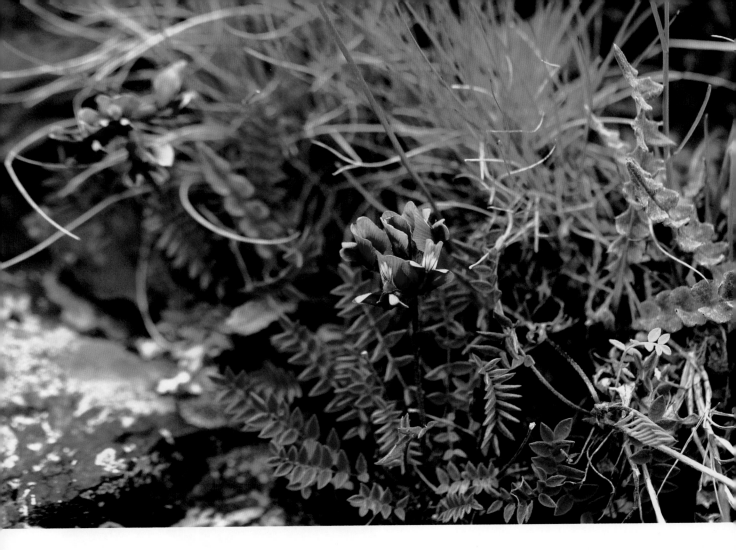

黑萼棘豆

Oxytropis melanocalyx Bunge

豆科（Leguminosae）　　　　棘豆属（*Oxytropis*）

▌ 形态 ▌

多年生草本，高 10～15cm。较幼的茎几成缩短茎，高 7.5～10cm；着花的茎多从基部伸出，细弱，散生，有羽状复叶 4～6，被白色及黑色短硬毛。羽状复叶长 5～7（～15）cm；托叶草质，卵状三角形，先端急尖，基部合生但与叶柄分离，下部托叶宿存；叶轴细，疏被黄色长柔毛；小叶 9～25，卵形至卵状披针形，长 5～11mm，宽 2～4mm，先端急尖，基部圆形，两面疏被黄色长柔毛。3～10 花组成腋生几伞形总状花序；总花梗在开花时长约 5cm，略短于叶，而后伸长至 8～14cm，细弱，下部被白色柔毛，上部被黑色和白色杂生的柔毛；苞片较花梗长，干膜质；花长 12mm；花萼钟状，长 4～6mm，宽 2～3.5mm，密被黑色短柔毛，并混有黄色或白色长柔毛，萼齿披针状线形，较萼筒短，长不超过 5mm；花冠蓝色，旗瓣宽卵形，长 12.5mm，宽 9mm，先端 2 浅裂，基部有长瓣柄，翼瓣长 10mm，先端微凹，近微缺，基部具极细瓣柄，龙骨瓣长 7.5mm，喙长 0.5mm。荚果纸质，宽长椭圆形，膨胀，下垂，长 15～20mm，宽 7～12mm，具紫堇色彩纹，两端尖，具极短的小尖头，密被黑色杂生的短柔毛，沿两侧缝线形成扁的龙骨状突起，二缝线无毛，1室，无梗。花期7～8月，果期8～9月。

分布

分布于我国西藏（波密、察隅）、四川、青海、甘肃、云南、陕西等。

生境

生长于海拔3100～4100m的山坡草地、灌丛下。

药材名

萨完、塞完、塞哦、塞盎（ སད་སྔོན །）。

药用部位

全草。

功能与主治

镇痛，催吐，利尿，愈疮。用于溃疡病，胃痉挛，水肿，诸疮；熬膏外用于创伤。

用量与用法

3～9g。内服多入复方。外用适量。

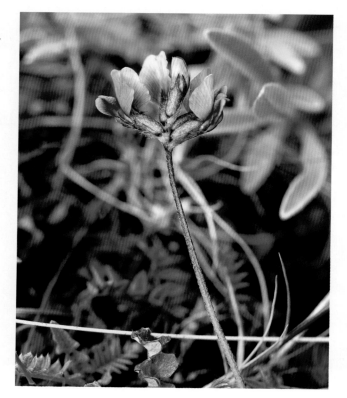

附 注

《四部医典》记载有"སད་སེར"（萨赛尔）。《晶珠本草》记载有"སད་མ"（萨玛），言其为治虚性水肿、下引腹腔积水之药物。"萨玛"为多种药物的总称，《晶珠本草》记载其分为紫花萨玛（萨木）、白花萨玛（塞嘎）、黑花萨玛（萨那合）、蓝花萨玛（萨完、塞盎）等9种，各种的功效有所不同。现代文献记载的"萨玛"类的各种的基原极为复杂，涉及豆科的黄耆属（*Astragalus*）、岩黄耆属（*Hedysarum*）、棘豆属（*Oxytropis*）等及远志科的多科多属多种植物，不同文献记载的各种的基原、功效也不尽一致。据文献记载，黑萼棘豆 *O. melanocalyx* Bunge 为"萨玛"的蓝色花类"སད་སྔོན"（萨完）的基原之一；此外，马豆黄芪 *A. pastorius* Tsai et Yü（牧场黄耆）、青海黄耆 *A. tanguticus* Batalin（甘青黄耆）、黄耆 *A. membranaceus* (Fisch.) Bunge、块茎岩黄耆 *H. tuberosum* B. Fedtsch.（*H. algidum* L. Z. Shue）、单蕊黄耆 *A. monadelphus* Bunge ex Maxim. 等也作"萨完"使用。（参见"多花黄耆""单蕊黄耆"条）

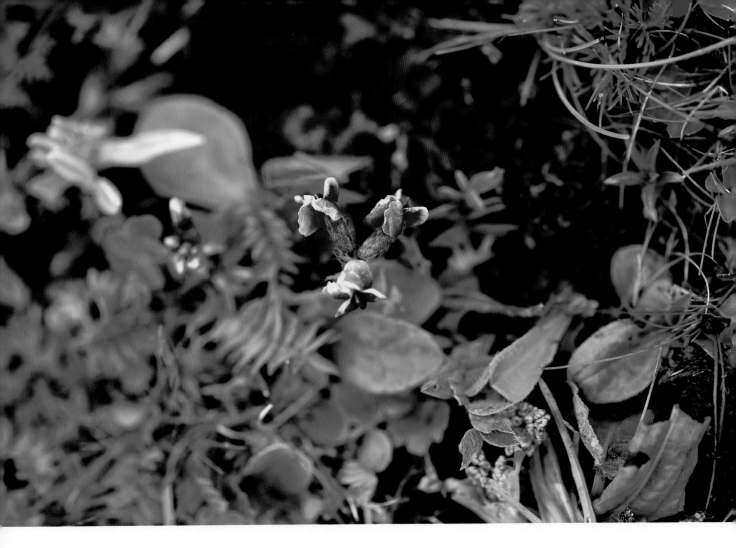

云南棘豆

Oxytropis yunnanensis Franch.

豆科（Leguminosae）　　　棘豆属（*Oxytropis*）

形态

多年生草本，高 7 ~ 15cm。根粗壮，圆柱形。茎缩短，基部有分枝，疏丛生。羽状复叶长 3 ~ 5cm；托叶纸质，长卵形，与叶柄分离，彼此于中部合生，疏被白色和黑色长柔毛；叶柄与叶轴细，于小叶之间有腺点，被疏柔毛，宿存；小叶（9 ~ ）13 ~ 19（ ~ 23)，披针形，长 5 ~ 7（ ~ 10）mm，宽 1.5 ~ 3mm，先端渐尖或急尖，基部圆，两面疏被白色短柔毛。5 ~ 12 花组成头形总状花序；总花梗长于叶，或与叶等长，疏被短柔毛；苞片膜质，被白色和黑色毛；花长约 11mm；花萼钟状，长 6 ~ 9mm，宽约 3mm，疏被黑色和白色长柔毛，萼齿锥形，稍短于萼筒；花冠蓝紫色或紫红色，旗瓣长（10 ~ ）12 ~ 13（ ~ 15）mm，瓣片宽卵形或宽倒卵形，宽约 7mm，先端 2 浅裂；翼瓣稍短，先端 2 裂；龙骨瓣比翼瓣短，喙长约 1mm；子房疏被白色和黑色短柔毛。荚果近革质，椭圆形、长圆形、卵形，长 2 ~ 3cm，宽约 1cm，密被黑色贴伏短柔毛，1 室；果梗长 5 ~ 7mm。种子 6 ~ 10。花果期 7 ~ 9 月。

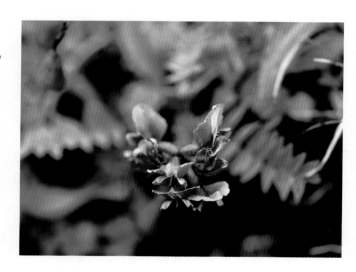

分布

分布于我国四川（茂县）、云南、西藏等。

生境

生长于海拔 3500 ~ 4600m 的山坡灌丛、草地、冲积地、石质山坡岩缝中。

药材名

塞木、萨木（ ），莪大夏（ ），。

药用部位

全草或花。

功能与主治

塞木：清热，消炎，利尿，开郁。用于热病，水肿，烦闷，疮热；外用于炎症。

莪大夏：清热解毒，愈疮，干黄水，涩脉止血，通便，生肌。用于疫疠，炎症，中毒，出血，黄水病，便秘，炭疽，疮痈肿毒，骨痛。

附注

《四部医典》中记载有" "（萨赛尔），《蓝琉璃》言其有 3 种。《晶珠本草》记载有" "（萨玛），言其为治虚性水肿、下引腹腔积水之药物，按花色分为紫、白、黄、黑、蓝、红等 9 种，各种的功效有所不同。《晶珠本草》汉译本在附录中指出"塞玛"为多种药物的总称，其基原涉及豆科黄耆属（*Astragalus*）、岩黄耆属（*Hedysarum*）、棘豆属（*Oxytropis*）、高山豆属（*Tibetia*）等多属多种植物。关于"紫花萨玛"[" "（塞木）]的基原，各文献记载差异较大，各地藏医使用的种类亦不同，青海和甘肃甘南部分藏医习将云南棘豆 *O. yunnanensis* Franch. 作为"塞木"的基原。据文献记载，各地还将高山豆 *Tibetia himalaica* (Baker) H. P. Tsui（高山米口袋 *Gueldenstaedtia himalaica* Baker）、多枝黄耆 *A. polycladus* Bur. et Franch.、松潘黄耆 *A. sungpanensis* Pet.-Stib. 等作为"塞木"的基原。（参见"多花黄耆""多枝黄耆""松潘黄耆"条）

《四部医典》中记载有愈疮、消炎、解毒之药物" "（达夏）。《蓝琉璃》记载"达夏"分白、黑 2 种，白者有黏液，黑者有浓烈气味，叶小于白者。《晶珠本草》言"达夏"分黑（小者）[" "（达夏那保）]、白（大者）[" "（达夏嘎保）]2 种。现代文献多使用" "（莪大夏）之名，记载各地藏医所用的基原为棘豆属的多种植物，云南棘豆 *O. yunnanensis* Franch. 为云南迪庆藏医习用的" "（莪大夏）的基原之一。《部标藏药》等收载的"莪达夏"的基原为镰荚棘豆 *O. falcata* Bunge、轮叶棘豆 *O. chiliophylla* Royle ex Benth.（臭棘豆）。（参见"镰荚棘豆""小叶棘豆"条）

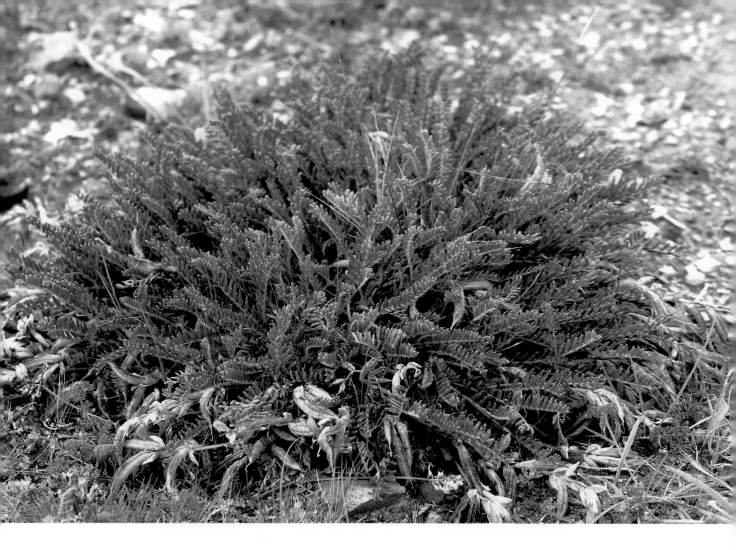

镰荚棘豆

Oxytropis falcata Bunge（镰形棘豆）

豆科（Leguminosae） | 棘豆属（*Oxytropis*）

形态

多年生草本，高 1 ~ 35cm，具黏性和特异气味。根直径 6mm，直根深，暗红色。茎缩短，木质而多分枝，丛生。羽状复叶长 5 ~ 12（ ~ 20）cm；托叶膜质，长卵形，于 2/3 处与叶柄贴生，彼此合生，上部分离，分离部分披针形，先端尖，密被长柔毛和腺点；叶柄与叶轴上面有细沟，密被白色长柔毛；小叶 25 ~ 45，对生或互生，线状披针形、线形，长 5 ~ 15（ ~ 20）mm，宽 1 ~ 3（ ~ 4）mm，先端钝尖，基部圆形，上面疏被白色长柔毛，下面密被淡褐色腺点。6 ~ 10 花组成头形总状花序；花葶与叶近等长，或较叶短，直立，疏被白色长柔毛，稀有腺点；苞片草质，长圆状披针形，长 8 ~ 12mm，宽约 4mm，先端渐尖，基部圆形，密被褐色腺点和白色、黑色长柔毛，边缘具纤毛；花长 20 ~ 25mm；花萼筒状，长 11 ~ 16（ ~ 18）mm，宽约 3mm，密被白色长柔毛和黑色柔毛，密生腺点，萼齿披针形或长圆状披针形，长 3 ~ 4.5mm；花冠蓝紫色或紫红色，旗瓣长 18 ~ 25mm，瓣片倒卵形，长 15mm，宽 8 ~ 11mm，先端圆，瓣柄长 10mm，翼瓣长 15 ～ 22mm，瓣片斜倒卵状长圆形，先端斜微凹 2 裂，背部圆形，龙骨瓣长 16 ～ 18mm，喙长 2 ～ 2.5mm；子房披针形，被贴伏白色短柔毛，具短柄，含胚珠 38 ～ 46。荚果革质，宽线形，微蓝紫色，稍膨胀，略呈镰刀状弯曲，长 25 ～ 40mm，宽 6 ～ 8mm，喙长 4 ～ 6mm，被腺点和短柔毛，隔膜宽 2mm，不完全 2 室；果梗短。种子多数，肾形，长 2.5mm，棕色。花期 5 ～ 8 月，果期 7 ～ 9 月。

分布

分布于我国甘肃（夏河、卓尼、玛曲）、青海（玛多）、西藏（嘉黎、班戈、仲巴、日土、双湖）、四川（若尔盖、红原）新疆（且末、于田）等。

生境

生长于海拔 2700 ～ 5200m 的山坡砂砾地、沙丘、河岸阶地、河漫滩草甸、高山草甸、高山灌丛、冰川阶地。

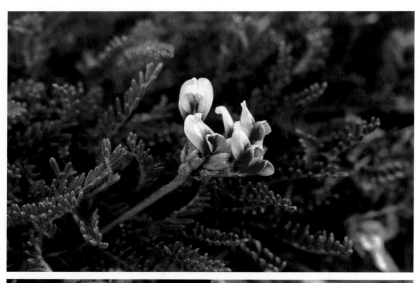

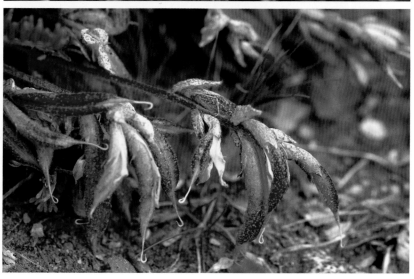

药材名

莪达夏、莪大夏、俄大夏（ꗈ），达夏（ꗈ）。

药用部位

全草。

功能与主治

清热解毒，生肌愈疮，涩脉止血，通便。用于疫疠高热，中毒症，黄水病，便秘，炭疽，喉炎，痢疾；外用于疮疖肿痛，骨瘤。

用量与用法

0.3 ~ 0.5g。内服研末，或熬膏使用。外用适量，研末撒敷。

附 注

《四部医典》中记载有"ꗈ"（达夏），言其为愈疮、消炎、解毒之药物。《蓝琉璃》记载"达夏"分白、黑2种，言其白者有黏液，黑者有浓烈气味，叶小于白者；《四部医典系列挂图全集》第二十八图中有白 ["ꗈ"（达夏嘎保），25号图]、黑 ["ꗈ"（达夏那保），26号图]"达夏"的附图，汉译本分别译注为"白小叶棘豆"和"黑小叶棘豆"，该2附图所示为丛生状草本，具荚果，头形总状花序；在第三十四图中有"ꗈ"（达夏）的附图（44号图），汉译本译注为"小叶棘豆"，其形态与第二十八图中的"达夏嘎保"几乎相同。《晶珠本草》也言"达夏"分黑（小者）、白（大者）2种，关于黑者引《图鉴》之说"气味浓烈后味香，手捏之时有胶状黏液"，关于白者言"气味浓烈可驱蚊"；又言白者大，气味淡；黑者小，气味苦。现代文献多使用"ꗈ"（莪大夏）之名（统称），记载各地藏医使用的基原均为棘豆属（*Oxytropis*）植物，多数文献认为镰荚棘豆 *O. falcata* Bunge、臭棘豆 *O. chiliophylla* Royle ex Benth.（轮叶棘豆）植株较大，为白者"达夏嘎保"的基原；小叶棘豆 *O. microphylla* (Pall.) DC. 植株较小，为黑者"达夏那保"的基原。但也有观点认为小叶棘豆 *O. microphylla* (Pall.) DC. 为白者，肾瓣棘豆 *O. reniformis* P. C. Li 为黑者。《四部医典系列挂图全集》中白、黑"达夏"的附图也与棘豆属植物相似。《部标藏药》等收载的"莪达夏"的基原为镰荚棘豆 *O. falcata* Bunge、轮叶棘豆 *O. chiliophylla* Royle ex Benth.（臭棘豆）。据文献记载，云南迪庆藏医还以云南棘豆 *O. yunnanensis* Franch.、胶黄耆状棘豆 *O. tragacanthoides* Fisch. 作"莪大夏"使用。（参见"小叶棘豆""云南棘豆"条）

《中国植物志》中，*O. falcate* Bunge 的中文名使用"镰荚棘豆"；*O. chiliophylla* Royle ex Benth. 的中文名使用"臭棘豆"。有文献将臭棘豆记载为"多叶棘豆 *O. microphylla* (Pall.) DC."。《中国植物志》中，小叶棘豆的学名为 *O. microphylla* (Pall.) DC.，而多叶棘豆的学名为 *O. myriophylla* (Pall.) DC.。前种分布于我国东北至西藏地区，印度、尼泊尔等地也有分布；后种分布于我国东北以及内蒙古、河北、山西、陕西、宁夏。从其分布区域看，藏医使用的应以小叶棘豆 *O. microphylla* (Pall.) DC. 为主。

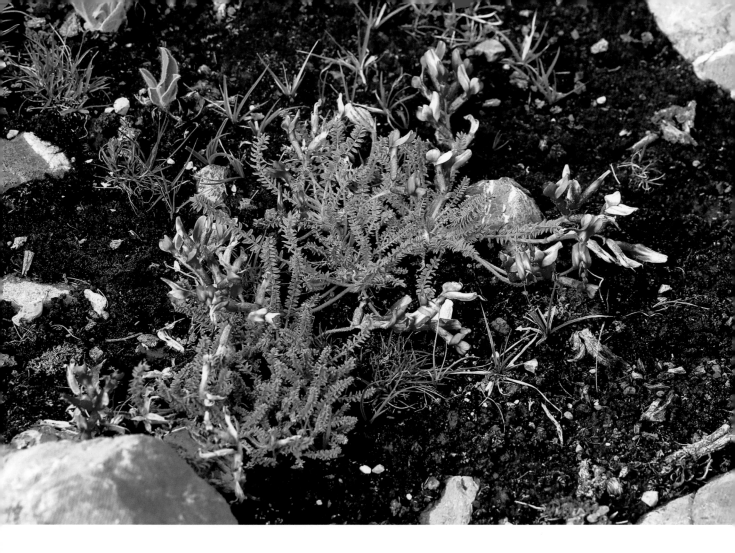

小叶棘豆

Oxytropis microphylla (Pall.) DC.

豆科（Leguminosae） 棘豆属（*Oxytropis*）

▌形态 ▌

多年生草本，灰绿色，高 5 ~ 30cm，有恶臭。根直径 4 ~ 8（~ 12）mm，直伸，淡褐色。茎缩短，丛生，基部残存密被白色绵毛的托叶。轮生羽状复叶长 5 ~ 20cm；托叶膜质，长 6 ~ 12mm，于高处与叶柄贴生，彼此于基部合生，分离部分三角形，先端尖，密被白色绵毛；叶柄与叶轴被白色柔毛；小叶 15 ~ 25 轮，每轮 4 ~ 6，稀对生，椭圆形、宽椭圆形、长圆形至近圆形，长 2 ~ 8mm，宽 1 ~ 4mm，先端钝圆，基部圆形，边缘内卷，两面被开展的白色长柔毛，或上面无毛，有时被腺点。花多数组成头形总状花序，花后伸长；花葶较叶长或与之等长，有时较叶短，直立，密被开展的白色长柔毛；苞片近草质，线状披针形，长约 6mm，先端尖，疏被白色长柔毛和腺点；花长约 20mm；花萼薄膜质，筒状，长约 12mm，疏被白色绵毛和黑色短柔毛，密生具柄的腺体，灰白色，萼齿线状披针形，长 2 ~ 4mm；花冠蓝色或紫红色，旗瓣长（16 ~）19 ~ 23mm，宽 6 ~ 10mm，瓣片宽椭圆形，先端微凹或 2 浅裂或圆形，翼瓣长 14 ~ 19mm，瓣片两侧呈不等的三角状匙形，先端斜截形而微凹，基部具长圆形的耳，龙骨瓣长 13 ～ 16mm，瓣片两侧呈不等的宽椭圆形，喙长约 2mm；子房线形，无毛，含胚珠 34 ～ 36，花柱上部弯曲，近无柄。荚果硬革质，线状长圆形，略呈镰状弯曲，稍侧扁，长 15 ～ 25mm，宽 4 ～ 5mm，喙长 2mm，腹缝具深沟，无毛，被瘤状腺点，隔膜宽 3mm，几达背缝，不完全 2 室；果梗短。花期 5 ～ 9 月，果期 7 ～ 9 月。

▍分布▍

分布于我国东北地区西部及内蒙古（锡林郭勒、乌兰察布南部）、新疆（西部及塔城地区）、西藏南部等。印度西北部、尼泊尔、蒙古、俄罗斯等也有分布。

▍生境▍

生长于海拔 3200 ～ 5000m 的山坡草地、砾石地、河滩、田边。

▍药材名▍

莪达夏、莪大夏、俄大夏（ཨོ་སྟག་ཤ），
达夏（སྟག་ཤ）。

▍药用部位▍

全草。

▍功能与主治▍

清热解毒，生肌愈疮，涩脉止血，通便。用于疫疠高热，中毒症，黄水病，便秘，炭疽，喉炎，痢疾；外用于疮疖肿痛，骨瘤。

▍用量与用法▍

0.3 ～ 0.5g。

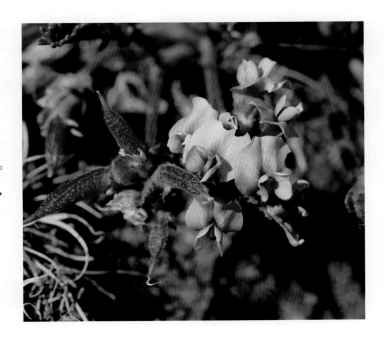

附 注

　　《四部医典》中记载有"སྟག་ཤ"（达夏），言其为愈疮、消炎、解毒之药物。《蓝琉璃》《晶珠本草》等均记载"莪大夏"分为黑（小者）、白（大者）2 种。《四部医典系列挂图全集》第二十八图中有白 ["སྟག་ཤ་དཀར་པོ"（达夏嘎保），25 号图]、黑 ["སྟག་ཤ་ནག་པོ"（达夏那保），26 号图] 的附图，其汉译本译注名为"白小叶棘豆"和"黑小叶棘豆"。现代文献记载的各地藏医使用的"莪大夏"的基原均为棘豆属（*Oxytropis*）植物，但不同文献关于黑者和白者的基原记载并不一致。《四部医典系列挂图全集》中 2 种"达夏"附图所示形态为丛生草本，具荚果，头形总状花序，也与棘豆属植物相似。《部标藏药》等标准中收载的"ཨོ་སྟག་ཤ"（莪达夏）的基原为镰荚棘豆 *O. falcata* Bunge、臭棘豆 *O. chiliophylla* Royle Y ex Benth.（轮叶棘豆）。有文献记载，小叶棘豆 *O. microphylla* (Pall.) DC. 也为"莪大夏"的基原之一，也有不同文献认为该种系"黑"者或"白"者的基原。（参见"镰荚棘豆"条）

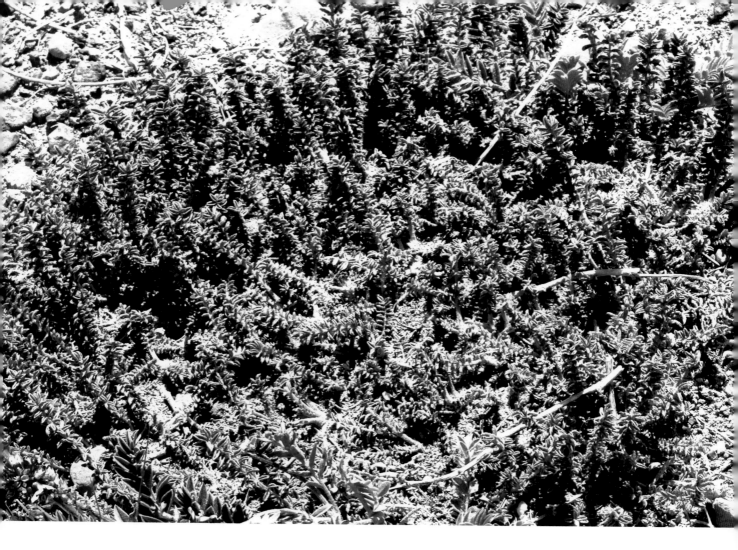

臭棘豆

Oxytropis chiliophylla Royle ex Benth.

豆科（Leguminosae）　　棘豆属（*Oxytropis*）

形态

多年生草本，高 4 ~ 20cm，具黏性和特异气味。根粗壮，木质化，直径 6 ~ 10mm，直伸。茎缩短，丛生，基部覆盖枯萎的褐色叶柄和托叶。轮生羽状复叶长 3 ~ 7cm；托叶膜质，长圆状三角形，于 2/3 处与叶柄贴生，彼此分离，分离部分长圆状三角形，疏被淡黄色长柔毛和腺点；叶柄与叶轴疏被白色长柔毛和稀疏腺点；小叶 10 ~ 20 轮，通常每轮 4，有时 3 或 6，稀对生，线形、广椭圆形、椭圆形、卵形，长 3 ~ 6mm，宽 1 ~ 3mm，先端钝，基部圆，边缘内卷，两面密被短柔毛和腺点。花 5 ~ 15 组成疏总状花序；花葶直立，较叶长或有时较叶短，密被卷曲柔毛和稀疏腺点；苞片卵形、披针状椭圆形，长约 6mm，先端尖，被白色长柔毛和黄色腺点；花萼筒状，长 11 ~ 14mm，被白色、黑色长柔毛和腺点，萼齿线形或狭披针形，长 5mm，先端尖；花冠紫色或蓝紫色，稀白色，旗瓣长圆形或近圆形，长 20 ~ 24mm，瓣片宽 10 ~ 12mm，先端圆，基部渐狭成瓣柄，瓣柄与瓣片等长，翼瓣倒三角形，长 17 ~ 19mm，顶部斜宽，背部隆起，瓣柄长 7 ~ 10mm，龙骨瓣长 15 ~ 18mm，喙长 2 ~ 3mm；子房密被白色绢状长柔毛，含胚珠 27 ~ 34。荚果革质，线状长圆形，略呈镰状，长 16 ~ 28mm，宽 3 ~ 5（~ 7）mm，喙长 1 ~ 3mm，腹面多少具沟，密被长柔毛和瘤状腺点，不完全 2 室，果梗短。花期 5 ~ 7 月，果期 6 ~ 8 月。

▌分布▌

分布于我国西藏南部、新疆（和田、阿克陶、塔什库尔干）。巴基斯坦、印度、阿富汗、吉尔吉斯斯坦、塔吉克斯坦也有分布。

▌生境▌

生长于海拔 2800 ~ 5200m 的峡谷山坡、高山石质山坡、冰川阶地、河漫滩草甸、山坡草地、湖盆及阳坡较干燥的桧柏林下。

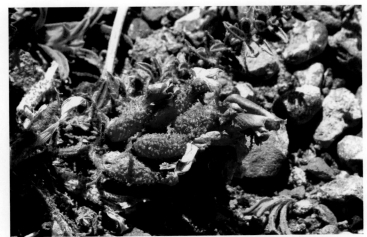

▌药材名▌

莪达夏、莪大夏、俄大夏（ཨོ་སྟག་ཤ།），达夏（སྟག་ཤ།）。

▌药用部位▌

全草。

▌功能与主治▌

清热解毒，生肌愈疮，涩脉止血，通便。用于疫疠高热、中毒症、黄水病，便秘，炭疽，喉炎，痢疾；外用于疮疖肿痛，骨瘤。

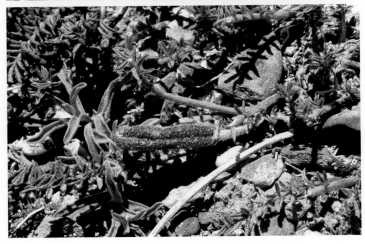

▌用量与用法▌

0.3 ~ 0.5g。

附 注

　　《四部医典》《度母本草》等中均记载有"སྟག་ཤ།"[达夏，或"ཨོ་སྟག་ཤ།"（莪达夏）]，言其为愈疮、消炎、解毒之药物。《蓝琉璃》《晶珠本草》等均记载"莪大夏"分为黑（小者）、白（大者）2 种。现代文献记载的各地藏医使用的"莪大夏"的基原均为棘豆属（Oxytropis）植物，臭棘豆 O. chiliophylla Royle ex Benth. 为黑者["སྟག་ཤ་ནག་པོ།"（达夏那保）]的基原之一。《部标藏药》和《藏标》等收载的"莪达夏"的基原为镰形棘豆 O. falcata Bunge、轮叶棘豆 O. chiliophylla Royle ex Benth.（臭棘豆）。（参见"镰荚棘豆"条）

　　《中国植物志》记载 O. falcata Bunge 的中文名为"镰荚棘豆"，O. chiliophylla Royle ex Benth. 的中文名为"臭棘豆"。

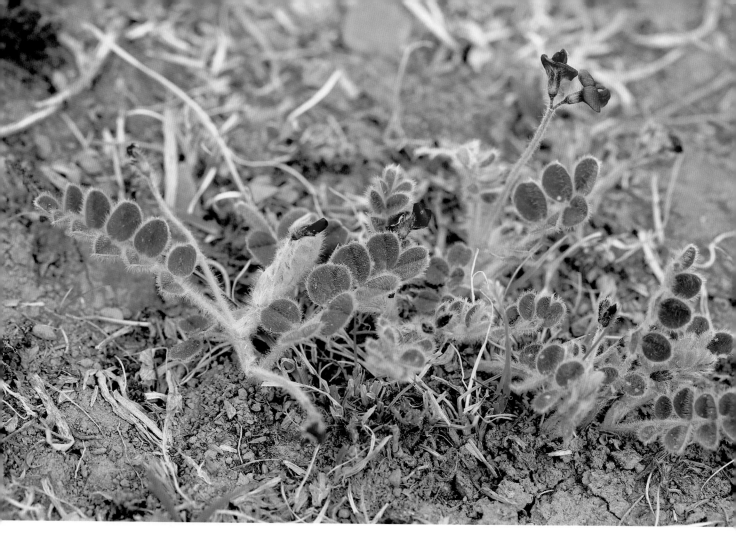

高山豆

Tibetia himalaica (Baker) Tsui（异叶米口袋 *Gueldenstaedtia himalaica* Baker）

豆科（Leguminosae） 高山豆属（*Tibetia*）

▌形态▌

多年生草本。主根直下，上部增粗，分茎明显。叶长 2 ~ 7cm，叶柄被稀疏长柔毛；托叶大，卵形，长达 7mm，密被贴伏长柔毛；小叶 9 ~ 13，圆形至椭圆形、宽倒卵形至卵形，长 1 ~ 9mm，宽 1 ~ 8mm，先端微缺至深缺，被贴伏长柔毛。伞形花序具 1 ~ 3 花，稀 4 花；总花梗与叶等长或较叶长，具稀疏长柔毛；苞片长三角形；花萼钟状，长 3.5 ~ 5mm，被长柔毛，上 2 萼齿较大，长 1.5 ~ 2mm，基部合生至 1/2 处，下 3 萼齿较狭而短；花冠深蓝紫色；旗瓣卵状扁圆形，长 6.5 ~ 8mm，宽 4.5 ~ 7.5mm，先端微缺至深缺，瓣柄长 2mm；翼瓣宽楔形，具斜截头，长 6 ~ 7mm，宽 2 ~ 3mm，线形瓣柄长 1.5mm；龙骨瓣近长方形，长 3 ~ 4mm，宽 1 ~ 2mm，瓣柄长约 1.5mm；子房被长柔毛，花柱折曲成直角。荚果圆筒形或有时稍扁，被稀疏柔毛或近无毛；种子肾形，光滑。花期 5 ~ 6 月，果期 7 ~ 8 月。

▌ 分布 ▐

分布于我国甘肃、青海东部、四川西部和南部、西藏东部和中部。印度、不丹、尼泊尔、巴基斯坦等也有分布。

▌ 生境 ▐

生长于海拔 3000 ~ 5000m 的山地草坡。

▌ 药材名 ▐

萨赛尔、塞色（ষད་སེར།），萨木、塞木（ষད་སྨུག），杰巴区土、杰巴曲土（རྒྱལ་པ་རྩི་ཐུབ།）。

▌ 药用部位 ▐

全草。

▌ 功能与主治 ▐

利尿，消肿。用于水肿。

▌ 用量与用法 ▐

3 ~ 6g。内服煎汤，或入丸、散剂。

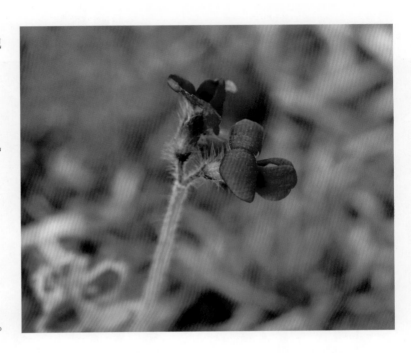

附 注

　　《晶珠本草》记载"ষད་སེར།"（萨玛）共有紫花萨玛["ষད་སྨུག"（萨木、塞木）]、白花萨玛、黑花萨玛、红花萨玛、麝萨玛等 9 种，以"萨玛"为总名称。现代文献记载的各种"萨玛"的基原涉及豆科的黄耆属（*Astragalus*）、岩黄耆属（*Hedysarum*）、棘豆属（*Oxytropis*）、高山豆属（*Tibetia*）、野决明属（*Thermopsis*）、苦马豆属（*Sphaerophysa*）等的多种植物。不同文献记载，高山豆 *Tibetia himalaica* (Baker) Tsui[异叶米口袋 *Gueldenstaedtia himalaica* Baker（喜马拉雅米口袋）]为"紫色萨玛"["ষད་སྨུག"（萨木、塞木）]或"黄色萨玛"["ষད་སེར།"（萨赛尔）]的基原之一。此外，文献记载作为"萨木"基原的还有云南棘豆 *O. yunnanensis* Franch.、多枝黄耆 *A. polycladus* Bur. et Franch.。也有文献记载，高山豆 *Tibetia himalaica* (Baker) Tsui（异叶米口袋 *G. himalaica* Baker）为《宇妥本草》记载的"རྒྱལ་པ་རྩི་ཐུབ།"（杰巴区土）的基原，《鲜明注释》注释名为"其塞玛"。《西藏藏标》以"རྒྱལ་པ་རྩི་ཐུབ།/ 杰巴曲土 / 杰巴曲土"之名收载了喜马拉雅米口袋 *G. himalaica* Baker [高山豆 *Tibetia himalaica* (Baker) Tsui]。（参见"多花黄耆""紫花野决明""云南棘豆"条）

甘草

Glycyrrhiza uralensis Fisch.

豆科（Leguminosae）　　　　　甘草属（*Glycyrrhiza*）

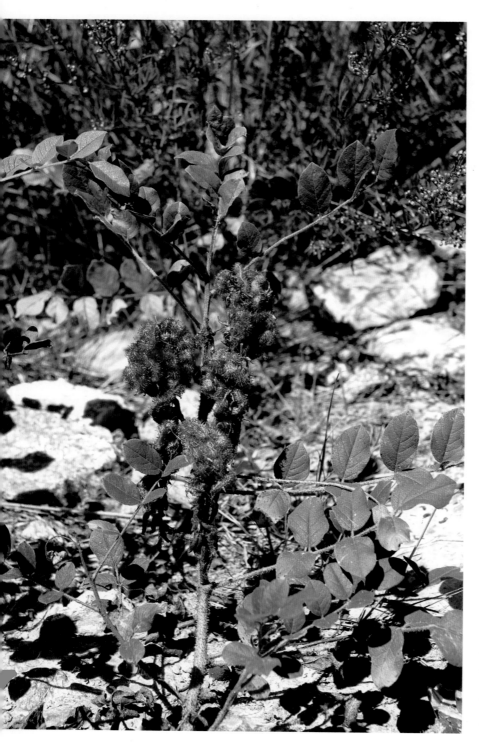

▌ 形态 ▌

多年生草本。根与根茎粗壮，直径 1 ~ 3cm，外皮褐色，里面淡黄色，具甜味。茎直立，多分枝，高 30 ~ 120cm，密被鳞片状腺点、刺毛状腺体及白色或褐色的绒毛。叶长 5 ~ 20cm；托叶三角状披针形，长约 5mm，宽约 2mm，两面密被白色短柔毛；叶柄密被褐色腺点和短柔毛；小叶 5 ~ 17，卵形、长卵形或近圆形，长 1.5 ~ 5cm，宽 0.8 ~ 3cm，上面暗绿色，下面绿色，两面均密被黄褐色腺点及短柔毛，先端钝，具短尖，基部圆，全缘或微呈波状，多少反卷。总状花序腋生，具多数花，总花梗短于叶，密生褐色的鳞片状腺点和短柔毛；苞片长圆状披针形，长 3 ~ 4mm，褐色，膜质，外面被黄色腺点和短柔毛；花萼钟状，长 7 ~ 14mm，密被黄色腺点及短柔毛，基部偏斜并膨大成囊状，萼齿 5，与萼筒近等长，上部 2 齿大部分联合；花冠紫色、白色或黄色，长 10 ~ 24mm，旗瓣长圆形，先端微凹，基部具短瓣柄，翼瓣短于旗瓣，龙骨瓣短于翼瓣；子房密被刺毛状腺体。荚果弯曲，呈镰状或环状，密集成球，密生瘤状突起和刺毛状腺体；种子 3 ~ 11，暗绿色，圆形或肾形，长约 3mm。花期 6 ~ 8 月，果期 7 ~ 10 月。

分布
分布于我国西北、华北、东北地区及山东、青海（贵德）。蒙古、俄罗斯西伯利亚地区也有分布。

生境
生长于干旱沙地、河岸砂质地、山坡草地、盐渍化土壤中。

药材名
信俄尔、向安尔、象额尔、兴额、兴额尔、兴阿尔（ཤིང་ཨང་ར།）。

药用部位
根及根茎。

功能与主治
清热止咳，祛痰，解渴。用于肺病，气管炎，脉病，呕吐。

用量与用法
1.5 ~ 9g。内服研末，或入丸剂。

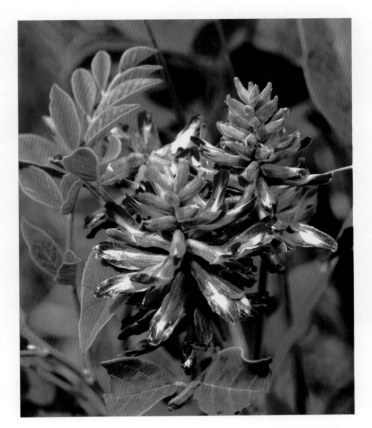

附注

　　《度母本草》《四部医典》《蓝琉璃》等均记载有"ཤིང་ཨང་ར།"（信俄尔），言其为治肺病、脉病之药物。《四部医典系列挂图全集》第二十七图中有"信俄尔"附图（54 号图），其汉译本译注名为"甘草"；图示植物为草本，羽状复叶有 7 ~ 13 小叶，似为甘草属（*Glycyrrhiza*）植物。《晶珠本草》记载"信俄尔"按生境分为雄（园生）、雌（生水边、荒滩）、中（生林间沟畔）3 种，依次质次。现代文献记载的藏医所用的"信俄尔"的基原为甘草 *G. uralensis* Fisch.、光果甘草 *G. glabra* Linn.（洋甘草），二者的形态与《四部医典系列挂图全集》附图中的植物形态也基本相符。甘草 *G. uralensis* Fisch. 在藏民聚居区仅在青海黄河流域有少量分布，《晶珠本草》按生境不同将甘草分为 3 种，但对其形态的记载较粗略，提示藏医传统使用的"信俄尔"的基原可能还有其他植物。甘草为极常用的中药材，市场易购得，故而藏医现多从市场购买，其他种类则少用之。

　　《中国植物志》中，*G. glabra* Linn. 的中文名为"洋甘草"。（参见"洋甘草"条）

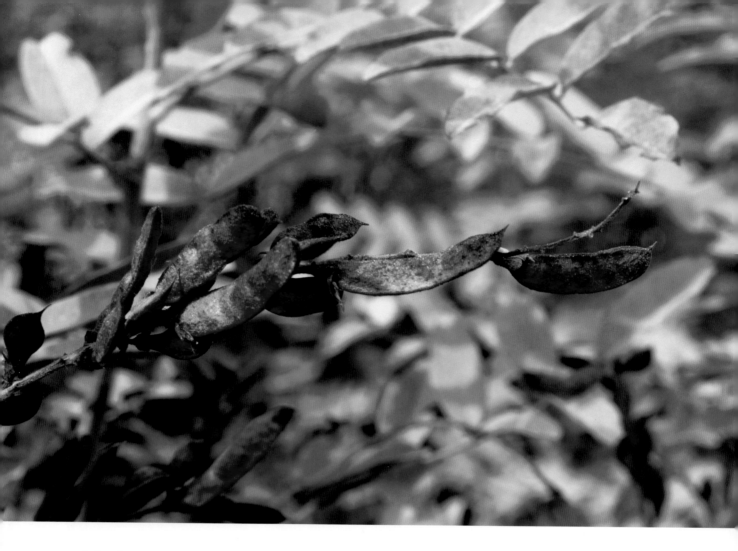

洋甘草

Glycyrrhiza glabra Linn.（光果甘草）

豆科（Leguminosae）　　　甘草属（*Glycyrrhiza*）

▌ 形态 ▌

多年生草本。根与根茎粗壮，直径 0.5 ~ 3cm，根皮褐色，里面黄色，具甜味。茎直立而多分枝，高 0.5 ~ 1.5m，基部带木质，密被淡黄色鳞片状腺点和白色柔毛。一回羽状复叶，叶长 5 ~ 14cm；托叶线形，长 1 ~ 2mm，早落；叶柄密被黄褐色腺毛及长柔毛；小叶 11 ~ 17，卵状长圆形、长圆状披针形或椭圆形，长 1.7 ~ 4cm，宽 0.8 ~ 2cm，上面近无毛或疏被短柔毛，下面密被淡黄色鳞片状腺点，沿脉疏被短柔毛，先端圆或微凹，具短尖，基部正圆形。总状花序腋生，具多数密生的花；总花梗短于叶或与叶等长（过后延伸），密生褐色的鳞片状腺点及白色长柔毛和绒毛；苞片披针形，膜质，长约 2mm；花萼钟状，长 5 ~ 7mm，疏被淡黄色腺点和短柔毛，萼齿 5，披针形，与萼筒近等长，上部的 2 齿大部分联合；花冠紫色或淡紫色，长 9 ~ 12mm，旗瓣卵形或长圆形，长 10 ~ 11mm，先端微凹，瓣柄长为瓣片的 1/2，翼瓣长 8 ~ 9mm，龙骨瓣直，长 7 ~ 8mm；子房无毛。荚果长圆形，扁，长 1.7 ~ 3.5cm，宽 4.5 ~ 7mm，微作镰形弯，有时在种子间微缢缩，无毛或疏被毛，有时被或疏或密的刺毛状腺体；种子 2 ~ 8，暗绿色，光滑，肾形，直径约 2mm。花期 5 ~ 6 月，果期 7 ~ 9 月。

分布

分布于我国东北、华北、西北地区。哈萨克斯坦、乌兹别克斯坦、土库曼斯坦、吉尔吉斯斯坦、塔吉克斯坦、蒙古和地中海区域及欧洲其他地区、西伯利亚地区也有分布。

生境

生长于河岸阶地、沟边、田边、路旁，较为干旱的盐渍化土壤。

药材名

信俄尔、向安尔、象额尔、兴额、兴额尔、兴阿尔（ཤིང་མངར།）。

药用部位

根及根茎。

功能与主治

清热止咳，祛痰，解渴。用于肺病，气管炎，脉病，呕吐。

用量与用法

1.5 ~ 9g。内服研末，或入丸剂。

附注

《度母本草》《四部医典》《蓝琉璃》等均记载有"ཤིང་མངར།"（信俄尔），言其为治肺病、脉病之药物。《四部医典系列挂图全集》第二十七图中有"ཤིང་མངར།"（信俄尔）附图（54 号图），包括 2 幅小图，图中植株为灌木状，其叶为奇数羽状复叶，无花无果，似豆科植物，汉译本译注名为"甘草"。《晶珠本草》记载"信俄尔"按生境分为雄（园生）、雌（生水边、荒滩）、中（生林间沟畔）3 种，依次品质下降。现代文献多记载"信俄尔"的基原为甘草 G. uralensis Fisch.、光果甘草 G. glabra Linn.（洋甘草）。甘草 G. uralensis Fisch. 在藏民聚居区仅在青海黄河流域岸边河滩等有少量分布，可能系《晶珠本草》记载的"雌"者，藏医传统使用的"信俄尔"的基原可能还包括其他植物，现药材主要从市场购买。（参见"甘草"条）

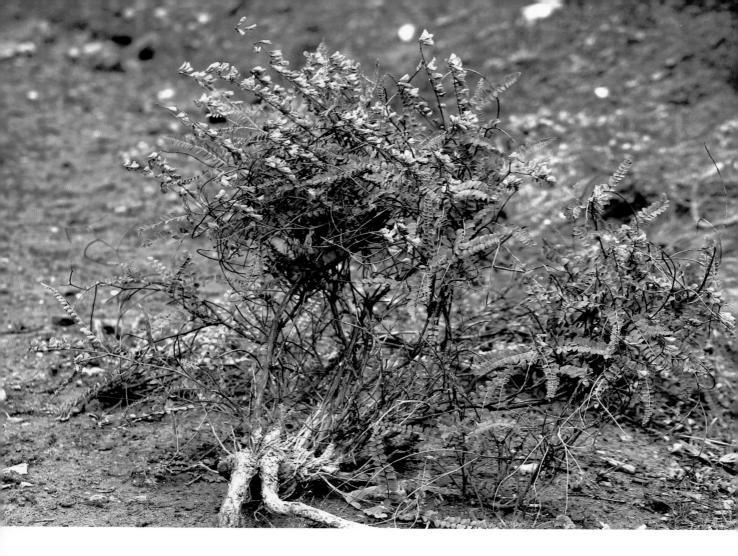

红花岩黄耆

Hedysarum multijugum Maxim.

| 豆科（Leguminosae） | 岩黄耆属（*Hedysarum*） |

形态

半灌木或仅基部木质化而呈草本状，高 40 ～ 80cm。茎直立，多分枝，具细条纹，密被灰白色短柔毛。叶长 6 ～ 18cm；托叶卵状披针形，棕褐色，干膜质，长 4 ～ 6mm，基部合生，外被短柔毛；叶轴被灰白色短柔毛；小叶通常 15 ～ 29，具长约 1mm 的短柄；小叶片阔卵形、卵圆形，一般长 5 ～ 8（～ 15）mm，宽 3 ～ 5（～ 8）mm，先端钝圆或微凹，基部圆形或圆楔形，上面无毛，下面被贴伏短柔毛。总状花序腋生，上部明显超出叶，花序长达 28cm，被短柔毛；花 9 ～ 25，长 16 ～ 21mm，外展或平展，疏散排列，果期下垂，苞片钻状，长 1 ～ 2mm，花梗与苞片近等长；花萼斜钟状，长 5 ～ 6mm，萼齿钻状或锐尖，短于萼筒 3 ～ 4 倍，下萼齿稍长于上萼齿或为其 2 倍，通常上萼齿间分裂深达萼筒中部以下，亦有时两侧萼齿与上萼间分裂较深；花冠紫红色或玫瑰红色，旗瓣倒阔卵形，先端圆形，微凹，基部楔形，翼瓣线形，长为旗瓣的 1/2，龙骨瓣稍短于旗瓣；子房线形，被短柔毛。荚果通常 2 ～ 3 节，节荚椭圆形或半圆形，被短柔毛，两侧稍凸起，具细网纹，网结通常具不多的刺，边缘具较多的刺。花期 6 ～ 8 月，果期 8 ～ 9 月。

分布

分布于我国四川、西藏、新疆、青海（贵德）、甘肃（夏河）、宁夏、陕西、山西、内蒙古、河南、湖北。

生境

生长于海拔 2000 ～ 3800m 的荒漠地区的砾石质洪积扇、河滩，草原地区的砾石质山坡，落叶阔叶林地区的干燥山坡、砾石河滩。

药材名

萨玛尔、塞玛（ཤད་དམར།），齐乌萨玛（བྱིའུ་ཤད་མ།），塞玛玛保（ད་མ་དམར་པོ།）。

药用部位

全草或根。

功能与主治

止痛，止血，收敛，续脉。用于炭疽病，虫病，"木保"病疼痛，血痢，筋脉伤断。

用量与用法

3 ～ 9g。多入复方。

附 注

　　《晶珠本草》记载 "ཤད་མེར།"（萨玛）系多种药物的总称，言其分为紫花萨玛（萨木、塞木）、白花萨玛（萨嘎尔、塞嘎）、黑花萨玛（萨那合）、蓝花萨玛（萨完、塞盎）、红花萨玛（萨玛尔、塞玛）、黄花萨玛（萨赛尔）、麝萨玛（拉哇萨玛、纳哇色玛）、雀萨玛（齐乌萨玛）、毒萨玛 9 种，各种的功效有所不同。现代文献记载的 "萨玛" 类的基原涉及豆科黄耆属（*Astragalus*）、岩黄耆属（*Hedysarum*）、棘豆属（*Oxytropis*）、高山豆属（*Tibetia*）、野决明属（*Thermopsis*）、苦马豆属（*Sphaerophysa*）及远志科等多科属多种植物，但不同文献记载的 "萨玛" 类不同种类的基原不尽一致。据文献记载，红花岩黄耆 *H. multijugum* Maxim. 为 "红花萨玛" ["ཤད་དམར།"（萨玛尔）] 或 "雀萨玛" ["བྱིའུ་ཤད་མ།"（齐乌萨玛）] 的基原之一；此外，锡金岩黄耆 *H. sikkimense* Benth. ex Baker、多序岩黄耆 *H. polybotrys* Hand.-Mazz.、短翼岩黄耆 *H. brachypterum* Bunge、紫云英岩黄耆 *H. pseudoastragalus* Ulbr.、黄耆 *A. membranaceus* (Fisch.) Bunge（膜荚黄耆）及远志科植物西伯利亚远志 *Polygala sibirica* L. 等也作 "红花萨玛" 或 "雀萨玛" 使用。（参见 "多花黄耆" "多序岩黄耆" "短翼岩黄耆" "远志" 条）

多序岩黄耆

Hedysarum polybotrys Hand.-Mazz.

豆科（Leguminosae） 岩黄耆属（*Hedysarum*）

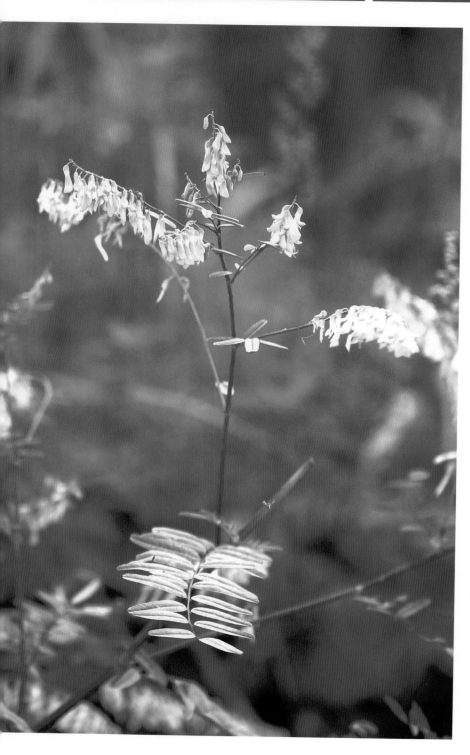

▌ 形态 ▌

多年生草本，高 1 ~ 1.2m。根为直根系，粗壮，深长，直径 1 ~ 2cm，外皮暗红褐色。茎直立，丛生，多分枝；枝条坚硬，无毛，稍曲折。一回羽状复叶，长 5 ~ 9cm；托叶披针形，棕褐色干膜质，合生至上部；通常无明显叶柄；小叶 11 ~ 19，具长约 1mm 的短柄；小叶片卵状披针形或卵状长圆形，长 18 ~ 24mm，宽 4 ~ 6mm，先端圆形或钝圆，通常具尖头，基部楔形，上面无毛，下面被贴伏柔毛。总状花序腋生，高度一般不超出叶；花多数，长 12 ~ 14mm，具长 3 ~ 4mm 的丝状花梗；苞片钻状披针形，等长于或稍短于花梗，被柔毛，常早落；花萼斜宽钟状，长 4 ~ 5mm，被短柔毛，萼齿三角状钻形，齿间呈宽的微凹，上萼齿长约 1mm，下萼齿长为上萼齿的 1 倍；花冠淡黄色，长 11 ~ 12mm，旗瓣倒长卵形，先端圆形、微凹，翼瓣线形，等长于或稍长于旗瓣，龙骨瓣长于旗瓣 2 ～ 3mm；子房线形，被短柔毛。荚果 2 ～ 4 节，被短柔毛，节荚近圆形或宽卵形，宽 3 ～ 5mm，两侧微凹，具明显的网纹和狭翅。花期 7 ～ 8 月，果期 8 ～ 9 月。

▌ 分布 ▌

分布于我国甘肃（临洮、六盘山一带、南部山地）、四川西北部。

▌ 生境 ▌

生长于山地石质山坡、灌丛、林缘。

▌ 药材名 ▌

萨玛尔、塞玛（ষད་དམར།），塞玛赛保（ষད་ལ་སེར་པོ།）。

▌ 药用部位 ▌

全草。

▌ 功能与主治 ▌

止痛，收敛，续脉。用于炭疽病，虫病，"木保"病疼痛，血痢，筋脉伤断；外用于热毒疮疡。

▌ 用量与用法 ▌

9 ～ 15g。多入丸、散剂。外用适量，鲜草捣烂榨汁涂抹患处。

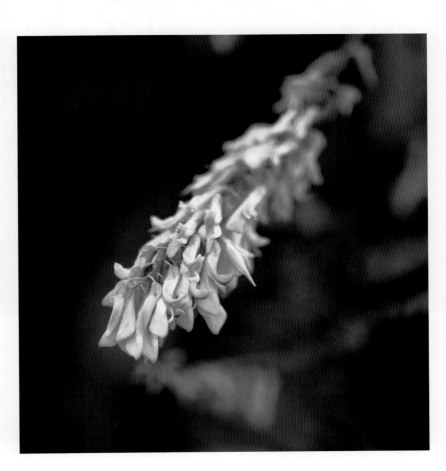

附 注

　　《晶珠本草》记载"ষད་སེར།"（萨玛）为多种植物的总称，言其有红花萨玛、蓝花萨玛、黄花萨玛等 9 种。现代文献记载的各种"萨玛"的基原涉及豆科的黄耆属（*Astragalus*）、岩黄耆属（*Hedysarum*）、棘豆属（*Oxytropis*）、高山豆属（*Tibetia*）、野决明属（*Thermopsis*）、苦马豆属（*Sphaerophysa*）及远志科植物，但不同文献记载的各种"萨玛"的基原不尽一致。其中，文献记载的红花萨玛 ["ষད་དམར།"（萨玛尔、塞玛）] 的基原为锡金岩黄耆 *H. sikkimense* Benth. ex Baker 和多序岩黄耆 *H. polybotrys* Hand.-Mazz.。《中国药典》将多序岩黄耆 *H. polybotrys* Hand.-Mazz. 作"红芪"收载，言以其根入药。（参见"多花黄耆""红花岩黄耆""锡金岩黄耆"条）

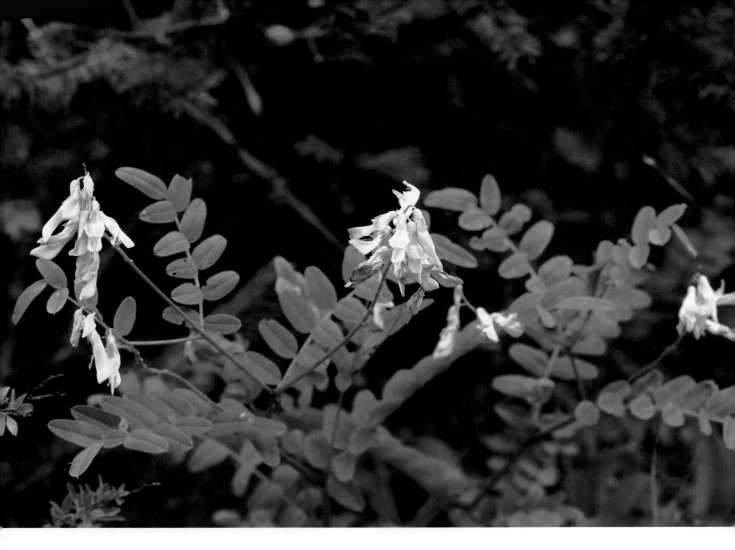

黄花岩黄耆

Hedysarum citrinum E. Baker

豆科（Leguminosae） | 岩黄耆属（*Hedysarum*）

形态

多年生草本，高 30 ～ 80cm。根为直根系，明显木质化。茎多数，直立，无毛或被微柔毛，具明显棱槽。叶长 8 ～ 16cm；托叶狭披针形，棕褐色，干膜质，长 10 ～ 13mm，近顶部合生，外被疏柔毛；小叶通常 15 ～ 19，具长约 1mm 的短柄；小叶片长卵形或卵状长圆形，长 15 ～ 30mm，宽 4 ～ 10mm，先端钝圆或平截，具细尖，基部圆形，上面无毛，下面具疏柔毛或有时沿脉和边缘被疏柔毛。总状花序腋生，与叶等高或稍超出叶，花序轴被柔毛；花多数，长 14 ～ 17mm，外展，疏散排列，具长 5 ～ 6mm 的丝状花梗；苞片披针形，长 3 ～ 5mm，外被疏柔毛；花萼斜钟状，长 4 ～ 6mm，被疏柔毛，萼齿不等长，下萼齿钻状披针形，与萼筒约等长，其余萼齿三角状披针形，长为下萼齿的一半；花冠淡黄色，旗瓣倒长卵形，长 10 ～ 12mm，先端钝圆，微凹，翼瓣线形，约与旗瓣等长，龙骨瓣长于旗瓣约 2mm；子房线形，无毛。荚果 2 ～ 4 节，无毛或有时边缘具星散的柔毛，节荚椭圆形、倒卵形、近圆形或菱形，两侧微凹，具网纹，边缘无翅；种子淡黄褐色，半圆状肾形，长约2mm，宽约1.5mm。花期7～8月，果期9月。

▌分布 ▌

分布于我国西藏（昌都、山南）、四川西部（甘孜、木里）。

▌生境 ▌

生长于海拔3200～4200m的山地针叶林林下、针叶林带的砾石质山坡、灌丛。

▌药材名 ▌

齐三嘎保、蕨三嘎波（ཇི་སྨན་དཀར་པོ），疾三塞保（ཇི་སྨན་སེར་པོ），西峨塞玛、齐乌萨玛（ཇི་ཨུ་སྨ་ག）。

▌药用部位 ▌

根、花。

▌功能与主治 ▌

根：补气固表，托里排脓，消肿生肌；用于表虚自汗，气虚血脱，消化不良，痈疽不溃及溃不收敛，水肿。花：清热，续脉，愈疮，利水；用于筋脉受伤，热性水肿，疮疖肿毒。

▌用量与用法 ▌

9～15g。内服多入丸、散剂。外用适量，鲜草捣烂榨汁涂抹患处。

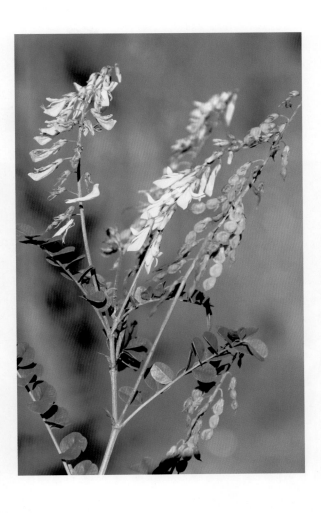

附 注

　　《晶珠本草》记载有治心性水肿、引腹水之药物"སྨ་སེར"（萨玛、塞玛），言其分为紫花萨玛（萨木、塞木）、白花萨玛（萨嘎尔、塞嘎）、黑花萨玛（萨那合）、蓝花萨玛（萨完、塞盏）、红花萨玛（萨玛尔、塞玛、塞玛玛保）、黄花萨玛（塞色、萨赛尔）等9种，各种的功效有所不同。现代文献记载的"萨玛"的基原涉及豆科的黄耆属（*Astragalus*）、岩黄耆属（*Hedysarum*）、棘豆属（*Oxytropis*）、高山豆属（*Tibetia*）、野决明属（*Thermopsis*）、苦马豆属（*Sphaerophysa*）及远志科的多种植物，但不同文献记载的基原种类不尽一致。据文献记载，黄花岩黄耆 *H. citrinum* E. Baker 为"萨玛"类的黄花者或白花者的基原之一，被称为"ཇི་སྨན་སེར་པོ"（疾三塞保）、"ཇི་སྨན་དཀར་པོ"（齐三嘎保）或"ཇི་ཨུ་སྨ་ག"（西峨塞玛），此外，滇岩黄耆 *H. limitaneum* Hand.-Mazz.、琉花岩黄耆 *H. thiochroum* Hand.-Mazz.（中甸岩黄耆）、甘肃棘豆 *O. kansuensis* Bunge 等也作"萨玛"类使用。（参见"多花黄耆""甘肃棘豆"条）

唐古特岩黄耆

Hedysarum tanguticum B. Fedtsch.

豆科（Leguminosae） | 岩黄耆属（*Hedysarum*）

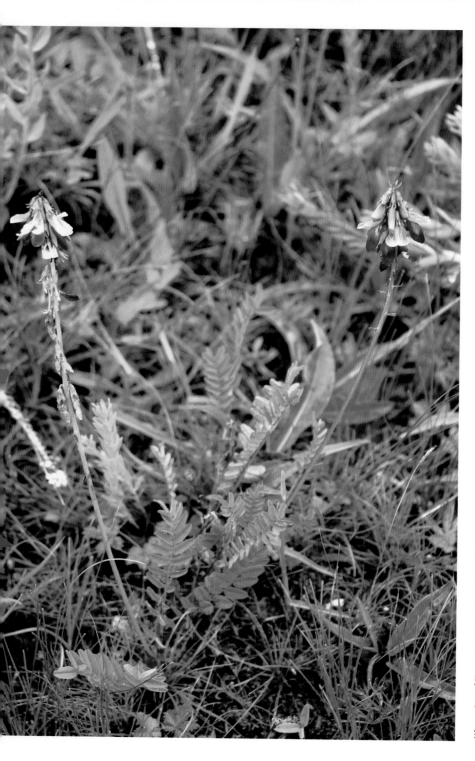

▌ 形态 ▌

多年生草本，高 15 ～ 20cm。根圆锥状，肥厚，淡甜；根颈向上生出多数短根茎，形成多数或丛生的地上茎。茎直立，2 ～ 3 节，不分枝或有个别分枝，被疏柔毛。托叶披针形，棕褐色干膜质，长 8 ～ 12mm，合生至上部，外被长柔毛；小叶 15 ～ 25，具长约 1mm 短柄；小叶片卵状长圆形、椭圆形或狭椭圆形，长 8 ～ 15mm，宽 4 ～ 6mm，上面无毛，下面被长柔毛。总状花序腋生，高度超出叶约 1 倍，花序轴被长柔毛；花多数，长 21 ～ 25mm，外展，初花时紧密排列成头塔状，后期花序轴延伸，花的排列较疏散；苞片宽披针形，长为花梗的 2 倍，先端骤尖，外被贴伏的灰白色柔毛；花梗长 22mm；萼钟状，长 6 ～ 8mm，被长约 1mm 柔毛，萼齿披针形，近等长，萼齿等于或稍长于萼筒，果期萼齿常有延伸的现象；花冠深玫瑰紫色，旗瓣倒心状卵形，长约 15mm，宽约 10mm，先端圆形、微凹，长为龙骨瓣的 3/4 或更短些，翼瓣流苏状，长于旗瓣约 2mm，龙骨瓣呈棒状，明显长于旗瓣和翼瓣；子房线形，密被长柔毛。荚果 2 ～ 4 节，下垂，被长柔毛，节荚近圆形或椭圆形，长 4 ～ 5mm，宽 3 ～ 4mm，膨胀，具细网纹和不明显的狭边；种子肾形，淡土黄色，长约 2mm，宽约 1mm，光亮。花期 7 ～ 9 月，果期 8 ～ 9 月。

▌ 分布 ▌

分布于我国青海东部、甘肃南部、四川西北部（松潘）、四川西部（甘孜地区）、云南西北部（德钦）、西藏东部（昌都、山南）。

▌ 生境 ▌

生长于高山湿润的阴坡草甸、灌丛草甸、沙质或砂砾质荷塘、古老冰渍物以及潮湿坡地的岩削堆环境。

▌ 药材名 ▌

萨玛尔、塞玛（ གར་དམར། ）。

▌ 药用部位 ▌

全草或花。

▌ 功能与主治 ▌

止痛，收敛，续脉。用于"木布"病疼痛，血痢，筋脉伤。

▌ 用量与用法 ▌

2 ～ 3g。内服煎汤，或入丸、散剂。外用适量，研末撒或调敷。

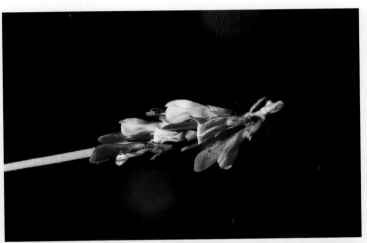

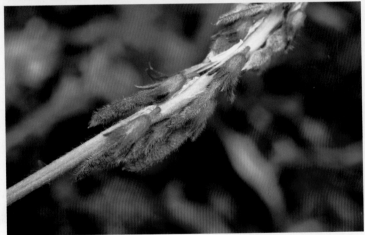

附 注

《四部医典》记载有"གར་མེར།"（萨赛尔）。《晶珠本草》记载有"གར་མེར།"（萨玛），言其为多种药物的总称，按花色等划分为紫花萨玛、红花萨玛（萨玛尔）、黄花萨玛等 9 类。《迪庆藏药》将唐古特岩黄耆 *H. tanguticum* B. Fedtsch. 作为锡金岩黄耆 *H. sikkimense* Benth. ex Baker 的异名，言其为"萨玛尔"的基原之一。《中国植物志》将唐古特岩黄耆 *H. tanguticum* B. Fedtsch. 作为独立种记载，指出唐古特岩黄耆 *H. tanguticum* B. Fedtsch. 与锡金岩黄耆 *H. sikkimense* Benth. ex Baker 的生境和形态均不同。（参见"多花黄耆"条）

锡金岩黄耆

Hedysarum sikkimense Benth. ex Baker

豆科（Leguminosae） | 岩黄耆属（*Hedysarum*）

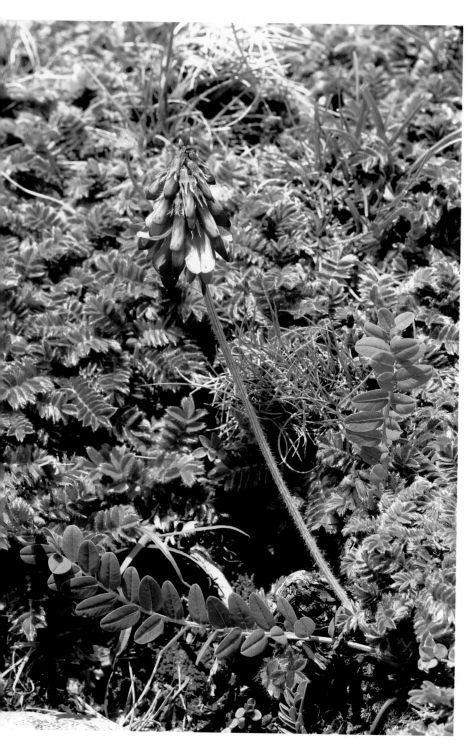

▌ 形态 ▌

多年生草本，高 5 ~ 15cm。根为直根系，肥厚，直径达 1 ~ 2cm，外皮暗褐色，味淡甘甜；根颈向上分枝，形成仰卧的地上茎。茎被短柔毛和深沟纹，无明显的分枝。托叶宽披针形，棕褐色，干膜质，长 6 ~ 8mm，合生至上部，外被疏柔毛；小叶通常 17 ~ 23，具长约 1mm 的短柄；小叶片长圆形或卵状长圆形，长 7 ~ 12mm，宽 3 ~ 5mm，先端钝，具短尖头或有时具缺刻，基部圆楔形，上面无毛，下面沿主脉和边缘被疏柔毛。总状花序腋生，明显超出叶，花序轴和总花梗被短柔毛；花一般 7 ~ 15，长 12 ~ 14mm，外展，常偏于一侧着生，具 1 ~ 3mm 长的花梗；苞片披针状卵形，先端渐尖，外被柔毛；花萼钟状，长 4 ~ 6（~ 8）mm，萼筒暗污紫色，半透明，萼齿绿色，狭披针形，近等长或有时下萼齿稍长，等长或稍长于萼筒，外被柔毛；花冠紫红色或后期变为蓝紫色，旗瓣倒长卵形，长 12 ~ 13mm，先端圆形，微凹，翼瓣线形，长约等于旗瓣，常被短柔毛，龙骨瓣长于旗瓣 1 ~ 2mm 或初花时几相等，沿前下角有时被短柔毛；子房线形，扁平，初花时仅沿腹缝线被短柔毛，花后期被密的伏贴柔毛。荚果具 1 ~ 2 节，节荚近圆形、椭圆形或倒卵形，长 8 ~ 9mm，宽 6 ~ 7mm，被短柔毛，边缘常具不规则齿；种子圆肾形，黄褐色，长约2mm，宽约1.5mm。花期7 ~ 8 月，果期8 ~ 9月。

分布

分布于我国四川西部、西藏东部的横断山脉和喜马拉雅山脉一带。

生境

生长于海拔 4900m 的干燥阳坡的高山草甸、高寒草原、疏灌丛、砂砾质干燥山坡。

药材名

萨玛尔、塞玛、塞玛尔（སད་དམར），塞玛玛保（སད་མ་དམར་པོ），齐三嘎保（ཆི་སུན་དཀར་པོ）。

药用部位

全草或花、根。

功能与主治

全草或花（塞玛）：止痛，收敛，续脉。用于炭疽病，虫病，"木保"病疼痛，血痢，筋脉伤断。

根（塞玛尔）：止痛，止血，健胃。用于"培根木布"病引起的刺痛、便血，胃病，水肿。（《四川藏标》）

根（齐三嘎保）：补气固表，托里排脓，消肿生肌。用于表虚自汗，气虚血脱，消化不良，痈疽不溃、不敛，水肿。

用量与用法

3 ~ 9g。多入复方使用。

附 注

《晶珠本草》中作为多种药物的总称记载有"སད་མ"（萨玛），言其分为紫花萨玛（萨木、塞木）、白花萨玛（萨嘎尔、塞嘎）、黑花萨玛（萨那合）、蓝花萨玛（萨完、塞盎）、红花萨玛 ["སད་དམར"（萨玛尔、塞玛）]、黄花萨玛（萨赛尔）、麝萨玛（拉哇萨玛）、雀萨玛（齐乌萨玛）、毒萨玛等 9 种，各种的功效有所不同，其中"塞玛"为止血痢、止血痛、续脉之药物。现代文献记载的各地藏医只用前 8 种，它们的基原涉及豆科黄耆属（*Astragalus*）、岩黄耆属（*Hedysarum*）等多属多种植物及远志科植物，但不同文献记载的各种的基原不尽一致。据文献记载，锡金岩黄耆 *H. sikkimense* Benth. ex Baker 为红花类"塞玛"["སད་མ་དམར་པོ"（塞玛玛保）] 的基原之一，此外，作"塞玛"使用的还有多序岩黄耆 *H. polybotrys* Hand.-Mazz.、紫云英岩黄耆 *H. pseudoastragalus* Ulbr.、短翼岩黄耆 *H. brachypterum* Bunge 等。关于"萨玛"的药用部位，文献记载有根、全草、花。《四川藏标》以"锡金岩黄芪 /སད་དམར/ 塞玛尔"之名收载了锡金岩黄耆 *H. sikkimense* Benth. ex Baker 的根。有文献记载，藏医也将锡金岩黄耆 *H. sikkimense* Benth. ex Baker 称为"ཆི་སུན་དཀར་པོ"（齐三嘎保），以其根入药，其功效与全草和花不同。（参见"多花黄耆""梭果黄耆""多序岩黄耆""紫花野决明"条）

短翼岩黄耆

Hedysarum brachypterum Bunge

豆科（Leguminosae） | 岩黄耆属（*Hedysarum*）

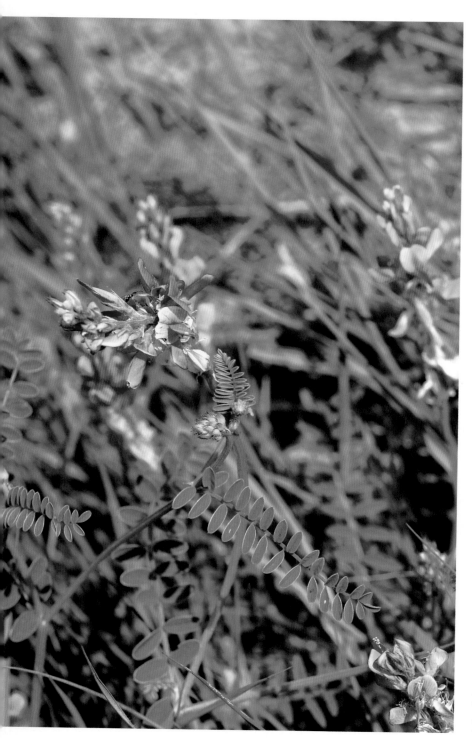

▌形态▐

多年生草本，高 20 ～ 30cm。根为直根，强烈木质化，外面围以纤维状残存根皮；根颈向上多分枝。茎仰卧地面，被向上贴伏的短柔毛，基部木质化。叶长 3 ～ 5cm，具短柄；小叶通常 11 ～ 19；小叶片卵形、椭圆形或狭长圆形，长 4 ～ 6（～ 10）mm，宽 2 ～ 3mm，上面无毛，下面被伏贴柔毛，先端钝圆，基部圆楔形，顶生小叶片较宽大。总状花序腋生，花序稍超出叶，总花梗长 3 ～ 4cm，被短柔毛；花序卵球形，长 2 ～ 3cm，具 12 ～ 18 花，花后期花序轴延伸长达 4 ～ 6cm；花长 10 ～ 13（～ 15）mm，斜上升或果期下垂，花梗长约 1mm；苞片钻状披针形，与花梗近等长，外被短柔毛；花萼钟状，长 5 ～ 6mm，被短柔毛，萼齿披针状钻形，长约为萼筒的 2 倍，上萼齿稍短，齿间呈宽的凹陷状；花冠紫红色，旗瓣倒阔卵形，长 7 ～ 9mm，宽 5 ～ 6mm，先端具深的缺刻，翼瓣短小，长为旗瓣的 2/5，龙骨瓣长于旗瓣 2 ~ 3mm；子房线形，几无毛，仅沿缝线明显被毛，花柱上部常呈紫红色。荚果 2 ~ 4 节，节荚圆形或椭圆形，两侧稍膨起，具针刺和密柔毛，边缘无明显的边（翅）。花期 5 ~ 6 月，果期 7 ~ 8 月。

▌分布▌

分布于我国青海、甘肃、四川西部、河北西北部、内蒙古中部。蒙古南部也有分布。

▌生境▌

生长于海拔 3800m 以下的砾石质山坡、灌丛、平原地区的砂砾质草原。

▌药材名▌

萨玛尔、塞玛（ སེང་དམར། ）。

▌药用部位▌

全草或根、花。

▌功能与主治▌

收敛，止痛，续脉。用于炭疽病，虫病，"木保"病疼痛，血痢，筋脉伤断。

▌用量与用法▌

3 ~ 9g。多入复方。

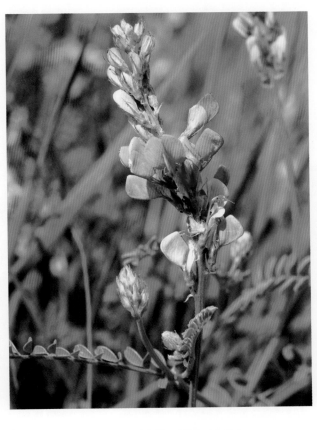

附 注

　　《晶珠本草》记载 "སེང་མ།"（萨玛）系多种药物的总称，言其共有紫花萨玛（萨木、塞木）、白花萨玛（萨嘎尔、塞嘎）、黑花萨玛（萨那合）、蓝花萨玛（萨完、塞盎）、红花萨玛（萨玛尔、塞玛）、黄花萨玛（萨赛尔）、麝萨玛（拉哇萨玛、纳哇色玛）、雀萨玛（齐乌萨玛）、毒萨玛 9 种，各种的功效有所不同。现代文献记载的 "萨玛" 类的基原涉及豆科的黄耆属（*Astragalus*）、岩黄耆属（*Hedysarum*）、棘豆属（*Oxytropis*）、高山豆属（*Tibetia*）、野决明属（*Thermopsis*）、苦马豆属（*Sphaerophysa*）及远志科的多科多属多种植物，但不同文献记载的 "萨玛" 及其各品种的基原不尽一致。据文献记载，短翼岩黄耆 *H. brachypterum* Bunge 为 "萨玛" 的红花类品种 ["སེང་དམར།"（萨玛尔）] 的基原之一。此外，不同文献记载的作红花类品种基原的还有锡金岩黄耆 *H. sikkimense* Benth. ex Baker、多序岩黄耆 *H. polybotrys* Hand.-Mazz.、紫云英岩黄耆 *H. pseudoastragalus* Ulbr. 等。（参见 "多花黄耆" "多序岩黄耆" "锡金岩黄耆" 条）

广布野豌豆

Vicia cracca Linn.

豆科（Leguminosae） | 野豌豆属（*Vicia*）

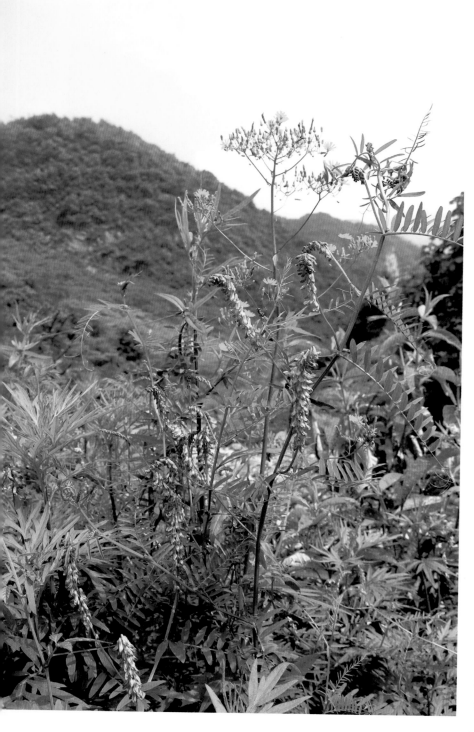

▌ 形态 ▌

多年生草本，高 40 ~ 150cm。根细长，多分枝。茎攀缘或蔓生，有棱，被柔毛。偶数羽状复叶，叶轴先端卷须有 2 ~ 3 分枝；托叶半箭头形或戟形，上部 2 深裂；小叶 5 ~ 12 对互生，线形、长圆形或披针状线形，长 1.1 ~ 3cm，宽 0.2 ~ 0.4cm，先端锐尖或圆形，具短尖头，基部近圆形或近楔形，全缘；叶脉稀疏，呈三出脉状，不甚清晰。总状花序与叶轴近等长，花多数，10 ~ 40 密集地一面着生于总花序轴上部；花萼钟状，萼齿 5，近三角状披针形；花冠紫色、蓝紫色或紫红色，长 0.8 ~ 1.5cm；旗瓣长圆形，中部缢缩成提琴形，先端微缺，瓣柄与瓣片近等长；翼瓣与旗瓣近等长，明显长于龙骨瓣，先端钝；子房有柄，胚珠 4 ~ 7，花柱与子房联结处呈大于 90° 夹角，上部四周被毛。荚果长圆形或长圆状菱形，长 2 ~ 2.5cm，宽约 0.5cm，先端有喙，果梗长约 0.3cm；种子

3 ~ 6，扁圆球形，直径约 0.2cm，种皮黑褐色，种脐长相当于种子周长的 1/3。花果期 5 ~ 9 月。

分布

分布于我国各省区。欧洲、亚洲其他地区、北美洲也有分布。

生境

生长于草甸、林缘、山坡、河滩草地、灌丛。

药材名

措玛克得（སྒྲོན་མ་རིལ་མོ།）。

药用部位

花、种子。

功能与主治

祛风除湿，活血，止痛，止咳祛痰。用于风湿疼痛，筋骨痛，肺热咳嗽。

用量与用法

3 ~ 5g。内服煎汤，或入丸、散剂。

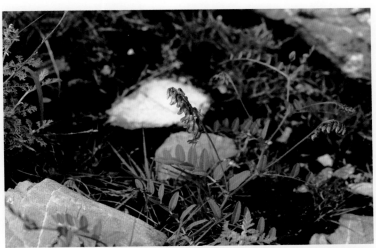

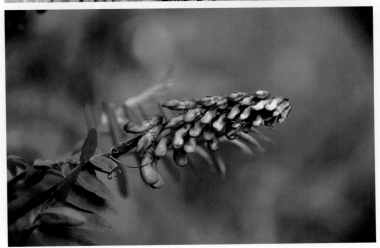

附 注

《四部医典》中记载有"སྒྲོན་མ།"（山唛）。《晶珠本草》在"作物类药物"的"荚类作物类药物"中记载有"སྒྲོན་མ་རིལ་མོ།"（措玛克得，以种子入药，可治毒病扩散入脐，化胆中瘀血，治疮疖、黑色痘疹）和"སྒྲོན་མའི་མེ་ཏོག"（善扪麦朵，以花入药，可治肾病，止血）。现代文献记载，"山唛""措玛克得"和"善扪麦朵"的基原包括栽培作物豌豆 *Pisum sativum* Linn. 及广布野豌豆 *V. cracca* Linn.、狭叶野豌豆 *V. angustifolia* Linn. ex Reichard（窄叶野豌豆）、西藏野豌豆 *V. tibetica* Linn.（*V. tibetica* Prain ex C. A. C. Fisch.）、多茎野豌豆 *V. multicaulis* Ledeb.。从《晶珠本草》的分类"作物类的荚类作物"看，应以豌豆 *P. sativum* Linn. 为正品。（参见"豌豆"条）

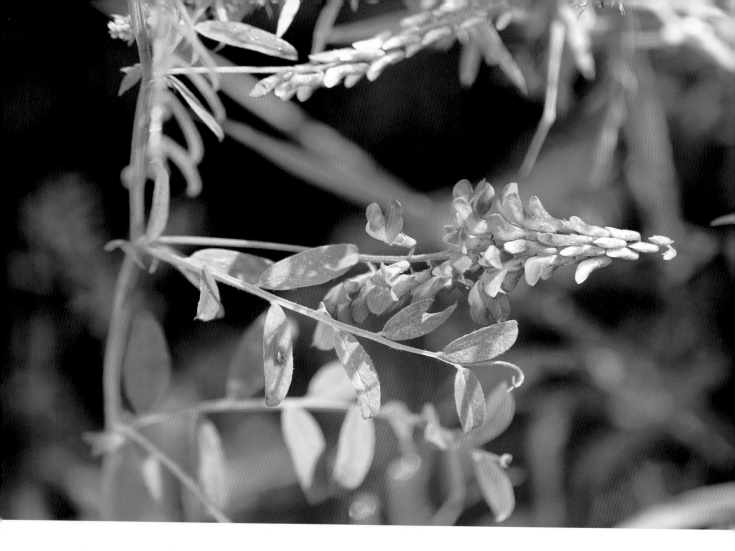

山野豌豆

Vicia amoena Fisch. ex DC.

豆科（Leguminosae） 野豌豆属（*Vicia*）

▌形态 ▌

多年生草本，高 30 ~ 100cm。植株被疏柔毛，稀近无毛。主根粗壮，须根发达。茎具棱，多分枝，细软，斜升或攀缘。偶数羽状复叶，长 5 ~ 12cm，几无柄，先端卷须有 2 ~ 3 分枝；托叶半箭头形，长 0.8 ~ 2cm，边缘有 3 ~ 4 裂齿；小叶 4 ~ 7 对，互生或近对生，椭圆形至卵状披针形，长 1.3 ~ 4cm，宽 0.5 ~ 1.8cm；先端圆，微凹，基部近圆形，上面被贴伏长柔毛，下面粉白色；沿中脉毛被较密，侧脉扇状展开直达叶缘。总状花序通常长于叶；花 10 ~ 20（ ~ 30）密集着生于花序轴上部；花冠红紫色、蓝紫色或蓝色，花期颜色多变；花萼斜钟状，萼齿近三角形，上萼齿长 0.3 ~ 0.4cm，明显短于下萼齿；旗瓣倒卵圆形，长 1 ~ 1.6cm，宽 0.5 ~ 0.6cm，先端微凹，瓣柄较宽，翼瓣与旗瓣近等长，瓣片斜倒卵形，瓣柄长 0.4 ~ 0.5cm，龙骨瓣短于翼瓣，长 1.1 ~ 1.2cm；子房无毛，胚珠 6，花柱上部四周被毛，子房柄长约 0.4cm。荚果长圆形，长 1.8 ~ 2.8cm，宽 0.4 ~ 0.6cm，两端渐尖，无毛；种子 1 ~ 6，圆形，直径 0.35 ~ 0.4cm；种皮革质，深褐色，具花斑；种脐内凹，黄褐色，长相当于种子周长的 1/3。花期 4 ~ 6 月，果期 7 ~ 10 月。

▌ 分布 ▌

分布于我国东北、华北及陕西、甘肃、宁夏、河南、湖北、山东、江苏、安徽等。俄罗斯（西伯利亚、远东地区）、朝鲜、日本、蒙古也有分布。

▌ 生境 ▌

生长于海拔 80 ~ 4500m 的草甸、山坡、灌丛、杂木林下。

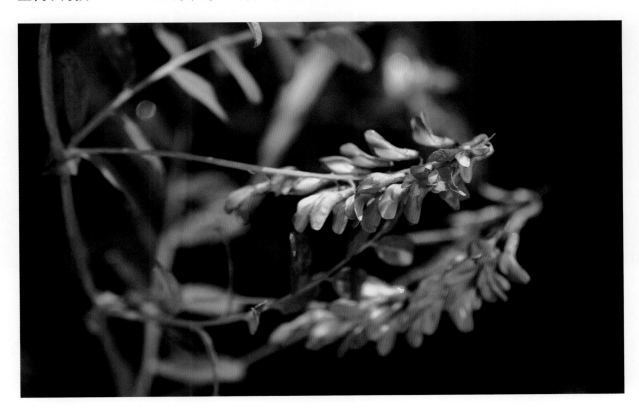

▌ 药材名 ▌

尼牙堵巴、尼牙托巴、尼牙斗巴（ཉི་དགའ་པ།）。

▌ 药用部位 ▌

全草。

▌ 功能与主治 ▌

有小毒。清热解毒。用于风湿性关节炎，外洗用于风湿毒疮等。

附 注

《妙音本草》《度母本草》等中记载有 "ཉི་དགའ་པ།"（尼牙堵巴），言其为杀虫、催吐、降温之药物，并能致鱼昏迷和死亡。《藏药晶镜本草》等现代文献均记载 "尼牙堵巴" 的基原为山野豌豆 *V. amoena* Fisch. ex DC.。

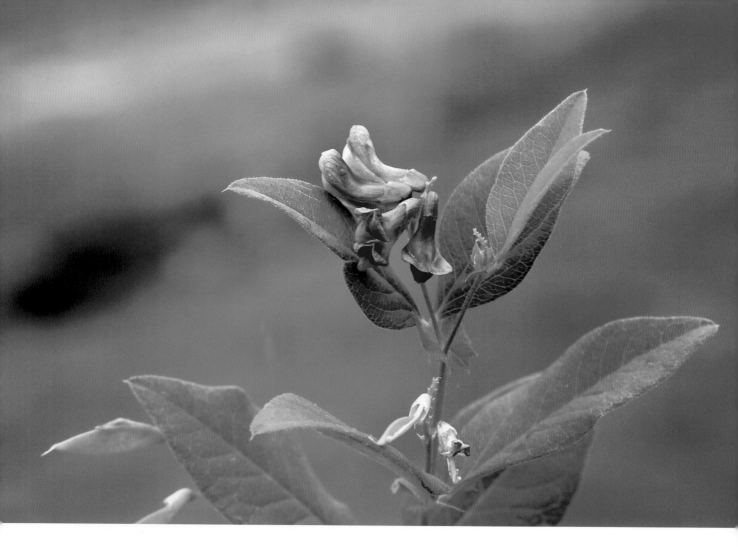

歪头菜

Vicia unijuga A. Br.

| 豆科（Leguminosae） | 野豌豆属（*Vicia*） |

▌形态 ▌

多年生草本，高（15 ~ ）40 ~ 100（ ~ 180）cm。根茎粗壮，近木质，主根长达8 ~ 9cm，直径2.5cm，须根发达，表皮黑褐色。通常数茎丛生，具棱，疏被柔毛，老时渐脱落，茎基部表皮红褐色或紫褐红色。叶轴末端为细刺尖头；偶见卷须，托叶戟形或近披针形，长0.8 ~ 2cm，宽3 ~ 5mm，边缘有不规则齿蚀状；小叶1对，卵状披针形或近菱形，长（1.5 ~ ）3 ~ 7（ ~ 11）cm，宽1.5 ~ 4（ ~ 5）cm，先端渐尖，边缘具小齿状，基部楔形，两面均疏被微柔毛。总状花序单一，稀有分枝呈圆锥状复总状花序，明显长于叶，长4.5 ~ 7cm；花8 ~ 20一面向密集于花序轴上部；花萼紫色，斜钟状或钟状，长约0.4cm，直径0.2 ~ 0.3cm，无毛或近无毛，萼齿明显短于萼筒；花冠蓝紫色、紫红色或淡蓝色，长1 ~ 1.6cm，旗瓣倒提琴形，中部缢缩，先端圆有凹，长1.1 ~ 1.5cm，宽0.8 ~ 1cm，翼瓣先端钝圆，长1.3 ~ 1.4cm，宽0.4cm，龙骨瓣短于翼瓣，子房线形，无毛，胚珠2 ~ 8，具子房柄，花柱上部四周被毛。荚果扁、长圆形，长2 ~ 3.5cm，宽0.5 ~ 0.7cm，无毛，表皮棕黄色，近革质，两端渐尖，先端具喙，成熟时腹背开裂，果瓣扭曲；种子 3 ~ 7，扁圆球形，直径 0.2 ~ 0.3cm，种皮黑褐色，革质，种脐长相当于种子周长的 1/4。花期 6 ~ 7 月，果期 8 ~ 9 月。

分布

分布于我国东北、华北、西南地区。朝鲜、日本、蒙古、俄罗斯也有分布。

生境

生长于海拔 4000m 以下的山地、林缘、草地、沟边、灌丛。

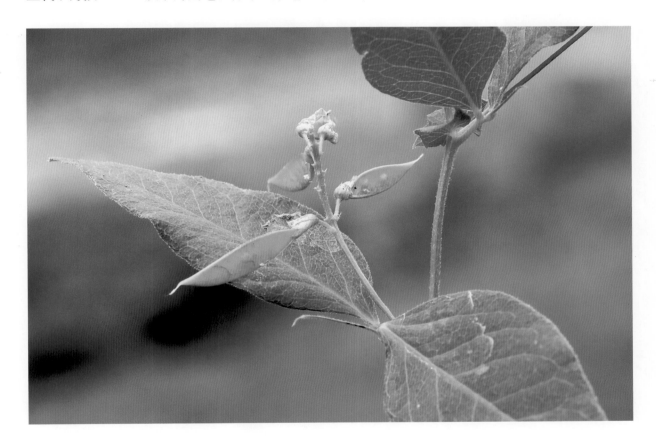

药材名

息乌巴玛（ སྱེ་སྔོན་མེ ）、齐乌萨玛。

药用部位

全草或花。

功能与主治

全草：补肾益肝，理气止痛。花：用于月经不调，崩漏，遗精，肾虚腰痛。

附注

歪头草 *V. unijuga* A. Br. 为青海藏医习用。

山黧豆

Lathyrus quinquenervius (Miq.) Litv.

豆科（Leguminosae） 山黧豆属（*Lathyrus*）

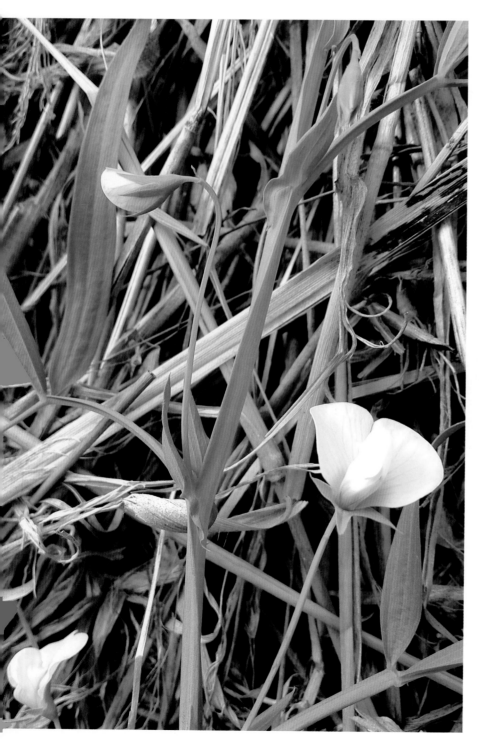

▎ 形态 ▎

多年生草本，根茎不增粗，横走。茎通常直立，单一，高20～50cm，具棱及翅，有毛，后渐脱落。偶数羽状复叶，叶轴末端具不分枝的卷须，下部叶的卷须短，呈针刺状；托叶披针形至线形，长7～23mm，宽0.2～2mm；叶具小叶1～2（～3）对；小叶质坚硬，椭圆状披针形或线状披针形，长35～80mm，宽5～8mm，先端渐尖，具细尖，基部楔形，两面被短柔毛，上面稀疏，老时毛渐脱落，具5平行脉，两面明显凸出。总状花序腋生，具5～8花；花梗长3～5mm；花萼钟状，被短柔毛，最下一萼齿约与萼筒等长；花紫蓝色或紫色，长（12～）15～20mm；旗瓣近圆形，先端微缺，瓣柄与瓣片约等长，翼瓣狭倒卵形，与旗瓣等长或稍短，具耳及线形瓣柄，龙骨瓣卵形，具耳及线形瓣柄；子房密被柔毛。荚果线形，长3～5cm，宽4～5mm。花期5～7月，果期8～9月。

▎ 分布 ▎

分布于我国陕西、甘肃南部、青海东部及东北、华北地区等。朝鲜、日本、俄罗斯远东地区也有分布。

▎ 生境 ▎

生长于海拔可达 2500m 的山坡、林缘、路旁、草甸。

▎ 药材名 ▎

加善（ཀྱ་ཤད）。

▎ 药用部位 ▎

花期全草或花。

▎ 功能与主治 ▎

祛风除湿，止痛，止咳祛痰。用于"培根"与"隆"的合并症，"赤巴"病，肺炎，支气管炎，关节炎，贫血病，牙齿松动。

附 注

《晶珠本草》在"作物类药物"的"荚类作物类药物"中记载有"ཀྱ་ཤད"（加善），言其分为黑 ["ཀྱ་ཤད་ནག་པོ"（加善那保）]、白 ["ཀྱ་ཤད་དཀར་པོ"（加善嘎保）]2 种，且来自多地，功效也各有特点。现代文献记载的"加善"的基原包括山黧豆属（*Lathyrus*）和野豌豆属（*Vicia*）的多种植物，山黧豆 *L. quinquenervius* (Miq.) Litv.（五脉香豌豆）为其基原之一，其他尚有同属的牧地山黧豆 *L. pratensis* Linn. 等。（参见"牧地山黧豆"条）

牧地山黧豆

Lathyrus pratensis L.

豆科（Leguminosae） | 山黧豆属（*Lathyrus*）

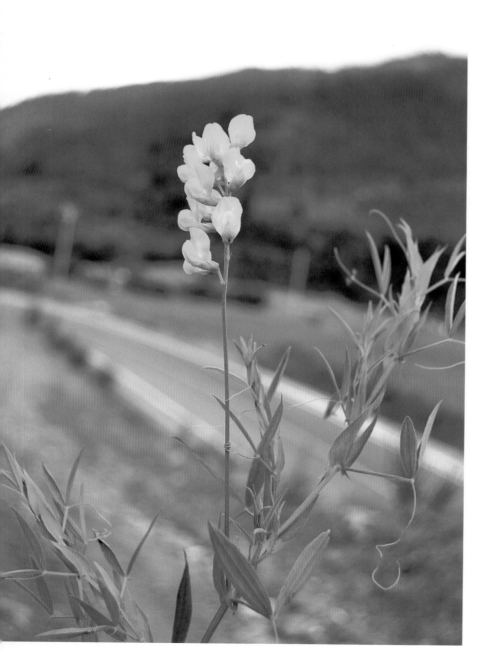

▌ 形态 ▌

多年生草本，高 30 ~ 120cm。茎上升、平卧或攀缘。叶具 1 对小叶；托叶箭形，基部两侧不对称，长（5 ~）10 ~ 45mm，宽 3 ~ 10（~ 15）mm；叶轴末端具卷须，单一或分枝；小叶椭圆形、披针形或线状披针形，长 10 ~ 30（~ 50）mm，宽 2 ~ 9（~ 13）mm，先端渐尖，基部宽楔形或近圆形，两面或多或少被毛，具平行脉。总状花序腋生，具 5 ~ 12 花，长于叶数倍。花黄色，长 12 ~ 18mm；花萼钟状，被短柔毛，最下 1 齿长于萼筒；旗瓣长约 14mm，瓣片近圆形，宽 7 ~ 9mm，下部变狭为瓣柄，翼瓣稍短于旗瓣，瓣片近倒卵形，基部具耳及线形瓣柄，龙骨瓣稍短于翼瓣，瓣片近半月形，基部具耳及线形瓣柄。荚果线形，长 23 ~ 44mm，宽 5 ~ 6mm，黑色，具网纹；种子近圆形，直径 2.5 ~ 3.5mm，厚约 2mm，种脐长约为 1.5mm，平滑、黄色或棕色。花期 6 ~ 8 月，果期 8 ~ 10 月。

▌ 分布 ▐

分布于我国四川、甘肃、青海、贵州、云南、陕西、新疆、黑龙江等。欧洲及亚洲也有分布。

▌ 生境 ▐

生长于海拔 1000 ～ 3000m 的山坡草地、疏林下、路旁阴处。

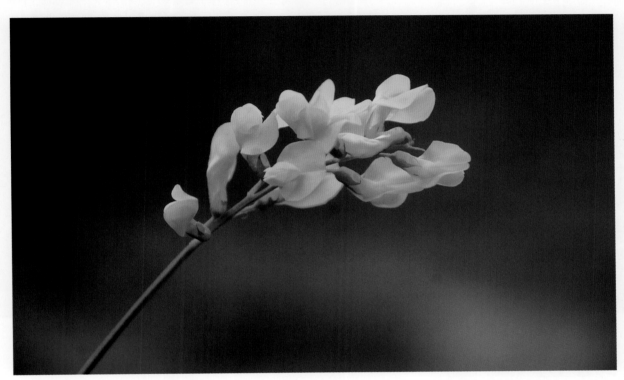

▌ 药材名 ▐

加善（ ཀྲ་ཤད ）。

▌ 药用部位 ▐

花期全草或花。

▌ 功能与主治 ▐

祛风除湿，止痛，止咳祛痰。用于"培根"与"隆"的合并症，"赤巴"病，肺炎，支气管炎，关节炎，贫血，牙齿松动。

附 注

　　《晶珠本草》在"作物类药物"的"荚类作物类药物"中记载有" ཀྲ་ཤད "（加善），言其分为黑、白 2 种，来自多地，功效也各有特点。现代文献记载的"加善"的基原包括山黧豆属（*Lathyrus*）和野豌豆属（*Vicia*）的多种植物，牧地山黧豆 *L. pratensis* L. 为其基原之一；此外，五脉香豌豆 *L. quinquenervius* (Miq.) Litv.（山黧豆）、川西香豌豆 *L. dielsianus* Harms（中华山黧豆）、西南野豌豆 *V. nummularia* Hand.-Mazz. 也作"加善"使用。（参见"山黧豆"条）

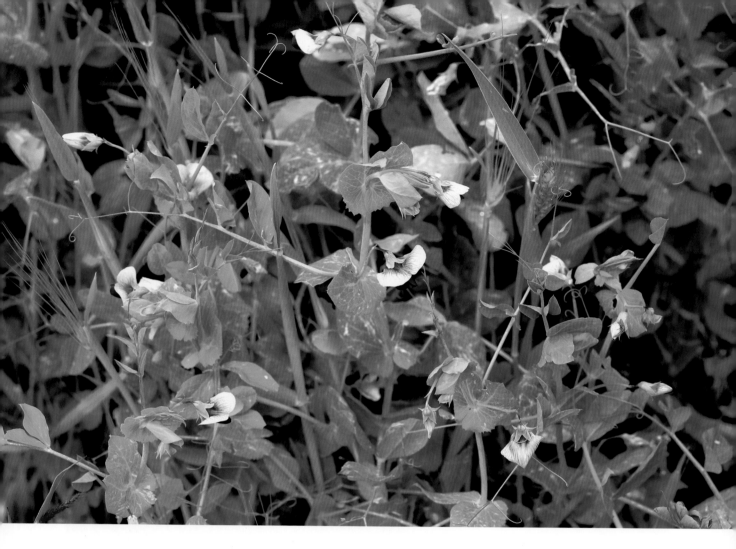

豌豆

Pisum sativum Linn.

| 豆科（Leguminosae） | 豌豆属（*Pisum*） |

▍形态 ▍

一年生攀缘草本，高 0.5 ~ 2m。全株绿色，光滑无毛，被粉霜。叶具小叶 4 ~ 6，托叶比小叶大，叶状，心形，下缘具细牙齿。小叶卵圆形，长 2 ~ 5cm，宽 1 ~ 2.5cm；花于叶腋单生或数朵排列成总状花序；花萼钟状，深 5 裂，裂片披针形；花冠颜色多样，随品种而异，但多为白色和紫色，雄蕊（9+1）二体；子房无毛，花柱扁，内面有髯毛。荚果肿胀，长椭圆形，长 2.5 ~ 10cm，宽 0.7 ~ 1.4cm，先端斜急尖，背部近伸直，内侧有坚硬纸质的内皮；种子 2 ~ 10，圆形，青绿色，有皱纹或无，干后变为黄色。花期 6 ~ 7 月，果期 7 ~ 9 月。

▍分布 ▍

分布于我国各地，作为农作物广泛栽培。

▍生境 ▍

生长于海拔 4000m 以下的农地、林间空地、坡地。

药材名

山唛（སྣ་ན་མ།），掐破孜孜、掐泡子子、恰泡子子（བྲ་བོ་ཙི་ཙི།、བྲ་བོ་ཙི།），塞玛日布（སྣན་མའི་རིལ་བུ།），善扪麦朵（སྣན་མའི་མེ་ཏོག），措玛克得（སྣན་མ་རིལ་མོ།），恰布子子曼巴（བྲ་བོ་ཙི་ཙི་དམན་པ།）。

药用部位

花、种子。

功能与主治

花：益肾，活血调经，止血；用于肾病，月经过多，诸出血症。种子：解毒，降低胆固醇；用于中毒引起的六腑疾病，痘疮。

用量与用法

3 ~ 5g。内服煎汤，或入丸、散剂。

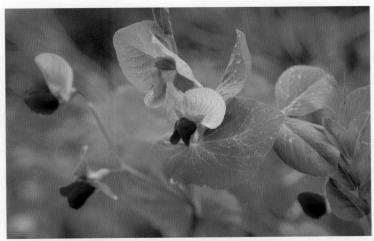

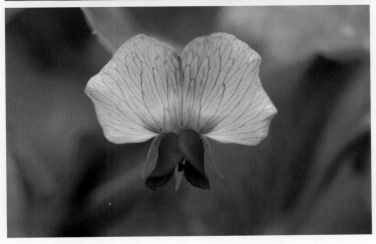

附注

　　《四部医典》中记载有"སྣན་མ།"（山唛）。《鲜明注释》《蓝琉璃》中记载有"བྲ་བོ་ཙི།"（掐破孜孜）。《晶珠本草》在"隰生草类药物"中记载有"བྲ་བོ་ཙི།"（恰泡子）和"སྣན་མའི་རིལ་བུ།"（塞玛日布。种子：化胆中瘀血，治毒病扩散入腑、疮疖、黑色痘疹），在"作物类药物"的"荚类作物类药物"中记载有"སྣན་མ་རིལ་མོ།"（措玛克得。种子：化胆中瘀血，治毒病扩散入腑、疮疖、黑色痘疹）和"སྣན་མའི་མེ་ཏོག"（善扪麦朵。豆花：止血，治肾病）。现代文献对"བྲ་བོ་ཙི།"（掐破孜孜）的基原有多种观点，涉及白花丹科蓝雪花属（*Ceratostigma*）及石竹科、罂粟科、豆科等的多种植物。不同文献记载，豌豆 *P. sativum* Linn. 系上述多种药材的基原。《晶珠本草》等记载的"掐破孜孜"的基原为灌木，豌豆 *P. sativum* Linn. 应系其代用品 [故称"བྲ་བོ་ཙི་ཙི་དམན་པ།"（恰布子子曼巴）]，该种的花和种子分别作"措玛克得"和"善扪麦朵"的基原更为适宜。也有文献记载，"措玛克得"的基原还有同科植物广布野豌豆 *Vicia cracca* Linn.、狭叶野豌豆 *V. angustifolia* Linn. ex Reichard（窄叶野豌豆）、西藏野豌豆 *V. tibetica* Linn.（*V. tibetica* C. A. C. Fisch.）、多茎野豌豆 *V. multicaulis* Ledeb.，以花和种子入药。（参见"广布野豌豆""小蓝雪花""刺鳞蓝雪花""曲花紫堇""蔓茎蝇子草"条）

草木犀

Melilotus officinalis (Linn.) Pall. （*M. suaveolens* Ledeb.）

豆科（Leguminosae） | 草木犀属（*Melilotus*）

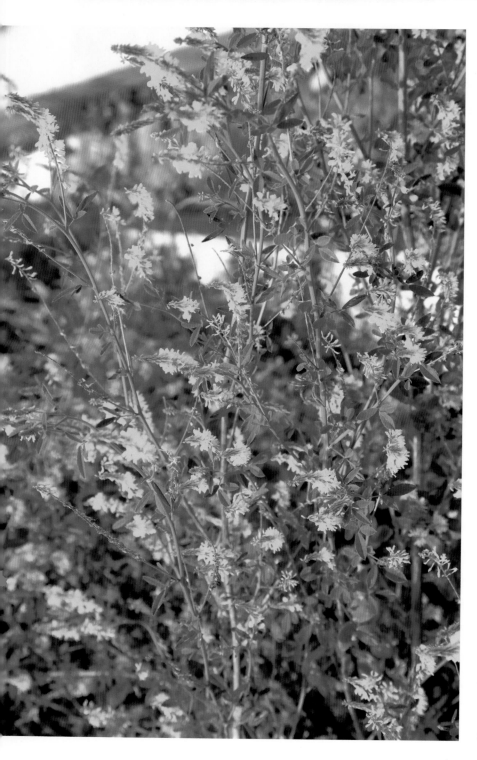

▎形态 ▎

二年生草本，高 40 ~ 100（~ 250）cm。茎直立，粗壮，多分枝，具纵棱，微被柔毛。羽状三出复叶；托叶镰状线形，长 3 ~ 5（~ 7）mm，中央有 1 脉纹，全缘或基部有 1 尖齿；叶柄细长；小叶倒卵形、阔卵形、倒披针形至线形，长 15 ~ 25（~ 30）mm，宽 5 ~ 15mm，先端钝圆或截形，基部阔楔形，边缘具不整齐疏浅齿，上面无毛，粗糙，下面散生短柔毛，侧生脉 8 ~ 12 对，平行直达齿尖，两面均不隆起，顶生小叶稍大，具较长的小叶柄，侧生小叶的小叶柄短。总状花序长 6 ~ 15（~ 20）cm，腋生，具花 30 ~ 70，初时稠密，花开后渐疏松，花序轴在花期中显著伸展；苞片刺毛状，长约 1mm；花长 3.5 ~ 7mm；花梗与苞片等长或稍长；花萼钟形，长约 2mm，脉纹 5，甚清晰，萼齿三角状披针形，稍不等长，比萼筒短；花冠黄色，旗瓣倒卵形，与翼瓣近等长，龙骨瓣稍短或三者均近等长；雄蕊筒在花后常宿存包于果外；子房卵状披针形，胚珠（4～）6（～8），花柱长于子房。荚果卵形，长3～5mm，宽约2mm，先端具宿存花柱，表面具凹凸不平的横向细网纹，棕黑色；种子1～2，卵形，长2.5mm，黄褐色，平滑。花期5～9月，果期6～10月。

分布

分布于我国东北、华北、西南地区，其他地区也常见栽培。中东、中亚、东亚其他地区也有分布。

生境

生长于山坡、河岸、湖边、路旁、砂质草地、林缘。

药材名

甲贝、贾贝（ 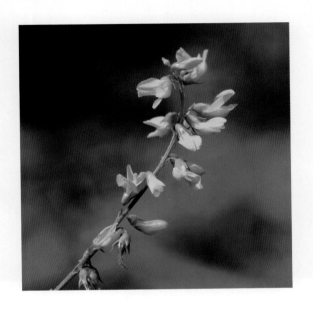 ）。

药用部位

全草。

功能与主治

清热解毒，消炎，敛脓。用于脾脏病，肠痧，疫疠，乳蛾，四肢化脓等。

用量与用法

2～5g。内服煎汤，或入丸、散剂。

附 注

《四部医典》记载有"བྱི་བ"（甲贝）。《蓝琉璃》引《图鉴》之记载"茎柄青色较长，花黄色有光泽，叶片如三镜鉴"，言其为清宿热、毒热、治邪魔病之药物。《四部医典系列挂图全集》第二十九图中有"甲贝"附图，其形态为基部和茎多分枝的草本，叶略似三出或簇生，总状或穗状花序，汉译本译注名为"草苜蓿"。《鲜明注释》记载"花黄色或紫色……紫花有人认为系香薷"。《晶珠本草》也引《图鉴》记载，言"贾贝"叶"状如三鉴分开呈品字状"，又云其功效同"སྤང་སྤོས"（榜贝、甘松），记载其为治宿热毒热、消肿胀、干涸四肢脓水之药物。现代文献记载的各地藏医所用"甲贝"的基原不同，包括草木犀 *M. officinalis* (Linn.) Pall.（西藏）和十字花科植物红紫桂竹香 *Cheiranthus roseus* Maxim.（青海）以及败酱科植物缬草 *Valeriana officinalis* Linn.、黑水缬草 *V. amurensis* Smir. ex Komarov、长序缬草 *V. hardwickii* Wall. 等，多以草木犀 *M. officinalis* (Linn.) Pall. 为正品，其形态与《四部医典系列挂图全集》的附图也较相似，《部标藏药》收载的"草木樨 /བྱི་བ/ 甲贝"的基原也为该种。有文献记载，云南德钦藏医还用唇形科植物牛至 *Origanum vulgare* L.、青海藏医还用牻牛儿苗科植物甘青老鹳草 *Geranium pylzowianum* Maxim. 作"甲贝"使用。（参见"缬草""长序缬草""牛至""甘青老鹳草""匙叶甘松"条）

据《甘露本草明镜》所载"花黄色或白色"来看，白花草木犀 *M. alba* Medic. ex Desr. 可能也作药用。

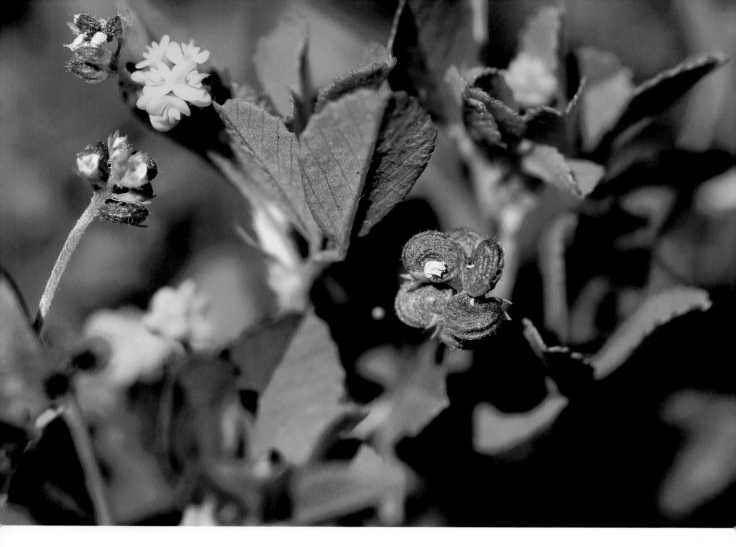

天蓝苜蓿
Medicago lupulina Linn.

豆科（Leguminosae）　　　　苜蓿属（*Medicago*）

▌形态 ▌

一年生或二年生草本，高 15 ~ 60cm，全株被柔毛或腺毛。主根浅，须根发达。茎平卧或上升，多分枝，叶茂盛。三出羽状复叶；托叶卵状披针形，长可达 1cm，先端渐尖，基部圆形或戟形，常齿裂；下部叶叶柄较长，长 1 ~ 2cm，上部叶叶柄比小叶短；小叶倒卵形、阔倒卵形或倒心形，长 5 ~ 20mm，宽 1 ~ 4mm，纸质，先端多少平截或微凹，具细尖，基部楔形，边缘在上半部具不明显尖齿，两面均被毛，侧脉近 10 对，平行达叶边缘，几不分叉，上下均平坦；顶生小叶较大，小叶柄长 2 ~ 6mm，侧生小叶叶柄甚短。花序小，头状，具花 10 ~ 20；总花梗细，挺直，比叶长，密被贴伏柔毛；苞片刺毛状，甚小；花长 2 ~ 2.2mm；花梗短，长不到 1mm；花萼钟形，长约 2mm，密被毛，萼齿线状披针形，稍不等长，比萼筒略长或与萼筒等长；花冠黄色，旗瓣近圆形，先端微凹，翼瓣和龙骨瓣近等长，均比旗瓣短；子房阔卵形，被毛，花柱弯曲，胚珠 1。荚果肾形，长 3mm，宽 2mm，表面具同心弧形脉纹，被稀疏毛，熟时变黑色，有种子

1；种子卵形，褐色，平滑。花期 7 ~ 9 月，果期 8 ~ 10 月。

▌ 分布 ▌

分布于我国南部及青藏高原地区。欧洲及亚洲其他地区也有分布。

▌ 生境 ▌

生长于河岸、路边、山野、
林缘。

▌ 药材名 ▌

布苏夯（ འབུ་ས་དངས ）。

▌ 药用部位 ▌

全草。

▌ 功能与主治 ▌

清热，消炎，止血。用于
肺热，咳嗽，创伤，赤痢；
外用于炎症，出血。

▌ 用量与用法 ▌

3 ~ 6g。内服煎汤，或入
丸、散剂。

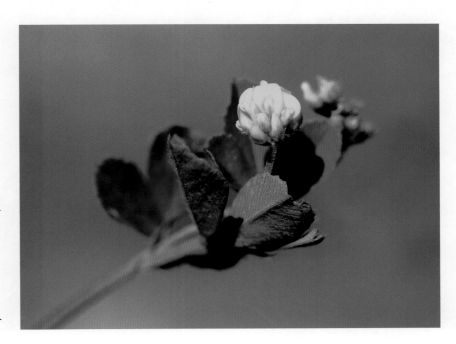

附 注

　　《晶珠本草》中记载有愈疮、清肺热之药物" འབུ་ས་དངས "（布苏夯），关于其生境和形态，引《图鉴》之记载"生长在田边地头。叶粗糙，叶尖如皮，叶状如小豆叶；花黄色，花梗弯曲，荚果状如豆角"；并言其分为雄（无荚果）、雌（有荚果）2 种。现代文献记载的"布苏夯"的基原包括花苜蓿 Trigonella ruthenica Linn.（花黄色）、天蓝苜蓿 M. lupulina Linn.（花黄色）、紫苜蓿 M. sativa Linn.（花紫色）、毛荚苜蓿 M. edgeworthii Sirj. ex Hand.-Mazz.，以第 1 种或前 2 种为正品。（参见"紫苜蓿""毛荚苜蓿"条）

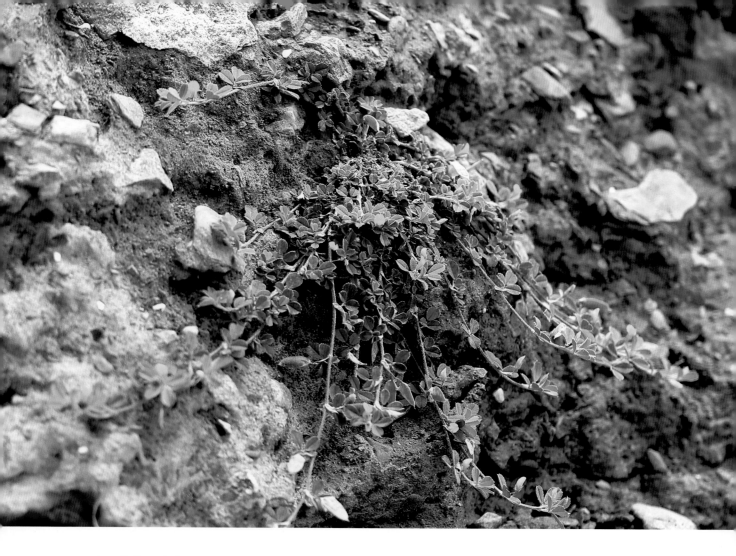

毛荚苜蓿

Medicago edgeworthii Sirj. ex Hand.-Mazz.

豆科（Leguminosae）　　　苜蓿属（*Medicago*）

▎形态 ▎

多年生草本，高 30 ~ 40cm。茎直立或上升，基部分枝，圆柱形，密被柔毛。羽状三出复叶；托叶卵状披针形，长 5 ~ 8（~ 10）mm，先端渐尖，基部圆形至戟形，几全缘，脉纹细；叶柄比小叶短，长 2 ~ 6mm，被柔毛；小叶长倒卵形或倒卵形，长（6 ~）10（~ 15）mm，宽（4 ~）7（~ 10）mm，先端钝圆，具细尖，基部阔楔形，边缘 1/2 以上具锯齿，两面散生柔毛，下面中脉上较多，后渐脱落，侧脉 8 ~ 13 对，直伸叶边，不分叉；顶生小叶稍大，小叶柄长达 2mm，侧生小叶叶柄甚短。花序头状，具花（1 ~）2 ~ 3（~ 6），疏松；总花梗腋生，比叶稍长，挺直，被柔毛；苞片卵状，锥尖，长达 1.5mm；花长约 5mm；花梗短，不到 2mm；花萼钟形，长约 4mm，宽 1.5mm，密被柔毛，萼齿线状披针形，长为萼筒的 2 倍；花冠鲜黄色，旗瓣倒卵状圆形，先端圆，翼瓣比旗瓣短，龙骨瓣卵形，明显短，具长瓣柄；子房长圆形，密被绒毛，花柱短，胚珠 12 ~ 14。荚果长圆形，扁平，长 12 ~ 16mm，宽 4 ~ 5mm，密被贴伏毛，先端锐尖，具短喙，基部钝圆，无果颈，脉纹细密横向，略有分叉，缝线清晰；有种子 10 ~ 12；种子椭圆状卵形，黑褐色，长 2mm，宽 1mm，平滑。花期 6 ~ 8 月，果期 7 ~ 8 月。

▌ 分布 ▌

分布于我国青海、四川、云南、西藏（江达）。印度、巴基斯坦、阿富汗也有分布。

▌ 生境 ▌

生长于海拔 2500 ~ 3200m 的草坡、旷野、路旁。

▌ 药材名 ▌

布苏夯（འབྲུ་ས་དྷང་）。

▌ 药用部位 ▌

全草。

▌ 功能与主治 ▌

清热，消炎，止血。用于肺热，咳嗽，创伤，赤痢。

▌ 用量与用法 ▌

3 ~ 6g。内服煎汤，或入丸、散剂。

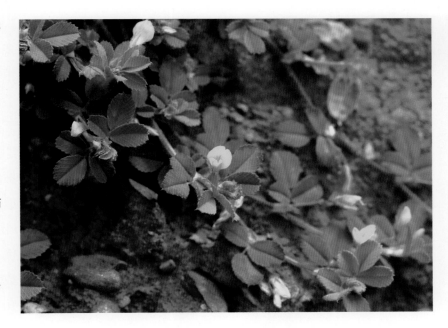

附 注

　　《晶珠本草》中记载有"འབྲུ་ས་དྷང་"（布苏夯），言其为愈疮、清肺热之药物，引《图鉴》之记载"生长在田边地头。叶粗糙，叶尖如皮，叶状如小豆叶；花黄色，花梗弯曲，荚果状如豆角"，并言其分为雄、雌 2 种，雄者无荚果，雌者有荚果。现代文献记载的"布苏夯"的基原包括花苜蓿 Trigonella ruthenica Linn.（花黄色）、天蓝苜蓿 Medicago lupulina Linn.（花黄色）、紫苜蓿 M. sativa Linn.（花紫色），以前 1 种或前 2 种为正品。据文献记载，毛果胡卢巴 T. pubescebs Edgew. ex Baker（毛荚苜蓿 M. edgeworthii Sirj. ex Hand.-Mazz.）也为"布苏夯"的基原之一。（参见"紫苜蓿""天蓝苜蓿"条）

　　《中国植物志》记载花苜蓿的拉丁学名为 Medicago ruthenica (Linn.) Trautv.，将 Trigonella ruthenica Linn. 作为其异名。

紫苜蓿

Medicago sativa Linn.

| 豆科（Leguminosae） | 苜蓿属（*Medicago*） |

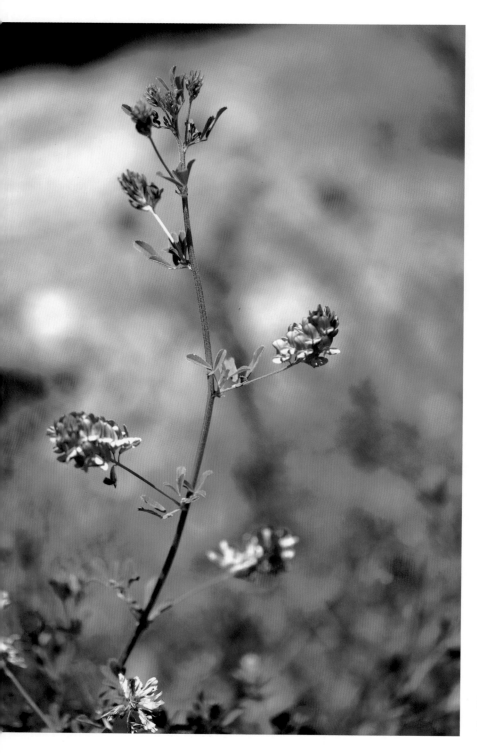

形态

多年生草本，高 30 ～ 100cm。根粗壮，深入土层，根颈发达。茎直立，丛生至平卧，四棱形，无毛或微被柔毛，枝叶茂盛。羽状三出复叶；托叶大，卵状披针形，先端锐尖，基部全缘或具 1 ～ 2 裂齿，脉纹清晰；叶柄比小叶短；小叶长卵形、倒长卵形至线状卵形，等大，或顶生小叶稍长，长（5 ～）10 ～ 25（～ 40）mm，宽 3 ～ 10mm，纸质，先端钝圆，具由中脉伸出的长齿尖，基部狭窄，楔形，边缘 1/3 以上具锯齿，上面无毛，深绿色，下面被伏贴柔毛，侧脉 8 ～ 10 对，与中脉成锐角，在近叶边缘处略有分叉；顶生小叶柄比侧生小叶柄略长。花序总状或头状，长 1 ～ 2.5cm，具花 5 ～ 30；总花梗挺直，比叶长；苞片线状锥形，比萼筒长，被伏贴柔毛；花冠淡黄色、深蓝色至暗紫色，花瓣均具长瓣柄，旗瓣长圆形，先端微凹，明显较翼瓣和龙骨瓣长，翼瓣较龙骨瓣稍长；子房线形，具柔毛，花柱短阔，上端细尖，柱头点状，胚珠多数。荚果螺旋状紧卷 2 ~ 4（~ 6）圈，中央无孔或近无孔，直径 5 ~ 9mm，被柔毛或渐脱落，脉纹细，不清晰，成熟时棕色；有种子 10 ~ 20；种子卵形，长 1 ~ 2.5mm，平滑，黄色或棕色。花期 5 ~ 7 月，果期 6 ~ 8 月。

▌分布▐

我国各地均有栽培或呈半野生状。欧亚大陆和世界其他国家广泛种植作饲料、牧草。

▌生境▐

生长于田边、路旁、旷野、草原、河岸、沟谷等。

▌药材名▐

布苏夯（འུ་སུ་དན）。

▌药用部位▐

全草。

▌功能与主治▐

清热，消炎，止血。用于肺热，咳嗽，创伤，赤痢；外用于消炎止血。

▌用量与用法▐

3 ~ 6g。内服煎汤，或入丸、散剂。

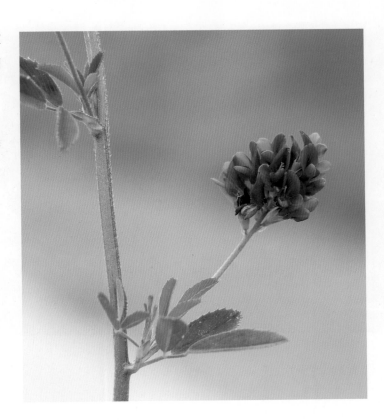

附 注

《晶珠本草》中记载有"འུ་སུ་དན"（布苏夯），言其为愈疮、清肺热之药物，引《图鉴》之记载"叶状如小豆叶；花黄色，花梗弯曲，荚果状如豆角"，并言其分为雄、雌 2 种，雄者无荚果，雌者有荚果。现代文献记载的"布苏夯"的基原包括花苜蓿 *Trigonella ruthenica* Linn.（花黄色）、天蓝苜蓿 *M. lupulina* Linn.（花黄色）、紫苜蓿 *M. sativa* Linn.（花紫色）、毛荚苜蓿 *M. edgeworthii* Sirj. ex Hand.-Mazz.（毛果胡卢巴 *T. pubescens* Edgew. ex Baker）等多种苜蓿属（Medicago）植物。（参见"毛荚苜蓿"条）

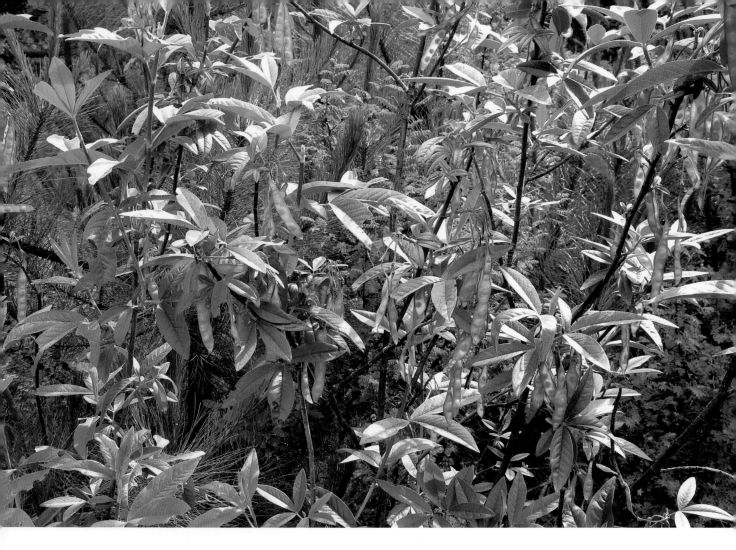

黄花木

Piptanthus concolor Harrow ex Craib[*P. nepalensis* (Hook.) D. Don]

豆科（Leguminosae）　　　黄花木属（*Piptanthus*）

▌ 形态 ▌

灌木，高 1 ~ 4m；树皮暗褐色，散布不明显皮孔。枝圆柱形，具沟棱，幼时被白色短柔毛，后秃净。叶柄长 1.5 ~ 2.5cm，多少被毛，上面有浅沟，下面圆凸；托叶长 7 ~ 11mm，被细柔毛，边缘睫毛状；小叶椭圆形、长圆状披针形至倒披针形，两侧不等大，纸质，长 4 ~ 10cm，宽 1.5 ~ 3cm，先端渐尖或锐尖，基部楔形，上面无毛或中脉两侧有疏柔毛，下面被贴伏短柔毛，边缘具睫毛，侧脉 6 ~ 8 对，近边缘弧曲。总状花序顶生，疏被柔毛，具花 3 ~ 7 轮；花序轴在花期伸长，节间长可达 3cm；苞片倒卵形或卵形，长 7 ~ 12mm，先端锐尖，密被长柔毛，早落；花梗长 1.5 ~ 1.8cm，被毛；花萼长 1 ~ 1.4cm，密被贴伏长柔毛，萼齿 5，上方 2 齿合生，三角形，下方 3 齿披针形，与萼筒近等长；花冠黄色，旗瓣中央具暗棕色斑纹，瓣片圆形，长 1.8 ~ 2cm，宽 1.5 ~ 1.8cm，先端凹缺，基部截形，瓣柄长 4mm，翼瓣稍短，长 1.6 ~ 1.8cm，宽 6 ~ 7mm，龙骨瓣与旗瓣等长或稍长，长 2 ~ 2.2cm，宽 7 ~ 8mm；子房柄短，密被柔毛，长 2 ~ 4mm，胚珠 8 ~ 11。荚果线形，长 7 ~ 12cm，宽 9 ~ 12（~ 15）mm，疏被短柔毛，先端渐尖，果颈无毛；种子肾形，暗褐色，略扁，长 5mm，宽 4mm。花期 4 ~ 7 月，果期 7 ~ 9 月。

分布

分布于我国西藏、甘肃、四川（雅江）、云南（蒙自）、陕西。

生境

生长于海拔 1600 ~ 4000m 的山坡林缘、灌丛。

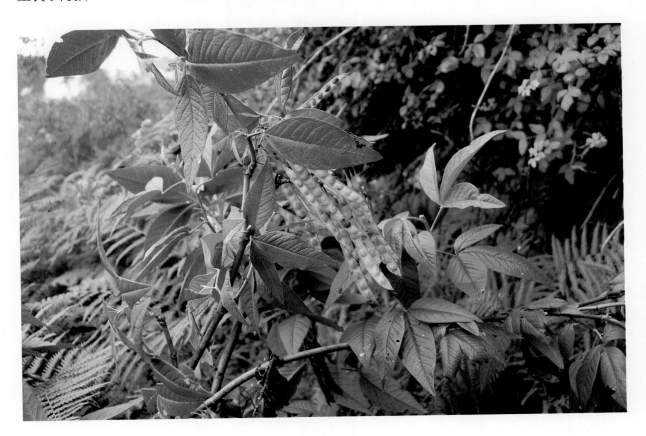

药材名

羌曲兴（ བྱང་ཆུབ་ཤིང་ ）。

药用部位

种子。

功能与主治

用于皮肤病，风湿性关节炎。

附注

现代文献《新修晶珠本草》记载"羌曲兴"的基原为黄花木 *P. nepalensis* (Hook.) D. Don，但《中国植物志》将该学名作为黄花木 *P. concolor* Harrow ex Craib 的异名。

披针叶野决明

Thermopsis lanceolata R. Br.（披针叶黄华）

豆科（Leguminosae） 野决明属（*Thermopsis*）

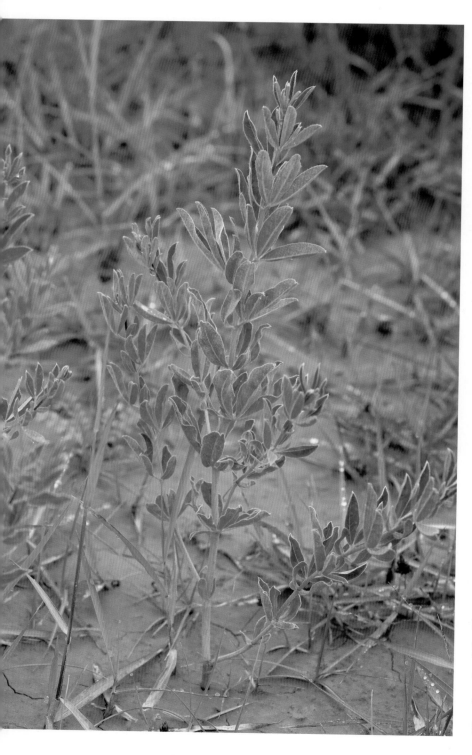

形态

多年生草本，高 12 ～ 30（～ 40）cm。茎直立，分枝或单一，具沟棱，被黄白色贴伏或伸展柔毛。3 小叶；叶柄短，长 3 ～ 8mm；托叶叶状，卵状披针形，先端渐尖，基部楔形，长 1.5 ～ 3cm，宽 4 ～ 10mm，上面近无毛，下面被贴伏柔毛；小叶狭长圆形、倒披针形，长 2.5 ～ 7.5cm，宽 5 ～ 16mm，上面通常无毛，下面多少被贴伏柔毛。总状花序顶生，长 6 ～ 17cm，具花 2 ～ 6 轮，排列疏松；苞片线状卵形或卵形，先端渐尖，长 8 ～ 20mm，宽 3 ～ 7mm，宿存；萼钟形，长 1.5 ～ 2.2cm，密被毛，背部稍呈囊状隆起，上方 2 齿联合，三角形，下方萼齿披针形，与萼筒近等长。花冠黄色，旗瓣近圆形，长 2.5 ～ 2.8cm，宽 1.7 ～ 2.1cm，先端微凹，基部渐狭成瓣柄，瓣柄长 7 ～ 8mm，翼瓣长 2.4 ～ 2.7cm，先端有长 4 ～ 4.3mm 的狭窄头，龙骨瓣长 2 ～ 2.5cm，宽为翼瓣的 1.5 ～ 2 倍；子房密被柔毛，具柄，柄长 2 ~ 3mm，胚珠 12 ~ 20。荚果线形，长 5 ~ 9cm，宽 7 ~ 12mm，先端具尖喙，被细柔毛，黄褐色，种子 6 ~ 14，位于中央；种子圆肾形，黑褐色，具灰色蜡层，有光泽，长 3 ~ 5mm，宽 2.5 ~ 3.5mm。花期 5 ~ 7 月，果期 6 ~ 10 月。

分布

分布于我国西藏（丁青、类乌齐）、青海、甘肃、宁夏、陕西、山西、内蒙古、河北。蒙古、哈萨克斯坦、乌兹别克斯坦、土库曼斯坦、吉尔吉斯斯坦等也有分布。

生境

生长于草原沙丘、河岸、砾滩。

药材名

拉豆、热都（ར་དུག）。

药用部位

根茎。

功能与主治

用于梅毒性鼻疳，虫牙。

用量与用法

12 ~ 15g。

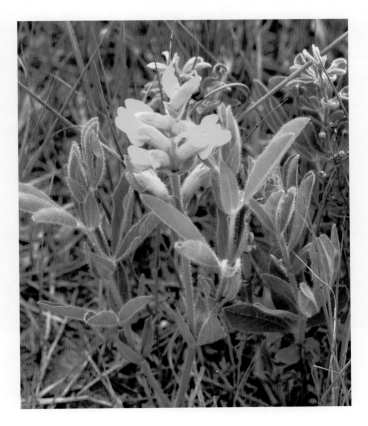

附 注

　　《晶珠本草》中记载有"ར་དུག"（拉豆）。现代文献对"拉豆"的基原记载不同，《迪庆藏药》记载藏医药用的"ར་དུག"有 3 类，即毛茛科芍药属（*Paeonia*）植物 [野牡丹（滇牡丹）*P. delavayi* Franch.、黄牡丹 *P. delavayi* Franch. var. *lutea* (Delavay ex Franch.) Finet et Gagnep.、牡丹 *P. suffruticosa* Andr.、川赤芍 *P. veitchii* Lynch]、豆科植物披针叶野决明 *T. lanceolata* R. Br.（披针叶黄华）和毛茛科乌头属（*Aconitum*）植物。从《晶珠本草》记载的"拉豆""根红色如蓼；干红紫色，油润；叶油润，蓝色，深裂，叶面有红纹；茎如竹筷；花大，红色，状如野罂粟；果荚状如山羊乳头，三个或四个簇生，着生于枝顶，种子似麝粪"的形态来看，"拉豆"应为芍药属植物。（参见"川赤芍""黄牡丹"条）

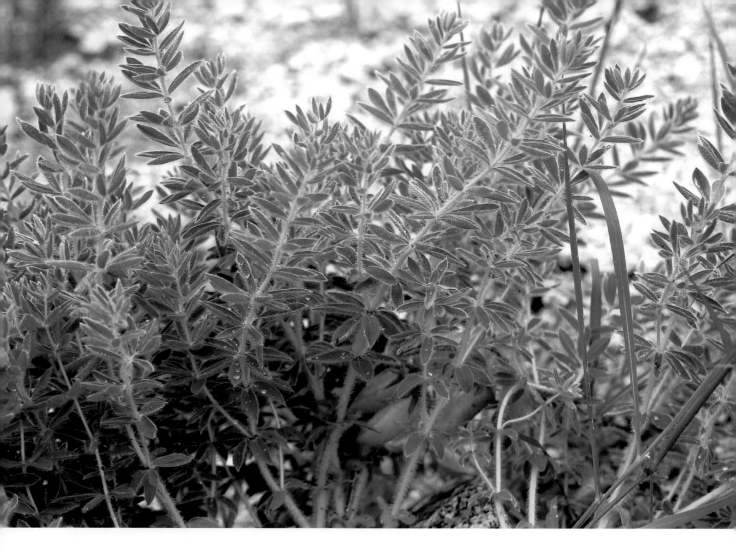

轮生叶野决明

Thermopsis inflata Camb.（胀果黄华）

豆科（Leguminosae）　　野决明属（*Thermopsis*）

▌ 形态 ▌

多年生草本，高 10 ~ 20cm。具根茎。茎直立，分枝，被白色绢状长柔毛。小叶三出，但茎下常为 1 ~ 2，与托叶呈轮生状，长 1.6 ~ 2.8cm；叶柄短，长 1 ~ 3mm，或几无柄；托叶叶状，阔倒卵形，先端急尖，长 1.5 ~ 2.5cm，宽 1 ~ 1.6cm，上面近无毛，下面被白色伸展毛；小叶倒卵形，两侧略不等大，先端锐尖，基部楔形，上面无毛，下面尤以嫩时明显被白色伸展长柔毛。总状花序顶生，疏松，长 3 ~ 10cm；苞片叶片状，长 1 ~ 1.5cm，宽 7 ~ 8mm，上面无毛，下面被白色长柔毛；花长近 2.5cm；花梗长 5 ~ 7mm；花萼钟形，长 16 ~ 20mm，被白色柔毛，背部稍呈囊状隆起，下方萼齿披针形，与萼筒等长；花冠黄色，花瓣均等长，旗瓣近圆形，长 2.3 ~ 2.4cm，宽 1.6 ~ 1.8cm，先端凹缺，基部渐狭至长瓣柄，瓣柄长 7 ~ 9mm，翼瓣最窄，宽 5 ~ 5.5mm，龙骨瓣宽 7 ~ 7.5mm；子房线形，柄长 5 ~ 10mm，密被长柔毛，胚珠 12 ~ 17。荚果阔卵形，膨胀，亮褐色，先端向下弯曲，长 3 ~ 5cm，宽 1.8 ~ 3cm，先端钝圆，背缝线延伸至长尖喙，基部具果颈，颈长几与花萼相等，被伸展长柔毛；有多数种子，种子肾形，黑色，长 6 ～ 7mm，宽 4 ～ 5mm，光滑。花期 6 ～ 7 月，果期 7 ～ 8 月。

分布

分布于我国新疆南部、西藏（拉孜）。印度东北部、尼泊尔、不丹、巴基斯坦也有分布。

生境

生长于海拔 4500 ～ 5000m 的高山岩壁、坡地、河滩和湖岸的砾质草地。

药材名

洒杜加木（ གཟན་འདུང་ཅུ་ཤག ）。

药用部位

地上部分。

功能与主治

用于脑病。

附 注

《鲜明注释》中记载有 "གཟན་འདུང་དཀར་པོ"（萨都嘎尔保）。《晶珠本草》中记载有 "གཟན་འདུང"（萨都、洒都），言其为治凶曜病（意为怪病、鬼病、恶煞病，现藏医常指中风、癫痫、麻风、疯狂病等）之药物，分为 9 种。现代文献关于"萨都"类的基原记载不一，《晶珠本草》汉译重译本认为菊科植物苞叶雪莲 Saussurea obvallata (DC.) Sch.-Bip. 为 9 种"萨都"之一的"父种" ["གཟན་འདུང་ནག་པོ"（萨都那保）] 的基原，而其他文献记载的"萨都那保"的基原主要为唇形科荆芥属（Nepeta）的多种植物，其他"萨都"的基原不详，也少见使用。但该 2 属植物的形态与《晶珠本草》记载的形态均不甚相符。（参见"苞叶雪莲""藏荆芥"条）

据《迪庆藏药》记载，肖培根先生在西藏调查时记录轮生叶野决明 T. inflata Camb. 的藏文名为 "གཟན་འདུང་དཀར་པོ"（色丢嘎保）；《藏汉大辞典》将 "གཟན་འདུང་དཀར་པོ" 译作"白花'煞杜'"；《青藏高原药物图鉴》《甘孜州藏药名录》均以紫花黄华 T. barbata Benth.（紫花野决明）作 "གཟན་འདུང་དཀར་པོ"（洒杜嘎保）的基原。云南迪庆藏医则称胀果黄华 T. inflata Camb.（轮生叶野决明）为 "གཟན་འདུང་ཅུ་ཤག"（洒杜加木），"ཅུ་ཤག" 有紫色、棕红色、红黑色之意，可能因其荚果棕红色、褐色而得名。（参见"紫花野决明"条）

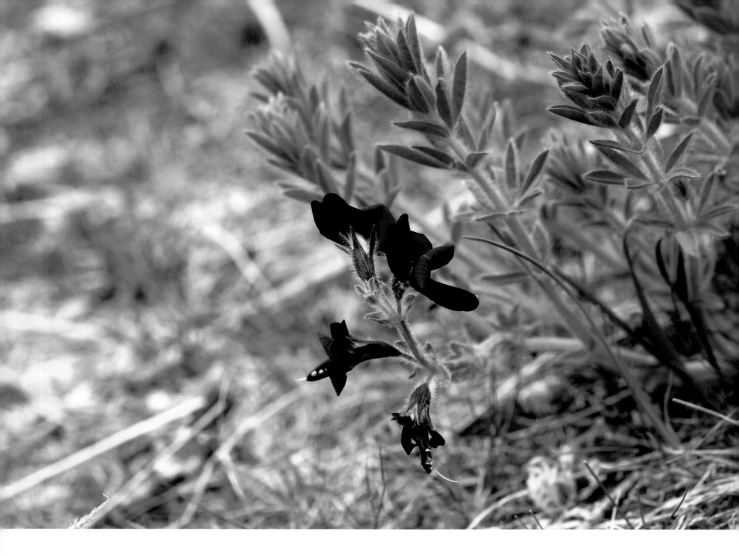

紫花野决明

Thermopsis barbata Benth.（紫花黄华）

豆科（Leguminosae）　　　　野决明属（*Thermopsis*）

▌ 形态 ▌

多年生草本，高 8 ～ 30cm。根茎粗壮，直径达 2cm，木质化。茎直立，分枝，具纵槽纹，花期全株密被白色或棕色伸展长柔毛，具丝质光泽，果期渐稀疏，茎下部叶 4 ～ 7 轮生，包括叶片和托叶，联合成鞘状，茎上部叶和托叶渐分离。三出复叶，具短柄；托叶叶片状，稍窄于小叶；小叶长圆形或披针形至倒披针形，先端锐尖，侧小叶不等大，边缘渐下延成翅状叶柄。总状花序顶生，疏松，长 4 ～ 19cm；苞片椭圆形或卵形，先端锐尖，基部联合成鞘状；萼近二唇形，基部渐狭至花梗，上方 2 齿联合较高，下方 3 齿披针形；花冠紫色，干后有时呈蓝色，旗瓣近圆形，瓣柄长 5 ～ 6mm，先端凹缺，基部截形或近心形，翼瓣和龙骨瓣近等长；子房具长柄，胚珠 4 ～ 13。荚果长椭圆形，先端和基部急尖，扁平，褐色，被长伸展毛；种子黄褐色，肾形，微扁，长 7 ～ 8mm，宽 4 ～ 5mm，种脐白色，点状。花期 6 ～ 7 月，果期 8 ～ 9 月。

分布

分布于我国青海、新疆、四川西部、云南西北部、西藏。印度、巴基斯坦、尼泊尔等也有分布。

生境

生长于海拔 2700 ~ 4500m 的河谷、山坡。

药材名

拉哇萨玛、拉哇塞玛、拉瓦色玛、纳哇色玛（ལྭ་བ་སད་མ），萨都嘎尔保、沙对嘎保（གཟན་འདུད་དཀར་པོ）。

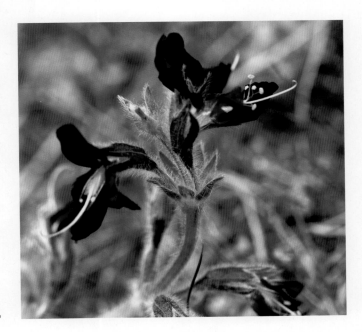

药用部位

全草或根及根茎。

功能与主治

杀虫，止痛，消炎。用于虫病，高血压，中风，炭疽，水肿，肺热，咳嗽。

用量与用法

3 ~ 9g。内服煎汤，或入丸、散剂；有小毒。

附 注

　　《鲜明注释》中记载有"གཟན་འདུད་དཀར་པོ"（萨都嘎尔保）；《晶珠本草》分别记载有"གཟན"（萨都）和"སད་མ"（萨玛），言二者均分为9类，前者为治凶曜病（意为怪病、鬼病、恶煞病，现藏医常指中风、癫痫、麻风、疯狂病等）之药物，后者为治虚性水肿、下引腹腔积水之药物。现代文献记载的"萨都"和"萨玛"的基原均较为复杂，也存在争议，其中，"萨都"的基原涉及豆科、唇形科及菊科植物，"萨玛"的基原涉及豆科的黄耆属（*Astragalus*）、野决明属（*Thermopsis*）、棘豆属（*Oxytropis*）、岩黄耆属（*Hedysarum*）、高山豆属（*Tibetia*）、苦马豆属（*Sphaerophysa*）等的多种植物。据文献记载，"萨玛"的品种之一"ལྭ་བ་སད་མ"（拉哇萨玛）的基原以紫花黄华 *Thermopsis barbata* Benth.（紫花野决明）为正品，其代用品有高山黄华 *Thermopsis alpina* (Pall.) Ledeb.（高山野决明）、苦马豆 *Swainsona salsula* (Pall.) Taub.[*Sphaerophysa salsula* (Pall.) DC.]。也有文献记载紫花黄华 *Thermopsis barbata* Benth.（紫花野决明）为"གཟན་འདུད་དཀར་པོ"（洒杜嘎保）的基原。《藏标》以"紫花黄华 /ལྭ་བ་སད་མ/ 拉瓦色玛"之名收载了紫花黄华 *Thermopsis barbata* Benth.；以"苞叶雪莲 /གཟན་དུག་ལྔོག་དཀར/ 煞杜果古"之名收载了菊科植物苞叶雪莲 *Saussurea obvallata* (DC.) Sch.-Bip.。（参见"多花黄耆""苞叶雪莲"条）

　　在《中国植物志》中，*Thermopsis barbata* Benth. 的中文名使用"紫花野决明"，而"紫花黄华"为其中文名的异名之一。

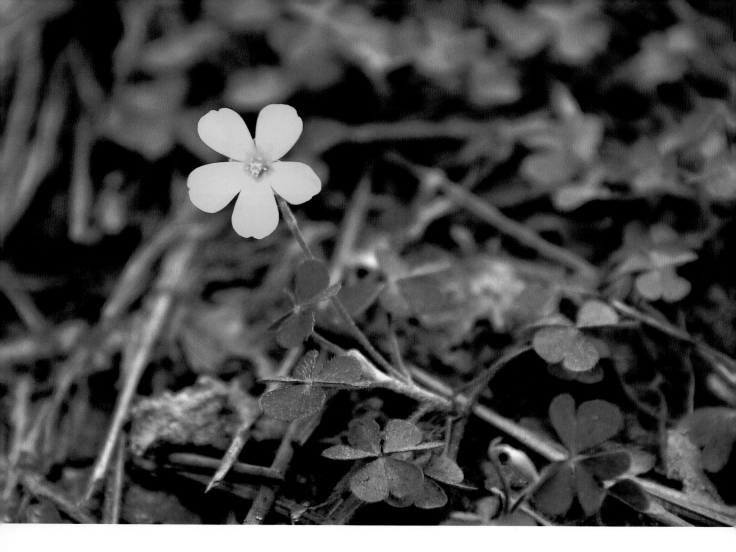

酢浆草

Oxalis corniculata L.

| 酢浆草科（Oxalidaceae） | 酢浆草属（*Oxalis*） |

▌ 形态 ▌

草本，高 10 ～ 35cm，全株被柔毛。根茎稍肥厚。茎细弱，多分枝，直立或匍匐，匍匐茎节上生根。叶基生或茎上互生；托叶小，长圆形或卵形，边缘被密长柔毛，基部与叶柄合生，或同一植株下部托叶明显而上部托叶不明显；叶柄长 1 ～ 13cm，基部具关节；小叶 3，无柄，倒心形，长 4 ～ 16mm，宽 4 ～ 22mm，先端凹入，基部宽楔形，两面被柔毛或表面无毛，沿脉被毛较密，边缘具贴伏缘毛。花单生或数朵集为伞形花序状，腋生，总花梗淡红色，与叶近等长；花梗长 4 ～ 15mm，果后延伸；小苞片 2，披针形，长 2.5 ～ 4mm，膜质；萼片 5，披针形或长圆状披针形，长 3 ～ 5mm，背面和边缘被柔毛，宿存；花瓣 5，黄色，长圆状倒卵形，长 6 ～ 8mm，宽 4 ～ 5mm；雄蕊 10，花丝白色半透明，基部合生，长、短互间，长者花药较大且早熟；子房长圆形，5 室，被短伏毛，花柱 5，柱头头状。蒴果长圆柱形，长 1 ～ 2.5cm，具 5 棱；种子长卵形，长 1 ～ 1.5mm，褐色或红棕色，具横向肋状网纹。花果期 2 ～ 9 月。

▌ 分布 ▌

我国各地广泛分布。地中海地区、亚洲其他温带和亚热带地区、欧洲其他地区、北美洲均有分布。

▌ 生境 ▌

生长于海拔 3500m 以下的山坡草地、河谷沿岸、路边、田边、荒地、林下阴湿处。

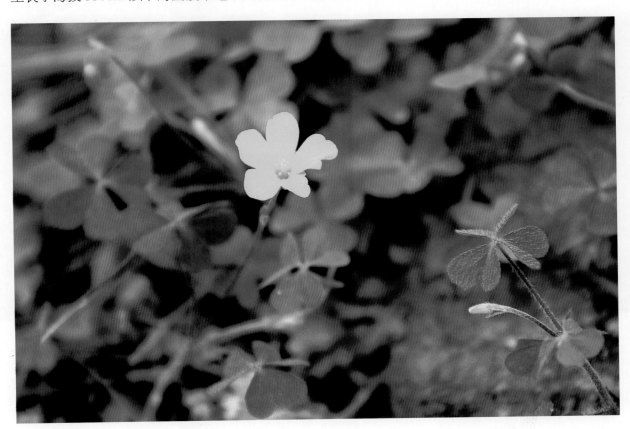

▌ 药材名 ▌

姆肖色、模学色（ ཨོམ་ཤོ་སེར ）。

▌ 药用部位 ▌

花期全草或花。

▌ 功能与主治 ▌

祛风除湿，清热解毒，止痛。用于风湿病，胃酸过多；外敷用于疮疡。

附　注

　　酢浆草 O. corniculata L. 为云南德钦、四川甘孜藏族民间习用药物，"ཨོམ་ཤོ་སེར"（姆肖色）为德钦藏医所称的俗名。四川甘孜藏医还使用红花酢浆草 O. corymbosa DC.。

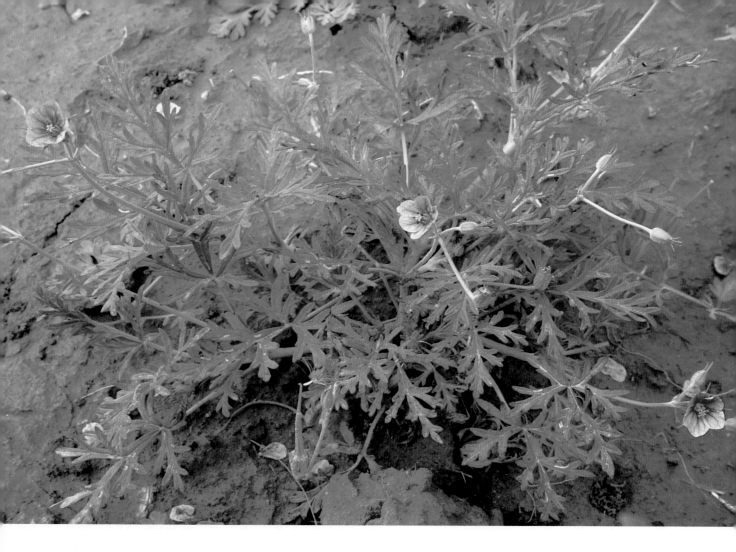

牻牛儿苗

Erodium stephanianum Willd.

牻牛儿苗科（Geraniaceae） 牻牛儿苗属（*Erodium*）

┃ 形态 ┃

多年生草本，通常高 15 ～ 50cm。根为直根，较粗壮，少分枝。茎多数，仰卧或蔓生，具节，被柔毛。叶对生；托叶三角状披针形，分离，被疏柔毛，边缘具缘毛；基生叶和茎下部叶具长柄，柄长为叶片的 1.5 ～ 2 倍，被开展长柔毛和倒向短柔毛；叶片卵形或三角状卵形，基部心形，长 5 ～ 10cm，宽 3 ～ 5cm，2 回羽状深裂，小裂片卵状条形，全缘或具疏齿，表面被疏伏毛，背面被疏柔毛，沿脉被毛较密。伞形花序腋生，明显长于叶，总花梗被开展长柔毛和倒向短柔毛，每梗具 2 ～ 5 花；苞片狭披针形，分离；花梗与总花梗相似，等长或稍长于花，花期直立，果期开展，上部向上弯曲；萼片矩圆状卵形，长 6 ～ 8mm，宽 2 ～ 3mm，先端具长芒，被长糙毛；花瓣紫红色，倒卵形，等长或稍长于萼片，先端圆形或微凹；雄蕊稍长于萼片，花丝紫色，中部以下扩展，被柔毛；雌蕊被糙毛，花柱紫红色。蒴果长约 4cm，密被短糙毛；种子褐色，具斑点。花期 6 ～ 8 月，果期 8 ～ 9 月。

▌分布▐

分布于我国长江中下游以北的华北、华东、西北地区及四川西北部、西藏。俄罗斯、日本、蒙古、哈萨克斯坦、阿富汗、尼泊尔等也有分布。

▌生境▐

生长于干山坡、农田边、砂质河滩地、草原凹地。

▌药材名▐

兴托里嘎保、兴日里嘎博（ཞིམ་ཐིག་ལེ་དཀར་པོ།），兴梯米门桑杰（ཞིམ་ཐིག་མིག་སྨན་བཟང་རྒྱས།），米门（མིག་སྨན།），蒂达惹贡玛（ཏིག་ཏ་ར་མགོ་མ།）。

▌药用部位▐

带根全草。

▌功能与主治▐

收敛，消炎，止痛。用于结膜炎、虹膜炎、角膜云翳及眼部肉瘤等眼疾。

▌用量与用法▐

2.5g。内服煎汤，或入丸、散剂。

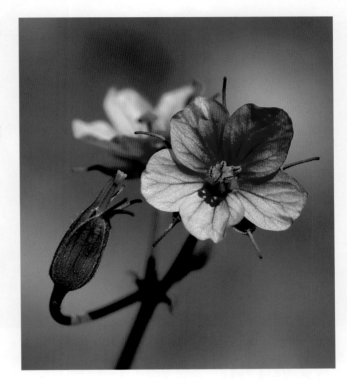

 附 注

　　《四部医典》中记载有"ཞིམ་ཐིག་མིག་སྨན་བཟང་རྒྱས།"（兴梯米门桑杰）。《晶珠本草》记载有"ཞིམ་ཐིག་ལེ།"（兴托里、兴日里），言其分为大、中、小3类，每类又分2种。"兴托里"为多种药物的总称。现代文献记载的"兴托里"的基原涉及唇形科、牻牛儿苗科及玄参科的多属多种植物，且不同文献中对"兴托里"的品种划分及各品种的基原也有不同观点，通常大致分为白 ["ཞིམ་ཐིག་ལེ་དཀར་པོ།"（兴托里嘎保）]、黑 ["ཞིམ་ཐིག་ལེ་ནག་པོ།"（兴托里那保）]两大类。据文献记载，牻牛儿苗 *E. stephanianum* Willd. 为白者"兴托里嘎保"的基原之一。（参见"白花铃子香""川藏香茶菜"条）

　　《迪庆藏医》记载云南迪庆民间藏医将牻牛儿苗 *E. stephanianum* Willd. 作"ཏིག་ཏ་ར་མགོ་མ།"（蒂达惹贡玛）使用，用于诸热症和胆病；从其名称看似属于地方习用的"ཏིག་ཏ།"（蒂达，习称"藏茵陈"）类的品种之一。（参见"川西獐牙菜"条）

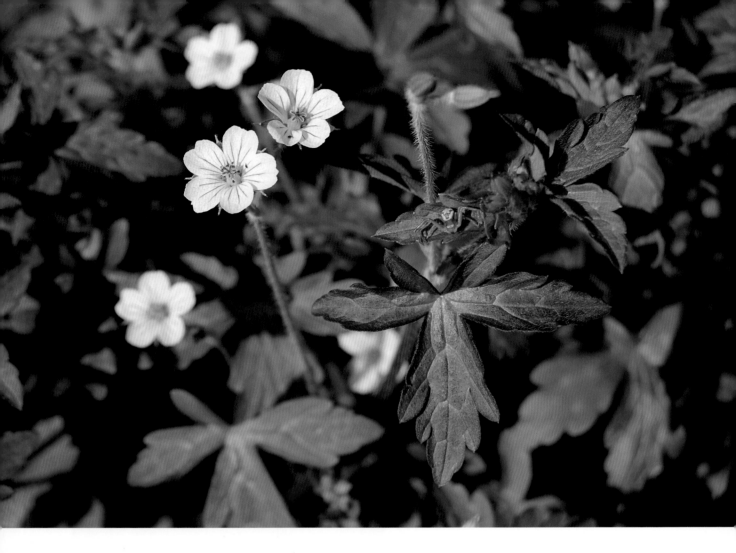

尼泊尔老鹳草
Geranium nepalense Sweet

| 牻牛儿苗科（Geraniaceae） | 老鹳草属（*Geranium*） |

▌形态▐

多年生草本，高 30 ～ 50cm。根为直根，多分枝，纤维状。茎多数，细弱，多分枝，仰卧，被倒生柔毛。叶对生或偶为互生；托叶披针形，棕褐色干膜质，长 5 ～ 8mm，外被柔毛；基生叶和茎下部叶具长柄，柄长为叶片的 2 ～ 3 倍，被开展的倒向柔毛；叶片五角状肾形，茎部心形，掌状 5 深裂，裂片菱形或菱状卵形，长 2 ～ 4cm，宽 3 ～ 5cm，先端锐尖或钝圆，基部楔形，中部以上边缘齿状浅裂或缺刻状，表面被疏伏毛，背面被疏柔毛，沿脉被毛较密；上部叶具短柄，叶片较小，通常 3 裂。总花梗腋生，长于叶，被倒向柔毛，每梗有 2 花，少有 1 花；苞片披针状钻形，棕褐色干膜质；萼片卵状披针形或卵状椭圆形，长 4 ～ 5mm，被疏柔毛，先端锐尖，具短尖头，边缘膜质；花瓣紫红色或淡紫红色，倒卵形，与萼片等长或稍长于萼片，先端截平或圆形，基部楔形，雄蕊下部扩大成披针形，具缘毛；花柱不明显，柱头分枝长约 1mm。蒴果长15 ～ 17mm，果瓣被长柔毛，喙被短柔毛。花期 4 ～ 9 月，果期 5 ～ 10 月。

分布

分布于我国西藏东部、四川、云南、贵州、陕西(秦岭以南)、湖北。中南半岛、尼泊尔等也有分布。

生境

生长于山地阔叶林林缘、灌丛、荒山草坡。

药材名

榜玛曼巴(བོང་དམར་དམན་པ།),兴托里、兴日里、兴替里(ཞིམ་ཐིག་ལེ།),米门(མིག་སྨན།),波尔穷、波日尔琼、
波日青(བོར་ཆུང་།)。

药用部位

根。

功能与主治

清热解毒。用于热性病,劳损发热,食物中毒。

用量与用法

2g。内服煎汤,或入丸、散剂。

附 注

《晶珠本草》中记载有白(榜嘎、榜阿嘎保)、红(榜玛、榜阿玛保)、黄(榜赛、榜阿赛保)、黑(那保、榜阿那保)4种"བོང་ང།"(榜阿)类药;其中,红者的根红色,有上、下2品,为解肉毒并解黑乌头毒之药物。现代文献记载的红乌头["བོང་དམར"(榜玛),"བོང་ང་དམར་པོ།"(榜阿玛保)的略称]的基原包括毛茛科植物美丽乌头 Aconitum pulchellum Hand.-Mazz. 等多种乌头属(Aconitum)植物。《迪庆藏药》记载紫萼老鹳草 G. refractoides Pax et Hoffm. 的形态与《晶珠本草》记载的红乌头之下品"叶红色,深裂,茎顶生花,花红色,根红色,深长"的特征较为相似,故被用作代用品,称之为"བོང་དམར་དམན་པ།"(榜玛曼巴);尼泊尔老鹳草 G. nepalense Sweet 也作"榜玛曼巴"使用。(参见"美丽乌头""紫萼老鹳草"条)

《晶珠本草》中另记载有"ཞིམ་ཐིག་ལེ།"(兴托里)和"བོར།"(贝)。"兴托里"为多种药物的总称,分大、中、小3类,每类又分为2种,系治翳障眼疾之药物;"贝"为治血丝漫眼、时疫、虫病及止痛之药物,分为田生或大者["བོར་ཆེན།"(贝庆)]和山生或小者["བོར་ཆུང་།"(贝琼)]2种。现代文献记载的"兴托里"的基原涉及牻牛儿苗科、唇形科及玄参科的多属多种植物,而"贝"的基原主要为老鹳草属植物,尼泊尔老鹳草 G. nepalense Sweet 为"兴托里"(青海同仁)或"贝"的基原之一。《晶珠本草》汉译重译本认为,"贝"的大者为巴塘老鹳草 G. orientali-tibeticum R. Knuth (川西老鹳草),小者为草原老鹳草 G. pratense L. (草地老鹳草)。(参见"牻牛儿苗""草地老鹳草"条)。

《晶珠本草》始记载有"བོར།"(波日、波尔),言其为治旧疫疠、疼痛、虫病之药物,分大(田生)、小(山生)2种,二者功能与主治相同。现代文献关于"波日"的基原有不同观点,涉及牻牛儿苗科老鹳草属(Geranium)和旋花科旋花属(Convolvulus)或打碗花属(Calystegia)植物。据文献记载,西藏贡觉藏医以尼泊尔老鹳草 Geranium nepalense Sweet 作"བོར་ཆུང་།"(波日穷)使用,其与《晶珠本草》记载的"叶红紫色,状如花;花红紫色,状如木碗"的形态较为相符。(参见"银灰旋花""田旋花"条)。

反瓣老鹳草

Geranium refractum Edgew. et Hook. f.

牻牛儿苗科（Geraniaceae） 　　老鹳草属（*Geranium*）

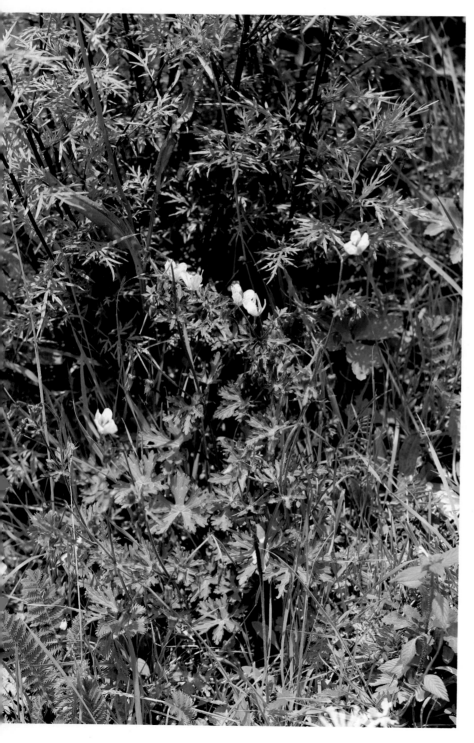

▌ 形态 ▌

多年生草本，高 30 ~ 40cm。根茎粗壮，斜升。茎多数，直立，被倒向开展的糙毛和腺毛。叶对生；托叶卵状披针形，长 15 ~ 20mm，外被疏柔毛；基生叶和茎下部叶具长柄，柄长为叶片的 2 ~ 3 倍；叶片五角状，长约 4cm，宽约 5cm，掌状 5 深裂近基部，裂片菱形或倒卵状菱形，下部全缘，表面被短伏毛，背面被疏柔毛。总花梗腋生或顶生，长于叶，被倒向短柔毛和开展腺毛；花梗与总花梗相似，等于或长于花，花后下折；萼片长卵形或椭圆状卵形，长 7 ~ 8mm，宽 2 ~ 3mm，先端具短尖头；花瓣白色，倒长卵形，反折，长约为萼片的 1.5 倍，先端圆形，基部楔形，雌蕊被短柔毛。花期 7 ~ 8 月，果期 8 ~ 9 月。

▌ 分布 ▌

分布于我国西藏南部（亚东）和东部（类乌齐）。尼泊尔、不丹、印度东南部、缅甸北部也有分布。

▌ 分布 ▌

生境

生长于海拔 3800 ～ 4500m 的山地灌丛、草甸。

药材名

榜玛曼巴（ བོང་དམར་དམན་པ། ），布（ བྲུ། ）。

药用部位

根。

功能与主治

清热解毒。用于热性病，劳损发热，食物中毒。

用量与用法

2g。内服煎汤，或入丸、散剂。

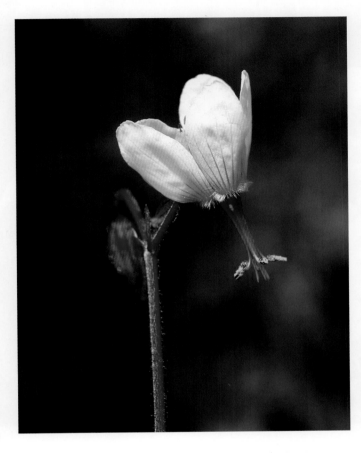

附 注

《晶珠本草》中记载有白（榜嘎、榜阿嘎保）、红（榜玛、榜阿玛保）、黄（榜阿赛保）、黑（那保、榜阿那保）4 种 "བོང་ང་"（榜阿）类药物，其中，红者 ["བོང་དམར"（榜玛），系 "བོང་ང་དམར་པོ།"（榜阿玛保）的略称] 的根红色，有上、下 2 品，为解肉毒和黑乌头毒之药物。现代文献记载的白、黑类 "榜阿" 的基原均为毛茛科乌头属（Aconitum）植物；而关于红、黄类 "榜阿" 的基原，不同文献记载不尽一致，涉及乌头属、玄参科马先蒿属（Pedicularis）及牻牛儿苗科老鹳草属（Geranium）的多种植物。《西藏藏标》以 "བོང་དམར། / 榜玛 / 美丽乌头" 之名收载了美丽乌头 A. pulchellum Hand.-Mazz.。《迪庆藏药》记载紫萼老鹳草 G. refractoides Pax et Hoffm. 与《晶珠本草》记载的红乌头（榜玛）之下品形态相似，故被作为代用品，称 "བོང་དམར་དམན་པ།"（榜玛曼巴，副品榜玛）。据文献记载和调查，反瓣老鹳草 G. refractum Edgew. et Hook. f. 也为 "榜玛曼巴" 的基原之一，类乌齐藏医又称其为 "བྲུ།"（布）。（参见 "美丽乌头" "尼泊尔老鹳草" "紫萼老鹳草" "毛盆马先蒿" "高乌头" 条）

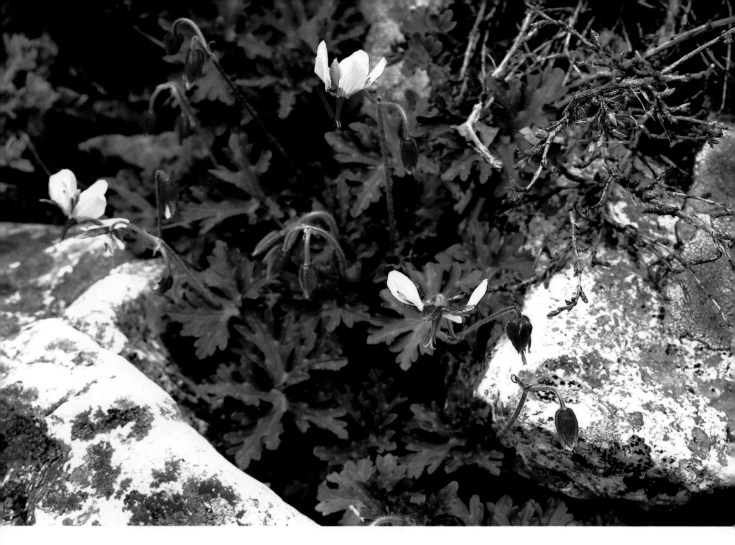

紫萼老鹳草

Geranium refractoides Pax et Hoffm.

牻牛儿苗科（Geraniaceae） | 老鹳草属（*Geranium*）

▌形态 ▌

多年生草本，高 25 ~ 40cm。根茎粗壮，木质化，具多数稍肥厚的纤维状须根。茎直立，单生或数个丛生，中部以上假二叉状分枝，被倒向短柔毛和开展的腺毛，基部围以残存叶柄和棕褐色膜质鳞片状托叶。叶对生；托叶卵形，棕色、膜质，长 8 ~ 12mm，宽 4 ~ 5mm，先端圆形或急尖，基部合生，外被疏柔毛；基生叶和茎下部叶具长柄，柄长为叶片的 3 ~ 4 倍，中部以上叶柄渐短；叶片圆形或圆肾形，宽 4 ~ 5cm，5 深裂几达基部，裂片倒卵状楔形，下部全缘，上部羽状分裂，小裂片常具不规则牙齿，先端锐尖，表面被短伏毛，背面仅沿脉被疏短柔毛。总花梗顶生或腋生，与叶近等长，具 2 花，被开展的紫色腺毛和倒向短柔毛；小苞片钻状披针形，长 6 ~ 7mm；花梗与总花梗相似，下垂，果期下折；萼片长卵形，长 8 ~ 10mm，宽 4 ~ 5mm，先端具长 1 ~ 2mm的短尖头，背面被腺毛，常为不均匀的污紫色；花瓣淡紫红色，倒长卵形，略长于萼片，反折，先端圆形，下部渐狭，基部边缘具短柔毛；雄蕊与萼片近等长，花丝基部扩展，具缘毛，上部淡紫红色，花药棕色；子房密被短柔毛，花柱分枝淡棕色。蓇葖果长约 2.5cm，被短柔毛；种子肾形，长 2.5 ~ 3mm，具网纹。花期 7 ~ 8 月，果期 8 ~ 9 月。

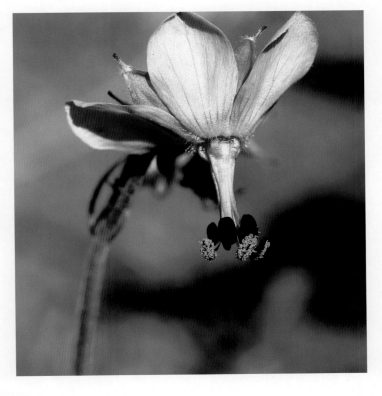

分布

分布于我国西藏东部、四川（康定）、云南。

生境

生长于海拔 3000 ~ 4300m 的山地草甸、林缘、灌丛、亚高山草地。

药材名

榜玛曼巴（ བོང་དམར་དམན་པ ）。

药用部位

根。

功能与主治

清热解毒。用于热性病，劳损发热，食物中毒。

用量与用法

2g。内服煎汤，或入丸、散剂。

附 注

《晶珠本草》记载有白（榜嘎、榜阿嘎保）、红（榜玛、榜阿玛保）、黄（榜阿赛保）、黑（榜那、榜阿那保）4 种 "བོང་ང་" （榜阿）类药物，其中，红者 ["བོང་དམར" （榜玛），"བོང་ང་དམར་པོ" （榜阿玛保）的略称] 的根为红色，有上、下 2 品，为解肉毒、黑乌头毒之药物。现代文献记载的 "红乌头"（榜玛）的基原包括美丽乌头 Aconitum pulchellum Hand.-Mazz.、高乌头 A. sinomontanum Nakai 等多种乌头属（Aconitum）植物，《西藏藏标》以 "བོང་དམར/ 榜玛 / 美丽乌头" 之名收载了美丽乌头 A. pulchellum Hand.-Mazz.。也有文献记载 "榜玛" 的基原为玄参科植物毛盔马先蒿 Pedicularis trichoglossa Hook. f.。《迪庆藏药》记载紫萼老鹳草 G. refractoides Pax et Hoffm. 的根皮为黑褐色，断面为淡红褐色，老叶有呈红色者，深裂，花红色，与《晶珠本草》记载的 "红乌头"（榜玛）之下品形态相似，故被作为代用品，被称为 "བོང་དམར་དམན་པ" （榜玛曼巴，副品榜玛之意）；此外，尼泊尔老鹳草 G. nepalense Sweet、反瓣老鹳草 G. refractum Edgew. et Hook. f. 也作 "榜玛曼巴" 使用。据调查，西藏类乌齐藏医又将反瓣老鹳草 G. refractum Edgew. et Hook. f. 称为 "འབྲ" （布），其临床应用与 "榜玛曼巴" 相同。（参见 "美丽乌头" "尼泊尔老鹳草" "毛盔马先蒿" "高乌头" "反瓣老鹳草" 条）

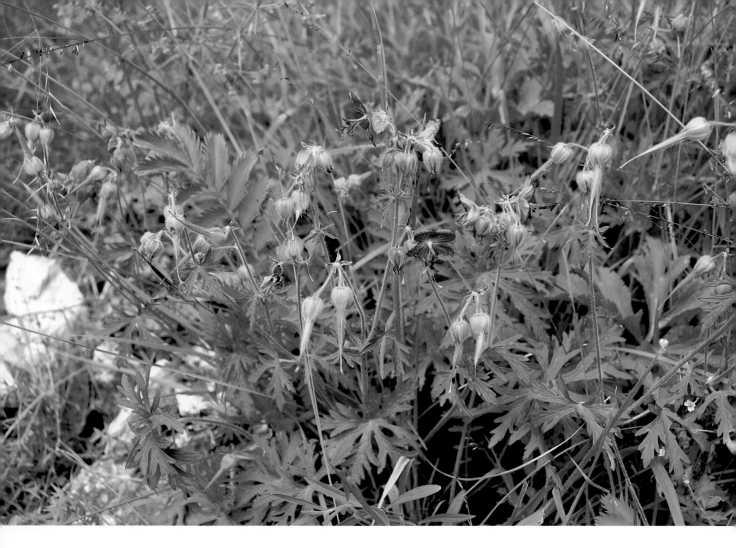

草地老鹳草

Geranium pratense L.

牻牛儿苗科（Geraniaceae） 　　老鹳草属（*Geranium*）

▌形态 ▌

多年生草本，高 30 ~ 50cm。根茎粗壮，斜生，具多数纺锤形块根，上部被鳞片状残存基生托叶。茎单一或数个丛生，直立，假二叉状分枝，被倒向弯曲的柔毛和开展的腺毛。叶基生和茎上对生；托叶披针形或宽披针形，长 10 ~ 12mm，宽 4 ~ 5mm，外被疏柔毛；基生叶和茎下部叶具长柄，柄长为叶片的 3 ~ 4 倍，被倒向短柔毛和开展的腺毛，近叶片处被毛密集，向上叶柄渐短，明显短于叶；叶片肾圆形或上部叶五角状肾圆形，基部宽心形，长 3 ~ 4cm，宽 5 ~ 9cm，掌状 7 ~ 9 深裂至近茎部，裂片菱形或狭菱形，羽状深裂，小裂片条状卵形，常具 1 ~ 2 齿，表面被疏伏毛，背面通常仅沿脉被短柔毛。总花梗腋生或于茎顶集为聚伞花序，长于叶，密被倒向短柔毛和开展腺毛，每梗具 2 花；苞片狭披针形，长 12 ~ 15mm，宽约 2mm，花梗与总花梗相似，明显短于花，向下弯曲或果期下折；萼片卵状椭圆形或椭圆形，长 10 ~ 12mm，宽 4 ~ 5mm，背面密被短柔毛和开展腺毛，先端具长约 2mm 的尖头；花瓣紫红色，宽倒卵形，长为萼片的 1.5 倍，先端钝圆，茎部楔形；雄蕊稍短于萼片，花丝上部紫红色，下部扩展，具缘毛，花药紫红色；雌蕊被短柔毛，花柱分枝紫红色。蒴果长 2.5 ~ 3cm，被短柔毛和腺毛。花期 6 ~ 7 月，果期 7 ~ 9 月。

▌ 分布 ▌

分布于我国西藏东部、四川西部、山西、内蒙古，以及西北部、东北地区西部。欧洲、中亚山地，如俄罗斯西伯利亚至蒙古也有分布。

▌ 生境 ▌

生长于海拔 3000m 以下的山坡草地、灌丛。

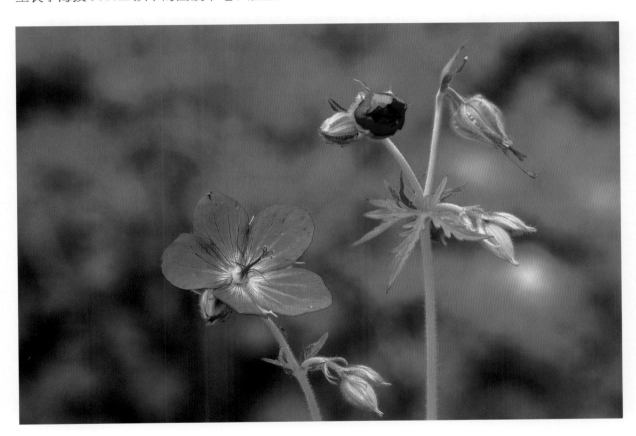

▌ 药材名 ▌

嘎都尔曼巴、喀图曼巴（ གངར་དམན་པ། ），拉岗、拉贡（ ཧྲ་སྒུང་། ），幸木头勤曼巴（ ཞིམ་ཐིག་ལེ་དམན་པ། ），波尔琼、波尔穷、波日尔琼、波日青（ སྤོར་ཆུང་། ）。

▌ 药用部位 ▌

全草或根及根茎。

▌ 功能与主治 ▌

嘎都尔曼巴：清热解毒，止泻，祛风湿，活血通经。用于肺热，眼疾，中毒症，四肢肿胀等。

幸木头勤曼巴：清热解毒，消肿。用于瘟病时疫，肺热病，脉热病，中毒症，水肿。

波尔琼：清热止痛，利肺杀虫。用于瘟病时疫，寄生虫病，肺病。

▌ 用量与用法 ▌

3 ~ 5g。内服煎汤，或入丸、散剂。

附 注

　　《晶珠本草》在"旱生草类药物"的"根类药物"中分别记载有"ལྭ་གང་།"（拉岗）和"གདུར།"（嘎都尔、喀图尔、尕都尔），言"拉岗"为治喑哑症及肺病、益小肠、催熟、止热泻之药物，"嘎都尔"为治疫疠、肺热、脉病之药物，前者分为2类，后者分为上、下2品。现代文献对"拉岗"和"嘎都尔"各自品种的基原存在争议，且两者的基原也有交叉。各地藏医多以老鹳草属（*Geranium*）植物作为"拉岗"的第2类 ["ལྭ་གང་གཡུང་བ།"（拉岗拥哇）] 或"嘎都尔"的下品 ["གདུར་དམན་པ།"（嘎都尔曼巴）]，但各地所用种类有差异，主要包括甘青老鹳草 *G. pylzowianum* Maxim.（西藏称"嘎都尔曼巴"，云南迪庆称"拉岗"）、草地老鹳草 *G. pratense* L.（草原老鹳草）、毛蕊老鹳草 *G. eriostemon* Fisch. ex DC.（四川阿坝、云南迪庆称"拉岗"）、长根老鹳草 *G. donianum* Sweet 等。此外，青海、甘肃甘南、四川西部藏医以景天科植物大株粗茎红景天 *Rhodiola wallichiana* (Hk.) S. H. Fu var. *cholaensis* (Praeg.) S. H. Fu 作"嘎都尔"使用，康巴地区藏医还将蓼科蓼属（*Polygonum*）植物作"嘎都尔"使用。据文献记载，藏医使用的"拉岗"的第1类 ["ལྭ་གང་ནད་པ།"（拉岗果巴）] 为莎草科植物香附子 *Cyperus rotundus* L.，"嘎都尔"的基原还包括虎耳草科植物岩白菜 *Bergenia purpurascens* (Hook. f. et Thoms.) Engl. 等。（参见"甘青老鹳草""岩白菜""香附子"条）

　　《晶珠本草》在"旱生草类药物"的"根叶花果全草类药物"中还记载有止痛、治疫疠及虫病之药物"བོར།"（波尔、抱尔），言其分为大 ["བོར་ཆེན།"（波尔庆、布尔青）]、小 ["བོར་ཆུང་།"（波尔琼）]2种。《晶珠本草》汉译重译本认为，大者为巴塘老鹳草 *G. orientali-tibeticum* R. Knuth（川西老鹳草），小者为草地老鹳草 *G. pratense* L.（草原老鹳草），《四川藏标》以"草原老鹳草 /བོར་ཆུང་།/ 波尔琼"之名收载了后者的全草，全草的功效与根及根茎有所不同。据文献记载，四川阿坝、若尔盖及甘肃部分地区的藏医也以蔷薇科植物地榆 *Sanguisorba officinalis* L. 的全草或根作"波尔"使用。（参见"地榆"条）

　　《晶珠本草》中另记载有治眼病、云翳之药物"ཞིམ་ཐིག་ལེ།"（兴托里），言其分为大、中、小3类，每类又分2种，共计6种，"兴托里"为总称。现代文献记载的"兴托里"类药物的基原极为复杂，涉及唇形科、玄参科、牻牛儿苗科等多科多属多种植物，大致分为"ཞིམ་ཐིག་ལེ།"（兴托里，统称）、白者 ["ཞིམ་ཐིག་ལེ་དཀར་པ།"（兴托里嘎保）] 和黑者 ["ཞིམ་ཐིག་ལེ་ནག་པོ།"（兴托里那保）]3类。也有文献记载草地老鹳草 *G. pratense* L. 为"ཞིམ་ཐིག་ལེ་དམན་པ།"（幸木头勤曼巴，"幸木头勤"的代用品之意）的基原。（参见"白花铃子香""夏至草"条）

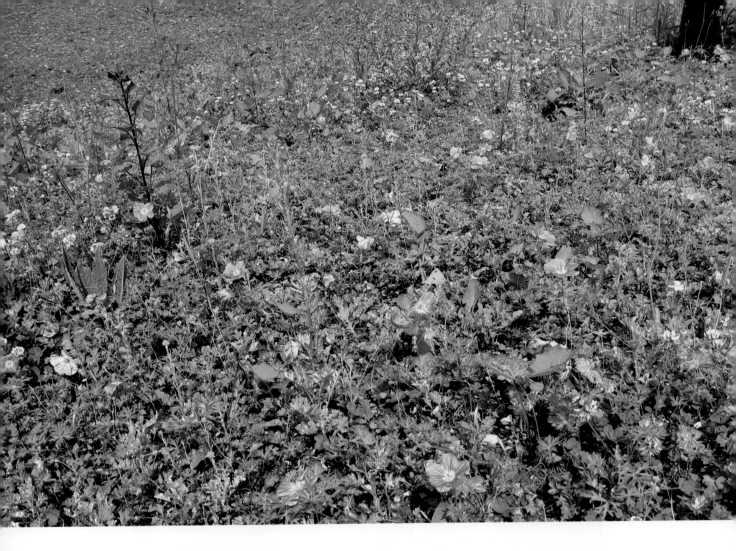

甘青老鹳草

Geranium pylzowianum Maxim.

牻牛儿苗科（Geraniaceae）　　　　老鹳草属（*Geranium*）

▌ 形态 ▌

多年生草本，高 10 ~ 20cm。根茎细长，横生，节部常呈念珠状膨大，膨大处生有不定根和常发育有地上茎。茎直立，细弱，被倒向短柔毛或下部近无毛，具 1 ~ 2 分枝。叶互生；托叶披针形，长 4 ~ 5mm，宽 1.5 ~ 2mm，基部合生；基生叶和茎下部叶具长柄，柄长为叶片的 4 ~ 6倍，密被倒向短柔毛；叶片圆肾形，长 2 ~ 3.5cm，宽 2.5 ~ 4cm，掌状 5 ~ 7 深裂至基部，裂片倒卵形，1 ~ 2 回羽状深裂，小裂片矩圆形或宽条形，先端急尖，表面被疏伏柔毛，背面仅沿脉被伏毛。花序腋生和顶生，明显长于叶，每梗具 2 花或为具 4 花的二歧聚伞状；总花梗密被倒向短柔毛；苞片披针形，长 5 ~ 8mm，宽 2 ~ 3mm，边缘被长柔毛；花梗与总花梗相似，长为花的 1.5 ~ 2 倍，下垂；萼片披针形或披针状矩圆形，长 8 ~ 10mm，宽 4 ~ 5（~ 6）mm，外被长柔毛；花瓣紫红色，倒卵圆形，长为萼片的 2 倍，先端平截，基部骤狭，背面基部被长毛；雄蕊与萼片近等长，花丝淡棕色，下部扩展，被疏柔毛，花药深紫色；子房被伏毛，花柱分枝暗紫色。蒴果长 2 ~ 3cm，被疏短柔毛。花期 7 ~ 8 月，果期 9 ~ 10 月。

┃ 分布 ┃

分布于我国西藏东部、四川西部及西北部、云南西北部、青海、甘肃、陕西秦岭一带。尼泊尔也有分布。

┃ 生境 ┃

生长于海拔 2500 ~ 5000m 的山地针叶林林缘草地、亚高山和高山草甸、灌丛。

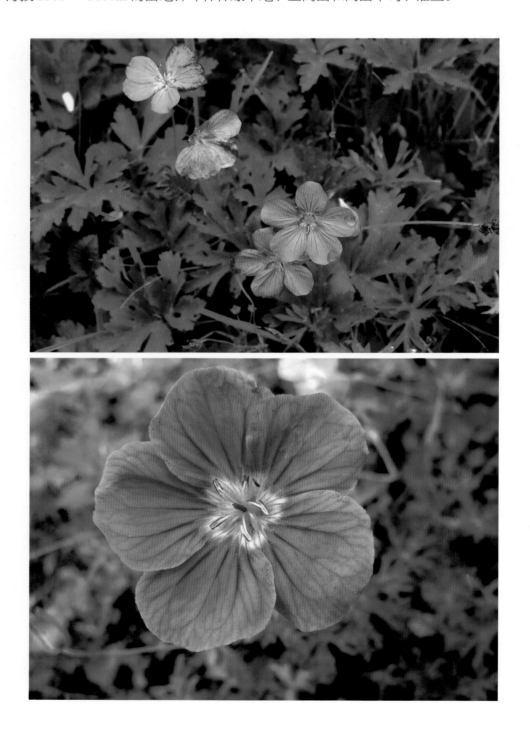

▋ 药材名 ▋

嘎都尔曼巴、喀图曼巴（གདུར་དམན་པ།），拉岗、拉贡（ལྒང་།），拉岗拥哇、拉岗永哇（ལྒང་ཡུལ་བ།），拥哇拉岗（གཡུལ་བ་ལྒང་།），榜然木、邦然姆（སྦང་རམ།），甲贝（རྒྱ་སྤོས།）。

▋ 药用部位 ▋

根及根茎。

▋ 功能与主治 ▋

清热解毒，止泻，祛风湿，活血通经。用于肺热，眼疾，中毒，四肢肿胀等。

▋ 用量与用法 ▋

3 ~ 5g。内服煎汤，或入丸、散剂。

附 注

《晶珠本草》分别记载有"ལྒང་།"（拉岗）和"嘎都尔"["གདུར།"（喀图尔、尕都尔）]，其中"拉岗"有"ལྒང་འཆི་པ།"（拉岗果巴）和"ལྒང་གཡུལ་།"[拉岗拥哇、"གཡུལ་བ་ལྒང་།"（拥哇拉岗）]2类，"嘎都尔"又分上["ལི་གདུར།"（力嘎都）]、下["གདུར་དམན་པ།"（嘎都尔曼巴）]二品。现代文献中记载的"拉岗"和"嘎都尔"的基原极为复杂且多有交叉，不同文献对二者各自品种的基原也有争议，基原主要涉及老鹳草属（Geranium）、蓼科蓼属（Polygonum）、虎耳草科岩白菜属（Bergenia）植物及莎草科植物香附子 Cyperus rotundus L. 等多属多种植物，这种状况可能与这些植物地下部分的形态与古籍记载的"（拉岗）根在地下状如蕨麻"相似有关。不同文献记载，甘青老鹳草 G. pylzowianum Maxim. 为"拉岗"类或"嘎都尔"类的基原之一，西藏称之为"嘎都尔曼巴"（下品），云南迪庆称之为"拉岗"[《藏药晶镜本草》名"ལྒང་གཡུལ་བ།"（拉岗拥哇）]，《晶珠本草》汉译重译本记载为"གཡུལ་བ་ལྒང་།"（拥哇拉岗）。（参见"草地老鹳草""岩白菜""香附子"条）

《晶珠本草》记载有4种"然巴"，即"ཐ་རམ།"（塔然姆）、"ན་རམ།"（那惹木）、"རམ་བུ།"（然布）和"སྦང་རམ།"（榜然木），言其为止热泻或寒泻之药物。现代文献记载的"榜然木"的基原包括多种蓼科蓼属植物，四川甘孜藏医也将甘青老鹳草 G. pylzowianum Maxim. 作"榜然木"使用。（参见"圆穗蓼"条）

《四部医典》中记载有"རྒྱ་སྤོས།"（甲贝）；《鲜明注释》记载其"花黄色或紫色……紫花有人认为系香薷"；《晶珠本草》记载其功效同"སྦང་སྤོས།"[榜贝，即败酱科植物甘松 Nardostachys chinensis Bat. 和匙叶甘松 N. jatamansi (D. Don) DC.]，言其为治宿热及毒热、消肿胀、干涸四肢脓水之药物。现代文献记载的各地藏医所用"甲贝"的基原不同，包括豆科、十字花科、败酱科等的多种植物，多以豆科植物草木犀 Melilotus officinalis (Linn.) Pall. 为正品，《部标藏药》收载的"草木樨 /རྒྱ་སྤོས།/ 甲贝"的基原也为该种。青海藏医也将甘青老鹳草 G. pylzowianum Maxim. 作"甲贝"使用。（参见"草木犀"条）

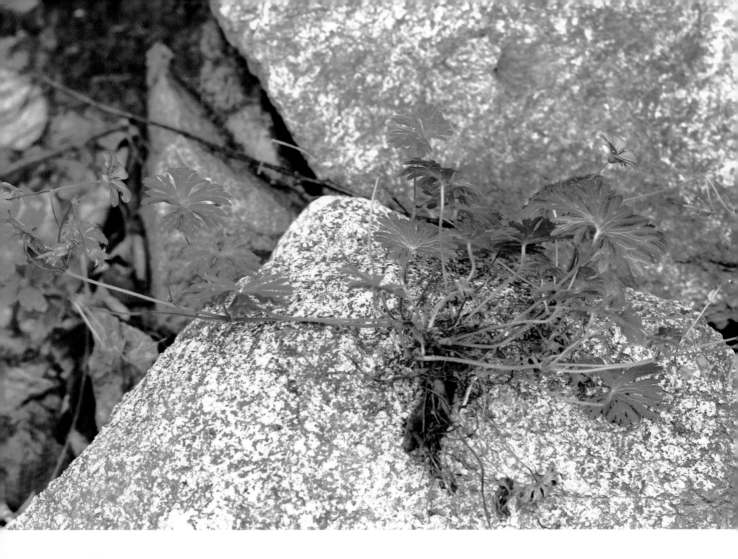

粗根老鹳草

Geranium dahuricum DC.

牻牛儿苗科（Geraniaceae） 老鹳草属（*Geranium*）

▎形态 ▎

多年生草本，高 20 ～ 60cm。根茎短粗，斜生，具簇生纺锤形块根。茎多数，直立，具棱槽，假二叉状分枝，被疏短伏毛或下部近无毛，亦有时全茎被长柔毛或基部被腺毛。叶基生，在茎上对生；托叶披针形或卵形，长 6 ～ 8mm，宽 2 ～ 3mm，先端长渐尖，外被疏柔毛；基生叶和茎下部叶具长柄，柄长为叶片的 3 ～ 4 倍，密被短伏毛，向上叶柄渐短，最上部叶近无柄；叶片七角状肾圆形，长 3 ～ 4cm，宽 5 ～ 6cm，掌状 7 深裂近基部，裂片羽状深裂，小裂片披针状条形、全缘，表面被短伏毛，背面被疏柔毛，沿脉被毛较密或仅沿脉被毛。花序腋生和顶生，长于叶，密被倒向短柔毛，总花梗具 2 花；苞片披针形，长 4 ～ 9mm，宽约 2mm，先端长渐尖；花梗与总梗相似，长约为花的 2 倍，花期、果期下弯；萼片卵状椭圆形，长 5 ～ 7mm，宽约 3mm，先端具短尖头，背面和边缘被长柔毛；花瓣紫红色，倒长卵形，长约为萼片的 1.5 倍，先端圆形，基部楔形，密被白色柔毛；雄蕊稍短于萼片，花丝棕色，下部扩展，被睫毛，花药棕色；雌蕊密被短伏毛。种子肾形，具密的微凹小点。花期 7 ~ 8 月，果期 8 ~ 9 月。

分布

分布于我国甘肃、四川西部、青海、西藏东部、陕西、宁夏、山西、河北、黑龙江、吉林、辽宁。俄罗斯东西伯利亚、蒙古、朝鲜等也有分布。

生境

生长于海拔 3800m 以下的山地草甸、亚高山草甸。

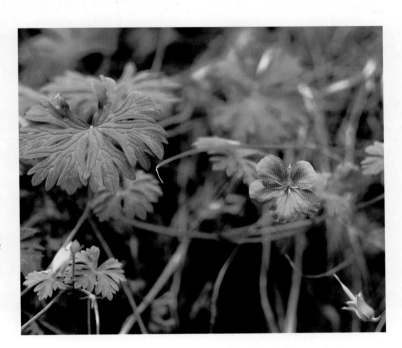

药材名

拉岗、拉贡（ག་ྱ་ང་ ），嘎都尔曼巴、喀图尔曼巴（ ག་དུར་དམན་པ ）。

药用部位

根及根茎。

功能与主治

清热，消炎，利肺。用于肺炎，感冒，传染病引起的发热，"隆"病，瘟病时疫，脉络发热，水肿。

用量与用法

3 ~ 5g。

附 注

《晶珠本草》中分别记载有"ག་ྱ་ང་"（拉岗）和"ག་དུར"（嘎都尔、喀图尔、尕都尔），其中"拉岗"有 2 类，"嘎都尔"分上、下二品。现代文献对"拉岗"和"嘎都尔"各自品种的基原有争议，且记载的基原有交叉。各地藏医多以老鹳草属（*Geranium*）植物作"拉岗"的第 2 类或"嘎都尔"的下品（嘎都尔曼巴）使用，但各地所用种类有差异，主要涉及甘青老鹳草 *G. pylzowianum* Maxim.（西藏称"嘎都尔曼巴"，云南迪庆称"拉岗"）、草地老鹳草 *G. pratense* L.、毛蕊老鹳草 *G. eriostemon* Fisch. ex DC.（*G. platyanthum* Duthie，四川阿坝、云南迪庆称"拉岗"）、粗根老鹳草 *G. dahuricum* DC. 等。（参见"草地老鹳草""岩白菜""狭叶红景天"条）

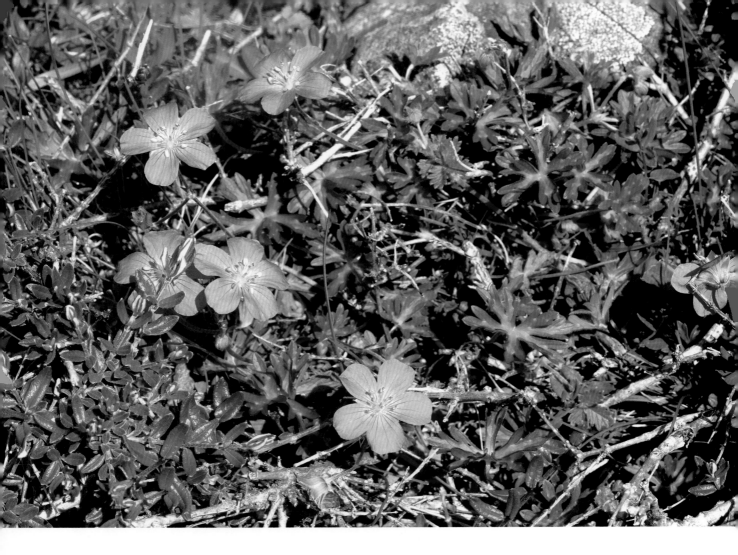

长根老鹳草

Geranium donianum Sweet

牻牛儿苗科（Geraniaceae）　　老鹳草属（*Geranium*）

┃ 形态 ┃

多年生草本，高 10 ~ 30cm。根茎粗壮，具分枝的稍肥厚的圆锥状根。茎直立或基部仰卧，或短缩不明显，被倒向短柔毛，上部通常被开展或稍倒向的糙柔毛。叶对生；托叶披针形，长 4 ~ 6mm，宽约 2mm，外被短柔毛；基生叶和茎下部叶具长柄，柄长为叶片的 3 ~ 4 倍，密被倒向短柔毛；叶片圆形或圆肾形，7 深裂至近基部，裂片倒卵形，基部楔形，上部通常 3 深裂，小裂片近条形，先端钝圆，具不明显尖头，表面被短伏毛，背面被糙柔毛，沿脉被毛较密。花序基生、腋生或顶生，明显长于叶，被倒向短柔毛；苞片狭披针形，长 3 ~ 4mm，宽约 1.5mm，外被短柔毛；花梗与总花梗相似，长为花的 2 ~ 3 倍，直立或向上弯曲；萼片椭圆形或卵状椭圆形，长 6 ~ 7mm，宽 3 ~ 3.5mm，先端钝圆，具短尖头，外被糙毛；花瓣紫红色，倒卵形，长为萼片的 2 倍，先端平截或微凹，基部楔形，下部边缘具糙毛；雄蕊稍长于萼片，棕色，花丝基部扩展，被毛至中部以上，花药暗黑色；子房密被短柔毛，花柱分枝棕色。蒴果长约 2cm，花梗基部下折，上部向上弯曲。

花期 7 ~ 8 月，果期 8 ~ 9 月。

分布

分布于我国西藏（当雄）、云南西部、四川西部、甘肃南部、青海东南部。尼泊尔、印度、不丹也有分布。

生境

生长于海拔 3000 ~ 4500m 的高山草甸、灌丛、林缘。

药材名

嘎都尔曼巴、喀图曼巴（གཏུར་དམན་པ་），力嘎都（ལི་གཏུར་）。

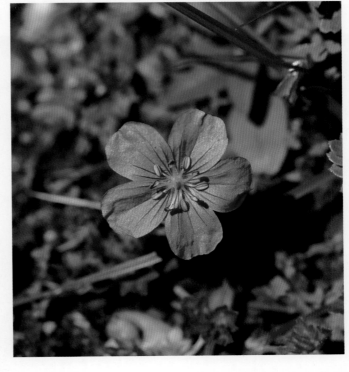

药用部位

根及根茎。

功能与主治

清肺热，止吐血，消肿胀。用于肺热咳嗽，流行性感冒，脉病，时疫，四肢肿胀等。

用量与用法

3 ~ 5g。内服煎汤，或入丸、散剂。

附 注

　　《月王药诊》及《四部医典》中记载有"གཏུར་"（嘎都尔）；《蓝琉璃》又名其为"ལི་གཏུར་"（力嘎都），言其分为上（有粗大、细小 2 类）、下 2 品；《晶珠本草》也言"嘎都尔"分为上 ["ལི་གཏུར་"（力嘎都）]、下 ["གཏུར་དམན་པ་"（嘎都尔曼巴）]2 品。现代文献记载的"嘎都尔"的基原较为复杂，涉及牻牛儿苗科老鹳草属（*Geranium*）、蓼科蓼属（*Polygonum*）、虎耳草科岩白菜属（*Bergenia*）、景天科红景天属（*Rhodiola*）等多科多属多种植物，各地习用的种类也不同。有观点认为古籍记载的上品"གཏུར་"（力嘎都）应为岩白菜属植物（西藏藏医多习用），下品"གཏུར་དམན་པ་"（嘎都尔曼巴）应为老鹳草属植物（青海藏医习用），而蓼属和红景天属植物应系误用或为地方习用品。有文献记载，长根老鹳草 *G. donianum* Sweet 为"嘎都尔"或"嘎都尔曼巴"的基原之一。《部标藏药》等以"ལི་གཏུར་/ 力嘎都"或"གཏུར་/ 嘎都尔"之名收载了狭叶红景天 *R. kirilowii* (Regel) Maxim. 或"同属数种植物"；《西藏藏标》以"ལི་གཏུར་མཆིན/ 力嘎都窍 / 力嘎都"之名收载了岩白菜 *B. purpurascens* (Hook. f. et Thoms.) Engl.。（参见"岩白菜""草地老鹳草""狭叶红景天"条）

宽托叶老鹳草

Geranium wallichianum D. Don ex Sweet

牻牛儿苗科（Geraniaceae） | 老鹳草属（*Geranium*）

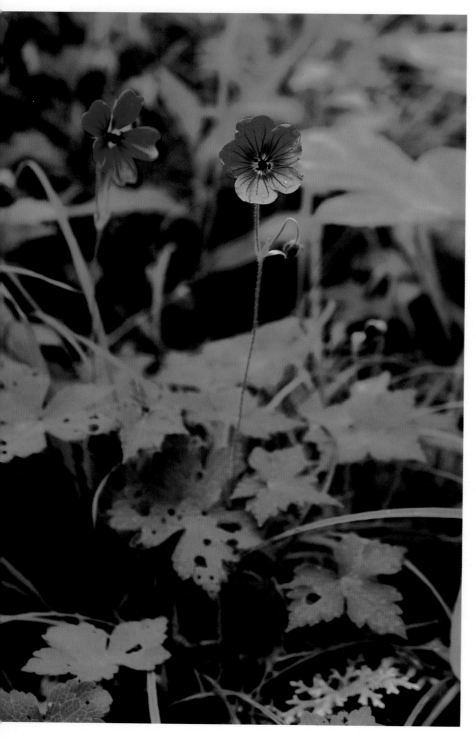

形态

多年生草本，高 40 ~ 60cm。根茎短粗，近木质化，具多数圆锥状粗根。茎多数，直立或基部仰卧，被倒向短柔毛和开展透明的无腺头长腺毛，基部开始假二叉状分枝。叶基生和茎上对生；托叶阔卵形，合生，长 6 ~ 8mm，宽 8 ~ 10mm，先端圆形或具 2 浅齿，外被短柔毛；基生叶和茎下部叶具长柄，柄长为叶片的 2 ~ 3 倍，被倒向短柔毛和开展腺毛；叶片近三角形，长 2 ~ 3cm，宽 3 ~ 4cm，3 ~ 5 深裂，裂片菱状卵形，下部楔形、全缘，上部羽状齿裂或缺刻状，小裂片卵形，先端急尖，表面被疏柔毛，背面主要沿脉被较密的毛。总花梗腋生或顶生，长于叶，被开展的透明长腺毛；花梗与总花梗相似，长为花的 2 ~ 3 倍；苞片长圆形，长约 8mm，宽约 3mm，外被短柔毛；萼片卵状椭圆形，长 6 ~ 7mm，宽 3 ~ 4mm，先端具长约 2mm 的尖头，外被疏柔毛或仅边缘被毛；花瓣紫红色，倒卵形，长为萼片的2倍，先端截平或微凹，基部楔形，边缘被缘毛，脉纹深紫色；雌、雄蕊与萼片近等长，花丝和花药暗紫黑色；雄蕊密被长柔毛，花柱分枝暗紫黑色。蒴果长2.5cm，被短柔毛，下垂。花期6～7月，果期8～9月。

分布

分布于我国西藏（吉隆、聂拉木）。尼泊尔、印度、巴基斯坦、阿富汗也有分布。

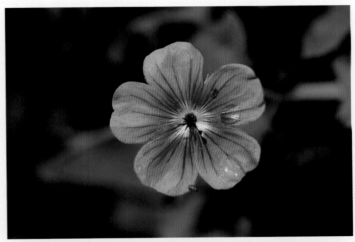

生境

生长于海拔3200～3400m的山坡阔叶林下。

药材名

嘎都尔曼巴、喀图曼巴（ གདུར་དམན་པ ），列嘎多（ ལི་ག་དུར ）。

药用部位

根及根茎。

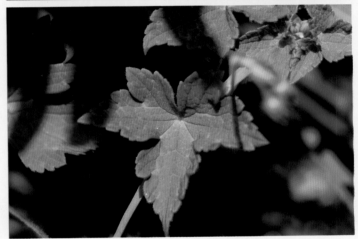

功能与主治

清肺热，止吐血，消肿胀。用于肺热咳嗽，流行性感冒，脉病，时疫，四肢肿胀。

附 注

《月王药诊》及《四部医典》中即记载有"གདུར"（嘎都尔）；《蓝琉璃》又称其为"ལི་ག་དུར"（力嘎都），言其分上（又有粗大、细小两类）、下2品。《晶珠本草》将"གདུར"（嘎都尔、喀图尔、尕都尔）归于"旱生草类药物"的"根类药物"中，言其分上[ལི་ག་དུར （力嘎都）]、下[གདུར་དམན་པ （嘎都尔曼巴）]2品，为治疫疠肺热脉病之药物。现代文献记载的"嘎都尔"的基原涉及老鹳草属（*Geranium*）、蓼科蓼属（*Polygonum*）、虎耳草科岩白菜属（*Bergenia*）、景天科红景天属（*Rhodiola*）等的多种植物，各地习用的种类不同，多认为上品（力嘎都）为虎耳草科植物岩白菜*Bergenia purpurascens* (Hook. f. et Thoms.) Engl.，西藏藏医多习用，下品（嘎都尔曼巴）为老鹳草属植物，青海多习用。文献记载宽托叶老鹳草*Geranium wallichianum* D. Don ex Sweet为"嘎都尔曼巴"的基原之一，《西藏植物志》则记载其藏文名为"ལི་ག་དུར"（列嘎多）。（参见"岩白菜""长根老鹳草"条）

熏倒牛

Biebersteinia heterostemon Maxim.

牻牛儿苗科（Geraniaceae）　　　熏倒牛属（*Biebersteinia*）

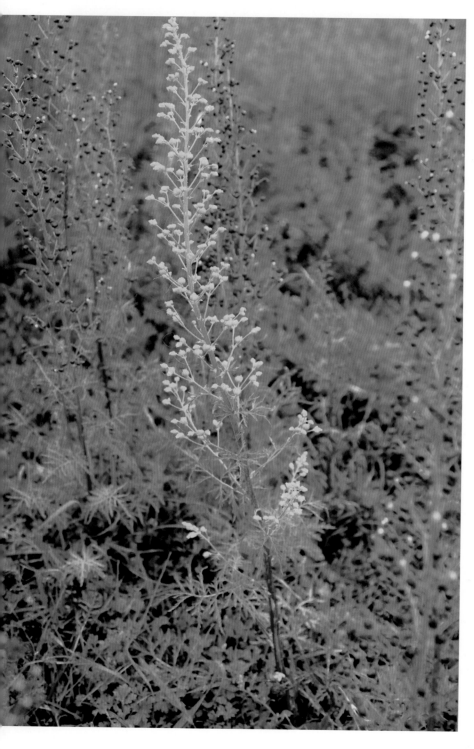

形态

一年生草本，高 30 ～ 90cm，具浓烈腥臭味，全株被深褐色腺毛和白色糙毛。根为直根，粗壮，少分枝。茎单一，直立，上部分枝。叶为 3 回羽状全裂，末回裂片长约 1cm，狭条形或齿状；基生叶和茎下部叶具长柄，柄长为叶片的 1.5 ～ 2 倍，上部叶叶柄渐短或无柄；托叶半卵形，长约 1cm，与叶柄合生，先端撕裂。花序为圆锥聚伞花序，长于叶，由 3 花构成的多数聚伞花序组成；苞片披针形，长 2 ～ 3mm，每花具 1 钻状小苞片；花梗长为苞片的 5 ～ 6 倍；萼片宽卵形，长 6 ～ 7mm，先端急尖；花瓣黄色，倒卵形，稍短于萼片，边缘具波状浅裂。蒴果肾形，不开裂，无喙；种子肾形，长约 1.5mm，宽约 1mm，具皱纹。花期 7 ～ 8 月，果期 8 ～ 9 月。

分布

分布于我国西藏（昌都）、青海东部及南部（循化）、甘肃、四川西北部（若尔盖）、宁夏（中卫及六盘山一带）。

▎生境▎

生长于海拔 1000 ~ 3200m 的山坡、河滩、杂草坡地。

▎药材名▎

明间那保、芒涧那保、芒间那保、明间那博（ ब्रेद་ਹੈਰ་ਗब्ग་ਪੀ ），明见赛保、芒间色保（ ब्रेद་ਹੈਰ་ਕੇਟ་ਪੀ ）。

▎药用部位▎

地上部分或花序。

▎功能与主治▎

清热解毒，制疠除温。用于温病，热病，痈疽，疔疮。

▎用量与用法▎

2 ~ 6g。

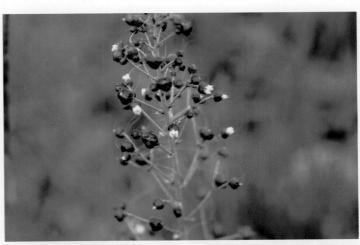

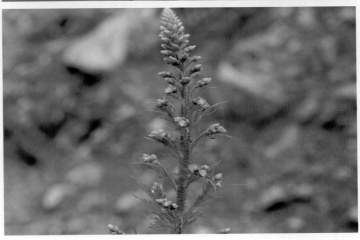

附注

《晶珠本草》记载 " ब्रेद་ਹੈਰ "（明间、明见、芒间）有黑 [" ब्रेद་ਹੈਰ་ਗब्ग་ਪੀ "（明间那保）]、黄 [" ब्रेद་ਹੈਰ་ਕੇਟ་ਪੀ "（明间赛保）]2 种。现代文献记载的"芒间"的基原涉及菊科和牻牛儿苗科多种植物，各地藏医习用的黑、黄"明间"的基原不同。熏倒牛 B. heterostemon Maxim. 为青海藏医使用的"黑明间"（ ब्रेद་ਹੈਰ་ਗब्ग་ਪੀ ）的基原，《青海藏标》以"熏倒牛 ब्रेद་ਹੈਰ་ਗब्ग་ਪੀ/ 芒间那保"之名收载了该种。但也有文献记载熏倒牛 B. heterostemon Maxim. 为"黄明间"（ ब्रेद་ਹੈਰ་ਕੇਟ་ਪੀ ）的基原之一。《迪庆藏药》记载"黑明间"的基原为菊科垂头菊属（Cremanthodium）植物车前状垂头菊 C. plantagineum Maxim.[C. ellisii (Hook. f.) Kitam.]、柴胡叶垂头菊 C. bupleurifolium W. W. Sm.、向日葵垂头菊 C. helianthus (Franch.) W. W. Smith.（向日垂头菊），此外，还记载以菊科植物巴塘紫菀 Aster batangensis Bur. et Franch. 作"黑明间"使用，且认为其功效略次，仅作代用品，又称其为" ब्रेद་ਹੈਰ་ਗब्ग་ਪੀ་ਕਨਕ་ਪੀ "（明涧那布曼巴）。（参见"条叶垂头菊""矮垂头菊""臭虫草""车前状垂头菊""巴塘紫菀"条）

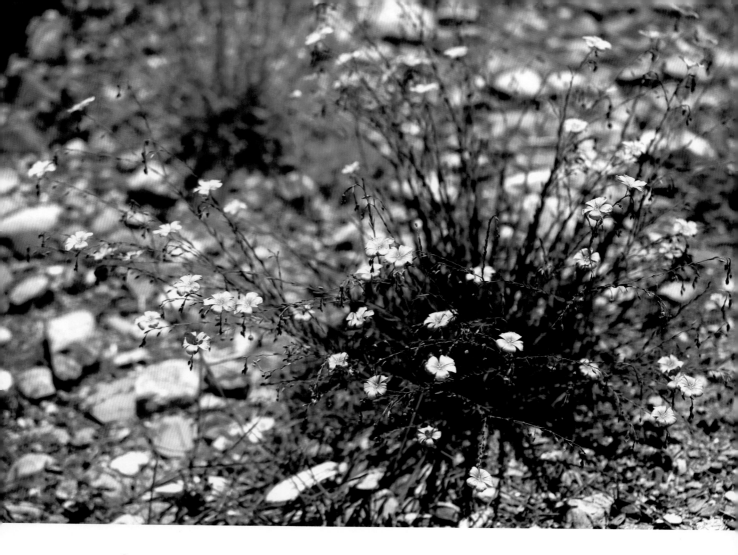

亚麻

Linum usitatissimum L. (*Linum humile* Mill.)

亚麻科（Linaceae） 亚麻属（*Linum*）

▍形态 ▍

一年生草本。茎直立，高 30 ~ 120cm，多在上部分枝，有时自茎基部亦有分枝，但密植则不分枝，基部木质化，无毛，韧皮部纤维强韧有弹性，构造如棉。叶互生；叶片线形、线状披针形或披针形，长 2 ~ 4cm，宽 1 ~ 5mm，先端锐尖，基部渐狭，无柄，内卷，有三（至五）出脉。花单生于枝顶或枝的上部叶腋，组成疏散的聚伞花序；花直径 15 ~ 20mm；花梗长 1 ~ 3cm，直立；萼片 5，卵形或卵状披针形，长 5 ~ 8mm，先端凸尖或长尖，有 3（~ 5）脉，中央 1 脉明显凸起，边缘膜质，无腺点，全缘，有时上部有锯齿，宿存；花瓣 5，倒卵形，长 8 ~ 12mm，蓝色或紫蓝色，稀白色或红色，先端啮蚀状；雄蕊 5，花丝基部合生；退化雄蕊 5，钻状；子房 5 室，花柱 5，分离，柱头比花柱微粗，细线状或棒状，长于或几等于雄蕊。蒴果球形，干后棕黄色，直径 6 ~ 9mm，先端微尖，室间开裂成 5 瓣；种子 10，长圆形，扁平，长 3.5 ~ 4mm，棕褐色。花期 6 ~ 8 月，果期 7 ~ 10 月。

▍分布 ▍

原产于地中海地区。我国各地均有栽培，以北方和西南地区栽培较为普遍，也有逸为野生。欧洲、亚洲地区多有栽培。

▍生境 ▍

生长于农田、农地周边草地。

▍药材名 ▍

萨尔玛、洒尔玛（ཟར་མ།）。

▍药用部位 ▍

果实。

▍功能与主治 ▍

祛风，润燥，熟脓，消肿。用于"隆"病，神经性头痛，皮肤瘙痒，大便干燥，痈肿疮疖。

▍用量与用法 ▍

3g。内服研末，或入丸、散剂。外用适量。

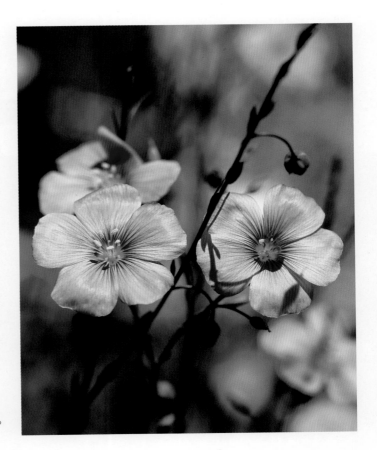

附 注

《晶珠本草》记载有"ཟར་མ།"（萨尔玛），将其归为"作物类药物"。现代文献记载藏医所用的"萨尔玛"常为野生的垂果亚麻 *L. nutans* Maxim. 和宿根亚麻 *L. perenne* L. var. *sibiricum* Bunge（*L. perenne* L.）等，称其为"ར་སྐྱེས་ཟར་མ།"（日吉洒尔玛），而据《晶珠本草》记载应为"作物类"，故以栽培的亚麻 *L. usitatissimum* L. 为正品。

据有关文献记载，我国各地栽培的应为 *L. humile* Mill.，由于其形态特征与主要作纤维使用的亚麻 *L. usitatissimum* L. 的特征极为相似，二者难以区分，故《中国植物志》中将 *L. humile* Mill. 作为亚麻 *L. usitatissimum* L. 的异名。（参见"宿根亚麻"条）

宿根亚麻

Linum perenne L.

亚麻科（Linaceae） | 亚麻属（*Linum*）

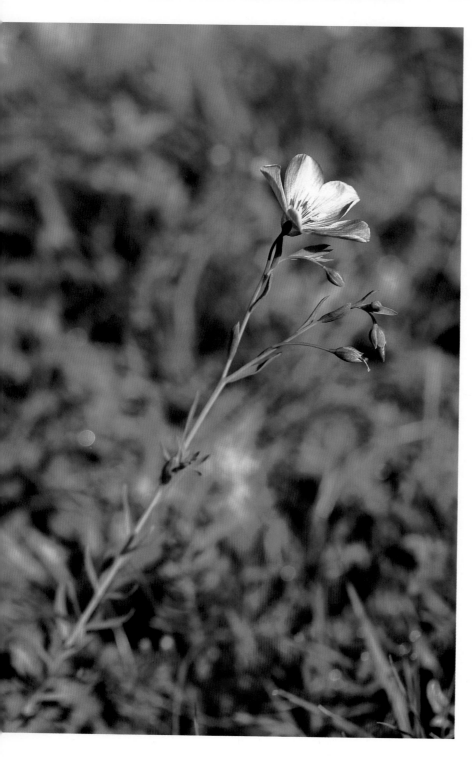

▌ 形态 ▌

多年生草本，高 20 ～ 90cm。根为直根，粗壮，根颈头木质化。茎多数，直立或仰卧，中部以上多分枝，基部木质化，具密集狭条形叶的不育枝。叶互生；叶片狭条形或条状披针形，长 8 ～ 25mm，宽 3 ～ 4（～ 8）mm，全缘，内卷，先端锐尖，基部渐狭，具 1 ～ 3 脉（实际上由于侧脉不明显而为 1 脉）。花多数，组成聚伞花序，蓝色、蓝紫色、淡蓝色，直径约 2cm；花梗细长，长 1 ～ 2.5cm，直立或稍向一侧弯曲；萼片 5，卵形，长 3.5 ～ 5mm，外面 3 片先端急尖，内面 2 片先端钝，全缘，具 5 ～ 7 脉，稍凸起；花瓣 5，倒卵形，长 1 ～ 1.8cm，先端圆形，基部楔形；雄蕊 5，长于或短于雌蕊，或与雌蕊近等长，花丝中部以下稍宽，基部合生；退化雄蕊 5，与雄蕊互生；子房 5 室，花柱 5，分离，柱头头状。蒴果近球形，直径 3.5 ～ 7（～ 8）mm，草黄色，开裂；种子椭圆形，褐色，长

4mm，宽约 2mm。花期 6 ～ 7 月，果期 8 ～ 9 月。

分布

分布于我国西南地区、西北及内蒙古其他地区、河北、山西等。俄罗斯西伯利亚地区、欧洲、亚洲西部也有分布。

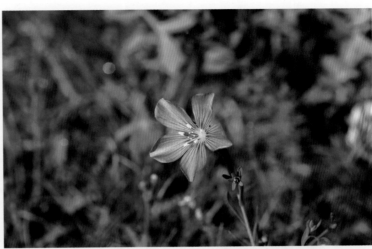

生境

生长于海拔 4100m 以下的干旱草原、砂砾质干河滩、干旱山地阳坡疏灌丛、草地。

药材名

萨尔玛、洒尔玛（ᨳᨮᨲ），萨尔玛卡布（ᨳᨮᨲᨰᨱ），日吉洒尔玛（ᨱᨲᨳᨮᨲ）。

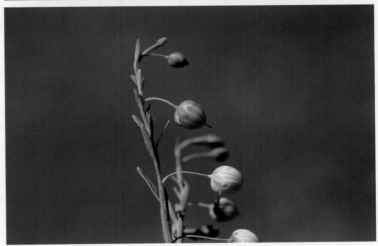

药用部位

果实。

功能与主治

祛风，润燥，熟脓，消肿。用于"隆"病，神经性头痛，皮肤瘙痒，大便干燥，痈肿疮疖。

用量与用法

3g。内服研末，或入丸、散剂。外用适量。

附 注

　　《蓝琉璃》始记载有"ᨳᨮᨲ"（萨尔玛）；《晶珠本草》将其归于"作物类药物"中。现代文献记载的藏医所用"萨尔玛"的基原通常为青藏高原地区野生的亚麻 *L. usitatissmum* L. 垂果亚麻 *L. nutans* Maxim.、宿根亚麻 *L. perenne* L. var. *sibiricum* Bunge（*L. perenne* L.）、短柱亚麻 *L. pallescens* Bunge 和野亚麻 *L. stelleroides* Planch.，统称为"ᨱᨲᨳᨮᨲ"（日吉洒尔玛），为"野生亚麻"之意。从《晶珠本草》将其归为"作物类药物"来看，应以栽培的亚麻 *L. usitatissimum* L. 为正品。（参见"亚麻""短柱亚麻"条）

短柱亚麻

Linum pallescens Bunge

亚麻科（Linaceae） 亚麻属（*Linum*）

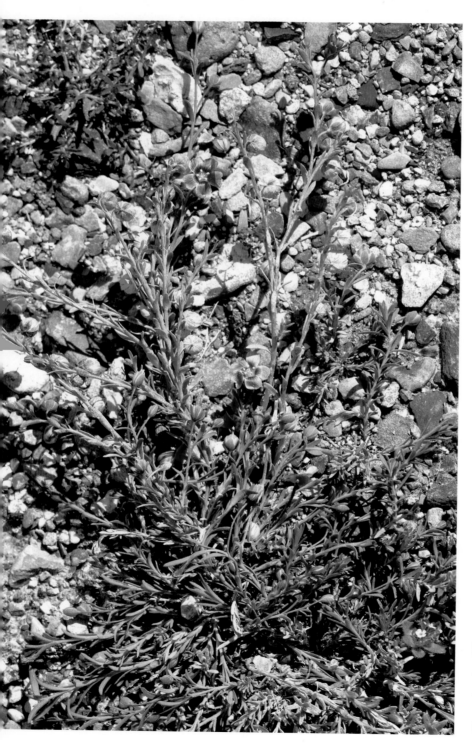

▌ 形态 ▌

多年生草本，高 10 ～ 30cm。直根系，粗壮，根茎木质化。茎多数丛生，直立或基部仰卧，不分枝或上部分枝，基部木质化，具卵形鳞片状叶；不育枝通常发育，具狭的密集的叶。茎生叶散生，线状条形，长 7 ～ 15mm，宽 0.5 ～ 1.5mm，先端渐尖，基部渐狭，叶缘内卷，具 1 脉或 3 脉。单花腋生或组成聚伞花序，花直径约 7cm；萼片 5，卵形，长约 3.5mm，宽约 2mm，先端钝，具短尖头，外面 3 片具 1~3 脉或间为 5 脉，侧脉纤细而短，果期中脉明显隆起；花瓣倒卵形，白色或淡蓝色，长为萼片的 2 倍，先端圆形、微凹，基部楔形；雄蕊和雌蕊近等长，长约 4mm。蒴果近球形，草黄色，直径约 4mm；种子扁平，椭圆形，褐色，长约 4mm，宽约 2mm。花果期 6 ～ 9 月。

▌ 分布 ▌

分布于我国内蒙古、宁夏、陕西、甘肃、青海、西藏（拉萨、江孜）、新疆。俄罗斯西伯利亚地区至中亚地区也有分布。

生境

生长于低山干山坡、荒地、河谷砂砾地。

药材名

萨尔玛、洒尔玛（ཟར་མ），萨尔玛卡布（ཟར་མའི་ཆབ），日吉洒尔玛（རི་སྐྱེས་ཟར་མ）。

药用部位

果实（种子）。

功能与主治

祛风，润燥，熟脓，消肿。用于"隆"病，神经性头痛，皮肤瘙痒，大便干燥，痈肿疮疖。

用量与用法

3g。内服研末，或入丸、散剂。外用适量。

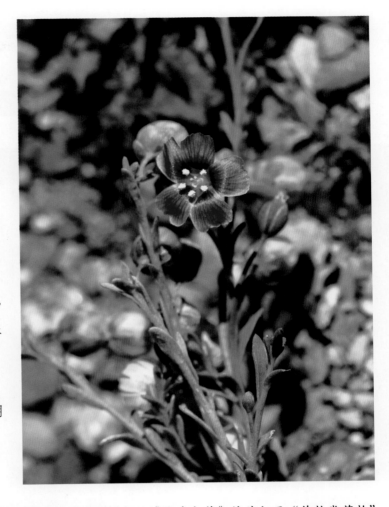

附注

　　《图鉴》（《生形比喻》）中记载有"ཟར་མ"（萨尔玛）；《晶珠本草》将其归于"作物类药物"的"荚类作物类药物"中，记载其为"胡麻油"。现代文献记载的藏医所用"萨尔玛"的基原常为野生的亚麻属（Linum）植物，包括亚麻 L. usitatissimum L.、垂果亚麻 L. nutans Maxim.、宿根亚麻 L. perenne L.（L. sibiricum DC.）、短柱亚麻 L. pallescens Bunge、野亚麻 L. stelleroides Planch.。《晶珠本草》将其记载为"作物类"，似应以栽培的亚麻 L. usitatissimum L. 为正品，故将该种称为"萨尔玛"，而将野生的其他种类称为"རི་སྐྱེས་ཟར་མ"（日吉洒尔玛，"野生亚麻"之意）。（参见"亚麻""宿根亚麻"条）

小果白刺

Nitraria sibirica Pall.

| 蒺藜科（Zygophyllaceae） | 白刺属（*Nitraria*） |

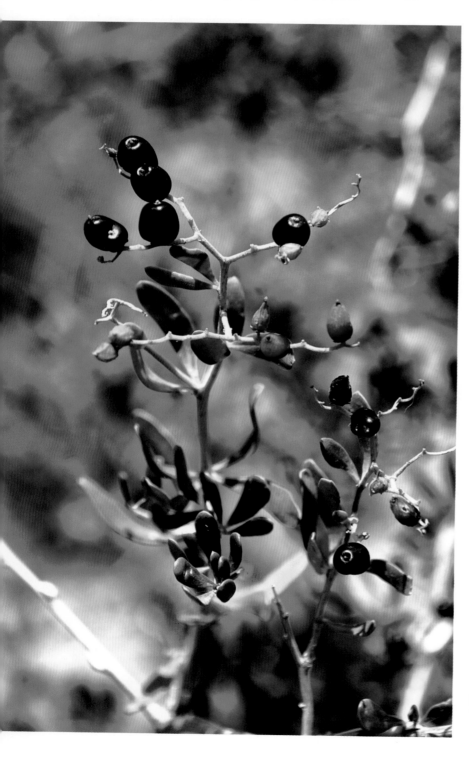

▌ 形态 ▌

灌木，高 0.5 ~ 1.5m，弯，多分枝，枝铺散，少直立。小枝灰白色，不孕枝先端刺针状。叶近无柄，在嫩枝上 4 ~ 6 簇生，倒披针形，长 6 ~ 15mm，宽 2 ~ 5mm，先端锐尖或钝，基部渐窄成楔形，无毛或幼时被柔毛。聚伞花序长 1 ~ 3cm，被疏柔毛；萼片 5，绿色，花瓣黄绿色或近白色，矩圆形，长 2 ~ 3mm。果实椭圆形或近球形，两端钝圆，长 6 ~ 8mm，果实成熟时暗红色，果汁暗蓝色，带紫色，味甜而微咸；果核卵形，先端尖，长 4 ~ 5mm。花期 5 ~ 6 月，果期 7 ~ 8 月。

▌ 分布 ▌

分布于我国华北、东北、黄河以北地区及青海、甘肃。蒙古及西伯利亚地区、中亚地区也有分布。

▌ 生境 ▌

生长于湖盆边缘沙地、盐渍化沙地、海边盐化沙地、砂砾地、沙漠等。

▌ 药材名 ▌

昂仁且据合达尔亚干、昂巴且

居合达尔亚干（ ངང་པ་ཚིག་རྒྱག་དར་ཡ་ཀན ），旁
玛嘎博（ འབང་མ་དཀར་པོ ）。

药用部位

果实。

功能与主治

清心泻热，活血止血。用于心热病，妇
科血热病。

用量与用法

3 ~ 9g。内服煎汤，或入丸、散剂。

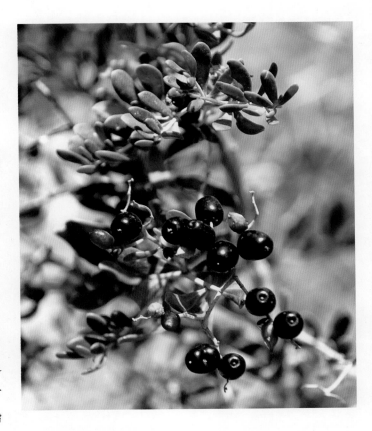

附注

《蓝琉璃》等中记载有" དར་ཡ་ཀན "
（达尔亚干），该名称系象雄语，意为
"甘露或良药"。《晶珠本草》将"达
尔亚干"归于"旱生草类药物"的"叶
茎花果同采类药物"中，言其包括特指
的"达尔亚干"药物和对症用药的 25 种"达尔亚干"，指出"特指一种药物时，便成了特指的药名。
这里所说的'达尔亚干'，有 2 种"，一种为" དར་ཡ་ཀན་ཞག་ཐོག་པ "（达尔亚干杈浊巴，十字花科植物
独行菜 *Lepidium apetalum* Willd.），另一种为" རྒྱ་འདན་ནག་པོ་དར་ཡ་ཀན "（鲁都那保达尔亚干，豆科植物
东俄洛黄耆 *Astrgalus tongolensis* Ulbr.）。《晶珠本草》汉译重译本言 25 种"达尔亚干"中的 1 种
[" ངང་པ་ཚིག་རྒྱག་དར་ཡ་ཀན "（昂巴且居合达尔亚干）] 为白刺果，但并未附拉丁学名。（参见"独行菜""东
俄洛黄耆"条）

《晶珠本草》在"树木类药物"的"果实类药物"中记载有" འབང་མ "（旁玛），言其为清心热、
治妇女病之药物，记载其分黑、白 2 种。现代文献记载的"旁玛"的基原主要为忍冬科忍冬属（*Lonicera*）
植物。文献记载青海部分地区也将小果白刺 *N. sibirica* Pall. 作为"旁玛"的代用品，或作"旁玛"
的白者 [" འབང་མ་དཀར་པོ "（旁玛嘎博）]。也有文献认为，现藏医未将"旁玛"区分黑、白，多误用茄
科植物宁夏枸杞 *Lycium barbarum* L. 或枸杞 *Lycium chinense* Mill.[应作" འཆི་ཚེར་མ "（扎才玛）]，而
据调查，"旁玛"的黑者 [" འབང་ནག་འབྲས་པ "（旁那哲布），略称" འབང་ནག "（旁那）] 的基原应为黑
果枸杞 *Lycium ruthenicum* Murr.，白者（灰旁玛、旁加）的基原可能为白刺 *N. tangutorum* Bobr.（唐
古特白刺、甘青白刺）。《青藏高原甘南藏药植物志》又名" རྒྱར་དཀར "（蓬米哲布）（该汉译名可
能有误，应称"吉嘎"）。（参见"毛花忍冬""理塘忍冬""宁夏枸杞""黑果枸杞"条）

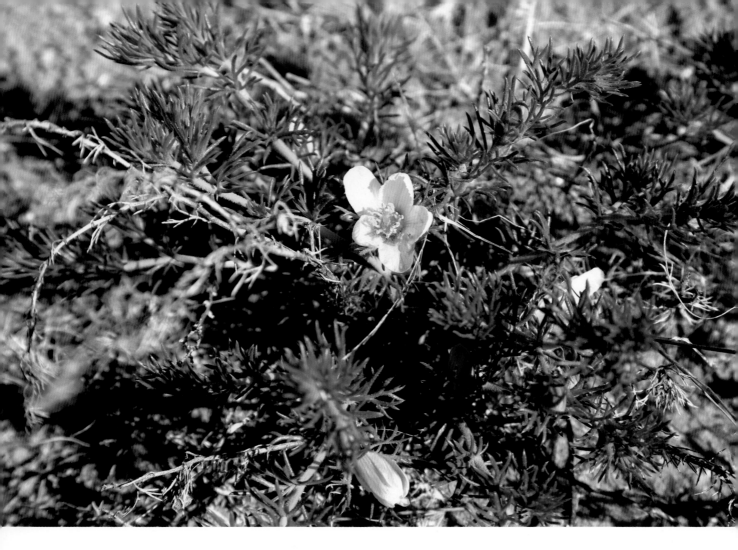

骆驼蓬

Peganum harmala L.

| 蒺藜科（Zygophyllaceae） | 骆驼蓬属（*Peganum*） |

▎形态 ▎

多年生草本，高 30 ～ 70cm，无毛。根多数，直径达 2cm。茎直立或开展，由基部多分枝。叶互生，卵形，全裂为 3 ～ 5 条形或披针状条形裂片，裂片长 1 ～ 3.5cm，宽 1.5 ～ 3mm。花单生于枝端，与叶对生；萼片 5，裂片条形，长 1.5 ～ 2cm，有时仅先端分裂；花瓣黄白色，倒卵状矩圆形，长 1.5 ～ 2cm，宽 6 ～ 9mm；雄蕊 15，花丝近基部宽展；子房 3 室，花柱 3。蒴果近球形，种子三棱形，稍弯，黑褐色，表面被小瘤状突起。花期 5 ～ 6 月，果期 7 ～ 9 月。

▎分布 ▎

分布于我国宁夏、内蒙古（阿拉善盟）、甘肃（同仁）、新疆、西藏（贡嘎、泽当）。蒙古、伊朗、印度西北部、地中海地区及中亚其他地区、西亚其他地区、非洲北部其他地区也有分布。

▎生境 ▎

生长于海拔可达 3600m 的荒漠干旱草地、绿洲边缘轻盐渍化沙地、壤质低山山坡或河谷沙丘。

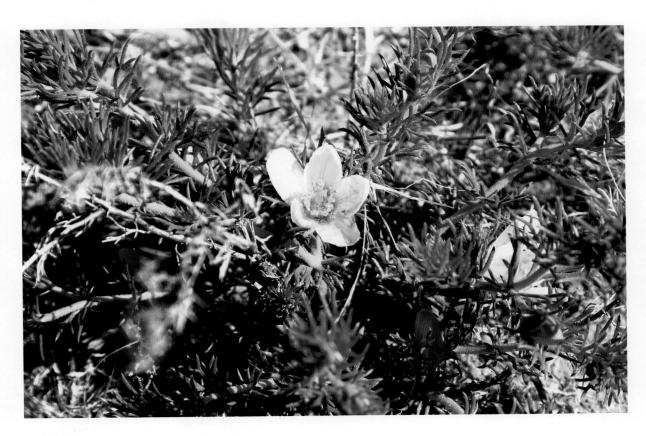

药材名

阿格豆林（ཨ་ཀྲུ་ཐུག་ལོ།）。

药用部位

全草或种子。

功能与主治

全草：用于无名肿毒。种子：养肺，清热；用于咳嗽，肺炎。（《中国藏药植物资源考订》）

通经活络，祛湿止痛。用于风湿痹痛，心悸气促，头痛头晕，月经不调，闭经，痛经，疮疖红肿，无名肿毒。（《中国藏药》）

用量与用法

干品 6 ~ 9g，鲜品 12 ~ 15g，浸膏 2 ~ 3g。内服研末。全草鲜品捣烂，外敷患处。

附 注

据《中国藏药》记载，藏医药古籍中未见"ཨ་ཀྲུ་ཐུག་ལོ།"（阿格豆林），该药为民间用药。不同文献记载的功能与主治有所不同。

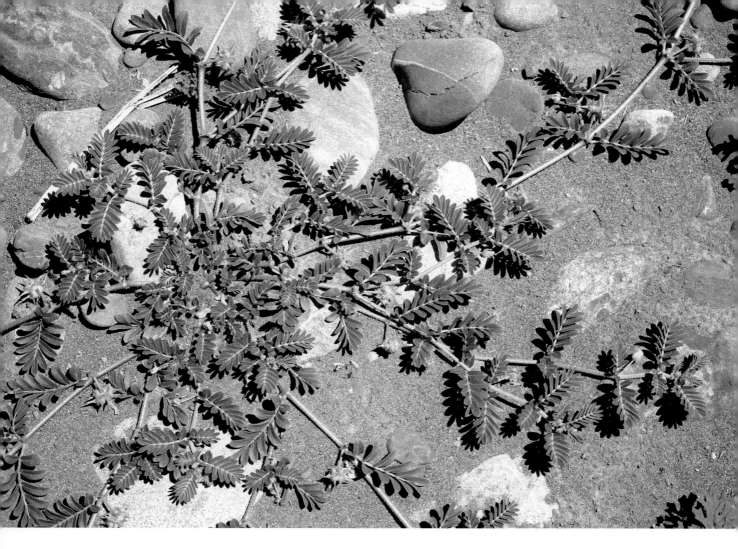

蒺藜

Tribulus terrester L.

| 蒺藜科（Zygophyllaceae） | 蒺藜属（*Tribulus*） |

▌ 形态 ▌

一年生草本。茎平卧，无毛，被长柔毛或长硬毛。枝长 20 ～ 60cm。偶数羽状复叶，长 1.5 ～ 5cm；小叶对生，3 ～ 8 对，矩圆形或斜短圆形，长 5 ～ 10mm，宽 2 ～ 5mm，先端锐尖或钝，基部稍偏斜，被柔毛，全缘。花腋生，花梗短于叶，花黄色；萼片 5，宿存；花瓣 5；雄蕊 10，生于花盘基部，基部有鳞片状腺体；子房具 5 棱，柱头 5 裂，每室 3 ～ 4 胚珠。果实有分果瓣 5，硬，长 4 ～ 6mm，无毛或被毛，中部边缘有锐刺 2，下部常有小锐刺 2，其余部位常有小瘤体。花期 5 ～ 8 月，果期 6 ～ 9 月。

▌ 分布 ▌

全国各地均有分布。世界其他温带地区也有分布。

▌ 生境 ▌

生长于沙地、荒坡、山坡、民居附近。

药材名

色玛、色麻、塞玛、涩玛（གཟེ་མ།、ཟེ་མ།），色玛然果（གཟེ་མ་ར་མགོ）。

药用部位

成熟果实。

功能与主治

平肝，明目，散风，行血。用于头痛，身痒，胸满，气逆，目赤肿翳，癥瘕，乳闭。（《藏标》）

利水祛湿。用于肾热，尿闭，营养不良性水肿，风湿性关节炎，淋浊等。（《中华本草·藏药卷》）

用量与用法

6 ～ 9g。内服煎汤，或入丸、散剂。

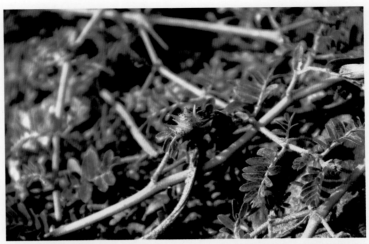

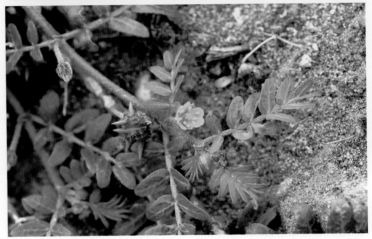

附注

《月王药诊》《四部医典》中记载有治疗尿涩症及肾病、风湿病之药物"གཟེ་མ།"（色玛）。《晶珠本草》记载其果实分为有"山羊头状"刺 [称"ར་གཟེ།"（拉赛）] 和"无刺" [称"ལུག་གཟེ།"（鲁合赛）] 的 2 种。据现代文献记载，各地藏医所用"色玛"果实有刺者为蒺藜 *T. terrester* L.，其形态与《晶珠本草》之记载相符，部分文献又称其为"གཟེ་མ་ར་མགོ"（色玛然果）；无刺者可能为豆科植物背扁黄耆 *Astragalus complanatus* Bunge（扁茎黄芪），但未见使用。《藏标》以"蒺藜（刺蒺藜）/གཟེ་མ།/ 色麻"之名收载了蒺藜 *T. terrester* L.。在中医临床中，蒺藜 *T. terrester* L. 的果实和背扁黄耆 *A. complanatus* Bunge 的种子均作药用，前者称"蒺藜"，后者称"沙苑子"或"潼蒺藜"，两者的功能、主治不同，与藏医临床应用也不同。

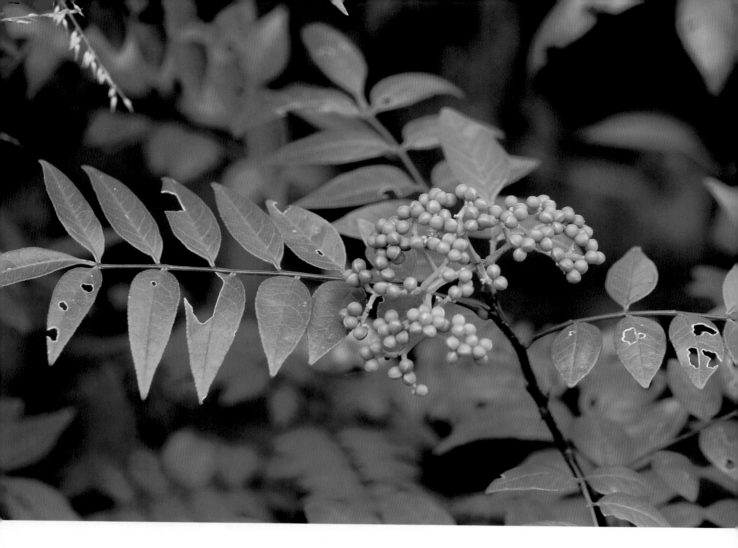

青花椒

Zanthoxylum schinifolium Sieb. et Zucc.

芸香科（Rutaceae） 花椒属（*Zanthoxylum*）

▌ 形态 ▌

灌木，通常高 1 ~ 2m。茎枝有短刺，刺基部两侧压扁状，嫩枝暗紫红色。叶有小叶 7 ~ 19；小叶纸质，对生，几无柄，位于叶轴基部的常互生，其小叶柄长 1 ~ 3mm，宽卵形至披针形或阔卵状菱形，长 5 ~ 10mm，宽 4 ~ 6mm，稀长达 70mm，宽 25mm，顶部短至渐尖，基部圆或宽楔形，两侧对称，有时一侧偏斜，油点多不明显，叶面在放大镜下可见细短毛或毛状凸体，叶缘有细裂齿或近全缘，中脉至少中段以下凹陷。花序顶生，花或多或少；萼片及花瓣均 5；花瓣淡黄白色，长约 2mm；雄花的退化雌蕊甚短，2 ~ 3 浅裂；雌花有心皮 3，少为 4 或 5。分果瓣红褐色，干后变暗苍绿色或褐黑色，直径 4 ~ 5mm，先端几无芒尖，油点小；种子直径 3 ~ 4mm。花期 7 ~ 9 月，果期 9 ~ 12 月。

▌ 分布 ▌

分布于我国五岭以北、辽宁以南的大多数省区（云南无分布）。朝鲜、日本也有分布。

┃ 生境 ┃

生长于海拔800m以下的平原、
山地疏林、灌丛、岩石旁等；
各地大量栽培。

┃ 药材名 ┃

叶玛、夜玛、叶儿马、叶儿玛、
叶尔玛、也尔玛（གཡེར་མ།）。

┃ 药用部位 ┃

果皮（果壳）、叶、根皮、茎枝皮。

┃ 功能与主治 ┃

果皮：温中散寒，驱虫止痒，
通经络。用于胃腹冷痛，吐泻，
口腔炎，杀蛔虫；外用于皮肤
瘙痒。

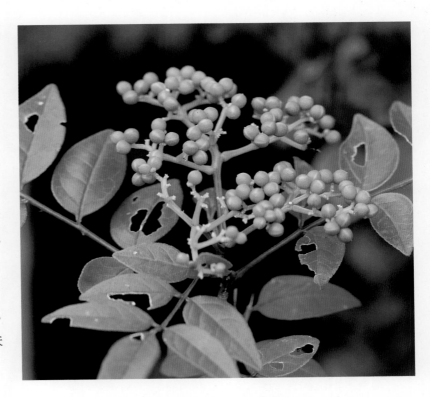

┃ 用量与用法 ┃

3～6g。（《藏标》）1.5～2g。（《中华本草·藏药卷》）内服研粉，或入丸、散剂。

┃ 附 注 ┃

　　《四部医典》等中记载有"གཡེར་མ།"（叶尔玛），《晶珠本草》将其记载于"树木类药物"的"果实类药物"中，言其为通脉络、杀虫、治口腔疾病、止痒、醒酒之药物。《度母本草》云："叶玛为树类，花小，黄色，果壳裂口，内含黑色种子。"《蓝琉璃》云："茎细长，具刺，状如砂生槐。"《晶珠本草》记载："果实外形状如芫荽籽而色红，粗糙，果壳裂口，果核色黑，坚硬。"现藏医所用"叶尔玛"为数种花椒属（*Zanthoxylum*）植物的果皮，以花椒 *Z. bungeanum* Maxim. 最为常用，为正品，其形态也与古籍文献的记载相符。《部标藏药》（附录）、《藏标》等中以"花椒 /གཡེར་མ།/ 叶儿马（叶玛）"之名收载了青花椒 *Z. schinifolium* Sieb. et Zucc.、花椒 *Z. bungeanum* Maxim.。据文献记载，"叶儿玛"的基原还有竹叶花椒 *Z. armatum* DC.、刺花椒 *Z. acanthopodium* DC.、微柔毛花椒 *Z. pilosulum* Rehd. et Wils.、西藏花椒 *Z. tibetanum* Huang（尖叶花椒 *Z. oxyphyllum* Edgew.）。（参见"花椒"条）

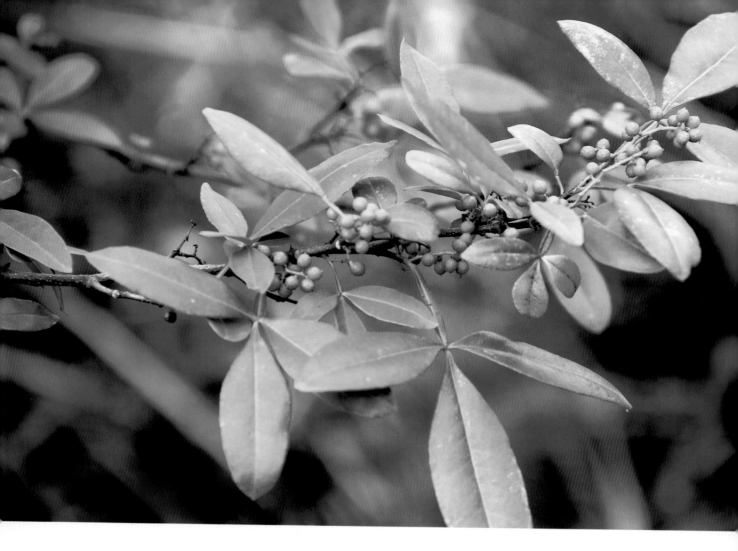

竹叶花椒

Zanthoxylum armatum DC.

芸香科（Rutaceae） | 花椒属（*Zanthoxylum*）

▎ 形态 ▎

落叶小乔木，高 3 ~ 5m。茎枝多锐刺，刺基部宽而扁，红褐色，小枝的刺劲直，水平抽出，小叶背面中脉上常有小刺，仅叶背基部中脉两侧有丛状柔毛，嫩枝梢及花序轴均无毛。有小叶 3 ~ 9，稀 11（分布于西藏和云南部分地区的本种的小叶通常 9 ~ 11，由此向东北各地的小叶通常 5 ~ 7，有时 3），翼叶明显，稀仅有痕迹；小叶对生，通常披针形，长 3 ~ 12cm，宽 1 ~ 3cm，两端尖，有时基部宽楔形，干后叶缘略向背卷，叶面稍粗糙；或为椭圆形，长 4 ~ 9cm，宽 2 ~ 4.5cm，先端中央 1 片最大，基部 1 对最小；有时为卵形，叶缘有甚小且疏离的裂齿，或近全缘，仅在齿缝处或沿小叶边缘有油点；小叶柄甚短或无柄。花序近腋生或同时生于侧枝之顶，长 2 ~ 5cm，有花不超过 30；花被片 6 ~ 8，同形等大，长约 1.5mm；雄花的雄蕊 5 ~ 6，药隔先端有一干后变褐黑色的油点；不育雌蕊垫状凸起，先端 2 ~ 3 浅裂；雌花有心皮 2 ~ 3，背部近顶侧各有 1 油点，花柱斜向背弯，不育雄蕊短线状。果实紫红色，有微凸起的少数油点，单个分果瓣直径

4 ~ 5mm；种子直径 3 ~ 4mm，褐黑色。花期 4 ~ 5 月，果期 8 ~ 10 月。

▌ 分布 ▐

分布于我国北至山东，南至海南，东南至台湾，西南至西藏东部的区域。日本、朝鲜、越南、老挝、缅甸、印度、尼泊尔也有分布。

▌ 生境 ▐

生长于海拔 2200m 以下的山地、坡地。作为调味料原植物大量栽培。

▌ 药材名 ▐

叶玛、夜玛、叶尔玛（ གཡེར་མ། ）。

▌ 药用部位 ▐

果实。

▌ 功能与主治 ▐

舒脉，杀虫，化食，止痒。用于胃病，虫病，皮肤瘙痒，解酒毒。

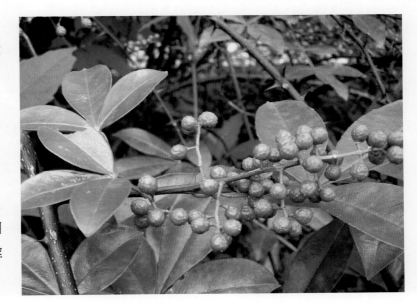

▌ 用量与用法 ▐

1.5 ~ 2g。内服研末，或入丸、散剂。

附 注

《四部医典》《晶珠本草》等记载有 "གཡེར་མ།"（叶玛），言其为通脉络、杀虫、治口腔病，并能止痒、醒酒之药物。现代文献记载，各地藏医所用 "叶玛" 为数种花椒属（*Zanthoxylum*）植物的果实，其中，最为常用的系花椒 *Z. bungeanum* Maxim.，竹叶花椒 *Z. armatum* DC. 也为其基原之一。（参见 "青花椒" "花椒" 条）

1972—1974 年在湖南长沙发掘的西汉初期古墓——马王堆汉墓出土的香囊中即装有竹叶花椒 *Z. armatum* DC. 的果实、种子、果梗、刺。

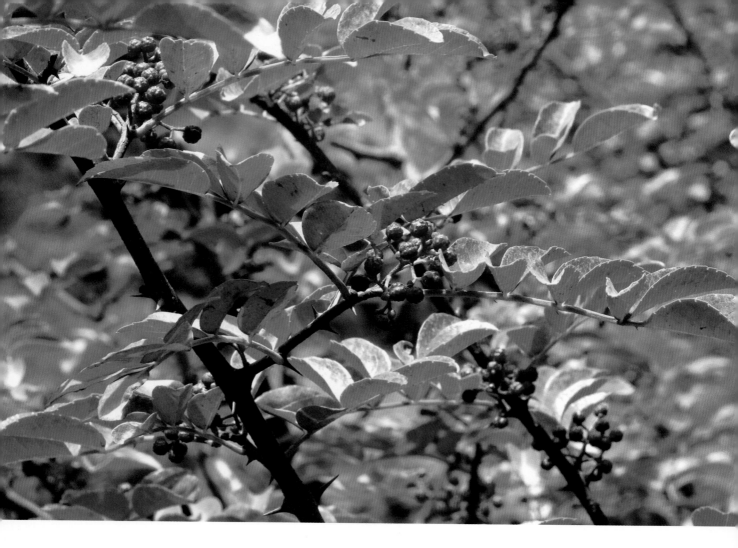

花椒

Zanthoxylum bungeanum Maxim.

芸香科（Rutaceae）　　　　花椒属（*Zanthoxylum*）

▌ 形态 ▌

落叶小乔木，高 3 ～ 7m。茎干上的刺常早落，枝有短刺，小枝上的刺为基部宽而扁且劲直的长三角形，当年生枝被短柔毛。有小叶 5 ～ 13，叶轴常有甚狭窄的叶翼；小叶对生，无柄，卵形、椭圆形，稀披针形，位于叶轴顶部的较大，近基部的有时呈圆形，长 2 ～ 7cm，宽 1 ～ 3.5cm，叶缘有细裂齿，齿缝有油点，其余无或散生肉眼可见的油点，叶背基部中脉两侧有丛毛或小叶两面均被柔毛，中脉在叶面微凹陷，叶背干后常有红褐色斑纹。花序顶生或生于侧枝之顶，花序轴及花梗密被短柔毛或无毛；花被片 6 ～ 8，黄绿色，形状及大小大致相同；雄花的雄蕊 5 或多至 8；退化雌蕊先端叉状浅裂；雌花很少有发育雄蕊，有心皮 2 或 3，间有 4，花柱斜向背弯。果实紫红色，单个分果瓣直径 4 ～ 5mm，散生微凸起的油点，先端有甚短的芒尖或无；种子长 3.5 ～ 4.5mm。花期 4 ～ 5 月，果期 8 ～ 9 月或 10 月。

▌分布▌
我国除台湾、海南、广东外，多数地区均有分布。

▌生境▌
生长于平原地区至海拔可达3000m（青海）的山地、坡地。作为调味料大量栽培。

▌药材名▌
叶玛、叶儿马、叶儿玛、叶尔玛、也尔玛、夜玛（ གཡེར་མ ）。

▌药用部位▌
果实或果壳、叶、根皮、茎枝皮。

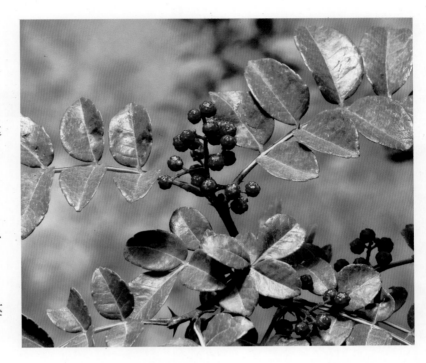

▌功能与主治▌
果皮：温中散寒，驱虫止痒，通经络；用于胃腹冷痛，吐泻，口腔炎，蛔虫病；外洗用于皮肤瘙痒。（《藏标》）

果壳：舒脉，杀虫，化食，止痒；用于胃病，虫病，皮肤瘙痒，解酒毒。茎枝皮、叶：祛风除湿；用于风寒湿痹，跌打损伤。（专著）

▌用量与用法▌
3～6g。（《藏标》）1.5～2g。（《中华本草·藏药卷》）内服研粉，或入丸、散剂。

附 注

　　《四部医典》《晶珠本草》等均记载有 " གཡེར་མ "（叶尔玛），言其为通脉络、杀虫、治口腔病，并能止痒、醒酒之药物。现代文献记载，各地藏医所用 "叶尔玛" 为数种花椒属（*Zanthoxylum*）植物的果实，花椒 *Z. bungeanum* Maxim. 为其中最常用的基原，"叶尔玛" 的基原还包括竹叶椒 *Z. armatum* DC.、刺花椒 *Z. acanthopodium* DC.、西藏花椒 *Z. tibetanum* Huang（尖叶花椒 *Z. oxyphyllum* Edgew.）等。（参见 "青花椒" "竹叶花椒" 条）

远志

Polygala tenuifolia Willd.

远志科（Polygalaceae） | 远志属（*Polygala*）

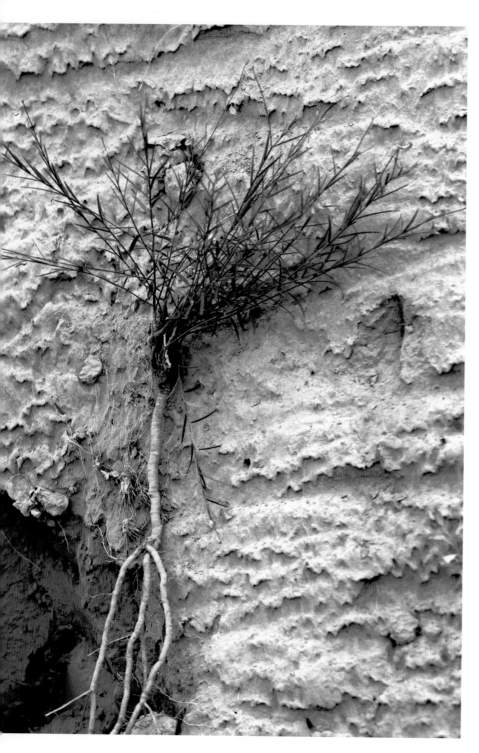

▌ 形态 ▌

多年生草本，高 15 ～ 50cm。主根粗壮，韧皮部肉质，浅黄色，长 10 余厘米。茎多数丛生，直立或倾斜，具纵棱槽，被短柔毛。单叶互生，叶片纸质，线形至线状披针形，长 10 ～ 30mm，宽 0.5 ～ 1（～ 3）mm，先端渐尖，基部楔形，全缘，反卷，无毛或极疏被微柔毛，主脉在上面凹陷，在下面隆起，侧脉不明显，近无柄。总状花序呈扁侧状生于小枝先端，细弱，长 5 ～ 7cm，通常略俯垂，少花，稀疏；苞片 3，披针形，长约 1mm，先端渐尖，早落；萼片 5，宿存，无毛，外面 3 线状披针形，长约 2.5mm，急尖，里面 2 花瓣状，倒卵形或长圆形，长约 5mm，宽约 2.5mm，先端圆形，具短尖头，沿中脉绿色，周围膜质，带紫堇色，基部具爪；花瓣 3，紫色，侧瓣斜长圆形，长约 4mm，基部与龙骨瓣合生，基部内侧具柔毛，龙骨瓣较侧瓣长，具流苏状附属物；雄蕊 8，花丝

3/4 以下合生成鞘，具缘毛，3/4 以上两侧各 3 合生，花药无柄，中间 2 分离，花丝丝状，具狭翅，花药长卵形；子房扁圆形，先端微缺，花柱弯曲，先端呈喇叭形，柱头内藏。蒴果圆形，直径约 4mm，先端微凹，具狭翅，无缘毛；种子卵形，直径约 2mm，黑色，密被白色柔毛，具发达的、2 裂下延的种阜。花果期 5 ～ 9 月。

分布

分布于我国四川，以及东北、华北、西北、华中地区。朝鲜、蒙古、俄罗斯也有分布。

生境

生长于海拔 200 ～ 3000m 的草原、山坡草地、灌丛、杂木林下。

药材名

齐乌萨玛、切乌森玛（ཅི་ཅུ་སད་མ།），齐象嘎莫（ཅི་ཤང་དཀར་མོ།）。

药用部位

根或根皮。

功能与主治

利尿，消肿。用于浮肿症，痼疾肾型水肿，疮伤。

用量与用法

3 ～ 6g。内服研末，或入复方。外用与蜂蜜调涂于患处。

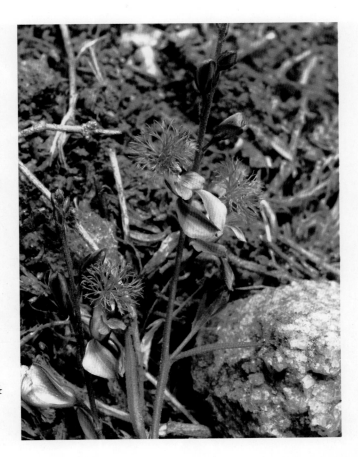

附 注

《四部医典》中记载有"ཅི་ཅུ་སད་མ།"（齐乌萨玛）；《晶珠本草》以"སད་མ།"（萨玛）为总称，记载其共分为 9 种，"齐乌萨玛"为其中之一。现代文献记载的"萨玛"类的基原主要包括豆科的多属多种植物。不同文献记载的"齐乌萨玛"的基原涉及豆科植物红花岩黄耆 *Hedysarum multijugum* Maxim.、黄耆 *Astragalus membranaceus* (Fisch.) Bunge 及远志科植物远志 *P. tenuifolia* Willd.、西伯利亚远志 *P. sibirica* Linn.。"ཅི་ཅུ་སད་མ།"（齐乌萨玛）有"小雀豆"之意。《晶珠本草》言其"花蓝红色，极美丽，果实与'སད་དམར།（萨玛尔：黄耆类）'无异"。远志属植物的果实非荚果状，应为"齐乌萨玛"的代用品或类似品 ["ཅི་ཅུ་སད་མའི་ཁབ།"（齐乌萨玛卡布）]。也有文献记载，远志 *P. tenuifolia* Willd.、西伯利亚远志 *P. sibirica* Linn. 为"ཅི་ཤང་དཀར་མོ།"（齐象嘎莫）的基原，用于支气管炎、水肿等。也有文献称其为"ཨའན་ཀོ།"（远志，中药远志的藏文音译名），其用法同中药远志。（参见"多花黄耆""红花岩黄耆""西伯利亚远志"条）

西伯利亚远志

Polygala sibirica Linn.

| 远志科（Polygalaceae） | 远志属（*Polygala*） |

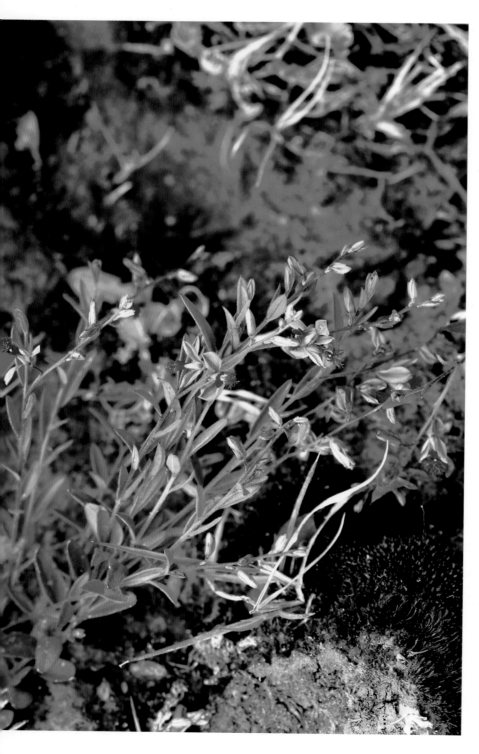

▌形态▐

多年生草本，高 10 ～ 30cm。根直立或斜生，木质。茎丛生，通常直立，被短柔毛。叶互生，叶片纸质至亚革质，下部叶小，卵形，长约 6mm，宽约 4mm，先端钝，上部叶大，披针形或椭圆状披针形，长 1 ～ 2cm，宽 3 ～ 6mm，先端钝，具骨质短尖头，基部楔形，全缘，略反卷，绿色，两面被短柔毛；主脉上面凹陷，背面隆起，侧脉不明显，具短柄。总状花序腋外生或假顶生，通常高出茎顶，被短柔毛，具少数花；花长 6 ～ 10mm，具小苞片 3，钻状披针形，长约 2mm，被短柔毛；萼片 5，宿存，背面被短柔毛，具缘毛，外面 3 披针形，长约 3mm，里面 2 花瓣状，近镰形，长约 7.5mm，宽约 3mm，先端具突尖，基部具爪，淡绿色，边缘色浅；花瓣 3，蓝紫色，侧瓣倒卵形，长 5 ～ 6mm，2/5 以下与龙骨瓣合生，先端圆形，微凹，基部内侧被柔毛，龙骨瓣较侧瓣长，背面被柔毛，具流苏状或鸡冠状附属物；雄蕊 8，花丝长 5 ～ 6mm，2/3 以下合生成鞘，且具缘毛，花药卵形，顶孔开裂；子房倒卵形，直径约 2mm，先端具缘毛，花柱肥厚，先端弯曲，长约 5mm，柱头 2，间隔排列。蒴果近倒心形，直径约 5mm，先端微缺，具狭翅及短缘毛；种子长圆形，扁，长约 1.5mm，黑色，密被白色柔毛，具白色种阜。花期 4 ～ 7 月，果期 5 ～ 8 月。

分布
我国各地均有分布。欧洲东部地区及俄罗斯、尼泊尔、印度东北部、蒙古、朝鲜北部等也有分布。

生境
生长于海拔 1100 ～ 4300m 的砂质土、石砾和石灰岩山地灌丛、林缘、草地。

药材名
齐乌萨玛、切乌森玛（ཅིའུ་སང་མ），齐象嘎莫（ཅི་གླང་དཀར་མོ）。

药用部位
根（根皮）。

功能与主治
利尿，消肿。用于浮肿，瘤疾肾性水肿，疮伤。

用量与用法
3 ～ 6g。内服研末，或入复方。外用与蜂蜜调涂于患处。

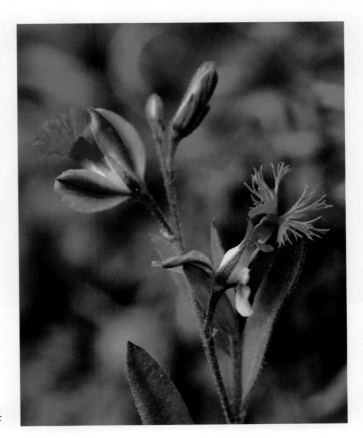

附 注

　　《四部医典》中记载有"ཅིའུ་སང་མ"（齐乌萨玛）。《晶珠本草》记载有"སང་མ"（萨玛），言其系多种药物的总称且共有 9 种，"齐乌萨玛"为其中 1 种。现代文献记载的"萨玛"类的基原主要包括豆科和远志科的多属多种植物，且不同文献关于"齐乌萨玛"的基原也有不同观点。据文献记载，远志 *P. tenuifolia* Willd.、西伯利亚远志 *P. sibirica* Linn. 为"ཅིའུ་སང་མ"（齐乌萨玛）或"ཅི་གླང་དཀར་མོ"（齐象嘎莫）的基原，后者用于支气管炎、水肿等，亦被称为"ཨོ་ཐལ"（远志，中药远志的藏文音译名），用法也同中药远志。（参见"多花黄耆""红花岩黄耆""远志"条）

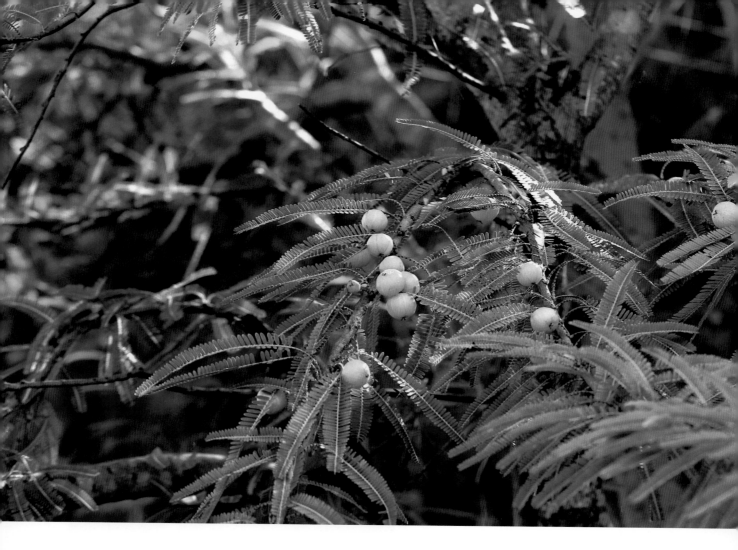

余甘子

Phyllanthus emblica Linn.

| 大戟科（Euphorbiaceae） | 叶下珠属（*Phyllanthus*） |

▌形态▐

乔木，高达 23m，胸径 50cm。树皮浅褐色；枝条具纵细条纹，被黄褐色短柔毛。叶片纸质至革质，2 列，线状长圆形，长 8 ~ 20mm，宽 2 ~ 6mm，先端截平或钝圆，有锐尖头或微凹，基部浅心形而稍偏斜，上面绿色，下面浅绿色，干后带红色或淡褐色，边缘略背卷；侧脉每边 4 ~ 7；叶柄长 0.3 ~ 0.7mm；托叶三角形，长 0.8 ~ 1.5mm，褐红色，边缘有睫毛。多朵雄花和 1 雌花或全为雄花组成腋生的聚伞花序；萼片 6。雄花花梗长 1 ~ 2.5mm；萼片膜质，黄色，长倒卵形或匙形，近相等，长 1.2 ~ 2.5mm，宽 0.5 ~ 1mm，先端钝或圆，全缘或有浅齿；雄蕊 3，花丝合生成长 0.3 ~ 0.7mm 的柱，花药直立，长圆形，长 0.5 ~ 0.9mm，先端具短尖头，药室平行，纵裂；花粉近球形，直径 17.5 ~ 19μm，具 4 ~ 6 孔沟，内孔多长椭圆形；花盘腺体 6，近三角形。雌花花梗长约 0.5mm；萼片长圆形或匙形，长 1.6 ~ 2.5mm，宽 0.7 ~ 1.3mm，先端钝或圆，较厚，边缘膜质，多少具浅齿；花盘杯状，包藏子房达 1/2 以上，边缘撕裂；子房卵圆形，长约 1.5mm，

3 室，花柱 3，长 2.5 ~ 4mm，基部合生，先端 2 裂，裂片先端再 2 裂。蒴果核果状，圆球形，直径 1 ~ 1.3cm，外果皮肉质，绿白色或淡黄白色，内果皮硬壳质；种子略带红色，长 5 ~ 6mm，宽 2 ~ 3mm。花期 4 ~ 6 月，果期 7 ~ 9 月。

分布

分布于我国江西、福建、台湾、广东、海南、广西、四川、贵州、云南等。印度、斯里兰卡、印度尼西亚、菲律宾等也有分布。

生境

生长于海拔 200 ~ 2300m 的山地疏林、灌丛、荒地或山沟向阳处。

药材名

居如拉、居如热、局如日（སྐྱུ་རུ་ར།）。

药用部位

成熟果实。

功能与主治

清热凉血，消食健胃。用于肝病，胆病，消化不良，眼病，“培根”病，“赤巴”病等。（《中华本草·藏药卷》）

清血平逆，消积健脾，生津止咳。用于血热，肝胆病，坏血病，消化不良，腹痛，喉痛，口干，咳嗽等。（《藏标》）

用量与用法

3 ~ 9g。内服研末，或入丸、散剂。

附注

《四部医典》《度母本草》等古籍中均收载有“སྐྱུ་རུ་ར།”（居如拉），言其为治“培赤”病、疗血分病之药物。《晶珠本草》言“居如拉”分为白色、红色 2 种，白色者质佳，红色者质次。据现代文献记载和临床使用情况调查显示，各地藏医均以余甘子 *P. emblica* Linn. 为“居如拉”正品，其植物形态也与《晶珠本草》记载的（树）“叶如猪鬃疏松……果壳裂成瓣”以及《图鉴》所言“树生于热带，干长柔软，叶大，花淡黄色，光泽不鲜。果实状如黄色桃”的形态相符。余甘子为藏医临床极常用的药材，《中国药典》将其作为“藏族习用药材”，《藏标》以“余甘子 སྐྱུ་རུ་ར།/ 居如拉”之名收载了该种，《印度药典》（10）也收载有“余甘子”和“余甘子粉”。文献记载，也有藏医以蔷薇科植物山里红 *Crataegus pinnatifida* Bge. var. *major* N. E. Br.、云南山楂 *C. scabrifolia* (Franch.) Rehd.、甘肃山楂 *C. kansuensis* Wils.、中甸山楂 *C. chungtienensis* W. W. Smith、野山楂 *C. cuneata* Sieb. & Zucc. 等的果实作“局如日”使用，但上述植物是否系《晶珠本草》记载的红色者的基原尚难以确定。云南迪庆藏医曾以虎耳草科植物刺茶藨 *Ribes alpestre* Wall. ex Decne. 的果实作“局如日”。这些植物的形态均与《晶珠本草》等记载的不符，为地方习用的代用品。也有观点认为，来源于上述植物的药材的功能、主治与余甘子 *P. emblica* Linn. 完全不同，不宜作“居如拉”使用。（参见“甘肃山楂”“长刺茶藨子”条）

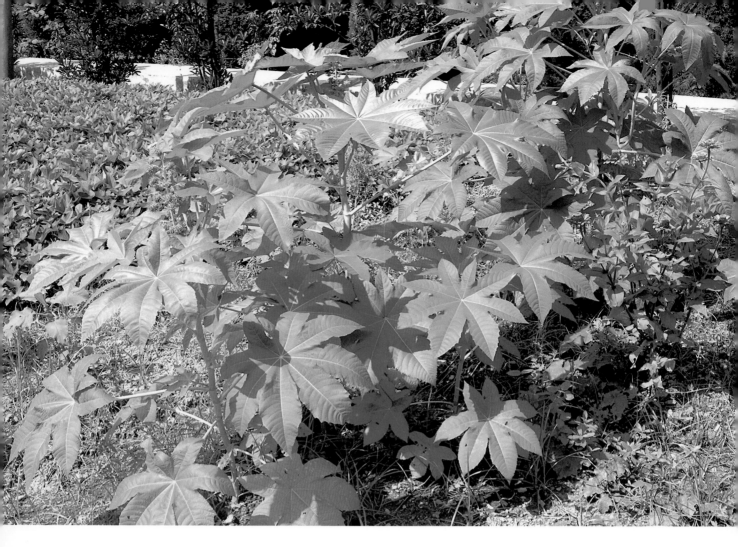

蓖麻

Ricinus communis L.

大戟科（Euphorbiaceae） | 蓖麻属（*Ricinus*）

▌ 形态 ▌

一年生粗壮草本或草质灌木，高达 5m。小枝、叶和花序通常被白霜，茎多液汁。叶近圆形，长和宽均达 40cm 或更大，掌状 7 ~ 11 裂，裂缺几达中部，裂片卵状长圆形或披针形，先端急尖或渐尖，边缘具锯齿；掌状脉 7 ~ 11，网脉明显；叶柄粗壮，中空，长可达 40cm，先端具 2 盘状腺体，基部具盘状腺体；托叶长三角形，长 2 ~ 3cm，早落。总状花序或圆锥花序，长 15 ~ 30cm 或更长；苞片阔三角形，膜质，早落；雄花花萼裂片卵状三角形，长 7 ~ 10mm，雄蕊束众多；雌花萼片卵状披针形，长 5 ~ 8mm，凋落；子房卵形，直径约 5mm，密生软刺或无刺，花柱红色，长约 4mm，顶部 2 裂，密生乳头状突起。蒴果卵状球形或近球形，长 1.5 ~ 2.5cm，果皮具软刺或平滑；种子椭圆形，微扁平，长 8 ~ 18mm，平滑，斑纹淡褐色或灰白色；种阜大。花期几全年或 6 ~ 9 月（栽培）。

分布

分布或栽培于世界范围内的热带至温带地区。

生境

生长于海拔 20 ～ 2300m 的村旁、疏林、河流冲积地。

药材名

田查叉吾（ དན་ཁག ），田查、丹查、丹渣（ དན་ཁ、 དན་ག ），谈饶合、丹饶合（ དན་རག ），塔若（ དན་རག ）。

药用部位

种子。

功能与主治

润肠通便，催吐，泻火毒。用于消化不良，中毒症，"隆""赤巴""培根"失调综合征。

用量与用法

2 ～ 4g。内服，不单用，入丸、散剂；有毒。

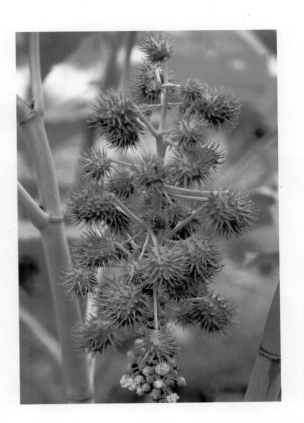

附 注

　　《四部医典》记载有"དན་ཁ"[田查，"དན་རག"（谈饶合）]，言其为泻药。《蓝琉璃》记载"田查"分上、中、下 3 品，其中上品"茎叶形态大体似大黄，色绿，个别为红色；茎和叶梗中空，花白色，荚果被直刺，状如三龟对头，种子黑色粒小，甚光滑"，中品"茎长攀援树木而生，荚果状如巴豆，种子状如去头花甲虫，有斑纹"，下品"种子状如龟背，黑色"。《四部医典系列挂图全集》第二十七图中有"田查"（75 号图）及"谈饶合"的正品和副品共 3 幅附图，汉译本译注名分别为"花蓖麻子"（75 号图）、"黑蓖麻子"（上品，76 号图）和"次蓖麻子"（77 号图）。《度母本草》记载有"དན་ཁག"（田查叉吾）和"དན་ཁག་ཀ"（田查若布）；《晶珠本草》记载有"དན་རག"（谈饶合），言其分为"田饶（巴豆）""田查叉吾（蓖麻）"和"茹巴玛"3 类。据现代文献记载，目前藏医使用的"田查"类药物的基原主要有大戟科植物巴豆 *Croton tiglium* L. 和蓖麻 *R. communis* L.，但各地习用的基原和名称有差异，西藏藏医以巴豆 *C. tiglium* L. 作"田查叉吾"的基原，以蓖麻 *R. communis* L. 作"田查若布"或"田查叉吾"的基原，在一些文献中也称该 2 种为"谈饶合"，但其形态与《四部医典系列挂图全集》中"田查"的附图显然不符，而与"谈饶合"（正品与副品）相符。《中国藏药植物资源考订》认为，《四部医典系列挂图全集》中"田查"的附图（75 号图）中的植物为缠绕藤本，花、果实较大，不知为何种植物（即《蓝琉璃》的中品），而"谈饶合"的上品和副品分别似木本和草本的蓖麻。《晶珠本草》汉译重译本以蓖麻 *R. communis* L. 作"田查叉吾"，但其形态显然与其记载的"茎长缠绕他树"不符。（参见"巴豆"条）

巴豆

Croton tiglium L.

大戟科（Euphorbiaceae） | 巴豆属（*Croton*）

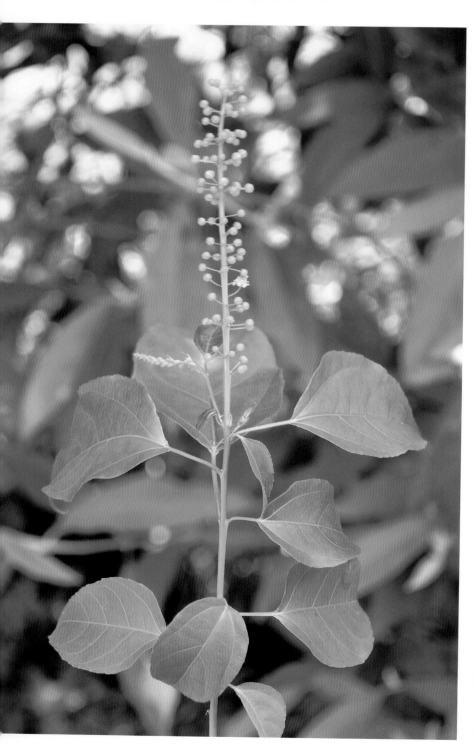

形态

灌木或小乔木，高 3 ～ 6m。嫩枝被稀疏星状柔毛，枝条无毛。叶纸质，卵形，稀椭圆形，长 7 ～ 12cm，宽 3 ～ 7cm，先端短尖，稀渐尖，有时长渐尖，基部阔楔形至近圆形，稀微心形，边缘有细锯齿，有时近全缘，成长叶无毛或近无毛，干后淡黄色至淡褐色，基出脉 3（～ 5），侧脉 3 ～ 4 对；基部两侧叶缘上各有 1 盘状腺体；叶柄长 2.5 ～ 5cm，近无毛；托叶线形，长 2 ～ 4mm，早落。总状花序，顶生，长 8 ～ 20cm，苞片钻状，长约 2mm。雄花花蕾近球形，疏生星状毛或几无毛。雌花萼片长圆状披针形，长约 2.5mm，几无毛；子房密被星状柔毛，花柱 2 深裂。蒴果椭圆状，长约 2cm，直径 1.4 ～ 2cm，被疏短星状毛或近无毛；种子椭圆状，长约 1cm，直径 6 ～ 7mm。花期 4 ～ 6 月。

分布

分布于我国云南、四川、贵州、浙江南部、福建、江西、湖南、

广东、海南、广西。菲律宾、日本，以及
南亚、其他东南亚地区也有分布。

▎ 生境 ▎

生长于村旁、山地疏林中，也有栽培。

▎ 药材名 ▎

田查（དར་ག、དན་ག），田查叉吾、田查叉布
（དར་ག་ག），谈饶合、丹饶合（དན་རོག），
谈饶合卡布（དན་རོག་ཁག），塔若（ཏ་རོག）。

▎ 药用部位 ▎

果实。

▎ 功能与主治 ▎

峻下逐水。用于宿食停积，大便燥结，水
肿等。

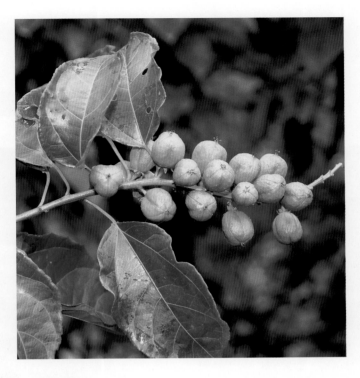

▎ 用量与用法 ▎

0.2 ~ 0.5g。内服入丸、散剂，不单用；有毒，内服宜慎。

附 注

　　《四部医典》中记载有泻药"དར་ག"（田查）和"དན་རོག"（谈饶合）。《蓝琉璃》记载该类药
材分为上、中、下3品，上品"茎叶形态大体似大黄，色绿，个别为红色；茎和叶梗中空，花白色，
荚果被直刺，状如三龟对头，种子黑色粒小，甚光滑"，中品"茎长攀援树木而生，荚果状如巴豆，
种子状如去头花甲虫，有斑纹"，下品"种子状如龟背，黑色"。《四部医典系列挂图全集》第
二十七图中有"田查"（75号图：藤本）及"谈饶合"的正品和副品（76 ~ 77号图：具掌状叶的
大型草本或木本）的3幅附图，汉译本译注名分别为"花蓖麻子"（75号图）、"黑蓖麻子（上品）"
（76号图）和"次蓖麻子"（77号图）。《度母本草》记载有"དར་ག་ག"（田查叉吾）和"དར་རོག་ག"（田
查若布）。《晶珠本草》记载"དན་རོག"（谈饶合），言其分为"དར་ག"（田叉）、"田查叉吾"（蓖
麻子）和"茹巴玛"3类。现代文献记载现藏医使用的"田查"类药物的基原主要有大戟科植物巴
豆 *C. tiglium* L. 和蓖麻 *Ricinus communis* L.，但各地习用的基原和名称有差异，西藏藏医以巴豆 *C.
tiglium* L. 作"田查叉吾"，以蓖麻 *R. communis* L. 作"田查若布"，而青海、云南藏医的用法正好
相反，且两者的功能与主治也有所不同；两者在文献中也称"谈饶合"。据《蓝琉璃》记载的形态
和《四部医典系列挂图全集》的附图来看，蓖麻 *R. communis* L. 与"谈饶合"的正品和副品基本一致，
而巴豆 *C. tiglium* L. 与"田查"和"谈饶合"均不相符。《晶珠本草》记载的"茹巴玛"的基原不明。
（参见"蓖麻"条）

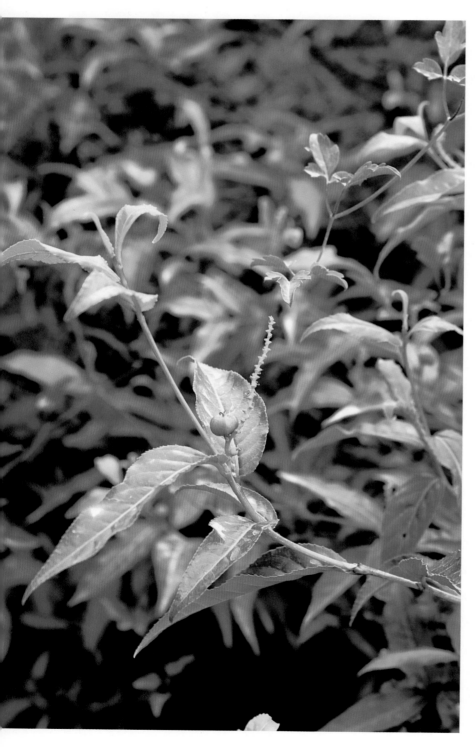

云南土沉香

Excoecaria acerifolia Didr.

大戟科（Euphorbiaceae） | 海漆属（*Excoecaria*）

形态

灌木至小乔木，高 1 ~ 3m，各部均无毛；枝具纵棱，疏生皮孔。叶互生，纸质，叶片卵形或卵状披针形，稀椭圆形，长 6 ~ 13cm，宽 2 ~ 5.5cm，先端渐尖，基部渐狭或短尖，有时钝，边缘有尖的腺状密锯齿，齿间距 1 ~ 2mm；中脉两面均凸起，背面尤著，侧脉 6 ~ 10 对，弧形上升，于离缘 2 ~ 3mm 处弯拱网结，网脉明显；叶柄长 2 ~ 5mm，无腺体；托叶小，腺体状，长约 0.5mm。花单性，雌雄同株同序，花序顶生和腋生，长 2.5 ~ 6cm，雌花生于花序轴下部，雄花生于花序轴上部。雄花花梗极短；苞片阔卵形或三角形，长约 1.3mm，宽约 1.5mm，先端凸尖，基部两侧各具一近圆形、直径约 1mm 的腺体，每苞片内有花 2 ~ 3；萼片 3，披针形，长约 1.2mm，宽 0.6 ~ 0.8mm；雄蕊 3，花药球形，比花丝长。雌花花梗极短或不明显；苞片卵形，长约 2.5mm，宽约 1.5mm，先端芒尖，尖头长达

1.5mm，基部两侧各具一正圆形、直径约 1.5mm 的腺体；小苞片 2，长圆形，长约 1.5mm，先端具不规则的 3 齿；萼片 3，基部稍联合，卵形，长约 1.5mm，宽约 1.2mm，先端尖，边缘有不明显的小齿；子房球形，直径约 1.5mm。蒴果近球形，具 3 棱，直径约 1cm；种子卵球形，干时灰黑色，平滑，直径约 4mm。花期 6 ~ 8 月。

▌ 分布 ▐

分布于我国云南、四川、西藏、贵州。印度、尼泊尔也有分布。

▌ 生境 ▐

生长于海拔 1200~3000m 的山坡、溪边、灌丛中。

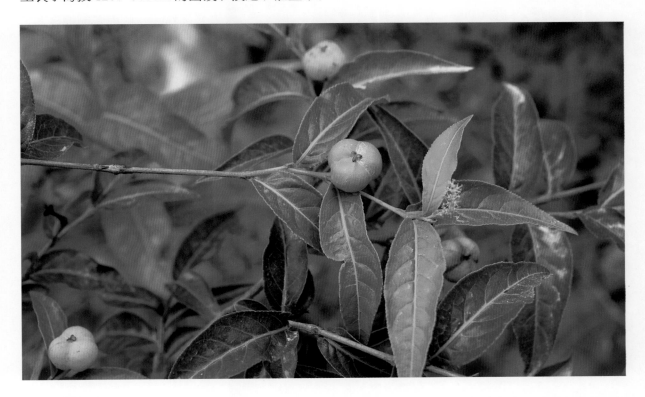

▌ 药材名 ▐

索玛（སོ་མ།）。

▌ 药用部位 ▐

种子。

▌ 功能与主治 ▐

通便。用于便秘。

附 注

云南土沉香 Excoecaria acerifolia Didr. 为云南德钦藏族民间习用药材，被称为"སོ་མ།"（索玛）。

狭叶土沉香 Excoecaria acerifolia Didr. var. cuspidate (Müell. Arg.) Müell. Arg. 也作"索玛"使用。

续随子

Euphorbia lathylris Linn.

大戟科（Euphorbiaceae） | 大戟属（*Euphorbia*）

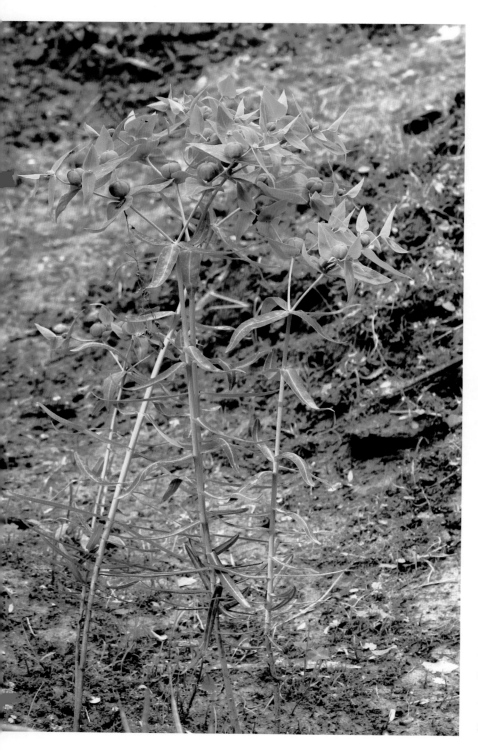

▌形态 ▌

二年生草本，全株无毛。根柱状，长20cm或更长，直径3~7mm，侧根多而细。茎直立，基部单一，略带紫红色，顶部二歧分枝，灰绿色，高可达1m。叶交互对生，于茎下部密集，于茎上部稀疏，线状披针形，长6~10cm，宽4~7mm，先端渐尖或尖，基部半抱茎，全缘，侧脉不明显，无叶柄；总苞叶和茎生叶均为2，卵状长三角形，长3~8cm，宽2~4cm，先端渐尖或急尖，基部近平截或半抱茎，全缘，无柄。花序单生，近钟状，高约4mm，直径3~5mm，边缘5裂，裂片三角状长圆形，边缘浅波状；腺体4，新月形，两端具短角，暗褐色。雄花多数，伸出总苞边缘；雌花1，子房柄几与总苞近等长；子房光滑无毛，直径3~6mm；花柱3，细长，分离；柱头2裂。蒴果三棱状球形，长与直径均约1cm，光滑无毛，花柱早落，成熟时不开裂；种子柱状至卵球状，长6~8mm，直径 4.5 ~ 6mm，褐色或灰褐色，无皱纹，具黑褐色斑点；种阜无柄，极易脱落。花期 4 ~ 7 月，果期 6 ~ 9 月。

▌分布▌

分布于我国西藏、云南、四川、贵州、甘肃、新疆、湖北、湖南、江西、安徽、福建、广西、浙江、江苏、陕西、河北、河南、山东、内蒙古、吉林、辽宁等。欧洲、北非、中亚、美洲及东亚其他地区也有分布。

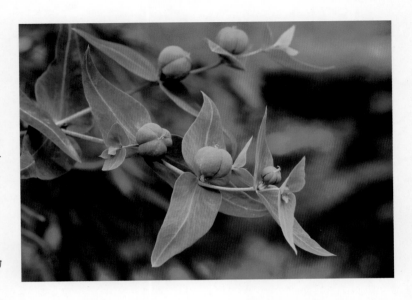

▌生境▌

生长于海拔 2500m 以下的山坡、草地、灌丛、林缘。栽培或逸为野生。

▌药材名▌

楚曼（ འབྲི་སྨུག ）。

▌药用部位▌

种子。

▌功能与主治▌

清热，泻下。用于大便秘结。

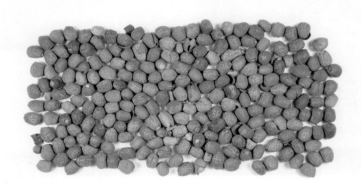

▌用量与用法▌

1 ~ 2g。去壳、去油用，多入丸、散剂；有毒；孕妇禁用。

附 注

续随子 *E. lathylris* Linn. 为云南德钦藏医民间用药。

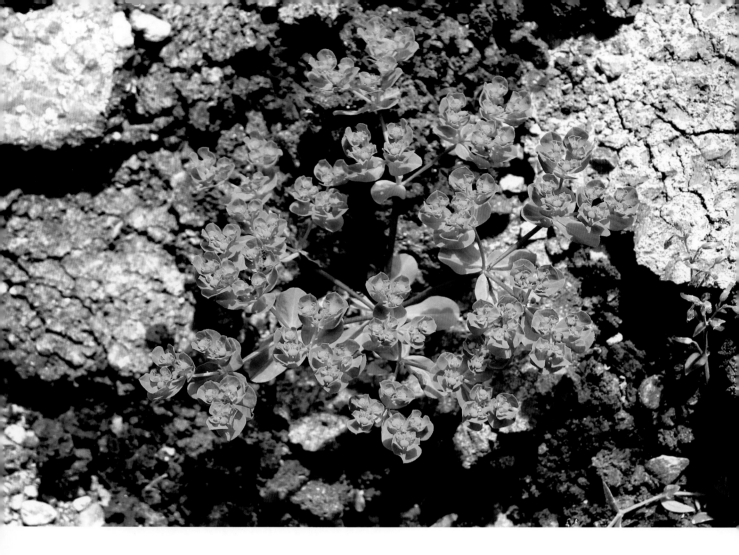

泽漆

Euphorbia helioscopia Linn.

大戟科（Euphorbiaceae） | 大戟属（*Euphorbia*）

▎ 形态 ▎

一年生草本。根纤细，长 7 ~ 10cm，直径 3 ~ 5mm，下部分枝。茎直立，单一或自基部多分枝，分枝斜展向上，高 10 ~ 30（~ 50）cm，直径 3 ~ 5（~ 7）mm，光滑无毛。叶互生，倒卵形或匙形，长 1 ~ 3.5cm，宽 0.5 ~ 1.5cm，先端具牙齿，中部以下渐狭或呈楔形；总苞叶 5，倒卵状长圆形，长 3 ~ 4cm，宽 0.8 ~ 1.4cm，先端具牙齿，基部略渐狭，无柄；总伞幅 5，长 2 ~ 4cm；苞叶 2，卵圆形，先端具牙齿，基部呈圆形。花序单生，有柄或近无柄；总苞钟状，高约 2.5mm，直径约 2mm，光滑无毛，边缘 5 裂，裂片半圆形，边缘和内侧具柔毛；腺体 4，盘状，中部内凹，基部具短柄，淡褐色；雄花数枚，明显伸出总苞外；雌花 1，子房柄略伸出总苞边缘。蒴果三棱状阔圆形，光滑，无毛，具明显的 3 纵沟，长 2.5 ~ 3mm，直径 3 ~ 4.5mm；成熟时分裂为 3 分果片；种子卵状，长约 2mm，直径约 1.5mm，暗褐色，具明显的脊网；种阜扁平状，无柄。花果期 4 ~ 10 月。

▌ 分布 ▐

除西藏、新疆、内蒙古、广东、海南、台湾、黑龙江、吉林外，我国各地均有分布。欧亚大陆其他地区、非洲北部也有分布。

▌ 生境 ▐

生长于山沟、路旁、荒野、山坡。

▌ 药材名 ▐

塔奴、塔乐、塔尔努（ཐར་ནུ），塔琼哇（ཐར་ཆུང་བ），莪图其（རྩྭ་དུག་ཆེ），春布、川布、冲布（ཆུན་བུ）。

▌ 药用部位 ▐

全草。

▌ 功能与主治 ▐

消炎，利尿，泻下，驱肠虫。用于疮，皮癣，皮肤炭疽，寒、热两性引起的肠道疾病，肠虫病。

▌ 用量与用法 ▐

1~2g。入丸、散剂。有毒，内服慎用。

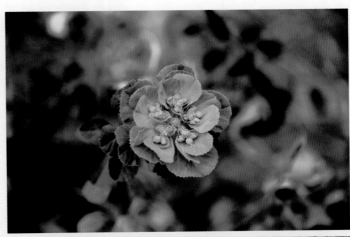
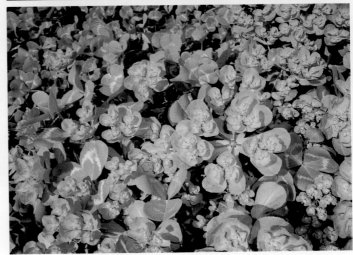

附 注

　　《四部医典》中记载有"རྩྭ་དུག་ཆེ"（图其），言其为泻下之药物。《蓝琉璃》《晶珠本草》等记载有"དུག་ཆེ"（图其）、"ཐར་ནུ"（塔奴）和"ཆུན་བུ"（春布）3种大戟类药物。《晶珠本草》记载"塔奴"为托引、治皮肤炭疽、泻时疫病之药物，按植株性状分类，"ཐར་ནུ"（塔奴）为大者（大狼毒），"ཆུན་བུ"（春布）为小者，引《如意宝树》之言"功效泻下，塔奴根治疗疮、皮肤炭疽"，引《图鉴》之记载"叶厚，根茎粗，折断有乳状白液，茎、花、果红色"。现代文献中记载的大、小"塔奴"的基原均为大戟属（*Euphorbia*）植物，但各地所用种类不同。文献记载，大者以甘青大戟 *E. micractina* Boiss.（疣果大戟）、大狼毒 *E. jolkinii* Boiss.（*E. nematocypha* Hand.-Mazz.，云南迪庆藏医习用）为正品，小者以高山大戟 *E. stracheyi* Boiss. 为正品。《藏汉大辞典》将"ཐར་ནུ"译为"泽漆"，四川甘孜藏医也习将泽漆 *E. helioscopia* Linn. 的全草作"ཐར་ནུ"（塔尔努）或"ཆུན་བུ"（春布）使用，但泽漆 *E. helioscopia* Linn. 的根纤细，汉族民间以其全草入药，似乎不宜将其作"塔奴"使用。（参见"大狼毒""高山大戟""甘青大戟"条）

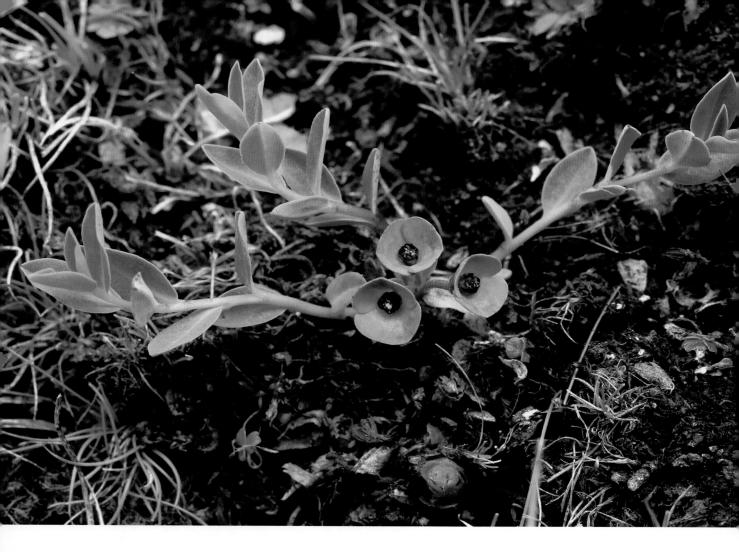

高山大戟

Euphorbia stracheyi Boiss.

| 大戟科（Euphorbiaceae） | 大戟属（*Euphorbia*） |

▎形态 ▎

多年生草本。根茎细长，长 10 ~ 20cm，直径 3 ~ 5mm，末端具块根，纺锤形，长 7 ~ 13cm，直径 2 ~ 4cm，最末端常具多数分枝。茎常匍匐状直立或直立，自基部多分枝并于上部多分枝，高 10 ~ 60cm，形态变化较大，幼时常呈红色或淡红色，老时颜色变淡至绿色。叶互生，倒卵形至长椭圆形，长 8 ~ 27mm，宽 4 ~ 9mm，先端圆形或渐尖，基部半圆形或渐狭，全缘；主脉不明显；无叶柄；总苞叶 5 ~ 8，长卵形至椭圆形，基部常具叶柄，长约 3mm，有时极短，似无柄；伞幅 5 ~ 8，长 1 ~ 5cm；次级总苞叶与总苞叶相同，苞叶 2，倒卵形，长约 8mm，宽 5 ~ 6mm，先端近圆形，基部楔形，无柄。花序单生于二歧分枝先端，无柄；总苞钟状，高约 3.5mm，直径 3 ~ 4mm，外部常具褐色短毛；边缘 4 裂，裂片舌状，先端具不规则的细齿，内侧具柔毛或无；腺体 4，肾状圆形，淡褐色，背部具短柔毛；雄花多朵，常不伸出总苞外；雌花 1，子房柄微伸出总苞外；子房光滑，幼时被少许柔毛，老时光滑；花柱 3，近合生或分离；柱头不裂。蒴果卵圆状，长与直径均为 5 ~ 6mm，无毛；种子圆柱状，长约 4mm，直径约 2.5mm，灰褐色或淡灰色；种阜盾状，无柄。花果期 5 ~ 8 月。

分布

分布于我国四川、云南、西藏、青海南部、甘肃南部。喜马拉雅山脉周边其他国家和地区也有分布。

生境

生长于海拔 1000 ~ 4900m 的高山草甸、灌丛、杂木林下、林缘。

药材名

春布、冲布、川布、川吾（ཆུན་བུ）。

药用部位

块根。

功能与主治

催泻。用于胃肠道疾病，各种"赤巴"病的催泻。

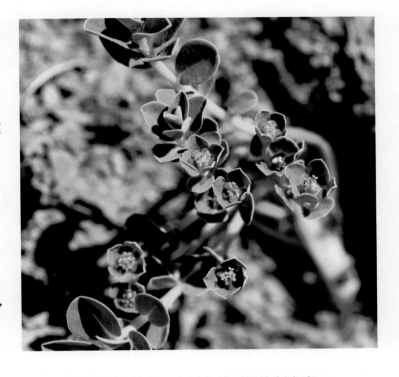

用量与用法

1 ~ 2g。内服煎汤，或入丸、散剂；有毒，入药前需以山羊肉、牛尿共煎煮以炮制去毒。

附 注

《四部医典》记载有"ཐར་ནུ"（塔奴）。《晶珠本草》分别记载有"ཐར་ནུ"（塔奴）和"ཆུན་བུ"（春布），言按植株大小区分此二者，大者即"塔奴"，小者即"春布"。现代文献中记载的"塔奴"和"春布"的基原均为大戟属（*Euphorbia*）植物，但各地所用种类不同，大者（塔奴）以大狼毒 *E. jolkinii* Boiss.（*E. nematocypha* Hand.-Mazz.，云南迪庆藏医习用）和甘青大戟 *E. micractina* Boiss.（疣果大戟）为正品；小者（春布）以高山大戟 *E. stracheyi* Boiss. 为正品，也使用月腺大戟 *E. ebracteolata* D. Don（甘肃大戟 *E. kansuensis* Prokh.）、钩腺大戟 *E. sieboldiana* Morr. & Decne.。《西藏藏标》以"ཆུན་བུ/ 春布 / 春布"之名收载了高山大戟 *E. stracheyi* Boiss.；以"ཐར་ནུ/ 塔奴 / 大戟"之名收载了疣果大戟 *E. micractina* Boiss.（甘青大戟），两者的功能与主治不同。（参见"大狼毒""甘青大戟""钩腺大戟"条）

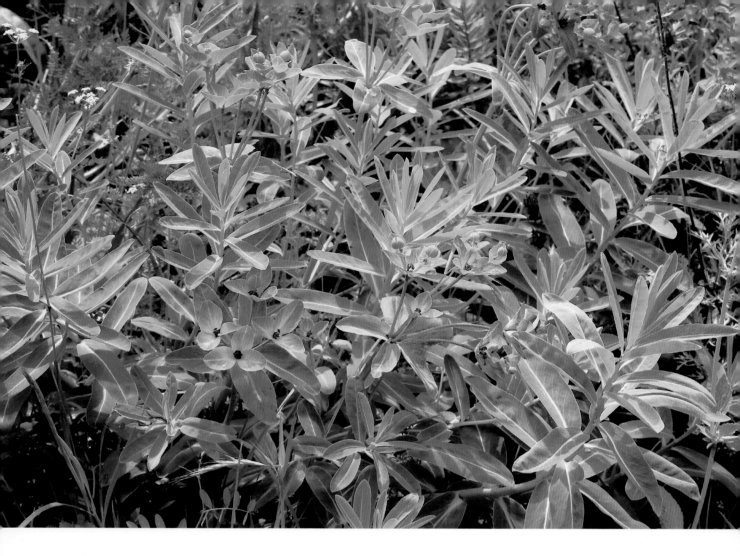

大果大戟

Euphorbia wallichii Hook. f.

| 大戟科（Euphorbiaceae） | 大戟属（*Euphorbia*） |

▌形态 ▌

多年生草本。根圆柱状，长达50cm，直径可达5cm。茎单一或数个丛生，基部少分枝，上部多分枝，高可达1m，直径达1.2cm，光滑无毛。叶互生，椭圆形、长椭圆形或卵状披针形，长5～10cm，宽1.2～2.9cm，先端尖或钝尖，基部渐圆或近平截，近无柄或具极短的柄，全缘，无毛，主脉明显，侧脉羽状，近边缘消失；总苞叶常5，少为3～4或6～7，常呈卵形，稀呈卵状椭圆形或长圆形，长4～6cm，宽2～3.5cm，先端钝尖，基部圆或近平截，无柄，伞幅3～7，长可达5cm；次级总苞叶常3，卵形至阔卵形，长2.5～3.5cm，先端钝尖，基部近平截，次级伞幅常3，长1～2cm；苞叶2，同次级总苞叶，老时略呈黄色或黄绿色。花序单生二歧分枝先端，基部无柄；总苞阔钟状，高约5mm，直径6～7mm，外侧被褐色短柔毛，边缘4裂，裂片半圆形，先端不规则撕裂，内侧密被白色柔毛；腺体4，肾状圆形，淡褐色至黄褐色；雄花多数，明显伸出总苞外；雌花1，子房柄长3～5mm，被短柔毛，子房幼时被少许柔毛，老时渐稀或无毛；花柱3，分离，柱头2裂。

蒴果球状，长与直径均为 0.9 ~ 1.1cm，无毛；花柱易脱落；成熟时分裂为 3 分果爿；种子棱柱状，长 5 ~ 6mm，直径 4 ~ 5mm，淡褐色或灰褐色，腹面具 1 沟纹；种阜盾状，基部具极短的柄。花果期 5 ~ 8（~ 9）月。

▌ 分布 ▌
分布于我国四川、云南、西藏、青海南部。喜马拉雅山区其他地区也有分布。

▌ 生境 ▌
生长于海拔 1800 ~ 4700m 的高山草甸、山坡、林缘。

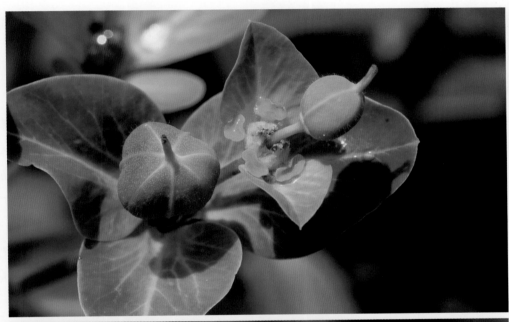

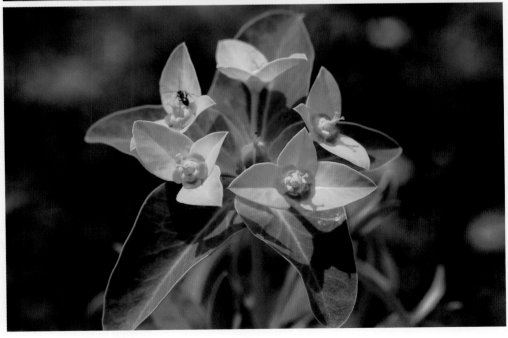

▍药材名 ▍

塔奴、塔乐（ཐར་ནུ།），独其、图其、图尔其（དུར་བྱིད།），塔庆（ཐར་ཆེན།）。

▍药用部位 ▍

根。

▍功能与主治 ▍

塔奴：消炎，利尿，泻下，驱肠虫。用于疮，皮癣，皮肤炭疽，畜癫病，寒、热两性引起的肠道疾病和肠虫病。

独其：催吐，下泻，止痛，生肌。用于消化不良引起的胃痛，便秘，伤口腐烂等。

▍用量与用法 ▍

0.5 ~ 2g。入丸、散剂。有毒，内服慎用。

附 注

　　《四部医典》中记载有"ཐར་ནུ།"（塔奴、塔乐）。《蓝琉璃》《晶珠本草》等记载"塔奴"按植株性状分为大 ["ཐར་ནུ།"（塔奴，大狼毒）]、小 ["འབྲི་ནུ།"（春布、川布）]2 种，言其为托引、治皮肤炭疽、泻时疫病之药物。现代文献中记载的大、小"塔奴"的基原均为大戟属（*Euphorbia*）植物，但各地所用种类不同。文献记载，大者以甘青大戟 *E. micractina* Boiss.（疣果大戟）、大狼毒 *E. jolkinii* Boiss.（*E. nematocypha* Hand.-Mazz.）为正品，小者以高山大戟 *E. stracheyi* Boiss. 为正品。文献记载大果大戟 *E. wallichii* Hook. f. 也为"塔乐"的基原之一。《西藏藏标》以"འབྲི་ནུ།/ 春布 / 春布"之名收载了高山大戟 *E. stracheyi* Boiss.，以"ཐར་ནུ།/ 塔奴 / 大戟"之名收载了疣果大戟 *E. micractina* Boiss.（甘青大戟）。

　　《四部医典》《蓝琉璃》《晶珠本草》等另记载有泻诸病、引吐"培根"病之药物"དུར་བྱིད།"（独其），又称之为"བྱི་ཞི་དག"（芝齐大）、"ཐར་ཆེན།"（塔庆）。《四部医典系列挂图全集》第二十九图中有 5 幅"塔奴"类的附图（92 ~ 96 号图），其汉译本译注名分别为"白狼毒""次白狼毒""大戟""兰花参"和"大戟（萝卜形根）"，各图所示植物均似大戟属植物。《晶珠本草》言其"除独根多汁外，其他状如塔奴（ཐར་ནུ།）"，并将其按根的颜色、汁液多少分为上 ["ཤ་མ་དུར་བྱིད།"（夏玛独其、夏玛都尔西）]、中 ["བྱི་ཞི་དག"（芝齐大、质西达）]、下（"ཀུ་ད་ར་ན།"（固达拉那）] 3 品。现代文献记载喜马拉雅大戟 *E. himalayensis* Boiss. 为"独其"的正品。《西藏藏标》以"དུར་བྱིད།/ 独其 / 喜马拉雅大戟"之名收载了喜马拉雅大戟 *E. himalayensis* Boiss.，《藏药志》则认为该种具有粗壮木质根（汁较少），可能为下品（固达拉那）的基原。

　　上述文献记载的大果大戟 *E. wallichii* Hook. f. 和喜马拉雅大戟 *E. himalayensis* Boiss. 为不同的药物，其功能与主治也有差异。《中国植物志》则将 *E. himalayensis* Boiss. 作为大果大戟 *E. wallichii* Hook. f. 的异名。（参见"大狼毒""高山大戟""甘青大戟"条）

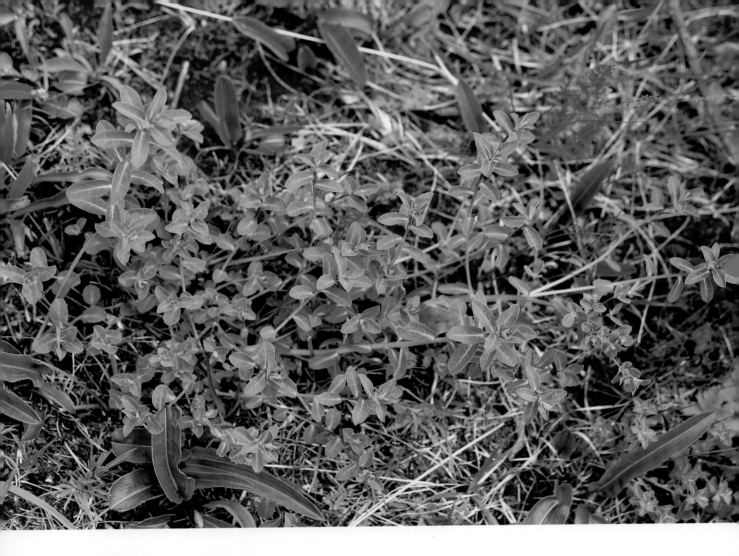

甘青大戟

Euphorbia micractina Boiss.（疣果大戟）

大戟科（Euphorbiaceae） 大戟属（*Euphorbia*）

▌ 形态 ▌

多年生草本。根圆柱状，长 10 ~ 12cm，直径 6 ~ 9mm。茎自基部 3 ~ 4 分枝，每个分枝向上不再分枝，高 20 ~ 50cm，直径 3 ~ 6mm。叶互生，长椭圆形至卵状长椭圆形，长 1 ~ 3cm，宽 5 ~ 7mm，先端钝，中部以下略宽或渐狭，变异较大，基部楔形或近楔形，两面无毛，全缘；侧脉羽状，不明显至清晰可见；总苞叶 5 ~ 8，与茎生叶同形；伞幅 5 ~ 8，长 2 ~ 4cm；苞叶常 3，卵圆形，长约 6mm，宽 4 ~ 5mm，先端圆，基部渐狭。花序单生于二歧分枝先端，基部近无柄；总苞杯状，高约 2mm，直径约 1.5mm，边缘 4 裂，裂片三角形或近舌状三角形；腺体 4，半圆形，淡黄褐色；雄花多枚，伸出总苞；雌花 1，明显伸出总苞之外；子房被稀疏的刺状或瘤状突起，变异幅度较大；花柱 3，基部合生；柱头微 2 裂。蒴果球状，长与直径均约 3.5mm，果脊上被稀疏的刺状或瘤状突起；花柱宿存，成熟时分裂为 3 个分果爿；种子卵状，长约 2mm，宽约 1.5mm，灰褐色，腹面具淡白色条纹；种阜盾状，具极短的柄。花果期 6 ~ 7 月。

▎ 分布 ▎

分布于我国西藏、四川、青海、甘肃、宁夏、新疆东部、陕西、山西、河南等。巴基斯坦、喜马拉雅山区等也有分布。

▎ 生境 ▎

生长于海拔 1500 ~ 2700m 的山坡、草甸、林缘、砂石砾地。

▎ 药材名 ▎

塔奴、塔乐（ཐར་ནུ།）。

▎ 药用部位 ▎

块根。

▎ 功能与主治 ▎

消炎，利尿，泻下，驱肠虫。用于疮，皮癣，皮肤炭疽，畜癫病，下泻寒、热两性引起的肠道疾病和肠虫病。

▎ 用量与用法 ▎

1 ~ 2g。入丸、散剂；有毒，内服慎用。

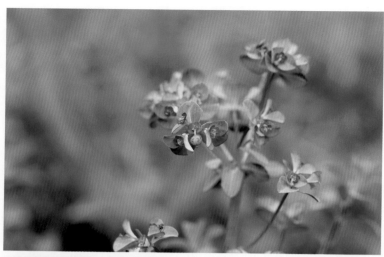

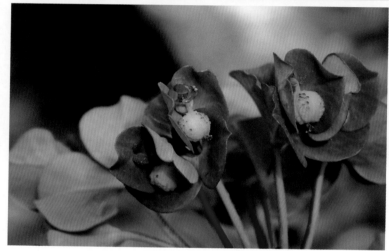

附 注

《四部医典》中记载有"ཐར་ནུ།"（塔奴）。《蓝琉璃》《晶珠本草》等记载"塔奴"按植株性状分为大 ["ཐར་ནུ།"（塔奴、大狼毒）]、小 ["ཆུང་ནུ།"（春布、川布）]2 种。现代文献中记载的大、小"塔奴"的基原均为大戟属（*Euphorbia*）植物，但各地所用种类不同。据文献记载，大者"塔乐"以甘青大戟 *E. micractina* Boiss.（疣果大戟）、大狼毒 *E. jolkinii* Boiss.（*E. nematocypha* Hand.-Mazz.，云南迪庆藏医习用）为正品，小者以高山大戟 *E. stracheyi* Boiss. 为正品。此外，文献记载的各地作"塔乐"使用的还有大果大戟 *E. wallichii* Hook. f.、西藏大戟 *E. tibetica* Boiss.、青藏大戟 *E. altotibetica* O. Pauls.，部分地区还使用泽漆 *E. helioscopia* Linn.（《藏汉大辞典》即注释"ཐར་ནུ།"为"泽漆"）。《西藏藏标》分别收载有"ཐར་ནུ།/塔奴/大戟"和"ཐར་ནུའི་ཁ་ཟི།/塔奴砍扎/大戟膏"，两者的基原均为疣果大戟 *E. micractina* Boiss.（甘青大戟），后者以其块根熬膏入药，两者的功能与主治略有不同。（参见"大狼毒""高山大戟""泽漆"条）

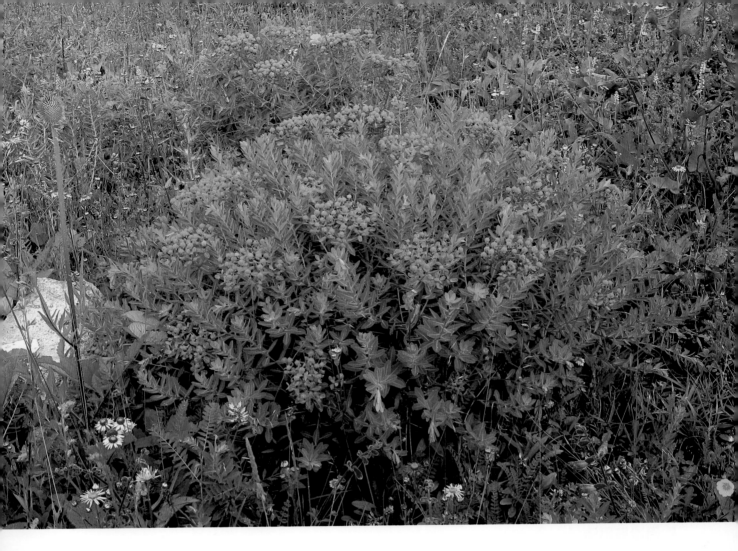

大狼毒

Euphorbia jolkinii Boiss.（*E. nematocypha* Hand.-Mazz.）

| 大戟科（Euphorbiaceae） | 大戟属（*Euphorbia*） |

▌ 形态 ▌

多年生草本。根圆柱状，长可达 25cm，直径 6～15mm。茎自基部多分枝或不分枝，每分枝上部再数分枝，高 40～80cm，直径 5～9mm，无毛或被少许柔毛。叶互生，卵状长圆形、卵状椭圆形或椭圆形，长 1～4cm，宽 0.3～0.7cm，先端钝尖或圆，基部渐狭，呈宽楔形或近平截，叶面呈绿色，叶背常呈淡绿色，干时呈淡灰色，幼叶尤为明显，主脉明显，且于叶背隆起，侧脉羽状且不明显，全缘；总苞叶（3～）5～7（～8），卵状椭圆形至阔卵形，长 1～2.5cm，宽 0.6～0.9cm，先端圆，基部近平截；伞幅（3～）5～7（～8），长 1～3cm；苞叶 2，卵圆形或近圆形，长 6～10mm，宽 4～8mm，先端圆，基部近平截。花序单生于二歧分枝先端，基部无柄；总苞杯状，直径约 3mm，高约 3.5mm，边缘 4 裂，裂片卵状三角形，内侧密被白色柔毛；腺体 4，肾状半圆形，淡褐色；雄花多数，明显伸出总苞外；雌花 1，子房柄伸出总苞外，长 3～6mm，子房密被长瘤，花柱 3，中部以下合生，柱头微 2 裂。蒴果球状，长与直径均约 5.5mm，密被长瘤或被长瘤，瘤先端尖，基部常压扁；果柄长 4 ~ 6mm；花柱宿存，易脱落；成熟时分裂为 3 分果爿；种子椭圆状，长约 3mm，直径约 2mm，淡黄褐色，光亮，无纹饰；种阜三角状盾形，基部无柄。花果期 3 ~ 7 月。

分布

分布于我国云南（迪庆）、四川西南部、台湾。日本、朝鲜也有分布。

生境

生长于海拔 200 ~ 4100m 的草地、山坡、灌丛、疏林中。

药材名

塔奴、塔乐（མཐར་ནུ།）。

药用部位

块根。

功能与主治

消炎，利尿，泻下，驱肠虫。用于疮，皮癣，皮肤炭疽，畜癫病，寒、热两性引起的肠道疾病和肠虫病。

用量与用法

1 ~ 2g。入丸、散剂。有毒，内服慎用。

附注

《四部医典》中记载有"མཐར་ནུ།"（塔奴）。《度母本草》言其果实为红色，《蓝琉璃》《晶珠本草》等记载其按植株性状可分为大 ["མཐར་ནུ།"（塔奴），大狼毒]、小 ["ཆུང་བུ།"（春布、川布）]2 种。现代文献中记载的大、小"塔奴"的基原均为大戟属（Euphorbia）植物，但各地藏医所用种类不同。文献记载大狼毒 E. jolkinii Boiss.（E. nematocypha Hand.-Mazz.，云南迪庆藏医习用）和甘青大戟 E. micractina Boiss.（疣果大戟）为大者（塔奴）的正品，高山大戟 E. stracheyi Boiss. 为小者的正品。《晶珠本草》还另记载有"དུར་བྱིད།"（独其、图其，白狼毒），言"白狼毒和大狼毒，泻除寒热一切病"。现代文献记载的"图其"的基原为喜马拉雅大戟 E. himalayensis Boiss.（大果大戟 E. wallichii Hook. f.）、狼毒 E. fischeriana Steud.、青藏大戟 E. altotibetica O. Pauls.、沙生大戟 E. kozlovii Prokh. 等，其中，青藏大戟 E. altotibetica O. Pauls. 和沙生大戟 E. kozlovii Prokh. 也为"塔奴"（大狼毒）的基原，这可能与《晶珠本草》的上述记载有关。（参见"高山大戟""甘青大戟"条）

钩腺大戟

Euphorbia sieboldiana Morr. & Decne.

大戟科（Euphorbiaceae）	大戟属（*Euphorbia*）

形态

多年生草本。根茎较粗壮，基部具不定根，长 10 ~ 20 cm，直径 4 ~ 15mm。茎单一或自基部多分枝，每个分枝向上再分枝，高 40 ~ 70cm，直径 4 ~ 7mm。叶互生，椭圆形、倒卵状披针形、长椭圆形，变异较大，长 2 ~ 5（~ 6）cm，宽 5 ~ 15mm，先端钝或尖，或渐尖，基部渐狭或呈狭楔形，全缘；侧脉羽状；叶柄极短或无；总苞叶 3 ~ 5，椭圆形或卵状椭圆形，长 1.5 ~ 2.5cm，宽 4 ~ 8mm，先端钝尖，基部近平截；伞幅 3 ~ 5，长 2 ~ 4cm；苞叶 2，常呈肾状圆形，少为卵状三角形或半圆形，变异较大，长 8 ~ 14mm，宽 8 ~ 16mm，先端圆或略呈凸尖，基部近平截或微凹，或近圆形。花序单生于二歧分枝先端，基部无柄；总苞杯状，高 3 ~ 4mm，直径 3 ~ 5mm，边缘 4 裂，裂片三角形或卵状三角形，内侧具短柔毛或具极少的短柔毛，腺体 4，新月形，两端具角，角尖钝或长刺芒状，

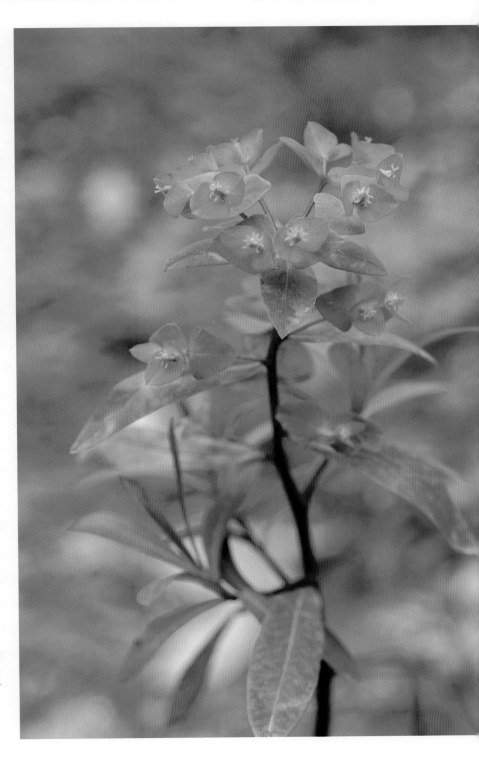

变化极不稳定，以黄褐色为主，少有褐色或淡黄色，或黄绿色；雄花多数，伸出总苞之外；雌花1，子房柄伸出总苞边缘；子房光滑无毛；花柱3，分离；柱头2裂。蒴果三棱状球形，长3.5～4mm，直径4～5mm，光滑，成熟时分裂为3分果爿；花柱宿存，且易脱落；种子近长球状，长约2.5mm，直径约1.5mm，灰褐色，具不明显的纹饰；种阜无柄。花果期4～9月。

▌分布▌

我国除西藏、新疆、内蒙古、福建、海南、台湾外，各地均有分布。日本、朝鲜、俄罗斯也有分布。

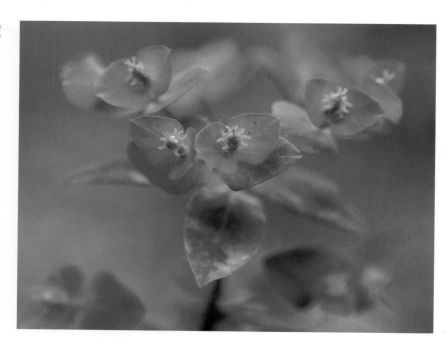

▌生境▌

生长于田间、林缘、灌丛、林下、山坡、草地等。

▌药材名▌

春布、冲布、川布、川吾（ཆུན་བུ།）。

▌药用部位▌

块根。

▌功能与主治▌

退热，祛寒，破瘀，排脓，利胆，催吐，解毒。用于肠胃积滞湿热，胆病。

▌用量与用法▌

1～2g。内服煎汤，或入丸、散剂；有毒，内服慎用，入药前需以山羊肉、牛尿共煎煮以炮制去毒。

▌附 注▌

"ཆུན་བུ།"（春布）在《四部医典》中有记载。《晶珠本草》分别记载有"ཐར་ནུ།"（塔奴）和"ཆུན་བུ།"（春布），言其按植株大小区分此二者，大者即"塔奴"，小者即"春布"。现代文献中记载的大、小2种的基原均为大戟属（*Euphorbia*）植物，但各地所用种类不同，不同文献记载的功能与主治也有一定的差异。据文献记载，钩腺大戟 *E. sieboldiana* Morr. & Decne. 为"春布"的基原之一，作为小者（春布）的基原还有高山大戟 *E. stracheyi* Boiss.、月腺大戟 *E. ebracteolata* D. Don（甘肃大戟 *E. kansuensis* Prokh.）。（参见"大狼毒""甘青大戟""高山大戟"条）

杧果

Mangifera indica L.

漆树科（Anacardiaceae） | 杧果属（*Mangifera*）

▌形态▌

常绿大乔木，高 10 ~ 20m。树皮灰褐色，小枝褐色，无毛。叶薄革质，常集生枝顶，叶形和大小变化较大，通常为长圆形或长圆状披针形，长 12 ~ 30cm，宽 3.5 ~ 6.5cm，先端渐尖、长渐尖或急尖，基部楔形或近圆形，边缘皱波状，无毛，叶面略具光泽，侧脉 20 ~ 25 对，斜升，两面凸起，网脉不显，叶柄长 2 ~ 6cm，上面具槽，基部膨大。圆锥花序长 20 ~ 35cm，多花密集，被灰黄色微柔毛，分枝开展，最基部分枝长 6 ~ 15cm；苞片披针形，长约 1.5mm，被微柔毛；花小，杂性，黄色或淡黄色；花梗长 1.5 ~ 3mm，具节；萼片卵状披针形，长 2.5 ~ 3mm，宽约 1.5mm，渐尖，外面被微柔毛，边缘具细睫毛；花瓣长圆形或长圆状披针形，长 3.5 ~ 4mm，宽约 1.5mm，无毛，里面具 3 ~ 5 棕褐色凸起的脉纹，开花时外卷；花盘膨大，肉质，5 浅裂；雄蕊仅 1 发育，长约 2.5mm，花药卵

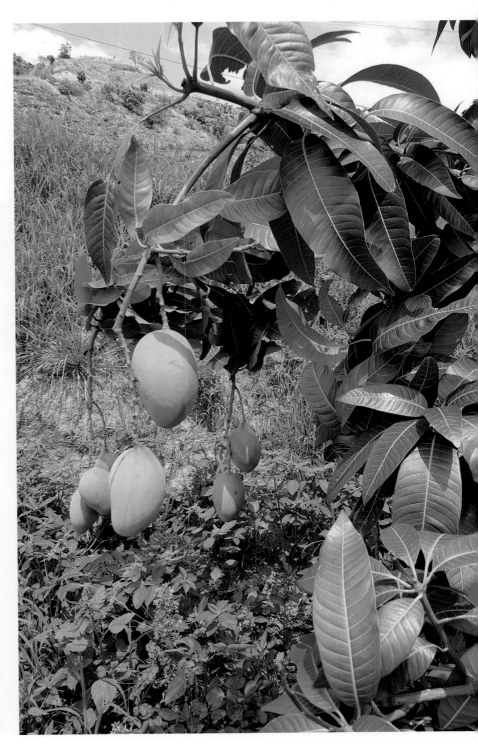

圆形，不育雄蕊 3 ～ 4，具极短的花丝和疣状花药原基或缺；子房斜卵形，直径约 1.5mm，无毛，花柱近顶生，长约 2.5mm。核果大，肾形（栽培品种核果的形状和大小变化极大），压扁，长 5 ～ 10cm，宽 3 ～ 4.5cm，成熟时黄色，中果皮肉质，肥厚，鲜黄色，味甜，果核坚硬。

▍分布 ▍

分布于我国云南、广西、广东、福建、台湾。印度、孟加拉国及中南半岛等也有分布。

▍生境 ▍

生长于海拔 200 ～ 1350m 的山坡、河谷、旷野。

▍药材名 ▍

阿哲、阿摘、阿折、阿斋（ཨ་འབྲས།），阿哲窍（ཨ་འབྲས་མཆོག）。

▍药用部位 ▍

成熟种子。

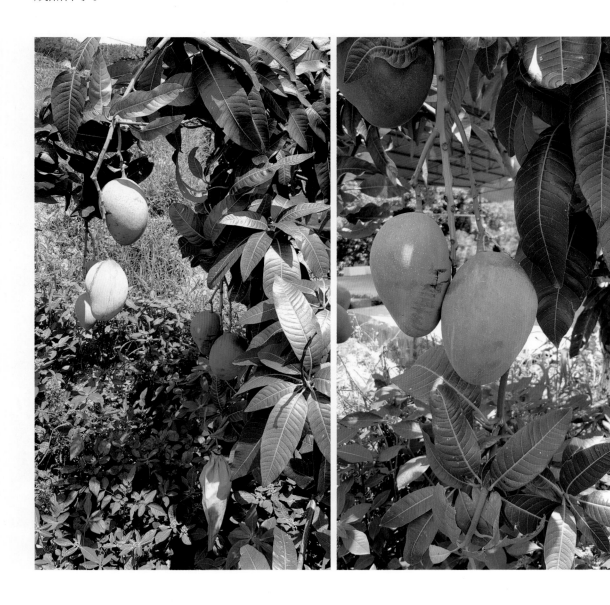

▌功能与主治 ▌

滋阴，补肾。用于肾虚。

▌用量与用法 ▌

3 ~ 6g。内服研末，或入丸、散剂。

附 注

"ཨ་འབྲས།"（阿哲）始载于《四部医典》。《蓝琉璃》引《图鉴》之记载："树矮小，叶片状如大黄叶，花朵蓝色状如伞，果熟状如鹿睾丸"；《四部医典系列挂图全集》第二十七图中有"ཨ་འབྲས།"（阿哲）的附图（30号图：冲天子），其图所示为大树，叶长圆状，边缘波状，果实簇生，与杧果 *Mangifera indica* L. 较为相似。《晶珠本草》将"ཨ་འབྲས།"（阿哲）与"ཟ་འབྲས།"（萨债：蒲桃）、"འཇམ་འབྲས།"（甲木哲：大托叶云实）并称"三实"，言三者均治肾病。关于"阿哲"的形态，《蓝琉璃》和《晶珠本草》均引《图鉴》的记载："树小，叶片状如大黄（或酸模）叶，花蓝色，状如伞，果实状如鹿睾丸，味酸、甘"；《晶珠本草》汉译重译本还记载其药材性状为"外表生有鹿毛状毛，有脉纹。果实重，摇时嘎嘎响者，质佳；果实轻，摇时无嘎嘎响声者，已腐朽或被虫食，为劣品"；《中华本草·藏药卷》还引用《晶珠本草》的记载文，为"阿斋（果实）形如牙咬双唇状，皮为紫红色，内面白色，此为正品"（注：《晶珠本草》汉译重译本中未见此记载。据李多美主编的《简明藏医辞典》，该段记载文出自《药性口授·甘露滴释》）；也即《晶珠本草》所记载的"阿哲"应有2种（或优、劣2品）。《藏汉大辞典》将"ཨ་འབྲས།"译作"冲天子"；《简明藏医辞典》译作"芒果核，冲天子"。据现代文献记载和调查，现藏医多以漆树科植物杧果 *Mangifera indica* L. 为"ཨ་འབྲས།"（阿哲）的正品，部分藏医也使用豆科植物厚果崖豆藤 *Millettia pachycarpa* Benth.（厚果鸡血藤，别名冲天子）和猪腰子 *Whitfordiodenron filipes* (Dunn) Dunn（云南别称"冲天子"）。上述3种植物中，杧果 *Mangifera indica* L. 的种子（药材）形态与《晶珠本草》的描述相符，厚果崖豆藤 *Millettia pachycarpa* Benth. 的果实形态与《药性口授·甘露滴释》所言"（果实）形如牙咬双唇状，皮为紫红色"相符，但3种的原植物形态均与《蓝琉璃》和《晶珠本草》引《图鉴》记载的"阿哲"的形态不符。《部标藏药》等收载的"芒果核/ཨ་འབྲས།/阿哲"的基原仅为杧果 *Mangifera indica* L.。《甘露本草明镜》以"ཨ་འབྲས་དཀར་པོ།"（阿扎曼巴）之名记载了厚果崖豆藤 *Millettia pachycarpa* Benth.；《藏药晶镜本草》也记载该种为"阿哲"的类似品。但因厚果崖豆藤易引起身体浮肿，现已少用。（参见"厚果崖豆藤"条）

杧果为著名的热带水果，因广泛栽培，已培育出100多个品种，我国栽培的有40多个品种。

南酸枣

Choerospondias axillaris (Roxb.) Burtt et Hill

漆树科（Anacardiaceae） 南酸枣属（*Choerospondias*）

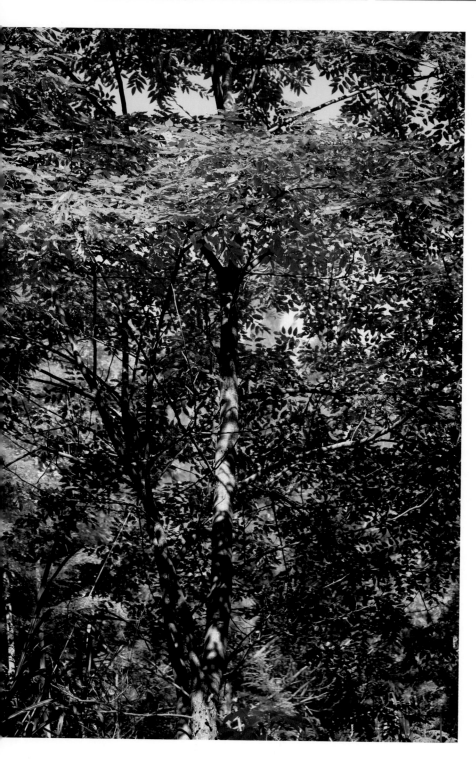

▌ 形态 ▌

落叶乔木，高 8 ~ 20m。树皮灰褐色，片状剥落，小枝粗壮，暗紫褐色，无毛，具皮孔。奇数羽状复叶长 25 ~ 40cm，有小叶 3 ~ 6 对，叶轴无毛，叶柄纤细，基部略膨大；小叶膜质至纸质，卵形、卵状披针形或卵状长圆形，长 4 ~ 12cm，宽 2 ~ 4.5cm，先端长渐尖，基部多少偏斜，阔楔形或近圆形，全缘或幼株叶边缘具粗锯齿，两面无毛或稀叶背脉腋被毛，侧脉 8 ~ 10 对，两面凸起，网脉细，不显；小叶柄纤细，长 2 ~ 5mm。雄花序长 4 ~ 10cm，被微柔毛或近无毛；苞片小；花萼外面疏被白色微柔毛或近无毛，裂片三角状卵形或阔三角形，先端钝圆，长约 1mm，边缘具紫红色腺状睫毛，里面被白色微柔毛；花瓣长圆形，长 2.5 ~ 3mm，无毛，具褐色脉纹，开花时外卷；雄蕊 10，与花瓣近等长，花丝线形，长约 1.5mm，无毛，花药长圆形，长约 1mm，花盘无毛；雄花无不育雌蕊；雌花单生于上部叶腋，较大；子房卵圆形，长约1.5mm，无毛，5室，花柱长约0.5mm。核果椭圆形或倒卵状椭圆形，成熟时黄色，长2.5～3cm，直径约2cm，果核长2～2.5cm，直径1.2～1.5cm，先端具5小孔。

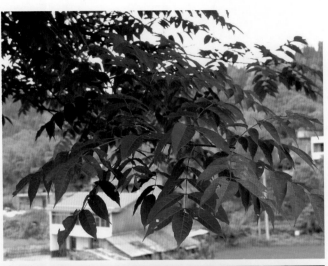

分布

分布于我国云南、广西、广东、福建、贵州、湖北、湖南、江西（武宁）、安徽、浙江等。

生境

生长于海拔300～2000m的山坡、丘陵或沟谷林中。

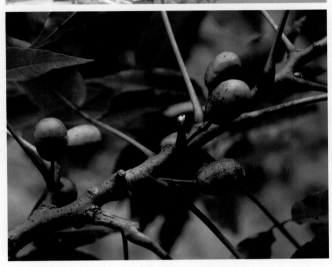

药材名

娘肖夏、柠肖夏（ཉེར་ཤིག）。

药用部位

成熟果实。

功能与主治

清热，养心，安神。用于心热病，心脏病。

用量与用法

3～9g。

附　注

　　《月王药诊》《四部医典》中记载有除心热、安神之药物"ཉེར་ཤིག"（娘肖夏）。《蓝琉璃》《晶珠本草》等共记载有4种"ཤིག"（肖夏），"ཉེར་ཤིག"（娘肖夏）为其中之一。古籍对4种"娘肖夏"的形态记载均极为简略，《图鉴》记载其"树干高大，叶片厚，花朵白色甚美丽，果实心形"。《四部医典系列挂图全集》第二十七图中有"娘肖夏"的附图（26号图），图示植物为乔木，3～7小叶的羽状叶，其汉译本译注为"广酸枣"。现各地藏医所用"娘肖夏"的基原多为南酸枣 *C. axillaris* (Roxb.) Burtt et Hill，但该种的果实椭圆形，并非古籍记载的"心形"。据文献记载，青海藏医和蒙医还以使君子科植物使君子 *Quisqualis indica* L. 作"娘肖夏"使用，云南迪庆及西藏东南部部分地区也以胡颓子科植物丽江胡颓子 *Elaeagnus delavayi* Lecomte 作"娘肖夏"使用。文献记载的使君子 *Quisqualis indica* L. 和丽江胡颓子 *Elaeagnus delavayi* Lecomte 的功效与南酸枣有较大差异。《部标藏药》（附录）及《藏标》以"广枣 ཉེར་ཤིག 娘肖夏"之名收载的基原均为南酸枣 *C. axillaris* (Roxb.) Burtt et Hill。（参见"刀豆""白花油麻藤""榼藤子""使君子"条）

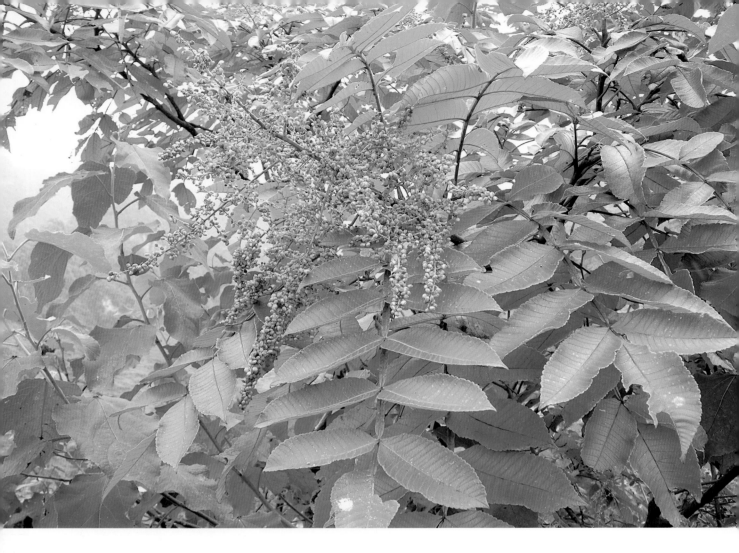

盐肤木

Rhus chinensis Mill.

| 漆树科（Anacardiaceae） | 盐肤木属（*Rhus*） |

形态

落叶小乔木或灌木，高2～10m。小枝棕褐色，被锈色柔毛，具圆形小皮孔。奇数羽状复叶，小叶（2～）3～6对，叶轴具宽的叶状翅，小叶自下而上逐渐增大，叶轴和叶柄密被锈色柔毛；小叶多形、卵形、椭圆状卵形或长圆形，长6～12cm，宽3～7cm，先端急尖，基部圆形，顶生小叶基部楔形，边缘具粗锯齿或圆齿，叶面暗绿色，叶背粉绿色，被白粉，叶面沿中脉疏被柔毛或近无毛，叶背被锈色柔毛，脉上较密，侧脉和细脉在叶面凹陷，在叶背凸起；小叶无柄。圆锥花序宽大，多分枝，雄花序长30～40cm，雌花序较短，密被锈色柔毛；苞片披针形，长约1mm，被微柔毛，小苞片极小；花白色，花梗长约1mm，被微柔毛。雄花：花萼外面被微柔毛，裂片长卵形，长约1mm，边缘具细睫毛；花瓣倒卵状长圆形，长约2mm，开花时外卷；雄蕊伸出，花丝线形，长约2mm，无毛，花药卵形，长约0.7mm；子房不育。雌花：花萼裂片较短，长约0.6mm，外面被微柔毛，边缘具细睫毛；花瓣椭圆状卵形，长约1.6mm，边缘具细睫毛，里面下部被柔毛；雄蕊极短；花盘无毛；子房卵形，长约 1mm，密被白色微柔毛，花柱 3，柱头头状。核果球形，略压扁，直径 4 ~ 5mm，被具节柔毛和腺毛，成熟时红色，果核直径 3 ~ 4mm。花期 8 ~ 9 月，果期 10 月。

▌分布▌

我国除黑龙江、吉林、辽宁、内蒙古和新疆外，各地广布。印度、马来西亚、日本、朝鲜及中南半岛等也有分布。

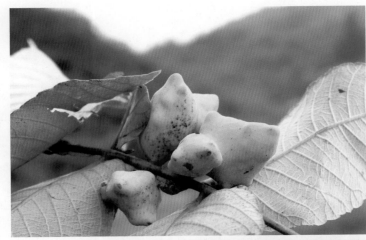

▌生境▌

生长于海拔 170 ~ 2700m 的向阳山坡、沟谷、溪边的疏林或灌丛中。

▌药材名▌

达折合、达周、达智、塔芝（ དཀྲ ），塔芝曼巴（ དཀྲ་དམན་པ ）。

▌药用部位▌

成熟果实。

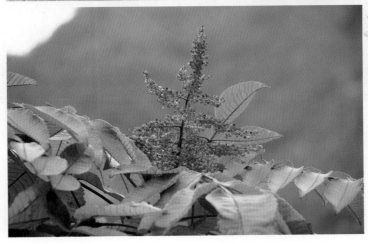

▌功能与主治▌

止痢，活脉，止呕。用于寒热痢疾，四肢脉阻，呕吐，眩晕。

▌用量与用法▌

3 ~ 5g。

附 注

　　《晶珠本草》中记载有止寒热泻之药物"དཀྲ"（达折合、塔芝），关于其形态，引《图鉴》之记载其"生长在热带林中。树大皮灰，花小，红色；叶圆；果实如羊虱虮子，味甘、酸"；并言其"果实如萝卜子，稍扁，红色，粉汁油润，味酸"。《藏药晶镜本草》记载"དཀྲ"（达折合）的基原为盐肤木 R. chinensis Mill.，木兰科植物五味子 Schisandra chinensis (Turcz.) Baill. 为类似品。《中国藏药植物资源考订》认为盐肤木 R. chinensis Mill. 分布较为广泛（并非仅分布于热带地区），其花也非红色，与古籍记载的形态不符，应为代用品，称其为"དཀྲ་དམན་པ"（塔芝曼巴）。《认药》在"达折合"下注为"五味子"，故现藏医也多以五味子属（Schisandra）植物作代用品，包括五味子 S. chinensis (Turcz.) Baill.、滇藏五味子 S. neglecta A. C. Smith、红花五味子 S. rubriflora (Franch.) Rehd. et Wils. 等，也称代用品为"དཀྲ་ཁབ"（塔芝卡布）。（参见"五味子""滇藏五味子"条）

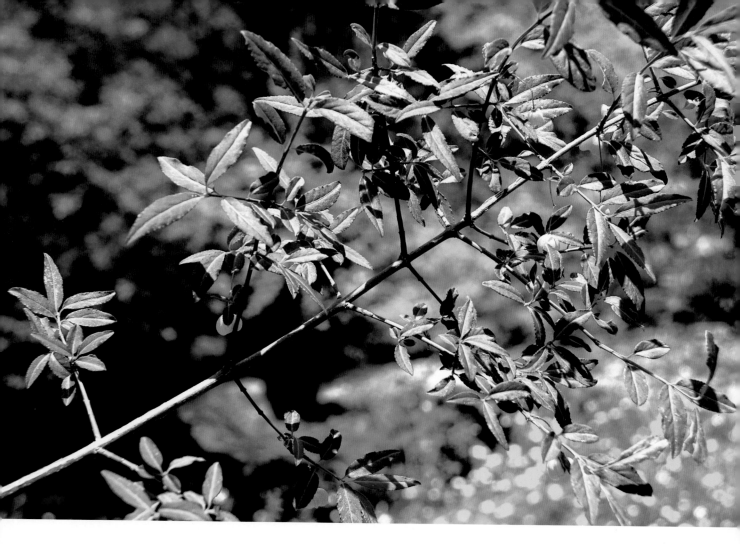

八宝茶

Euonymus przwalskii Maxim.（甘青卫矛）

卫矛科（Celastraceae） | 卫矛属（*Euonymus*）

形态

小灌木，高 1 ～ 5m；茎枝常具 4 棱栓翅，小枝具 4 窄棱。叶窄卵形、窄倒卵形或长方披针形，长 1 ～ 4cm，宽 5 ～ 15mm，先端急尖，基部楔形或近圆形，边缘有细密浅锯齿，侧脉 3 ～ 5 对；叶柄短，长 1 ～ 3mm。聚伞花序多为 1 次分枝，3 花或达 7 花；花序梗细长丝状，长 1.5 ～ 2.5cm；小花梗长 5 ～ 6mm，中央小花梗与两侧小花梗等长；苞片与小苞片披针形，多脱落；花深紫色，偶带绿色，直径 5 ～ 8mm；萼片近圆形；花瓣卵圆形；花盘微 4 裂；雄蕊着生于花盘四角的突起上，无花丝；子房无花柱，柱头稍圆，胚珠通常每室 2 ～ 6。蒴果紫色，扁圆倒锥状或近球状，先端 4 浅裂，长 5 ～ 7mm，最宽处直径 5 ～ 7mm；果序梗及小果梗均细长；种子黑紫色，橙色假种皮包围种子基部，可达中部。

分布

分布于我国甘肃（岷县、舟曲）、西藏（林芝）、四川（康定）、青海、云南、新疆、山西、河北。

▌ 生境 ▌

生长于山坡灌丛、林缘。

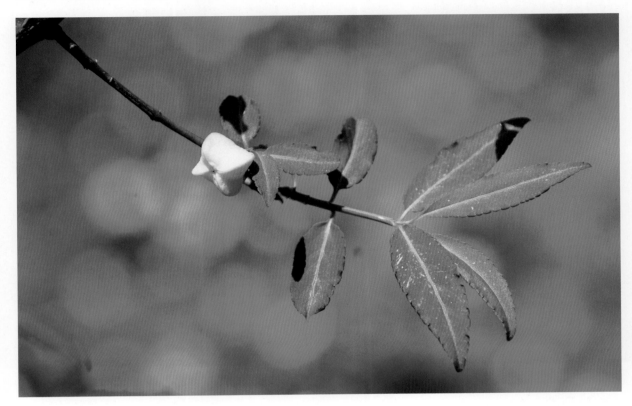

▌ 药材名 ▌

约坡（གཡེར་འབོགས་、ཡོ་འབོག）。

▌ 药用部位 ▌

茎枝皮、带翅小枝。

▌ 功能与主治 ▌

破血，止痛，杀虫。用于月经不调，癥结腹痛，产后血晕，关节炎等。

附　注

《中华藏本草》等记载的"约坡"基原还有同属植物冷地卫矛 *E. frigidus* Wall.、大花卫矛 *E. grandiflorus* Wall.、栓翅卫矛 *E. phellomanus* Loes.。（参见"冷地卫矛"条）

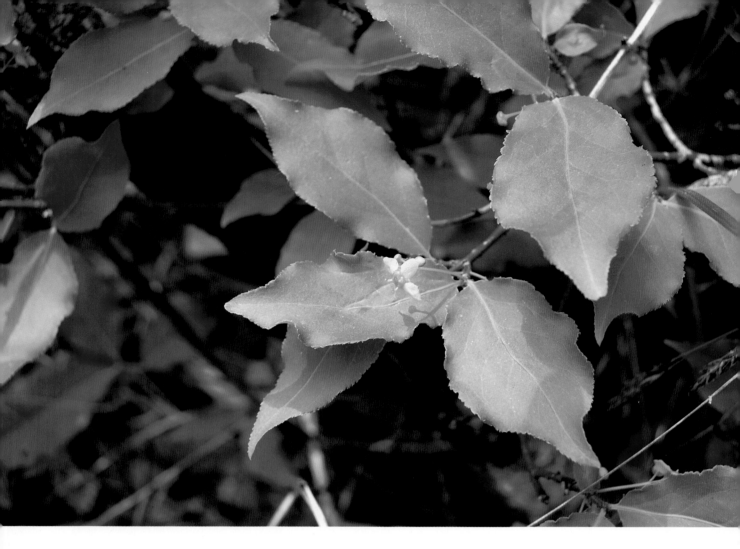

卫矛

Euonymus alatus (Thunb.) Sieb.（鬼箭羽）

卫矛科（Celastraceae） 卫矛属（*Euonymus*）

▎ 形态 ▎

灌木，高 1 ~ 3m。小枝常具 2 ~ 4 列宽阔木栓翅；冬芽圆形，长约 2mm，芽鳞边缘具不整齐细坚齿。叶卵状椭圆形、窄长椭圆形，偶为倒卵形，长 2 ~ 8cm，宽 1 ~ 3cm，边缘具细锯齿，两面光滑无毛；叶柄长 1 ~ 3mm。聚伞花序具 1 ~ 3 花；花序梗长约 1cm，小花梗长 5mm；花白绿色，直径约 8mm，4 基数；萼片半圆形；花瓣近圆形；雄蕊着生于花盘边缘处，花丝极短，开花后稍增长，花药宽阔长方形，2 室顶裂。蒴果 1 ~ 4 深裂，裂瓣椭圆状，长 7 ~ 8mm；种子椭圆状或阔椭圆状，长 5 ~ 6mm，种皮褐色或浅棕色，假种皮橙红色，全包种子。花期 5 ~ 6 月，果期 7 ~ 10 月。

▎ 分布 ▎

我国除东北地区及新疆、青海、西藏、广东、海南外，各地区均有分布。日本、朝鲜也有分布。

▎ 生境 ▎

生长于山坡、沟地边缘。

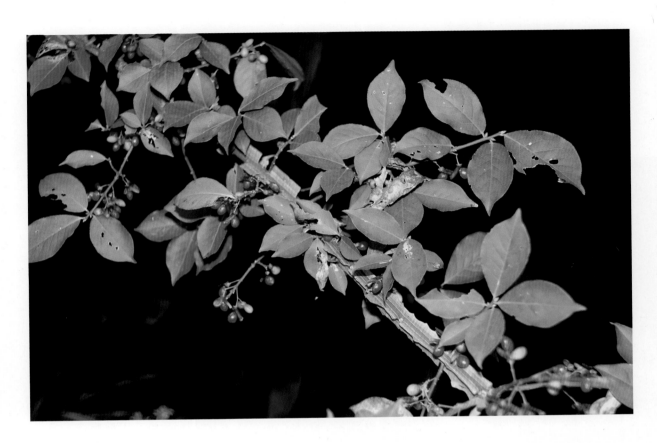

▌ 药材名 ▌

珠兴哲吾（འབྲུག་ཤིང་འབྲས་བུ།）。

▌ 药用部位 ▌

果实。

▌ 功能与主治 ▌

用于"隆"病。

附　注

　　《晶珠本草》记载有"འབྲུག་ཤིང་འབྲས་བུ།"（珠兴哲吾），言其为治"隆"病之药物，并将其归于"树木类药物"的"果实类药物"中，记载其"川沟到处生长，树皮青绿色，坚硬，常缠绕他树，自身如线缠绕，扭曲成团，皮厚枝柔，可作鼓锤"。现代文献中，仅《中国藏药植物资源考订》记载甘肃将卫矛 *E. alatus* (Thunb.) Sieb. 称为"珠兴哲吾"；并言在西藏墨脱采集调查中得到的手杖确为缠绕植物，此与《认药》所言"珠兴哲吾可作手杖"也相符，由此得出，"珠兴哲吾"应为卫矛 *E. alatus* (Thunb.) Sieb.。但据《晶珠本草》和《认药》的记载，"珠兴哲吾"应为大型藤本植物（可作鼓锤、手杖），而卫矛 *E. alatus* (Thunb.) Sieb. 则为灌木，"珠兴哲吾"的基原尚存疑。

冷地卫矛

Euonymus frigidus Wall. ex Roxb.

卫矛科（Celastraceae）　　卫矛属（*Euonymus*）

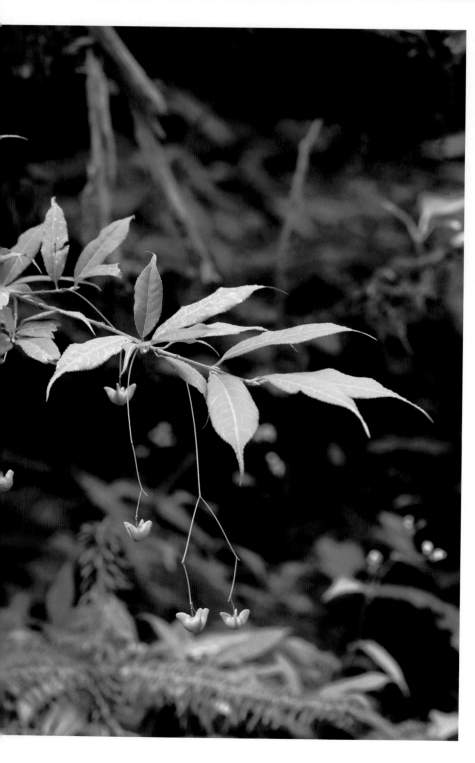

▌ 形态 ▌

落叶灌木，高 0.1 ~ 3.5m。枝疏散。叶厚纸质，椭圆形或长方状窄倒卵形，长 6 ~ 15cm，宽 2 ~ 6cm，先端急尖或钝，有时呈尖尾状，基部多呈阔楔形或楔形，边缘具较硬锯齿，侧脉 6 ~ 10 对，在两面均较明显；叶柄长 6 ~ 10mm。聚伞花序松散；花序梗长而细弱，长 2 ~ 5cm，先端具 3 ~ 5 分枝，分枝长 1.5 ~ 2cm；小花梗长约 1cm；花紫绿色，直径 1 ~ 1.2cm；萼片近圆形；花瓣阔卵形或近圆形；花盘微 4 裂，雄蕊着生于裂片上，无花丝；子房无花柱。蒴果具 4 翅，长 1 ~ 1.4cm，翅长 2 ~ 3mm，常微下垂；种子近圆盘状，稍扁，直径 6 ~ 8mm，包于橙色假种皮内。

▌ 分布 ▌

分布于我国云南、西藏（墨脱）。印度、缅甸也有分布。

▌ 生境 ▌

生长于海拔 1100 ~ 3000m 的山间林地。

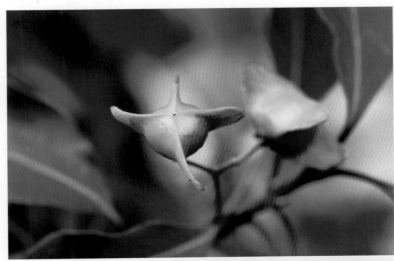

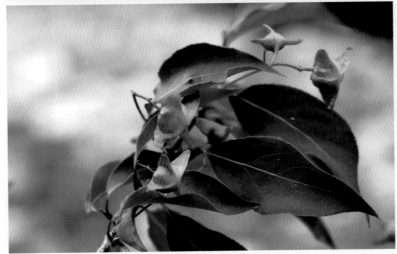

▌药材名 ▌

约坡（ཡོ་འབོག），卫矛（མེ་མནེ།）。

▌药用部位 ▌

茎枝皮、带翅小枝。

▌功能与主治 ▌

破血，止痛，杀虫。用于月经不调，癥瘕腹痛，产后血晕，关节炎等。

附　注

《西藏常用中草药》记载，冷地卫矛 E. frigidus Wall. 称 "མེ་མནེ།"（卫矛，汉文名"卫矛"的藏文音译名）作药用，也有文献记载该种为 "གཡོ་འབོགགས"（约坡）的基原，其同属植物大花卫矛 E. grandiflorus Wall.、八宝茶 E. przewalskii Maxim.（甘青卫矛）等也作"约坡"药用。（参见"八宝茶"条）

天师栗

Aesculus wilsonii Rehd.

七叶树科（Hippocsatanaceae） | 七叶树属（*Aesculus*）

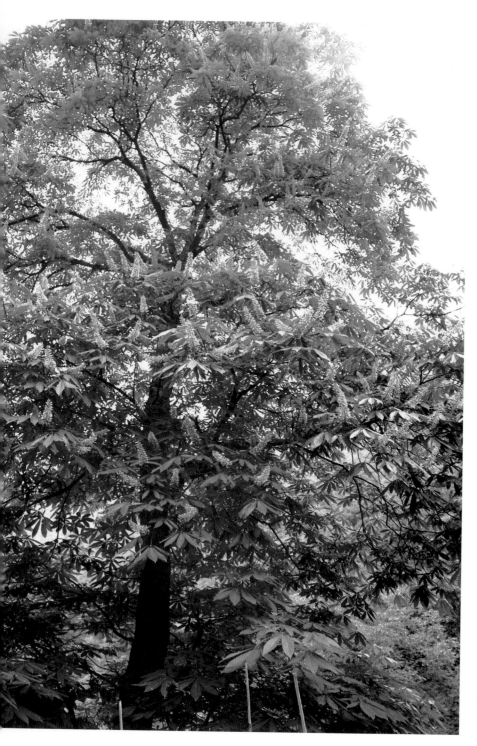

形态

落叶乔木，高 20（~ 25）m。嫩枝密被长柔毛。冬芽有树脂。复叶柄长 10 ~ 15cm，嫩时微被柔毛；小叶 5 ~ 7（~ 9），倒卵形或长倒披针形，长 10 ~ 25cm，上面仅主脉基部微被长柔毛，下面淡绿色，有灰色毛，具骨质硬头锯齿，侧脉 20 ~ 25 对，小叶柄长 1.5 ~ 2.5（~ 3）cm，微被柔毛。花序圆筒形，长 20 ~ 30cm，基径 8 ~ 10cm，基部小花序长 3 ~ 4（~ 6）cm，花浓香；花萼筒状，长 6 ~ 7mm，外面微有柔毛；花瓣 4，倒卵形，前面的 2 枚花瓣有黄色斑块；雄蕊 7，最长达 3cm；花盘微裂，无毛，两性花子房卵圆形，有黄色绒毛。蒴果黄褐色，卵圆形或近梨形，直径 3 ~ 4cm，先端有短尖头，无刺，有斑点，干时壳厚 1.5 ~ 2mm，3 裂。种子常 1，近球形，种脐占种子 1/3 以下。花期 4 ~ 5 月，果期 9 ~ 10 月。

分布

分布于我国四川、贵州、云南

东北部、江西西部、湖南、湖北西部、河南西南部、广东北部。

▌ 生境 ▌

生长于海拔 1000 ~ 1800m 的阔叶林中。

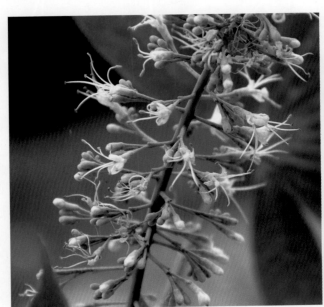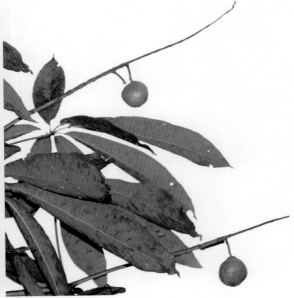

▌ 药材名 ▌

索札、苏恰（ས་ཆ）。

▌ 药用部位 ▌

果实。

▌ 功能与主治 ▌

杀虫，止痢。用于胃痛，痢疾，虫病。

▌ 用量与用法 ▌

3 ~ 9g。

附 注

《晶珠本草》在"树木类药物"的"果实类药物"中记载有"ས་ཆ"（索札），言其为引吐诸病之药物。现代文献记载"索札"又称"娑罗子"，其基原为天师栗 A. wilsonii Rehd.、七叶树 A. chinensis Bunge，以果实入药，但藏医临床少用。

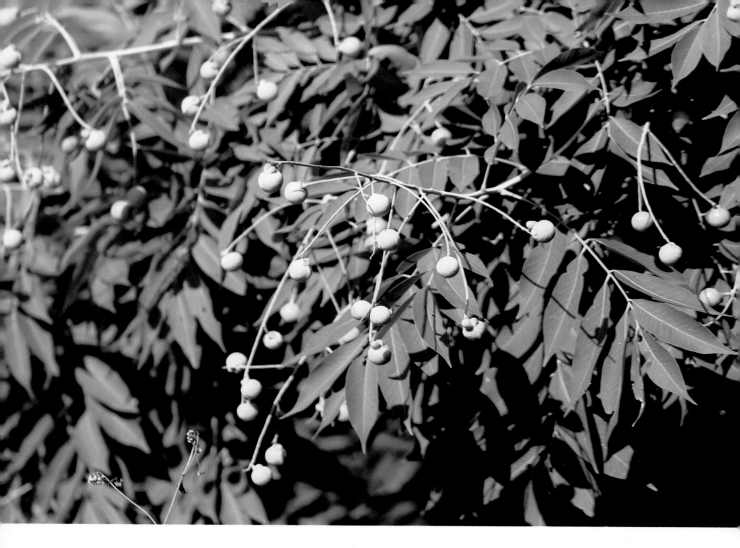

无患子

Sapindus mukorossi Gaertn.

无患子科（Sapindaceae）　　　　　无患子属（*Sapindus*）

▌ 形态 ▌

落叶大乔木，高可超过 20m。树皮灰褐色或黑褐色，嫩枝绿色，无毛。叶连柄长 25 ～ 45cm 或更长，叶轴稍扁，上面两侧有直槽，无毛或被微柔毛；小叶 5 ～ 8 对，通常近对生，叶片薄纸质，长椭圆状披针形或稍呈镰形，长 7 ～ 15cm 或更长，宽 2 ～ 5cm，先端短尖或短渐尖，基部楔形，稍不对称，腹面有光泽，两面无毛或背面被微柔毛；侧脉纤细而密，15 ～ 17 对，近平行；小叶柄长约 5mm。花序顶生，圆锥形；花小，辐射对称，花梗常很短；萼片卵形或长圆状卵形，大的长约 2mm，外面基部被疏柔毛；花瓣 5，披针形，有长爪，长约 2.5mm，外面基部被长柔毛或近无毛，鳞片 2，小耳状；花盘碟状，无毛；雄蕊 8，伸出，花丝长约 3.5mm，中部以下密被长柔毛；子房无毛。果实的发育分果爿近球形，直径 2 ～ 2.5cm，橙黄色，干时变黑色。花期春季，果期夏、秋季。

▌ 分布 ▐

分布于我国东部、南部至西南部。日本、朝鲜、印度及中南半岛其他国家也有分布，多为栽培。

▌ 生境 ▐

各地寺庙、庭院、村旁多有栽培。

▌ 药材名 ▐

布苏恰（ བོ་སོ་ཁྲ ），隆东、龙东、郎当、龙东米（ ལུང་ཏོང ），隆东哲普（ ལུང་ཏོང་འབྲས་བུ ）。

▌ 药用部位 ▐

种子。

▌ 功能与主治 ▐

益精，消炎。用于白喉症，精囊病，淋浊尿频。

▌ 用量与用法 ▐

1 ~ 3g。内服研末，或入丸、散剂。

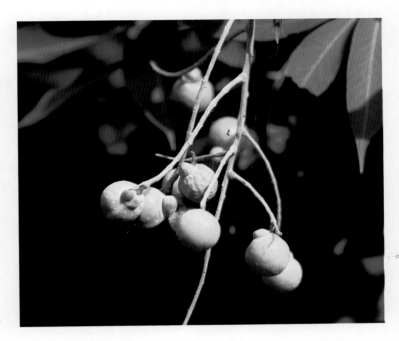

附 注

《四部医典》中记载有"བོ་སོ་ཁྲ"（布苏恰）；《晶珠本草》记载有"ལུང་ཏོང"（龙东），言其为消炎、益精，治白喉、精囊病之药物。现代文献记载和市场调查显示，现藏医均以无患子 *S. mukorossi* Gaertn. 的种子作"隆东"使用，《部标藏药》也以"无患子 /ལུང་ཏོང/ 隆冬"之名收载了本种。但无患子 *S. mukorossi* Gaertn. 的树皮灰褐色或黑褐色、果实的发育分果爿呈近球形、种子无孔等形态特征与《度母本草》《晶珠本草》等记载的"花白色，果实状如人睾丸，种子黑而红紫，可串成念珠（果核有孔）"特征不符，尚存疑。《迪庆藏药》记载迪庆也用川滇无患子 *S. delavayi* (Franch.) Radlk. 作"隆冬"使用。

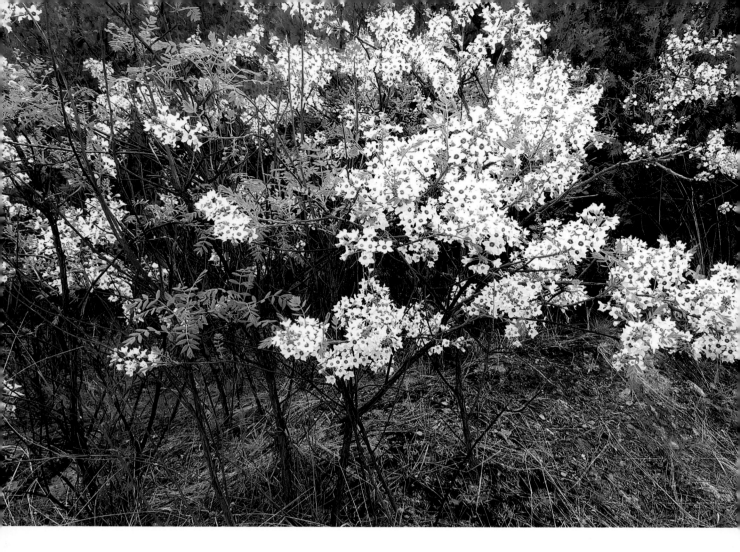

文冠果

Xanthoceras sorbifolia Bunge（文冠木）

无患子科（Sapindaceae） | 文冠果属（*Xanthoceras*）

▌形态 ▌

落叶灌木或小乔木，高 2 ~ 5m。小枝粗壮，褐红色，无毛，顶芽和侧芽有覆瓦状排列的芽鳞。叶连柄长 15 ~ 30cm；小叶 4 ~ 8 对，膜质或纸质，披针形或近卵形，两侧稍不对称，长 2.5 ~ 6cm，宽 1.2 ~ 2cm，先端渐尖，基部楔形，边缘有锐利锯齿，顶生小叶通常 3 深裂，腹面深绿色，无毛或中脉上有疏毛，背面鲜绿色，嫩时被绒毛和成束的星状毛；侧脉纤细，两面略凸起。花序先叶抽出或与叶同时抽出，两性花的花序顶生，雄花序腋生，长 12 ~ 20cm，直立，总花梗短，基部常有残存芽鳞；花梗长 1.2 ~ 2cm；苞片长 0.5 ~ 1cm；萼片长 6 ~ 7mm，两面被灰色绒毛；花瓣白色，基部紫红色或黄色，有清晰的脉纹，长约 2cm，宽 7 ~ 10mm，爪之两侧有须毛；花盘的角状附属体橙黄色，长 4 ~ 5mm；雄蕊长约 1.5cm，花丝无毛；子房被灰色绒毛。蒴果长达 6cm；种子长达 1.8cm，黑色而有光泽。花期春季，果期秋初。

分布

分布于我国北部和东北部，西至宁夏、甘肃，北至内蒙古，南至河南，东北至辽宁。

生境

生长于丘陵山坡。各地也有栽培。

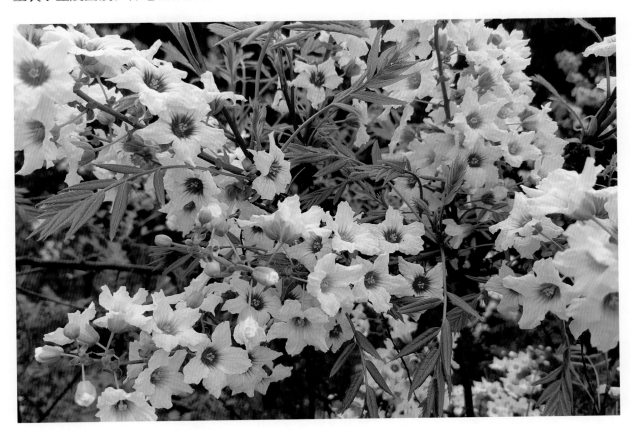

药材名

生等、桑当、森等、塞尔等、升登、温旦革子（ཤིང་ཕྱེང་），赞旦生等、赞登森等、赞丹生等（ཚན་དན་ཤིང་ཕྱེང་）。

药用部位

茎干。

功能与主治

消肿止痛，燥血，干黄水。用于风湿性关节炎，皮肤风湿，风湿内热，麻风病。

用量与用法

9 ~ 15g。外用煎膏洗患处。

附 注

《月王药诊》《四部医典》中记载有"ཤིང་ཕྱེང་"（生等）。《蓝琉璃》按木材颜色将"生等"

分为红色的"ཙན་དན་སེང་ལྡེང་།"（赞旦生等）、黄色的"སྐྱེར་པ་སེང་ལྡེང་།"（杰巴生等；"སྐྱེར་པ།"为小檗科小檗属类，故又称"檗黄生等"，可能以其示"檗黄色"之意）、白色或灰白色的"གསལ་སེང་ལྡེང་།"（松生等）3类。《四部医典系列挂图全集》第二十七图中也有相应的"ཙན་དན་སེང་ལྡེང་།"（赞旦生等：71号图）、"སྐྱེར་པ་སེང་ལྡེང་།"（杰巴生等：72号图）和"གསལ་སེང་ལྡེང་།"（松生等：73号图）3幅附图，图示植物均为乔木，其汉译本译注名分别为"紫檀（生等木）""次紫檀（微黄）"和"次紫檀（微白）"。《晶珠本草》也参照《蓝琉璃》的分类，并以"生等"为该类药材的总名称。现代文献记载，各地藏医所用"生等"的基原大致有3类，但不同文献对各类品种的划分不尽一致，其中，"红生等"（赞旦生等）的基原为文冠果 X. sorbifolia Bunge，青海、甘肃藏医及内蒙古的蒙医使用；"黄生等"为鼠李科猫乳属（Rhamnella）或鼠李属（Rhamnus）植物，西藏和云南的藏医使用；"白生等"的基原为三尖杉科植物粗榧 Cephalotaxus sinensis (Rehd. et Wils.) Li，四川（德格）的藏医使用。《中国藏药植物资源考订》记载，"ཙན་དན"（赞旦）一词来自梵语，为印度的树名或山名，"赞旦生等"为上品，西藏拉萨藏医一直使用进口品，而文冠果 X. sorbifolia Bunge 为主要分布于我国华北地区的树种，故应不是早期使用的来源于进口品的"赞旦生等"，而是 18 世纪后期蒙人所著《认药》中记载的代用品。从印度进口的"赞旦生等"可能系豆科植物印度黄檀 Dalbergia sissoo Roxb. ex DC. 等黄檀属（Dalbergia）植物，《蓝琉璃》《晶珠本草》所言的"杰巴生等"和"松生等"也系代用品，可能系鼠李科植物西藏猫乳 Rhamnella gilgitica Mansf. et Melch. 或粗榧 C. sinensis (Rehd. et Wils.) Li；《四部医典系列挂图全集》将"སེང་ལྡེང་།"（生等）译作"紫檀"也可能有误。《部标藏药》（文冠木 /ཙན་དན་སེང་ལྡེང་།/ 赞旦生等）、《藏标》（文冠木 /སེང་ལྡེང་།/ 生等）均收载了文冠果 X. sorbifolia Bunge；《青海藏标》以"小叶鼠李 /སེང་ལྡེང་།/ 桑当"之名收载了小叶鼠李 Rhamnus parvifolia Bunge、文冠果 X. sorbifolia Bunge；《部标藏药》（松生等 /གསལ་སེང་ལྡེང་།/ 松生等）、《藏标》（生等 /སེང་ལྡེང་།/ 塞尔等）、《西藏藏标》（སེང་ལྡེང་ཁུ།/ 生等膏 / 生等砍扎）等收载了西藏猫乳 Rhamnella gilgitica Mansf. et Melch.、小叶鼠李 Rhamnus parvifolia Bunge。有文献记载，作"生等"使用的还包括川滇猫乳 Rhamnella forrestii W. W. Smith、多脉猫乳 Rhamnella martini (Lévl.) Schneid、西藏鼠李 Rhamnus xizangensis Y. L. Chen et P. K. Chou、刺鼠李 Rhamnus dumetorum Schneid.、甘青鼠李 Rhamnus tangutica J. Vass. 等。（参见"刺鼠李""西藏猫乳""儿茶"条）

锐齿凤仙花

Impatiens arguta Hook. f. et Thoms.

| 凤仙花科（Balsaminaceae） | 凤仙花属（*Impatiens*） |

▌形态▐

多年生草本，高达70cm。茎坚硬，直立，无毛，有分枝。叶互生，卵形或卵状披针形，长4～15cm，宽2～4.5cm，先端急尖或渐尖，基部楔形，边缘有锐锯齿，侧脉7～8对，两面无毛；叶柄长1～4cm，基部有2具柄腺体。总花梗极短，腋生，具1～2花；花梗细长，基部常具2刚毛状苞片；花大或较大，粉红色或紫红色；萼片4，外面2半卵形，先端长凸尖，内面2狭披针形；旗瓣圆形，背面中肋有窄龙骨状突起，先端具小凸尖；翼瓣无柄，2裂，基部裂片宽长圆形，上部裂片大，斧形，先端2浅裂，背面有明显的小耳；唇瓣囊状，基部延长成内弯的短距；花药钝。蒴果纺锤形，先端喙尖；种子少数，圆球形，稍有光泽。花期7～9月。

▌分布▐

分布于我国云南、四川、西藏。印度东北部、尼泊尔、不丹、缅甸也有分布。

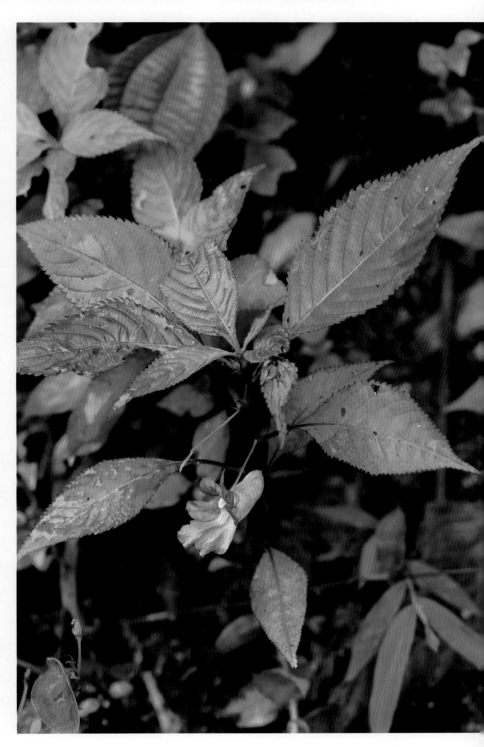

生境

生长于海拔 1850 ～ 3200m 的河谷灌丛、草地、林下潮湿处、水沟边。

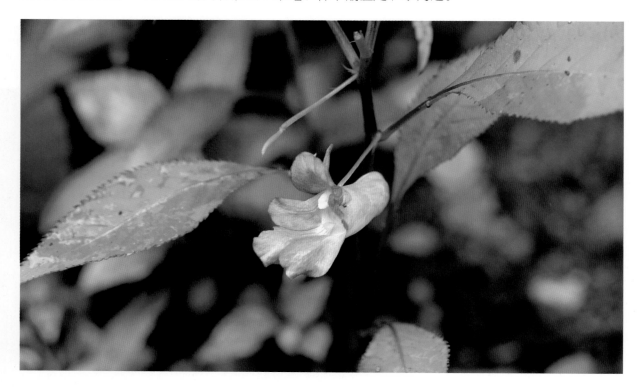

药材名

齐乌达尔嘎（ སྦྱི་བུ་དར་དཀར། ）。

药用部位

全草。

功能与主治

祛风，活血，消肿，止痛。用于经闭腹痛，跌打损伤，痈疽，小便不利。

用量与用法

1 ～ 3g。研末内服，或入丸、散剂。

附 注

　　"སྦྱི་བུ་དར་དཀར།"（齐乌达尔嘎）载于《度母本草》，书中云："生于热带地区，叶似黄葵，茎长而柔韧，呈四棱形，蒴果似白芥子，花小，白色，果实黑而润。"现代的《甘露本草明镜》记载："上品为一年生草本……花淡紫红色。"《中华本草·藏药卷》记载"齐乌达尔嘎"的基原为锐齿凤仙花 I. arguta Hook. f. et Thoms.，以全草入药。但该种为多年生植物，也非热带植物，花粉红色或紫红色，与《度母本草》的记载有较大差异。《甘露本草明镜》所描述的似为凤仙花 I. balsamina L.，《中华本草·藏药卷》的附图也更似该种。

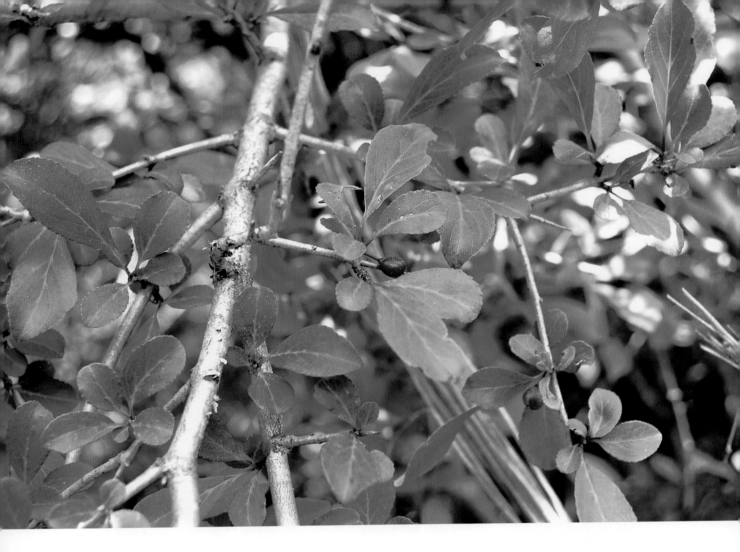

刺鼠李

Rhamnus dumetorum Schneid.

鼠李科（Rhamnaceae） 鼠李属（*Rhamnus*）

▌ 形态 ▌

灌木，高3～5m。小枝浅灰色或灰褐色，树皮粗糙，无光泽，对生或近对生，枝端和分叉处有细针刺，当年生枝有细柔毛或近无毛。叶纸质，对生或近对生，或在短枝上簇生，椭圆形，稀倒卵形、倒披针状椭圆形或矩圆形，长2.5～9cm，宽1～3.5cm，先端锐尖或渐尖，稀近圆形，基部楔形，边缘具不明显波状齿或细圆齿，上面绿色，被疏短柔毛，下面色稍淡，沿脉有疏短毛，或腋脉有簇毛，稀无毛，侧脉每边4～5，稀6，上面稍下陷，下面凸起，脉腋常有浅窝孔；叶柄长2～7mm，有短微毛；托叶披针形，短于叶柄或与叶柄近等长。花单性，雌雄异株，4基数，有花瓣；花梗长2～4mm；雄花数朵；雌花数朵至10余朵簇生于短枝先端，被微毛，花柱2浅裂或半裂。核果球形，直径约5mm，基部有宿存萼筒，具1或2分核；果梗长3～6mm，有疏短毛；种子黑色或紫黑色，背面基部有短沟，上部有沟缝。花期4～5月，果期6～10月。

▌分布 ▌

分布于我国四川、云南西北部、西藏（波密、错那）、甘肃东南部（天水、武都、文县）、贵州、陕西南部、湖北北部、江西、浙江、安徽。

▌生境 ▌

生长于海拔 900 ~ 3300m 的山坡灌丛或林下。

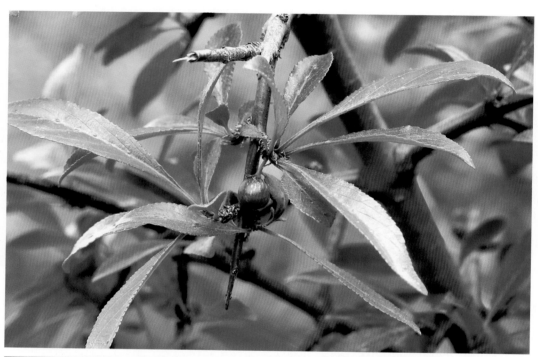

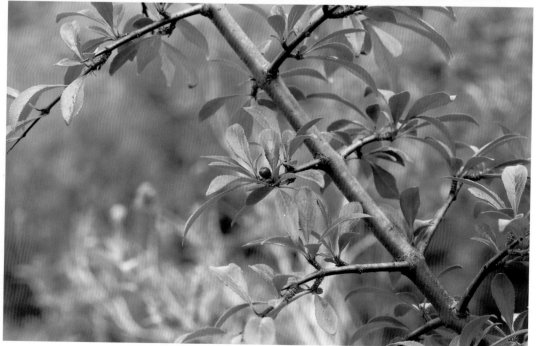

药材名

赞旦生等、赞登森等、赞丹生等（ཚན་དན་སེང་ལྡེང་།）。

药用部位

茎干木材、枝条、边材。

功能与主治

清热凉血，燥湿，敛黄水，消肿止痛。用于血热症，高山多血症，黄水病，风寒湿痹，麻风病；熬膏外用于疮毒。

用量与用法

4～5g。内服煎汤，或入丸、散剂。外用制膏，涂于患处。

附 注

《四部医典》中记载有"སེང་ལྡེང་།"（生等）；《晶珠本草》记载"生等"按（木材）颜色不同分为红 ["ཚན་དན་སེང་ལྡེང་།"（赞旦生等）]、黄 ["སྐྱེར་པ་སེང་ལྡེང་།"（杰巴生等）]、白 ["སོག་སེང་ལྡེང་།"（松生等）]3种。现代文献记载各地藏医所用"生等"的基原大致有3类，"红生等"为无患子科植物文冠果 *Xanthoceras sorbifolia* Bunge（文冠木），"黄生等"为鼠李科猫乳属（*Rhamnella*）或鼠李属（*Rhamnus*）植物，"白生等"为三尖杉科植物粗榧 *Cephalotaxus sinensis* (Rehd. et Wils.) Li（四川藏医使用），但各地藏医习用的种类不同，各标准中收载的基原也不同。也有观点认为，"生等"的上品（赞旦生等）应系印度进口药材，其基原可能系豆科植物印度黄檀 *Dalbergia sissoo* Roxb. 等黄檀属（*Dalbergia*）植物，而文冠果 *X. sorbifolia* Bunge 为18世纪后期才使用的代用品。《部标藏药》以"文冠木 /ཚན་དན་སེང་ལྡེང་།/ 赞旦生等"之名收载了文冠果 *X. sorbifolia* Bunge，以"松生等 /སོག་སེང་ལྡེང་།/ 松生等"之名收载了西藏猫乳 *Rhamnella gilgitica* Mansf. et Melch.、小叶鼠李 *Rhamnus parvifolia* Bunge。文献记载，刺鼠李 *Rhamnus dumetorum* Schneid. 为"红生等"（赞登生等）的基原之一；此外，川滇猫乳 *Rhamnella forrestii* W. W. Smith、甘青鼠李 *Rhamnus tangutica* J. Vass. 等多种猫乳属和鼠李属植物也为"红生等"的基原。（参见"文冠果"条）

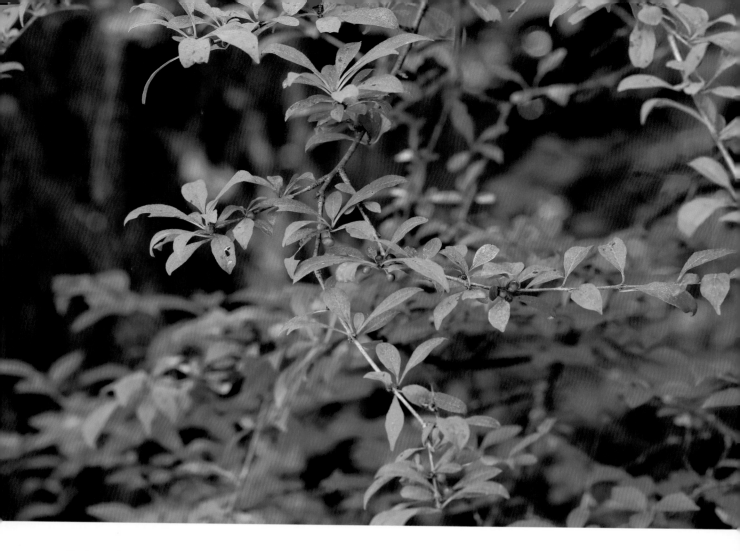

甘青鼠李

Rhamnus tangutica J. Vass.

鼠李科（Rhamnaceae）　　　鼠李属（*Rhamnus*）

▌ 形态 ▌

灌木，稀乔木，高 2 ~ 6m。小枝红褐色或黑褐色，平滑有光泽，对生或近对生，枝端和分叉处有针刺；短枝较长，幼枝绿色，无毛或近无毛。叶纸质或厚纸质，对生或近对生，或在短枝上簇生，椭圆形、倒卵状椭圆形或倒卵形，长 2.5 ~ 6cm，宽 1 ~ 3.5cm，先端短渐尖或锐尖，稀近圆形，基部楔形，边缘具钝或细圆齿，上面深绿色，有白色疏短毛或近无毛，下面浅绿色，干时变黄色，无毛或仅脉腋窝孔内有疏短毛，稀沿脉被疏短毛，侧脉每边 4 ~ 5，下面凸起，脉腋常有小窝孔；叶柄长 5 ~ 10mm，有疏短柔毛；托叶线形，常宿存。花单性，雌雄异株，4 基数，有花瓣；花梗长 4 ~ 6mm，无毛或近无毛；雄花数个至 10 ~ 20；雌花 3 ~ 9 簇生于短枝端，花柱 2 浅裂。核果倒卵状球形，长 5 ~ 6mm，直径 4 ~ 5mm，基部有宿存的萼筒，具 2 分核，成熟时黑色；果梗长 6 ~ 8mm，无毛；种子红褐色，背侧具长为种子长的 3/4 ~ 4/5 的纵沟。花期 5 ~ 6 月，果期 6 ~ 9 月。

分布

分布于我国甘肃东南部、青海东部至东南部、四川西部、西藏东部至南部（芒康、察雅）、陕西中部、河南西部。

生境

生长于海拔 1200 ~ 3700m 的山谷灌丛、林下。

药材名

赞登森等、赞旦生等、赞丹生等（ཚན་དན་སེང་ལྡེང་།）。

药用部位

茎干木材、枝条及边材（熬膏入药）。

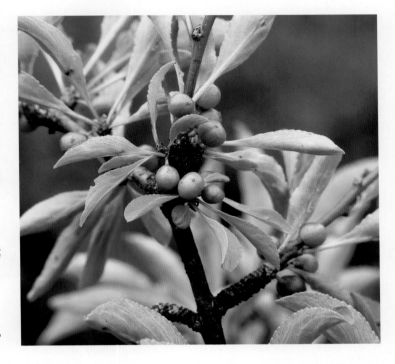

功能与主治

凉血，消肿，干黄水。用于风湿、类风湿关节炎，黄水病，麻风病，高山多血症等。

用量与用法

9 ~ 15g。外用煎汤洗患处。生等膏：1 ~ 2g。外用膏剂涂敷患处。

附　注

　　《晶珠本草》记载"སེང་ལྡེང་།"（生等）按（木材）颜色不同分为红 ["ཚན་དན་སེང་ལྡེང་།"（赞旦生等）]、黄 ["སེར་པ་སེང་ལྡེང་།"（杰巴生等、檗黄生等）]、白 ["དཀར་སེང་ལྡེང་།"（松生等）]3 种，"生等"为总称。现代文献记载，不同地区藏医习用的"生等"的基原有差异，涉及无患子科文冠果属（*Xanthoceras*）植物文冠果 *X. sorbifolia* Bunge（文冠木，青海、甘肃、四川、内蒙古的藏医习用）、三尖杉科植物粗榧 *Cephalotaxus sinensis* (Rehd. et Wils.) Li（四川德格藏医习用）及鼠李科猫乳属（*Rhamnella*）或鼠李属（*Rhamnus*）植物（西藏、云南、四川的藏医习用）等，但不同文献记载的各种"生等"的基原不尽一致，各标准中收载的 3 种"生等"的名称和基原也不尽一致。《部标藏药》（松生等 /སེང་ལྡེང་།/ 松生等）、《藏标》（生等 སེང་ལྡེང་།/ 塞尔等）、《西藏藏标》（སེང་ལྡེང་ཁ/ 生等砍扎 / 生等膏）等收载了西藏猫乳 *Rhamnella gilgitica* Mansf. et Melch.、小叶鼠李 *Rhamnus parvifolia* Bunge；《部标藏药》（文冠木 /ཚན་དན་སེང་ལྡེང་།/ 赞旦生等）和《藏标》（文冠木 /སེང་ལྡེང་།/ 生等）另条收载了文冠果 *X. sorbifolia* Bunge；《青海藏标》则以"小叶鼠李 /སེང་ལྡེང་།/ 桑当"之名收载了小叶鼠李 *Rhamnus parvifolia* Bunge 和文冠果 *X. sorbifolia* Bunge。据文献记载，甘青鼠李 *Rhamnus tangutica* J. Vass. 为红生等（赞旦生等）的基原之一。（参见"文冠果""西藏猫乳""刺鼠李"条）

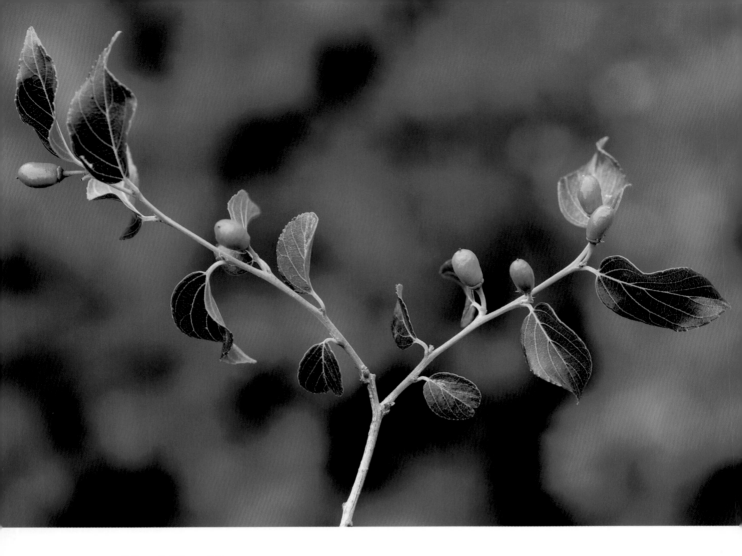

西藏猫乳

Rhamnella gilgitica Mansf. et Melch.

鼠李科（Rhamnaceae）　　　　　猫乳属（*Rhamnella*）

▌ 形态 ▌

灌木，高 2m。幼枝绿色，无毛或被短柔毛，老枝深褐色。叶纸质，椭圆形或披针状椭圆形，长
2 ～ 5cm，宽 1 ～ 2cm，先端锐尖，基部近圆形或宽楔形，中部最宽，边缘具不明显的细锯齿，
或仅中部以上具细锯齿，下部全缘，上面深绿色，下面灰绿色，两面无毛，侧脉每边 4 ～ 5（～ 6）；
叶柄长 2 ～ 4mm，无毛；托叶狭披针形，早落。花黄绿色，单生或 2 ～ 5 簇生于叶腋，或排成具
短总花梗的聚伞花序，无毛。核果近圆柱形，长 6 ～ 8mm，直径 3 ～ 4mm，先端有残留的花柱，
成熟时橘红色；果梗长 3 ～ 4mm。花期 5 ～ 7 月，果期 9 月。

▌ 分布 ▌

分布于我国西藏东部至南部（芒康、察雅）、云南西北部（德钦）、四川西部（乡城、丹巴等）。
克什米尔地区也有分布。

生境

生长于海拔 2600 ~ 2900m 的亚高山灌丛、林中。

药材名

生等、赛尔等（ སེར་ཞུང་། ），松生等（ སོག་སེང་ཞུང་། ），赞登森等、赞旦生等、赞丹生等（ བཙན་དན་སེང་ཞུང་། ），杰巴生等（ རྒྱར་པ་སེང་ཞུང་། ）。

药用部位

茎干及枝条。

功能与主治

凉血，消肿，干黄水。用于风湿、类风湿关节炎，黄水病，麻风病，高山多血症等。

用量与用法

9 ~ 15g。外用煎汤洗患处。1 ~ 2g。外用熬膏涂敷患处。

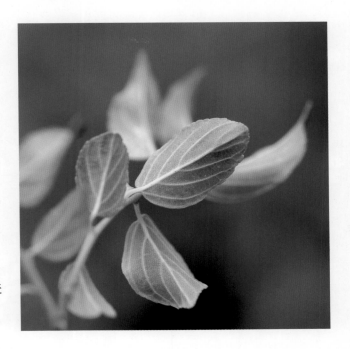

附 注

《月王药诊》《四部医典》中记载有"སེང་ཞུང་།"（生等）。《蓝琉璃》《晶珠本草》记载"生等"按木材颜色不同分为红 ["བཙན་དན་སེང་ཞུང་།"（赞旦生等）]、黄 ["རྒྱར་པ་སེང་ཞུང་།"（杰巴生等）]、白 ["སོག་སེང་ཞུང་།"（松生等）]3 种，"སེང་ཞུང་།"（生等）为总名称。据现代文献记载，不同地区藏医对"生等"的品种划分及自身习用的基原存在差异，基原主要包括无患子科植物文冠果 *Xanthoceras sorbifolia* Bunge（文冠木，青海、甘肃、四川、内蒙古的藏医习用作"赞旦生等"）、鼠李科猫乳属（*Rhamnella*）或鼠李属（*Rhamnus*）植物（西藏、云南、四川的藏医习用作"杰巴生等"）及三尖杉科植物粗榧 *Cephalotaxus sinensis* (Rehd. et Wils.) Li（四川德格的藏医习用作"松生等"）等。也有观点认为，最早使用的上品生等（赞旦生等）的基原可能系从印度进口的豆科植物印度黄檀 *Dalbergia sissoo* Roxb. 等黄檀属（*Dalbergia*）植物，文冠果 *X. sorbifolia* Bunge 系 18 世纪后期开始使用的代用品。据不同文献记载，西藏猫乳 *Rhamnella gilgitica* Mansf. et Melch. 为西藏、云南藏医习用的黄生等（杰巴生等）、白生等（松生等）或红生等（赞旦生等）的基原。各标准中收载的 3 种"生等"的名称和基原也不尽一致，《部标藏药》以"松生等 /སོག་སེང་ཞུང་།/ 松生等"之名、《藏标》以"生等 /སེང་ཞུང་།/ 塞尔等"之名、《西藏藏标》以"སེང་ཞུང་།/ 生等砍扎 / 生等膏"之名等收载了西藏猫乳 *Rhamnella gilgitica* Mansf. et Melch.、小叶鼠李 *Rhamnus parvifolia* Bunge；《部标藏药》和《藏标》另条（文冠木 /བཙན་དན་སེང་ཞུང་།/ 赞旦生等、文冠木 /སེང་ཞུང་།/ 生等）收载了文冠果 *X. sorbifolia* Bunge；《青海藏标》则以"小叶鼠李 /སེང་ཞུང་།/ 桑当"之名收载了小叶鼠李 *Rhamnus parvifolia* Bunge 和文冠果 *X. sorbifolia* Bunge。（参见"文冠果""刺鼠李""甘青鼠李""西藏猫乳"条）

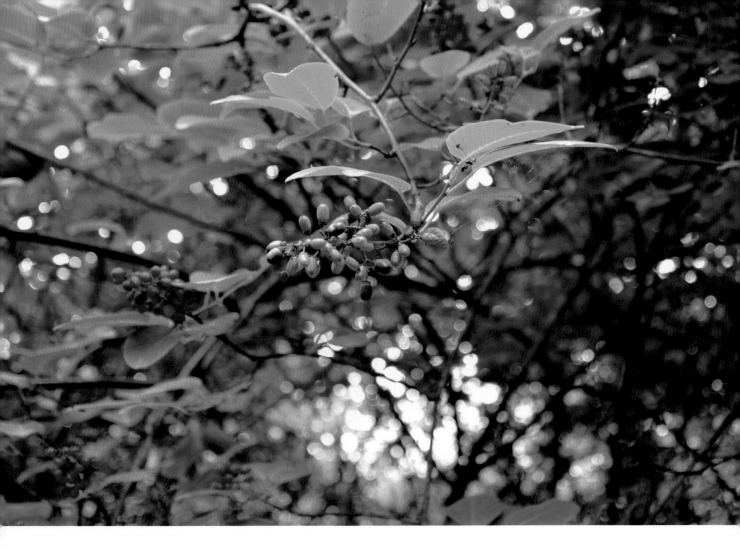

云南勾儿茶

Berchemia yunnanensis Franch.

鼠李科（Rhamnaceae）　　　　　　　勾儿茶属（*Berchemia*）

▌ 形态 ▌

藤状灌木，高 2.5 ～ 5m。小枝平展，淡黄绿色，老枝黄褐色，无毛。叶纸质，卵状椭圆形或卵形，长 2.5 ～ 6cm，宽 1.5 ～ 3cm，先端锐尖，稀钝，具小尖头，基部圆形，稀宽楔形，两面无毛，上面绿色，下面浅绿色，干时常变黄色，侧脉每边 8 ～ 12，两面凸起；叶柄长 7 ～ 13mm，无毛；托叶膜质，披针形。花黄色，无毛，通常数个簇生，近无总梗或有短总梗，排成聚伞总状或窄聚伞圆锥状花序，花序常生于具叶的侧枝先端，长 2 ～ 5cm，花梗长 3 ～ 4mm，无毛；花芽卵球形，先端钝或锐尖，长、宽相等；萼片三角形，先端锐尖或短渐尖；花瓣倒卵形，先端钝；雄蕊稍短于花瓣。核果圆柱形，长 6 ～ 9mm，直径 4 ～ 5mm，先端钝而无小尖头，成熟时红色，后黑色，有甜味，基部宿存的花盘皿状；果梗长 4 ～ 5mm。花期 6 ～ 8 月，果期翌年 4 ～ 5 月。

▌ 分布 ▌

分布于我国陕西、甘肃东南部、四川（茂县）、贵州、云南（洱源、鹤庆）、西藏东部。

▋ 生境 ▋

生长于海拔 1500 ~ 3900m 的山坡、溪流边灌丛、林中。

▋ 药材名 ▋

萨债、萨折、萨哲、萨摘、洒哲（ས་འབྲས།）。

▋ 药用部位 ▋

果实。

▋ 功能与主治 ▋

用于肾病，淋浊等。

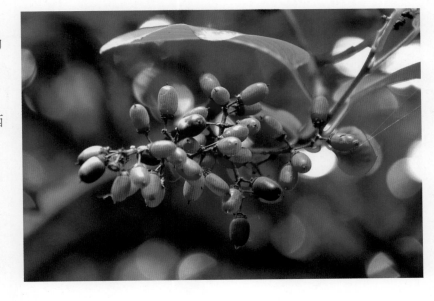

附 注

　　《四部医典》《晶珠本草》等中均记载有治肾脏病之药物"ས་འབྲས།"（萨债）。关于"萨债"的形态，《度母本草》言其"状如小瓶"，《晶珠本草》言其状如瓶，分大、小两种。现代文献记载，各地藏医使用的"萨债"的基原涉及桃金娘科、豆科、睡莲科、蔷薇科、鼠李科、防己科等多科多属多种植物的果实或种子，仅据古籍记载的形态难以判定何为正品。有文献称，据对青海藏医使用的药材实物样品的基原鉴定，判断其为桃金娘科蒲桃属（Syzygium）的果实。文献记载的"萨债"的基原包括乌墨 S. cumini (L.) Skeels（海南蒲桃）、西藏蒲桃 S. xizangense Chang et Miau 等同属多种植物。《部标藏药》《藏标》《青海藏标》等收载了海南蒲桃 S. cumini (L.) Skeels（乌墨）。据文献记载，四川甘孜和阿坝州藏医多以多花勾儿茶 Berchemia floribunda (Wall.) Brongn. 作"洒哲"使用，西藏工布江达藏医则将云南勾儿茶 B. yunnanensis Franch. 作"洒哲"使用，称其为"ས་འབྲས་ཅན།"（萨债卡布，类同品之意）。但该 2 种的果实形态非古籍记载的"瓶状"，应系地方习用品或代用品。（参见"金樱子""多花勾儿茶"条）

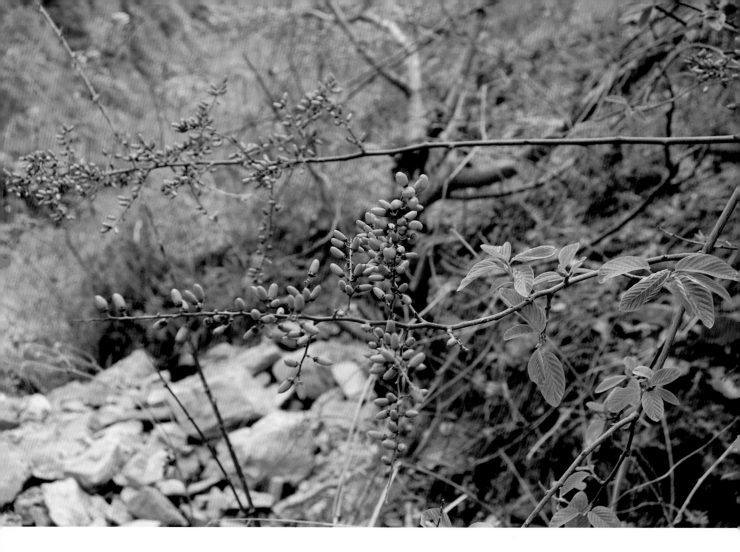

多花勾儿茶

Berchemia floribunda (Wall.) Brongn.

鼠李科（Rhamnaceae） | 勾儿茶属（*Berchemia*）

▌形态 ▌

藤状或直立灌木；幼枝黄绿色，光滑无毛。叶纸质，上部叶较小，卵形或卵状椭圆形至卵状披针形，长 4 ~ 9cm，宽 2 ~ 5cm，先端锐尖，下部叶较大，椭圆形至矩圆形，长达 11cm，宽达 6.5cm，先端钝或圆形，稀短渐尖，基部圆形，稀心形，上面绿色，无毛，下面干时栗色，无毛，或仅沿脉基部被疏短柔毛，侧脉每边 9 ~ 12，两面稍凸起；叶柄长 1 ~ 2cm，稀 5.2cm，无毛；托叶狭披针形，宿存。花多数，通常数个簇生排成顶生宽聚伞圆锥花序，或下部兼腋生聚伞总状花序，花序长可达 15cm，侧枝长在 5cm 以下，花序轴无毛或被疏微毛；花芽卵球形，先端急狭成锐尖或渐尖；花梗长 1 ~ 2mm；花萼三角形，先端尖；花瓣倒卵形，雄蕊与花瓣等长。核果圆柱状椭圆形，长 7 ~ 10mm，直径 4 ~ 5mm，有时先端稍宽，基部有盘状的宿存花盘；果梗长 2 ~ 3mm，无毛。花期 7 ~ 10 月，果期翌年 4 ~ 7 月。

分布

分布于我国西藏、云南、四川、甘肃、贵州、陕西、山西、河南、湖北、湖南、江西、安徽、浙江、江苏、福建、广东、广西。印度、尼泊尔、不丹、越南、日本等也有分布。

生境

生长于海拔 2600m 以下的山坡、沟谷、林缘、林下、灌丛。

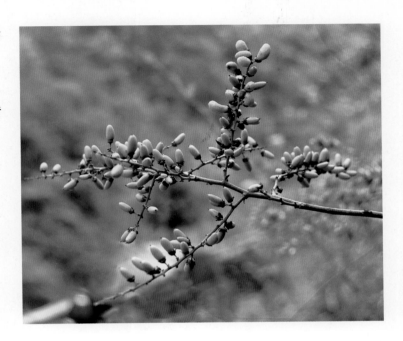

药材名

萨债、萨折、萨哲、萨摘、洒哲（ས་འབྲས）。

药用部位

果实。

功能与主治

温肾祛寒。用于肾病，"三雅"病，淋浊等。

用量与用法

3～6g。内服研末，或入丸、散剂。

附 注

《四部医典》《晶珠本草》等均记载有"ས་འབྲས"（萨债），言其为治肾脏病之药物。《度母本草》言其"状如小瓶"；《晶珠本草》言其状如瓶，分大、小 2 种。现代文献记载的各地藏医使用的"萨债"的基原涉及桃金娘科、豆科、睡莲科、蔷薇科、鼠李科、防己科等多科多属多种植物的果实或种子，仅据古籍记载的形态难以判定何为正品，而据对青海藏医使用的药材实物样品的鉴定，其基原为桃金娘科蒲桃属（Syzygium）的果实。不同文献记载的"萨债"的基原包括乌墨 S. cumini (L.) Skeels（海南蒲桃）、西藏蒲桃 S. xizangense Chang et Miau、印度蒲桃 S. jambolanum、钝叶印度蒲桃 S. jambolanum var. obtusifolia、石竹叶蒲桃 S. caryophyllifolia（后 3 种在《中国植物志》中未见记载）等多种。《部标藏药》《藏标》《青海藏标》等收载了海南蒲桃 S. cumini (L.) Skeels。据文献记载，四川甘孜和阿坝藏医多将多花勾儿茶 B. floribunda (Wall.) Brongn. 作"洒哲"使用，西藏工布江达藏医也使用云南勾儿茶 B. yunnanensis Franch.，称"ས་འབྲས་ཆུ"（萨债卡布），该 2 种的果实非古籍记载的"瓶状"。（参见"金樱子""云南勾儿茶"条）

《中国植物志》记载的 S. cumini (L.) Skeels 的中文名为"乌墨"（分布于我国华南地区），而海南蒲桃的学名为 S. hainanense Chang et Miau（仅分布于我国海南）。

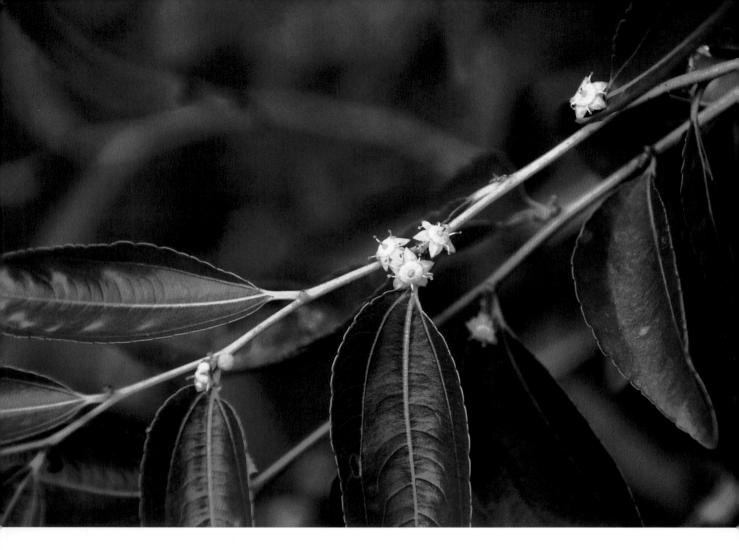

枣

Ziziphus jujuba Mill.

| 鼠李科（Rhamnaceae） | 枣属（*Zizipus*） |

▌ 形态 ▌

落叶小乔木，稀灌木，高 10 余米。树皮褐色或灰褐色；有长枝，短枝和无芽小枝（即新枝）比长枝光滑，紫红色或灰褐色，呈 "之" 字形曲折，具 2 托叶刺，长刺可达 3cm，粗直，短刺下弯，长 4 ~ 6mm；短枝短粗，矩状，自老枝发出；当年生小枝绿色，下垂，单生或 2 ~ 7 簇生于短枝上。叶纸质，卵形、卵状椭圆形或卵状矩圆形，长 3 ~ 7cm，宽 1.5 ~ 4cm，先端钝或圆形，稀锐尖，具小尖头，基部稍不对称，近圆形，边缘具圆齿状锯齿，上面深绿色，无毛，下面浅绿色，无毛或仅沿脉多少被疏微毛，基生三出脉；叶柄长 1 ~ 6mm，在长枝上的可达 1cm，无毛或有疏微毛；托叶刺纤细，后期常脱落。花黄绿色，两性，5 基数，无毛，具短总花梗，单生或 2 ~ 8 密集成腋生的聚伞花序；花梗长 2 ~ 3mm；萼片卵状三角形；花瓣倒卵圆形，基部有爪，与雄蕊等长；花盘厚，肉质，圆形，5 裂；子房下部藏于花盘内，与花盘合生，2 室，每室有 1 胚珠，花柱 2 半裂。核果矩圆形或长卵圆形，长 2 ~ 3.5cm，直径 1.5 ~ 2cm，成熟时红色，后变红紫色，中果皮肉质，厚, 味甜, 核先端锐尖, 基部锐尖或钝, 2 室, 具 1 或 2 种子, 果梗长 2 ~ 5mm; 种子扁椭圆形, 长约 1cm, 宽 0.8cm。花期 5 ~ 7 月, 果期 8 ~ 9 月。

分布

分布于我国吉林、辽宁、河北、山东、山西、陕西、河南、甘肃、新疆、四川、云南、贵州、重庆、湖南、湖北、江西、福建、广东、广西、安徽、江苏、浙江。

生境

生长于海拔 1700m 以下的山区、丘陵、平原。广为栽培。

药材名

奇比卡、齐必喀 (ཚེ་བི་ཀ)。

药用部位

成熟果实。

功能与主治

补脾和胃, 清热, 消炎。用于"培根木布", 诸胃病, "隆"病, 腰肾疼痛。

用量与用法

1.5 ~ 3g。内服。外用适量, 研末, 泡水洗眼。

附 注

"ཚེ་བི་ཀ" (奇比卡) 始载于《四部医典》, 为滋补药物, 也可作调剂的黏合剂、矫味剂。现藏医所用"奇比卡"均为枣 Z. jujuba Mill.。枣 Z. jujuba Mill. 在各地广泛栽培, 栽培历史悠久, 具有多种栽培品种。有文献记载"奇比卡"的基原包括枣等多种植物, 这里的"多种植物"应是指枣的不同栽培品种。

酸枣

Ziziphus jujube Mill. var. *spinosa* (Bunge) Hu ex H. F. Chow.

鼠李科（Rhamnaceae） | 枣属（*Ziziphus*）

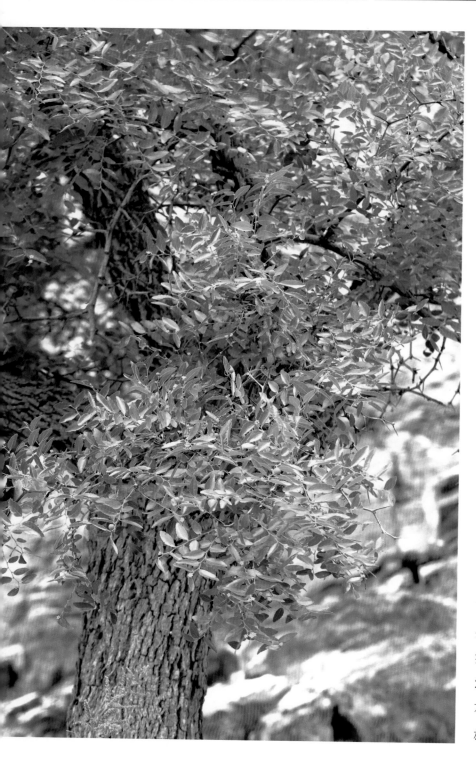

▌ 形态 ▌

落叶小乔木，稀灌木，高达 10 余米。树皮褐色或灰褐色；有长枝，短枝和无芽小枝（即新枝）比长枝光滑，紫红色或灰褐色，呈"之"字形曲折，具 2 托叶刺，长刺可达 3cm，粗直，短刺下弯，长 4 ~ 6mm；短枝短粗，矩状，自老枝发出；当年生小枝绿色，下垂，单生或 2 ~ 7 簇生于短枝上。叶纸质，卵形、卵状椭圆形、或卵状矩圆形；长 3 ~ 7cm，宽 1.5 ~ 4cm，先端钝或圆形，稀锐尖，具小尖头，基部稍不对称，近圆形，边缘具圆齿状锯齿，上面深绿色，无毛，下面浅绿色，无毛或仅沿脉多少被疏微毛，基生三出脉；叶柄长 1 ~ 6mm，或在长枝上的可达 1cm，无毛或有疏微毛；托叶刺纤细，后期常脱落。花黄绿色，两性，5 基数，无毛，具短总花梗，单生或 2 ~ 8 密集成腋生聚伞花序；花梗长 2 ~ 3mm；萼片卵状三角形；花瓣倒卵圆形，基部有爪，与雄蕊等长；花盘厚，肉质，圆形，

5裂；子房下部藏于花盘内，与花盘合生，2室，每室有1胚珠，花柱2半裂。核果矩圆形或长卵圆形，长2～3.5cm，直径1.5～2cm，成熟时红色，后变红紫色，中果皮肉质，厚，味甜，核先端锐尖，基部锐尖或钝，2室，具1或2种子，果梗长2～5mm；种子扁椭圆形，长约1cm，宽8mm。花期5～7月，果期8～9月。

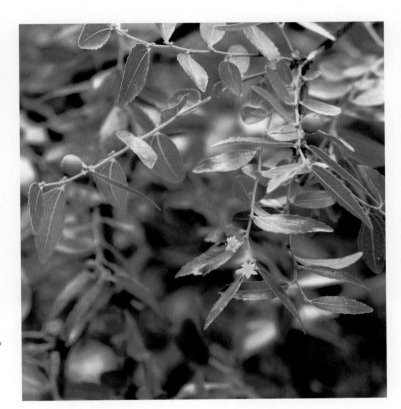

▌分布 ▌
分布于我国辽宁、内蒙古、河北、山东、山西、陕西、甘肃、宁夏、新疆、江苏、安徽等。朝鲜也有分布。

▌生境 ▌
生长于向阳、干燥的山坡、丘陵、岗地、平原。

▌药材名 ▌
娘肖夏、柠肖夏（ཉང་ཤིག），加热、加惹（ཨྱགས་ར）。

▌药用部位 ▌
种仁。

▌功能与主治 ▌
镇静，安神。用于肾衰失眠，不育症。

▌用量与用法 ▌
10～15g。

附　注

《月王药诊》《四部医典》中记载有除心热、安神之药物"ཉང་ཤིག"（娘肖夏）。现藏医所用"娘肖夏"的基原多为漆树科植物南酸枣 *Choerospondias axillaris* (Roxb.) Burtt et Hill 的果实。《青藏高原药物图鉴》（第一册）"附方"中记载，南酸枣 *C. axillaris* (Roxb.) Burtt et Hill 可以"酸枣仁"[酸枣 *Ziziphus jujube* Mill. var. *spinosa* (Bunge) Hu ex H. F. Chow 的果实]替代使用。据《迪庆藏药》记载，山枣 *Z. montana* W. W. Smith 为云南迪庆藏族民间习用药物，称之为"ཨྱགས་ར"（加热），用于不孕症；《中华藏本草》《新修晶珠本草》记载酸枣 *Ziziphus jujube* Mill. var. *spinosa* (Bunge) Hu ex H. F. Chow 也为"ཨྱགས་ར"（加热）的基原之一。（参见"南酸枣"条）

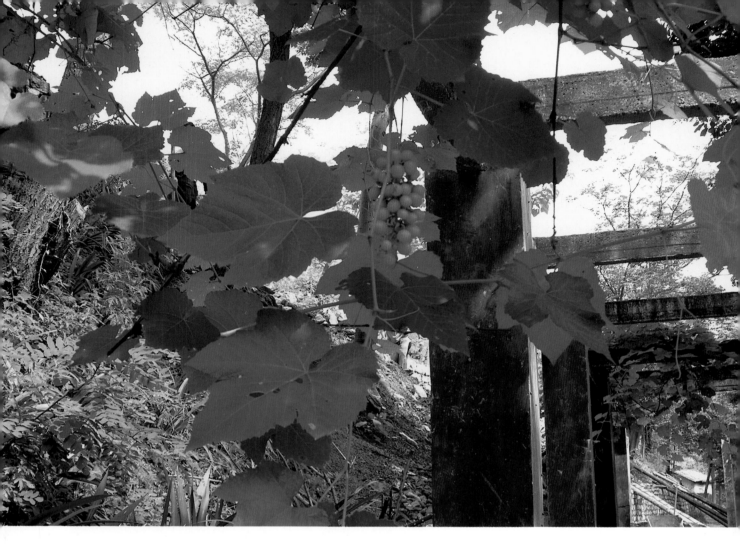

葡萄

Vitis vinifera L.

| 葡萄科（Vitaceae） | 葡萄属（*Vitis*） |

▌形态 ▌

木质藤本。小枝圆柱形，有纵棱纹，无毛或被稀疏柔毛。卷须二叉分枝，每隔2节间断与叶对生。叶卵圆形，显著3～5浅裂或中裂，长7～18cm，宽6～16cm，中裂片先端急尖，裂片常靠合，基部常缢缩，裂缺狭窄，间或宽阔，基部深心形，基缺凹成圆形，两侧常靠合，边缘有22～27锯齿，齿深而粗大，不整齐，齿端急尖，上面绿色，下面浅绿色，无毛或被疏柔毛；基生脉5出，中脉有侧脉4～5对，网脉不明显凸出；叶柄长4～9cm，几无毛；托叶早落。圆锥花序密集或疏散，多花，与叶对生，基部分枝发达，长10～20cm，花序梗长2～4cm，几无毛或疏生蛛丝状绒毛；花梗长1.5～2.5mm，无毛；花蕾倒卵圆形，高2～3mm，先端近圆形；花萼浅碟形，边缘呈波状，外面无毛；花瓣5，呈帽状粘合脱落；雄蕊5，花丝丝状，长0.6～1mm，花药黄色，卵圆形，长0.4～0.8mm，在雌花内显著短而败育或完全退化；花盘发达，5浅裂；雌蕊1，在雄花中完全退化，子房卵圆形，花柱短，柱头扩大。果实球形或椭圆形，直径1.5～2cm；种子倒卵状椭圆形，先端近圆形，基部有短喙，种脐在种子背面中部呈椭圆形，种脊微凸出，腹面中棱脊凸起，两侧洼穴宽沟状，向上达种子 1/4 处。花期 4 ~ 5 月，果期 8 ~ 9 月。

分布

原产于亚洲西部。分布于我国南北各地。世界各地广泛栽培。

生境

适宜生长在气候温和、日照充足的环境中。我国新疆、山东、安徽等地种植规模较大。

药材名

滚珠木、滚朱木、根哲（ རྒུན་འབྲུམ ）。

药用部位

成熟果实。

功能与主治

清热利肺，利尿。用于各种肺热症，肺痨，小儿肺病，便闭。

用量与用法

3 ~ 5g。内服煎汤，或入丸、散剂。

附 注

《四部医典》《度母本草》《晶珠本草》等中均记载有"རྒུན་འབྲུམ"（滚珠木），言其为治肺病、清热之药物。《鲜明注释》言："依产地、果实及颜色不同分为上品和下品两种；上品又分黑、白两种。"《晶珠本草》则言其分为 6 种。现藏医所用"滚珠木"均为葡萄 V. vinifera L. 的果实，葡萄为著名水果，栽培历史悠久，有较多的农艺品种，古籍所说的各种系不同产地或栽培的品种。

锦葵

Malva sinensis Cavan. (*M. sylvestris* L.)

| 锦葵科（Malvaceae） | 锦葵属（*Malva*） |

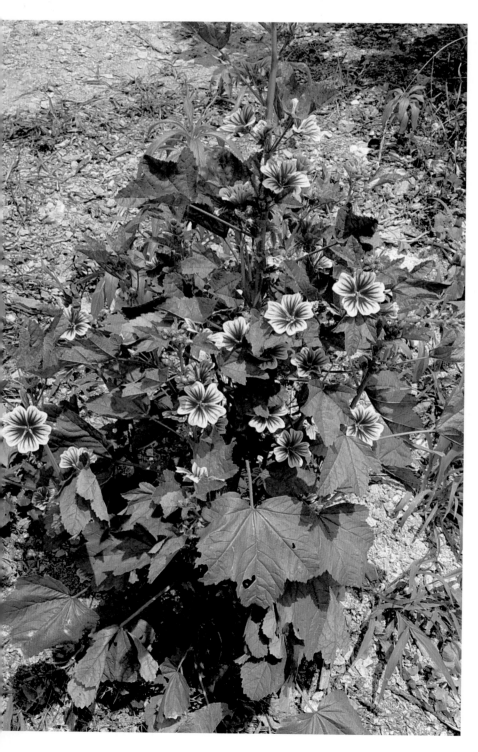

▌ 形态 ▌

二年生或多年生直立草本，高50～90cm，分枝多，疏被粗毛。叶圆心形或肾形，具5～7圆齿状钝裂片，长5～12cm，宽近相等，基部近心形至圆形，边缘具圆锯齿，两面均无毛或仅脉上疏被短糙伏毛；叶柄长4～8cm，近无毛，但上面槽内被长硬毛；托叶偏斜，卵形，具锯齿，先端渐尖。花3～11簇生，花梗长1～2cm，无毛或疏被粗毛；小苞片3，长圆形，长3～4mm，宽1～2mm，先端圆形，疏被柔毛；花萼杯状，长6～7mm，萼裂片5，宽三角形，两面均被星状疏柔毛；花紫红色或白色，直径3.5～4cm，花瓣5，匙形，长2cm，先端微缺，爪具髯毛；雄蕊柱长8～10mm，被刺毛，花丝无毛；花柱分枝9～11，被微细毛。果实扁圆形，直径5～7mm，分果爿9～11，肾形，被柔毛；种子黑褐色，肾形，长2mm。花期5～10月。

▌ 分布 ▌

我国南自广东、广西，北至内

蒙古、辽宁，东起台湾，西至新疆及西南各地均有分布。印度也有分布。

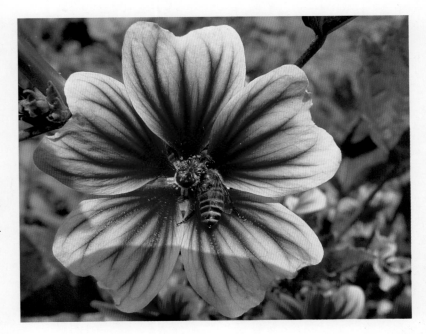

▌ 生境 ▌

各地常作为园艺观赏植物栽培。

▌ 药材名 ▌

尖巴、江巴、锦巴（ལྗམ་པ），莫尖木（མོ་ལྗམ），哈洛美多（ཧ་ལོ་མེ་ཏོག），多丹、多合丹（མདོག་ལྗམ）。

▌ 药用部位 ▌

花、果实（种子）、根。

▌ 功能与主治 ▌

利尿通淋，清热消肿，强肾，止渴。花：用于遗精。果实：用于尿闭，浊淋，水肿，口渴，肾热，膀胱热。根：补肾，健胃；用于肾衰，食欲不振。

▌ 用量与用法 ▌

6 ~ 15g。

附 注

《晶珠本草》记载"ལྗམ་པ"（尖巴）分为雄["ཕོ་ལྗམ"（破尖木）]、雌["མོ་ལྗམ"（莫尖木）]、中["མ་ནིང་ལྗམ་པ"（玛能尖木巴）]3种，其中雄、雌者以花入药，中性者以果实（种子）入药。现代文献中记载的与"尖巴"类相关的基原包括锦葵科植物蜀葵 *Althaea rosea* (L.) Cavan.、冬葵 *M. verticillata* L.（野葵）、锦葵 *M. sylvestris* L.（*M. sinensis* Cavan.）、圆叶锦葵 *M. rotundifolia* L. 及中华野葵 *M. verticillata* L. var. *chinensis* (Miller) S. Y. Hu 4 种 1 变种，但各标准及专著中对"尖巴"品种的划分及其基原、药用部位、不同药用部位功能与主治的记载不尽一致。《部标藏药》等中收载的"江巴（冬葵、冬葵果）/ལྗམ་པ（ལྗམ་འབྲས）/ 江巴（江朱、加木巴）"的基原也包括上述 5 种，药用部位涉及"成熟果实""花及果实""带宿存花萼的果实"；《西藏藏标》以"མདོག་ལྗམ/ 多丹 / 蜀葵花"之名收载了蜀葵 *A. rosea* (L.) Cavan. 的花。也有观点认为锦葵 *M. sinensis* Cavan. 应为雌"尖巴"（莫尖木）的基原，又称其为"加见木巴"，但常与中"尖巴"合用，不区分。（参见"蜀葵""野葵""中华野葵"条）

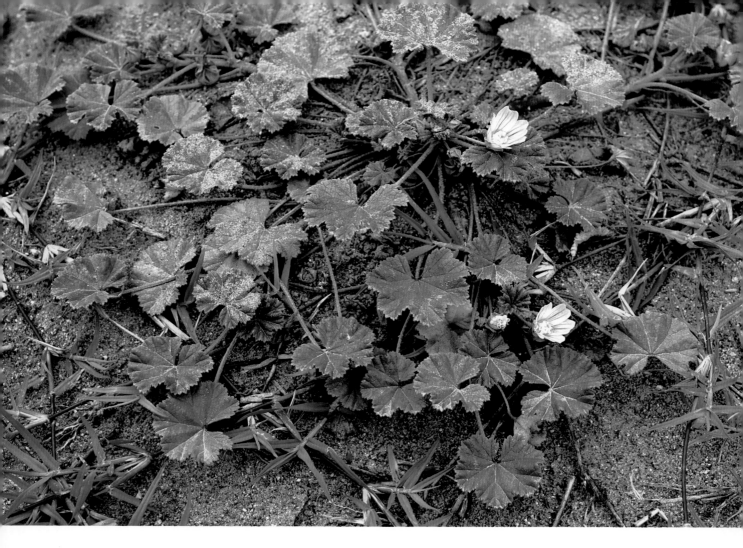

圆叶锦葵

Malva rotundifolia Linn.

锦葵科（Orchidaceae） 锦葵属（*Malva*）

▌ 形态 ▌

多年生草本，高 25 ～ 50cm，分枝多而常匍生，被粗毛。叶肾形，长 1 ～ 3cm，宽 1 ～ 4cm，基部心形，边缘具细圆齿，偶为 5 ～ 7 浅裂，上面疏被长柔毛，下面疏被星状柔毛；叶柄长 3 ～ 12cm，被星状长柔毛；托叶小，卵状渐尖。花通常 3 ～ 4 簇生于叶腋，偶有单生于茎基部者，花梗不等长，长 2 ～ 5cm，疏被星状柔毛；小苞片 3，披针形，长约 5mm，被星状柔毛；花萼钟形，长 5 ～ 6mm，被星状柔毛，裂片 5，三角状渐尖头；花白色至浅粉红色，长 10 ～ 12mm，花瓣 5，倒心形；雄蕊柱被短柔毛；种子肾形，直径约 1mm，被网纹或无网纹。花期夏季。

▌ 分布 ▌

分布于我国甘肃、西藏、四川、贵州、云南、新疆、河北、山东、河南、山西、陕西、江苏、安徽等。欧洲和亚洲各地均有分布。

▌ 生境 ▐

生长于荒野、草坡。

▌ 药材名 ▐

尖巴、江巴、锦巴（ལྱམ་པ），玛宁
江巴、玛能尖木巴（མ་ནིང་ལྱམ་པ）。

▌ 药用部位 ▐

果实。

▌ 功能与主治 ▐

利尿，消渴，止泻。用于各种原
因引起的水肿，腹泻，口渴，各
类肾病，膀胱炎等。

▌ 用量与用法 ▐

3 ~ 5g。

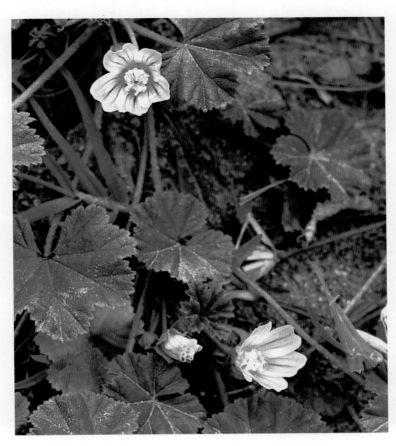

附 注

　　《晶珠本草》记载"ལྱམ་པ"（尖
巴）分为雄["ཕོ་ལྱམ"（破尖木）]、雌
["མོ་ལྱམ"（莫尖木）]、中或藏["མ་ནིང་ལྱམ་པ"（玛宁江巴）]3 种。现代文献记载的"尖巴"类的基
原均为锦葵科植物，但各标准及专著中对"尖巴"的品种划分及其基原、药用部位、不同药用部
位的功能与主治的记载不尽一致，或统称为"尖巴"。据文献记载，圆叶锦葵 *M. rotundifolia* Linn.
为"尖巴"（统称）或中者（玛宁江巴）的基原之一。《部标藏药》（江巴 /ལྱམ་པ/ 江巴）、《青
海藏标》（冬葵 /ལྱམ་པ/ 加木巴）等收载的基原有蜀葵 *Althaea rosea* (Linn.) Cavan.、圆叶锦葵 *Malva
rotundifolia* Linn.、冬葵 *Malva verticillata* Linn.（野葵）、锦葵 *Malva sylvestris* Linn.、中华野葵
Malva verticillata Linn.var. *chinensis* (Miller) S. Y. Hu 或"同属（*Malva*）多种植物"，以花和果实（或
带宿存花萼的果实）入药。（参见"蜀葵""锦葵""中华野葵"条）

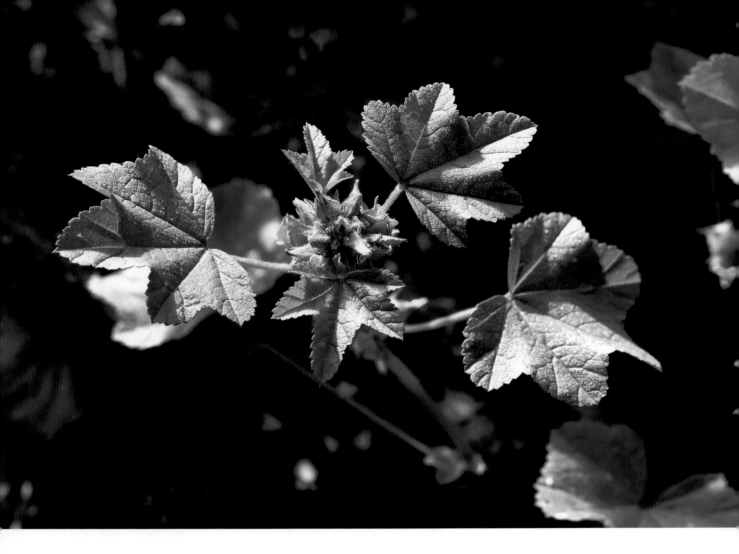

野葵

Malva verticillata Linn.（冬葵）

锦葵科（Orchidaceae） | 锦葵属（*Malva*）

▌ 形态 ▌

二年生草本，高 0.5 ~ 1m，茎干被星状长柔毛。叶肾形或圆形，直径 5 ~ 11cm，通常为掌状 5 ~ 7 裂，裂片三角形，具钝尖头，边缘具钝齿，两面被极疏糙伏毛或近无毛；叶柄长 2 ~ 8cm，近无毛，上面槽内被绒毛；托叶卵状披针形，被星状柔毛。花 3 或更多，簇生于叶腋，具极短柄至近无柄；小苞片 3，线状披针形，长 5 ~ 6mm，被纤毛；花萼杯状，直径 5 ~ 8mm，萼裂 5，广三角形，疏被星状长硬毛；花冠长稍微超过萼片，淡白色至淡红色，花瓣 5，长 6 ~ 8mm，先端凹入，爪无毛或具少数细毛；雄蕊柱长约 4mm，被毛；花柱分枝 10 ~ 11。果实扁球形，直径 5 ~ 7mm；分果爿 10 ~ 11，背面平滑，厚 1mm，两侧具网纹；种子肾形，直径约 1.5mm，无毛，紫褐色。花期 3 ~ 11 月。

▌ 分布 ▌

我国各地均有分布。印度、缅甸、朝鲜、埃及、埃塞俄比亚及欧洲等也有分布。

▌ 生境 ▌

生长于旷野、村边或路旁。

▌ 药材名 ▌

尖巴、江巴、锦巴（ལྕམ་པ་），宁玛江巴、
玛能尖木巴（མ་ནིང་ལྕམ་པ་）。

▌ 药用部位 ▌

花、果实（种子）、根。

▌ 功能与主治 ▌

花：强肾；用于遗精。果实（种子）：
利尿通淋，清热消肿，止渴；用于尿
闭，淋浊，水肿，口渴，肾热，膀胱
热。根：补肾，健胃；用于肾衰，食
欲不振。

▌ 用量与用法 ▌

2 ~ 15g。

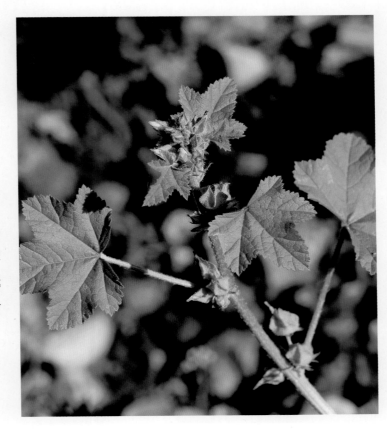

附 注

　　《晶珠本草》记载"ལྕམ་པ་"（尖巴）分雄["ཕོ་ལྕམ་"（破尖木）]、雌["མོ་ལྕམ་"（莫尖木）]、中
或藏["མ་ནིང་ལྕམ་པ་"（玛能尖木巴）]3种。现代文献记载的"尖巴"类的基原包括蜀葵 *Althaea rosea* (Linn.)
Cavan.、野葵 *M. verticillata* Linn.（冬葵）、锦葵 *M. sinensis* Cavan.（*M. sylvestris* Linn.）、圆叶锦葵 *M.*
rotundifolia Linn. 及中华野葵 *M. verticillata* Linn. var. *chinensis* (Miller) S. Y. Hu 等多种锦葵科植物，
但各标准及专著对"尖巴"类的品种的划分及其基原、药用部位、不同药用部位的功能与主治的记
载不尽一致。《部标藏药》以"江巴 /ལྕམ་པ་/ 江巴"之名、《青海藏标》以"冬葵 /ལྕམ་པ་/ 加木巴"之
名收载了蜀葵 *A. rosea* (Linn.) Cavan.、冬葵 *M. verticillata* Linn.（野葵）、锦葵 *M. sylvestris* Linn.，
言以花和果实入药；《藏标》以"冬葵果 /ལྕམ་པ་/ 江巴"之名收载了冬葵 *M. verticillata* Linn.，言以"带
宿存花萼的果实"入药；《西藏藏标》以"ལྕམ་འབྲུ/ 江朱 / 江朱"之名收载了中华野葵 *M. verticillata*
Linn. var. *chinensis* (Miller) S. Y. Hu、圆叶锦葵 *M. rotundifolia* Linn. 及其同属多种植物，言以成熟果
实入药。也有观点认为，锦葵 *M. sinensis* Cavan. 为雌"尖巴"，野葵 *M. verticillata* Linn. 为中"尖巴（玛
能尖木巴）"，但两者常合用而不区分雌、中。（参见"蜀葵""锦葵""圆叶锦葵""中华野葵"条）

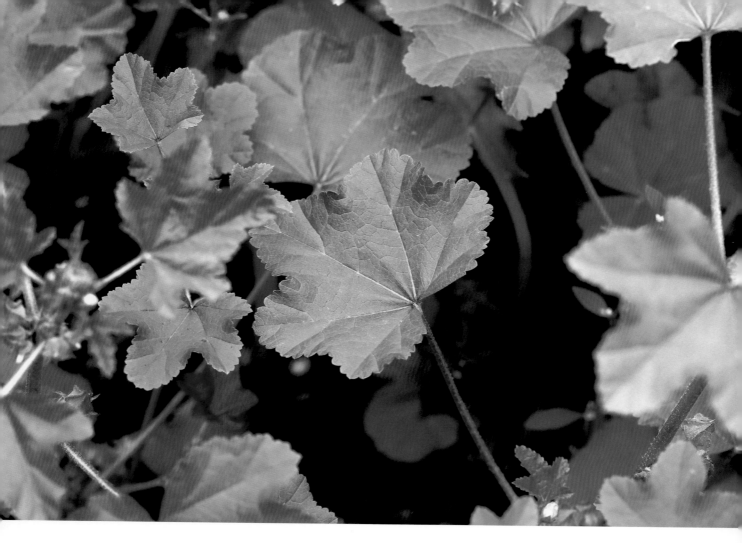

中华野葵

Malva verticillata Linn. var. *chinensis* (Miller) S. Y. Hu

| 锦葵科（Orchidaceae） | 锦葵属（*Malva*） |

▌ 形态 ▌

二年生草本，高 50 ～ 100cm。茎干被星状长柔毛。叶肾形或圆形，直径 5 ～ 11 cm，通常为掌状 5 ～ 7 浅裂，裂片圆形，边缘具钝齿，两面被极疏糙伏毛或近无毛；叶柄长 2 ～ 8cm，近无毛，上面槽内被绒毛；托叶卵状披针形，被星状柔毛。花多朵簇生于叶腋，花梗不等长，其中有 1 花梗特长，长可达 4cm；小苞片 3，线状披针形，长 5 ～ 6mm，被纤毛；花萼杯状，直径 5 ～ 8mm，萼裂 5，广三角形，疏被星状长硬毛；花冠长稍微超过萼片，淡白色至淡红色，花瓣 5，长 6 ～ 8mm，先端凹入，爪无毛或具少数细毛；雄蕊柱长约 4mm，被毛；花柱分枝 10 ～ 11。果实扁球形，直径 5 ～ 7mm，分果爿 10 ～ 11，背面平滑，厚 1mm，两侧具网纹；种子肾形，直径约 1.5 mm，无毛，紫褐色。花期 3 ～ 11 月。

▌ 分布 ▌

分布于我国河北、山东、陕西、山西、甘肃、新疆、四川、贵州、云南、湖南、湖北、广东、江西、

安徽、江苏、浙江等。朝鲜也
有分布。

▌ 生境 ▌

生长于平原、山野的草地、灌
丛、地边、路旁。

▌ 药材名 ▌

尖巴、江巴、锦巴（ལྗང་པ་），
江朱（ལྗང་འབྲུ་）。

▌ 药用部位 ▌

花、果实、种子、根。

▌ 功能与主治 ▌

消烦渴，利尿，补肾。用于热
性病，烦渴引饮，热性尿闭，
水肿，尿涩痛，膀胱炎，肾衰
遗精，脾胃虚弱，腹泻。

▌ 用量与用法 ▌

果实、种子：3 ~ 5g。花、根：
6 ~ 15g。

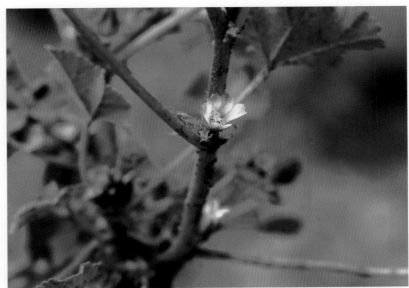

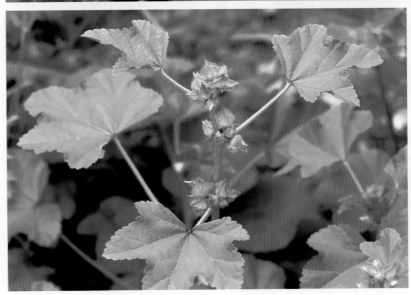

附 注

《晶珠本草》记载"ལྗང་པ་"
（尖巴）分为雄 ["ཕོ་ལྗང་།"（破
尖木）]、雌 ["མོ་ལྗང་།"（莫尖木）]、
中或藏 ["མ་ནིང་ལྗང་པ་"（玛能尖木巴）]3 种。现代文献记载的与"尖巴"类相关的基原有锦葵科蜀葵
属（Althaea）和锦葵属（Malva）的 4 种 1 变种，但各标准及专著对"尖巴"品种的划分及其基原、
药用部位、不同药用部位的功能与主治的记载不尽一致。《部标藏药》等收载的"ལྗང་པ་/ 江巴"的基
原包括蜀葵 A. rosea (Linn.) Cavan.、冬葵 M. verticillata Linn.（野葵）、锦葵 M. sylvestris Linn.（M.
sinensis Cavan.），《西藏藏标》则以"ལྗང་འབྲུ་/ 江朱 / 江朱"之名收载了"中华野葵 Malva verticillata
Linn. var. chinensis (Miller) S. Y. Hu、圆叶锦葵 Malva rotundifolia Linn. 及其同属多种植物"。上述
标准收载的药用部位包括"成熟果实""花及果实""带宿存花萼的果实"等。也有观点认为中华
野葵 M. verticillata Linn. var. chinensis (Miller) S. Y. Hu 为"中尖巴"（玛能尖木巴）的基原之一。（参
见"蜀葵""锦葵"条）

蜀葵

Althaea rosea (Linn.) Cavan.

锦葵科（Malvaceae） | 蜀葵属（*Althaea*）

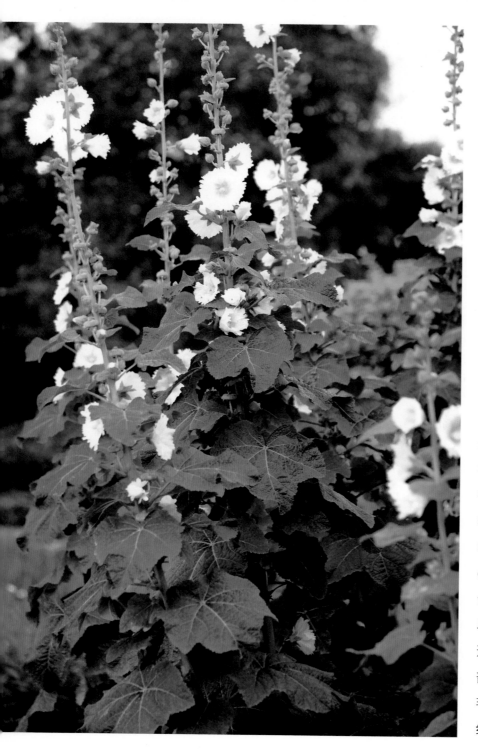

▌ 形态 ▌

二年生直立草本，高达 2m。茎枝密被刺毛。叶近圆心形，直径 6 ～ 16cm，掌状 5 ～ 7 浅裂或波状棱角，裂片三角形或圆形，中裂片长约 3cm，宽 4 ～ 6cm，上面疏被星状柔毛，粗糙，下面被星状长硬毛或绒毛；叶柄长 5 ～ 15cm，被星状长硬毛；托叶卵形，长约 8mm，先端具 3 尖。花腋生，单生或近簇生，排列成总状花序式，具叶状苞片，花梗长约 5mm，果时延长至 1 ～ 2.5cm，被星状长硬毛；小苞片杯状，常 6 ～ 7 裂，裂片卵状披针形，长 10mm，密被星状粗硬毛，基部合生；萼钟状，直径 2 ～ 3cm，5 齿裂，裂片卵状三角形，长 1.2 ～ 1.5cm，密被星状粗硬毛；花大，直径 6 ～ 10cm，有红色、紫色、白色、粉红色、黄色和黑紫色等，单瓣或重瓣，花瓣倒卵状三角形，长约 4cm，先端凹缺，基部狭，爪被长髯毛；雄蕊柱无毛，长约 2cm，花丝纤细，长约 2mm，花药黄色；花柱分枝多数，微被细毛。果实盘状，直径约 2cm，被短柔毛，分果爿近圆形，多数，背部厚达 1mm，具纵槽。花期 2 ~ 8 月。

分布

原产于我国西南地区。

生境

我国各地广泛栽培，供园林观赏用。

药材名

尖巴、江巴、锦巴、加木巴（ལྕམ་པ），破尖木（ཕོ་ལྕམ），哈洛美多（ད་ལོ་མེ་ཏོག），多丹、多合丹（མདོག་ལྡན）。

药用部位

花、果实（种子）、根。

功能与主治

利尿通淋，清热消肿，强肾，止渴。花：止血，消炎，补肾；用于遗精，月经过多，衄血，子宫炎，带下。果实（种子）：用于小便不利，腹泻，肾炎，水肿。根：补肾，健胃；用于肾衰，食欲不振。

用量与用法

花：2 ~ 3g。果实（种子）：6 ~ 15g。

附注

《月王药诊》《四部医典》等古籍记载有强肾利尿、生津止咳、止泻之药物"ལྕམ་པ"（尖巴）；《蓝琉璃》《晶珠本草》均言"尖巴"分为雄["ཕོ་ལྕམ"（破尖木）]、雌["མོ་ལྕམ"（莫尖木）]、中或藏["བོད་ལྕམ"（窝尖木）、"མ་ནིང་ལྕམ་པ"（玛能尖木巴）]3 种，其中雄者又分白色和红色（或紫色）、雌者又分白色和淡紫色各 2 种，雄、雌以花入药，中性以果实（种子）入药。《四部医典系列挂图全集》第二十九图中有雄、雌、中的附图，汉译本译注名分别为"冬苋菜"（35 号图）、"紫花冬苋菜"和"白花冬苋菜"（36 号图：有 2 幅小图）、"中性冬苋菜"（37 号图）。现代文献记载的"尖巴"类的基原有锦葵科植物蜀葵 *A. rosea* (Linn.) Cavan.、冬葵 *Malva verticillata* Linn.（野葵）、锦葵 *M. sylvestris* Linn.（*M. sinensis* Cavan.）、圆叶锦葵 *M. rotundifolia* Linn.、中华野葵 *Malva verticillata* Linn. var. *chinensis* (Miller) S. Y. Hu 等 4 种 1 变种，但各标准和文献对其品种的划分及基原、药用部位、不同药用部位的功能与主治的记载不尽一致。《部标藏药》等中收载的"ལྕམ་པ/ 江巴"或"ལྕམ་འབྲུ/ 江朱"的基原也包括了上述植物，其药用部位包括"成熟果实""花及果实""带宿存花萼的果实"等。有观点认为，蜀葵 *A. rosea* (Linn.) Cavan. 为"尖巴"的雄者["ཕོ་ལྕམ"（破尖木）]的基原，又称"ད་ལོ་མེ་ཏོག"（哈洛美多），其形态与《四部医典系列挂图全集》附图（35 号图）也相似。《西藏藏标》以"མདོག་ལྡན/ 多丹 / 蜀葵花"之名收载了蜀葵 *A. rosea* (Linn.) Cavan. 的花。（参见"野葵""锦葵"条）

黄蜀葵

Abelmoschus manihot (Linn.) Medicus

锦葵科（Malvaceae） | 秋葵属（*Abelmoschus*）

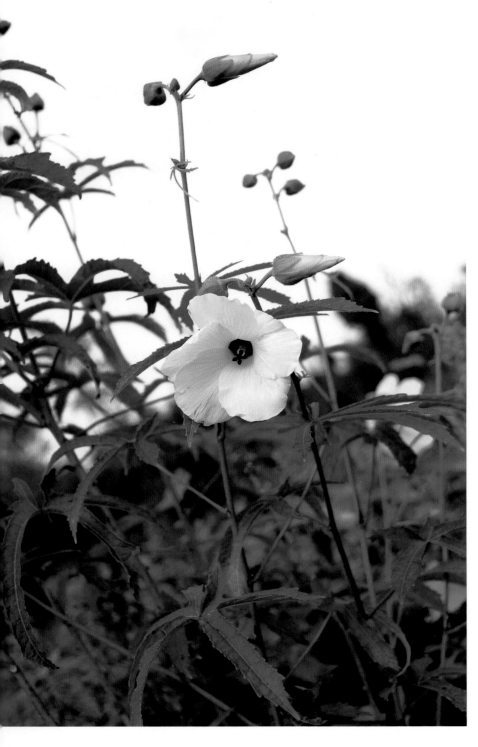

▌ 形态 ▌

一年生或多年生草本，高 1 ~ 2m，疏被长硬毛。叶掌状 5 ~ 9 深裂，直径 15 ~ 30cm，裂片长圆状披针形，长 8 ~ 18cm，宽 1 ~ 6cm，具粗钝锯齿，两面疏被长硬毛；叶柄长 6 ~ 18cm，疏被长硬毛；托叶披针形，长 1 ~ 1.5cm。花单生于枝端叶腋；小苞片 4 ~ 5，卵状披针形，长 15 ~ 25mm，宽 4 ~ 5mm，疏被长硬毛；花萼佛焰苞状，5 裂，近全缘，较小苞片长，被柔毛，果时脱落；花大，淡黄色，内面基部呈紫色，直径约 12cm；雄蕊柱长 1.5 ~ 2cm，花药近无柄；柱头紫黑色，匙状盘形。蒴果卵状椭圆形，长 4 ~ 5cm，直径 2.5 ~ 3cm，被硬毛；种子多数，肾形，被多条由柔毛组成的条纹。花期 8 ~ 10 月。

▌ 分布 ▌

分布于我国四川、贵州、云南、广西、广东、福建、湖北、陕西、河南、河北、山东等。印度也有分布。

┃ 生境 ┃

生长于山谷草丛、田边
或沟旁灌丛间。

┃ 药材名 ┃

索玛拉杂、索玛拉札、
索玛惹札、索玛热杂、
宿玛惹扎（ས་མ་ར་ཛ）。

┃ 药用部位 ┃

种子、叶、花。

┃ 功能与主治 ┃

种子：驱虫，敛黄水；
用于皮肤病，黄水病，

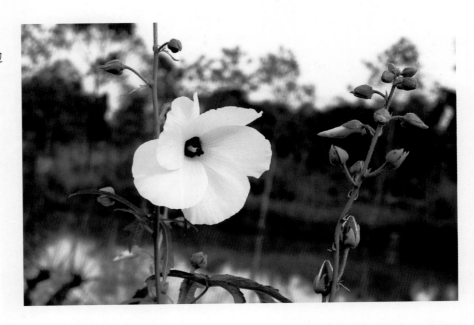

麻风病。叶：滋补，强壮，增加体力。花：利尿，干脓，养肾；用于浮肿，遗精，尿道炎，血尿，
腰肾疼痛，鼻衄不止，月经过多，子宫炎，白带过多。

┃ 用量与用法 ┃

种子：2～3（～6）g。内服煎汤，或入丸、散剂。外用适量，研粉撒，或调敷患处。

┃ 附 注 ┃

　　《月王药诊》和《四部医典》均记载有"ས་མ་ར་ཛ"（索玛拉杂）。《四部医典系列挂图全集》
第二十六图中有"索玛拉杂"正品与副品的2幅附图，汉译本分别译作"麝香黄蜀葵"（58号图）
和"藏产次麝香黄蜀葵"（59号图），但该2幅附图所示均似桑科植物大麻 Cannabis sativa L.。《晶
珠本草》言："（索玛拉杂）果实三角形，内有种子，状如萝卜子或莨菪子，黑色，肾形，有花纹。"
现代文献记载的藏医所用"索玛拉杂"的基原为黄蜀葵 Abelmoschus manihot (Linn.) Medicus、黄
葵 Abelmoschus moschatus Medicus（麝香秋葵）。《西藏藏标》以"ས་མ་ར་ཛ/ 索玛热杂 / 黄葵子"之
名收载了黄蜀葵 Abelmoschus manihot (Linn.) Medicus；《部标藏药》和《青海藏标》在附录中以
"黄葵子 /ས་མ་ར་ཛ/ 索玛拉杂"之名收载了上述黄蜀葵、黄葵2种，言其药材（种子）肾形、具明显
条纹，确与《晶珠本草》记载的特征较为相符。但《正确认药图鉴》《青藏高原药物图鉴》等记
载"索玛拉杂"基原为锦葵科植物苘麻 Abutilon theophrasti Medicus、桑科植物大麻 Cannabis sativa
L.、荨麻科植物苎麻 Boehmeria nivea (L.) Gaudich.；青海、四川阿坝也使用茄科植物曼陀罗 Dartura
stramonium L. 作为其基原，但这些植物的种子均无花纹，当系误用。（参见"大麻""曼陀罗"条）

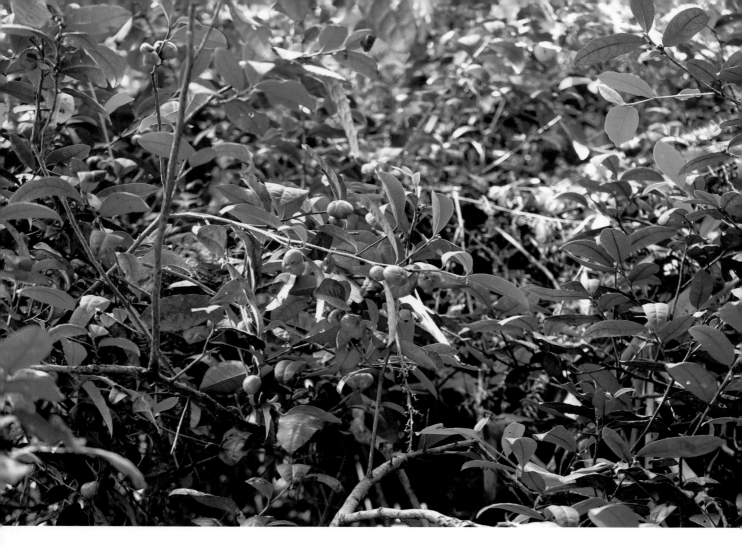

茶

Camellia sinensis (L.) O. Ktze.

山茶科（Theaceae）　　　　　　山茶属（*Camellia*）

▎ 形态 ▎

灌木或小乔木，嫩枝无毛。叶革质，长圆形或椭圆形，长 4 ~ 12cm，宽 2 ~ 5cm，先端钝或尖锐，基部楔形，上面光亮，下面无毛或初时有柔毛，侧脉 5 ~ 7 对，边缘有锯齿；叶柄长 3 ~ 8mm，无毛。花 1 ~ 3 腋生，白色，花柄长 4 ~ 6mm，有时稍长；苞片 2，早落；萼片 5，阔卵形至圆形，长 3 ~ 4mm，无毛，宿存；花瓣 5 ~ 6，阔卵形，长 1 ~ 1.6cm，基部略联合，背面无毛，有时有短柔毛；雄蕊长 8 ~ 13mm，基部 1 ~ 2mm 联合；子房密生白毛，花柱无毛，先端 3 裂，裂片长 2 ~ 4mm。蒴果 3，稀 1 ~ 2，球形，高 1.1 ~ 1.5cm，每球有种子 1 ~ 2。花期 10 月至翌年 2 月。

▎ 分布 ▎

分布于我国长江以南各地。

▎ 生境 ▎

生长于山坡树林、灌丛等。各地广泛栽培。

▌ 药材名 ▌

恰星、恰兴、加相（ᰳᰁ）。

▌ 药用部位 ▌

嫩叶、种子。

▌ 功能与主治 ▌

清骨热，退热，生津止咳。
用于热性病，高热，口渴。

▌ 用量与用法 ▌

嫩叶：3～9g。内服冲泡，
或入丸、散剂。

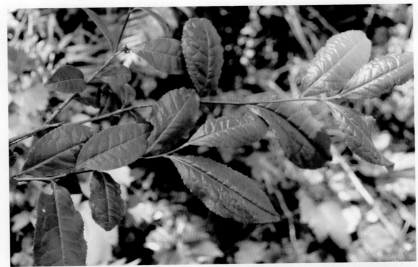

附 注

　　《晶珠本草》在"树木
类药物"的"果实类药物"
中记载有"ᰳᰁ"（恰星），
言其种子为治地方热病之药
物。现代文献记载藏医所用
"恰星"既包括植物的种
子，也包括植物的叶，其基
原包括山茶属（Camellia）
的多种植物，其中最常见的

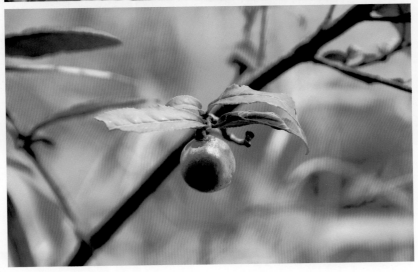

为茶 C. sinensis (L.) O. Ktze. 及其 2 个变种，即普洱茶 C. sinensis (L.) O. Ktze. var. assamica (Mast.)
Kitamura [C. assamica (Mast.) Chang] 和大叶茶 C. sinensis (L.) O. Ktze. var. sinensis f. macrophylla
(Sieb.) Kitamura[《中国植物志》将该拉丁学名作茶 C. sinensis (L.) O. Ktze. 的异名]。此外，"恰
星"的基原还包括长尾毛蕊茶 C. caudata Wall.、西南红山茶 C. pitardii Coh.。有文献记载，部分藏
医也以藤黄科植物短柱金丝桃 Hypericum hookerianum Wight et Arn. 的果实作"恰星"使用，称之为
"ᰳᰁᰳᰁ"（加星汪久、加向汪秀），但其形态与古籍记载不符，功能、主治也有较大差异。（参
见"普洱茶""短柱金丝桃"条）

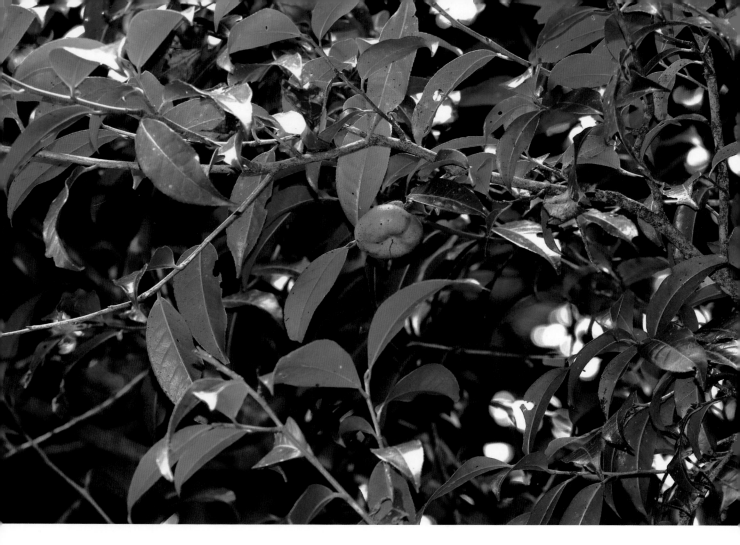

普洱茶
Camellia assamica (Mast.) Chang

山茶科（Theaceae） | 山茶属（*Camellia*）

▌形态 ▌

大乔木，高达 16m，胸径 90cm，嫩枝有微毛，顶芽有白柔毛。叶薄革质，椭圆形，长 8 ～ 14cm，宽 3.5 ～ 7.5cm，先端锐尖，基部楔形，上面干后褐绿色，略有光泽，下面浅绿色，中肋上有柔毛，其余被短柔毛，老叶变秃；侧脉 8 ～ 9 对，在上面明显，在下面突起，网脉在上下两面均能见，边缘有细锯齿，叶柄长 5 ～ 7mm，被柔毛。花腋生，直径 2.5 ～ 3cm，花柄长 6 ～ 8mm，被柔毛。苞片 2，早落。萼片 5，近圆形，长 3 ～ 4mm，外面无毛。花瓣 6 ～ 7，倒卵形，长 1 ～ 1.8cm，无毛。雄蕊长 8 ～ 10mm，离生，无毛。子房 3 室，被茸毛；花柱长 8mm，先端 3 裂。蒴果扁三角球形，直径约 2cm，3 爿裂开，果爿厚 1 ～ 1.5mm。种子每室 1 个，近圆形，直径 1cm。

▌分布 ▌

分布于我国云南南部各地。

▎ 生境 ▎

生长于老林中。

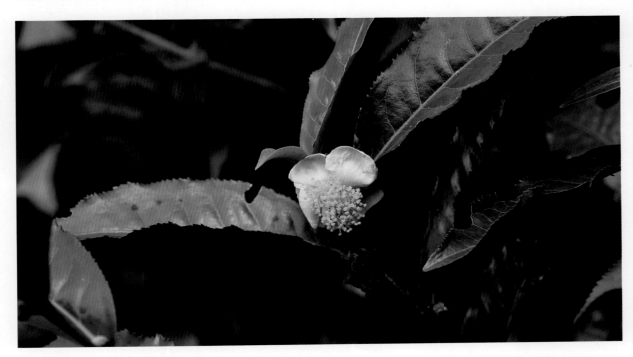

▎ 药材名 ▎

恰星、恰兴、加相（ᰀᰮᰑᰛ）。

▎ 药用部位 ▎

嫩叶、种子。

▎ 功能与主治 ▎

清骨热，退热，生津止咳。用于热性病，口渴。

▎ 用量与用法 ▎

3 ~ 9g。泡服，或入丸、散剂。

附 注

《晶珠本草》在"树木类药物"的"果实类药物"中记载有"ᰀᰮᰑᰛ"（恰星），言其籽为治地方热病之药物。现代文献记载茶的叶和种子藏医均作药用，其基原包括山茶属(*Camellia*)的多种植物，主要有茶 *C. sinensis* (L.) O. Ktze.、普洱茶 *C. sinensis* (L.) O. Ktze. var. *assamica* (Mast.) Kitamura 和大叶茶 *C. sinensis* (L.) O. Ktze.var. *sinensis* f. *macrophylla* (Sieb.) Kitamura（该变型未见《中国植物志》记载）。（参见"茶"条）

现《中国植物志》中将普洱茶 *C. sinensis* (L.) O. Ktze. var. *assamica* (Mast.) Kitamura 独立为种，记载为普洱茶 *C. assamica* (Mast.) Chang。

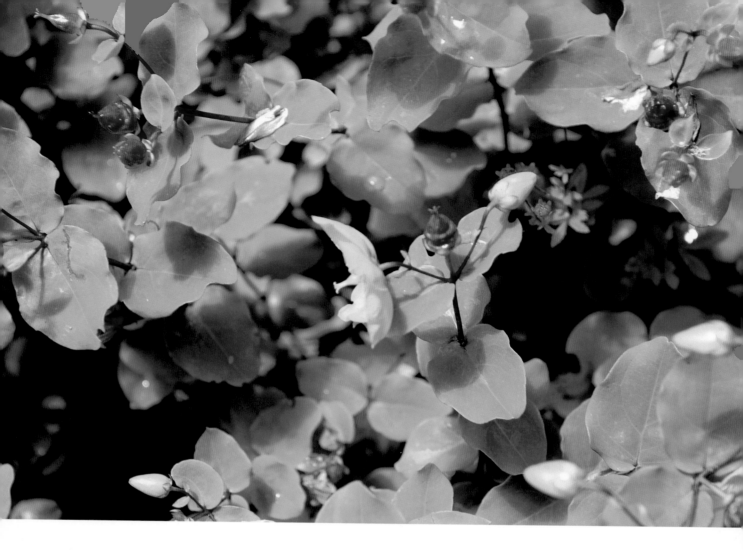

短柱金丝桃

Hypericum hookerianum Wight. et Arn.

藤黄科（Guttiferae） 金丝桃属（*Hypericum*）

▌形态 ▌

灌木，高 0.3 ～ 2.1m，丛状，圆顶，有直立至开张的枝条。茎红色至浅黄色，幼时具 4 纵线棱、两侧压扁，并且通常很快呈圆柱形，或自幼就呈圆柱形；节间长 1.2 ～ 6cm，短于至长于叶；皮层灰褐色。叶具柄，叶柄长 1 ～ 4mm；叶片狭披针形或长圆状披针形至宽卵形，长（1.7 ～）2.5 ～ 7.8cm，宽（0.7 ～）1 ～ 3.2cm，先端锐尖或钝形至具小尖突或圆形，基部狭楔形至近心形，边缘平坦，坚纸质，上面绿色，下面淡绿色或多少呈灰白色，侧脉（2 ～）3 ～ 4 对，中脉在上方呈羽状分枝，第 3 级脉网不可见，腹腺体无或多少密集，叶片腺体呈短至很短的线形及点状。花序具 1 ～ 5 花，自茎先端第 1 节生出，近伞房状；花梗长 0.3 ～ 1.6cm；苞片披针形或狭长圆形至倒卵状匙形，脱落；花直径 3 ～ 6cm，多少呈深杯状；花蕾宽卵珠形至近圆球形，先端宽钝形至圆形；萼片离生，在花蕾期及结果时直立，倒卵形、倒卵状匙形至近圆形或椭圆形，或长圆状椭圆形，近等大，长 0.5 ～ 1cm，宽 0.4 ～ 0.8cm，先端圆形或稀为圆形而具小尖突，全缘或偶有很细的啮蚀状小齿，中脉可见或多少模糊，小脉尤其是在结果时通常明显，有多数线形腺体，有时近萼片先端腺体为断线形；花瓣深黄色至暗黄色，无红晕，明显内弯，宽倒卵形至近圆形，全缘，无腺体，有近顶生的小尖突，小尖突先端钝形至圆形；雄蕊 5 束，每束有雄蕊 60 ~ 80，长者长 5 ~ 9mm，长为花瓣的 1/4 ~ 1/3，花药金黄色；子房宽卵珠形，长 5 ~ 7（~ 8）mm，宽 4 ~ 5（~ 6）mm，先端锐尖，花柱长 2 ~ 4（~ 7）mm，长为子房的 1/3 ~ 7/10（~ 4/5），离生，向先端渐外弯，柱头狭头状。蒴果卵珠形至卵珠状圆锥形，长 0.9 ~ 1.7cm，宽 0.7 ~ 1.2cm；种子深红褐色，圆柱形，长 0.7 ~ 1mm，无或几无龙骨状突起，有浅的线状网纹。花期 4 ~ 7 月，果期 9 ~ 10 月。

▍分布▍

分布于我国云南西部、西藏东南部。印度、尼泊尔、缅甸、泰国等也有分布。

▍生境▍

生长于海拔 2500 ~ 3400m 的山坡灌丛、林缘。

▍药材名▍

恰兴、加相（ ），加向汪秀、加星汪久、甲橡旺秋（ ）。

▍药用部位▍

果实。

▍功能与主治▍

清热解毒，祛风除湿，止血，杀虫。用于肝炎，感冒，痢疾，口腔炎，皮炎，蛔虫病。

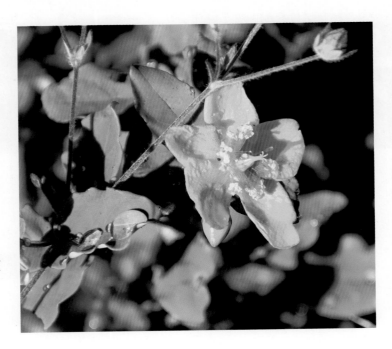

附注

　　《晶珠本草》记载有治热病之药物“ ”（恰兴），言其有 3 种，均为木本植物。《藏药志》记载藏医所用“恰兴”主要为山茶科植物茶 *Camellia sinensis* (L.) O. Ktze. 及其变种，也记载有使用短柱金丝桃 *H. hookerianum* Wight et Arn.（金丝海棠）作代用品的情况。《青藏高原药物图鉴》以“ ”（加向汪秀）之名记载了短柱金丝桃 *H. hookerianum* Wight et Arn.。有文献记载，同属植物突脉金丝桃 *H. przewalskii* Maxim.、美丽金丝桃 *H. bellum* Li、黄海棠 *H. ascyron* L.、多蕊金丝桃 *H. choisianum* Wall. ex N. Robson 也同样作“加向汪秀”使用。（参见“美丽金丝桃”“突脉金丝桃”条）

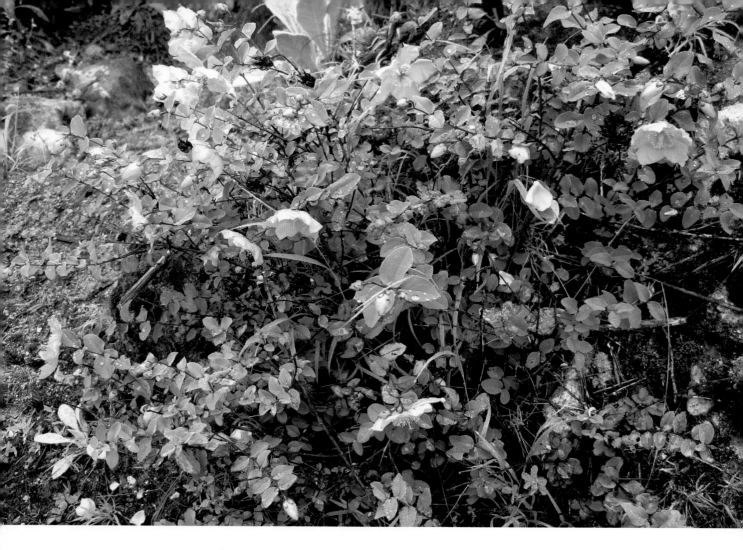

美丽金丝桃

Hypericum bellum Li

藤黄科（Guttiferae） | 金丝桃属（*Hypericum*）

形态

灌木，高 0.3 ~ 1.5m。通常形成矮灌丛，有密集的直立或拱弯的枝条。茎红色至橙色，初时具 4 纵线棱及略为两侧压扁，很快呈圆柱形；节间长 1 ~ 8cm，通常等于或长于叶；皮层灰褐色。叶具柄，叶柄长 0.5 ~ 2.5mm；叶片卵状长圆形或宽菱形至近圆形，长 1.5 ~ 6.5cm，宽 0.7 ~ 4.3cm，先端钝形至圆形或微凹，通常具小尖突，基部多少呈宽楔形或圆形至截形或近心形，边缘平坦或波状，坚纸质，上面绿色，下面淡绿色或苍白色，主侧脉 3 ~ 4 对，上方者不明显近边缘生，中脉上方分枝不明显，有或显然无多少分明而稀疏的第 3 级脉网，腹腺体无或多少密生，叶片腺体点状及短条纹状。花序具 1 ~ 7 花，自茎先端第 1 节生出，近伞房状。稀在其下方的一些节上生出花枝；花梗长 0.3 ~ 1.4cm（结果时长达 3cm）；苞片叶状至狭椭圆形，宿存至凋落；花直径 2.5 ~ 3.5cm，杯状；花蕾宽卵珠形，先端钝至圆形；萼片离生，在花蕾期及结果时直立，狭椭圆形至倒卵形，长 3 ~ 9mm，宽 2.5 ~ 6mm，先端圆形或偶有近具小尖突，全缘或有细的啮蚀状小齿且常呈干膜质，中脉稀明显，小脉不显著，腺体约 12，线形；花瓣金黄色至奶油黄色或稀为暗黄色，无红晕，内弯，宽至狭倒卵形，长 1.5 ~ 2.5（~ 3）cm，宽 1.1 ~ 2.1cm，全缘，有近顶生的小尖突，小尖突先端圆形；雄蕊 5 束，每束有雄蕊 25 ~ 65，最长者长 6 ~ 10（~ 11）mm，长约为花瓣的 1/3 ~ 2/5（~ 3/5），花药深黄色；子房宽至狭卵珠形，长 4 ~ 6mm，宽 3 ~ 3.5mm；花柱长 3 ~ 6mm，长约为子房的 3/5 至与其相等，离生，近直立至略叉开，近先端外弯；柱头小。蒴果宽至狭卵珠形，长 1 ~ 1.5cm，宽 0.6 ~ 1cm，常皱；种子深红褐色，狭圆柱形，长 0.8 ~ 1mm，多少有龙骨状突起，有浅的梯状网纹。花期 6 ~ 7 月，果期 8 ~ 9 月。

▎分布▎

分布于我国四川西部、云南西北部、西藏东南部（波密）。印度也有分布。

▎生境▎

生长于海拔 1900 ~ 3500m 的山坡草地、灌丛、林缘、疏林下。

▎药材名▎

加星汪久、甲橡旺秋、恰星汪久、加向汪秀（ཇ་ཤིང་དབང་ཕྱུག）。

▎药用部位▎

果实。

▎功能与主治▎

清热解毒，祛风除湿，止血，杀虫。用于急慢性肝炎，感冒，痢疾，口腔炎，皮炎，蛔虫病。

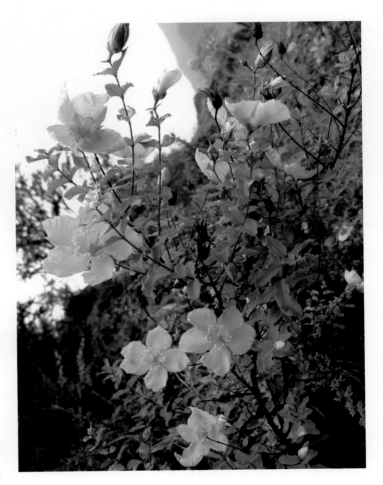

附 注

《青藏高原药物图鉴》记载藏医药用短柱金丝桃 H. hookerianum Wight et Arn. 的果实，称之为 "ཇ་ཤིང་དབང་ཕྱུག"（加向汪秀）。据文献记载，突脉金丝桃 H. przewalskii Maxim.、美丽金丝桃 H. bellum Li、黄海棠 H. ascyron L. 等也同样作药用。（参见"短柱金丝桃""突脉金丝桃"条）

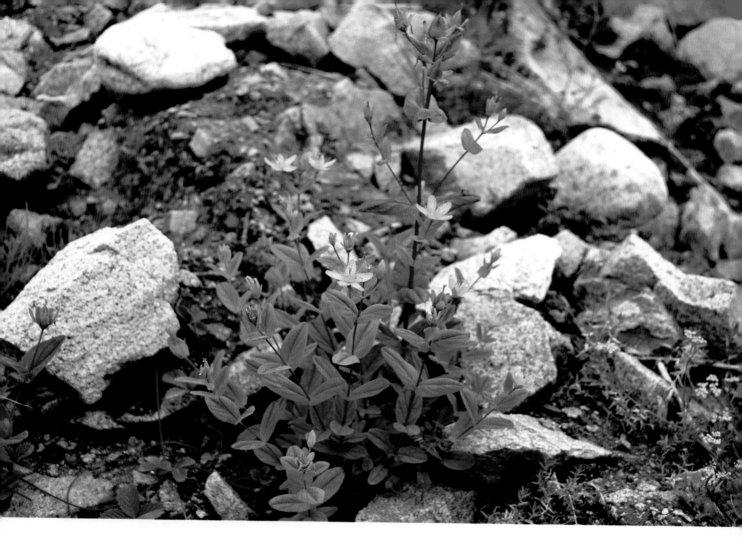

突脉金丝桃
Hypericum przewalskii Maxim.

藤黄科（Guttiferae）   金丝桃属（*Hypericum*）

▌ 形态 ▌

多年生草本，高 0.3 ~ 0.5m，全体无毛。茎多数，圆柱形，具多数叶，不分枝或有时在上部具腋生小枝。叶无柄，叶片向茎基部者渐变小而靠近，茎最下部者为倒卵形，向茎上部者为卵形或卵状椭圆形，长 2 ~ 5cm，宽 1 ~ 2.5（~ 3）cm，先端钝形且常微缺，基部心形而抱茎，全缘，坚纸质，上面绿色，下面白绿色，散布淡色腺点，侧脉约 4 对，与中脉在上面凹陷，下面凸起，脉网稀疏，只在下面隐约可见。花序顶生，聚伞花序，有时连同侧生小花枝组成伞房花序或为圆锥状；花直径约 2cm，开展；花蕾长卵珠形，先端锐尖；花梗伸长，长达 3（~ 4）cm。萼片直伸，长圆形，不等大，长 8 ~ 10mm，宽 2 ~ 4mm，全缘但边缘常呈波状，无腺点，果时萼片增大，长达 15mm，宽 5mm；花瓣 5，长圆形，稍弯曲，长约 14mm，宽约为长的 1/2；雄蕊 5 束，每束有雄蕊约 15，与花瓣等长或略超出花瓣，花药近球形，无腺点；子房卵珠形，长 6 ~ 8mm，5 室，光滑；花柱 5，长约 6mm，自中部以上分离。蒴果卵珠形，长约 1.8cm，宽 1.2cm，散布有纵线纹，成熟后先端 5 裂。种子淡褐色，圆柱形，长 5mm，两端锐尖，一侧有龙骨状突起，表面有细蜂窝纹。花期 6 ~ 7 月，果期 8 ~ 9 月。

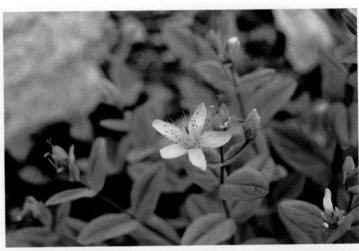

▍分布▍

分布于我国四川、甘肃西部、青海（循化）、陕西、湖北、河南。

▍生境▍

生长于海拔 2740 ~ 3400m 的山坡、河边灌丛。

▍药材名▍

加星汪久、甲橡旺秋（ཇ་ཤིང་དབང་ཕྱུག）。

▍药用部位▍

果实。

▍功能与主治▍

清热解毒，祛风除湿，止血，杀虫。用于急慢性肝炎，感冒，痢疾，口腔炎，皮炎，蛔虫病。

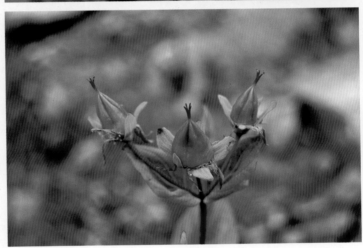

附注

　　《晶珠本草》中记载有"ཇ་ཤིང"（恰兴），言其为治热病之药物，包括有 3 种，均为木本植物。现代文献记载"恰兴"的正品为山茶科植物茶 Camellia sinensis (L.) O. Ktze. 及其变种，《青藏高原药物图鉴》以"加向汪秀"之名记载了短柱金丝桃 H. hookerianum Wight et Arn. 的果实，言其为"恰兴"的代用品之一。据文献记载，突脉金丝桃 H. przewalskii Maxim.、黄海棠 H. ascyron L.、美丽金丝桃 H. bellum Li.（土连翘）、多蕊金丝桃 H. choisianum Wall. 也同样作"加向汪秀"药用。（参见"短柱金丝桃""美丽金丝桃"条）

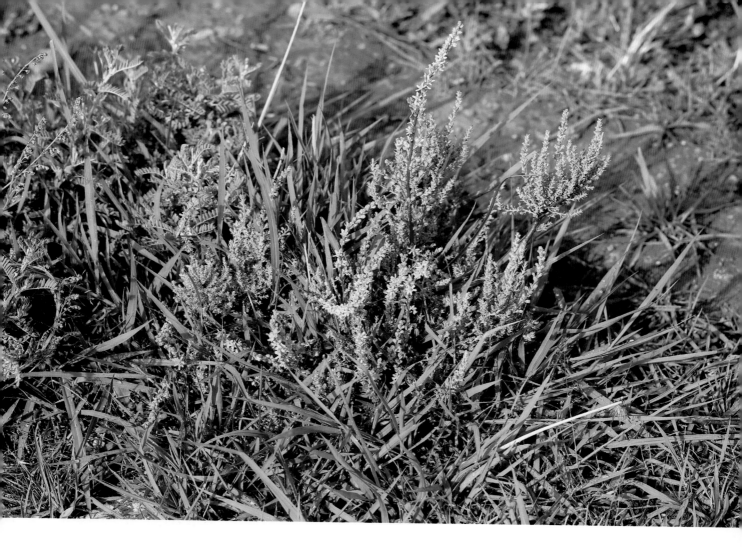

卧生水柏枝

Myricaria rosea W. W. Sm.

| 柽柳科（Tamaricaceae） | 水柏枝属（*Myricaria*） |

▌ 形态 ▌

仰卧灌木，高约 1m。多分枝，老枝平卧，红褐色或紫褐色，具条纹；幼枝直立或斜升，淡绿色。叶披针形、线状披针形或卵状披针形，呈镰状弯曲，长 5 ～ 8（～ 15）mm，宽 1 ～ 2mm，先端钝或锐尖，基部略狭缩，常具狭膜质边缘；叶腋常生绿色小枝，小枝上的叶较小。总状花序顶生，密集成近穗状；花序枝常高出叶枝，粗壮，黄绿色或淡紫红色，下部疏生线状披针形或卵状披针形的苞片，苞片叶状，黄绿色，长 7 ～ 15mm，宽约 2mm，花下的苞片披针形，长 6 ～ 10mm，宽 2mm，等于或稍长于花瓣；花梗长约 2mm；萼片线状披针形或卵状披针形，长 2 ～ 4mm，宽 1 ～ 1.5mm，稍短于花瓣，先端锐尖，具狭或宽的膜质边缘；花瓣狭倒卵形或长椭圆形，长 5 ～ 7mm，宽 2 ～ 4mm，凋存，粉红色或紫红色；花丝 1/2 或 2/3 部分合生，短于花瓣；子房圆锥形，长 3 ～ 6mm。蒴果狭圆锥形，长 8 ～ 10（～ 15）mm，3 瓣裂；种子具芒柱，芒柱几全部被白色长柔毛。花期 5 ～ 7 月，果期 7 ～ 8 月。

▌ 分布 ▌

分布于我国西藏东南部及中部（林周等）、
云南西北部。尼泊尔、印度、不丹也有分布。

▌ 生境 ▌

生长于海拔 2600 ~ 4600m 的砾石质山坡、
砂砾质河滩草地、高山河谷冰川冲积地。

▌ 药材名 ▌

翁布、温布、奥木吾（འོམ་བུ།）。

▌ 药用部位 ▌

嫩枝、茎的中皮。

▌ 功能与主治 ▌

清热解毒，发散透疹。用于麻疹不透，咽喉
肿痛，血中热症，瘟病时疫，脏腑毒热，黄
水病，各种药物、食物中毒，梅毒。

▌ 用量与用法 ▌

3 ~ 10g。多配方用。

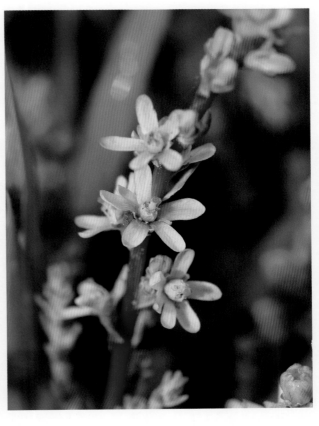

附 注

　　《四部医典》中作为解毒药记载有"འོམ་བུ།"（翁布），《度母本草》《晶珠本草》等中亦有记载，言其为治黄水病、清血热和内腔毒热之药物。现代文献记载藏医药用的"翁布"的基原包括多种水柏枝属（*Myricaria*）植物，卧生水柏枝 *M. rosea* W. W. Sm. 为其基原之一。《部标藏药》等标准中收载的"水柏枝 /འོམ་བུ།/ 翁布"的基原为"水柏枝 *M. germanica* (L.) Desv.（三春水柏枝 *M. paniculata* P. Y. Zhang et Y. J. Zhang）、匍匐水柏枝 *M. prostrate* Benth. et Hook. f.[*M. prostrata* Hook. f. et Thoms. ex Benth. et Hook. f.] 及同属数种植物"。此外，各地作"翁布"使用的尚有秀丽水柏枝 *M. elegans* Royle、卧生水柏枝 *M. rosea* W. W. Sm.、达乌里水柏枝 *M. dahurica* Ehrenb.（该种未见《中国植物志》记载）、小花水柏枝 *M. wardii* Marquand、具鳞水柏枝 *M. squamosa* Desv.（球花水柏枝 *M. laxa* W. W. Smith）、泽当水柏枝 *M. elegans* Royle var. *tsetangensis* P. Y. Zhang et Y. J. Zhang。（参见"三春水柏枝""宽苞水柏枝""秀丽水柏枝""小花水柏枝"条）

　　《晶珠本草》汉译重译本将"འོམ་བུ།"（翁布）译为"水柏枝（柽柳）*M. germanica* L."。据《中国植物志》记载，水柏枝 *M. germanica* (L.) Desv. 产于欧洲，我国并无分布，以往文献中记载的水柏枝 *M. germanica* (L.) Desv. 应是分布于我国的该种的地理替代种三春水柏枝 *M. paniculata* P. Y. Zhang et Y. J. Zhang。

秀丽水柏枝

Myricaria elegans Royle

| 柽柳科（Tamaricaceae） | 水柏枝属（*Myricaria*） |

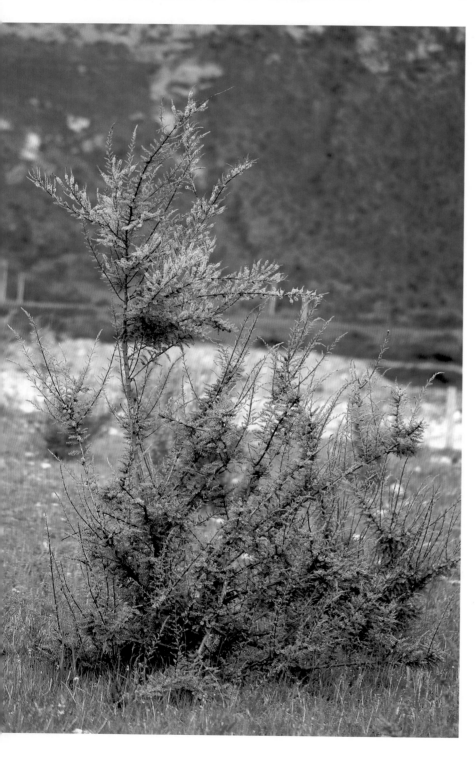

▌ 形态 ▌

灌木或小乔木，高约5m。老枝红褐色或暗紫色，当年生枝绿色或红褐色，光滑，有条纹。叶较大，通常生于当年生绿色小枝上，长椭圆形、椭圆状披针形或卵状披针形，长5～15mm，宽2～3mm，先端钝或锐尖，基部狭缩具狭膜质边缘，无柄。总状花序通常侧生，稀顶生；苞片卵形或卵状披针形，长4～5mm，宽2～3mm，先端渐尖，具宽膜质边缘；花梗长2～3mm，萼片卵状披针形或三角状卵形，长约2mm，宽约1mm，先端钝，基部多少结合，具宽膜质边缘；花瓣倒卵形、倒卵状椭圆形或椭圆形，长5～6mm，宽2～3mm，先端圆钝，基部渐狭缩，白色、粉红色或紫红色；雄蕊略短于花瓣，花丝基部合生，花药长圆形；子房圆锥形，长约5mm，具头状无柄的柱头，柱头3裂。蒴果狭圆锥形，长约8mm；种子矩圆形，长约1mm，先端具芒柱，芒柱全部被白色长柔毛。花期6～7月，果期 8 ~ 9 月。

分布

分布于我国西藏阿里地区（札达、日土）、新疆西南部。印度、巴基斯坦等也有分布。

生境

生长于海拔 3000 ~ 4300m 的河岸、湖边砂砾地、河滩。

药材名

翁布、温布、奥木吾（ཨོམ་བུ）。

药用部位

嫩枝、茎的中皮。

功能与主治

清热解毒，发散透疹。用于麻疹不透，咽喉肿痛，血中热症，瘟病时疫，脏腑毒热，黄水病，各种药物中毒、食物中毒，梅毒。

用量与用法

3 ~ 10g。

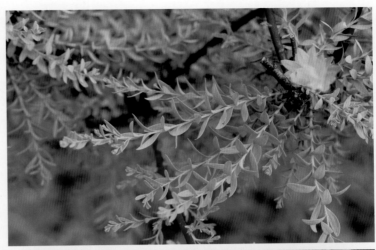

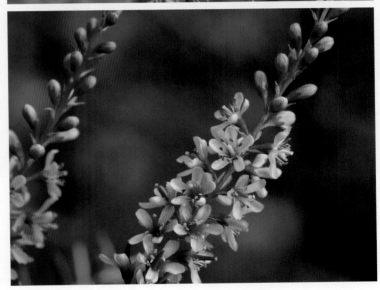

附注

　　《四部医典》中记载有"ཨོམ་བུ"（翁布）。现代文献记载的藏医药用"翁布"的基原包括多种水柏枝属（*Myricaria*）植物，秀丽水柏枝 *M. elegans* Royle 为其中之一。《部标藏药》等标准收载的"水柏枝/ཨོམ་བུ/翁布"的基原为水柏枝 *M. germanica* (L.) Desv.、匍匐水柏枝 *M. prostrata* Benth. et Hook. f.[*M. prostrata* Hook. f. et Thoms. ex Benth. et Hook. f.] 及同属数种植物。据《中国植物志》记载，水柏枝 *M. germanica* (L.) Desv. 产于欧洲，我国并无分布，以往文献记载的该种应是在我国分布的地理替代种三春水柏枝 *M. paniculata* P. Y. Zhang et Y. J. Zhang。（参见"三春水柏枝""宽苞水柏枝"条）

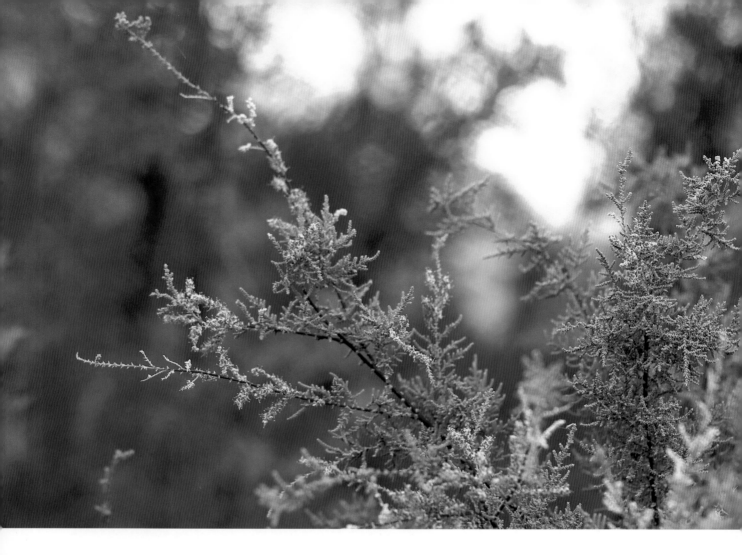

小花水柏枝

Myricaria wardii Marquand

柽柳科（Tamaricaceae） | 水柏枝属（*Myricaria*）

▌ 形态 ▌

直立灌木，高 1 ～ 2m。老枝红褐色或暗紫褐色，有条纹，当年生枝红褐色。叶线状披针形、卵状披针形或长圆形，长 1.5 ～ 3mm，宽 0.5 ～ 1mm，先端钝或急尖，基部略扩展，有狭膜质边缘。总状花序侧生或顶生，较疏散；苞片披针形或卵状披针形，长 3 ～ 4mm，宽约 1mm，通常紫色或仅下部紫色，上部淡绿色，先端渐尖，具狭膜质边缘；花小，长不超过 5mm；花梗长 1 ～ 2mm；萼片披针形，长 1.5 ～ 2mm，长不及花瓣之半，有狭膜质边缘；花瓣狭倒卵形或狭椭圆形，长 3 ～ 4.5mm，宽 1 ～ 2mm，内曲，淡紫色；雄蕊短于花瓣，花丝 2/3 部分合生；子房圆锥形，长 2.5mm，先端渐狭，柱头头状，3 裂。蒴果圆锥形，长 9 ～ 11mm；种子长圆形，长 1.5mm，先端芒柱全部被白色长柔毛。花果期 5 ～ 8 月。

▌ 分布 ▌

分布于我国西藏东南部（林芝、拉萨、日喀则）。

▌ 生境 ▐

生长于海拔 3000 ~ 4000m 的河滩沙地及砾石地。

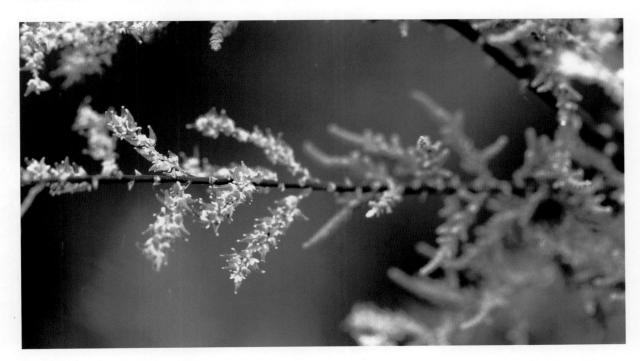

▌ 药材名 ▐

翁布、温布、奥木吾（ ༂ོམ་བུ། ）。

▌ 药用部位 ▐

花期的细枝叶。

▌ 功能与主治 ▐

清热解毒，敛黄水。用于血热，内腔毒热，宿热，黄水病，中毒症。

▌ 用量与用法 ▐

3 ~ 10g。

附 注

　　《四部医典》中记载有 "ོམ་བུ"（翁布），言其为解毒药。《度母本草》《晶珠本草》等中也有记载，言其为治黄水病、清血热及内腔毒热之药物。现代文献记载藏医使用的 "翁布" 的基原包括多种水柏枝属（*Myricaria*）植物，小花水柏枝 *M. wardii* Marquand 为其基原之一，日喀则等地藏医习用之。《部标藏药》等标准收载的 "水柏枝 /ོམ་བུ/ 翁布" 的基原为 "水柏枝 *M. germanica* (L.) Desv.（三春水柏枝 *M. paniculate* P. Y. Zhang et Y. J. Zhang ）、匍匐水柏枝 *M. prostrata* Benth. et Hook. f.[*M. prostrata* Hook. f. et Thoms. ex Benth. et Hook. f.] 及其同属数种植物"。（参见 "宽苞水柏枝" "秀丽水柏枝" "三春水柏枝" 条）

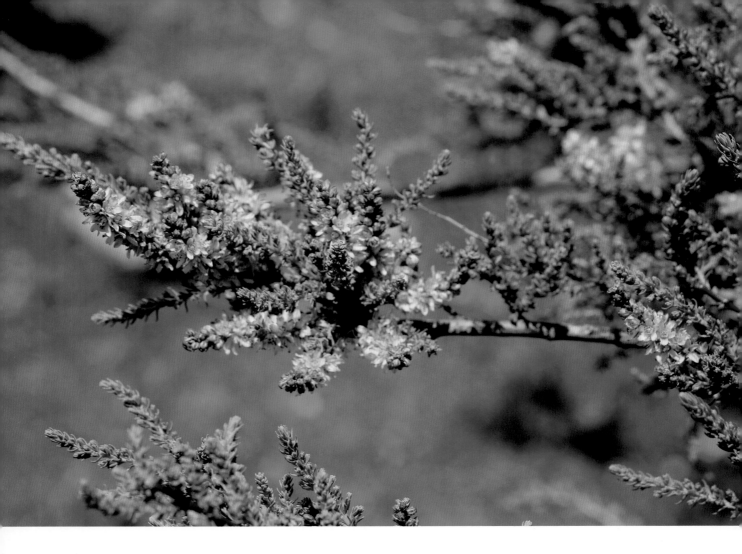

具鳞水柏枝
Myricaria squamosa Desv.

柽柳科（Tamaricaceae）　　水柏枝属（*Myricaria*）

▌ 形态 ▌

直立灌木，高 1 ~ 5m。茎直立，上部多分枝；老枝紫褐色、红褐色或灰褐色，光滑，有条纹，常有白色皮膜，薄片状剥落；去年生枝黄褐色或红褐色；当年生枝淡黄绿色至红褐色。叶披针形、卵状披针形、长圆形或狭卵形，长 1.5 ~ 5（~ 10）mm，宽 0.5 ~ 2mm，先端钝或锐尖，基部略扩展，具狭膜质边缘。总状花序侧生于老枝上，单生或数个花序簇生于枝腋；花序在开花前较密集，以后伸长，较疏松，基部被多数覆瓦状排列的鳞片，鳞片宽卵形或椭圆形，近膜质，中脉粗厚带绿色；苞片椭圆形、宽卵形或倒卵状长圆形，长 4 ~ 6（~ 8）mm，宽 3 ~ 4mm，等长或长于花萼（加花梗），稀短于花萼，先端圆钝或急尖，基部狭缩，具宽膜质边缘或几为膜质，中脉粗厚，常带绿色；花梗长 2 ~ 3mm；萼片卵状披针形、长圆形或长椭圆形，长 2 ~ 4mm，宽 0.5 ~ 1mm，先端锐尖或钝，有宽或狭的膜质边缘；花瓣倒卵形或长椭圆形，长 4 ~ 5mm，宽约 2mm，先端圆钝，基部狭缩，常内曲，紫红色或粉红色；花丝约 2/3 合生；子房圆锥形，长 3 ~ 5mm。蒴果狭圆锥形，长约 10mm；种子狭椭圆形或狭倒卵形，长约 1mm，先端具芒柱，芒柱一半以上被白色长柔毛。花果期 5 ~ 8 月。

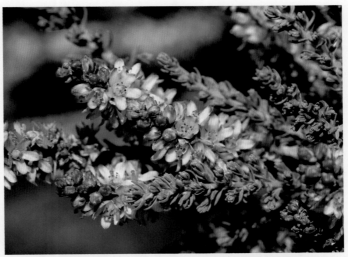

▌ 分布 ▌

分布于我国西藏（林周等）、青海、甘肃、四川、新疆等。阿富汗、巴基斯坦、印度也有分布。

▌ 生境 ▌

生长于海拔2400 ~ 4600m的山地河滩、湖边沙地。

▌ 药材名 ▌

翁布、温布、奥木吾（ འོམ་བུ ）。

▌ 药用部位 ▌

嫩枝、茎的中皮。

▌ 功能与主治 ▌

清热解毒，发散透疹。用于麻疹不透，咽喉肿痛，血中热症，瘟病时疫，脏腑毒热，黄水病，各种药物中毒、食物中毒，梅毒。

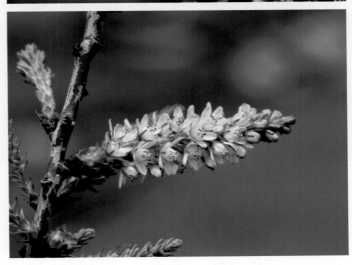

▌ 用量与用法 ▌

3 ~ 10g。

附 注

《四部医典》中记载有解毒药"འོམ་བུ"（翁布）；《度母本草》《晶珠本草》等中均有记载，言其为治黄水病并清血热、内腔毒热之药物。现代文献记载的藏医药用的"翁布"的基原包括多种水柏枝属（*Myricaria*）植物。《部标藏药》《青海藏标》等标准中收载的"འོམ་བུ"（翁布）的基原为"水柏枝 *Myricaria germanica* (Linn.) Desv.（三春水柏枝 *Myricaria paniculata* P. Y. Zhang et Y. J. Zhang）、匍匐水柏枝 *Myricaria prostrata* Benth. et Hook. f.[*Myricaria prostrata* Hook. f. et Thoms. ex Benth. et Hook. f.] 及同属数种植物"。有文献记载，具鳞水柏枝 *M. squamosa* Desv.（球花水柏枝 *M. laxa* W. W. Sm.）也为"翁布"的基原之一。《藏汉大辞典》将"འོམ་བུ"（翁布）译作"柽柳、西河柳"，有观点认为柽柳 *Tamarix chinensis* Lour. 在西藏可能无分布，藏医所用"翁布"的基原应为水柏枝属植物。（参见"三春水柏枝""卧生水柏枝"条）

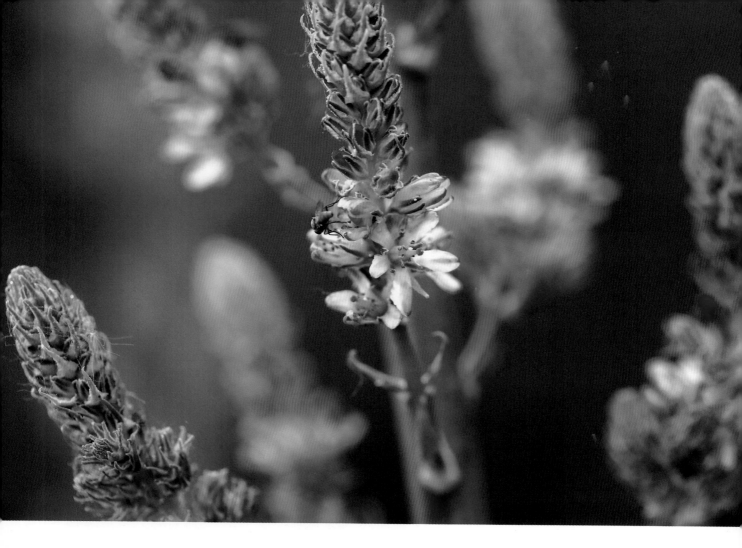

三春水柏枝

Myricaria paniculata P. Y. Zhang et Y. J. Zhang（水柏枝）

| 柽柳科（Tamaricaceae） | 水柏枝属（*Myricaria*） |

▌ 形态 ▐

灌木，高 1 ~ 3m。老枝深棕色、红褐色或灰褐色，具条纹，当年生枝灰绿色或红褐色。叶披针形、卵状披针形或长圆形，长 2 ~ 4（~ 6）mm，宽 0.5 ~ 1mm，先端钝或锐尖，基部略扩展或不扩展，无柄，具狭膜质边；叶腋常生绿色小枝，枝上着生稠密的小叶。有 2 种花序，1 年开 2 次花。春季总状花序侧生于去年生枝上，基部被有多数覆瓦状排列的膜质鳞片；苞片椭圆形或倒卵形，长 3 ~ 5mm，宽 3 ~ 3.5mm，先端钝圆，基部楔形，中脉稍粗；花梗长 1 ~ 1.5mm；萼片披针形或卵状披针形，稍短于花瓣，具宽膜质边，常内曲；花瓣倒卵形、卵状披针形或狭椭圆形，长 4 ~ 4.5mm，先端圆钝，常内曲，淡紫红色；雄蕊 10，花丝 1/2 或 2/3 部分合生，稍短于花瓣；子房圆锥形，长 3mm。蒴果狭圆锥形，长 10mm。大型圆锥花序生于当年生枝的先端，长 14 ~ 34cm；花序未开放时较密集，开花后疏散；苞片卵状披针形或狭卵形，长 4 ~ 6mm，先端通常骤凸，稀成渐尖或尾状渐尖，具宽膜质边，中脉粗厚，明显隆起；花长 4 ~ 6mm，花梗长

1 ～ 2mm，短于花萼；萼片卵状披针形或卵状长圆形，长 3 ～ 4mm，稍短于花瓣，先端渐尖，内曲，具宽膜质边；花瓣倒卵形或倒卵状披针形，长 4 ～ 5mm，先端圆钝，常内曲，粉红色或淡紫红色，花后宿存；花丝 1/2 或 2/3 部分合生，短于花瓣；子房圆锥形，长 3 ～ 4mm。蒴果圆锥形，长 8 ～ 10mm，3 瓣裂。种子狭长圆形，长 1 ～ 1.5mm，先端具芒柱，芒柱一半以上被白色长柔毛，中皮薄，无胚乳。花期 3 ～ 9 月，果期 5 ～ 10 月。

▎ 分布 ▎

分布于我国河南西部、山西、陕西、宁夏东南部、甘肃中部及东南部、四川、云南西北部、西藏东部。

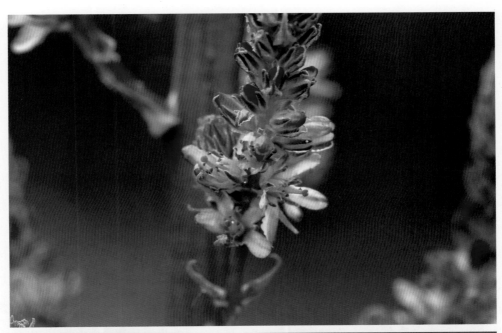

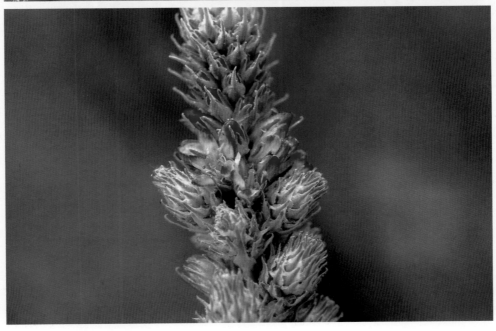

▌ 生境 ▌

生长于海拔 1000 ~ 2900m 的山地河谷砾石质河滩、河床砂地、河漫滩、河谷山坡。

▌ 药材名 ▌

翁布、温布、奥木吾（ འོམ་བུ ）。

▌ 药用部位 ▌

嫩枝、茎的中皮。

▌ 功能与主治 ▌

清热解毒，发散透疹。用于麻疹不透，咽喉肿痛，血中热症，瘟病时疫，脏腑毒热，黄水病，各种药物中毒、食物中毒，梅毒。

▌ 用量与用法 ▌

3 ~ 10g。

附 注

《四部医典》中记载有"འོམ་བུ"（翁布）作为解毒药；《度母本草》《晶珠本草》等中也均有记载，言其为治黄水病，清血热、内腔毒热之药物。《四部医典系列挂图全集》第二十九图中有"འོམ་བུ"（翁布）附图（30 号图），汉译本译注名为"水柏枝"。现代文献记载藏医药用的"翁布"的基原包括多种水柏枝属（*Myricaria*）植物。《部标藏药》等标准收载的"水柏枝 /འོམ་བུ/ 翁布"的基原为"水柏枝 *M. germanica* (L.) Desv.、匍匐水柏枝 *M. prostrata* Benth. et Hook. f.（*M. prostrata* Hook. f. et Thoms. ex Benth. et Hook. f.）及同属数种植物"。除上述种类外，各地作"翁布"使用的尚有河柏 *M. alopecuroides* Schrenk（宽苞水柏枝 *M. bracteata* Royle）、秀丽水柏枝 *M. elegans* Royle、卧生水柏枝 *M. rosea* W. W. Sm.、达乌里水柏枝 *M. dahurica* Ehrenb.（该种未见《中国植物志》记载）、小花水柏枝 *M. wardii* Marquand、具鳞水柏枝 *M. squamosa* Desv.（球花水柏枝 *M. laxa* W. W. Sm.）、泽当水柏枝 *M. elegans* Royle var. *tsetangensis* P. Y. Zhang et Y. J. Zhang。（参见"宽苞水柏枝""秀丽水柏枝""小花水柏枝""卧生水柏枝""具鳞水柏枝"条）

《晶珠本草》汉译重译本将"འོམ་བུ"译为"水柏枝（柽柳）*M. germanica* L."。《中国植物志》记载，水柏枝 *M. germanica* L. 产于欧洲，我国并无分布，以往文献中记载的水柏枝 *M. germanica* L. 应是在我国分布的该种的地理替代种三春水柏枝 *M. paniculata* P. Y. Zhang et Y. J. Zhang。柽柳则为同科柽柳属（*Tamarix*）植物柽柳 *T. chinensis* Lour.，有观点认为，从该种的分布来看，"翁布"并非该种。

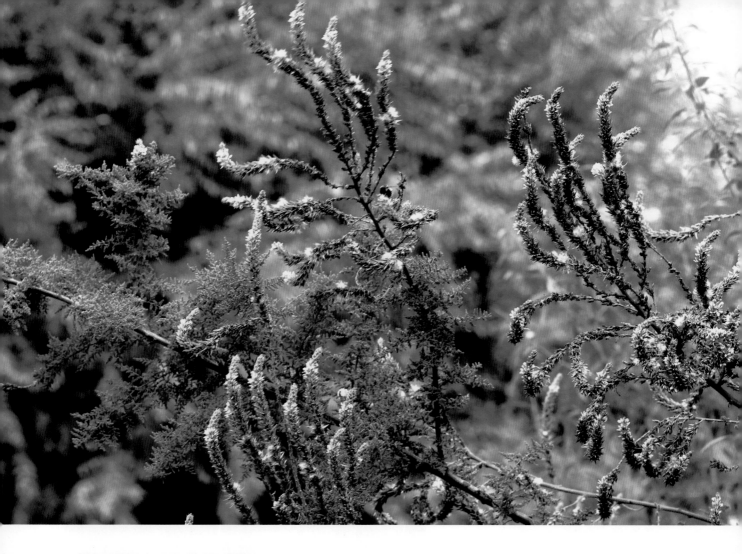

宽苞水柏枝

Myricaria bracteata Royle（河柏 *Myricaria alopecuroides* Schrenk）

柽柳科（Tamaricaceae） | 水柏枝属（*Myricaria*）

▌形态 ▌

灌木，高 0.5 ~ 3m，多分枝，老枝灰褐色或紫褐色，多年生枝红棕色或黄绿色，有光泽和条纹。叶密生于当年生绿色小枝上，卵形、卵状披针形、线状披针形或狭长圆形，长 2 ~ 4（~ 7）mm，宽 0.5 ~ 2mm，先端钝或锐尖，基部略扩展或不扩展，常具狭膜质的边。总状花序顶生于当年生枝条上，密集呈穗状；苞片通常宽卵形或椭圆形，有时呈菱形，长 7 ~ 8mm，宽 4 ~ 5mm，先端渐尖，边缘为膜质，后膜质边缘脱落，露出中脉而呈凸尖头或尾状长尖，伸展或向外反卷，基部狭缩，具宽膜质的啮齿状边缘，中脉粗厚；易脱落，基部残留于花序轴上常呈龙骨状脊；花梗长约 1mm；萼片披针形、长圆形或狭椭圆形，长约 4mm，宽 1 ~ 2mm，先端钝或锐尖，常内弯，具宽膜质边；花瓣倒卵形或倒卵状长圆形，长 5 ~ 6mm，宽 2 ~ 2.5mm，先端圆钝，常内曲，基部狭缩，具脉纹，粉红色、淡红色或淡紫色，果时宿存；雄蕊略短于花瓣，花丝 1/2 或 2/3 部分合生；子房圆锥形，长 4 ~ 6mm，柱头头状。蒴果狭圆锥形，长 8 ~ 10mm；种子狭长圆形或狭倒卵形，长 1 ~ 1.5mm，先端芒柱 1/2 以上被白色长柔毛。花期 6 ~ 7 月，果期 8 ~ 9 月。

▌ 分布 ▌

分布于我国新疆、西藏、青海、甘肃西北部、宁夏西北部、陕西榆林、内蒙古西部、山西北部、河北等。印度、巴基斯坦、阿富汗、蒙古等也有分布。

▌ 生境 ▌

生长于海拔 1100 ~ 3300m 的河谷砂砾质河滩、湖边砂地、山前冲积扇砂砾质戈壁上。

▌ 药材名 ▌

翁布、温布（ཨོམ་བུ）。

▌ 药用部位 ▌

嫩枝、茎的中皮。

▌ 功能与主治 ▌

清热解毒，发散透疹。用于麻疹不透，咽喉肿痛，血中热症，瘟病时疫，脏腑毒热，黄水病，各种药物中毒、食物中毒，梅毒。

▌ 用量与用法 ▌

3 ~ 10g。

附 注

"ཨོམ་བུ"（翁布）在《四部医典》记载为解毒药，在《度母本草》《晶珠本草》中则记载为治黄水病、血热、内腔毒热之药物。现代文献记载藏医药用的"翁布"的基原包括多种水柏枝属（*Myricaria*）植物，约有近 10 种，宽苞水柏枝 *M. bracteata* Royle（河柏 *M. alopecuroides* Schrenk）为其基原之一。《部标藏药》等标准收载的"水柏枝 /ཨོམ་བུ/ 翁布"的基原为水柏枝 *M. germanica* (L.) Desv.（三春水柏枝 *M. paniculata* P. Y. Zhang et Y. J. Zhang）、匍匐水柏枝 *M. prostrata* Benth. et Hook. f.[*M. prostrata* Hook. f. et Thoms. ex Benth. et Hook. f.] 或"同属多种植物"。（参见"三春水柏枝"条）

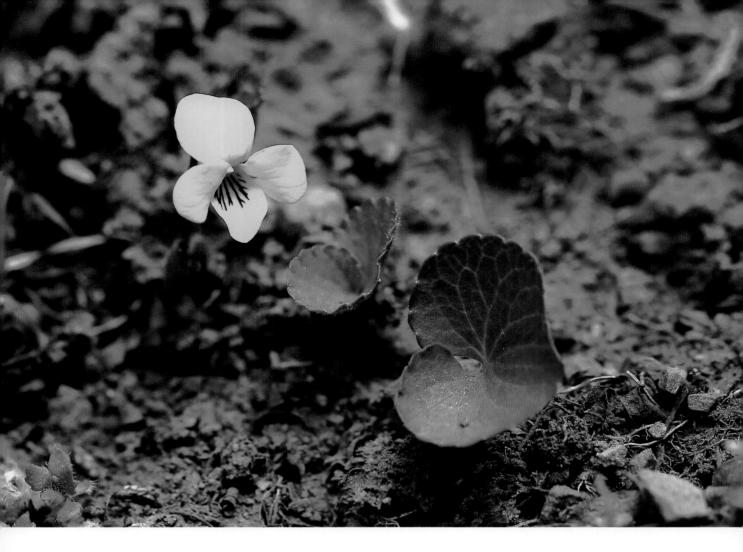

圆叶小堇菜

Viola rockiana W. Beck.

| 堇菜科（Violaceae） | 堇菜属（*Viola*） |

▌形态 ▌

多年生小草本，高5～8cm。根茎近垂直，具结节，上部有较宽的褐色鳞片。茎细弱，通常2（～3），具2节，无毛，仅下部生叶。基生叶叶片较厚，圆形或近肾形，宽1～1.5（～2）cm，基部心形，有较长的叶柄；茎生叶少数，有时仅2，叶片圆形或卵圆形，长、宽均约1cm，基部浅心形或近截形，边缘具波状浅圆齿，上面尤其沿叶缘被粗毛，下面无毛；托叶离生，卵状披针形或披针形，长3～4mm，先端尖，近全缘。花黄色，有紫色条纹，宽约1cm；花梗较叶长，细弱，长1.5～3.5cm，在上部有2小苞片；萼片狭条形，长约5mm，先端钝，基部附属物极短，边缘膜质；上方及侧方花瓣倒卵形或长圆状倒卵形，长7～9mm，宽3～4mm，侧方花瓣里面无须毛，下方花瓣稍短；距浅囊状，长1～1.5mm；下方雄蕊的距短而宽，呈钝三角形；子房近球形，无毛，花柱基部稍膝曲，上部2裂，裂片肥厚，微平展。闭锁花生于茎上部叶腋，花梗较叶短，结实。蒴果卵圆形，直径3～4mm，无毛。花期6～7月，果期7～8月。

▌ 分布 ▐

分布于我国甘肃、青海、四川、云南（丽江）、西藏（察雅）。

▌ 生境 ▐

生长于海拔 2500 ～ 4300m 的高山、亚高山地带的草坡、林下、灌丛间。

▌ 药材名 ▐

达米、达木、达弥、大莫（ད་མིག），大莫永登（ད་མིག་གཡུང་དྲུང）。

▌ 药用部位 ▐

全草。

▌ 功能与主治 ▐

愈疮，止血，接骨，愈合脉管。用于骨折，创伤。

▌ 用量与用法 ▐

1 ～ 3g。内服研末，或入丸、散剂。

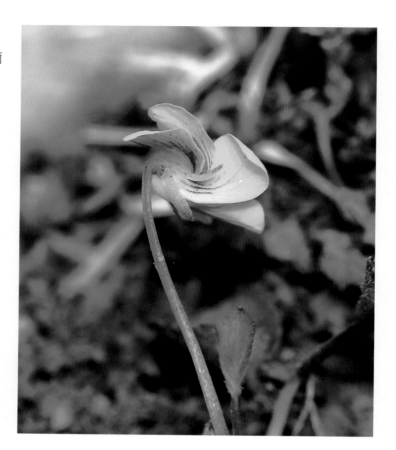

附　注

　　《四部医典》《蓝琉璃》《度母本草》《晶珠本草》等记载有"ད་མིག"（达米），言其为愈疮、接骨、封脉口之药物。《四部医典系列挂图全集》第二十九图中有"达米"的附图（39 号图），图中所示植物为直立小草本，基生叶多，茎生叶 1 ～ 2，花生茎顶而下垂，似堇菜属（Viola）植物，其汉译本译注为"一种睡莲"，系误。《度母本草》言"达米"按生境不同分为生于山上的白者（上品）和生于平地的黑者（下品）；《晶珠本草》引《癫痫疗法旧注》的记载："叶状如报春花叶，被毛，花黄色，状如马驹蹄，荚果状如金刚。"现代文献记载的"达米"的基原涉及堇菜科堇菜属、毛茛科驴蹄草属（Caltha）、菊科垂头菊属（Cremanthodium）、马兜铃科细辛属（Asarum）、小檗科淫羊藿属（Epimedium）等的多种植物，不同文献对其基原有不同观点。文献记载双花堇菜 V. biflora L.、圆叶小堇菜 V. rockiana W. Beck. 为"达弥"的基原之一，该 2 种植物的形态相近，且与古籍记载的形态也较相符。《青藏高原药物图鉴》（第二册）称双花堇菜 V. biflora L. 为"ད་མིག་གཡུང་དྲུང"（大莫永登），该名称未见古籍记载，文献记载的各地"大莫永登"的基原还涉及多种堇菜属植物。（参见"花葶驴蹄草""单叶细辛""三枝九叶草"条）

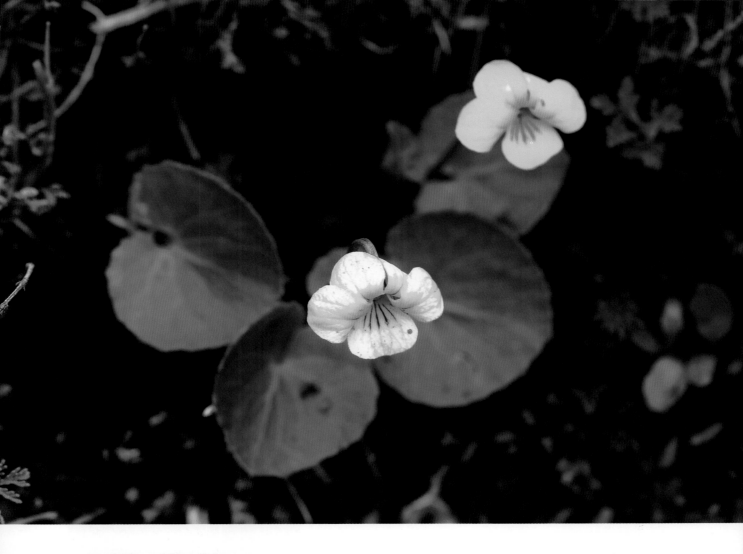

双花堇菜

Viola biflora L.

| 堇菜科（Violaceae） | 堇菜属（*Viola*） |

▌形态 ▌

多年生草本。根茎细或稍粗壮，垂直或斜生，具结节，有多数细根。地上茎较细弱，高
10 ～ 25cm，2 或数条簇生，直立或斜升，具 3（～ 5）节，通常无毛或幼茎上被疏柔毛。基生叶
2 至数枚，具长 4 ～ 8cm 的长柄，叶片肾形、宽卵形或近圆形，长 1 ～ 3cm，宽 1 ～ 4.5cm，先
端钝圆，基部深心形或心形，边缘具钝齿，上面散生短毛，下面无毛，有时两面被柔毛；茎生叶
具短柄，叶柄无毛至被短毛，叶片较小；托叶与叶柄离生，卵形或卵状披针形，长 3 ～ 6mm，先
端尖，全缘或疏生细齿。花黄色或淡黄色，在开花末期有时变淡白色；花梗细弱，长 1 ～ 6cm，
上部有 2 披针形小苞片；萼片线状披针形或披针形，长 3 ～ 4mm，先端急尖，基部附属物极短，
具膜质边缘，无毛或中下部具短缘毛；花瓣长圆状倒卵形，长 6 ～ 8mm，具紫色脉纹，侧方花瓣
里面无须毛，下方花瓣连距长约 1cm；距短筒状，长 2 ～ 2.5mm；下方雄蕊之距呈短角状；子房
无毛，花柱棍棒状，基部微膝曲，上半部 2 深裂，裂片斜展，其间具明显的柱头孔。蒴果长圆状

卵形，长 4 ~ 7mm，无毛。花果期 5 ~ 9 月。

分布

分布于我国西藏（林周等）、云南、青海、甘肃、四川、新疆、陕西、山西、河北、河南、内蒙古、黑龙江、辽宁、吉林、山东、台湾。朝鲜、日本、印度东北部、马来西亚及喜马拉雅山区、欧洲、北美洲西北部也有分布。

生境

生长于海拔 2500 ~ 4000m 的高山、亚高山地带的草甸、灌丛、林缘、岩石缝隙间。

药材名

达米、达弥、达木、大莫、打莫、打米、打咪（དརྗེག），达木巴（དརྗེག་པ），大莫永登（དརྗེག་གཡུང་ལྡྗེ）。

药用部位

地上部分或花、叶。

功能与主治

清热解毒，止血，接骨，愈疮，愈合脉管。用于热症，炎症，痈疮，创伤，骨折，丹毒，乳腺炎，目赤肿痛，咽炎，黄疸性肝炎。

用量与用法

15 ~ 30g。外用适量，鲜品捣敷患处。

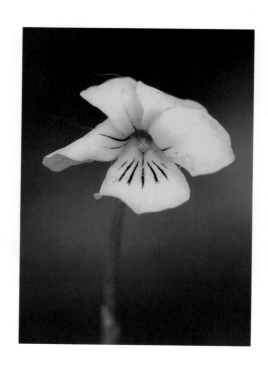

附注

《四部医典》《蓝琉璃》《晶珠本草》等中记载有"དརྗེག"（达米），言其为愈疮、接骨、封脉口之药物。《四部医典系列挂图全集》第二十九图中有"达米"的附图（39号图），其汉译本译注为"一种睡莲"（可能有误），但其图似堇菜属（Viola）植物。《度母本草》言其按生境不同分为生于山上的白者（上品）和生于平地的黑者（下品）2 种。现代文献记载的"达米"的基原涉及堇菜科堇菜属（Viola）、毛茛科驴蹄草属（Caltha）、菊科垂头菊属（Cremanthodium）、马兜铃科细辛属（Asarum）、小檗科淫羊藿属（Epimedium）等的多种植物，不同文献对其基原有不同观点，各地习用的种类也不一致。有文献记载，双花堇菜 V. biflora L.、圆叶小堇菜 V. rockiana W. Beck.、鳞茎堇菜 V. bulbosa Maxim. 为"达弥"的基原之一。《青藏高原药物图鉴》（第二册）称双花堇菜 V. biflora L. 为"དརྗེག་གཡུང་ལྡྗེ"（大莫永登），该名称未见古籍记载；文献记载各地作"大莫永登"基原的还有灰叶堇菜 V. delavayi Franch.（四川康定）、白花地丁 V. patrinii DC. ex Ging.["དརྗེག་གཡུང"（大莫永），四川德格、若尔盖]、深山堇菜 V. selkirkii Pursh et Gold（四川康定）、紫花地丁 V. philippica Cav.（四川德格）。（参见"圆叶小堇菜""花葶驴蹄草""单叶细辛""三枝九叶草"条）

土沉香

Aquilaria sinensis (Lour.) Spreng. [*Aquilaria sinensis* (Lour.) Gilg]

瑞香科（Thymelaeaceae） | 沉香属（*Aquilaria*）

▌形态 ▌

乔木，高 5 ~ 15m。树皮暗灰色，几平滑，纤维坚韧；小枝圆柱形，具皱纹，幼时被疏柔毛，后逐渐脱落，无毛或近无毛。叶革质，圆形、椭圆形至长圆形，有时近倒卵形，长 5 ~ 9cm，宽 2.8 ~ 6cm，先端锐尖或急尖而具短尖头，基部宽楔形，上面暗绿色或紫绿色，光亮，下面淡绿色，两面均无毛，侧脉每边 15 ~ 20，在下面更明显，小脉纤细，近平行，不明显，边缘有时被稀疏的柔毛；叶柄长 5 ~ 7mm，被毛。花芳香，黄绿色，多朵，组成伞形花序；花梗长 5 ~ 6mm，密被黄灰色短柔毛；萼筒浅钟状，长 5 ~ 6mm，两面均密被短柔毛，5 裂，裂片卵形，长 4 ~ 5mm，先端圆钝或急尖，两面被短柔毛；花瓣 10，鳞片状，着生于花萼筒喉部，密被毛；雄蕊 10，排成 1 轮，花丝长约 1mm，花药长圆形，长约 4mm；子房卵形，密被灰白色毛，2 室，每室 1 胚珠，花柱极短或无，

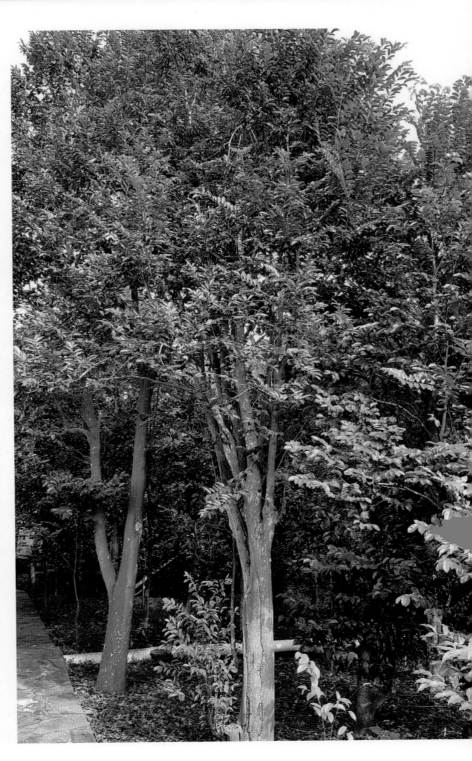

柱头头状。蒴果果梗短，卵球形，幼时绿色，长 2～3cm，直径约 2cm，先端具短尖头，基部渐狭，密被黄色短柔毛，2 瓣裂，2 室，每室具有 1 种子，种子褐色，卵球形，长约 1cm，宽约 5.5mm，疏被柔毛，基部具有附属体，附属体长约 1.5cm，上端宽扁，宽约 4mm，下端成柄状。花期春、夏季，果期夏、秋季。

▌ 分布 ▌

分布于我国广东、海南、广西、福建。

▌ 生境 ▌

生长于低海拔的山地、丘陵、路边阳处疏林中。海南、广东有栽培。

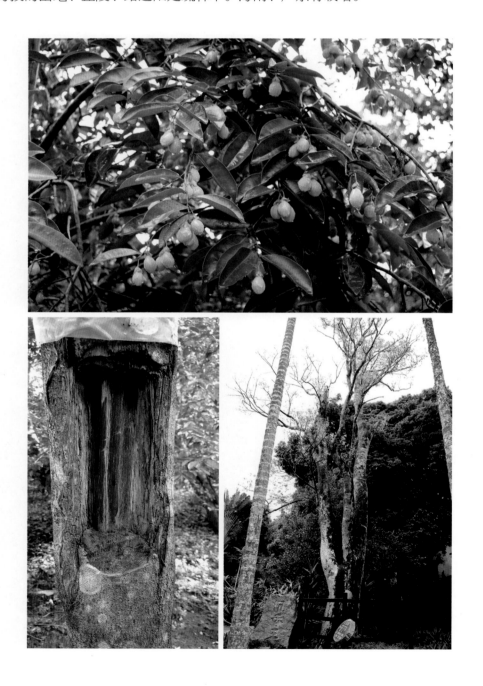

▌药材名 ▌

阿卡如（ཨ་ག་རུ），阿尔纳、阿尔纳合（ཨར་ནག），阿嘎、阿嘎尔、阿嘎如（ཨ་ག་རུ、ཨ་གར），阿嘎纳保（ཨ་གར་ནག་པོ）。

▌药用部位 ▌

含树脂的心材。

▌功能与主治 ▌

宁心，安神，通脉，降气。用于"索龙"及"宁龙"引起的心神不定，神志错乱，疯病等。

▌用量与用法 ▌

2 ~ 4.5g。内服煎汤，或入丸、散剂。

附 注

"ཨ་ག་རུ"（阿卡如，为梵语的藏文音译）为《四部医典》记载的清心热之药物；《蓝琉璃》言其藏文称"ཨ་ག་རུ"（阿嘎如），有黑、黄2种，其中黄者又有2种；《四部医典系列挂图全集》第二十六图中有5幅"阿卡如"类的附图，即："ཨར་ནག"（阿尔纳，沉香，23号图），"ཨ་ག་ཙ་སེར་པོ"（阿卡如赛保，黄沉香，24号图），"འབྲས་ཤིག"（巴西合，次沉香，25号图），"ཨར་སྐྱ"（阿尔加，淡沉香，26号图），"ཨ་གར་གོ་སྙོད"（阿卡苦拗，茴香味沉香，27号图）。《晶珠本草》言"阿卡如"为清心命脉热之药物，分为白 ["ཨར་སྐྱ"（阿尔加），"ཨ་ག་རུ"（阿嘎如）]、黑 ["ཨར་ནག"（阿尔纳）]、红 ["ཨར་དམར"（阿玛尔）]3种，其中白者"阿尔加"又分为3种。现代文献记载，现藏医所用的"阿卡如"类的基原包括瑞香科、木犀科、樟科的多种植物，主要使用的为国产的土沉香 A. sinensis (Lour.) Spreng.（白木香）和进口的沉香 A. agallocha Roxb. 等同属植物，其药材因含树脂而呈黑色或深褐色，为黑者（阿尔纳，为"ཨ་གར་ནག་པོ/ 阿嘎纳保"的略称）；瑞香科植物橙花瑞香 Daphne aurantiaca Diels（分布于四川西南部、云南西北部）根部的黑色心材作为黑者（阿尔纳）的代用品；木犀科植物白花欧丁香 Syringa vulgaris L. f. alba (Weston) Voss（白花洋丁香）的根及茎枝呈黄白色，为白者 [阿尔加、"ཨར་སྐྱ་དཀར་པོ"（阿加嘎布）]；樟科植物云南樟 Cinnamomum glanduliferum (Wall.) Nees 的心材呈深红色，为红者（阿尔玛），也有文献认为红者应为樟 C. camphora (Linn.) Presl 的心材。《部标藏药》（沉香 /ཨ་ག་རུ/ 阿嘎）和《藏标》（沉香 /ཨ་གར་ནག་པོ/ 阿嘎纳保）收载了白木香 A. sinensis (Lour.) Gilg[土沉香 A. sinensis (Lour.) Spreng.]。云南迪庆、四川若尔盖、西藏盐井等地藏医也以马鞭草科莸属（Caryopteris）植物作"阿卡如"使用，但其与土沉香 A. sinensis (Lour.) Spreng. 相差甚远，应系误代用。（参见"白花欧丁香""樟""云南樟""小叶灰毛莸"条）

藏医使用的沉香以产自印度、越南、马来西亚等地的进口沉香为主，其原植物因产地而异，主要有沉香 A. agallocha Roxb.、马来沉香 A. malaccensis Lamk.、印度沉香 A. secundaria DC.。（参见"马来沉香"条）

马来沉香

Aquilaria malaccensis Lamk.

瑞香科（Thymelaeaceae） | 沉香属（*Aquilaria*）

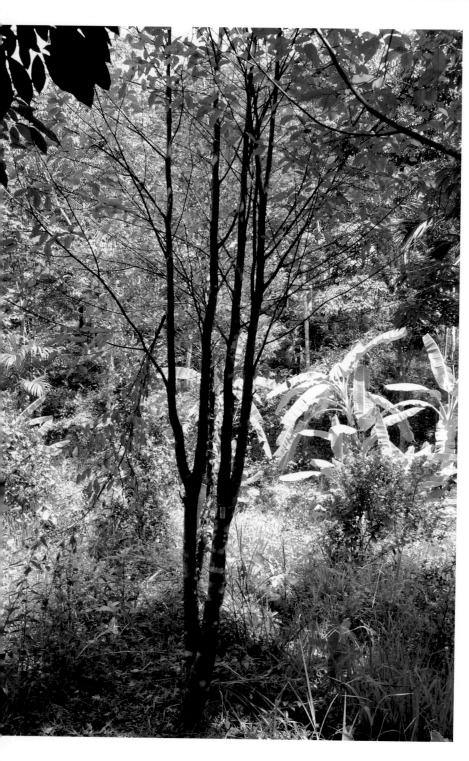

▌ 形态 ▌

常绿乔木，高大达 20m。树皮灰褐色，茎枝皮纤维细致。单叶互生，薄革质，倒卵形至长圆形，长 5～10cm，宽 3～5cm，光滑无毛，上面亮泽，先端渐尖，基部楔形，全缘。伞形花序顶生或腋生，花小，淡黄绿色，花萼 4～5，宿存；花瓣 5，外面微被毛；花丝 5，上端红色；子房上位，2 室，被毛。蒴果卵形，两侧微压扁，每室具种子 1；果实在 6～7 月开始成熟，能自行裂为 2 果瓣；种子成熟时黑色，具尾状附属物，形似蝌蚪。

▌ 分布 ▌

分布于印度东北部、不丹、缅甸、越南、老挝、柬埔寨、泰国、马来西亚、苏门答腊岛等。我国云南（西双版纳）、广东、广西、福建、海南等地有引种栽培。

▌ 生境 ▌

生长于海拔 200～1300m 的热带和亚热带雨林、季雨林、山地雨林、次生林中。

药材名

阿卡如（ཨ་ག་རུ），阿尔纳、
阿尔纳合（ཨར་ནག），阿嘎尔
（ཨ་ག་རུ）。

药用部位

含树脂的心材。

功能与主治

宁心，安神，通脉，降气。用
于"索龙"及"宁龙"引起的
心神不定，神志错乱，疯病等。

用量与用法

2～3g。内服煎汤，或入丸、
散剂。

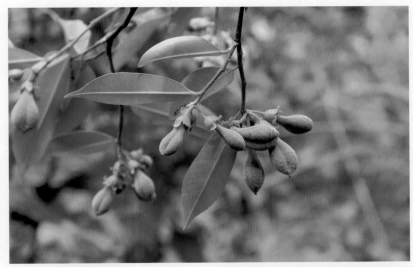

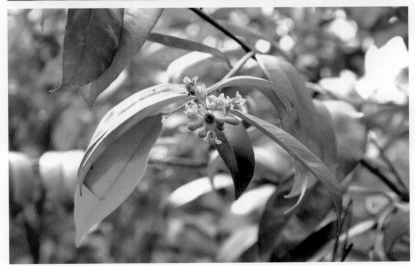

附 注

《四部医典》记载有
"ཨར་ནག"（阿尔纳），《鲜明注释》
记载其名为"ཨ་ག་རུ"（阿卡如）。
《晶珠本草》记载"阿卡如"
分为白 ["ཨར་སྐྱ"（阿尔加）]、
黑 ["ཨར་ནག"（阿尔纳）]、红

["ཨར་དམར"（阿玛尔）]3 种，言其为清心命脉热之药物。现代文献记载，藏医所用"阿卡如"的基原涉及瑞香科、木犀科、樟科等的多种植物，藏医使用的沉香多为进口，来源于沉香 *A. agallocha* Roxb.、马来沉香 *A. malaccensis* Lamk.、印度沉香 *A. secundaria* DC.，国产的系土沉香 *A. sinensis* (Lour.) Spreng.，其药材因含树脂而呈黑色或深褐色，属黑者 [阿尔纳，也称 "ཨ་གར་ནག་པོ"（阿嘎纳保）]。来源于木犀科、樟科植物的"阿卡如"为藏医使用的国产的代用品。《藏标》以"沉香 /ཨ་གར་ནག་པོ/阿嘎纳保"之名收载了白木香 *A. sinensis* (Lour.) Gilg [土沉香 *A. sinensis* (Lour.) Spreng.]。（参见"土沉香""白花欧丁香""樟"条）

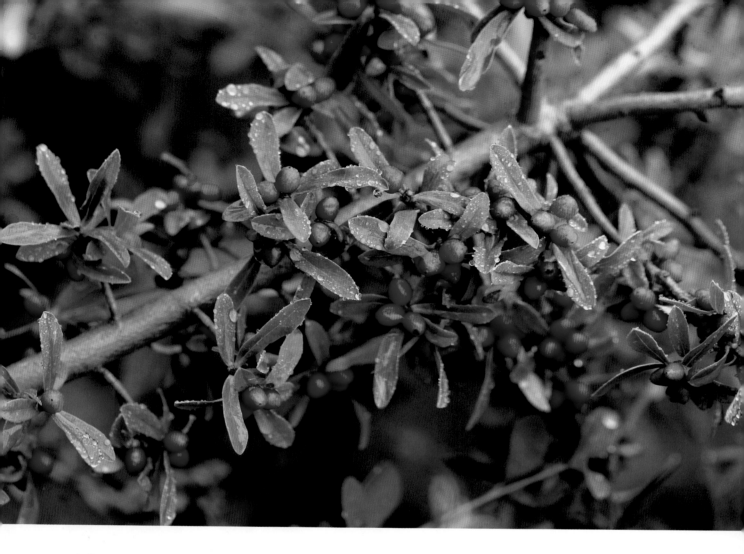

黄瑞香

Daphne giraldii Nitsche

瑞香科（Thymelaeaceae）　　瑞香属（*Daphne*）

▌ 形态 ▌

落叶直立灌木，高 45 ～ 70cm。枝圆柱形，无毛，幼时橙黄色，有时上段紫褐色，老时灰褐色，叶迹明显，近圆形，稍隆起。叶互生，常密生于小枝上部，膜质，倒披针形，长 3 ～ 6cm，稀更长，宽 0.7 ～ 1.2cm，先端钝形或微突尖，基部狭楔形，全缘，上面绿色，下面带白霜，干燥后灰绿色，两面无毛，中脉在上面微凹下、下面隆起，侧脉 8 ～ 10 对，在下面较上面显著；叶柄极短或无。花黄色，微芳香，常 3 ～ 8 组成顶生的头状花序；花序梗极短或无，花梗短，长不到 1mm；无苞片；萼筒圆筒状，长 6 ～ 8mm，直径 2mm，无毛，裂片 4，卵状三角形，覆瓦状排列，相对的 2 片较大或另 1 对较小，长 3 ～ 4mm，先端开展，急尖或渐尖，无毛；雄蕊 8，2 轮，均着生于萼筒中部以上，花丝长约 0.5mm，花药长圆形，黄色，长约 1.2mm；花盘不发达，浅盘状，全缘；子房椭圆形，无毛，无花柱，柱头头状。果实卵形或近圆形，成熟时红色，长 5 ～ 6mm，直径 3 ～ 4mm。花期 6 月，果期 7 ～ 8 月。

分布

分布于我国四川、甘肃、青海、新疆、陕西、辽宁、黑龙江。

生境

生长于海拔 1600 ~ 2600m 的山地
林缘、疏林中。

药材名

森兴那玛、深香那玛、深香那马、
森相那玛、森星那玛、胜向纳麻
（ཤིན་ཤིང་སྲ་ཁ）。

药用部位

果实、茎（茎皮）、叶、枝、根、花。

功能与主治

祛湿，杀虫。果实用于消化不良，
虫病。茎皮熬膏用于湿痹，关节积
黄水。叶、枝熬膏用于虫病。

用量与用法

6 ~ 9g。

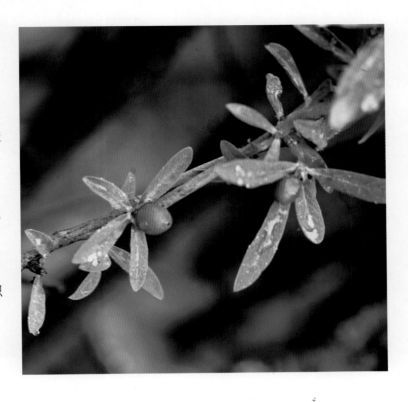

附 注

　　"ཤིན་ཤིང་སྲ་ཁ"（森兴那玛）在《四部医典》《蓝琉璃》《晶珠本草》等中均有记载，为治虫病之药物；《四部医典系列挂图全集》中"森兴那玛"的附图所示其系藤本植物、羽状复叶、管状花。现代文献记载，藏医所用"森兴那玛"的基原包括瑞香属（Daphne）的多种植物，以及木犀科植物素方花 Jasminum officinale Linn.，多认为瑞香属植物的形态与《晶珠本草》的记载相符，为正品，但素方花 J. officinale Linn. 的形态与《四部医典系列挂图全集》的附图相似，尚有待进一步研究。也有观点认为，卫藏地区习用的素方花 J. officinale Linn. 为《四部医典》及《蓝琉璃》记载的"森兴那玛"的正品。《部标藏药》《青海藏标》以"瑞香 ཤིན་ཤིང་སྲ་ཁ 森星那玛（森相那玛）"之名收载了甘青瑞香 D. tangutica Maxim.（唐古特瑞香）。据文献记载，黄瑞香 D. giraldii Nitsche 也为其基原之一。（参见"凹叶瑞香""唐古特瑞香""素方花"条）

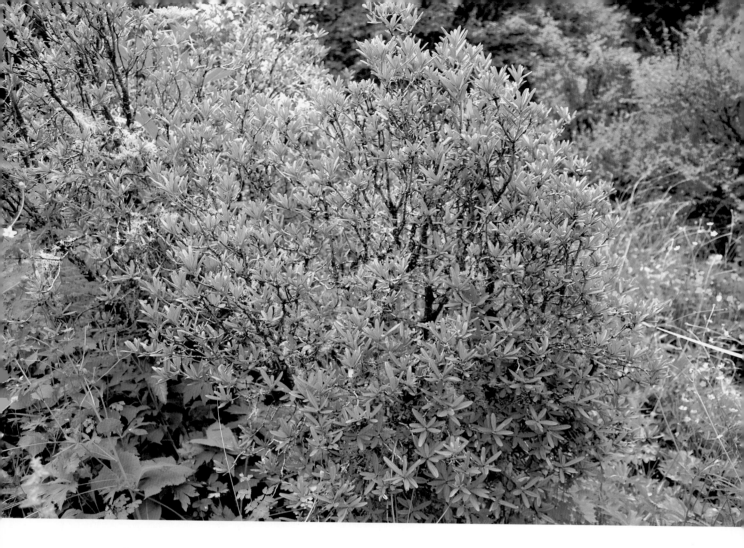

凹叶瑞香

Daphne retusa Hemsl.

| 瑞香科（Thymelaeaceae） | 瑞香属（*Daphne*） |

▌形态 ▌

常绿灌木，高 0.4 ～ 1.5m。分枝密而短，稍肉质，当年生枝灰褐色，密被黄褐色糙伏毛，一年生枝粗伏毛部分脱落，多年生枝无毛，灰黑色，叶迹明显，较大。叶互生，常簇生于小枝顶部，革质或纸质，长圆形至长圆状披针形或倒卵状椭圆形，长 1.4 ～ 4（～ 7）cm，宽 0.6 ～ 1.4cm，先端钝圆形，尖头凹下，幼时具 1 束白色柔毛，基部下延，楔形或钝形，全缘，微反卷，上面深绿色，多皱纹，下面淡绿色，两面均无毛，中脉在上面凹下，下面稍隆起，侧脉不明显；叶柄极短或无。花外面紫红色，内面粉红色，无毛，芳香，数花组成头状花序，顶生；花序梗短，长 2mm，密被褐色糙伏毛，花梗极短或无，长约 1mm，密被褐色糙伏毛；苞片易早落，长圆形至卵状长圆形或倒卵状长圆形，长 5 ～ 8mm，宽 3 ～ 4mm，先端圆形，两面无毛，先端具淡黄色细柔毛，边缘具淡白色长纤毛；花萼筒圆筒形，长 6 ～ 8mm，直径 2 ～ 3mm，裂片 4，宽卵形至近圆形或卵状椭圆形，几与花萼筒等长或更长，先端圆形至钝形，甚开展，脉纹显著；雄蕊 8，2 轮，下轮着生于花萼筒的中部,上轮着生于花萼筒上部3/4或喉部下面,微伸出或不伸出,花丝短,长约0.5mm,花药长圆形,黄色,长1.5mm;花盘环状,无毛;子房瓶状或柱状,长2mm,无毛,花柱极短,柱头密被黄褐色短绒毛。果实浆果状,卵形或近圆球形,直径7mm,无毛,幼时绿色,成熟后红色。花期4~5月,果期6~7月。

分布

分布于我国四川(康定)、西藏、云南、甘肃、青海、陕西、湖北。

生境

生长于海拔3000~3900m的高山草坡、灌木林下。

药材名

森兴那玛、深香那玛、深香那马、森星那玛、森相那玛(ཤིན་ཤིང་སྣ་མ)。

药用部位

果实、茎(茎皮)、叶、枝、根、花。

功能与主治

祛湿,杀虫。果实:用于消化不良,虫病。叶、枝:熬膏用于虫病。茎皮:熬膏用于湿痹,关节积黄水。

用量与用法

6~9g。

附 注

　　《四部医典》《蓝琉璃》中记载有"ཤིན་ཤིང་སྣ་མ"(森兴那玛);《四部医典系列挂图全集》的附图系藤本植物,具羽状复叶、管状花;《晶珠本草》将其归入"树木类药物"的"果实类药物"中,言其为治虫病之药物。现代文献记载的"森兴那玛"的基原包括有瑞香属(*Daphne*)唐古特瑞香 *D. tangutica* Maxim.(甘青瑞香、陕甘瑞香)、凹叶瑞香 *D. retusa* Hemsl.、藏东瑞香 *D. bholua* Buch.-Ham. ex D. Don、黄瑞香 *D. giraldii* Nitsche 等,以及木犀科植物素方花 *Jasminum officinale* L.。有观点认为,瑞香属植物的形态与《晶珠本草》记载相符,应为正品,但素方花 *J. officinale* L. 的形态则与《四部医典系列挂图全集》的附图近似,何为正品尚有待研究。也有观点认为,据《晶珠本草》记载的"森兴那玛"形态来看,"花淡红色,果实如豆,成熟后变为黑色"者(结合《四部医典系列挂图全集》的附图)确为素方花 *J. officinale* L. 及其同属植物,而引《图鉴》的"皮银白色,花朱红色,有光泽,果实红色有光泽"及《千万舍利》的"枝如鹿角,叶如虎耳,花白、红、蓝三色,因生地而异"者则与唐古特瑞香 *D. tangutica* Maxim. 相似;但结合各文献的成书年代及其渊源分析,《四部医典》《蓝琉璃》等记载的应以素方花 *J. officinale* L. 等素馨属(*Jasminum*)植物为正品。《部标藏药》和《青海藏标》以"瑞香 /ཤིན་ཤིང་སྣ་མ/ 森相那玛"之名收载了甘青瑞香 *D. tangutica* Maxim.(唐古特瑞香),《青海藏标》在该条的"附注"中言凹叶瑞香 *D. retusa* Hemsl. 也可作本品使用。(参见"黄瑞香""素方花""唐古特瑞香"条)

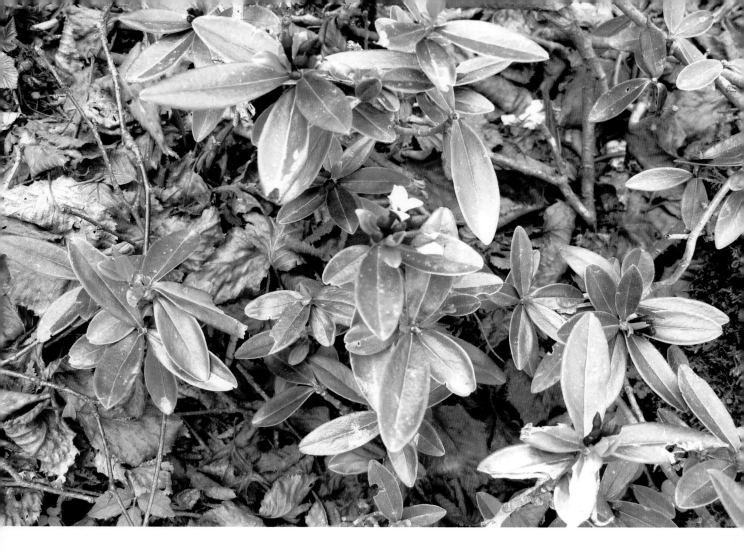

唐古特瑞香

Daphne tangutica Maxim.

| 瑞香科（Thymelaeaceae） | 瑞香属（*Daphne*） |

▌ 形态 ▌

常绿灌木，高 0.5 ~ 2.5m。不规则多分枝；枝肉质，较粗壮，幼枝灰黄色，分枝短，较密，几无毛或散生黄褐色粗柔毛，老枝淡灰色或灰黄色，微具光泽，叶迹较小。叶互生，革质或亚革质，披针形至长圆状披针形或倒披针形，长 2 ~ 8cm，宽 0.5 ~ 1.7cm，先端钝形，尖头通常钝形；稀凹下，幼时具一束白色柔毛，基部下延于叶柄，楔形，全缘，反卷，上面深绿色，下面淡绿色，干燥后茶褐色，有时上面具皱纹，两面无毛或幼时下面微被淡白色细柔毛，中脉在上面凹下，下面稍隆起，侧脉不甚显著或下面稍明显；叶柄短或几无叶柄，长约 1mm，无毛。花外面紫色或紫红色，内面白色，头状花序生于小枝先端；苞片早落，卵形或卵状披针形，长 5 ~ 6mm，宽 3 ~ 4mm，先端钝尖，具 1 束白色柔毛，边缘具白色丝状纤毛，其余两面无毛；花序梗长 2 ~ 3mm，有黄色细柔毛，花梗极短或几无花梗，具淡黄色柔毛；花萼筒圆筒形，长 9 ~ 13mm，宽 2mm，无毛，具显著的纵棱，裂片 4，卵形或卵状椭圆形，长 5 ~ 8mm，宽 4 ~ 5mm，开展，先端钝形，脉纹显著；雄蕊 8，2 轮，下轮着生于花萼筒的中部稍上面，上轮着生于花萼筒的喉部稍下面，花丝极短，花药橙黄色，长圆形，长 1 ～ 1.2mm，略伸出于喉部；花盘环状，小，长不到 1mm，边缘为不规则浅裂；子房长圆状倒卵形，长 2 ～ 3mm，无毛，花柱粗短。果实卵形或近球形，无毛，长 6 ～ 8mm，直径 6 ～ 7mm，幼时绿色，成熟时红色，干燥后紫黑色；种子卵形。花期 4 ～ 5 月，果期 5 ～ 7 月。

▌ 分布 ▌

分布于我国四川、西藏、云南、甘肃、青海、贵州、陕西、山西。

▌ 生境 ▌

生长于海拔 1000 ～ 3800m 的湿润林中。

▌ 药材名 ▌

森兴那玛、深香那玛、深香那马、森星那玛、森相那玛、省星那玛、胜向纳麻（ཤིན་ཤེང་སྣ་མ།）。

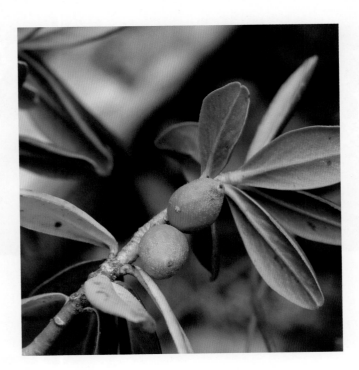

▌ 药用部位 ▌

果实、茎（茎皮）、枝叶、根、花。

▌ 功能与主治 ▌

祛湿，杀虫。果实：用于消化不良，虫病。茎皮：熬膏用于湿痹，关节积黄水。枝叶：熬膏用于虫病。

▌ 用量与用法 ▌

6 ～ 9g。

附 注

　　《四部医典》《蓝琉璃》《晶珠本草》等记载有 "ཤིན་ཤེང་སྣ་མ།"（森兴那玛）；《四部医典系列挂图全集》中的 "森兴那玛" 的正品和副品附图均系藤本植物、羽状复叶、管状花。现代文献记载现藏医所用 "森兴那玛" 的基原包括瑞香属（Daphne）的多种植物，以及木犀科植物素方花 Jasminum officinale Linn.，多认为瑞香属植物的形态与《晶珠本草》记载的内容相符，为正品；有文献指出，素方花 J. officinale Linn. 的形态与《四部医典系列挂图》附图中的植物形态相似，但其是否可作 "森兴那玛" 的基原尚有待研究。《中国藏药植物资源考订》则认为，《晶珠本草》记载的 "森兴那玛" 有两类，一类为素方花 J. officinale Linn. 及其同属植物，应为《四部医典》《蓝琉璃》记载的正品，卫藏地习用；另一类为唐古特瑞香 D. tangutica Maxim.，安多及康巴地区习用，为区别之，也称唐古特瑞香 D. tangutica Maxim. 为 "ཤིག་རྒོད་ཤིན་ཤེང་སྣ་མ།"（协称森兴那玛）（《晶珠本草》记载的 "森兴那玛" 之义）。《部标藏药》和《青海藏标》以 "瑞香 /ཤིན་ཤེང་སྣ་མ།/ 森相那玛" 之名收载了甘青瑞香 D. tangutica Maxim.（唐古特瑞香、陕甘瑞香）。（参见 "四叶瑞香" "素方花" 条）

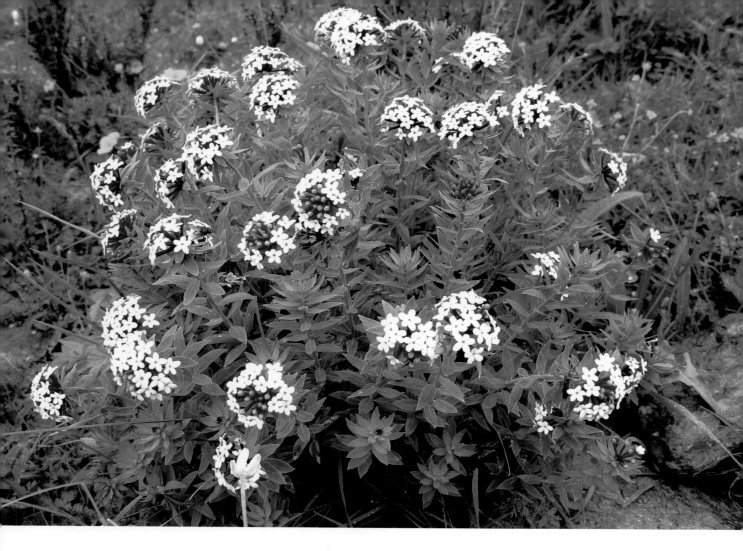

狼毒

Stellera chamaejasma Linn.

瑞香科（Thymelaeaceae） 　　狼毒属（*Stellera*）

┃ 形态 ┃

多年生草本，高 20 ～ 50cm。根茎木质，粗壮，圆柱形，不分枝或分枝，表面棕色，内面淡黄色。茎直立，丛生，不分枝，纤细，绿色，有时带紫色，无毛，草质，基部木质化，有时具棕色鳞片。叶散生，稀对生或近轮生，薄纸质，披针形或长圆状披针形，长 12 ～ 28mm，宽 3 ～ 10mm，先端渐尖或急尖，稀钝形，基部圆形至钝形或楔形，上面绿色，下面淡绿色至灰绿色，全缘，中脉在下面隆起，侧脉 4 ～ 6 对，第 2 对直伸达叶片的 2/3，两面均明显；叶柄短，长约 1.1mm，基部具关节。花白色、黄色至带紫色，芳香，多花的头状花序，顶生，圆球形；具绿色叶状总苞片；无花梗；花萼筒细瘦，长 9 ～ 11mm，具明显纵脉，基部略膨大，无毛，裂片 5，卵状长圆形，长 2 ～ 4mm，宽约 2mm，先端圆形，稀截形，常具紫红色的网状脉纹；雄蕊 10，2 轮，下轮着生于花萼筒的中部以上，上轮着生于花萼筒的喉部，花药微伸出，花丝极短，花药黄色，线状椭圆形，长约 1.5mm；花盘一侧发达，线形，长约 1.8mm，宽约 0.2mm，先端微 2 裂；子房椭圆形，几无柄，长约 2mm，直径 1.2mm，上部被淡黄色丝状柔毛，花柱短，柱头头状，先端微被黄色柔毛。果实圆锥形，长 5mm，直径约 2mm，上部或顶部有灰白色柔毛，为宿存的花萼筒所包围；种皮膜质，淡紫色。花期 4 ~ 6 月，果期 7 ~ 9 月。

分布

分布于我国西南地区及北方各省区。西伯利亚地区也有分布。

生境

生长于海拔 2600 ~ 4200m 的干燥向阳的高山草坡、草坪、河滩台地。

药材名

热甲巴、日甲巴、热加巴、热吉合巴（རེ་ལྕག་པ།）。

药用部位

根。

功能与主治

清热解毒，消肿，泻火，祛腐生肌。用于内脏痞瘤，瘟疫等；外用于顽癣，溃疡，跌打损伤。

用量与用法

0.5 ~ 1g。内服研末，或入丸、散剂；有毒，需入牛奶中煎煮去毒后使用。外用适量，研末调敷。

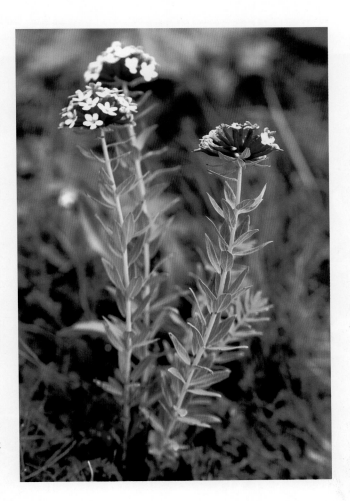

附注

"རེ་ལྕག་པ།"（日甲巴）在《四部医典》《蓝琉璃》《晶珠本草》《鲜明注释》等中均有记载，为破核、泻下之药物。《四部医典系列挂图全集》第二十九图中有"རེ་ལྕག་པ།"的附图（101 号图），其汉译本译注名为"瑞香狼毒"，该图所示植物形态与狼毒 S. chamaejasma Linn. 极为相似。《鲜明注释》记载"日甲巴"按花色不同分为白色、红色 2 种；《晶珠本草》言其各品种除花有白、红、黄 3 色的区别外，再无别的区别。现藏医使用的"日甲巴"的基原均为狼毒 S. chamaejasma Linn.，并无争议，《部标藏药》以"瑞香狼毒 /རེ་ལྕག་པ།/ 热甲巴"之名、《青海藏标》以"狼毒 /རེ་ལྕག་པ།/ 热吉合巴"之名也收载了该种。该种的花萼外面呈紫红色、淡红色或深紫色，花初开放时花萼内面略呈浅黄色，开放后内面呈白色，上述古籍中记载的花色之别并非指不同的种类，应是指花不同部位或花开放的不同时期的色泽之差。

沙枣

Elaeagnus angustifolia Linn.

胡颓子科（Elaeagnaceae） | 胡颓子属（*Elaeagnus*）

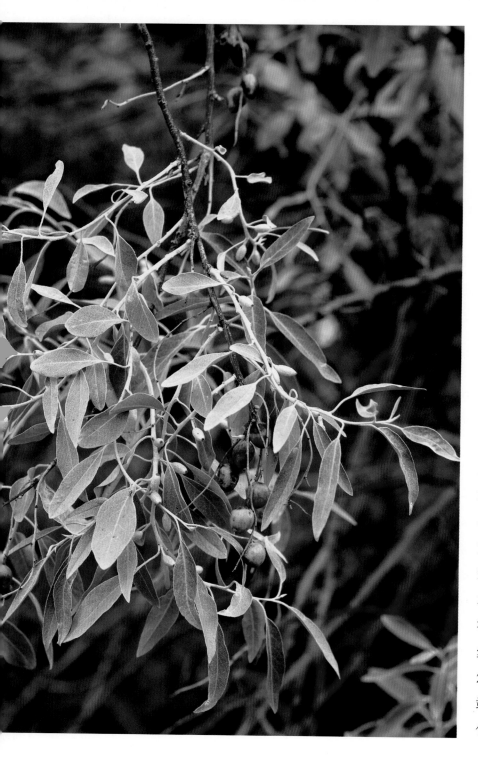

▌ 形态 ▌

落叶乔木或小乔木，高5～10m。无刺或具刺，刺长30～40mm，棕红色，发亮。幼枝密被银白色鳞片，老枝鳞片脱落，红棕色，光亮。叶薄纸质，矩圆状披针形至线状披针形，长3～7cm，宽1～1.3cm，先端钝尖或钝形，基部楔形，全缘，上面幼时具银白色圆形鳞片，成熟后部分脱落，带绿色，下面灰白色，密被白色鳞片，有光泽，侧脉不甚明显；叶柄纤细，银白色，长5～10mm。花银白色，直立或近直立，密被银白色鳞片，芳香，常1～3花簇生于新枝基部最初5～6叶的叶腋；花梗长2～3mm；萼筒钟形，长4～5mm，在裂片下面不收缩或微收缩，在子房上骤收缩，裂片宽卵形或卵状矩圆形，长3～4mm，先端钝渐尖，内面被白色星状柔毛；雄蕊几无花丝，花药淡黄色，矩圆形，长2.2mm；花柱直立，无毛，上端甚弯曲；花盘明显，圆锥形，包围花柱的基部，无毛。果实椭圆形，长9～12mm，直径6～10mm，粉红色，密被银白色鳞片；果肉乳白色，粉质；果梗短，粗壮，长3～6mm。花期5～6月，果期9月。

分布

分布于我国新疆、甘肃、青海、宁夏、陕西、山西、内蒙古、河北、河南、辽宁。中东、欧洲也有分布。

生境

生长于山地、平原、沙滩、荒漠，适应性强。

药材名

巴尔达、巴尔达尔（ བར་བཟ ）。

药用部位

成熟果实。

功能与主治

涩肠止带。用于风寒咳嗽，寒湿，带下，痢疾腹泻，月经过多，遗精。

用量与用法

3～9g。熬膏备用。

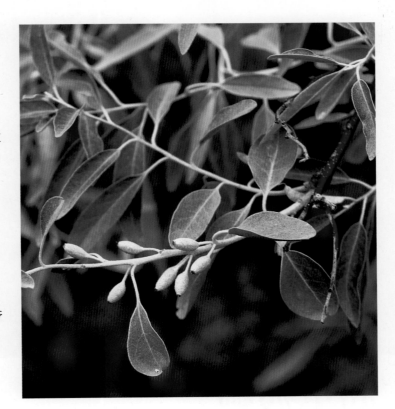

附 注

《度母本草》记载"ཐ་བོ"（达布尔）分为黑、白2种；《晶珠本草》记载"达布尔"分为大 ["གནམ་བཟ"（纳木达尔）]、中["བར་བཟ"（巴尔达尔）]、小["ས་བཟ"（萨达尔）]3种，主要以植株大小进行划分。现代文献记载，各地藏医使用的"达布尔"类的基原包括沙棘属（Hippophae）和胡颓子属（Elaeagnus）植物，但不同文献对其大、中、小品种的划分的观点不尽一致。《晶珠本草》记载3种"达布尔"的功能与主治各有不同，但现代文献多未明确区分。据文献记载，沙枣 E. angustifolia Linn. 为"达布尔"的中者（巴尔达尔）的基原之一。（参见"中国沙棘""肋果沙棘""西藏沙棘"条）

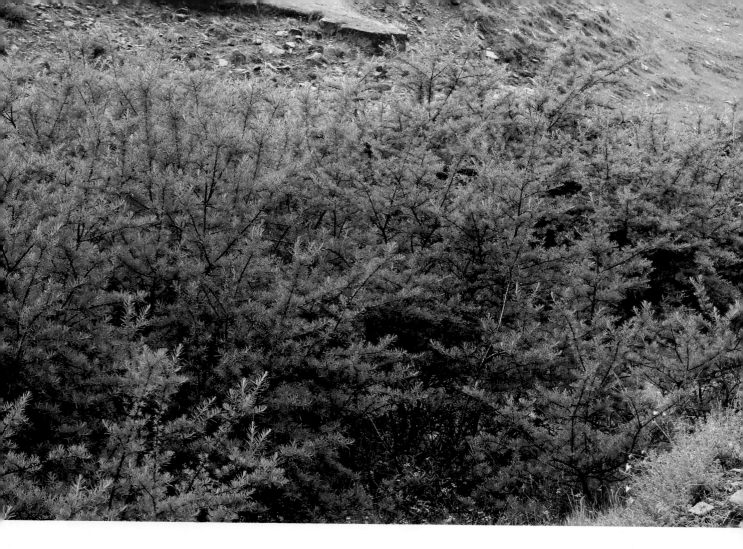

肋果沙棘

Hippophae neurocarpa S. W. Liu et T. N. He

胡颓子科（Elaeagnaceae） | 沙棘属（*Hippophae*）

形态

落叶灌木或小乔木，高 0.6 ～ 5m。幼枝黄褐色，密被银白色或淡褐色鳞片和星状柔毛；老枝变光滑，灰棕色，先端刺状，呈灰白色；冬芽紫褐色，小，卵圆形，被深褐色鳞片。叶互生，线形至线状披针形，长 2 ～ 6（～ 8）cm，宽 1.5 ～ 5mm，先端急尖，基部楔形或近圆形，上面幼时密被银白色鳞片或灰绿色星状柔毛，后星状毛多脱落，蓝绿色，下面密被银白色鳞片和星状毛，呈灰白色，或混生褐色鳞片，而呈黄褐色。花序生于幼枝基部，簇生成短总状；花小，黄绿色，雌雄异株，先叶开放；雄花黄绿色，花萼 2 深裂，雄蕊 4，2 枚与花萼裂片对生，2 枚与花萼裂片互生；雌花花萼上部 2 浅裂，裂片近圆形，长约 1mm，具银白色与褐色鳞片，花柱圆柱形，褐色，稍弯，伸出花萼裂片外。果实为宿存的萼管所包围，圆柱形，弯曲，具 5 ～ 7 纵肋（通常 6 纵肋），长 6 ～ 8（～ 9）mm，直径 3 ～ 4mm，成熟时褐色，肉质，密被银白色鳞片，果皮质薄，与种子易分离；种子圆柱形，长 4 ～ 6mm，黄褐色。

分布

分布于我国西藏（八宿）、青海、四川、甘肃。

生境

生长于海拔3400~4300m的河谷、阶地、河漫滩，常形成灌木林。

药材名

达布、达尔布（ སྟར་བུ ），纳木达尔（ གནམ་སྟར ），巴达尔、巴尔达尔（ བར་སྟར ）。

药用部位

成熟果实。

功能与主治

清热止咳，活血化瘀，消食化滞，愈溃疡。用于气管炎，消化不良，胃溃疡，闭经。

用量与用法

3~9g。

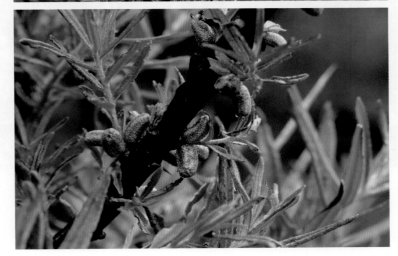

附 注

"སྟར་བུ"（达尔布）为《月王药诊》《四部医典》记载的补肺、活血、治咳嗽痰多、瘀血闭经之药物。《度母本草》记载"སྟར་བུ"（达尔布）分为黑、白2种；《晶珠本草》记载"达尔布"分为大、中、小3种。现代文献记载，各地藏医使用的"达尔布"的基原包括沙棘属（*Hippophae*）和胡颓子属（*Elaeagnus*）植物，但不同文献对其大 ["གནམ་སྟར"（纳木达尔）]、中 ["བར་སྟར"（巴尔达尔）]、小 ["ས་སྟར"（萨达尔）] 品种划分观点不尽一致。《晶珠本草》记载3种沙棘的功能与主治各有不同，但现代文献也并未明确区分不同品种的功效。据文献记载，肋果沙棘 *H. neurocarpa* S. W. Liu et T. N. He 为"达尔布"的大者（纳木达尔）或中者（巴尔达尔）品种的基原之一。（参见"中国沙棘""西藏沙棘"条）

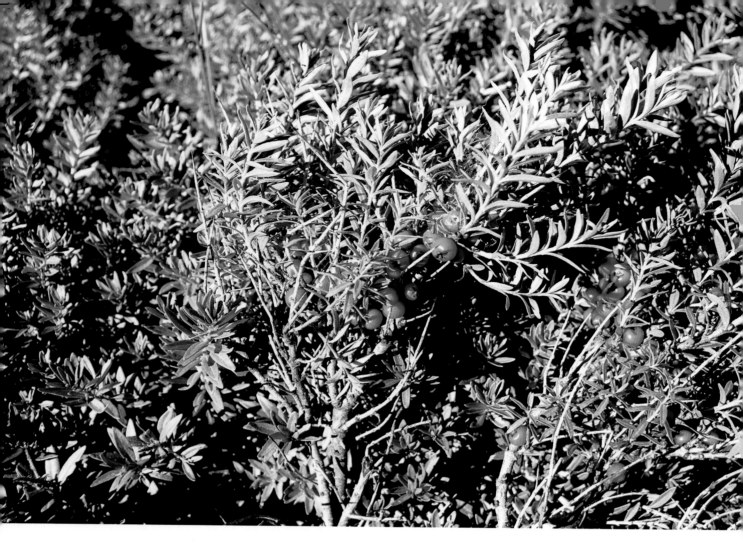

西藏沙棘

Hippophae thibetana Schlechtend.

胡颓子科（Elaeagnaceae） 沙棘属（*Hippophae*）

▌ 形态 ▌

矮小灌木，高 4 ~ 60cm，稀达 1m。叶腋通常无棘刺；单叶，3 叶轮生或对生，稀互生，线形或矩圆状线形，长 10 ~ 25mm，宽 2 ~ 3.5mm，两端钝形，全缘，不反卷，上面幼时疏生白色鳞片，成熟后脱落，暗绿色，下面灰白色，密被银白色和散生少数褐色细小鳞片。雌雄异株；雄花黄绿色，花萼 2 裂，雄蕊 4，2 与花萼裂片对生，2 与花萼裂片互生；雌花淡绿色，花萼囊状，先端 2 齿裂。果实成熟时黄褐色，多汁，阔椭圆形或近圆形，长 8 ~ 12mm，直径 6 ~ 10mm，先端具 6 放射状黑色条纹；果梗纤细，褐色，长 1 ~ 2mm。花期 5 ~ 6 月，果期 9 月。

▌ 分布 ▌

分布于我国甘肃、青海（海晏）、四川、西藏。

▌ 生境 ▌

生长于海拔 3300 ~ 5200m 的高原草地河漫滩及岸边。

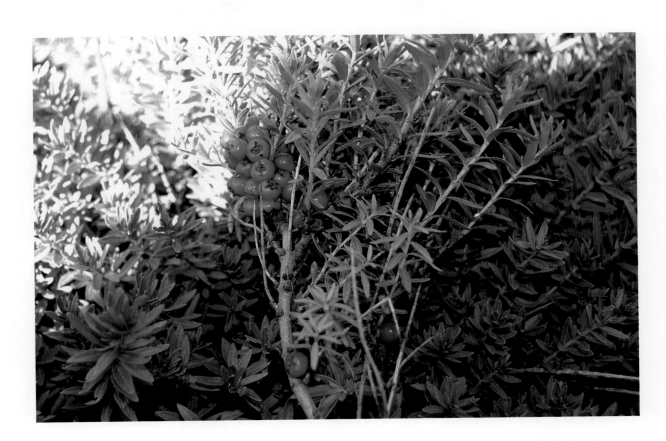

▌ 药材名 ▌

达布、达尔布（སྟར་བུ།），巴尔巴达（བར་སྟར།），萨达尔（ས་སྟར།）。

▌ 药用部位 ▌

成熟果实。

▌ 功能与主治 ▌

清热止咳，活血化瘀，消食化滞，愈溃疡。用于气管炎，消化不良，胃溃疡，闭经。

▌ 用量与用法 ▌

3 ~ 9g。

附 注

"སྟར་བུ།"（达尔布）为《月王药诊》及《四部医典》记载的补肺、活血、治咳嗽痰多及瘀血闭经之药物。《度母本草》记载"达布尔"分黑、白 2 种，《晶珠本草》则将其按植株大小和生境不同分为大、中、小 3 种。据现代文献记载，各地藏医使用的"达布尔"的基原包括胡颓子科沙棘属（*Hippophae*）和胡颓子属（*Elaeagnus*）植物，但不同文献对其大 ["གནམ་སྟར།"（纳木达尔）]、中["བར་སྟར།"（巴尔达尔）]、小 ["ས་སྟར།"（萨达尔）] 的划分不尽一致。西藏沙棘 *H. thibetana* Schlechtend. 植株矮小，为小者"萨达尔"的基原之一，《四川藏标》及《青海藏标》（2019 年版）以"小沙棘（藏沙棘）/སྟར་བུ།/ 萨达尔"之名收载了该种。（参见"中国沙棘""肋果沙棘""沙枣"条）

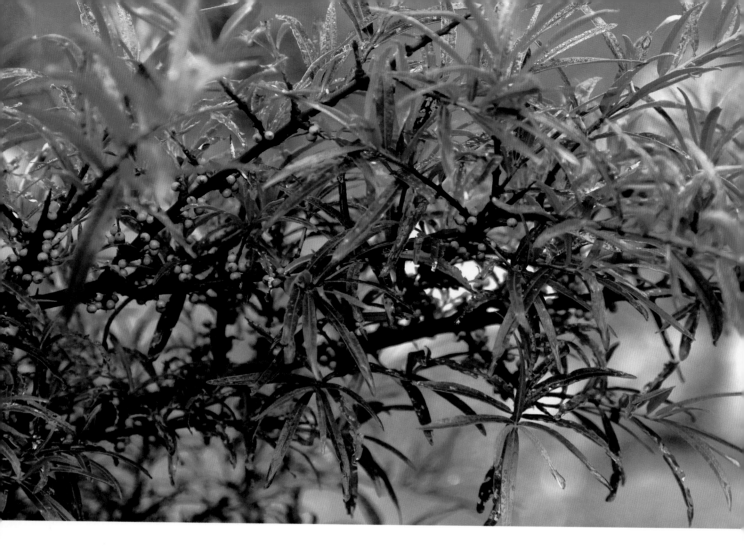

中国沙棘

Hippophae rhamnoides Linn. subsp. *sinensis* Rousi（沙棘 *H. rhamnoides* L.）

胡颓子科（Elaeagnaceae）　　　　沙棘属（*Hippophae*）

▌形态▐

落叶灌木或乔木，高 1～5m，高山沟谷中高可达 18m，棘刺较多，粗壮，顶生或侧生。嫩枝褐绿色，密被银白色柔毛而带褐色鳞片或有时具白色星状柔毛，老枝灰黑色，粗糙；芽大，金黄色或锈色。单叶通常近对生，与枝条着生相似，纸质，狭披针形或矩圆状披针形，长 30～80mm，宽 4～10（～13）mm，两端钝形或基部近圆形，基部最宽，上面绿色，初被白色盾形毛或星状柔毛，下面银白色或淡白色，被鳞片，无星状毛；叶柄极短，几无或长 1～1.5mm。花单性，雌雄异株；雌株花序轴发育成小枝或棘刺，雄株花序轴花后脱落；雄花先开放，生于早落苞片腋内，无花梗，花萼 2 裂，雄蕊 4，2 与花萼裂片互生，2 与花萼裂片对生，花丝短，花药矩圆形；雌花单生于叶腋，具短梗，花萼囊状，先端 2 齿裂，子房上位，1 心皮，1 室，1 胚珠，花柱短，微伸出花外，急尖。果实圆球形，直径 4～6mm，橙黄色或橘红色；果梗长 1～2.5mm；种子小，阔椭圆形至卵形，有时稍扁，长 3～4.2mm，黑色或紫黑色，具光泽。花期 4～5 月，果期 9～10 月。

▌分布▌

分布于我国甘肃、青海、四川西部、内蒙古、山西、陕西等。

▌生境▌

生长于海拔 800～3600m 的向阳山脊、谷地、干涸河床地、山坡等的砾石、砂壤土或黄土上。

▌药材名▌

达布、达布尔、达尔布（སྟར་བུ།），纳木达尔（གནམ་སྟར།），达布坎扎、达尔吾坎扎（སྟར་བུའི་ཁ་ཟས།）。

▌药用部位▌

成熟果实。

▌功能与主治▌

清热止咳，活血化瘀，消食化滞，愈溃疡。用于气管炎，消化不良，胃溃疡，闭经。

▌用量与用法▌

3～9g。或熬膏备用（沙棘膏：2～3g）。

附 注

　　"སྟར་བུ།"（达尔布）为《月王药诊》《四部医典》记载的补肺、活血、治咳嗽痰多及瘀血闭经之药物。《度母本草》言"达布尔"分为黑、白2种；《晶珠本草》记载"达布尔"分为大 ["གནམ་སྟར།"（纳木达尔）]、中 ["བར་སྟར།"（巴尔达尔）]、小 ["ས་སྟར།"（萨达尔）]3种。现代文献记载，各地藏医使用的"达布尔"的基原包括沙棘属（*Hippophae*）和胡颓子属（*Elaeagnus*）植物，但不同文献对其大、中、小品种的划分观点不尽一致。《晶珠本草》记载的3种沙棘的功能与主治各有不同，而现代文献中却并未明确区分。中国沙棘 *H. rhamnoides* Linn. subsp. *sinensis* Rousi 为大者"纳木达尔"的基原之一。《部标藏药》（沙棘膏 /སྟར་བུའི་ཁ་ཟས།/ 达布坎扎）、《青海藏标》（沙棘膏 /སྟར་བུའི་ཁ་ཟས།/ 达尔吾坎扎）和《藏标》（沙棘 /སྟར་བུ།/ 达布）收载了沙棘 *H. rhamnoides* L.（中国沙棘 *H. rhamnoides* Linn. subsp. *sinensis* Rousi）的果实或果实的水煎膏；《四川藏标》以"大沙棘 /སྟར་བའི་འབྲས་བུ།/ 达哲"之名收载了卧龙沙棘 *H. rhamnoides* L. subsp. *wolongensis* Lian, K. Sun et X. L. Chen、江孜沙棘 *H. rhamnoides* L. subsp. *gyantsensis* (Rousi) Lian 的果实（言"达布"为"达哲"的异名），以"小沙棘 /ས་སྟར།/ 萨达尔"之名收载了西藏沙棘 *H. thibetana* Schlechtend. 的果实。文献记载的"达布尔"的基原还有柳叶沙棘 *H. salicifolia* D. Don、肋果沙棘 *H. neurocarpa* S. W. Liu et T. N. He、云南沙棘 *H. rhamnoides* Linn. subsp. *yunnanensis* Rousi、胡颓子 *Elaeagnus pungens* Thunb.、桂香胡颓子 *E. angustifolia* L. 等多种。因其果实不易保存，常熬膏 [水煎膏，称"སྟར་བུའི་ཁ་ཟས།"（达布坎扎）] 备用。（参见"肋果沙棘""西藏沙棘"条）

　　《四川藏标》还以"沙棘叶"之名收载了中国沙棘 *H. rhamnoides* Linn. subsp. *sinensis* Rousi 和云南沙棘 *H. rhamnoides* Linn. subsp. *yunnanensis* Rousi 的叶，记载其功能为健脾消食、止咳祛痰、活血散瘀，用于脾虚少食、食积腹痛、咳嗽痰多、胸痹心痛、瘀血闭经、跌仆瘀肿，但在起草说明中未说明其为藏药，应系地方用药。

江孜沙棘

Hippophae rhamnoides Linn. subsp. *gyantsensis* Rousi

胡颓子科（Elaeagnaceae） | 沙棘属（*Hippophae*）

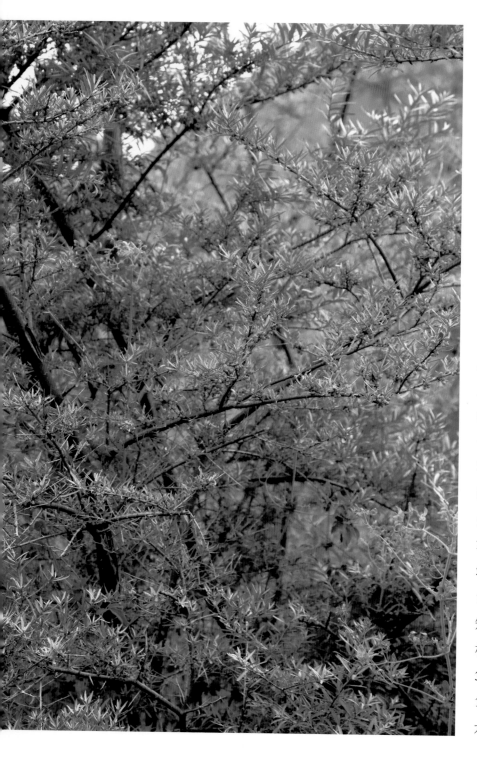

▌ 形态 ▌

落叶灌木或乔木，高 5 ～ 8m。小枝纤细，灰色或褐色，节间较短。叶互生，纸质，狭披针形，长 30 ～ 55mm，宽 3 ～ 5mm，基部最宽，先端钝形，边缘全缘，微反卷，上面绿色或稍带白色，具散生星状白色短柔毛或绒毛，尤以中脉为多，下面灰白色，密被银白色和散生少数褐色鳞片，有时散生白色绒毛，中脉在上面下陷，下面显著凸起；叶柄极短或几无。花单性，雌雄异株；雌株花序轴发育成小枝或棘刺，雄株花序轴花后脱落；雄花先开放，生于早落苞片腋内，无花梗，花萼 2 裂，雄蕊 4，2 枚与花萼裂片互生，2 枚与花萼裂片对生，花丝短，花药矩圆形，雌花单生叶腋，具短梗，花萼囊状，先端 2 齿裂，子房上位，1 心皮，1 室，1 胚珠，花柱短，微伸出花外，急尖。果实椭圆形，长 5 ～ 7mm，直径 3 ～ 4mm，黄色；果梗长约 1mm；种子椭圆形，甚扁，具六纵棱，长 4.5 ～ 5mm，直径约 3mm，带黑色，无光泽，中皮微皱，羊皮纸质。

分布

分布于我国西藏拉萨、江孜、亚东一带。印度东南部也有分布。

生境

生长于海拔 3500 ～ 3800m 的河床石砾地、
河漫滩。拉萨有栽培。

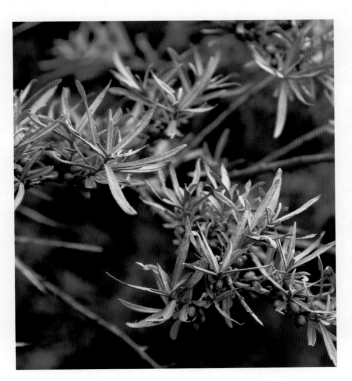

药材名

达布、达尔布（ ᢋᢆᠷ᠂ᢆᠪᠣ ），达哲（ ᢋᢆᠷ᠂ᢆᠫᠨᠨᠡ ）。

药用部位

成熟果实。

功能与主治

止咳祛痰，消食化滞，活血散瘀。用于咳
嗽痰多，消化不良，食积腹痛，瘀血经闭，
跌扑瘀肿。

用量与用法

3 ～ 10g。内服煎汤，或熬膏备用（沙棘膏：
2 ～ 3g）。

附 注

《四部医典》记载"ᢋᢆᠷ᠂ᢆᠪᠣ"（达尔布）为治疗咳嗽痰多、瘀血闭经之药物。《度母本草》言"达尔布"分黑、白2种；《晶珠本草》记载"达尔布"按植株大小和生境不同分为大［"ᠭᠨᠠᠰᢋᢆᠷᠨ"（纳木达尔）］、中［"ᢆᠪᠷᢋᢆᠷᠨ"（巴尔达尔）］、小［"ᠰᢋᢆᠷᠨ"（萨达尔）]3 种。现代文献记载各地藏医使用的"达尔布"的基原包括沙棘属（*Hippophae*）和胡颓子属（*Elaeagnus*）的多种植物，但不同文献对其大、中、小品种的划分不尽一致。《部标藏药》（沙棘膏 /ᢋᢆᠷ᠂ᢆᠪᠨᠡᠨᠡᠨᠡᠨᢉᠨᠨᠡᠨ/ 达布坎扎）、《青海藏标》（沙棘膏 /ᢋᢆᠷ᠂ᢆᠪᠨᠡᠨᠡᢉᠨᠨᠡᠨ/ 达尔吾砍扎）和《藏标》（沙棘 /ᢋᢆᠷᠨ/ 达布）收载了沙棘 *H. rhamnoides* L.（中国沙棘 *H. rhamnoides* Linn. subsp. *sinensis* Rousi）的果实和水煎膏；《四川藏标》以"大沙棘 /ᢋᢆᠷᠨᠫᠨᠡ/ 达哲"之名收载了卧龙沙棘 *H. rhamnoides* L. subsp. *wolongensis* Lian, K. Sun et X. L. Chen、江孜沙棘 *H. gyantsensis* (Rousi) Lian（该学名未见《中国植物志》记载，可能有误）的果实（言"达布"为"达哲"的异名），以"小沙棘 /ᠰᢋᢆᠷᠨ/ 萨达尔"之名收载了西藏沙棘 *H. thibetana* Schlechtend. 的果实。因沙棘的果实不易保存，故常熬膏（水煎膏）备用，称为"ᢋᢆᠷ᠂ᢆᠪᠨᠡᠨᢉᠨᠨᠡᠨ"（达布坎扎）。（参见"中国沙棘""肋果沙棘""西藏沙棘"条）

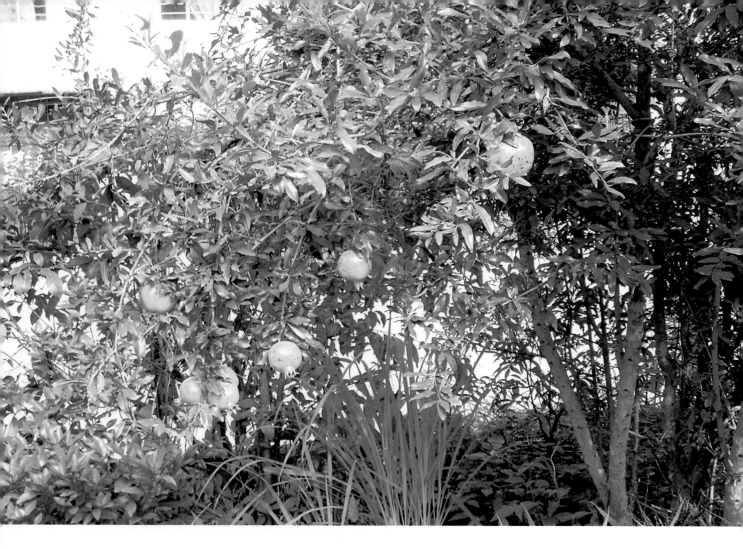

石榴

Punica granatum Linn.

石榴科（Punicaceae） | 石榴属（*Punica*）

形态

落叶灌木或乔木，高通常 3 ~ 5m，稀达 10m。枝顶常成尖锐长刺，幼枝具棱角，无毛，老枝近圆柱形。叶通常对生，纸质，矩圆状披针形，长 2 ~ 9cm，先端短尖、钝尖或微凹，基部短尖至稍钝形，上面光亮，侧脉稍细密；叶柄短。花大，1 ~ 5 生于枝顶；萼筒长 2 ~ 3cm，通常红色或淡黄色，裂片略外展，卵状三角形，长 8 ~ 13mm，外面近先端有 1 黄绿色腺体，边缘有小乳突；花瓣通常大，红色、黄色或白色，长 1.5 ~ 3cm，宽 1 ~ 2cm，先端圆形；花丝无毛，长达 13mm；花柱长超过雄蕊。浆果近球形，直径 5 ~ 12cm，通常为淡黄褐色或淡黄绿色，有时白色，稀暗紫色；种子多数，钝角形，红色至乳白色，肉质的外种皮供食用。

分布

石榴原产巴尔干半岛至伊朗及其邻近地区，全世界其他温带和热带地区均有种植。我国南北各地多有引种栽培，以陕西、安徽、江苏、河南等地种植面积较大。

▎ 生境 ▎

通常种植于海拔 300 ~ 1000m 的向阳山地。

▎ 药材名 ▎

赛朱、塞珠、森珠（ སེ་འབྲུ ）。

▎ 药用部位 ▎

种子。

▎ 功能与主治 ▎

温中健胃。用于"培根"寒症，食欲不振，胃寒痛，胀满，消化不良。

▎ 用量与用法 ▎

5 ~ 12g。

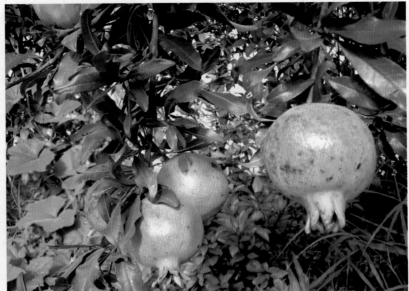

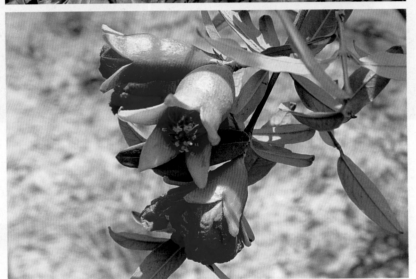

附 注

《四部医典》《宇妥本草》《晶珠本草》等中均记载有"སེ་འབྲུ"（赛朱），言其为暖胃、治寒症、"培根"病、"培赤"合病之药物。现各地藏医所用"赛朱"的基原均为石榴 *P. granatum* Linn.，并无争议，《四部医典系列挂图全集》的附图也与该种相似。不同民族药用石榴 *P. granatum* Linn. 的药用部位有所不同，藏医使用种子，维医使用果实、石榴花、石榴皮、酸石榴（酸味果实）和种子榨出的汁液，蒙医使用果实或种子，中医使用石榴皮，各自的功效也不尽相同。

我国栽培石榴的历史可上溯至汉代，据古籍记载石榴系张骞出使西域时带回。作为著名水果，已被培育出大量栽培品种（系）。这些栽培品种根据花色及重瓣或单瓣等特征又分为若干个栽培变种，其中花白色的有白石榴 *P. granatum* Linn. cv. *albescens* DC.、重瓣白花石榴 *P. granatum* Linn. cv. *multiplex* Sweet。《宇妥本草》记载"赛朱"花白色，但当时是否已有花白色的种类尚有待研究。

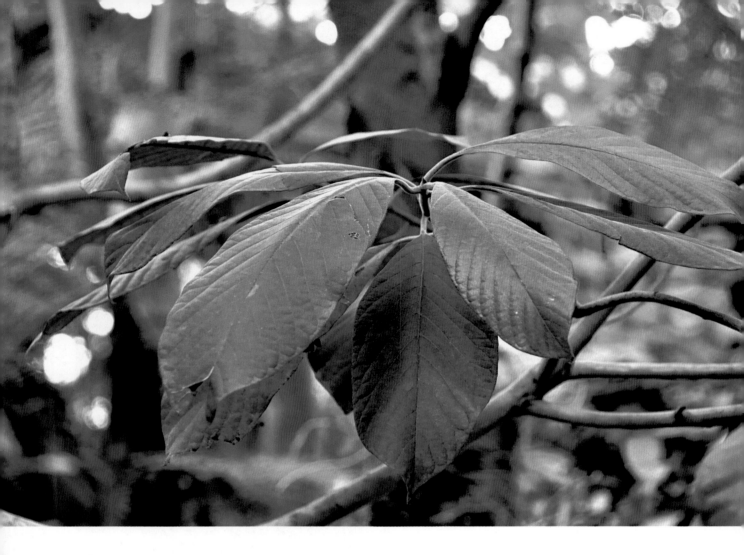

毗黎勒

Terminalia bellirica (Gaertn.) Roxb.

使君子科（Combretaceae） 词子属（*Terminalia*）

▌ 形态 ▌

落叶乔木，高 18 ～ 35m，胸径可达 1m。枝灰色，具纵纹及明显的螺旋状上升的叶痕，小枝、幼叶及叶柄基部常被锈色绒毛。叶螺旋状聚生枝顶，叶片阔卵形或倒卵形，纸质，长 18 ～ 26cm，宽 6 ～ 12cm，全缘，边缘微波状，先端钝或短尖，基部渐狭或钝圆，两面无毛，疏生白色细瘤点，具光泽，侧脉 5 ～ 8 对，背面网脉细密，瘤点较少；叶柄长 3 ～ 9cm，无毛，常于中上部有 2 腺体。穗状花序腋生，在茎上部常聚成伞房状，长 5 ～ 12cm，密被红褐色的丝状毛，上部为雄花，基部为两性花；花 5 基数，淡黄色，不连雄蕊的凸出部分长 4.5mm，无柄；萼管杯状，长 3.5mm，5 裂，裂片三角形，长约 3mm，被绒毛；花瓣缺；雄蕊 10，着生于被毛的花盘外；花盘仅出现在两性花上，10 裂，被红褐色髯毛；子房上位，1 室，花柱棒状，长 5mm，下部粗壮，被疏生的长绒毛，上部纤细，微弯。假核果卵形，密被锈色绒毛，长 2 ～ 3cm，直径 1.8 ～ 2.5cm，具明显的 5 棱；种子 1。花期 3 ～ 4 月，果期 5 ～ 7 月。

分布

分布于我国云南南部。越南、老挝、柬埔寨、泰国、缅甸、印度、马来西亚等也有分布。

生境

生长于海拔 540 ~ 1350m 的沟谷、低丘季节性雨林中。

药材名

帕如拉、巴如拉、哇如拉、帕肉拉、帕如热（ བ་རུ་ར ）。

药用部位

成熟果实。

功能与主治

益气养血，清热解毒，收敛，调和诸药。用于虚弱，各种热症，泻痢，黄水病，肝胆病。

用量与用法

3 ~ 9g。多配方用。

附 注

　　《四部医典》《度母本草》等均记载有"བ་རུ་ར"（巴如拉）；《晶珠本草》将其归于"树木类药物"的"果实类药物"中，言其为治"培赤病"及黄水病之药物，为藏医极常用品种之一。各地藏医所用"巴如拉"的基原均为毗黎勒 *T. bellirica* (Gaertn.) Roxb., 其药材名为"毛诃子"。《中国药典》、《部标藏药》（附录）、《藏标》等标准中均以"毛诃子 /བ་རུ་ར/ 帕如拉"之名收载了该种，其药材名为"毗黎勒"。

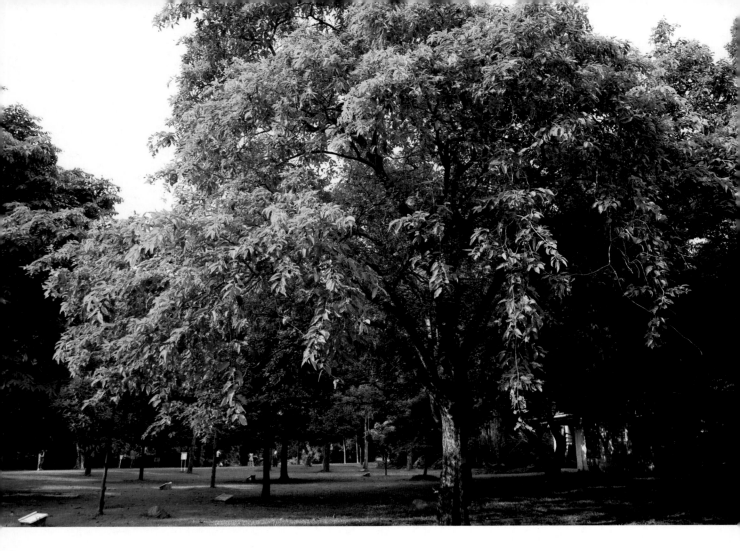

诃子

Terminalia chebula Retz.

使君子科（Combretaceae） | 诃子属（*Terminalia*）

▌ 形态 ▌

乔木，高可达 30m，直径达 1m。树皮灰黑色至灰色，粗裂而厚，枝无毛，皮孔细长，明显，白色或淡黄色；幼枝黄褐色，被绒毛。叶互生或近对生，叶片卵形或椭圆形至长椭圆形，长 7 ～ 14cm，宽 4.5 ～ 8.5cm，先端短尖，基部钝圆或楔形，偏斜，全缘或微波状，两面无毛，密被细瘤点，侧脉 6 ～ 10 对；叶柄粗壮，长 1.8 ～ 2.3cm，稀达 3cm，距先端 1 ～ 5mm 处有 2（～ 4）腺体。穗状花序腋生或顶生，有时又组成圆锥花序，长 5.5 ～ 10cm；花多数，两性，长约 8mm；花萼杯状，淡绿色而带黄色，干时变淡黄色，长约 3.5mm，5 齿裂，长约 1mm，三角形，先端短尖，外面无毛，内面被黄棕色的柔毛；雄蕊 10，高出花萼之上；花药小，椭圆形；子房圆柱形，长约 1mm，被毛，干时变黑褐色；花柱长而粗，锥尖；胚珠 2，长椭圆形。核果坚硬，卵形或椭圆形，长 2.4 ～ 4.5cm，直径 1.9 ～ 2.3cm，粗糙，青色，无毛，成熟时变黑褐色，通常有 5 钝棱。花期 5 月，果期 7 ～ 9 月。

▌分布▌

分布于我国云南西部和西南部；广东、广西有少量栽培。越南、老挝、柬埔寨、泰国、马来西亚、尼泊尔、印度等也有分布。

▌生境▌

生长于海拔 800 ~ 1840m 的疏林。

▌药材名▌

阿如拉、阿肉拉、阿如热（ཨ་རུ་ར）。

▌药用部位▌

成熟果实。

▌功能与主治▌

涩肠止泻，敛肺止咳，降火利咽。用于久泻，久痢，脱肛，肠风便血，久咳失音，崩漏带下，遗精盗汗。（《藏标》）

滋补养身，升胃火，助消化，舒心，明目。用于"隆""赤巴""培根"诱发的疾病。（《中华本草·藏药卷》）

▌用量与用法▌

2.4 ~ 4.5g。

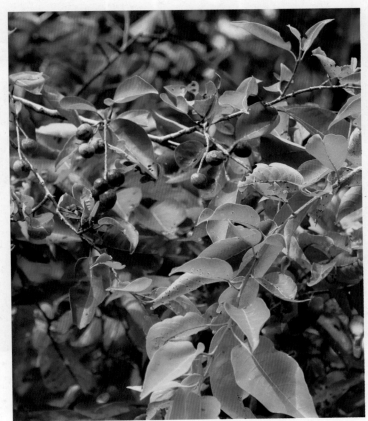

附 注

"ཨ་རུ་ར"（阿如拉）是藏医极常用的品种，为"治疗诸病之上品"，《晶珠本草》将其归于"树木类药物"的"果实类药物"中。《蓝琉璃》等古籍文献对"阿如拉"的品种有多种划分方法，如根据诃子的颜色、形状、或在树上着生的方位不同等划分。现代文献记载的现藏医使用的"阿如拉"的基原主要为诃子 T. chebula Retz.，也包括同属植物微毛诃子 T. chebula Retz. var. tomentella (Kurz) C .B. Clarke（绒毛诃子）、银叶诃子 T. argyrophylla Pott. et Prain，均以果实入药，药材主要分为"诃子""诃子肉""金色诃子"3 种。《部标藏药》（附录）、《藏标》等有关标准中收载了诃子 T. chebula Retz.、微毛诃子 T. chebula Retz. var. tomentella (Kurz) C. B. Clarke（绒毛诃子）。诃子 T. chebula Retz. 虽然在我国有分布，但药材主要依靠进口。

《晶珠本草》在"果实类药物"中还记载"བ་རུ་ར"（巴如拉）为治"培赤病"及黄水病之药物，言其为诃子的同属植物毗黎勒 T. bellirica (Gaertn.) Roxb. 的成熟果实，药材名为"毛诃子"，功效与诃子不同。（参见"毗黎勒"条）

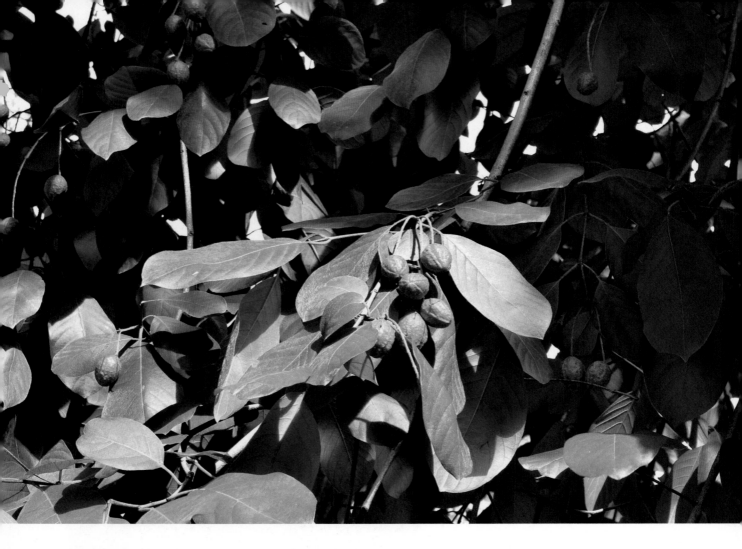

微毛诃子

Terminalia chebula Retz. var. *tomentella* (Kurz) C. B. Clarke

使君子科（Combretaceae） | 诃子属（*Terminalia*）

▌ 形态 ▌

乔木，高可达 30m，直径达 1m。树皮灰黑色至灰色，粗裂而厚，枝无毛，皮孔细长，明显，白色或淡黄色；幼枝黄褐色，被铜色平伏长柔毛。叶互生或近对生，叶片卵形或椭圆形至长椭圆形，长 7 ~ 14cm，宽 4.5 ~ 8.5cm，先端短尖，基部钝圆或楔形，偏斜，全缘或微波状，密被细瘤点，侧脉 6 ~ 10 对，幼叶被铜色平伏长柔毛；叶柄粗壮，长 1.8 ~ 2.3（~ 3）cm，距先端 1 ~ 5mm 处有 2（~ 4）腺体。穗状花序腋生或顶生，有时又组成圆锥花序，长 5.5 ~ 10cm；花多数，两性，长约 8mm；苞片长于花；花萼杯状，淡绿色而带黄色，干时变淡黄色，长约 3.5mm，5 齿裂，长约 1mm，三角形，先端短尖，外面无毛，内面被黄棕色的柔毛；雄蕊 10，高出花萼之上；花药小，椭圆形；子房圆柱形，长约 1mm，被毛，干时变黑褐色；花柱长而粗，锥尖；胚珠 2，长椭圆形。核果坚硬，卵形，长不及 2.5cm，直径 1.9 ~ 2.3cm，粗糙，青色，无毛，成熟时变黑褐色，通常有 5 钝棱。花期 5 月，果期 7 ~ 9 月。

分布

分布于我国云南西部。缅甸（庇古、毛淡棉、典那沙冷）也有分布。

生境

生长于山地疏林中。

药材名

阿如拉、阿肉拉、阿如热（ཨ་རུ་ར）。

药用部位

成熟果实。

功能与主治

涩肠，敛肺，降气。用于久泻，久痢，脱肛，久咳失音，肠风便血，崩漏，带下，遗精，盗汗。

用量与用法

2.4 ~ 4.5g。

附 注

诃子为藏医极常用品种，为"治疗诸病之上品"。《蓝琉璃》等古籍文献根据诃子的颜色、形状或在树上着生的方位不同等记载了多种划分"ཨ་རུ་ར"（阿如拉）品种的方法。据现代文献记载，现藏医使用的"阿如拉"的基原包括3种诃子属（*Terminalia*）植物，以诃子 *T. chebula* Retz. 最为常用；其药材主要为进口，分为"诃子""诃子肉""金色诃子"。《部标藏药》（附录）、《藏标》等藏药标准中收载了诃子 *T. chebula* Retz.、微毛诃子 *T. chebula* Retz. var. *tomentella* (Kurz) C. B. Clarke（绒毛诃子）。（参见"诃子"条）

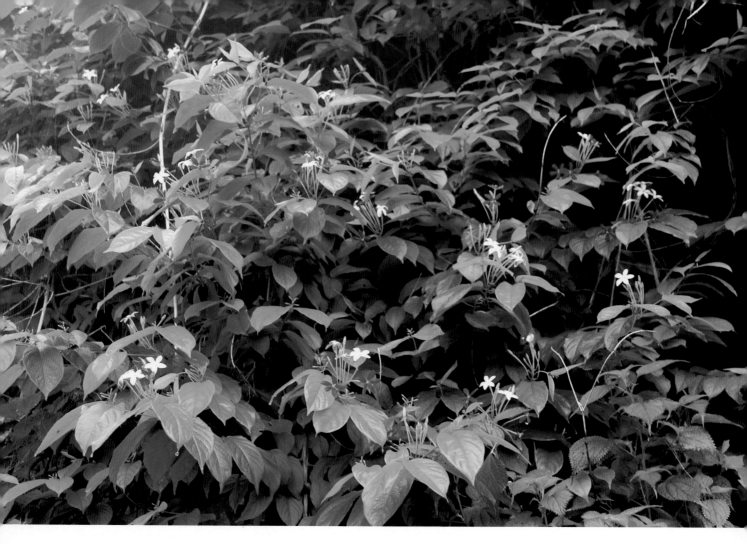

使君子

Quisqualis indica Linn.

使君子科（Combretaceae） | 使君子属（*Quisqualis*）

▌ 形态 ▌

落叶攀缘状灌木，高2～8m。小枝被棕黄色短柔毛。叶对生或近对生，叶片膜质，卵形或椭圆形，长5～11cm，宽2.5～5.5cm，先端短渐尖，基部钝圆，表面无毛，背面有时疏被棕色柔毛，侧脉7或8对；叶柄长5～8mm，无关节，幼时密生锈色柔毛。顶生穗状花序，组成伞房花序式；苞片卵形至线状披针形，被毛；萼管长5～9mm，被黄色柔毛，先端具广展、外弯、小形的萼齿5；花瓣5，长1.8～2.4cm，宽4～10mm，先端钝圆，初为白色，后转淡红色；雄蕊10。不凸出花冠外，外轮着生于花冠基部，内轮着生于萼管中部，花药长约1.5mm；子房下位，胚珠3。果实卵形，短尖，长2.7～4cm，直径1.2～2.3cm，无毛，具明显的锐棱角5，成熟时外果皮脆薄，呈青黑色或栗色；种子1，白色，长2.5cm，直径约1cm，圆柱状纺锤形。花期初夏，果期秋末。

▌ 分布 ▌

分布于我国重庆、四川、贵州、湖南、江西南部、广东、广西、福建、云南等地。印度、缅甸至菲律宾也有分布。

生境

生长于山林。多作园艺植物栽培。

药材名

娘肖夏、柠肖夏（ 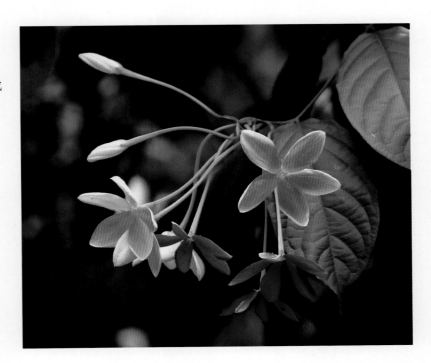 ）。

药用部位

成熟果实、种仁。

功能与主治

驱虫消积。用于蛔虫、蛲虫病，小儿疳积。

用量与用法

种仁：6 ~ 9g。

附注

　　《蓝琉璃》《晶珠本草》等中共记载有4种"肖夏"（肖夏），"娘肖夏"（娘肖夏）为其中之一，为除心热之药物。各古籍对"娘肖夏"的形态记载均极为简略，《图鉴》记载其"树干高大，叶片厚，花朵白色甚美丽，果实心形"；《四部医典系列挂图全集》第二十七图中有"娘肖夏"附图（26号图），形态为乔木，具3 ~ 7小叶的羽状叶，汉译本译注名为"广酸枣"。现各地藏医所用"娘肖夏"的基原多为漆树科植物南酸枣 *Choerospondias axillaris* (Roxb.) Burtt et Hill，但该种的果实椭圆形，并非古籍记载的"心形"。据文献记载，青海藏医和蒙医还使用使君子 *Quisqualis indica* L. 作"娘肖夏"使用，该种为攀缘状灌木，其形态也与古籍记载的形态（乔木）不符，且中医及其他民族医多将其用于寄生虫病，与"娘肖夏"的功效明显不同，故有观点认为系误用。《部标藏药》（附录）、《藏标》以"广枣 娘肖夏"之名收载的基原均为南酸枣 *C. axillaris* (Roxb.) Burtt et Hill。（参见"南酸枣""刀豆""白花油麻藤"条）

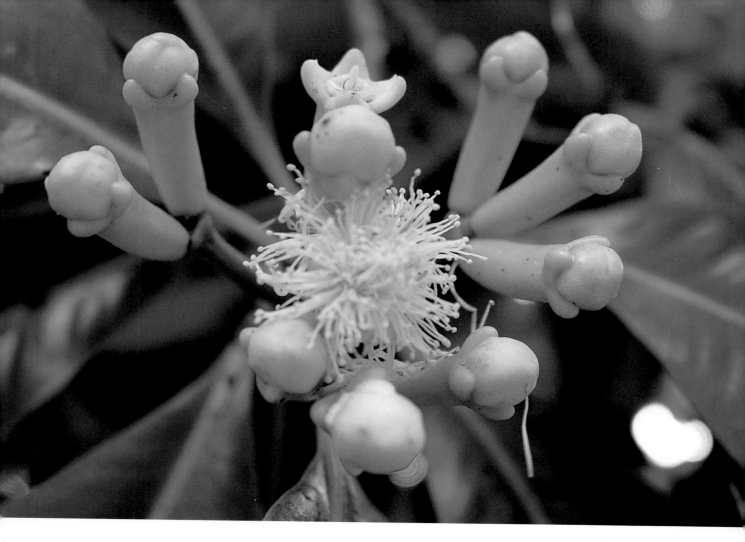

丁子香

Syzygium aromaticum (Linn.) Merr. et Perry （*Eugenia caryophyllata* Thunb.）

| 桃金娘科（Zingiberaceae） | 蒲桃属（*Syzygium*） |

▌ 形态 ▌

常绿小乔木，高达 10m。叶对生，具柄；叶片草质，卵状长圆形、狭菱状椭圆形，长 5 ～ 10cm，宽 2.5 ～ 5cm，先端渐尖或急尖，基部渐狭，常延伸至柄，全缘，侧脉多数，平行，网脉不明显。三歧聚伞花序顶生；花白色略带紫红色，铆钉状，直径约 6mm，芳香浓烈；花萼管状，肉质，长 1.5 ～ 2cm，先端 4 裂，裂片卵状三角形，长 2 ～ 3mm，肥厚，初时绿色，后变红色至紫色；花冠短管状，具 4 裂片；雄蕊多数，花药平行排列；子房下位与花萼合生，花柱粗厚，柱头不明显。浆果短圆形，红棕色，稍有光泽，种皮与果皮分离。春季开花。

▌ 分布 ▌

原产于印度尼西亚。我国云南（西双版纳）、广西、广东南部、海南等地有引种栽培。主产于亚洲的热带地区、桑给巴尔、马达加斯加、斯里兰卡、印度尼西亚等。

▍生境 ▍
作为香料广泛栽培。

▍药材名 ▍
里西、烈洗、列西（ལི་ཤི）。

▍药用部位 ▍
花蕾。

▍功能与主治 ▍
祛风寒，温胃，消食，镇痛。用于寒性"隆"病，寒症，脉病，胃病，食欲不振，脾病，心痛，呼吸困难。

▍用量与用法 ▍
1～3g。内服煎汤，或入丸、散剂。

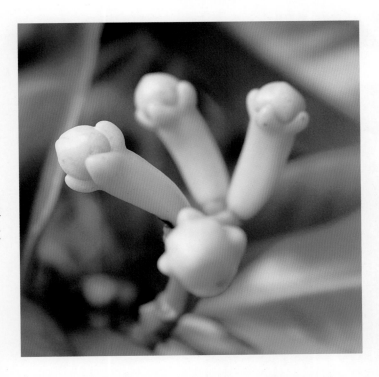

附 注

"ལི་ཤི"（里西）在《月王药诊》《四部医典》《晶珠本草》等中均有记载，为藏医常用的治命脉病、寒"隆"症之药物。《晶珠本草》记载其有公、母2种。现代文献记载的各地藏医所用的"里西"有2类，一类即丁香 E. caryophyllata Thunb. [Syzygium aromaticum (Linn.) Merr. et Perry]，为正品，西藏拉萨、四川德格、青海等地藏医多用；另一类为木犀科丁香属（Syringa）多种植物的花蕾，多在藏族民间使用，《西藏常用中草药》《甘孜州藏药植物名录》等中也记载可将该属的野丁香 Syringa persica L.（波斯丁香）、云南丁香 Syringa yunnanensis Franch.、四川丁香 Syringa sweginzowii Koehne & Lingelsh. 的花蕾代替丁香使用，但其形态与古籍记载不符，不宜作丁香使用。丁香 E. caryophyllata Thunb. 的花蕾被中医称为"丁香"（又称"公丁香"），其近成熟果实被称为"母丁香"，二者均可药用。藏族民间使用丁香属植物可能是受该属中文名"丁香"的影响。《部标藏药》（附录）、《藏标》中以"丁香 ལི་ཤི 里西（列西）"之名收载了丁香 E. caryophyllata Thunb.。

在植物分类上，丁子香 Syzygium aromaticum (Linn.) Merr. et Perry 的学名和属的归属曾有争议和多次变动，过去的文献中也使用 Eugenia caryophyllata Thunb.、Caryophyllus aromaticus L. 等多个学名，至1992年始确定其学名为 Syzygium aromaticum (Linn.) Merr. et Perry。

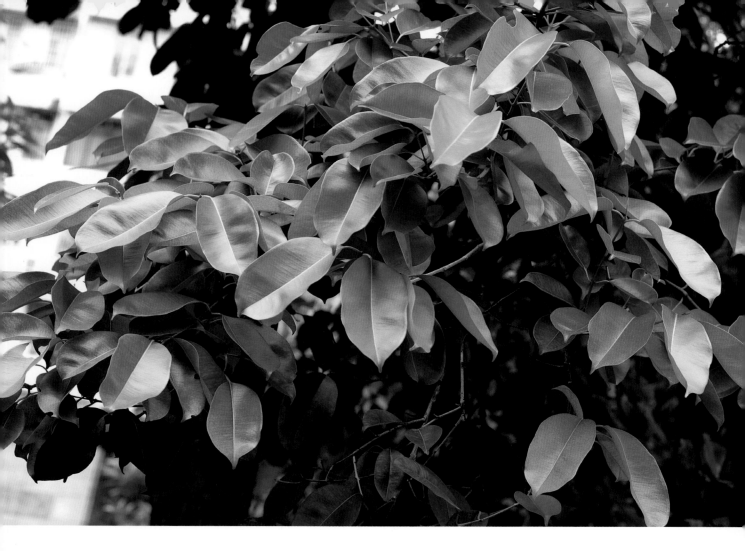

乌墨

Syzygium cumini (Linn.) Skeels（海南蒲桃）

| 桃金娘科（Zingiberaceae） | 蒲桃属（*Syzygium*） |

▌ 形态 ▌

乔木，高15m。嫩枝圆形，干后灰白色。叶片革质，阔椭圆形至狭椭圆形，长6～12cm，宽3.5～7cm，先端圆或钝，有1短尖头，基部阔楔形，稀为圆形，上面干后褐绿色或为黑褐色，略发亮，下面稍浅色，两面多细小腺点；侧脉多而密，脉间相隔1～2mm，缓斜向边缘，离边缘1mm处结合成边脉；叶柄长1～2cm。圆锥花序腋生或生于花枝上，偶有顶生，长可达11cm；有短花梗；花白色，3～5簇生；萼管倒圆锥形，长4mm，萼齿很不明显；花瓣4，卵形，略圆，长2.5mm；雄蕊长3～4mm；花柱与雄蕊等长。果实卵圆形或壶形，长1～2cm，上部有长1～1.5mm的宿存萼筒；种子1。花期2～3月。

▌ 分布 ▌

分布于我国台湾、福建、广东、广西、云南等。印度、马来西亚、印度尼西亚、澳大利亚及中南半岛其他地区等也有分布。

▌生境▐

生长于平地次生林及荒地。

▌药材名▐

萨哲、萨债、萨摘、洒哲（ས་འབྲས），萨摘琼哇（ས་འབྲས་ཆུང་བ）。

▌药用部位▐

成熟果实。

▌功能与主治▐

温肾祛寒。用于"三邪"病，肾寒病，淋浊。

▌用量与用法▐

3～9g。

附 注

《鲜明注释》《晶珠本草》等记载"ས་འབྲས"（萨哲）有大、小2种，言其为治肾脏病之药物。现代文献记载，仅据古籍记载的形态难以判定"萨哲"的正品，经对藏医使用"萨哲"样品的鉴定，得出其基原为海南蒲桃 S. cumini (Linn.) Skeels（乌墨），多数藏医以此为正品。不同文献记载的"萨哲"的基原还包括蒲桃属（Syzygium）植物香胶蒲桃 S. balsameum Wall.、蒲桃 S. jambos (Linn.) Alston、西藏蒲桃 S. xizangense Chang et Miau、石竹叶蒲桃 S. caryophyllifolia、印度蒲桃 S. jambolanum（后2种未见《中国植物志》记载）等。《部标藏药》《青海藏标》收载的"蒲桃/ ས་འབྲས/ 萨哲（萨摘）"的基原也为海南蒲桃 S. cumini (Linn.) Skeels（乌墨）。此外，据文献记载，各地藏医所用"萨哲"的基原因地而异，西藏东南部和云南香格里拉多用豆科植物石莲子 Caesalpinia minax Hance（喙荚云实），西藏西北部多用睡莲科植物莲 Nelumbo nucifera Gaertn.、蔷薇科植物金樱子 Rosa laevigata Michx.，云南德钦用金樱子 R. laevigata Michx.，四川甘孜、阿坝多用鼠李科植物多花勾儿茶 Berchemia floribunda (Wall.) Brongn.、多叶勾儿茶 B. polyphylla Wall. ex Laws.，西藏工布江达用云南勾儿茶 B. yunnanensis Franch.，青海、甘肃（甘南）也用防己科植物球果藤 Aspidocarya uvifera Hook. f. et Thoms.。《青海藏标》在"蒲桃"条下附注"防己科植物球果藤 Aspidocarya uvifera Hook. f. et Thoms. 的果实也可作本品入药"。（参见"多花勾儿茶""云南勾儿茶""金樱子"条）

《中国植物志》记载有乌墨 S. cumini (Linn.) Skeels（别名"海南蒲桃"）和海南蒲桃 S. hainanense Chang et Miau，后者仅分布于我国海南，而蒲桃药材历史上多进口，据此推断，藏医药用"萨哲"的基原应为乌墨 S. cumini (Linn.) Skeels，其形态与《晶珠本草》记载的小者"表面有长纹，状如瓶，坚硬"的特征基本相符。

网脉柳兰

Epilobium conspersum Hausskn.

柳叶菜科（Onagraceae） 　　柳叶菜属（*Epilobium*）

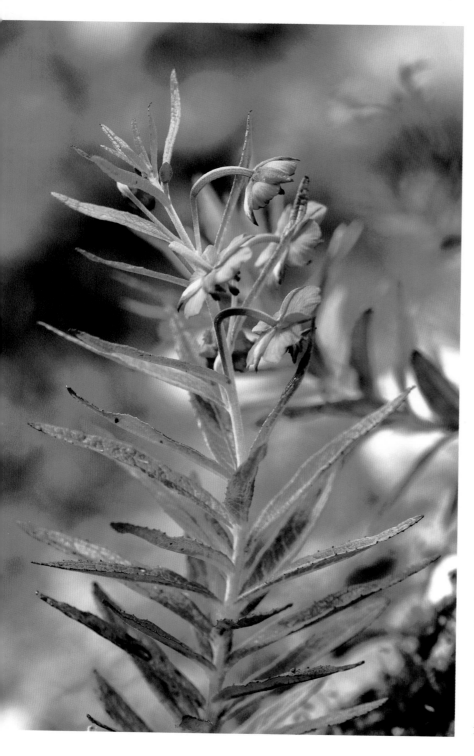

▎形态 ▎

多年生粗壮草本，直立。根茎直径达 1.5cm，多少木质化，自根颈处生出短根出条。茎高30 ~ 130cm，直径 2.5 ~ 5mm，不分枝或有少数分枝，周围被曲柔毛，花期常变红色，干时变褐色。叶螺旋状互生，地下生的叶很小，抱茎，鳞片状，革质，三角形；地上茎基部的叶近膜质，近无柄，狭三角形至披针形，长不过 1cm；茎中上部的叶草质至亚革质，狭长圆状或椭圆状披针形，长4.5 ~ 11cm，宽 0.7 ~ 1.4cm，先端锐尖或渐尖，基部楔形，边缘具少数齿凸，上面暗绿色，下面淡绿色，两面尤其下面脉上被曲柔毛，侧脉明显，每侧 4 ~ 5，抵达齿尖，次级脉与细脉也明显，结成细网，在上面凹陷，下面隆起；叶柄长 1 ~ 3mm，被曲柔毛。总状花序直立，密被曲柔毛；苞片叶状，长不及叶的一半，近膜质。花在芽时近直立，开放时下垂；花蕾紫红色，宽倒卵形至近球形，长 0.9 ~ 1.2cm，直径 0.7 ～ 1cm，先端具短尖头；子房紫色，长 1 ～ 2cm，密被灰色柔毛；花梗长 1.5 ～ 4cm；花管缺，花盘深 0.7 ～ 1mm，直径 3 ～ 4.5mm；花萼长圆形，常长过花瓣，长 11 ～ 15mm，宽 3 ～ 5mm，先端渐尖，被曲柔毛；花瓣淡红紫色，稍不等大，下面的 2 较狭，近心形至近圆形，长 0.8 ～ 1.4cm，宽 0.6 ～ 1.3cm，先端圆形，稀微缺；花药长圆形，长 3 ～ 4mm，宽 1 ～ 1.3mm，花丝近等长，长 5 ～ 8mm；花柱紫色，长 5 ～ 8mm，初时下弯，以后开放时变直立，下部密被长柔毛；柱头白色，深 4 裂，裂片上面具多数乳突，长 2.5 ～ 3.5mm，熟时展开。蒴果长 2.5 ～ 7.5cm，密被曲柔毛；果梗长 1.5 ～ 5cm；种子倒卵状长圆形，长 1 ～ 1.2mm，先端喙长 0.08 ～ 0.1mm，表面具鳞片状细乳突至不明显的网纹；种缨长 10 ～ 12mm，黄褐色，不易脱落。花期 7 ～ 9 月，果期 9 ～ 10 月。

▌分布▌

分布于我国陕西西部、青海、四川西部、云南西北部、西藏南部。尼泊尔、不丹、印度、缅甸北部等也有分布。

▌生境▌

生长于海拔 2300 ～ 4700m 的山谷湿地、开旷山坡较湿的沙地或多石砾土。

▌药材名▌

贡布甲班区孜（ གང་པོའི་བྱ་པགས་རྩི། ）。

▌药用部位▌

全草。

▌功能与主治▌

清热解毒，祛风除湿，止痒。用于湿热，疮疖疹毒，皮肤瘙痒。

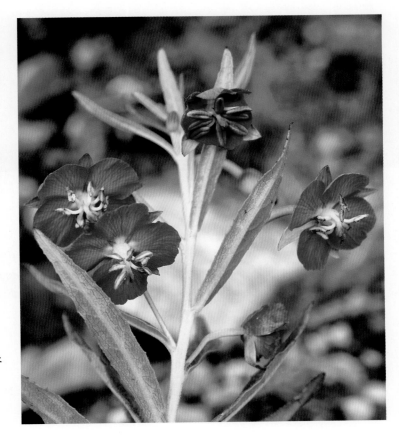

附 注

"བྱ་པགས་རྩི།"（甲班区孜）之名未见有藏医药古籍记载。据文献记载，"甲班区孜"的基原包括多种柳叶菜属（*Epilobium*）植物，网脉柳兰 *E. conspersum* Hausskn. [*Chamaenerion conspersum* (Hausskn.) Kitamura] 为其中之一。（参见"柳兰"条）

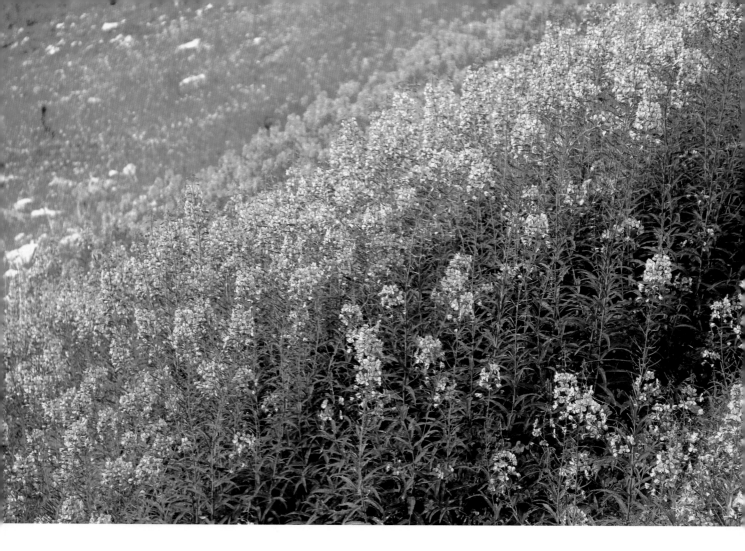

柳兰

Epilobium angustifolium L.[*Chamaenerion angustifolium* (L.) Scop.]

柳叶菜科（Onagraceae） 柳叶菜属（*Epilobium*）

▌形态▌

多年生粗壮草本，直立，丛生；根茎广泛匍匐于表土层，长达2m，直径达2cm，木质化，自茎基部生出强壮的越冬根出条。茎高20～130cm，直径2～10mm，不分枝或上部分枝，圆柱状，无毛，下部多少木质化，表皮撕裂状脱落。叶螺旋状互生，稀近基部对生，无柄，茎下部的近膜质，披针状长圆形至倒卵形，长0.5～2cm，常枯萎，褐色，中上部的叶近革质，线状披针形或狭披针形，长（3～）7～14（～19）cm，宽（0.3～）0.7～1.3（～2.5）cm，先端渐狭，基部钝圆或有时宽楔形，上面绿色或淡绿色，两面无毛，近全缘或具稀疏浅小齿，稍微反卷，侧脉常不明显，每侧10～25，近平展或稍上斜出至近边缘处网结。花序总状，直立，长5～40cm，无毛；苞片下部的叶状，长2～4cm，上部的很小，三角状披针形，长不及1cm；花在芽时下垂，开放时直立展开；花蕾倒卵状，长6～12mm，直径4～6mm；子房淡红色或紫红色，长0.6～2cm，被贴生灰白色柔毛；花梗长0.5～1.8cm；花管缺，花盘深0.5～1mm，直径 2 ~ 4mm；萼片紫红色，长圆状披针形，长 6 ~ 15mm，宽 1.5 ~ 2.5mm，先端渐狭渐尖，被灰白色柔毛；粉红色至紫红色，稀白色，稍不等大，上面 2 较长大，倒卵形或狭倒卵形，长 9 ~ 15（~ 19）mm，宽 3 ~ 9（~ 11）mm，全缘或先端具浅凹缺；花药长圆形，长 2 ~ 2.5mm，初期红色，开裂时变紫红色，产生带蓝色的花粉，花粉粒常 3 孔，平均直径为 67.7μm，花丝长 7 ~ 14mm；花柱长 8 ~ 14mm，开放时强烈反折，后恢复直立，下部被长柔毛；柱头白色，深 4 裂，裂片长圆状披针形，长 3 ~ 6mm，宽 0.6 ~ 1mm，上面密生小乳突。蒴果长 4 ~ 8cm，密被贴生的白灰色柔毛；果梗长 0.5 ~ 1.9cm；种子狭倒卵状，长 0.9 ~ 1mm，直径 0.35 ~ 0.45mm，先端短渐尖，具短喙，褐色，表面近光滑但具不规则的细网纹；种缨丰富，长 10 ~ 17mm，灰白色，不易脱落。花期 6 ~ 9 月，果期 8 ~ 10 月。

▎分布 ▎

分布于我国西藏、青海、甘肃、四川西部、新疆、宁夏、山西、河北、内蒙古、吉林、黑龙江。广布于欧洲、东喜马拉雅至日本、高加索地区至蒙古、朝鲜半岛、北美洲等。

▎生境 ▎

生长于海拔 500 ~ 4700m 的山区半开旷或开旷湿润的草坡灌丛、火烧迹地、高山草甸、河滩、砾石坡。

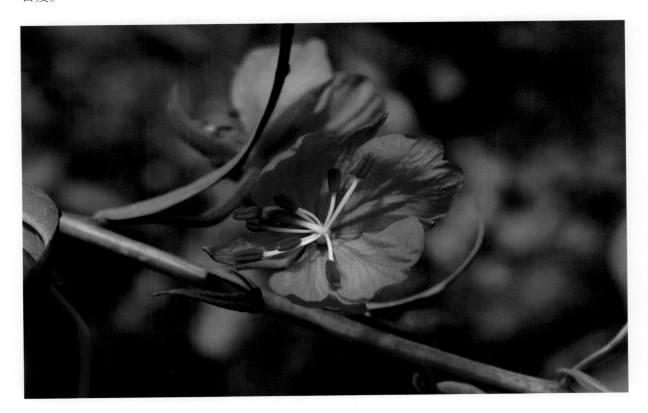

▎药材名 ▎

甲班区孜（ བྱ་པའི་ཆུ་ཚེ ），贡布甲班区孜（ ཀོང་བོའི་བྱ་པའི་ཆུ་ཚེ ），热莫恰、然莫夏（ ར་མོག 、 ར་མོ་ཤ ），

莪度牛曼巴（སྔོ་དུག་གུ་དམར་པོ་），图孜曼扎（བདུད་རྩི་སྨན་དཀར་）。

药用部位

全草。

功能与主治

清热解毒，祛风除湿，止痒。用于寒湿热，疮疖疹毒，皮肤瘙痒。

附 注

《西藏常用中草药》（1971）等现代文献记载柳兰 *E. angustifolium* L. 称"ཐར་པ་ཅིག་ཅེ།"（甲班区孜）或"ཀོང་པོའི་བྱ་པ་ཅེ།"（贡布甲班区孜）作药用，在四川甘孜又称其为"ར་མོ་ག།"（热莫恰）。"ཐར་པ་ཅེ།"（甲班区孜）之名未见藏医药古籍记载，"ཀོང་པོའི་བྱ་པ་ཅེ།"（贡布甲班区孜）为工布地区的"ཐར་པ་ཅེ།"之意。文献记载的与柳兰 *E. angustifolium* L. 同样作为"甲班区孜"类药用的尚有沼生柳叶菜 *E. palustre* L.、宽叶柳兰 *Chamaenerion latifolium* (L.) Scop.（*E. latifolium* L.）、网脉柳兰 *Chamaenerion conspersum* (Hausskn.) Kitamura（*E. conspersum* Hausskn.）、短梗柳叶菜 *E. royleanum* Hausskn.、鳞片柳叶菜 *E. sikkimense* Hausskn.、光滑柳叶菜 *E. amurense* Hausskn. subsp. *cephalostigma* (Hausskn.) C. J. Chen 等。（参见"网脉柳兰"条）

《月王药诊》中记载有"དུག་མོ་ཉུང་།"（度模牛），《晶珠本草》将其归类于"旱生草类药物"的"果实类药物"中，其种子为治胆病、止热泻之药物。《蓝琉璃》记载"度模牛"按种子分为大、小 2 种，从《四部医典系列挂图全集》附图（"度模牛"的"正品"和"藏产副品"2 幅图）和《晶珠本草》记载的形态来看，有"缠绕其他树木而生"和"不缠绕的长约尺许"2 种。据此看"度模牛"的原植物有藤本和非藤本的丛生草本（或灌木）2 种。现代文献均以夹竹桃科植物止泻木 *Holarrhena antidysenterica* Wall. ex A. DC. 为"度模牛"的正品，作为其副品基原记载的有夹竹桃科植物羊角拗 *Strophanthus divaricatus* (Lour.) Hook. et Arn.、络石 *Trachelospermum jasminoides* (Lindl.) Lem.，萝摩科鹅绒藤属（*Cynanchum*）的大理白前 *C. forrestii* Schltr. 等多种同属植物，沼生柳叶菜 *Epilobium palustre* L. 等的果实或全草 [又称"སྔོ་དུག་མོ་ཉུང་།"（莪杜模牛）]。《部标藏药》和《青海藏标》以"止泻木子 /དུག་མོ་ཉུང་། 度模牛（斗毛娘）"之名收载了止泻木 *Holarrhena antidysenterica* Wall. ex A. DC.，规定其以种子入药。《藏药晶镜本草》记载柳兰 *E. angustifolium* L.["སྔོ་དུག་གུ་དམར་པོ།"（莪度牛曼巴）]、圆柱柳兰（圆柱柳叶菜）*E. cylindricum* D. Don["སྔོ་དུག་མོ་ཉུང་།"（莪杜模牛）] 也作"度模牛"类药用，四川乡城藏医又将柳兰 *E. angustifolium* L. 称为"བདུད་རྩི་སྨན་དཀར་"（图孜曼扎）作药用。（参见"止泻木""大理白前"条）

滇藏柳叶菜

Epilobium wallichianum Hausskn.

柳叶菜科（Onagraceae）　　柳叶菜属（*Epilobium*）

▌形态▐

多年生草本，直立或上升。茎自基部生出多叶的根出条，茎高 15 ～ 80cm，直径 2 ～ 6mm，四棱形，不分枝或分枝，花序上被曲柔毛与腺毛，花序以下除有（2 ～）4 毛棱线外无毛。叶对生，花序上的叶互生，在茎上常排列很稀疏，长圆形、狭卵形或椭圆形，长 2 ～ 6cm，宽 0.6 ～ 2.5cm，纸质，先端钝圆或锐尖，基部近圆形、近心形或宽楔形，边缘每边有 10 ～ 25 细锯齿，侧脉每侧 4 ～ 6，下面隆起，脉上与边缘有毛。花序下垂，被混生的曲柔毛与腺毛。花通常多少下垂；花蕾卵状或近球状卵形，长 3 ～ 6mm，直径 2 ～ 3mm，子房长 1.8 ～ 4cm，被混生的曲柔毛与腺毛；花梗长 0.4 ～ 1.2cm；花管长 0.8 ～ 2mm，直径 1.5 ～ 3mm，喉部有 1 环毛；萼片披针状长圆形，长 4 ～ 8mm，宽 1 ～ 2mm，被稀疏的曲柔毛与腺毛；花瓣粉红色至玫瑰紫色，倒心形，长 5.5 ～ 13mm，宽

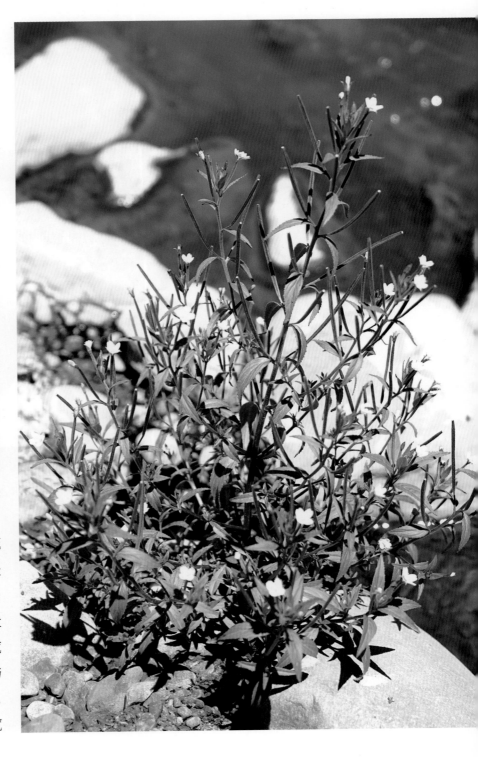

3 ～ 6.5mm，先端凹缺深 0.7 ～ 1.2mm；花药长圆状，长 0.8 ～ 1.4mm，宽 0.3 ～ 0.6mm，外轮花丝长 3.5 ～ 6.2mm，内轮花丝长 1.5 ～ 3.2mm；花柱长 4 ～ 8.5mm，直立，基部通常有稀疏的白毛，柱头头状至宽棍棒状，长 0.8 ～ 2mm，直径 0.8 ～ 1.8mm，开花时稍伸出花药。蒴果长 3.8 ～ 7.5cm，疏被曲柔毛与腺毛；果梗长 1 ～ 2.5cm；种子长圆状倒卵形，长 0.9 ～ 1mm，直径 0.3 ～ 0.4mm，先端有短喙，褐色，表面具乳突；种缨污白色，长 6 ～ 7mm，易脱落。花期（5 ～）7 ～ 8 月，果期 8 ～ 9 月。

▍分布 ▍

分布于我国甘肃南部、四川、贵州北部、云南中部与北部、西藏东部（察雅、江达）、湖北西部。印度、缅甸、尼泊尔、孟加拉国也有分布。

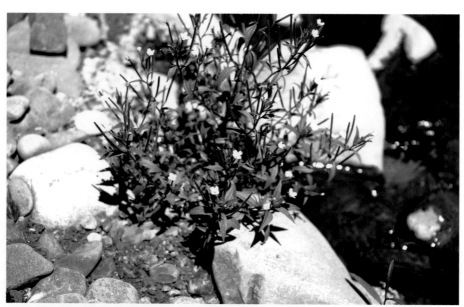

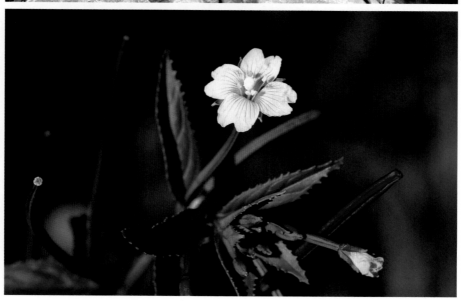

▎ 生境 ▎

生长于海拔（1380 ~）1800 ~ 4100m 的山区溪沟旁、湖边、林缘、草皮湿润处。

▎ 药材名 ▎

莪杜模牛、莪毒毛妞、莪图木娘、莪图木绒、哦都莫宁（ཨོ་དུ་མོ་ཉུང་）。

▎ 药用部位 ▎

全草或地上部分。

▎ 功能与主治 ▎

清热消炎。用于风热咳嗽，咽喉肿痛，声嘶，支气管炎，高热下泻。

附 注

《月王药诊》《晶珠本草》等记载有"དུག་མོ་ཉུང་"（度模牛），言其种子为治胆病、止热泻之药物。据《四部医典系列挂图全集》的附图（第二十六图，64、65 号图，形似丛生灌木或草本，并非藤本）和《晶珠本草》记载的植物形态来看，"度模牛"的原植物有藤本和非藤本的丛生灌木或草本的 2 种，具有"花小，黄色；果荚圆而嘴长，种子状如鹦鹉舌，外有兀鹫羽毛状物包裹"的特点。现代文献均以夹竹桃科植物止泻木 *Holarrhena antidysenterica* Wall. ex A. DC. 为"度模牛"的正品，《部标藏药》和《青海藏标》以"止泻木子 /དུག་མོ་ཉུང་/ 度模牛（斗毛娘）"之名收载了该种，规定以其种子入药。据文献记载和实地调查显示，各地藏医还使用萝摩科、夹竹桃科、柳叶菜科、木犀科等的多种植物，其药用部位也涉及种子、全草、根等。青海和西藏藏医多以萝摩科植物大理白前 *Cynanchum forrestii* Schltr. 等多种鹅绒藤属（*Cynanchum*）植物作"度模牛"使用，以其全草或种子入药；青海部分藏医还使用沼生柳叶菜 *E. palustre* L.、滇藏柳叶菜 *E. wallichianum* Hausskn.、光滑柳叶菜 *E. cephalostigma* Hausskn.、光籽柳叶菜 *E. leiospermum* Hausskn.、喜山柳叶菜 *E. royleanum* Hausskn.（短梗柳叶菜）等，以其全草入药，称之为"ཨོ་དུ་མོ་ཉུང་"（莪杜模牛），但上述柳叶菜属植物与《晶珠本草》等记载的形态差异较大，为代用品。（参见"止泻木""大理白前""老瓜头""竹灵消""地梢瓜"条）

在《中国植物志》中，*E. royleanum* Hausskn. 的中文名为短梗柳叶菜；光滑柳叶菜的拉丁学名为 *E. amurense* Hausskn. subsp. *cephalostigma* (Hausskn.) C. J. Chen, Hoch & Raven，*E. cephalostigma* Hausskn. 为其异名；光籽柳叶菜的拉丁学名为 *E. tibetanum* Hausskn.，*E. leiospermum* Hausskn. 为其异名。

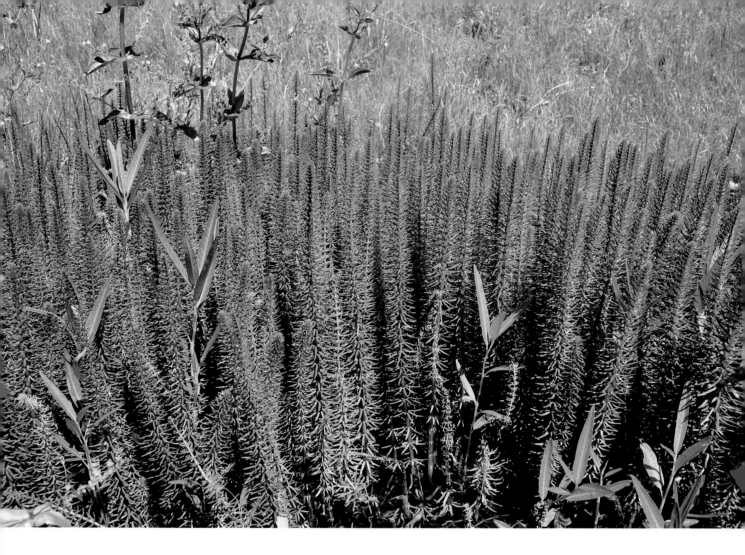

杉叶藻

Hippuris vulgaris L.

杉叶藻科（Hippuridaceae） | 杉叶藻属（*Hippuris*）

▌ 形态 ▌

多年生水生草本，全株光滑无毛。茎直立，多节，常带紫红色，高 8 ~ 150cm，上部不分枝，下部合轴分枝。有匍匐的白色或棕色肉质根茎，节上生多数纤细棕色须根，生于泥中，叶条形，轮生，两型，无柄，（4 ~ ）8 ~ 10（~ 12）轮生。沉水中的根茎粗大，圆柱形，直径 3 ~ 5mm，茎中具多孔隙贮气组织，白色或棕色，节上生多数须根；叶线状披针形，长 1.5 ~ 2.5cm，宽 1 ~ 1.5mm，全缘，较弯曲、细长，柔软脆弱，茎中部叶最长，向上或向下渐短。露出水面的根茎较沉水中的根茎细小，节间亦短，节间长 5 ~ 15mm，直径 3 ~ 5mm，表面平滑，茎中空隙少而小；叶条形或狭长圆形，长 1.5 ~ 2.5（~ 6）cm，宽 1 ~ 1.5cm，无柄、全缘，与深水叶相比稍短而挺直，羽状脉不明显，先端有一半透明，易断离成二叉状扩大的短锐尖。花细小，两性，稀单性，无梗，单生于叶腋；萼与子房大部分合生成卵状椭圆形，萼全缘，常带紫色；无花盘；雄蕊 1，生于子房上略偏一侧；花丝细，常短于花柱，被疏毛或无毛，花药红色，椭圆形，"个"字形着生，先端常靠在花药背部两药室之间，2 裂，长约 1mm；子房下位，椭圆形，长不到 1mm，1 室，内有 1 倒生胚珠，胚珠有 1 单层珠被，珠孔完全闭合，有珠柄，花柱宿存，针状，稍长于花丝，被疏毛，雌蕊先熟，主要为风媒传粉。果实为小坚果状，卵状椭圆形，长 1.2 ~ 1.5mm，直径约 1mm，表面平滑无毛，外果皮薄，内果皮厚而硬，不开裂，内有 1 种子，外种皮具胚乳。花期 4 ~ 9 月，果期 5 ~ 10 月。

▌ 分布 ▌

分布于我国西藏（林周）、台湾及东北部、华北北部、西北部、西南部其他地区等。世界广布。

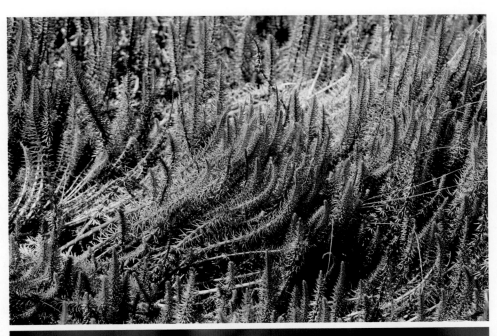

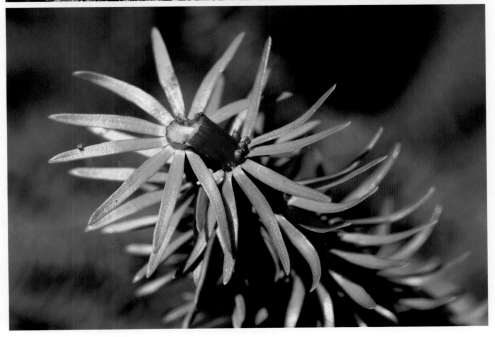

▌ 生境 ▌

生长于海拔 40 ~ 5000m 的池沼、湖泊、溪流、江河岸边浅水处、稻田等。

▌ 药材名 ▌

旦布嘎拉、东布嘎拉、冬布嘎拉、丹布嘎拉、当布嘎热、旦布嘎热（འདམ་བུ་གཱ་ར），秦扯、曲才（ཆུ་མཆེ）。

▌ 药用部位 ▌

全草。

▌ 功能与主治 ▌

清热，舒肝，利肺。用于肺痨咳嗽，痨热骨蒸，脉热症，肝痛，心痛。

▌ 用量与用法 ▌

2 ~ 3g。内服煎汤，或入散剂。

附注

《四部医典》中记载有清肺、肝、脉热之药物"འདམ་བུ་གཱ་ར"（旦布嘎拉）。《蓝琉璃》和《晶珠本草》均记载"旦布嘎啦"分上 ["འདམ་བུ་གཱ་ར་མཆོག"（旦布嘎啦窍）]、下 ["འདམ་བུ་གཱ་ར་དམན་པ"（旦布嘎啦曼巴）]2品；《四部医典系列挂图全集》第二十八图中也有上品（85 号图）和下品（86 号图）的附图，其汉译本译注名分别为"杉叶藻"和"次杉叶藻"。现代文献对于"旦布嘎拉"的上、下品的基原有争议，有观点认为上品（旦布嘎啦窍）的基原为杉叶藻 *H. vulgaris* L.，下品为禾本科植物沿沟草 *Catabrosa aquatica* (L.) Beauv.；也有观点认为，《蓝琉璃》和《晶珠本草》记载的"旦布嘎啦"的形态有差异，南北两派藏医所用似有不同，北派藏医以沿沟草 *Catabrosa aquatica* (L.) Beauv. 为上品，杉叶藻 *H. vulgaris* L. 为下品，而南派藏医所用则正好相反。据文献记载，现西藏拉萨、青海部分地区及四川德格和理塘、甘肃天祝等地藏医多使用杉叶藻 *H. vulgaris* L.，西藏昌都、青海及云南中甸藏医多用沿沟草 *Catabrosa aquatica* (L.) Beauv.；而四川若尔盖藏医则以毛茛科植物驴蹄草 *Caltha palustris* L. 和花葶驴蹄草 *Caltha scaposa* Hook. f. et Thoms. 作"旦布嘎拉"，而将杉叶藻 *H. vulgaris* L. 称"ཆུ་མཆེ"（秦扯）使用 [注："ཆུ་མཆེ"（秦扯、曲才）为"水生麻黄"之意，藏医多用木贼科植物问荆 *Equisetum arvense* L. 等]。据《晶珠本草》引《图鉴》记载的形态"生长在水中，叶像青稞苗，叶柄镰状，茎中空，穗如蓼穗"看，与沿沟草 *Catabrosa aquatica* (L.) Beauv. 的形态更为相符，以杉叶藻 *H. vulgaris* L. 作"曲才"，或以驴蹄草 *Caltha palustris* L. 等作"旦布嘎拉"均不适宜。《西藏藏标》以"འདམ་བུ་གཱ་ར/旦布嘎热/杉叶藻"之名收载了杉叶藻 *H. vulgaris* L.。（参见"花葶驴蹄草""中麻黄""问荆"条）

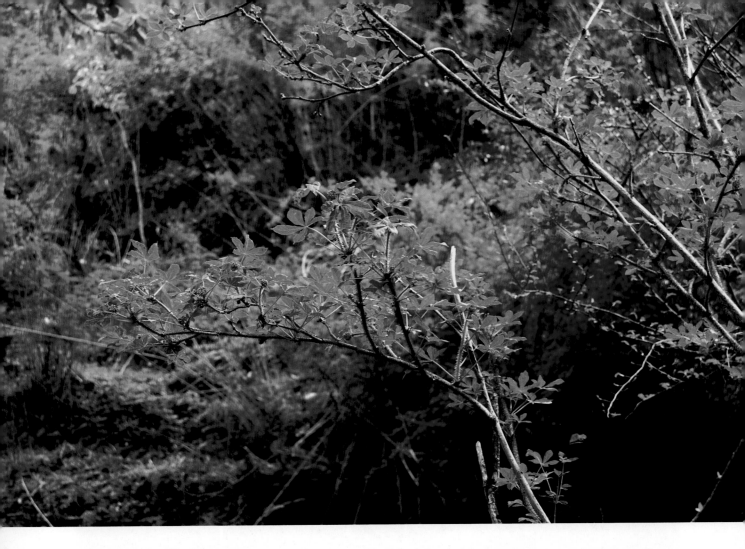

红毛五加

Acanthopanax giraldii Harms

五加科（Araliaceae） | 五加属（*Acanthopanax*）

▌ 形态 ▌

灌木，高 1 ～ 3m。枝灰棕色，无毛或稍有毛，密生直刺，稀无刺；刺向下，细长，针状。有小叶 5，稀 3；叶柄长 3 ～ 7cm，无毛，稀有细刺；小叶片薄纸质，倒卵状长圆形，稀卵形，长 2.5 ～ 6cm，宽 1.5 ～ 2.5cm，先端尖或短渐尖，基部狭楔形，两面均无毛，边缘有不整齐细重锯齿，侧脉约 5 对，两面不甚明显，网脉不明显；无小叶柄或几无小叶柄。伞形花序单个顶生，直径 1.5 ～ 2cm，有多数花；总花梗粗短，长 5 ～ 7mm，稀长至 2cm，有时几无总花梗，无毛；花梗长 5 ～ 7mm，无毛；花白色；花萼长约 2mm，近全缘，无毛；花瓣 5，卵形，长约 2mm；雄蕊 5，花丝长约 2mm；子房 5 室；花柱 5，基部合生。果实球形，有 5 棱，黑色，直径 8mm。花期 6 ～ 7 月，果期 8 ～ 10 月。

▌ 分布 ▌

我国特有种。分布于四川（松潘、茂县、乾宁山一带、康定等）、青海（大通）、甘肃（洮河流域）、宁夏（六盘山一带）、陕西（太白山一带、凤县、陇县、志丹）、湖北（巴东）、河南。

┃ 生境 ┃

生长于海拔 1300 ～ 3500m 的灌丛中。

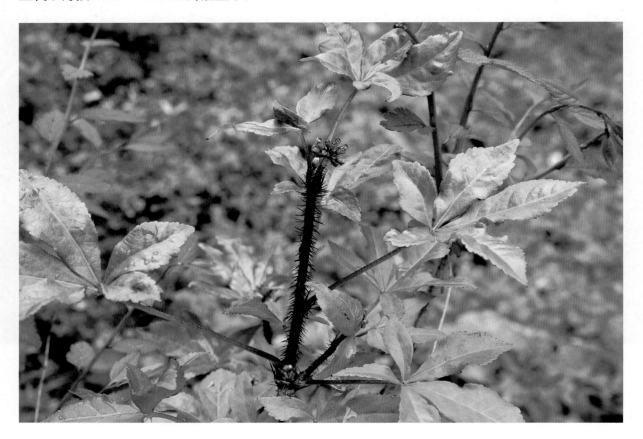

┃ 药材名 ┃

西加色星（ པཤེད་རྒྱན་གེར། ）。

┃ 药用部位 ┃

根。

┃ 功能与主治 ┃

祛风，除湿。用于风湿，腰痛。

> **附 注**

　　《中国藏药植物资源考订》记载，红毛五加 *A. giraldii* Harms 在《甘孜州藏药植物名录》（第二册）中有记载，"པཤེད་རྒྱན་གེར།"（西加色星）为四川甘孜地区藏语俗名。红毛五加 *A. giraldii* Harms 为《四川省中药材标准》（1987）收载的"红毛五加皮"的基原，以茎皮入药。对四川甘孜、阿坝藏医的调查显示，藏医并不药用红毛五加，1999 年印刷的《甘孜州藏药植物名录》（第二册）中也未记载该种，暂录于此。

秀丽假人参

Panax pseudo-ginseng Wall. var. *elegantior* (Burkill) Hoo & Tseng [珠子参 *Panax japonicus* C. A. Mey. var. *major* (Burkill) C. Y. Wu & K. M. Feng]

五加科（Araliaceae） | 人参属（*Panax*）

▌ 形态 ▌

多年生草本。根茎为长的串珠状或前端有短竹鞭状部分，横生，有2及以上肉质根；肉质根圆柱形，长2～4cm，直径约1cm，干时有纵皱纹。地上茎单生，高约40cm，有纵纹，无毛，基部有宿存鳞片。叶为掌状复叶，4轮生于茎顶；叶柄长4～5cm，有纵纹，无毛；托叶小，披针形，长5～6mm；小叶片3～4，薄膜质，透明，中央的小叶片较小（相对于原变种的长9～10cm，宽3.5～4cm），倒披针形、倒卵状椭圆形，稀倒卵形，最宽处在叶的中部以上，先端常长渐尖，基部狭尖，两边直，边缘有重锯齿，齿有刺尖，上面脉上密生刚毛，刚毛长1.5～2mm，下面无毛，侧脉8～10对，两面明显，网脉明显；小叶柄长2～10mm，与叶柄先端连接处簇生刚毛。伞形花序单个顶生，直径约3.5cm，有花20～50；总花梗长约12cm，有纵纹，无毛；

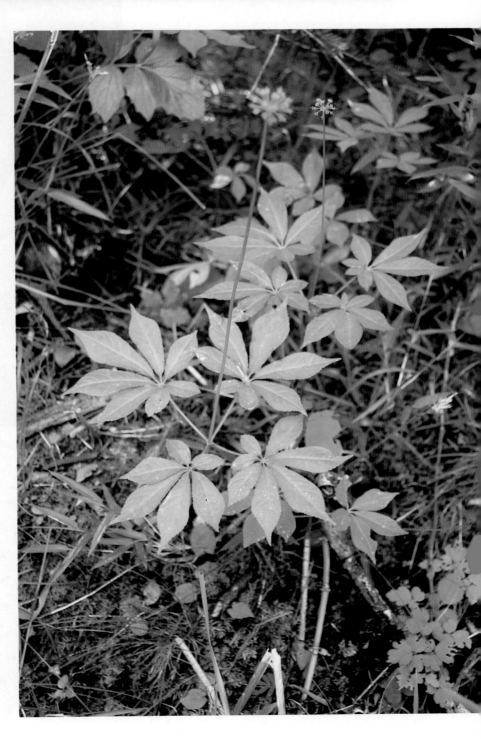

花梗纤细，无毛，长约 1cm；苞片不明显；花黄绿色；花萼杯状（雄花的萼为陀螺形），边缘有 5 三角形的齿；花瓣 5；雄蕊 5；子房 2 室；花柱 2（雄花中的退化雌蕊上为 1），离生，反曲。

▌分布▐

分布于我国甘肃（卓尼）、四川（马尔康、康定、茂县、黑水、理县、小金、金川、木里、布拖）、云南（维西、德钦、贡山）、西藏（林芝、吉隆、错那）、重庆（巫溪、巫山）、陕西（太白山一带）、湖北。

▌生境▐

生长于海拔 1800 ~ 3500m 的沟谷林下。

▌药材名▐

玛日果那（དམར་རིལ་མགོ་ནག），札切（རྩ་ཕྱེས），朗庆菌特布（གླང་ཆེན་ཉིག་ཐུག）。

▌药用部位▐

果实、根及根茎。

▌功能与主治▐

果实：利尿，止痛；用于水肿，尿闭，风湿疼痛。根及根茎：止血散瘀，消肿止痛；用于吐血，衄血，血痢，便血，血崩，产后出血过多。

▌用量与用法▐

3 ~ 9g。外用适量，研末敷患处。

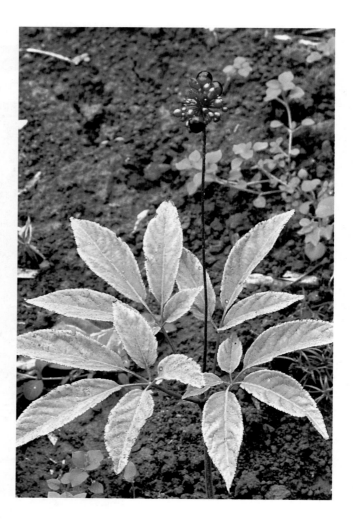

附 注

藏医药用秀丽假人参 *P. pseudo-ginseng* Wall. var. *elegantior* (Burkill) Hoo & Tseng 见于《中国藏药植物资源考订》等现代文献记载。与本种同样药用的还有羽叶三七 *P. pseudo-ginseng* Wall. var. *bipinnatifidus* (Seem.) Li（*P. bipinnatifidum* Seem.，钮子七）、大叶三七 *P. pseudo-ginseng* Wall. var. *japonicus* (C. A. Mey.) Hoo & Tseng [藏三七 *P. pseudo-ginseng* Wall. var. *wangianus* (Sun) Hoo & Tseng，大叶三七 *P. pseudo-ginseng* Wall. var. *major* (Burkill) Li]、假人参 *P. pseudo-ginseng* Wall.。甘肃甘南藏医还使用三七 *P. notoginseng* (Burkill) F. H. Chen [*P. pseudo-ginseng* Wall. var. *notoginseng* (Burkill) Hoo & Tseng]，其与羽叶三七 *P. bipinnatifidum* Seem.、大叶三七 *P. pseudo-ginseng* Wall. var. *major* (Burkill) Li 均被称为 "གླང་ཆེན་ཉིག་ཐུག"（朗庆菌特布）。（参见 "羽叶三七" 条）

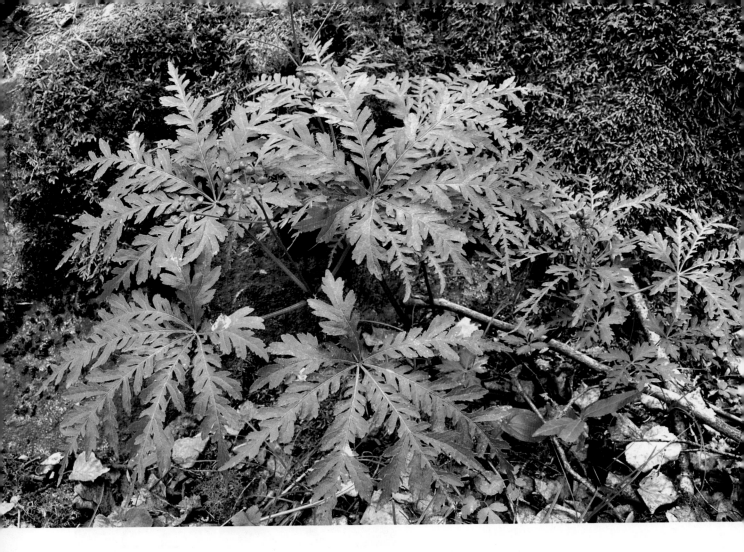

羽叶三七

Panax pseudo-ginseng Wall. var. *bipinnatifidus* (Seem.) Li（钮子七）

五加科（Araliaceae） | 人参属（*Panax*）

形态

多年生草本。根茎多呈串珠状，稀呈典型竹鞭状，也有竹鞭状及串珠状的混合型，有 2 至数条肉质根；肉质根圆柱形，长 2 ~ 4cm，直径约 1cm，干时有纵皱纹。地上茎单生，高约 40cm，有纵纹，无毛，基部有宿存鳞片。叶为掌状复叶，4 轮生于茎顶；叶柄长 4 ~ 5cm，有纵纹，无毛；托叶小，披针形，长 5 ~ 6mm；小叶片 3 ~ 4，薄膜质，透明，长圆形，2 回羽状深裂，稀 1 回羽状深裂，裂片又有不整齐的小裂片和锯齿，中央裂片长 9 ~ 10cm，宽 3.5 ~ 4cm，侧生裂片较小，先端长渐尖，基部渐狭，下延，边缘有重锯齿，齿有刺尖，上面脉上密生刚毛，刚毛长 1.5 ~ 2mm，下面无毛，侧脉 8 ~ 10 对，在两面明显，网脉明显；小叶柄长 2 ~ 10mm，与叶柄先端连接处簇生刚毛。伞形花序单个顶生，直径约 3.5cm，有花 20 ~ 50；总花梗长约 12cm，有纵纹，无毛；花梗纤细，无毛，长约 1cm；苞片不明显；花黄绿色；萼杯状（雄花花萼呈陀螺形），边缘有 5 三角形齿；花瓣 5；雄蕊 5；子房 2 室；花柱 2（雄花中退化雌蕊上为 1），离生，反曲。

分布

分布于我国西藏（聂拉木、亚东、错那、米林）、四川（康定、九龙）、甘肃（西和）、云南、湖北、陕西。

生境

生长于海拔 1900 ~ 3200m 的林下。

药材名

玛日果那（དམར་རིལ་མགོ་ནག），札切（ཙ་ཁྲིག），
朗庆茜特布（གླང་ཆེན་ཆིག་ཐུབ）。

药用部位

果实、根及根茎。

功能与主治

果实：利尿，止痛；用于水肿，尿闭，风湿疼痛。根及根茎：止血散瘀，消肿止痛；用于吐血，衄血，血痢，便血，血崩，产后出血过多。

用量与用法

3 ~ 9g。外用适量，研末敷患处。

附 注

　　藏医药用羽叶三七 *Panax pseudo-ginseng* Wall. var. *bipinnatifidus* (Seem.) Li 记载见于《中国藏药植物资源考订》等现代文献。但《四部医典系列挂图全集》第二十八图中有 "དགར་པོ་ཆེན་ཆིག་ཐུབ"（嘎保茜保特布）的附图（74 号图，包括 2 幅小图。其汉译本译注名为 "西康大叶三七"），其中左侧小图中植物与百合科植物七叶一枝花 *Paris polyphylla* Sm. 较相似，右侧小图中植物与五加科植物羽叶三七 *Panax pseudo-ginseng* Wall. var. *bipinnatifidus* (Seem.) Li 相似。文献记载，与羽叶三七 *Panax pseudo-ginseng* Wall. var. *bipinnatifidus* (Seem.) Li 同样药用的还有秀丽假人参 *Panax pseudo-ginseng* Wall. var. *elegantior* (Burkill) Hoo & Tseng [珠子参 *Panax japonicus* C. A. Mey. var. *major* (Burkill) C. Y. Wu & K. M. Feng]、大叶三七 *Panax pseudo-ginseng* Wall. var. *japonicus* (C. A. Mey.) Hoo & Tseng [藏三七 *Panax pseudo-ginseng* Wall. var. *wangianus* (Sun) Hoo & Tseng]、假人参 *Panax pseudo-ginseng* Wall.、三七 *Panax pseudo-ginseng* Wall. var. *notoginseng* (Burkill) Hoo & Tseng [*Panax notoginseng* (Burk.) F. H. Chen]。《西藏经济植物》中记载羽叶三七 *Panax pseudo-ginseng* Wall. var. *bipinnatifidus* (Seem.) Li 的藏文名为 "ཙ་ཁྲིག"（札切），甘肃甘南藏医又称其为 "གླང་ཆེན་ཆིག་ཐུབ"（嘎保茜保特布）。（参见 "秀丽假人参" 条）

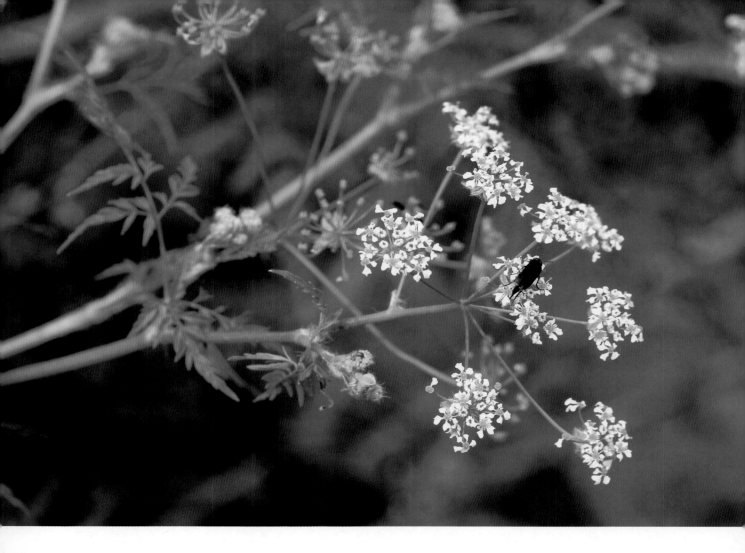

迷果芹

Sphallerocarpus gracilis (Bess.) K.-Pol.

伞形科（Umbelliferae） 　　迷果芹属（*Sphallerocarpus*）

▌形态 ▌

多年生草本，高 50 ~ 120cm。根块状或圆锥形。茎圆形，多分枝，有细条纹，下部密被或疏生白毛，上部无毛或近无毛。基生叶早落或凋存；茎生叶 2 ~ 3 回羽状分裂，2 回羽片卵形或卵状披针形，长 1.5 ~ 2.5cm，宽 0.5 ~ 1cm，先端长尖，基部有短柄或近无柄；末回裂片边缘具羽状缺刻或齿裂，通常表面绿色，背面淡绿色，无毛或疏生柔毛；叶柄长 1 ~ 7cm，基部有阔叶鞘，鞘棕褐色，边缘膜质，被白色柔毛，脉 7 ~ 11；序托叶的柄呈鞘状，裂片细小。复伞形花序顶生和侧生；伞幅 6 ~ 13，不等长，有毛或无；小总苞片通常 5，长卵形至广披针形，长 1.5 ~ 2.5mm，宽 1 ~ 2mm，常向下反曲，边缘膜质，有毛；小伞形花序有花 15 ~ 25；花柄不等长；萼齿细小；花瓣倒卵形，长约 1.2mm，宽 1mm，先端有内折的小舌片；花丝与花瓣等长或稍长，花药卵圆形，长约 0.5mm。果实椭圆状长圆形，长 4 ~ 7mm，宽 1.5 ~ 2mm，两侧微扁，背部有 5 凸起的棱，棱略呈波状，棱槽内有油管 2 ~ 3，合生面有油管 4 ~ 6；胚乳腹面内凹。花果期 7 ~ 10 月。

分布

分布于我国甘肃、青海、新疆、山西、河北、内蒙古、辽宁、吉林、黑龙江等省区。蒙古等也有分布。

生境

生长于海拔 580 ~ 2800m 的山坡路旁、村庄附近、菜园地、荒草地。

药材名

加哇、甲哇、加瓦（ཇྭ་）、加果（ཇྭ་གོད་），杂（ཙད་）。

药用部位

根、果实。

功能与主治

滋补，健胃，祛寒，干黄水。用于消化不良，肾病，腰痛，身虚，"隆"病，黄水病等。

用量与用法

2 ~ 5g。内服研末，或入丸剂。

附 注

《晶珠本草》记载有"ཇྭ་"（加哇），言其为治黄水病、腰肾寒症之药物，按生境、花色、植株形态分为"山生"["ཇྭ་གོད་"（加果）]、"田生"["ཇྭ་ཡངས་"（加永）]、"林生"["བ་ལང་ཇྭ་"（哇浪加哇）] 3 种。据现代文献记载，各地藏医所用的"加哇"的基原极为复杂，涉及伞形科的多属多种植物，不同文献对其品种划分及其基原的记载也有不同。据文献记载，迷果芹 S. gracilis (Bess.) K.-Pol. 为"加哇"的上品之一，又称"加果"（即山生类）。《部标藏药》（附录）和《西藏藏标》中以"西藏棱子芹 /ཇྭ་/ 甲哇（加瓦）"之名收载了西藏棱子芹 *Pleurospermum tibetanicum* Wolff（*Pleurospermum hookeri* C. B. Clarke var. *thomsonii* C. B. Clarke）和迷果芹 *Sphallerocarpus gracilis* (Bess.) K.-Pol.；《青海藏标》（附录）中以"迷果芹 /ཇྭ་/ 甲哇"之名收载了迷果芹 *Sphallerocarpus gracilis* (Bess.) K.-Pol.。（参见"松潘棱子芹""西藏棱子芹""长茎藁本""刺果峨参"条）

《四部医典》记载有解热药物"ཙད་"（杂）。《蓝琉璃》及《晶珠本草》均记载"杂"分为上、下 2 品。现代文献中记载的"杂"和"加哇"的基原物种常有交叉。有观点认为"杂"的上品为美丽棱子芹 *Pleurospermum amabile* Craib ex W. W. Smith，但部分地区藏医也以迷果芹 *Sphallerocarpus gracilis* (Bess.) K.-Pol.、松潘棱子芹 *Pleurospermum franchetianum* Hemsl. 等多种棱子芹属植物作"杂"的基原使用。《西藏藏标》以"ཙད་གོད་/ 仔归 / 仔归"之名收载了美丽棱子芹 *P. amabile* Craib ex W. W. Smith。（参见"美丽棱子芹"条）

峨参

Anthriscus sylvestris (L.) Hoffm.

| 伞形科（Umbelliferae） | 峨参属（*Anthriscus*） |

形态

二年生或多年生草本。茎较粗壮，高 0.6 ~ 1.5m，多分枝，近无毛或下部有细柔毛。基生叶有长柄，柄长 5 ~ 20cm，基部有长约 4cm、宽约 1cm 的鞘；叶片卵形，2 回羽状分裂，长 10 ~ 30cm，1 回羽片有长柄，卵形至宽卵形，长 4 ~ 12cm，宽 2 ~ 8cm，有 2 回羽片 3 ~ 4 对，2 回羽片有短柄，卵状披针形，长 2 ~ 6cm，宽 1.5 ~ 4cm，羽状全裂或深裂，末回裂片卵形或椭圆状卵形，有粗锯齿，长 1 ~ 3cm，宽 0.5 ~ 1.5cm，背面疏生柔毛；茎上部叶有短柄或无柄，基部呈鞘状，有时边缘有毛。复伞形花序直径 2.5 ~ 8cm，伞幅 4 ~ 15，不等长；小总苞片 5 ~ 8，卵形至披针形，先端锐尖，反折，边缘有睫毛或近无毛；花白色，通常带绿色或黄色；花柱较花柱基长 2 倍。果实长卵形至线状长圆形，长 5 ~ 10mm，宽 1 ~ 1.5mm，光滑或疏生小瘤点，先端渐狭成喙状，合生面明显收缩，果

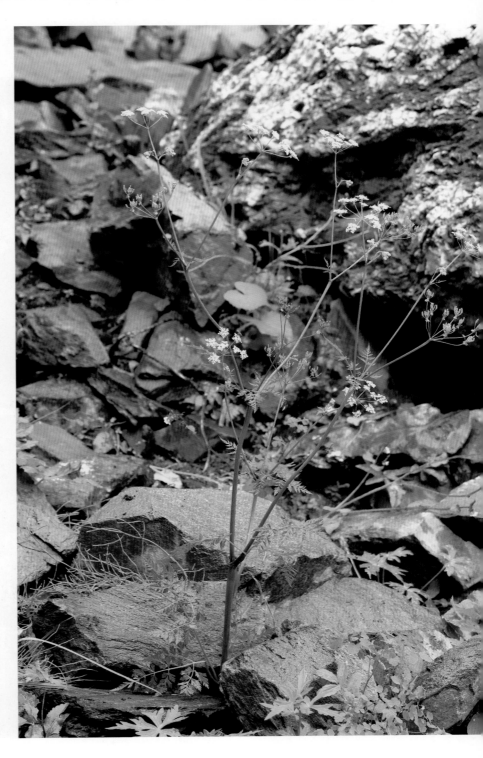

柄先端常有 1 环白色小刚毛，分生果横剖面近圆形，油管不明显，胚乳有深槽。花果期 4 ~ 5 月。

▌ 分布 ▌

分布于我国辽宁、内蒙古、河北、河南、山西、陕西、江苏、安徽、浙江、江西、四川、云南、西藏（日通）、甘肃、新疆。欧洲、北美洲也有分布。

▌ 生境 ▌

生长于海拔 4500m 以下的低山丘陵、高山山坡、林下、路旁、山谷溪边石缝。

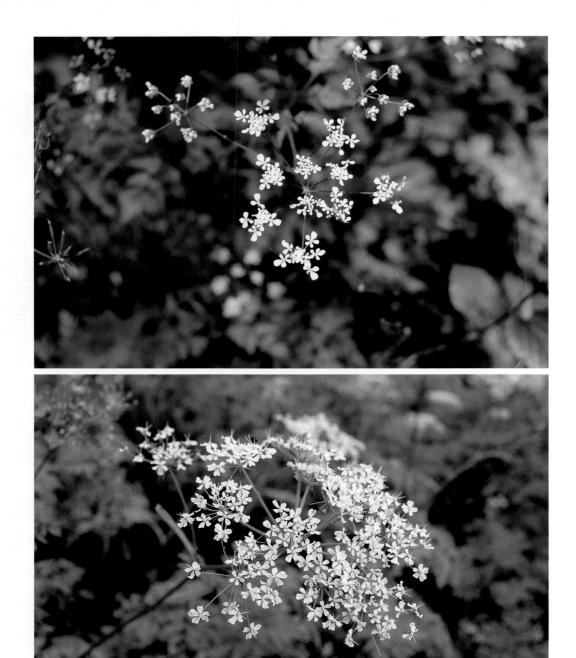

▌ 药材名 ▌

加哇、甲哇、加瓦、枷哇（ཇ་བ），嘎博加哇（བ་ལང་ཇ་བ），尕傣（ཀ་ཟི），司拉嘎保（ཟི་ར་ནག་པོ），司拉那保、姆那那拍（ཟི་ར་ནག་པོ）。

▌ 药用部位 ▌

根。

▌ 功能与主治 ▌

加哇：滋补，温肾，祛寒，干黄水。用于腰肾虚寒，肾病，黄水漫延关节，体虚，"隆"病等各种寒性症。

司拉嘎保：清肺热，提升胃火，消食。用于"培根"病，肺热症，胃寒腹胀，消化不良。

▌ 用量与用法 ▌

2 ～ 5g。

附 注

《晶珠本草》记载有"ཇ་བ"（加哇），言其为治黄水病、腰肾寒症之药物，按生境、花色、植株形态分为"山生"["ཇ་ནེག"（加规）]、"田生"["ཇ་གཡུང"（加永）]、"林生"["བ་ལང་ཇ་བ"（帕浪加哇）] 3 种。现代文献记载的各地藏医所用的"加哇"的基原极为复杂，涉及伞形科多属多种植物，不同文献对"加哇"的各品种及其基原的记载也不尽一致。《部标藏药》《西藏藏标》《青海藏标》中收载的"ཇ་བ/甲哇（加瓦）"的基原为西藏棱子芹 *Pleurospermum tibetanicum* Wolff（*P. hookeri* C. B. Clarke var. *thomsonii* C. B. Clarke）、迷果芹 *Sphallerocarpus gracilis* (Bess.) K.-Pol.。《中国藏药植物资源考订》记载峨参 *A. sylvestris* (L.) Hoffm. 为四川阿坝、甘孜藏医习用的"加哇"的基原之一。有藏医药文献记载，峨参的同属植物刺果峨参 *A. nemorosa* (M. Bieb.) Spreng. 也为"加哇"的代用品之一，该种在藏民聚居区分布较为广泛。（参见"松潘棱子芹""刺果峨参"条）

《晶珠本草》另记载有"ཟི"（司拉、孜拉），言其分为白 ["ཟི་ར་དཀར་པོ"（司拉嘎保）]、黑 ["ཟི་ར་ནག་པོ"（司拉那保）] 2 种，前者为清肺热之药物，后者为祛肝寒之药物，二者均以果实入药。现代文献多以伞形科植物孜然芹 *Cuminum cyminum* L.（香旱芹）为白者（司拉嘎保）的正品。据文献记载，云南德钦奔子栏藏医也将峨参 *A. sylvestris* (L.) Hoffm. 的果实作白者（司拉嘎保）的代用品；四川德格藏医则将该种称为"ཟི་ར་ནག་པོ"（姆那那拍。该汉译名有误，应称"司拉那保"，即"司拉"的黑色品种）。（参见"孜然芹""茴香"条）

刺果峨参

Anthriscus nemorosa (M. Bieb.) Spreng.

| 伞形科（Umbelliferae） | 峨参属（*Anthriscus*） |

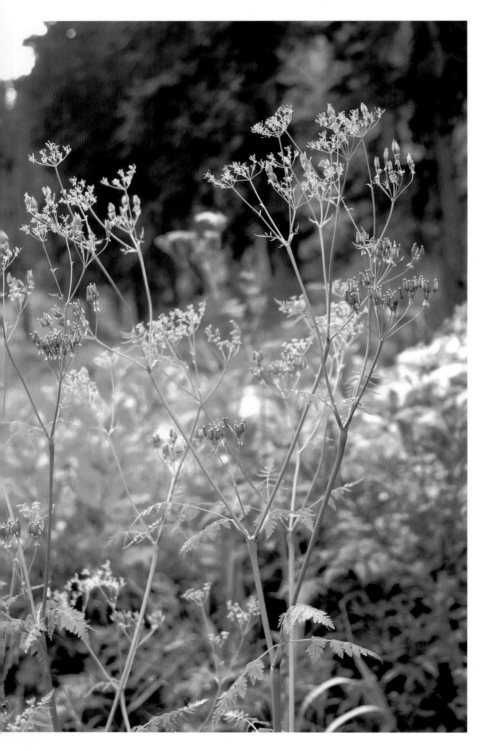

▌ 形态 ▌

二年生或多年生草本，高50～120cm。茎圆筒形，有沟纹，粗壮，中空，光滑或下部有短柔毛，上部分枝互生、对生或轮生。叶片阔三角形，长7～12cm或更长，2～3回羽状分裂，末回裂片披针形或长圆状披针形，边缘有深锯齿，两面或背面脉上有毛或无毛；最上部的茎生叶叶柄呈鞘状，先端及边缘有白柔毛。复伞形花序顶生，总苞片无或1；伞幅6～12，长2～5cm，无毛；小总苞片3～7，卵状披针形至披针形，边缘有白柔毛；小伞形花序有花3～11；花白色，基部窄，先端有内折的小尖头；花柱基圆锥形；花柱长于花柱基。双悬果线状长圆形，长6～9mm，表面有疣毛或细刺毛。花果期6～9月。

▌ 分布 ▌

分布于我国吉林、辽宁、河北、陕西、四川、内蒙古、甘肃、新疆、西藏。亚洲北部及欧洲东部也有分布。

▍ 生境 ▍

生长于海拔 1620 ~ 3800m 的山坡草丛、林下。

▍ 药材名 ▍

加哇、甲哇、加瓦（ཇ་བ），帕浪加哇（བ་ལང་ཇ་བ），加哇嘎博（ཇ་བ་དཀར）。

▍ 药用部位 ▍

根。

▍ 功能与主治 ▍

滋补，温肾，祛寒，干黄水。用于腰肾虚寒，肾病，黄水漫延关节，体虚，"隆"病等各种寒性症。

▍ 用量与用法 ▍

2 ~ 5g。

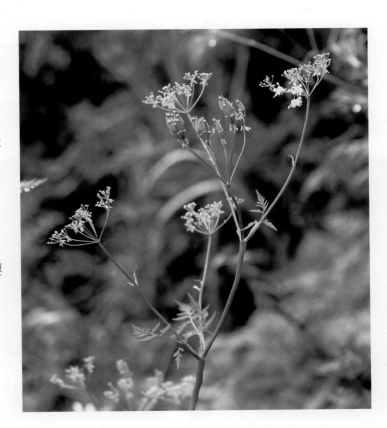

附 注

　　《晶珠本草》中记载"ཇ་བ"（加哇）为治黄水病、腰肾寒症之药物，言其按生境、花色、植株形态分为"山生"["ཇ་ནད"（加规）]、"田生"["ཇ་གཡུང"（加永）]、"林生"["བ་ལང་ཇ་བ"（帕浪加哇）]3 种。现代文献记载各地藏医所用"加哇"类的基原涉及伞形科的多属多种植物，但不同文献对各品种划分及其基原的记载不尽相同。《晶珠本草》汉译重译本认为"林生"者（帕浪加哇）的基原为刺果峨参 A. nemorosa (M. Bieb.) Spreng.。也有文献记载刺果峨参 A. nemorosa (M. Bieb.) Spreng. 为"加哇"的基原，其同属植物峨参 A. sylvestris (L.) Hoffm. 也作"加哇"使用。《部标藏药》《西藏藏标》《青海藏标》记载的"ཇ་བ"（加哇）的基原包括西藏棱子芹 Pleurospermum tibetanicum Wolff（P. hookeri C. B. Clarke var. thomsonii C. B. Clarke）、迷果芹 Sphallerocarpus gracilis (Bess.) K.-Pol.。（参见"松潘棱子芹""野胡萝卜""宽叶羌活""峨参"条）

疏叶香根芹

Osmorhiza aristata (Thunb.) Makino et Yabe var. *laxa* (Royle) Constance et Shan

伞形科（Umbelliferae） 香根芹属（*Osmorhiza*）

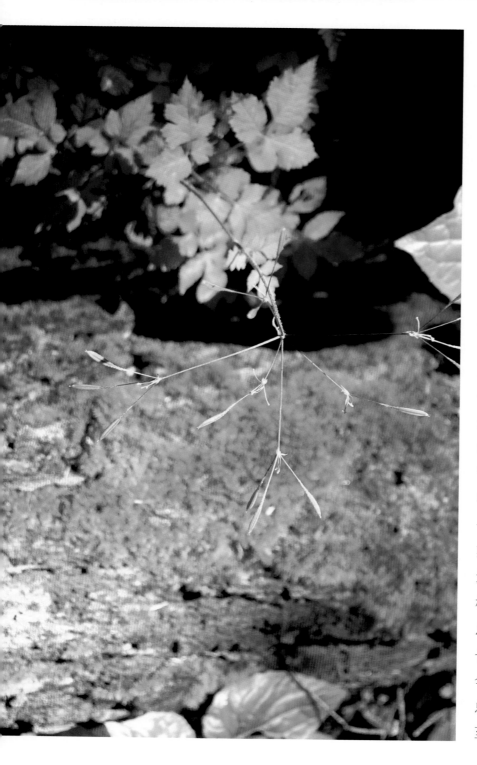

▌ 形态 ▌

多年生草本，高 25 ～ 70cm。主根圆锥形，长 2 ～ 5cm，有香气。茎圆柱形，有分枝，草绿色或稍带紫红色，嫩时有毛，老后光滑。基生叶呈阔三角形或近圆形，通常 2 ～ 3 回羽状分裂或二回三出式羽状复叶，羽片 2 ～ 4 对，下部第 2 回羽片卵形或阔卵形，长 2 ～ 7cm，宽 1.5 ～ 3.5cm，近基部两侧 1 ～ 2 深裂，边缘有不规则粗锯齿或浅齿，末回裂片卵形、长卵形至卵状披针形，长 1 ～ 3cm，宽 0.5 ～ 2cm，先钝或渐尖，边缘有粗锯齿，缺刻或羽状浅裂，表面深绿，背面淡绿，两面被白色粗硬毛，有时仅在脉上有毛；叶柄长 5 ～ 26cm，基部有膜质鞘；茎生叶的分裂形状如基生叶。复伞形花序顶生或腋生，花序梗上升而开展，长 4 ～ 22cm；总苞片 1 ～ 4，钻形至阔线形，长 0.5 ～ 1.2cm，膜质早落；伞幅 3 ～ 5，长 3 ～ 8cm；小总苞片 4 ～ 5，线形、披针形至卵状披针形，长 2 ～ 5mm，宽 1 ~ 1.5mm，背面或边缘有毛，通常反折；小伞形花序有孕育花 1 ~ 6，不孕花的花柄丝状，短小；花瓣倒卵圆形，长约 1.2mm，宽 1mm，先端有内曲的小舌片；花丝短于花瓣，花药卵圆形；花柱基圆锥形，花柱略长于花柱基；子房被白色而扁平的软毛。果实线形或棍棒状，长 1 ~ 2.2cm，宽 2 ~ 2.5mm，基部尾状尖，果棱有刺毛，基部的刺毛较密；分生果横剖面圆角形，胚乳腹面内凹。花果期 5 ~ 7 月。

▌ 分布 ▌

分布于我国西藏（南部至东南部）、甘肃、四川、贵州、云南等。印度也有分布。

▌ 生境 ▌

生长于海拔 1600 ~ 3500m 的林下、山沟、河边草地。

▌ 药材名 ▌

香根芹（ཤིང་ཀུན་ཆེ།），恰拉玛（བྱ་ལག་མ།）。

▌ 药用部位 ▌

全草或根。

▌ 功能与主治 ▌

用于高血压，胃痛，消化不良。

附 注

疏叶香根芹 O. aristata (Thunb.) Makino et Yabe var. *laxa* (Royle) Constance et Shan 在《西藏常用中草药》（1971）中被记载为"ཤིང་ཀུན་ཆེ།"（源于汉文名"香根芹"的音译），在《青藏高原甘南藏药植物志》（2006）中被记载为"བྱ་ལག"（加哇）。"加哇"在《四部医典》《蓝琉璃》等中有记载，《晶珠本草》言其按生境、花色、植株形态分为"山生""田生（川生）""林生"3 类，为治黄水病、腰肾寒症之药物。现代文献记载的"加哇"类的基原极为复杂，涉及伞形科多属多种植物，各地习用的种类有较大差异。（参见"松潘棱子芹""刺果峨参"条）

《中国藏药植物资源考订》记载疏叶香根芹 O. aristata (Thunb.) Makino et Yabe var. *laxa* (Royle) Constance et Shan 名"བྱ་ལག་མ།"（恰拉玛），该名系在西藏调查时记录的土名，言其功能与主治为"散寒发表，止痛。用于风寒感冒，头痛，身痛"，这与《中国中药资源志要》所记载的功能与主治相同，该功能与主治可能源于藏民聚居区民间用法，或参考中药用药。

芫荽

Coriandrum sativum L.

| 伞形科（Umbelliferae） | 芫荽属（*Coriandrum*） |

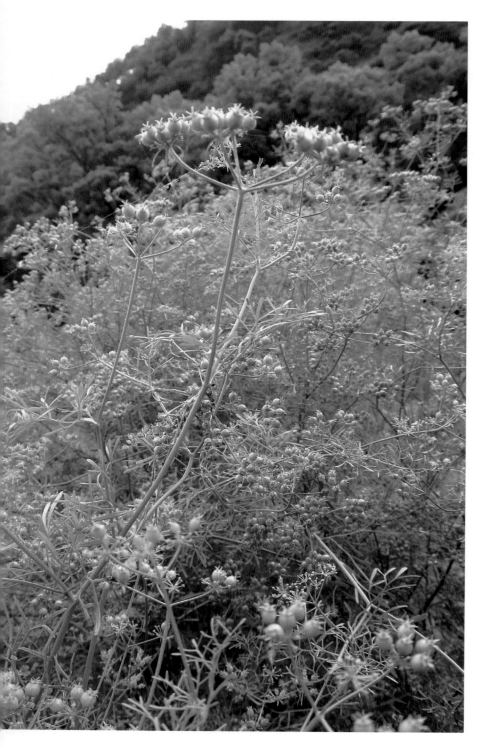

▍形态 ▍

一年生或二年生、有强烈气味的草本，高 20 ~ 100cm。根纺锤形，细长，有多数纤细的支根。茎圆柱形，直立，多分枝，有条纹，通常光滑。根生叶有柄，柄长 2 ~ 8cm；叶片 1 或 2 回羽状全裂，羽片广卵形或扇形半裂，长 1 ~ 2cm，宽 1 ~ 1.5cm，边缘有钝锯齿、缺刻或深裂；上部的茎生叶 3 至多回羽状分裂，末回裂片狭线形，长 5 ~ 10mm，宽 0.5 ~ 1mm，先端钝，全缘。伞形花序顶生或与叶对生，花序梗长 2 ~ 8cm；伞幅 3 ~ 7，长 1 ~ 2.5cm；小总苞片 2 ~ 5，线形，全缘；小伞形花序有孕花 3 ~ 9，花白色或带淡紫色；萼齿通常大小不等，小者卵状三角形，大者长卵形；花瓣倒卵形，长 1 ~ 1.2mm，宽约 1mm，先端有内凹的小舌片，辐射瓣长 2 ~ 3.5mm，宽 1 ~ 2mm，通常全缘，有 3 ~ 5 脉；花丝长 1 ~ 2mm，花药卵形，长约 0.7mm；花柱幼时直立，果实成熟时向外反曲。

果实圆球形，背面主棱及相邻的次棱明显；胚乳腹面内凹；油管不明显，或有 1 位于次棱下方。
花果期 4 ～ 11 月。

▌ 分布 ▌
原产于欧洲地中海地区。我国各
地广泛栽培。

▌ 生境 ▌
栽培。

▌ 药材名 ▌
吾苏、乌苏、莪斯（ཨུ་སུ།、ཨུ་སུཿ）。

▌ 药用部位 ▌
全草或果实。

▌ 功能与主治 ▌
全草：解表，透疹，健胃；用于
风寒感冒，麻疹不透，胃腹胀痛。
果实：清热，解表，健胃；用于"培
根木布"病，消化不良，食欲不振，
口渴，胃肠绞痛，小儿麻疹。

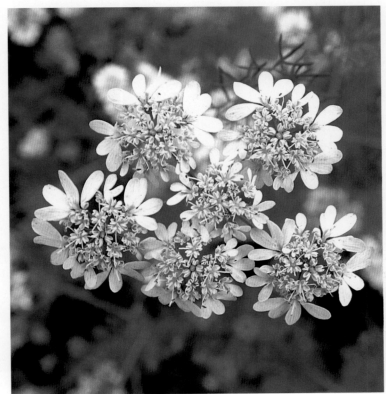

▌ 用量与用法 ▌
全草：3 ～ 10g。果实：3 ～ 6g。内服煎汤，或入丸、散剂。

附 注

　　"ཨུ་སུ།"（吾苏）在《月王药诊》《四部医典》等中均有记载，为治胃病之药物。《四部医典系
列挂图全集》第二十六图中有"两种芫荽"的附图（70 号图，包括 2 幅小图）；2 幅小图所示植物
均为具伞形花序的草本植物。《晶珠本草》在"旱生草类药物"的"果实类药物"中记载"ཨུ་སུ།"（吾苏）
分为白 ["ཨུ་སུ།"（吾苏）]、黑 ["ཤུག"（西斗、许德）]2 种。现藏医所用白"吾苏"的基原为芫荽 *C.
sativum* L.，《部标藏药》《青海藏标》以"芫荽果（芫荽）/ཨུ་སུ།/ 吾苏（莪斯）"之名收载了该种，
规定以果实入药，《藏标》以"芫荽 /ཨུ་སུ།/ 吾苏"之名收载了该种的全草，两者的功能与主治有所不同。
"许德"的基原为芹菜 *Apium graveolens* L.，一般少用。

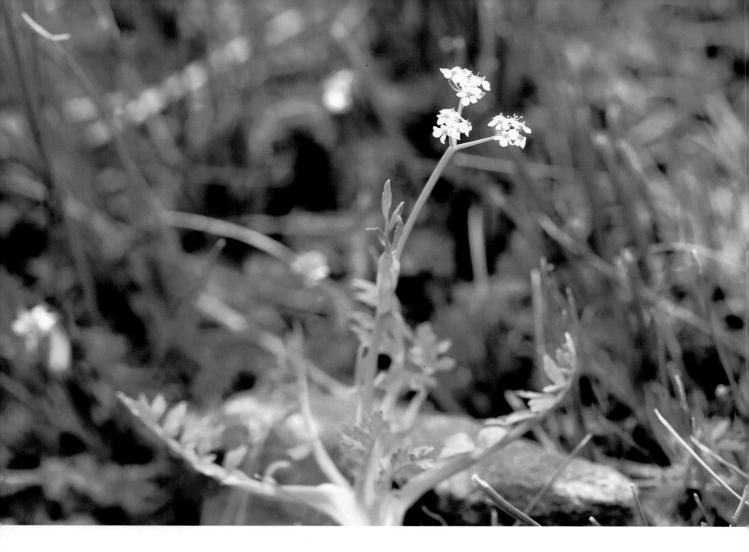

松潘矮泽芹

Chamaesium thalictrifolium Wolff

| 伞形科（Umbelliferae） | 矮泽芹属（*Chamaesium*） |

▌形态▌

光滑草本，高 15 ~ 16cm。主根细长，纺锤形，褐色。茎单生，直立，圆柱形，上部有分枝，基部常残留紫黑色的叶鞘。基生叶或较下部的叶叶柄长 4 ~ 15cm，中部以下的叶边缘有阔膜质的叶鞘，叶鞘抱茎，有脉数条；叶片呈长圆形，长 2.5 ~ 8cm，宽 1.5 ~ 3cm，1 回羽状分裂，羽片膜质或坚纸质，2 ~ 6 对，每对彼此疏离，侧生的羽片卵形或阔卵形，长 0.8 ~ 2cm，宽 0.7 ~ 1.7cm，基部通常呈截形至圆截形，先端 3 ~ 6 裂或为不等锯齿，无柄，顶生的羽片阔倒卵形或近圆形，基部截形，先端常 3 裂；最上部的茎生叶柄呈鞘状，羽片卵形或长圆形，全缘或先端有 1 ~ 3 齿，所有的羽片表面绿色，背面淡绿色，叶脉两面隆起。复伞形花序顶生或腋生，顶生的花序梗粗壮，侧生的细弱；总苞片 2 ~ 4，通常羽状分裂，裂片线形至线状披针形；伞幅 6 ~ 13，直立，开展，不等长，有沟纹，有时近四棱形；小总苞片 2 ~ 5，线形，全缘或分裂，通常长于幼时的小伞形花序；小伞形花序有多数小花，花柄长 2.5 ~ 3mm；萼齿细小；花瓣白色或淡绿色，倒卵形或近圆形，长 1.5 ~ 2mm，宽 1 ~ 1.2mm，基部狭窄，先端略向内弯，中脉 1；花丝与花瓣同长或略短，花药卵圆形；花柱基扁压，花柱在果熟时向外反曲。果实长圆形，长约 2.5mm，宽 2mm，基部略呈心形，主棱及次棱均隆起，胚乳腹面内凹，每棱槽有油管 1。花果期 7 ~ 8 月。

▌ 分布 ▌

分布于我国四川（松潘、黑水）、云南、甘肃等。

▌ 生境 ▌

生长于海拔 3500 ~ 4040m 的山坡路旁、草丛、灌丛。

▌ 药材名 ▌

拉拉卜、拉拉普（ལ་ལ་ཕུད）。

▌ 药用部位 ▌

成熟果实。

▌ 功能与主治 ▌

祛寒，消食。用于胃寒腹胀，消化不良等。

▌ 用量与用法 ▌

3 ~ 6g。内服研末，或入丸、散剂。

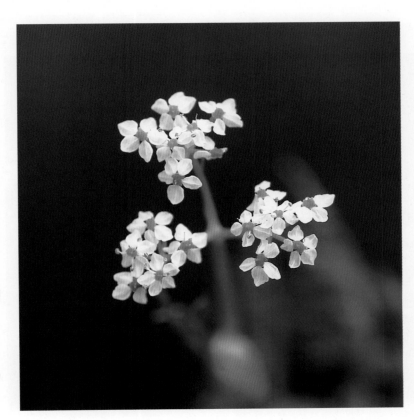

附 注

《四部医典》《晶珠本草》记载有 "ལ་ལ་ཕུད"（拉拉卜），言其果实为治胃寒病之药物；《晶珠本草》记载 "拉拉卜" 按产地可分为印度产 3 种、西藏产 3 种，或按花色可分为白、黄、黑 3 种。现代文献记载的 "拉拉卜" 类的基原主要包括伞形科蛇床属（Cnidium）、矮泽芹属（Chamaesium）及瘤果芹属（Trachydium）的多种植物的果实，多以蛇床 Cnidium monnieri (L.) Cuss. 为正品，其形态与《晶珠本草》记载的果实红紫色的种类较为相符；《部标藏药》附录中以 "蛇床子 /ལ་ལ་ཕུད/ 拉拉普" 之名收载了该种。文献记载，松潘矮泽芹 Chamaesium thalictrifolium Wolff 也为 "拉拉卜" 的基原之一。（参见 "矮泽芹" "蛇床" 条）

矮泽芹

Chamaesium paradoxum Wolff

伞形科（Umbelliferae） | 矮泽芹属（*Chamaesium*）

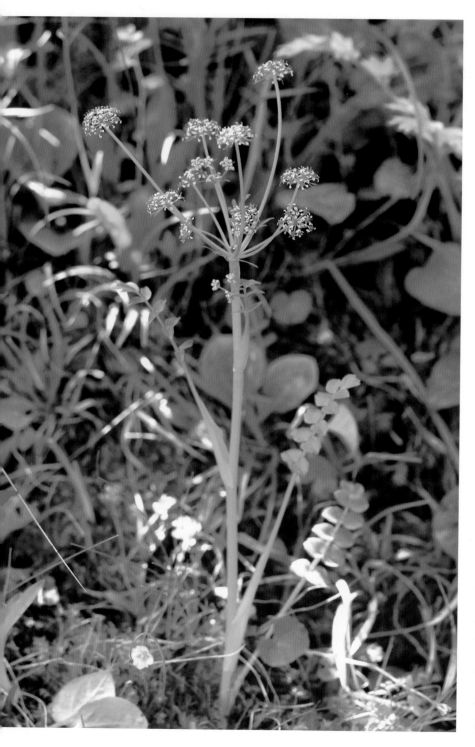

▍形态 ▍

二年生草本，高 8 ~ 35cm。主根圆锥形，长 3 ~ 9cm。茎单生，直立，有分枝，中空，基部常残留紫黑色的叶鞘。基生叶或茎下部的叶柄长 4 ~ 6cm，叶鞘有脉数条；叶片长圆形，长 3 ~ 4.5cm，宽 1.5 ~ 3cm，1 回羽状分裂，羽片 4 ~ 6 对，每对相隔 0.5 ~ 1cm，羽片卵形或卵状长圆形至卵状披针形，长 7 ~ 15mm，宽 5 ~ 8mm，通常全缘，稀先端具 2 ~ 3 齿，基部近圆截形或不明显的心形；茎上部叶有羽片 3 ~ 4 对，呈卵状披针形至阔线形，长 5 ~ 15mm，宽 1 ~ 4mm，全缘。复伞形花序顶生或腋生，顶生的花序梗粗壮，侧生的花序梗细弱；总苞片 3 ~ 4，线形，全缘或分裂，短于伞幅；顶生的伞形花序有伞幅 8 ~ 17，开展，不等长，最长可达 10cm；小总苞片线形，长 3 ~ 4mm。小伞形花序有多数小花，排列紧密，花柄长 2 ~ 5mm，花白色或淡黄色；

萼齿细小，常被扩展的花柱基所掩盖；花瓣倒卵形，长约 1.2mm，宽 1mm，先端浑圆；基部稍窄，具 1 脉；花丝长约 1mm，花药近卵圆形。果实长圆形，长 1.5 ~ 2.2mm，宽 1 ~ 1.5mm，基部略呈心形，主棱及次棱均隆起，合生面略收缩；心皮柄 2 裂；胚乳腹面内凹，每棱槽有油管 1，合生面有油管 2。花果期 7 ~ 9 月。

▌ 分布 ▌

分布于我国四川（康定）、云南。

▌ 生境 ▌

生长于海拔 340 ~ 4800m 的山坡湿草地。

▌ 药材名 ▌

拉拉卜、拉拉普（ལ་ལ་ཕུད），巴木保、班木布（འབམ་པོ）。

▌ 药用部位 ▌

果实、根及根茎。

▌ 功能与主治 ▌

拉拉卜（果实）：祛寒，消食；用于胃寒腹胀，消化不良。

巴木保（根及根茎）：化痞，消肿；用于内腔疖疮，痞块；外用于四肢肿胀。

▌ 用量与用法 ▌

3 ~ 6g。内服研末，或入丸、散剂。

附 注

　　《四部医典》《鲜明注释》《晶珠本草》等记载有治胃寒病之药物 "ལ་ལ་ཕུད"（拉拉卜）。《晶珠本草》言 "拉拉卜" 在印度及西藏地区各产有 3 种，共计 6 种，其植株形态似莨缕 ["གཤ"（果扭）]，花有白、黄、黑 3 色，故 "拉拉卜" 也分为白、黄、黑 3 种。现代文献记载的 "拉拉卜" 类的基原涉及伞形科的多属多种植物，多以蛇床 *Cnidium monnieri* (L.) Cuss. 为正品，其形态特征与古籍的记载较为相符，《部标藏药》附录中以 "蛇床子 /ལ་ལ་ཕུད/ 拉拉普" 之名收载了该种。文献记载，矮泽芹 *Chamaesium paradoxum* Wolff 为拉萨藏医习用的 "拉拉卜" 的基原之一；松潘矮泽芹 *Chamaesium thalictrifolium* Wolff、瘤果芹 *Trachydium roylei* Lindl. 也作 "拉拉卜" 使用。也有文献认为《晶珠本草》记载的花黄色的 "拉拉卜" 的基原为伞形科植物茴香 *Foeniculum vulgare* Mill.，该种可作 "拉拉卜" 的代用品。（参见 "蛇床" "松潘矮泽芹" 条）

　　《晶珠本草》另记载有 "འབམ་པོ"（巴木保），言其为消肿胀、破除体腔肿核疮之药物。现代文献记载 "巴木保" 的基原为伞形科植物蕨叶藁本 *Ligusticum pteridophyllum* Franch.，以其根及根茎入药，但各地藏医还习用其他种类，如矮泽芹 *Chamaesium paradoxum* Wolff、大苞矮泽芹 *Chamaesium spatuliferum* (W. W. Sm.) Norman 为青海藏医习用的 "巴木保" 的基原，以其根及根茎入药，其功能、主治与果实（拉拉卜）不同；而西藏藏医还习用裂叶独活 *Heracleum millefolium* Diels 等。（参见 "裂叶独活" 条）

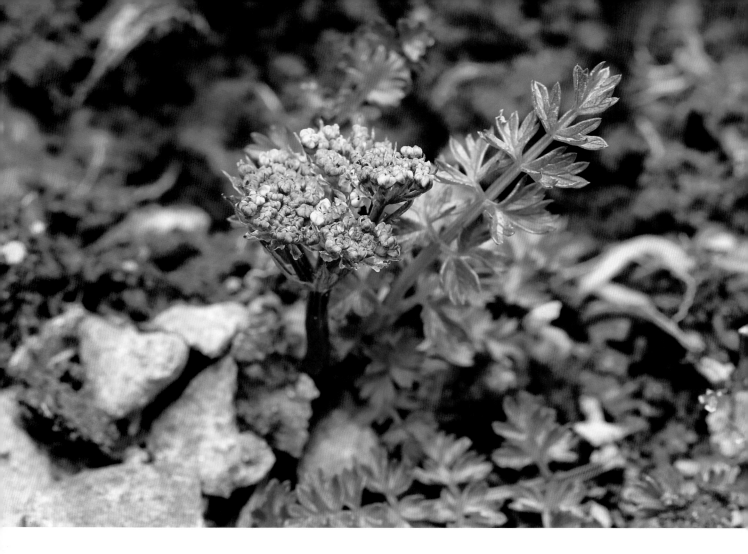

西藏棱子芹

Pleurospermum hookeri C. B. Clarke var. *thomsonii* C. B. Clarke

伞形科（Umbelliferae） | 棱子芹属（*Pleurospermum*）

▍形态 ▍

多年生草本，高 20 ～ 40cm，全体无毛。根较粗壮，暗褐色，直径 4 ～ 6mm。茎直立，单一或数茎丛生，圆柱形，有条棱。基生叶多数，连柄长 10 ～ 20cm，叶柄基部扩展成鞘状抱茎；叶片三角形，2 ～ 3 回羽状分裂，羽片 7 ～ 9 对，1 回羽片披针形或卵状披针形，最下 1 对羽片有明显的柄，向上逐渐变短，羽片长达 3 ～ 5cm，宽 1.5 ～ 2.5cm，末回裂片宽楔形，长、宽均约 5mm，羽状深裂成线形小裂片；茎上部的叶少数，简化，叶柄常常只有膜质的鞘状部分。复伞形花序顶生，直径 5 ～ 7cm；总苞片 5 ～ 7，披针形或线状披针形，长 1.5 ～ 2.5cm，先端尾状分裂，边缘淡褐色，透明膜质；伞幅 6 ～ 12，长 2 ～ 4cm，有条棱；小总苞片 7 ～ 9，与总苞片同形，略比花长；花多数，花柄长约 5mm，扁平；花白色，花瓣近圆形，直径 1 ～ 1.2mm，先端有内折的小舌片，基部有短爪；萼齿明显，狭三角形，长约 1mm；花药暗紫色。果实卵圆形，长 3 ～ 4mm，果棱有狭翅，每棱槽有油管 3，合生面有油管 6。花期 8 月，果期 9 ～ 10 月。

▌ 分布 ▌

分布于我国西藏、云南西北部、四川西北部、青海南部和甘肃等。

▌ 生境 ▌

生长于海拔 3500 ~ 4500m 的山梁草
坡上。

▌ 药材名 ▌

加哇、甲哇、加瓦（ཇྭ་），杂（ཙ་）。

▌ 药用部位 ▌

全草（杂）或根（加哇）。

▌ 功能与主治 ▌

杂：解宝石毒、丹毒、梅毒、接触毒等。
用于毒病，热病。

加哇：滋补，温肾，祛寒，干黄水。
用于腰肾虚寒，肾病，黄水漫延关节，
体虚，"隆"病等各种寒性症。

▌ 用量与用法 ▌

2 ~ 5g。

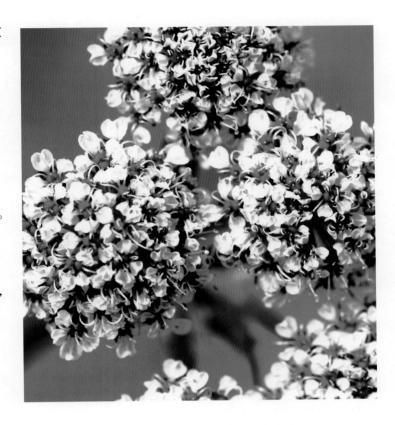

附　注

　　《晶珠本草》记载"ཇྭ་"（加哇）为治黄水病、腰肾寒症之药物，言其按生境、花色、植株形态分为"山生""田生""林生"3 种。现代文献记载的各地藏医所用"加哇"的基原极为复杂，涉及伞形科多属的多种植物，不同文献对"加哇"各品种及其基原的记载也不尽相同。据文献记载，西藏棱子芹 P. hookeri C. B. Clarke var. thomsonii C. B. Clarke（P. tibetanicum Wolff）为"加哇"的基原之一，《西藏藏标》以"ཇྭ་/ 加瓦 / 西藏棱子芹"之名收载了该种；《部标藏药》附录中以"西藏棱子芹 /ཇྭ་/ 甲哇"之名收载了西藏棱子芹 P. tibetanicum Wolff（P. hookeri C. B. Clarke var. thomsonii C. B. Clarke）和迷果芹 Sphallerocarpus gracilis (Bess.) K.-Pol.；《青海藏标》（附录）以"迷果芹 /ཇྭ་/ 甲哇"之名收载了迷果芹 S. gracilis (Bess.) K.-Pol.。《四部医典》等中记载有解热之药物"ཙ་"（杂），《蓝琉璃》及《晶珠本草》均记载"杂"有上、下 2 品。也有文献记载，西藏藏医以西藏棱子芹 P. hookeri C. B. Clarke var. thomsonii C. B. Clarke 作"杂"的基原之一，以全草入药。（参见"松潘棱子芹""迷果芹""长茎藁本""刺果峨参""美丽棱子芹"条）

美丽棱子芹

Pleurospermum amabile Craib ex W. W. Smith

伞形科（Umbelliferae） 棱子芹属（*Pleurospermum*）

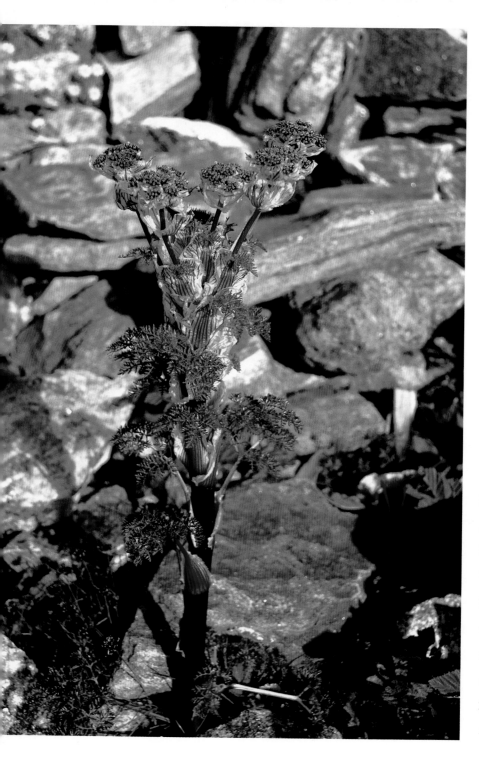

▌形态▌

多年生草本，高 20 ~ 40cm。根粗壮，直径 1 ~ 1.5cm，直伸，暗褐色。茎直立，带紫堇色，基部有褐色、残存的叶鞘。三至四回羽状复叶；基部叶柄长达 10cm，叶片宽三角形，长约 15cm，末回裂片狭卵形，长 1.5 ~ 2cm，边缘羽状深裂，裂片线形，长 1 ~ 2mm；上部叶柄逐渐变短或近无柄；叶鞘膜质，近圆形或宽卵形，长 3 ~ 5cm，有紫色脉纹，边缘啮蚀状分裂。顶生伞形花序有总苞片 3 ~ 6，与上部叶同形，较小，先端叶状分裂，边缘啮蚀状；伞幅 20 ~ 30，长约 4cm；小总苞片长圆形或倒披针形，长 6 ~ 10mm，白色，膜质，有紫色脉纹，边缘啮蚀状；花柄长约 5mm，花紫红色，萼齿明显，三角形；花瓣倒卵形，长约 1mm，基部有爪，先端有小舌片，内曲；雄蕊长为花瓣的 2 倍，花药暗紫色。果实狭卵形，长约 0.5mm，果棱有明显的微波状齿，每棱槽有油管 3，合生面有油管 6。

花期 8 ～ 9 月，果期 9 ～ 10 月。

▌ 分布 ▌

分布于我国西藏东部、云南西北部。

▌ 生境 ▌

生长于海拔 3600 ～ 5100m 的山坡草地、灌丛中。

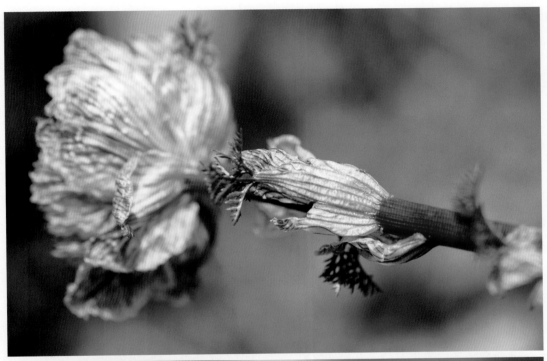

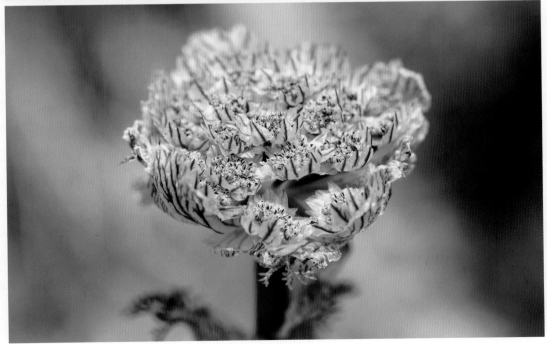

▌ 药材名 ▐

杂（ཙད），仔归、哉果（ཙད་ཀྲེས），杂窍（ཙད་འཁྲུགས）。

▌ 药用部位 ▐

全草或根、果实。

▌ 功能与主治 ▐

清热解毒。用于毒病，宝石毒、丹毒、梅毒、接触毒，热病。

▌ 用量与用法 ▐

2 ~ 3g。

附 注

"ཙད"（杂）为《四部医典》中记载的解热药物。《蓝琉璃》在"ཙད"（杂）条中言，对于本品（的基原）有多种看法，但正确的应为《图鉴》所说"藏语称'ཙད'（杂）"者，产自"ཤུ་བར"（南中）的又称"གུ་ཧྱང་དམར་པ"（苟图曼巴），为上品，下品处处皆生；分为雌（有花）、雄（无花）2 种。《四部医典系列挂图全集》第二十八图中有正品 ["ཙད་འཁྲུགས"（杂窍）：32 号图，其汉译本译注为"棱子芹"）及同类品 ["ཙད་རིགས"（杂惹）] 的雌和雄的附图（33 号图：岩川芎；34 号图：拉萨及达孜岩川芎），各图所示均似伞形科植物。《晶珠本草》言"ཙད"（杂）为治毒病之药物，以产自南方或尼泊尔的为上品，西藏产者为下品，有花者为雌，无花者为雄。《晶珠本草》中另条记载有"ཇྭ"（加哇），言其为治黄水病、腰肾寒症之药物，其按生境、花色、植株形态分为"山生""田生""林生"3 种。现代文献记载的"杂"和"加哇"的基原极为复杂，且两种药物的基原有交叉，涉及伞形科棱子芹属（*Pleurospermum*）、迷果芹属（*Sphallerocarpus*）、峨参属（*Anthriscus*）、当归属（*Angelica*）、藁本属（*Ligustica*）等多属多种植物。《中国藏药植物资源考订》认为《蓝琉璃》及《晶珠本草》记载的"杂"的上品应为美丽棱子芹 *P. amabile* Craib ex W. W. Smith。文献记载各地作"杂"使用的还有西藏棱子芹 *P. hookeri* C. B. Clarke var. *thomsonii* C. B. Clarke、迷果芹 *Sphallerocarpus gracilis* (Bess.) K.-Pol.、长茎藁本 *Ligusticum thomsonii* C. B. Clarke、舟瓣芹 *Sinolimprichtia alpina* Wolff 等。《西藏常用中草药》和《新修晶珠本草》记载"ཙད་ཀྲེས"（哉果）的基原为紫茎棱子芹 *Pleurospermum hookeri* C. B. Clarke（虎克棱子芹，该种未见《中国植物志》记载）；而《迪庆藏药》认为上述 2 文献中描述的形态和其附图系美丽棱子芹 *P. amabile* Craib ex W. W. Smith，应为《晶珠本草》记载的"ཙད"的上品。《西藏藏标》以"ཙད་ཀྲེས/ 仔归 / 仔归"之名收载了美丽棱子芹 *P. amabile* Craib ex W. W. Smith，规定以全草入药。也有文献记载美丽棱子芹 *P. amabile* Craib ex W. W. Smith 为"加哇"的基原之一。《部标藏药》以"西藏棱子芹 /ཇྭ/ 甲哇"之名收载了西藏棱子芹 *P. tibetanicum* H. Wolff（*Pleurospermum hookeri* C. B. Clarke var. *thomsonii* C. B. Clarke）和迷果芹 *Sphallerocarpus gracilis* (Bess.) K.-Pol.。（参见"松潘棱子芹""长茎藁本""迷果芹"条）

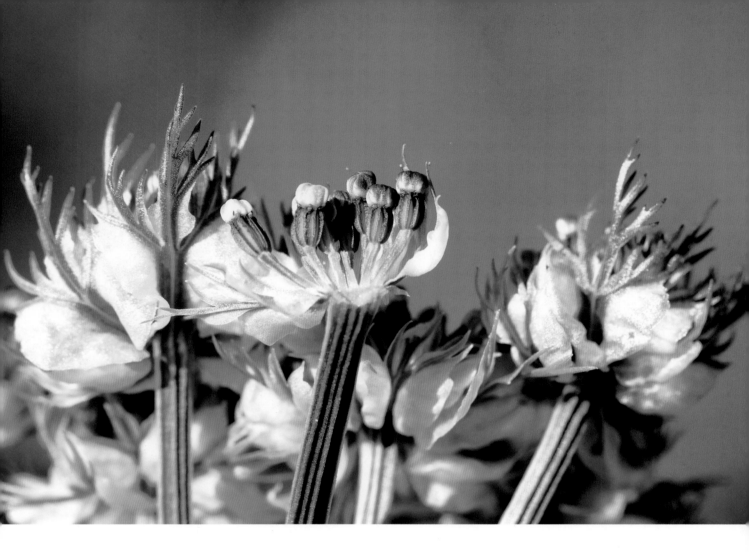

粗茎棱子芹

Pleurospermum crassicaule Wolff

伞形科（Umbelliferae） 棱子芹属（*Pleurospermum*）

▎形态 ▎

多年生草本，高 10 ~ 40cm。根粗壮，下部有分枝，颈部发育，围以残留叶鞘。茎直立，不分枝
或上部有分枝，圆柱状，淡紫色，有细条棱，近无毛。基生叶长 5 ~ 15cm，叶柄下部变宽，呈鞘状，
叶片长圆形或长圆状披针形，通常近 2 回羽状分裂，1 回羽片 5 ~ 7 对，下部羽片有短柄，上部
羽片近无柄，宽卵圆形，羽状 3 ~ 5 裂，2 回羽片狭卵形或披针形，长 4 ~ 5mm，宽 1.5 ~ 2mm，
先端尖，不分裂或 2 ~ 3 裂，最上部羽片 3 ~ 5 裂；茎生叶有较短的柄。顶生复伞形花序直径
4 ~ 6cm；伞幅 7 ~ 15，长 2 ~ 5cm；总苞片 5 ~ 8，叶状，长 1.5 ~ 4cm，下部有宽的白色膜
质边缘，上部有数对 2 回羽状裂片；小总苞片 5 ~ 8，宽卵形，长 7 ~ 11mm，有宽的白色膜质
边缘，先端常羽状分裂；花多数；花柄长 2 ~ 4mm；花瓣白色或淡黄绿色，有时带紫红色，宽卵
圆形，长约 1.5mm，先端钝圆，基部有爪；花药紫红色。果实长圆形，长约 3mm，暗绿色，果
棱呈较宽的波状折皱，表面密生水泡状微突起，每棱槽有油管 1 ~ 2，合生面 2。花期 9 ~ 10 月。

分布

分布于我国四川西部（甘孜）、云南
西北部、青海东南部、甘肃南部。

生境

生长于海拔 3000～4500m 的山坡草地。

药材名

加哇、甲哇、加瓦（ﾁﾍﾟ），杂（ﾂﾍﾟ），
司拉嘎保（ﾁﾍﾟﾍﾟﾍﾟﾍﾟ）。

药用部位

根、果实。

功能与主治

滋补，温肾，祛寒，干黄水。用于腰
肾虚寒，肾病，黄水漫延关节，体虚，
"隆"病等各种寒性症。

用量与用法

2～5g。

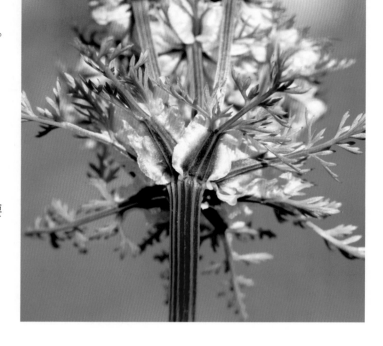

附　注

　　《晶珠本草》记载有"ﾁﾍﾟ"（加哇），言其为治黄水病、腰肾寒症之药物，记载其按生境、花色、
植株形态分为"山生""田生"及"林生"的 3 种。《晶珠本草》中还另记载有"ﾂﾍﾟ"（杂），言
其为治毒症之药物。现代文献记载的各地藏医所用"加哇"和"杂"的基原极为复杂，涉及伞形科
棱子芹属（*Pleurospermum*）、迷果芹属（*Sphallerocarpus*）、峨参属（*Anthriscus*）、当归属（*Angelica*）、
藁本属（*Ligusticum*）等多属多种植物，且两者的基原多有交叉，不同文献对各品种及其基原的记
载也不同。《部标藏药》以"西藏棱子芹 /ﾁﾍﾟ/ 甲哇"之名收载了西藏棱子芹 *P. tibetanicum* Wolff 和
迷果芹 *S. gracilis* (Bess.) K.-Pol.；《西藏藏标》以"西藏棱子芹 /ﾁﾍﾟ/ 加瓦"之名收载了前种；《青
海藏标》以"迷果芹 /ﾁﾍﾟ/ 甲哇"之名收载了后种。文献记载，细裂棱子芹 *P. cnidiifolium* Wolff（粗
茎棱子芹 *P. crassicaule* Wolff）为"加哇"或"杂"的基原之一。（参见"松潘棱子芹""长茎藁本""美
丽棱子芹"条）

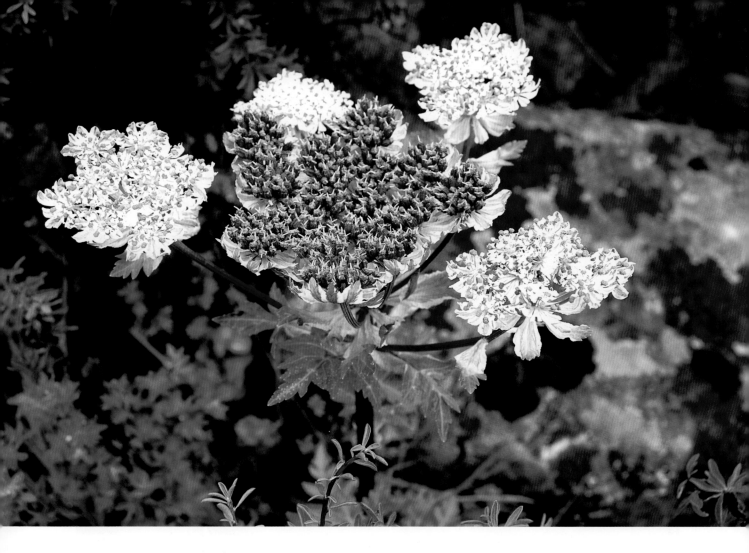

松潘棱子芹

Pleurospermum franchetianum Hemsl.

伞形科（Umbelliferae） | 棱子芹属（*Pleurospermum*）

┃ 形态 ┃

二年生或多年生草本，高 40 ~ 70cm。根圆锥状，暗褐色，下部少有分枝。茎直立，粗壮，中空，基部直径 5 ~ 12mm，有条棱，不分枝。基生叶和茎下部叶有长柄，叶柄基部扩展呈膜质鞘状；叶片卵形，长 7 ~ 10cm，近三出式 3 回羽状分裂，末回裂片披针状长圆形，长 1 ~ 2.5cm，宽 3 ~ 5mm，边缘有不整齐缺刻，沿叶脉和边缘微被粗糙毛；茎上部的叶简化，无柄，仅托以叶鞘。顶生复伞形花序有短的花序梗，花都能育；侧生复伞形花序有长花序梗，花不育；总苞片 8 ~ 12，狭长圆形，先端 3 ~ 5 裂，边缘白色；伞幅多数，长 3.5 ~ 7cm；小总苞片 8 ~ 10，匙形，长 10 ~ 15mm，全缘或先端 3 浅裂，有宽的白色边缘；花多数，花柄长 6 ~ 10mm；花瓣白色，倒卵形，长约 1mm，基部明显有爪；花药暗紫色。果实椭圆形，长 4 ~ 5mm，表面密生水泡状微突起，主棱波状，侧棱翅状，每棱槽中有油管 1，合生面 2。花期 7 ~ 8 月，果期 9 月。

▌分布 ▌

分布于我国陕西、甘肃、宁夏、青海、湖北、四川等省区。

▌生境 ▌

生长于海拔 2500 ～ 4300m 的高山坡或山梁草地上。

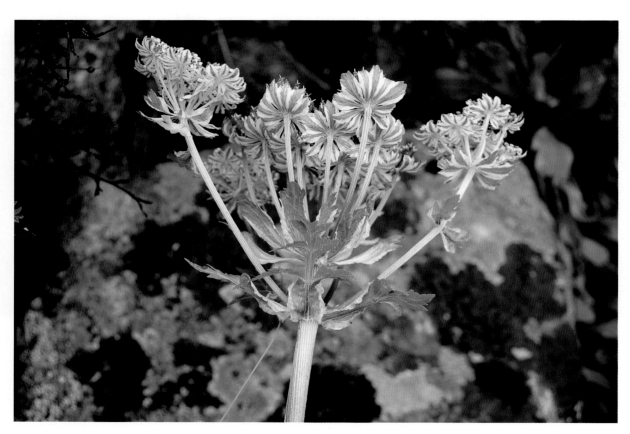

▌药材名 ▌

加哇、甲哇、加瓦（ꚰ）、司热嘎保、司拉嘎保（ꚰ），当庚（ꚰ），杂（ꚰ）。

▌药用部位 ▌

根、果实。

▌功能与主治 ▌

滋补，温肾，祛寒，干黄水。用于腰肾虚寒，肾病，黄水漫延关节，体虚，"隆"病等各种寒症。

▌用量与用法 ▌

2 ～ 5g。

附 注

　　《四部医典》《蓝琉璃》等中记载有"ꚰ"（加哇）。《晶珠本草》按生境、花色、植株形态将"加哇"分为山生["ꚰ"（加规）]、田生（或川生）["ꚰ"（加永）]、林生["ꚰ"（帕浪加哇）]3

类，言其为治黄水病、腰肾寒症之药物。现代文献记载各地藏医所用的"加哇"类的基原极为复杂，涉及伞形科多个属的多种植物，不同文献对其品种及其基原的记载也不尽一致。《晶珠本草》汉译重译本认为"山生者（加规）"为西藏棱子芹 *Pleurospermum hookeri* C. B. Clarke var. *thomsonii* C. B. Clarke，"田生者（加永）"为牡丹叶当归 *Angelica paeoniifolia* Shan et Yuan，"林生者（帕浪加哇）"为刺果峨参 *Anthriscus nemorosa* (M. Bieb.) Spreng.。而不同文献中记载的"加哇"的基原尚有松潘棱子芹 *Pleurospermum franchetianum* Hemsl.、美丽棱子芹 *P. amabile* Craib ex W. W. Smith、宝兴棱子芹 *P. davidii* Franch.、心叶棱子芹 *P. rivulorum* (Diels) K. T. Fu et Y. C. Ho.、长茎藁本 *Ligusticum thomsonii* C. B. Clarke、舟瓣芹 *Sinolimprichtia alpina* Wolff、西藏凹乳芹 *Vicatia thibetica* de Boiss.、峨参 *Anthriscus sylvestris* (L.) Hoffm. 等。《部标藏药》附录中以"西藏棱子芹 /ཇ་ཝ/ 甲哇"之名收载了西藏棱子芹 *Pleurospermum tibetanicum* Wolff（*Pleurospermum hookeri* C. B. Clarke var. *thomsonii* C. B. Clarke）和迷果芹 *Sphallerocarpus gracilis* (Bess.) K.-Pol.，《西藏藏标》以"ཇ་ཝ/ 加瓦 / 西藏棱子芹"之名收载了前种，《青海藏标》（附录）以"迷果芹 /ཇ་ཝ/ 甲哇"之名收载了后种。（参见"迷果芹""西藏棱子芹""长茎藁本""刺果峨参""舟瓣芹"条）

《四部医典》中记载有解热药物"ཟ་ད"（杂）。《蓝琉璃》及《晶珠本草》均记载"杂"有上、下 2 品。现代文献中记载的"杂"和"加哇"的基原物种常有交叉。有观点认为"杂"的上品为美丽棱子芹 *Pleurospermum amabile* Craib ex W. W. Smith，但川西藏医也使用松潘棱子芹 *P. franchetianum* Hemsl.，此外西藏、甘南、川西等地藏医还使用有多种棱子芹属植物作"杂"。（参见"美丽棱子芹"条）

《晶珠本草》中另分别记载有"ཟི་ར"（司拉、孜拉）和"དང་ཀུན"（当庚）。"司拉"分为白 ["ཟི་ར་དཀར་པོ"（司拉嘎保）]、黑 ["ཟི་ར་ནག་པོ"（司拉那保）]2 种，前者为清肺热之药物，后者为祛肝寒之药物，以果实入药。现代文献多以伞形科植物孜然芹 *Cuminum cyminum* L.（香旱芹）为白者的正品。"当庚"也分为黑 ["དང་ཀུན་ནག་པོ"（当庚那保）]、白 ["དང་ཀུན་དཀར་པོ"（当庚嘎保）]2 种；现代文献记载各地所用的"当庚"的基原涉及伞形科当归属（*Angelica*）、棱子芹属（*Pleurospermum*）、前胡属（*Peucedanum*）、环根芹属（*Cyclorhiza*）等多个属的多种植物。《藏标》以"当归 /དང་ཀུན/ 当更"之名收载了当归 *Angelica sinensis* (Oliv.) Diels。也有文献记载将松潘棱子芹 *Pleurospermum franchetianum* Hemsl. 的果实作"司拉嘎保"使用、根又作"དང་ཀུན"（当庚）（当归类）的代用品。（参见"孜然芹""茴香"条）

宝兴棱子芹

Pleurospermum davidii Franch.

伞形科（Umbelliferae） | 棱子芹属（*Pleurospermum*）

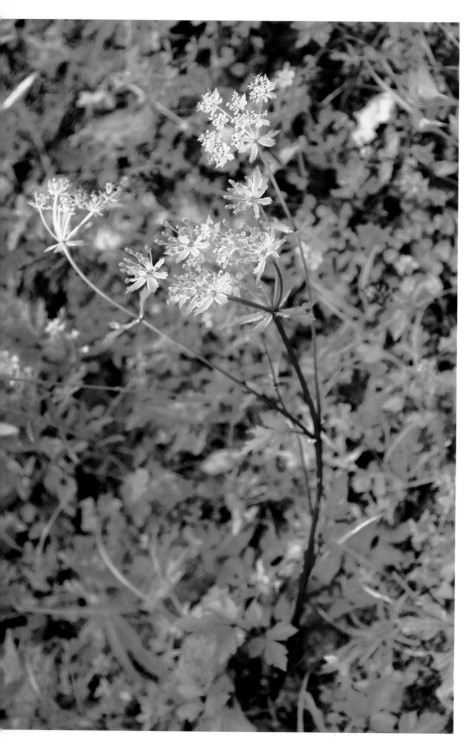

▎ 形态 ▎

多年生粗壮草本，高45～150cm。根粗壮，暗褐色，直径1～2.5cm，根颈部残存褐色叶鞘。茎直立，基部粗可达2cm，中空，无毛，有细条棱。基生叶或下部叶有较长的柄，通常达10cm，基部扩展成鞘状，叶片宽三角状卵形，长8～15cm，三出式3回羽状分裂，末回羽片狭卵形至披针形，长1～2.5cm，宽3～10mm，先端尖，基部下延，有5～7对羽状分裂，裂片上部细齿状分裂；上部叶有较短的柄；花序托叶3～5，倒卵形，长5～12cm，基部楔形，先端叶状分裂，有宽的膜质边缘。顶生复伞形花序较大，直径10～15cm；总苞片6～9，倒披针形，长4～9cm，宽1～2cm，基部楔形，上部羽状分裂，有宽的白色膜质边缘；伞幅多数，长5～10cm，沿棱微生粗糙毛；小总苞片6～9，倒披针形，长1.3～2cm，宽3～5mm，基部楔形，先端常3裂，有宽的白色膜质边缘；花多数，花柄长 10 ~ 15mm，扁平，微有粗糙毛；萼齿不明显；花瓣白色，宽卵形，长约 2mm，先端尖，基部有爪；花柱基圆锥形。果实卵形，长 6 ~ 8mm，果棱有宽的波状翅，表面密生细水泡状微突起，每棱槽有油管 1，合生面 2。花期 7 月，果期 8 ~ 9 月。

▌ 分布 ▌

分布于我国四川西部（宝兴、乡城）、云南西北部、西藏东部、南部及西南部（吉隆）。

▌ 生境 ▌

生长于海拔 3200 ~ 4000m 的山坡草地、流石滩。

▌ 药材名 ▌

当庚、当更（དང་གུན），当庚那保（དང་གུན་ནག་པོ），杂、责（ཙད），加哇、甲哇、加瓦（སྐྱ་བ）。

▌ 药用部位 ▌

全草或根。

▌ 功能与主治 ▌

杂：清热，解毒。用于热痛，宝石中毒、食物中毒，虫咬伤。

当庚：滋补，干黄水。用于"培根"寒症，胃寒症，腰肾寒症，气痛，黄水病，肿痛。

加哇：滋补，温肾，祛寒，干黄水。用于腰肾虚寒，肾病，黄水漫延关节，体虚，"隆"病等各种寒性证。

▌ 用量与用法 ▌

4.5 ~ 9g；内服煎汤，或入丸、散剂。

附 注

不同文献关于藏医药用宝兴棱子芹 *Pleurospermum davidii* Franch. 的记载不同，涉及"དང་གུན"（当庚：根入药）、"སྐྱ་བ"（加哇：根入药）和"ཙད"（杂：根及全草入药）3 种药物。《度母本草》记载有"དང་གུན་ནག་པོ"（当庚那保）。《晶珠本草》记载"དང་གུན"（当庚）为治心热症及中毒症之药物，分为雌（白）["དང་གུན་དཀར་པོ"（当庚嘎保）]、雄（黑）["དང་གུན་ནག་པོ"（当庚那保）]2 种。现代文献对"当庚"及其雌（白）、雄（黑）品种的基原有争议，其基原涉及伞形科当归属（*Angelica*）、棱子芹属（*Pleurospermum*）、前胡属（*Peucedanum*）、环根芹属（*Cyclorhiza*）、舟瓣芹属（*Sinolimprichtia*）等多个属的多种植物，各地习用的种类也不同。《迪庆藏药》记载云南香格里拉、德钦藏医所用的"当庚"可能为宝兴棱子芹 *P. davidii* Franch. 的根。《四部医典》《蓝琉璃》等书中记载有"སྐྱ་བ"（加哇）；《晶珠本草》言"加哇"为治黄水病、腰肾寒症之药物，按其生境、花色、植株形态分为山生 ["སྐྱ་སེར"（加规、加果）]、田生（川生）["སྐྱ་གྲོང"（加永）]、林生 ["ནགས་སྐྱ་བ"（帕浪加哇）]3 类。现代文献记载各地藏医所用的"加哇"的基原涉及伞形科多个属的多种植物，不同文献对其品种及其基原的记载不同，宝兴棱子芹 *P. davidii* Franch. 为"加哇"的基原之一。《四部医典》中记载有解热药物"ཙད"（杂）。《蓝琉璃》及《晶珠本草》均记载"杂"有上、下 2 品。现代文献中记载的"杂"和"加哇"的基原常有交叉。有观点认为"杂"的上品为美丽棱子芹 *P. amabile* Craib ex W. W. Smith。《迪庆藏药》记载宝兴棱子芹 *P. davidii* Franch. 也为"杂"的基原之一。（参见"当归""松潘棱子芹""西藏棱子芹""美丽棱子芹"条）

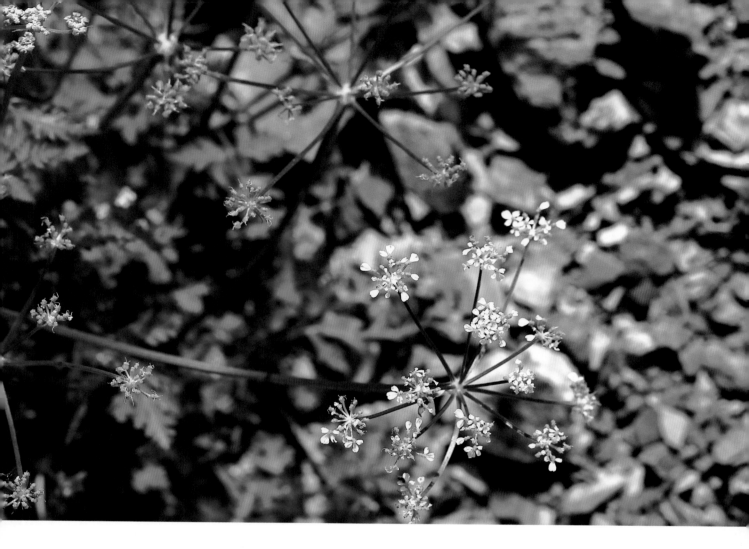

西藏凹乳芹

Vicatia thibetica de Boiss.

伞形科（Umbelliferae）　　　　凹乳芹属（*Vicatia*）

▌ 形态 ▌

根圆锥形，表面棕黄色，长 5 ～ 10（～ 15）cm，直径 0.5 ～ 1.5cm，先端有细密环纹。茎直立，高 30 ～ 60（～ 72）cm，中空，有细条纹，除伞幅基部有短糙毛外；全株光滑无毛。基生叶及茎生叶均为二至三回三出羽状复叶，叶柄下部扩大成宽管状的鞘，边缘膜质，透明；叶片近三角形，长 10 ～ 15cm，宽 7 ～ 15cm，光滑或两面沿脉上有短糙毛，末回裂片长圆形至阔卵形，长 1 ～ 2.5cm，宽 0.5 ～ 1.5cm，先端圆钝，有短尖头，无柄或基部下延成短柄，边缘羽状深裂或缺刻状；顶部的茎生叶简化成鞘状，叶片细羽裂或 3 裂。复伞形花序直径为 5 ～ 9cm；伞幅 8 ～ 16，长 2 ～ 5cm；总苞片 1 或早落；小伞形花序有花 8 ～ 13；小总苞片 4 ～ 7，钻形，短于花柄；花无萼齿；花瓣白色或略带红色，倒卵形，基部有短爪，中脉明显，先端稍内折，花柱基圆盘状，花柱短，叉开。分生果长圆形或卵形，成熟后棕色，长 2 ～ 3cm，宽约 2cm，主棱 5，细线形，每棱槽有油管 3 ～ 5，合生面有油管 6，胚乳腹面内凹成深沟状或近 "T" 字形。花期 6 ～ 8 月，果期 8 ～ 9 月。

分布

分布于我国四川、云南、西藏。

生境

生长于海拔2700～4000m的山坡、草地、林下、河滩、灌丛。

药材名

加哇、甲哇、加瓦（ﾞ峡ﾞ）。

药用部位

根、果实。

功能与主治

滋补，健胃，祛寒，干黄水。用于消化不良，肾病，腰痛，身虚，"隆"病，黄水病等。

用量与用法

2～5g。内服研末，或入丸剂。

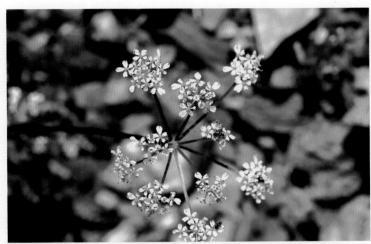

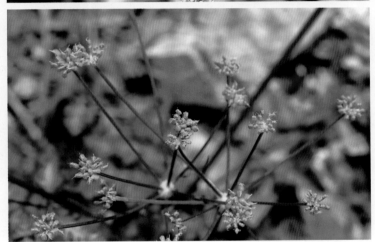

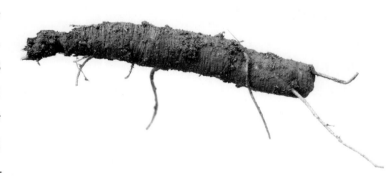

附 注

《晶珠本草》记载有"ﾞ峡ﾞ"（加哇），言其为治黄水病、腰肾寒症之药物，并记载其按生境、花色、植株形态分为"山生"["ﾞ峡ﾞ゙"（加果）]、"田生"["ﾞ峡ﾞ゙ﾞ"（加永）]、"林生"["ﾞ゙ﾞ峡ﾞ"（哇浪加哇）]3种。现代文献记载的各地藏医所用的"加哇"类的基原极为复杂，涉及伞形科的多属多种植物，且不同文献对其品种及基原的记载也不尽相同。据文献记载，西藏凹乳芹 *V. thibetica* de Boiss. 为西藏藏医使用的"加哇"的基原之一。《部标藏药》《西藏藏标》以"西藏棱子芹 /ﾞ峡ﾞ/ 甲哇（加瓦）"之名收载了西藏棱子芹 *Pleurospermum tibetanicum* Wolff（*P. hookeri* C. B. Clarke var. *thomsonii* C. B. Clarke）和迷果芹 *Sphallerocarpus gracilis* (Bess.) K.-Pol.。据调查，西藏部分地区种植的"藏当归"["ﾞﾞﾞﾞ"（当庚）]，似为西藏凹乳芹 *V. thibetica* de Boiss.。（参见"松潘棱子芹""迷果芹""羌活""当归"条）

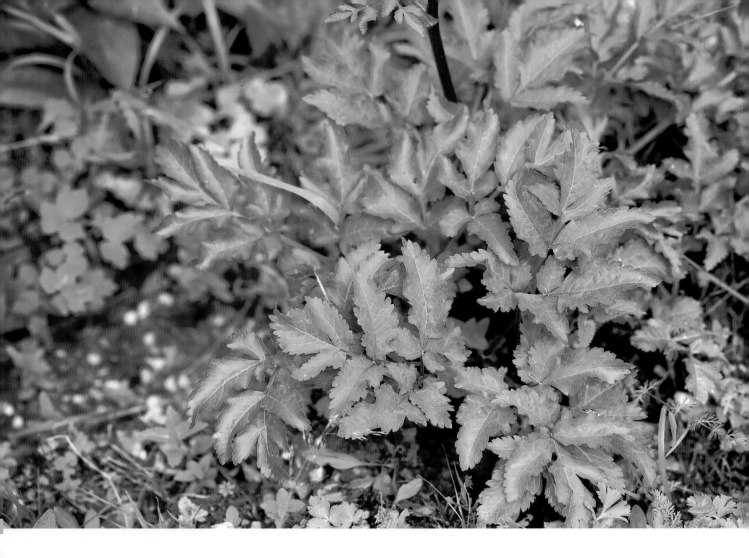

宽叶羌活

Notopterygium forbesii de Boiss.

伞形科（Umbelliferae） | 羌活属（*Notopterygium*）

形态

多年生草本，高 80 ~ 180cm。有发达的根茎，基部多残留叶鞘。茎直立，少分枝，圆柱形，中空，有纵直细条纹，带紫色。基生叶及茎下部叶有柄，柄长 1 ~ 22cm，下部有抱茎的叶鞘；叶大，三出式二至三回羽状复叶，一回羽片 2 ~ 3 对，有短柄或近无柄，末回裂片无柄或有短柄，长圆状卵形至卵状披针形，长 3 ~ 8cm，宽 1 ~ 3cm，先端钝或渐尖，基部略带楔形，边缘有粗锯齿，脉上及叶缘有微毛；茎上部叶少数，叶片简化，仅有 3 小叶，叶鞘发达，膜质。复伞形花序顶生和腋生，直径 5 ~ 14cm，花序梗长 5 ~ 25cm；总苞片 1 ~ 3，线状披针形，长约 5mm，早落；伞幅 10 ~ 17（~ 23），长 3 ~ 12cm；小伞形花序直径 1 ~ 3cm，有多数花；小总苞片 4 ~ 5，线形，长 3 ~ 4mm；花柄长 0.5 ~ 1cm；萼齿卵状三角形；花瓣淡黄色，倒卵形，长 1 ~ 1.5mm，先端渐尖或钝，内折；雄蕊的花丝内弯，花药椭圆形，黄色，长约 1mm；花柱 2，短，花柱基隆起，略呈平压状。分生果近圆形，长 5mm，宽 4mm，背腹稍压扁，背棱、中棱及侧棱均扩展成翅，但发展不均匀，翅宽约 1mm；油管明显，每棱槽具 3 ～ 4，合生面具 4；胚乳内凹。花期 7 月，果期 8 ～ 9 月。

▌ 分布 ▌

分布于我国四川、青海、甘肃、湖北、陕西、山西、内蒙古等。

▌ 生境 ▌

生长于海拔 1700 ～ 4500m 的林缘、灌丛。

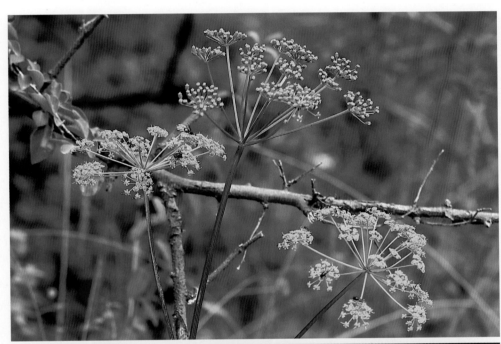

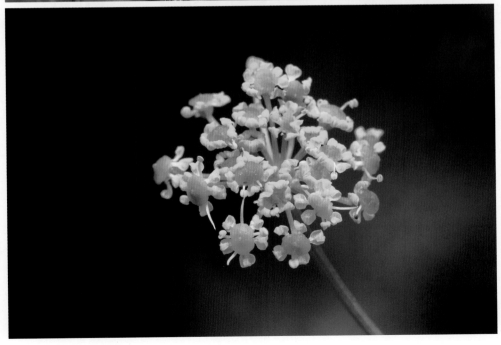

▌ 药材名 ▌

珠那、珠纳、朱那、志那、志那合、智纳（སྒྲོ་ནག），珠玛（སྒྲོ་མ），朱玛色保（སྒྲོ་མ་སེར་པོ），加哇（ལྱ་བ），哇浪加哇（བ་ལང་ལྱ་བ）。

▌ 药用部位 ▌

根及根茎。

▌ 功能与主治 ▌

珠那：消炎祛寒，除风镇痛，止血，杀虫，利尿通便。用于瘟疫，牙虫、蛲虫等虫病，出血症，便秘，麻风病。

加哇：滋补，温肾，祛寒，干黄水。用于腰肾虚寒，肾病，黄水漫延关节，体虚，"隆"病等各种寒性证。

▌ 用量与用法 ▌

4g。内服煎汤，或入丸、散剂。

附 注

　　《度母本草》记载有"珠娃"，言其分为黑 ["སྒྲོ་ནག"（珠那）]、白 ["སྒྲོ་དཀར"（珠嘎）]2 种；《晶珠本草》记载其名为"སྒྲོ་མ"（珠玛），言其为治瘟热症、虫症、麻风肿核疮与止血之药物，分为白 ["སྒྲོ་དཀར"（珠嘎）]、黑 ["སྒྲོ་ནག"（珠那）]、黄 ["སྒྲོ་སེར"（珠色），"སྒྲོ་མ་སེར་པོ"（朱玛色保）的略称]3 种。现代文献记载的"珠玛"类的基原较为复杂，涉及伞形科、五加科、败酱科的多种植物，不同文献均认为白者（珠嘎）的基原为伞形科植物白亮独活 *Heracleum candicans* Wall. ex DC.，但对黑、黄者的基原有不同观点。不同文献记载宽叶羌活 *N. forbesii* de Boiss. 为"珠那""朱玛"或"朱玛色保"的基原之一。《藏标》等在"羌活 /སྒྲོ་ནག/ 珠那"条下也收载有该种。（参见"白亮独活""羌活"条）

　　《四部医典》《晶珠本草》等记载有"ལྱ་བ"（加哇），言其为治黄水病、腰肾寒症之药物，按生境、花色、植株形态分为"山生""田生""林生"3 种。现代文献记载各地藏医所用的"加哇"类的基原极为复杂，涉及伞形科的多属多种植物。《西藏常用中草药》（1971）记载宽叶羌活 *N. forbesii* de Boiss. 为"加哇"林生 ["བ་ལང་ལྱ་བ"（哇浪加哇）] 的基原之一；《晶珠本草》汉译重译本记载林生"加哇"的基原为刺果峨参 *Anthriscus nemorosa* (M. Bieb.) Spreng.。但"珠那"与"加哇"的功效不同。（参见"松潘棱子芹""刺果峨参"条）

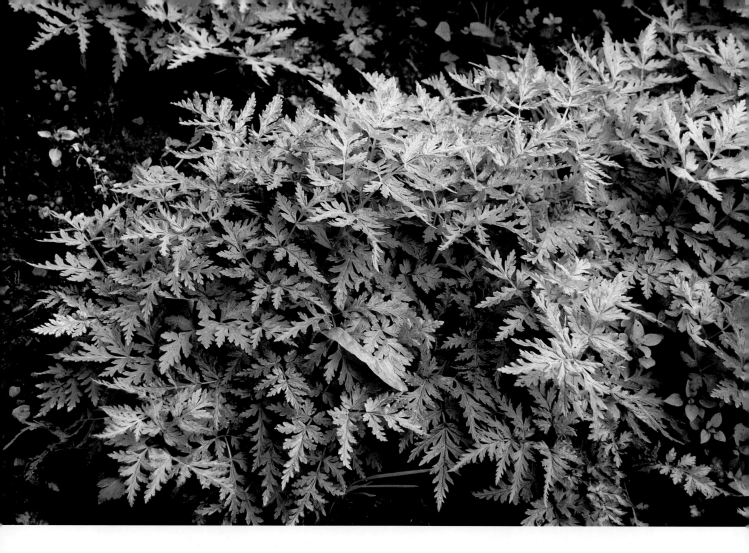

羌活

Notopterygium incisum Ting ex H. T. Chang

| 伞形科（Umbelliferae） | 羌活属（*Notopterygium*） |

▍形态 ▍

多年生草本，高 60 ～ 120cm。根茎粗壮，伸长呈竹节状。根颈部有枯萎的叶鞘。茎直立，圆柱形，中空，有纵直细条纹，带紫色。基生叶及茎下部叶有柄，柄长 1 ～ 22cm，下部有长 2 ～ 7cm 的膜质叶鞘；叶为三出式三回羽状复叶，末回裂片长圆状卵形至披针形，长 2 ～ 5cm，宽 0.5 ～ 2cm，边缘缺刻状浅裂至羽状深裂；茎上部叶常简化，无柄，叶鞘膜质，长而抱茎。复伞形花序直径 3 ～ 13cm，侧生者常不育；总苞片 3 ～ 6，线形，长 4 ～ 7mm，早落；伞幅 7 ～ 18（～ 39），长 2 ～ 10cm；小伞形花序直径 1 ～ 2cm；小总苞片 6 ～ 10，线形，长 3 ～ 5mm；花多数，花柄长 0.5 ～ 1cm；萼齿卵状三角形，长约 0.5mm；花瓣白色，卵形至长圆状卵形，长 1 ～ 2.5mm，先端钝，内折；雄蕊的花丝内弯，花药黄色，椭圆形，长约 1mm；花柱 2，很短，花柱基平压稍隆起。分生果长圆状，长 5mm，宽 3mm，背腹稍压扁，主棱扩展成宽约 1mm 的翅，但发展不均匀；油管明显，每棱槽 3，合生面 6；胚乳腹面内凹成沟槽。花期 7 月，果期 8 ～ 9 月。

┃ 分布 ┃

我国特有种。分布于我国西藏、四川、青海（曲麻莱）、甘肃、陕西。

┃ 生境 ┃

生长于海拔 2000 ~ 4000m 的林缘、灌丛、草地。

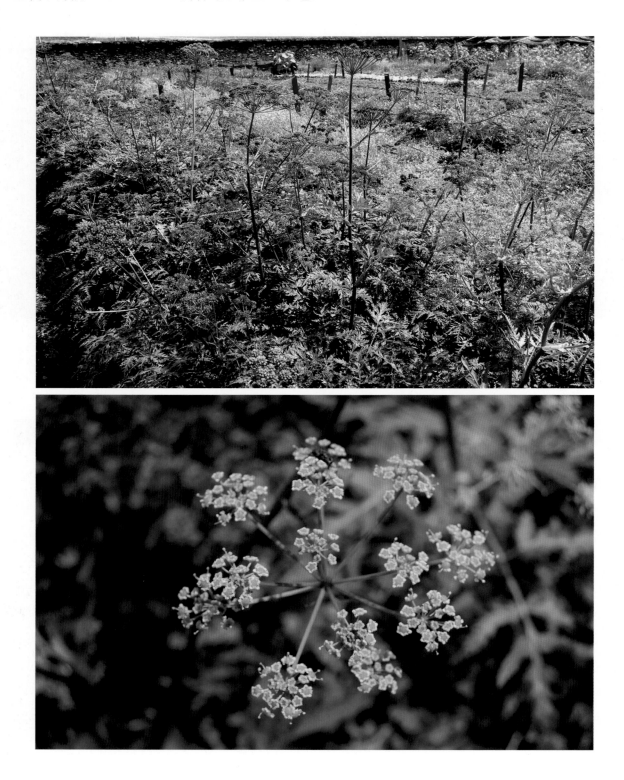

▌ 药材名 ▌

珠那、珠纳、朱那、志那、志那合、智纳（སྲུ་ནག），珠玛（སྲུ་མ），珠色（སྲུ་སེར），加哇（ཀྱ་བ）。

▌ 药用部位 ▌

根及根茎。

▌ 功能与主治 ▌

珠那：消炎，祛寒，除风镇痛，止血，杀虫，利尿通便。用于瘟疫，牙虫、蛲虫等虫病，出血症，便秘，麻风病。（《中华本草·藏药卷》）

发表散寒，祛湿止痛。用于感冒风寒，头痛身疼，风湿痹痛。（《藏标》）

▌ 用量与用法 ▌

3 ～ 9g。内服煎汤，或入丸、散剂。

附 注

　　《蓝琉璃》在"药物补述"中增加记载有"སྲུ་ནག"（珠那）；《四部医典系列挂图全集》第三十一图中附有 4 幅类似药物的附图，汉译本分别译作"独活"[62 号图："སྲུ་མ་དཀར་པོ"（珠玛嘎保）]、"九眼独活"[63 号图："ཡུང་ནག་རིགས"（永拉惹）]、"独活子"[64 号图："སྲུ་ནག་འབྲུ"（珠那珠）]、"羌活"[65 号图："སྲུ་ནག་རིགས"（珠那惹）]。《度母本草》中记载有"珠娃"，言其分为黑 ["སྲུ་ནག"（珠那）]、白 ["སྲུ་དཀར"（珠嘎）]2 种；《晶珠本草》记载为"སྲུ་མ"（珠玛），言其为治瘟热症、虫症、麻风肿核疮和止血之药物，分为白 ["སྲུ་དཀར"（珠嘎）、"སྲུ་མ་དཀར་པོ"（珠玛嘎博）]、黑 ["སྲུ་ནག"（珠那）]、黄 ["སྲུ་སེར"（珠色）、"སྲུ་མ་སེར་པོ"（珠玛色保）]3 种。现代文献记载的"珠玛"类的基原涉及伞形科、五加科、败酱科的多种植物，不同文献均认为白者（珠嘎）的基原为白亮独活 *Heracleum candicans* Wall. ex DC.，但对黑者（珠那）、黄者（珠色）的基原有不同观点。文献记载羌活 *N. incisum* Ting ex H. T. Chang 为"珠玛"或"珠那"或"珠色"的基原之一。《藏标》正文、《部标藏药》和《青海藏标》的附录中分别以"羌活 /སྲུ་ནག/ 智纳""羌活 /སྲུ་ནག/ 志那""羌活 /སྲུ་ནག/ 志那合"之名收载了羌活 *N. incisum* Ting ex H. T. Chang 和宽叶羌活 *N. forbesiide* Boiss.（川羌活 *N. franchetii* de Boiss.）。《迪庆藏药》记载云南迪庆部分藏医以毛茛科植物黄三七 *Souliea vaginata* (Maxim.) Franch. 作"珠那"的代用品，称"སྲུ་ནག་དམན་པ"（珠纳曼巴，"曼巴"即代用品之意），并指出不应代用。（参见"白亮独活""宽叶羌活""黄三七"条）

　　另外，《四部医典》《晶珠本草》等中还记载有"ཀྱ་བ"（加哇），言其分为山生、川生、林生3 种。现代文献记载的"加哇"的基原极为复杂，涉及伞形科多属多种植物，《迪庆藏药》记载羌活 *N. incisum* Ting ex H. T. Chang 为西藏藏医使用的"加哇"的基原之一。（参见"松潘棱子芹""迷果芹""西藏凹乳芹"条）

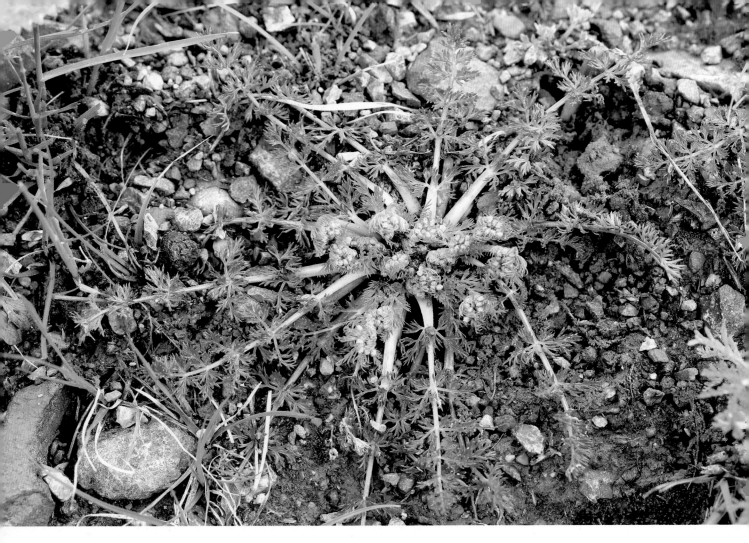

瘤果芹

Trachydium roylei Lindl.

伞形科（Umbelliferae） 瘤果芹属（*Trachydium*）

形态

植株高约 10cm，无毛。根长圆锥状，长达 12cm。茎短缩。基生叶有柄，包括叶鞘长 2 ~ 4cm，叶片长方状披针形，长 3 ~ 5cm，宽 1 ~ 2cm，2 ~ 3 回羽状分裂，1 回羽片 4 ~ 5 对，末回裂片呈线状披针形，长 1 ~ 3mm，宽 0.5 ~ 1mm；茎生叶与基生叶同形，向上渐小。复伞形花序有总苞片 3 ~ 5，2 回羽状分裂；伞幅 5 ~ 10，不等长，长 3 ~ 7cm；小总苞片 6 ~ 10，长近等于或超过小伞形花序，1 ~ 2 回羽状分裂；小伞形花序有花 10 ~ 25；无萼齿；花瓣倒卵形，白色，基部有爪。幼果卵形，果棱隆起，果皮上有稀疏的泡状小瘤，棱槽中油管单生，合生面有油管 2，胚乳腹面微凹。

分布

分布于我国四川西部、西藏（林周）。印度也有分布。

▋ **生境** ▋

生长于田边、路旁、草地、河边湿地。

▋ **药材名** ▋

拉拉卜、拉拉普（ལ་ལ་ཕུད）。

▋ **药用部位** ▋

成熟果实。

▋ **功能与主治** ▋

杀虫，祛寒。用于胃寒病，虫病。

▋ **用量与用法** ▋

3 ～ 6g。内服研末，或入丸、散剂。

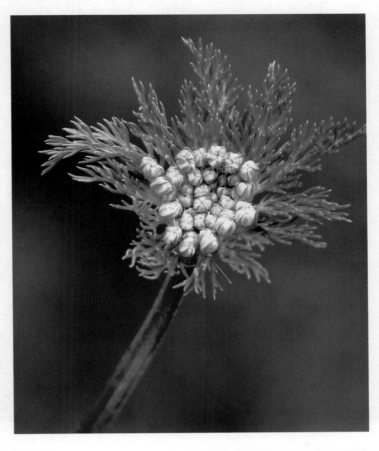

附 注

　　《四部医典》《晶珠本草》记载有 "ལ་ལ་ཕུད"（拉拉卜），言其果实为治胃寒症之药物。《四部医典系列挂图全集》的第二十六图中有 5 幅 "拉拉卜" 的附图，包括白者的正品图 2 幅、副品图 1 幅，藏产黑者的下品图及黄者图各 1 幅（53 ～ 57 号图），各图所示植物均似为伞形科植物（羽状复叶，复伞形花序），但难以确定品种。《晶珠本草》记载 "拉拉卜" 按产地分为印度产 3 种、西藏产 3 种，或按花色分为白、黄、黑 3 种。现代文献记载的 "ལ་ལ་ཕུད"（拉拉卜）的基原涉及多种伞形科及十字花科植物，多以伞形科植物蛇床 *Cnidium monnieri* (L.) Cuss. 为正品，其形态与《晶珠本草》记载的果实红紫色或黄色的种类较为相符。据文献记载，瘤果芹 *T. roylei* Lindl. 也为 "拉拉卜" 常用的基原之一，其果实灰白色，有观点认为其可能为 "拉拉卜" 的白色的种类。（参见 "蛇床" "矮泽芹" "松潘矮泽芹" "独行菜" 条）

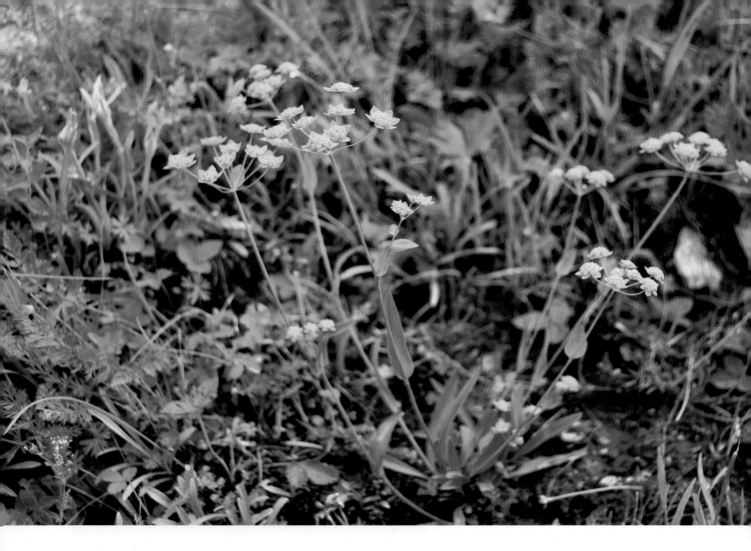

黑柴胡

Bupleurum smithii Wolff

伞形科（Umbelliferae）　　　　　柴胡属（*Bupleurum*）

▍形态 ▍

多年生草本，常丛生，高 25 ～ 60cm。根黑褐色，质松，多分枝。植株变异较大。数茎直立或斜升，粗壮，有显著的纵槽纹，上部有时有少数短分枝。叶多，质较厚，基部叶丛生，狭长圆形或长圆状披针形或倒披针形，长 10 ～ 20cm，宽 1 ～ 2cm，先端钝或急尖，有小尖突，基部渐狭成叶柄，叶柄宽狭变化很大，长短也不一致，叶基带紫红色，扩大抱茎，叶脉 7 ～ 9，叶缘白色，膜质；中部的茎生叶狭长圆形或倒披针形，下部较窄，形成短柄或无柄，先端短渐尖，基部抱茎，叶脉 11 ～ 15；花序托叶长卵形，长 1.5 ～ 7.5cm，宽可达 10 ～ 17mm，基部扩大，有时有耳，先端长渐尖，叶脉 21 ～ 31。总苞片 1 ～ 2 或无；伞幅 4 ～ 9，挺直，不等长，长 0.5 ～ 4cm，有明显的棱；小总苞片 6 ～ 9，卵形至阔卵形，很少披针形，先端有小短尖头，长 6 ～ 10mm，宽 3 ～ 5mm，具 5 ～ 7 脉，黄绿色，长超过小伞形花序 0.5 ～ 1 倍；小伞形花序直径 1 ～ 2cm，花柄长 1.5 ～ 2.5mm；花瓣黄色，有时背面带淡紫红色；花柱基干燥时紫褐色。果实棕色，卵形，长 3.5 ~ 4mm，宽 2 ~ 2.5mm，棱薄，狭翼状；每棱槽内具油管 3，合生面具油管 3 ~ 4。花期 7 ~ 8 月，果期 8 ~ 9 月。

分布
分布于我国青海、甘肃、陕西、山西、河南、河北、内蒙古等。

生境
生长于海拔 1400 ~ 3400m 的山坡草地、山谷、山顶阴处。

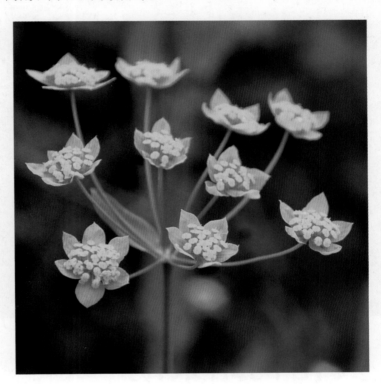

药材名
司日色波卡布（ཟི་རས་པོའི་ཚལ）。

药用部位
全草或根、果实。

功能与主治
全草或根：解热，止痛；用于肝炎，头痛，发热，感冒，肋痛。果实：暖胃，消食，理气；用于胃寒，食滞，"隆"病。

用量与用法
3 ~ 6g。内服煎汤，或入丸、散剂。

附注

　　《四部医典》等记载有 "ཟི་རས་པོ"（司日色波）；《蓝琉璃》记载其分为白、黑、黄 3 类；《晶珠本草》在 "旱生草类药物" 的 "果实类药物" 中记载 "ཟི"（司拉、孜拉）为数种药物的统称，言其分为白 ["ཟི་ར་དཀར་པོ"（司拉嘎保）]、黑 ["ཟི་ར་ནག་པོ"（司拉那保）]2 种，前者为清肺热之药物，后者为祛肝寒之药物，并言 "本品开黄花 [‘ཟི་རས་པོ'（司日色波）] 的称为柴胡，有人说是齿苞筋骨草，也有人说是镰形棘豆、苞叶雪莲。本人不用其说"。现代文献记载的 "司拉" 类的基原较为复杂，其中白者（司拉嘎保）的基原涉及伞形科的多属多种植物，多以孜然芹 Cuminum cyminum L.（香旱芹）为正品（《部标藏药》以 "香旱芹 /ཟི་ར་དཀར་པོ/ 斯热嘎布" 之名收载了该种）；黑者（司拉那保）的基原涉及毛茛科植物瘤果黑种草 Nigella glandulifera Freyn et Sint.（腺毛黑种草）及多种唐松草属（Thalictrum）植物，《部标藏药》附录中以 "黑种草子 /ཟི་ར་ནག་པོ/ 斯拉那保" 之名收载了瘤果黑种草 N. glandulifera Freyn et Sint.。关于黄者（司日色波）的基原，据现代文献记载，各地藏医多将分布于藏民聚居区的 10 余种伞形科柴胡属（Bupleurum）植物作 "司日色波" 使用，以种子入药，将其统称为 "ཟི་རས་པོའི་ཚལ"（司日色波卡布，"司日色波类" 之意），认为黑柴胡 B. smithii Wolff 为其基原之一。（参见 "孜然芹" "腺毛黑种草" "竹叶柴胡" 条）

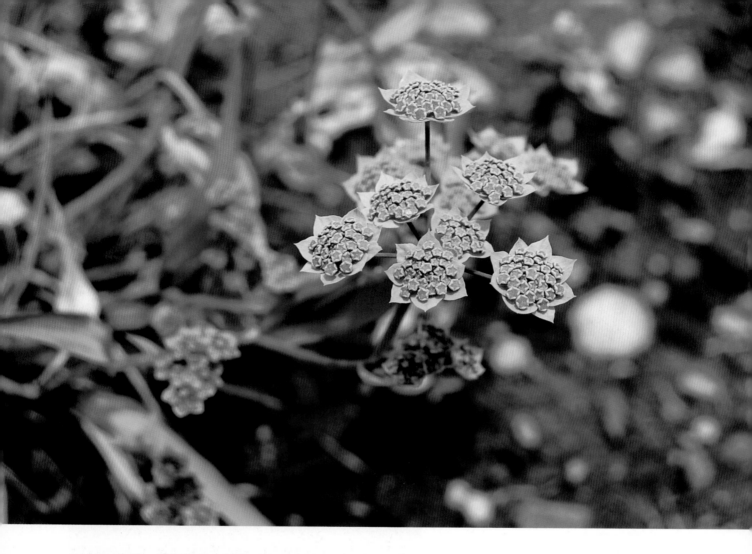

黄花鸭跖柴胡

Bupleurum commelynoideum de Boiss. var. *flaviflorum* Shan et Y. Li

| 伞形科（Umbelliferae） | 柴胡属（*Bupleurum*） |

▍形态 ▍

多年生草本。主根微粗，深褐色。茎数枝，绿色，基部有残留叶鞘，高38～48cm，上部有时有1～2
侧枝，有细纵条纹。基部叶细长，线形，长8～18cm，宽2.5～4mm，先端渐尖，无叶柄，不收缩，
抱茎，表面鲜绿色，背面有时带紫色，基部紫色，5脉；茎中部叶卵状披针形，下半部扩大，至
基部略收缩，抱茎，先端渐尖，多呈长尾状，长8～11cm，宽5～10mm，具15～21脉，边缘
白膜质；茎顶部叶较短，狭卵形，先端渐尖或有短尾尖，具13～21脉，其中3～5脉直达先端。
伞形花序单生于枝顶，总苞片1～2，早落，不等大，卵形或披针形，长0.5～1.5cm，宽3～10mm，
具3～13脉；伞幅3～7，较粗，长1.5～5cm，结果后可延长至5cm或更长；小伞形花序直径
8～12mm，小总苞片7～9，2轮排列，卵形或广卵形，长5～7mm，宽2～3mm，超过小伞
不到1倍，先端钝圆，有小尖头，基部略相连，表面绿色，背面多带粉紫蓝色，具5～7脉；小
伞形花序有花16～30，花柄长1.5～2mm；花瓣黄色，背面紫色，边缘鲜黄色，腹面紫色或黄色，

内卷，舌片梯形，中肋凸出，背部特别明显，深紫色；花柱基碟形，宽超过子房，深紫色，很显著；柱头短而粗，直立，子房偶由3心皮组成。果实成熟时棕红色，短圆柱形，长2～2.5mm，直径1.5mm，棱条色淡，略呈翼状，每棱槽中有油管3，合生面有油管4。花期8～9月，果期9～10月。

▍分布 ▍
分布于我国四川、青海、甘肃（岷县）、西藏。

▍生境 ▍
生长于海拔2700～3500m的高山草地。

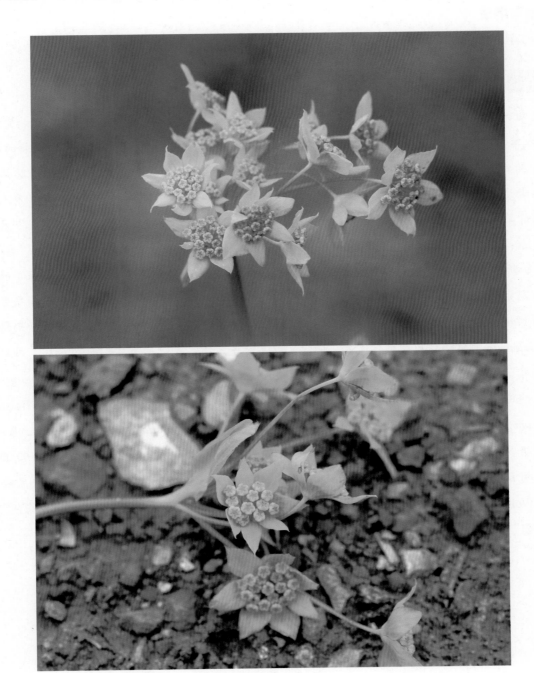

▌ 药材名 ▌

司日色波卡布（ཟི་ར་སེར་པོའི་ཚག）。

▌ 药用部位 ▌

全草或根、果实。

▌ 功能与主治 ▌

全草或根：解热，止痛；用于肝炎，头痛，发热，感冒，肋痛。果实：暖胃，消食，理气；用于胃寒，食滞，"隆"病。

▌ 用量与用法 ▌

3 ~ 6g。内服煎汤，或入丸、散剂。

附 注

《四部医典》等记载有"ཟི་ར་སེར་ག"（司日色波）；《蓝琉璃》言"司日色波"分为白、黑、黄3类；《晶珠本草》在"旱生草类药物"的"果实类药物"中记载"ཟི་ར"（司拉、孜拉）为多种药物的统称，言其分为白 ["ཟི་ར་དཀར་ག"（司拉嘎保）]、黑 ["ཟི་ར་ནག་ག'（司拉那保）]2 种，前者为清肺热之药物，后者为祛肝寒之药物，并言"本品开黄花 ["ཟི་ར་སེར་ག'（司日色波）] 的，称为柴胡，有人说是齿苞筋骨草，也有人说是镰形棘豆、苞叶雪莲。本人不用其说"。现代文献记载的"司拉"的基原较为复杂，其中白者（司拉嘎保）的基原涉及伞形科的多属多种植物，《部标藏药》以"香旱芹 / ཟི་ར་དཀར/ 斯热嘎布"之名收载了孜然芹 *Cuminum cyminum* L.（香旱芹）；黑者（司拉那保）的基原主要为毛茛科植物，《部标藏药》附录中以"黑种草子 /ཟི་ར་ནག/ 斯拉那保"之名收载了瘤果黑种草 *Nigella glandulifera* Freyn et Sint.（腺毛黑种草）。现代文献记载，各地藏医大多把多种伞形科柴胡属（*Bupleurum*）植物作为"司日色波"使用，以其种子入药，也统称为"ཟི་ར་སེར་པོའི་ཚག"（司日色波卡布，司日色波类），其基原包括竹叶柴胡 *B. marginatum* Wall. ex DC.、窄竹叶柴胡 *B. marginatum* Wall. ex DC. var. *stenophyllum* (Wolff) Shan et Y. Li、黄花鸭跖柴胡 *B. commelynoideum* de Boiss. var. *flaviflorum* Shan et Y. Li、川滇柴胡 *B. candollei* Wall. ex DC.、匍枝柴胡 *B. dalhousieanum* (Clarke) K.-Pol.、空心柴胡 *B. longicaule* Wall. ex DC. var. *franchetii* de Boiss.、小柴胡 *B. tenue* Buch.-Ham. ex D. Don、丽江柴胡 *B. rockii* Wolff、抱茎柴胡 *B. longicaule* Wall. ex DC. var. *amplexicaule* C. Y. Wu、黑柴胡 *B. smithii* Wolff 等 10 余种，均在藏民聚居区有分布。（参见"孜然芹""腺毛黑种草""丽江柴胡""窄竹叶柴胡"条）

丽江柴胡

Bupleurum rockii Wolff

伞形科（Umbelliferae） | 柴胡属（*Bupleurum*）

形态

多年生草本，高 60 ~ 100cm。根长，略增粗，黑褐色，木质化，有少数分枝。茎直立，有时带紫红色，圆柱形，有细纵棱，茎上部有稀疏的短分枝。叶较厚，有时带红棕色，全部有红色增厚的边缘，基生叶线状长圆形，长 10 ~ 15cm，宽 8 ~ 10mm，基部渐狭成为叶柄，叶鞘扩大抱茎，先端略钝，有小短尖头，11 脉；茎生叶卵状披针形或卵状长椭圆形，先端急尖或钝圆，茎上部叶广卵形或近圆形，先端钝尖，边缘紫色。花序梗长而挺直，长 3 ~ 7cm，顶生花序直径 6 ~ 8cm；总苞片 1 ~ 3，绿色有时带红色，卵状椭圆形，不等大，长 7 ~ 20cm，宽 5 ~ 10mm，先端圆钝，有小突尖头，基部圆，9 ~ 11 脉；顶生花序伞幅 8 ~ 12，侧生花序伞幅 3 ~ 7，不等长，长 1 ~ 4cm；小伞形花序直径 6 ~ 9mm；小总苞片 5，有时带红色，椭圆状倒卵形，先端急尖，长 3.5 ~ 5mm，

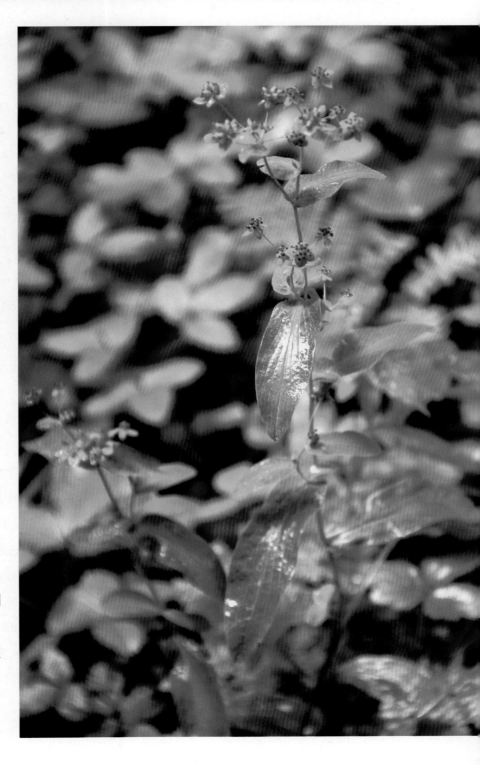

宽 1.5 ~ 2.5mm，长等于或超过花时小伞形花序，而短于果时小伞形花序；小伞形花序有花
10 ~ 12；花柄长 1 ~ 1.5mm；花瓣黄色，先端内折处平坦；花柱基宽超过子房。果实成熟时红棕色，
卵形，长 4 ~ 5mm，宽 2.2 ~ 2.6mm，每棱槽中有油管 3，合生面 4。花期 7 ~ 8 月，果期 9 ~ 10
月。

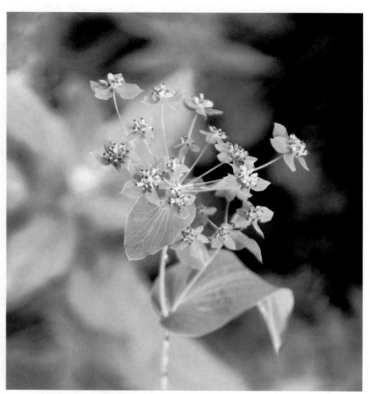

▌ 分布 ▌

分布于我国四川、云南、西藏。

▌ 生境 ▌

生长于海拔 1950 ~ 4200m 的山坡草
地、疏林下。

▌ 药材名 ▌

司日色波（ཤེར་ཤེར་པོ།）。

▌ 药用部位 ▌

果实。

▌ 功能与主治 ▌

温胃，健胃，理气。用于胃寒腹胀，
食滞，消化不良，"隆"病，"培根"
病，肺热症。

▌ 用量与用法 ▌

3 ~ 6g。内服煎汤，或入丸、散剂。

附 注

　　《四部医典》《度母本草》等记载有"ཤེར་དཀར་པོ།"（斯拉嘎保）。《晶珠本草》中记载有"ཤེར།"
（司拉、孜拉），言其分为白 ["ཤེར་དཀར་པོ།"（斯拉嘎保）]、黑 ["ཤེར་ནག་པོ།"（斯拉那保）] 2 种，白
者为清肺热之药物，黑者为祛肝寒之药物；并言："本品开黄花的，称为'ཤེར་ཤེར་པོ།'（司日色波，
其汉译重译本译为'柴胡'），有人说是齿苞筋骨草，也有人说是镰形棘豆、苞叶雪莲。本人不用
其说。"现代文献记载，现藏医多以伞形科植物孜然芹 Cuminum cyminum L.（香旱芹）为白者（斯
拉嘎保）的正品，以毛茛科植物腺毛黑种草 Nigella glandulifera Freyn et Sint. 为黑者（斯拉那保）
的正品。关于"司日色波"的基原，据《迪庆藏药》等记载，各地藏医均将柴胡属（Bupleurum）
植物称为"司日色波"（柴胡子）作药用，丽江柴胡 B. rockii Wolff 为其基原之一；此外，竹叶柴
胡 B. marginatum Wall. ex DC.、云南柴胡 B. yunnanense Franch.、抱茎柴胡 B. longicaule Wall. ex DC.
var. amplexicaule C. Y. Wu、红柴胡 B. scorzonerifolium Willd. 等也作"司日色波"使用。（参见"孜
然芹""腺毛黑种草""竹叶柴胡""红柴胡"条）

红柴胡

Bupleurum scorzonerifolium Willd.

伞形科（Umbelliferae） | 柴胡属（*Bupleurum*）

形态

多年生草本，高 30 ~ 60cm。主根发达，圆锥形，支根稀少，深红棕色，表面略皱缩，上端有横环纹，下部有纵纹，质疏松而脆。茎单一或 2 ~ 3 分枝，基部密覆叶柄残余纤维，细圆，有细纵槽纹，茎上部有多回分枝，略呈"之"字形弯曲，并呈圆锥状。叶细线形，基生叶下部略收缩成叶柄，其他均无柄，叶长 6 ~ 16cm，宽 2 ~ 7mm，先端长渐尖，基部稍变窄抱茎，质厚，稍硬挺，常对折或内卷，脉 3 ~ 5，向叶背凸出，两脉间有隐约平行的细脉，叶缘白色，骨质，上部叶小，同形。伞形花序自叶腋间抽出，花序多，直径 1.2 ~ 4cm，形成较疏松的圆锥花序；伞幅（3 ~）4 ~ 6（~ 8），长 1 ~ 2cm，很细，弧形弯曲；总苞片 1 ~ 3，极细小，针形，长 1 ~ 5mm，宽 0.5 ~ 1mm，具 1 ~ 3 脉，有时紧贴伞幅，常早落；小伞形花序直径 4 ~ 6mm，小总苞片 5，紧贴小伞形花序，线

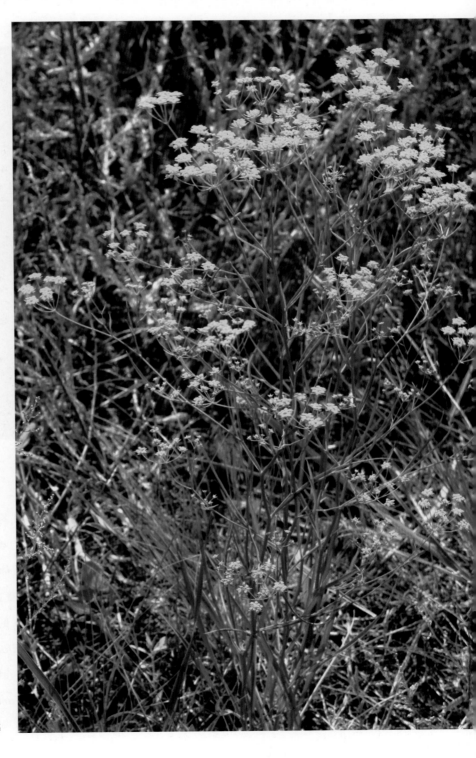

状披针形，长 2.5 ~ 4mm，宽 0.5 ~ 1mm，细而尖锐，花时等于或略超过小伞形花序；小伞形花序有花（6 ~）9 ~ 11（~ 15），花柄长 1 ~ 1.5mm；花瓣黄色，舌片几与花瓣的对半等长，先端 2 浅裂；花柱基厚垫状，宽于子房，深黄色，柱头向两侧弯曲；子房主棱明显，表面常有白霜。果实广椭圆形，长 2.5mm，宽 2mm，深褐色，棱浅褐色，粗钝凸出，每棱槽有油管 5 ~ 6，合生面有油管 4 ~ 6。花期 7 ~ 8 月，果期 8 ~ 9 月。

分布

分布于我国甘肃、陕西、山西、内蒙古、辽宁、吉林、黑龙江、河北、山东、江苏、安徽、广西等。蒙古、朝鲜、日本等也有分布。

生境

生长于海拔 160 ~ 2250m 的干燥草原、向阳山坡、灌木林边缘。

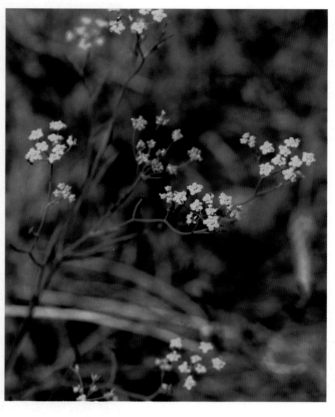

药材名

司日色波（ཟེར་མེར་ཁ）。

药用部位

果实。

功能与主治

升胃温，健胃，理气。用于胃寒腹胀，食滞，消化不良，"隆"病，"培根"病，肺热症。

用量与用法

3 ~ 6g。内服煎汤，或入丸、散剂。

附 注

《四部医典》等记载有"ཟེར་མེར་ཁ"（司日色波）；《蓝琉璃》记载其有白、黑、黄 3 类；《晶珠本草》记载"ཟེར"（司拉、孜拉）为数种药物的统称，言其分为白、黑 2 种，前者为清肺热之药物，后者为祛肝寒之药物，并言"本品开黄花 ['ཟེར་མེར་ཁ'（司日色波）] 的称为柴胡，有人说是齿苞筋骨草，也有人说是镰形棘豆、苞叶雪莲。本人不用其说"。故而《迪庆藏药》在"ཟེར་མེར་ཁ"（司日色波）条下注《晶珠本草》未记载，但各地藏医均称柴胡属（*Bupleurum*）的多种植物的种子为"柴胡子"，将其作"司日色波"使用。据现代文献记载，红柴胡 *B. scorzonerifolium* Willd. 为"ཟེར་མེར་ཁ"（司日色波）的基原之一；此外，竹叶柴胡 *B. marginatum* Wall. ex DC.、丽江柴胡 *B. rockii* Wolff、云南柴胡 *B. yunnanense* Franch.、抱茎柴胡 *B. longicaule* Wall. ex DC. var. *amplexicaule* C. Y. Wu 等也作"司日色波"使用。（参见"黑柴胡""竹叶柴胡""丽江柴胡"条）

竹叶柴胡

Bupleurum marginatum Wall. ex DC.

伞形科（Umbelliferae）	柴胡属（*Bupleurum*）

▌ 形态 ▌

多年生高大草本。根木质化，直根发达，外皮深红棕色，纺锤形，有细纵皱纹及稀疏的小横突起，长 10～15cm，直径 5～8mm，根的先端常有一段红棕色的地下茎，木质化，长 2～10cm，有时扭曲缩短，与根较难区分。茎高 50～120cm，绿色，硬挺，基部常木质化，带紫棕色，茎上有淡绿色的粗条纹，实心。叶鲜绿色，背面绿白色，革质或近革质，叶缘软骨质，较宽，白色，下部叶与中部叶同形，长披针形或线形，长 10～16cm，宽 6～14mm，先端急尖或渐尖，有硬尖头，长达 1mm，基部微收缩抱茎，脉 9～13，向叶背显著凸出，淡绿白色，茎上部叶同形，但逐渐缩小，脉 7～15。复伞形花序很多，顶生花序往往短于侧生花序；直径 1.5～4cm；伞幅 3～4（～7），不等长，长 1～3cm；总苞片 2～5，很小，不等大，披针形或小如鳞片，长 1～4mm，宽

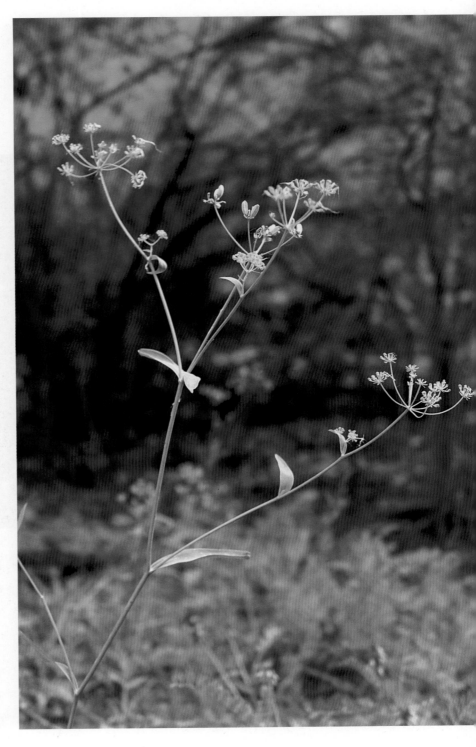

0.2 ~ 1mm，脉 1 ~ 5；小伞形花序直径 4 ~ 9mm；小总苞片 5，披针形，短于花柄，长 1.5 ~ 2.5mm，宽 0.5 ~ 1mm，先端渐尖，有小突尖头，基部不收缩，脉 1 ~ 3，有白色膜质边缘，小伞形花序有花（6 ~）8 ~ 10（~ 12），直径 1.2 ~ 1.6mm；花瓣浅黄色，先端反折处较平而不凸起，小舌片较大，方形；花柄长 2 ~ 4.5mm，较粗，花柱基厚盘状，宽于子房。果实长圆形，长 3.5 ~ 4.5mm，宽 1.8 ~ 2.2mm，棕褐色，棱狭翼状，每棱槽中有油管 3，合生面有油管 4。花期 6 ~ 9 月，果期 9 ~ 11 月。

▌ 分布 ▌

分布于我国西南部、中部、南部各省区。印度、尼泊尔也有分布。

▌ 生境 ▌

生长于海拔 750 ~ 2300m 的山坡草地、林下、灌丛。

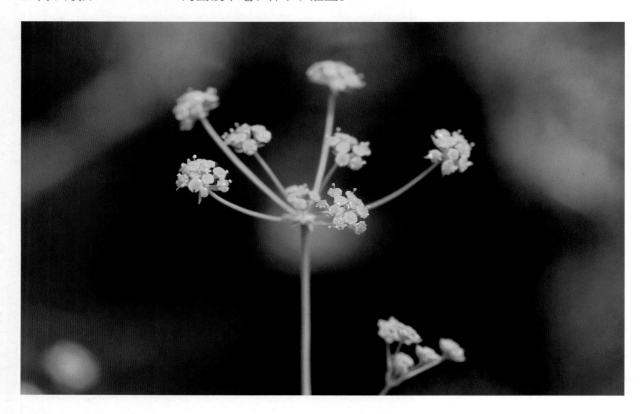

▌ 药材名 ▌

司日色波、司拉色波、色拉赛波（ཟི་ར་སེར་པོ།），司拉嘎保、斯拉嘎保、丝拉嘎保、斯热嘎布（ཟི་ར་དཀར་པོ།）。

▌ 药用部位 ▌

果实。

▌ 功能与主治 ▌

升胃温，健胃，理气。用于胃寒腹胀，食滞，消化不良，"隆"病，"培根"病，肺热症。

▍用量与用法 ▍

3 ～ 6g。内服煎汤，或入丸、散剂。

附 注

《四部医典》等记载有"ཟེར་མེར་ལྡེ"（司日色波）；《蓝琉璃》记载其有白、黑、黄3类；《晶珠本草》在"旱生草类药物"的"果实类药物"中言"ཟེར"（司拉、孜拉）为数种药物的统称，记载其分为白["ཟེར་དཀར་པོ"（司拉嘎保）]、黑["ཟེར་ནག་པོ"（司拉那保）]2种，前者为清肺热之药物，后者为祛肝寒之药物，并言有黄色者["ཟེར་མེར་ལྡེ"（司拉色波）]，但不能确定其来源，故未用之（未记载之意）。现代文献记载的"司拉"类的基原较为复杂，其中，白者（司拉嘎保）的基原涉及伞形科多属多种植物，黑者（司拉那保）的基原主要为毛茛科植物。白者（司拉嘎保）以伞形科植物孜然芹 *Cuminum cyminum* L.（香旱芹）为正品（《部标藏药》以"香旱芹 /ཟེར་དཀར/ 斯热嘎布"之名也收载了该种），各地作为代用品使用的其他基原有茴香 *Foeniculum vulgare* Mill.、松潘棱子芹 *Pleurospermum franchetianum* Hemsl.、竹叶柴胡 *B. marginatum* Wall. ex DC.、北方拉拉藤 *Galium boreale* Linn. 等，这些基原可相互替代使用，这可能与它们在果实形态上有相似之处有关。竹叶柴胡 *B. marginatum* Wall. ex DC. 又称"司日色波"，《迪庆藏药》言"司日色波"未见《晶珠本草》记载（《晶珠本草》汉译重译本言"本品开黄花的，称为柴胡，有人说是齿苞筋骨草，也有人说是镰形棘豆、苞叶雪莲。本人不用其说"），但各地藏医多称柴胡属植物的果实为"司日色波"（即"司拉"的黄色品种）并药用；与其同样作"司日色波"使用的还有云南柴胡 *B. yunnanense* Franch.、丽江柴胡 *B. rockii* Wolff、抱茎柴胡 *B. longicaule* Wall. ex DC. var. *amplexicaule* C. Y. Wu、红柴胡 *B. scorzonerifolium* Willd.、马尾柴胡 *B. microcephalum* Diels、密花柴胡 *B. densiflorum* Rupr.、黄花鸭跖柴胡 *B. commelynoideum* de Boiss. var. *flaviflorum* Shan et Y. Li、葡枝柴胡 *B. dalhousieanum* (Clarke) K.-Pol. 等多种柴胡属植物，又统称"ཟེར་མེར་པོའི་ཚད"（司日色波卡布，司日色波类同品之意）。《中国藏药植物资源考订》记载，四川甘孜将竹叶柴胡 *B. marginatum* Wall. ex DC. 等几种同属植物称为"ལོ་ཀ"（洛卡），而《蓝琉璃》中记载的"洛卡"及今西藏、青海藏医使用的"洛卡"均为菊科植物的全草，故可能存在使用不当的情况。（参见"孜然芹""茴香""丽江柴胡""红柴胡""黄花鸭跖柴胡"条）

窄竹叶柴胡

Bupleurum marginatum Wall. ex DC. var. *stenophyllum* (Wolff) Shan et Y. Li

伞形科（Umbelliferae） | 柴胡属（*Bupleurum*）

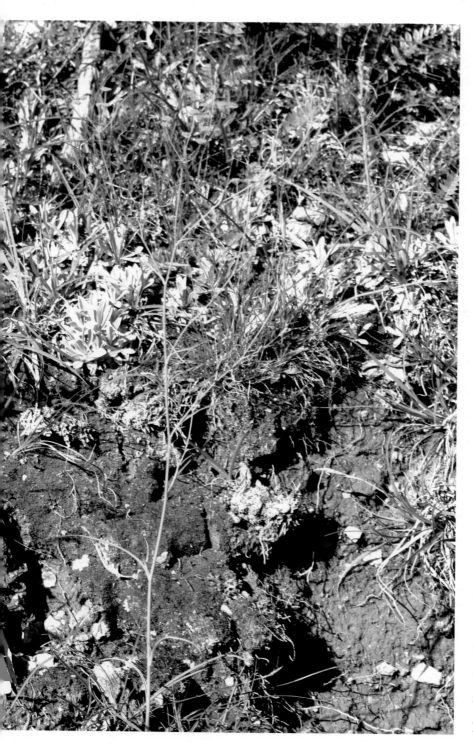

形态

多年生草本。根木质化，直根发达，外皮深红棕色，纺锤形，有细纵皱纹及稀疏的小横突起，长 10 ～ 15cm，直径 5 ～ 8mm，根先端常有一段红棕色的地下茎，木质化，长 2 ～ 10cm，有时扭曲缩短，与根较难区分。茎高 25 ～ 60cm，绿色，硬挺，基部常木质化，带紫棕色，茎上有淡绿色粗条纹，实心。叶鲜绿色，背面绿白色，革质或近革质，叶缘软骨质，较窄，白色；基生叶紧密排列成 2 列；茎下部叶与茎中部叶同形，狭长，长 3 ～ 10cm，宽 0.3 ～ 0.6cm，先端急尖或渐尖，有硬尖头，长达 1mm，基部微收缩抱茎，脉 9 ～ 13，向叶背显著突出，淡绿白色，茎上部叶同形，但逐渐缩小，具 7 ～ 15 脉。复伞形花序少，顶生花序往往短于侧生花序，直径 1.5 ～ 4cm；伞幅 3 ～ 4（～ 7），不等长，长 1 ～ 3cm；总苞片 2 ～ 5，很小，不等大，披针形或小如鳞片，长 1 ～ 4mm，宽

0.2 ~ 1mm，具 1 ~ 5 脉；小伞形花序直径 4 ~ 9mm；小总苞片 5，披针形，长超过花柄，长 1.5 ~ 2.5mm，宽 0.5 ~ 1mm，先端渐尖，有小凸尖头，基部不收缩，具 1 ~ 3 脉，有白色膜质边缘，小伞形花序有花（6 ~ ）8 ~ 10（~ 12），直径 1.2 ~ 1.6mm；花瓣浅黄色，先端反折处较平而不凸起，小舌片较大，方形；花柄短，花柱基厚盘状，宽于子房。果实长圆形，长 3.5 ~ 4.5mm，宽 1.8 ~ 2.2mm，棕褐色，棱狭翼状，每棱槽有油管 3，合生面油管 4。花期 8 ~ 9 月，果期 9 ~ 10 月。

▌分布 ▌

分布于我国西部及西南各省区。

▌生境 ▌

生长于海拔 2700 ~ 4000m 的高山地区林下、山坡、溪边、路旁。

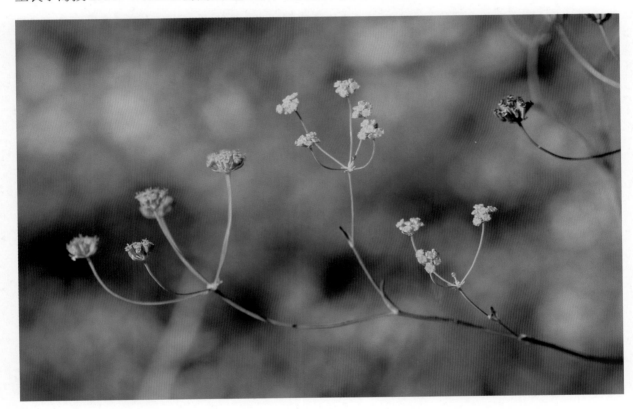

▌药材名 ▌

司日色波卡布（ཟི་ར་སེར་པོའི་ཚིག）。

▌药用部位 ▌

全草或根、果实。

▌功能与主治 ▌

全草或根：解热，止痛；用于肝炎，头痛，发热感冒，肋痛。果实：暖胃，消食，理气；用于胃寒，食滞，"隆"病。

▌ 用量与用法 ▐

3 ~ 6g。内服煎汤，或入丸、散剂。

附 注

《四部医典》等记载有"ཟི་ར་སེར་པོ།"（司日色波、司拉色波），《蓝琉璃》记载其分为白、黑、黄 3 类。《晶珠本草》在"旱生草类药物"的"果实类药物"中记载"ཟི་ར།"（司拉、孜拉）为数种药物的统称，言其分为白 ["ཟི་ར་དཀར་པོ།"（司拉嘎保）]、黑 ["ཟི་ར་ནག་པོ།"（司拉那保）]2 种，前者为清肺热之药物，后者为祛肝寒之药物，并言另有黄色者"ཟི་ར་སེར་པོ།"（司拉色波），但其来源不能确定，故未用。现代文献记载的白、黑"司拉"的基原较为复杂，白者（司拉嘎保）的基原涉及伞形科的多属多种植物的果实，黑者（司拉那保）的基原主要为毛茛科植物。通常白者以伞形科植物孜然芹 *Cuminum cyminum* L.（香旱芹）为正品，《部标藏药》以"香旱芹 /ཟི་ར་དཀར་པོ།/ 斯热嘎布"之名收载了该种；黑者以毛茛科植物瘤果黑种草 *Nigella glandulifera* Freyn et Sint.（腺毛黑种草）为正品，《部标藏药》附录中以"黑种草子 /ཟི་ར་ནག་པོ།/ 斯拉那保"之名收载了该种。关于黄色者"司拉色波"的基原，《晶珠本草》汉译重译本言："本品开黄花的，称为柴胡，有人说这是齿苞筋骨草，也有人说是镰形棘豆、苞叶雪莲。本人不用其说。"说明当时各地即有多种来源不同的同类品出现。现代文献记载各地藏医多以竹叶柴胡 *B. marginatum* Wall. ex DC. 等柴胡属（*Bupleurum*）多种植物的果实作"司日色波"使用，也统称其为"ཟི་ར་སེར་པོའི་ཚ།"（司日色波卡布，司日色波类），窄竹叶柴胡 *B. marginatum* Wall. ex DC. var. *stenophyllum* (Wolff) Shan et Y. Li 为其基原之一。（参见"孜然芹""竹叶柴胡""黄花鸭跖柴胡"条）

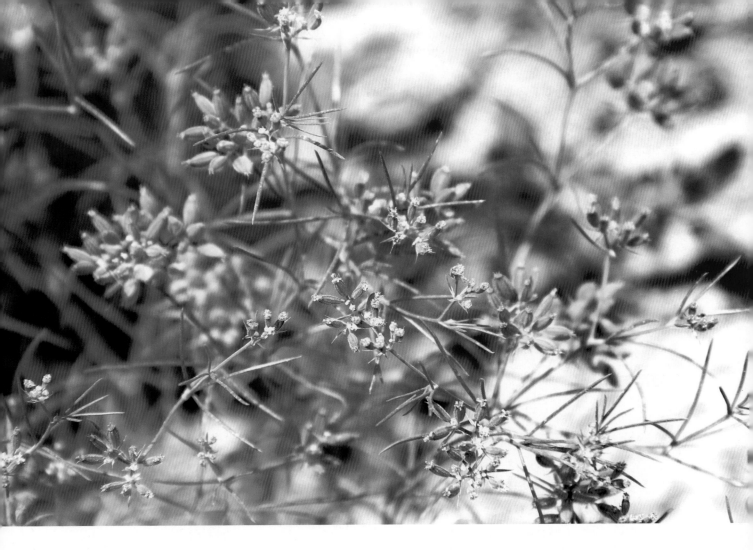

孜然芹

Cuminum cyminum L.

| 伞形科（Umbelliferae） | 孜然芹属（*Cuminum*） |

形态

一年生或二年生草本，高 20 ~ 40cm，全株除果实外光滑无毛。叶柄长 1 ~ 2cm 或近无柄，有狭披针形的鞘；叶片三出式 2 回羽状全裂，末回裂片狭线形，长 1.5 ~ 5cm，宽 0.3 ~ 0.5mm。复伞形花序多数，多呈二歧式分枝，伞形花序直径 2 ~ 3cm；总苞片 3 ~ 6，线形或线状披针形，边缘膜质，白色，先端有长芒状的刺，有时 3 深裂，不等长，长 1 ~ 5cm，反折；伞幅 3 ~ 5，不等长；小伞形花序通常有 7 花，小总苞片 3 ~ 5，与总苞片相似，先端针芒状，反折，较小，长 3.5 ~ 5mm，宽 0.5mm；花瓣粉红色或白色，长圆形，先端微缺，有内折的小舌片；萼齿钻形，长于花柱；花柱基圆锥状，花柱短，叉开，柱头头状。分生果圆形，两端狭窄，长 6mm，宽 1.5mm，密被白色刚毛；每棱槽内有油管 1，合生面有油管 2，胚乳腹面微凹。花期 4 月，果期 5 月。

分布

原产于埃及、埃塞俄比亚。我国新疆有栽培。地中海地区、伊朗、印度及北美洲等也有栽培。

生境

作为调味料原植物栽培。

药材名

斯拉嘎保、斯热嘎布、司拉嘎保、司惹嘎博、司日嘎保、斯日嘎保（ཟི་ར་དཀར་པོ།）。

药用部位

成熟果实。

功能与主治

清肺热，提升胃火，消食。用于"培根"病，肺热症，胃寒腹胀，消化不良。（《部标藏药》《青海藏标》）

理气，消食，祛寒。用于"索隆"病，肺热症，胃寒腹痛。（《藏标》）

用量与用法

3 ~ 6g。

附 注

《四部医典》《度母本草》等记载有"ཟི་ར་དཀར་པོ།"（斯拉嘎保）。《晶珠本草》在"旱生草类药物"的"果实类药物"中记载有"ཟི་ར།"（司拉、孜拉），言其为数种药物的总称，且分为白、黑2种，白者["ཟི་ར་དཀར་པོ།"（斯拉嘎保）]为清肺热之药物，黑者["ཟི་ར་ནག་པོ།"（斯拉那保）]为祛肝寒之药物；并言另有黄花者，由于其基原不确定，故未用。关于白者（斯拉嘎保）的形态，《晶珠本草》引《图鉴》之说其言"生长在园中。叶细，深裂；花白色，花序伞状；种子（果实）状如'ཀ་ཤུ།'（果鸟，伞形科植物葛缕子 Carum carvi L.）。味辛、甘，功效治'培根'，消化不良"。《图鉴螺眼》也云"斯拉嘎保状如葛缕"。现代文献记载的各地藏医所用"ཟི་ར།"（司拉）类的基原涉及伞形科、茜草科、毛茛科的多属多种植物。关于"斯拉嘎保"的基原，多以孜然芹 Cuminum cyminum L. 为正品，其形态也与古籍的记载基本相符，《部标藏药》《藏标》等在"香旱芹 /ཟི་ར་དཀར་པོ།/ 斯热嘎布（斯拉嘎保）"条下均收载了该种；其他种类则为地方习用的代用品，被文献记载的有伞形科植物茴香 Foeniculum vulgare Mill.（西藏、青海）、松潘棱子芹 Pleurospermum franchetianum Hemsl.、竹叶柴胡 Bupleurum marginatum Wall. ex DC.、宜昌东俄芹 Tongoloa dunnii (de Boiss.) Wolff（四川甘孜）及毛茛科植物瓣蕊唐松草 Thalictrum petaloideum L.、偏翅唐松草 Thalictrum delavayi Franch.（青海、甘肃甘南）。关于黑者"斯拉那保"的基原，多以毛茛科植物腺毛黑种草 Nigella glandulifera Freyn et Sint. 为正品，有关标准也收载了该种；部分地区也以多种唐松草属（Thalictrum）植物作代用品。关于黄者"ཟི་ར་སེར་པོ།"（司日色波），《晶珠本草》记载其有争议，故未用。而现代文献记载各地藏医多将伞形科植物竹叶柴胡 B. marginatum Wall. ex DC. 等多种柴胡属（Bupleurum）植物称为"司日色波"，以其果实入药。（参见"松潘棱子芹""腺毛黑种草""竹叶柴胡"条）

孜然 Cuminum cyminum L. 为我国引种栽培植物，"孜然"之名源于梵语"jira"或波斯语"zira"。

葛缕子

Carum carvi L.（藏茴香）

伞形科（Umbelliferae） | 葛缕子属（*Carum*）

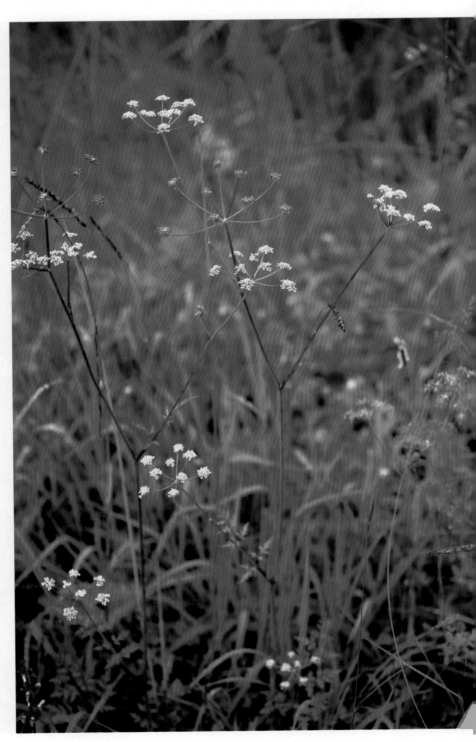

形态

多年生草本，高 30 ～ 70cm。
根圆柱形，长 4 ～ 25cm，直
径 5 ～ 10mm，表皮棕褐色。
茎通常单生，稀 2 ～ 8。基生
叶及茎下部叶的叶柄与叶片近
等长，或略短于叶片，叶片长
圆状披针形，长 5 ～ 10cm，
宽 2 ～ 3cm，2 ～ 3 回羽状分裂，
末回裂片线形或线状披针形，
长 3 ～ 5mm，宽约 1mm，茎中、
上部叶与基生叶同形而较小，
无柄或有短柄。无总苞片，稀
1 ～ 3，线形；伞幅 5 ～ 10，
极不等长，长 1 ～ 4cm，无小
总苞或偶有 1 ～ 3，线形；小
伞形花序有花 5 ～ 15，花杂性，
无萼齿，花瓣白色，或带淡红
色，花柄不等长，花柱长约为
花柱基的 2 倍。果实长卵形，
长 4 ～ 5mm，宽约 2mm，成
熟后黄褐色，果棱明显，每棱
槽内有油管 1，合生面有油管
2。花果期 5 ～ 8 月。

分布

分布于我国西藏（嘉黎）、四
川西部（甘孜）、青海（河南）
及东北、华北、西北地区。

▌ 生境 ▌

生长于海拔 4000m 以下的河滩草地、高山草甸、林下、灌丛。

▌ 药材名 ▌

果扭、果女、果鸟、郭牛、郭扭、郭女（ གོ་ཉུང་ ）。

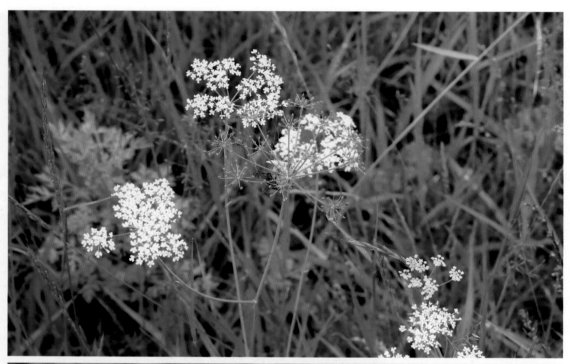

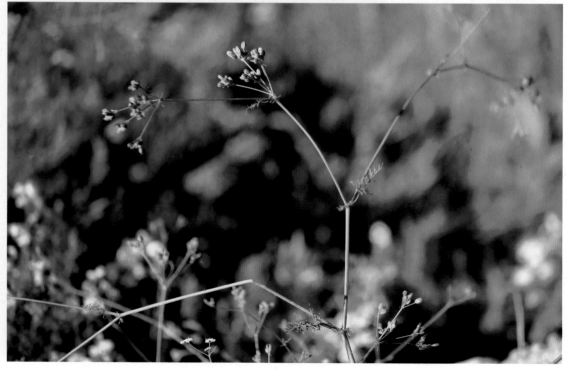

▌ 药用部位 ▐

成熟果实。

▌ 功能与主治 ▐

理气，止痛，解毒。用于"隆"病，眼病，食欲不振，胃痛，腹痛，疝气，"培根"病，夜盲。

▌ 用量与用法 ▐

3 ~ 6g。内服研末，或入复方。

附 注

《四部医典》《晶珠本草》等记载有"ཀོ་རྩོད།"（果扭），言其为祛风、清心热、解毒、治眼病之药物。现代文献记载和实地调查显示，现各地藏医所用"果扭"多为葛缕子 C. carvi L.，药材习称"藏茴香"，《部标藏药》《青海藏标》等收载的"藏茴香 /ཀོ་རྩོད།/ 郭扭"的基原也为该种。此外，田葛缕子 C. buriaticum Turcz. 的果实也作"果扭"使用；云南迪庆藏医还使用细葛缕子 C. carvi L. f. gracile (Lindl.) Wolff。（参见"田葛缕子"条）

《四部医典》等中记载有"ཟི་ར་དཀར་པོ།"（斯拉嘎保）；《蓝琉璃》记载"ཟི་ར།"（斯拉）类药物有白、黑、黄 3 类；《晶珠本草》在"旱生草类药物"的"果实类药物"中言"ཟི་ར།"（司拉、孜拉）为数种药物的统称，言其分为白 ["ཟི་ར་དཀར་པོ།"（斯拉嘎保）]、黑 ["ཟི་ར་ནག་པོ།"（斯拉那保）]2 种，前者为清肺热之药物，后者为祛肝寒之药物，同时还指出本品开黄花的称"ཟི་ར་སེར་པོ།"（司日色波），因其基原各种说法不一而未用，故也未记载其形态。现代文献记载的各地藏医所用"司拉"类的基原涉及伞形科、茜草科、毛茛科的多属多种植物，《部标藏药》等标准中收载的白者（斯拉嘎保）的基原为伞形科植物孜然芹 Cuminum cyminum L.，黑者（斯拉那保）的基原为毛茛科植物腺毛黑种草 Nigella glandulifera Freyn et Sint.。关于黄者（司日色波），现代文献记载各地藏医常将伞形科柴胡属（Bupleurum）的多种植物作"司日色波"使用。《四部医典系列挂图全集》中的"ཟི་ར་སེར་པོ།"（司日色波）附图（第二十六图，47 号图）的汉译名为"黄小茴香"，"ཟི་ར་དམན་པ་བོད་ཀྱི་སེར་པོ།"（斯拉曼巴坡吉色波）附图（第二十六图，52 号图）的汉译名为"次藏小茴香"，国外有文献将该 2 幅图分别鉴定为莳萝 Anethum graveolens L.（47 号图）和北柴胡 B. chinense DC.（52 号图），而该 2 幅图图示植物极为相似，均为羽状复叶、伞形花序，显然似伞形科植物而非柴胡属植物。以上可说明"司拉"与"茴香"类相近。笔者曾对从市场收集的 2 批"藏茴香"药材进行了 ITS2 条形码鉴别，结果显示其与自采的葛缕子 C. carvi L. 样本及 DNA 序列数据库（GenBank）中收录的葛缕子 C. carvi L. 的 ITS2 序列的相似度低于 77%，而与伞形科植物莳萝 A. graveolens L.、迷果芹 Sphallerocarpus gracilis (Bess.) K.-Pol. 和茴香 Foeniculum vulgare Mill. 的 ITS2 序列的相似度达 96%，这反映出实际使用的"藏茴香"中可能还包含作为"果扭"类基原的种类。（参见"孜然芹""腺毛黑种草""竹叶柴胡"条）

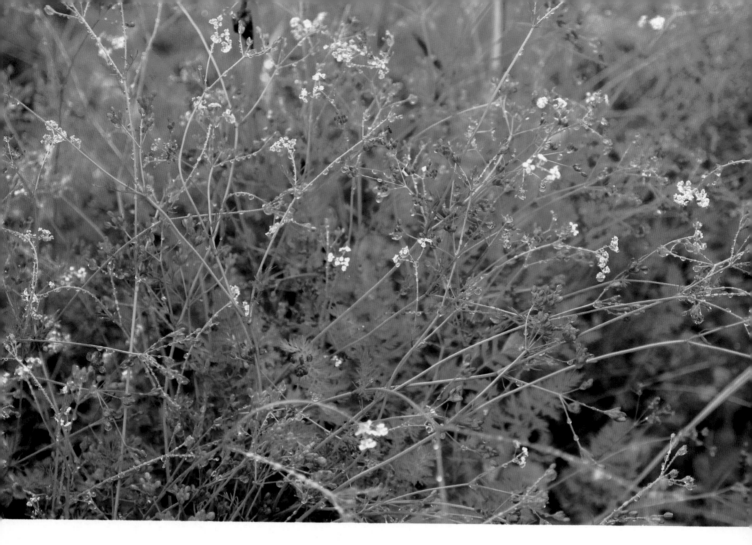

田葛缕子

Carum buriaticum Turcz.

伞形科（Umbelliferae）　　　　葛缕子属（*Carum*）

┃ 形态 ┃

多年生草本，高 50 ~ 80cm。根圆柱形，长达 18cm，直径 0.5 ~ 2cm。茎通常单生，稀 2 ~ 5，基部有叶鞘纤维残留物，自茎中下部以上分枝。基生叶及茎下部叶有柄，长 6 ~ 10cm，叶片长圆状卵形或披针形，长 8 ~ 15cm，宽 5 ~ 10cm，3 ~ 4 回羽状分裂，末回裂片线形，长 2 ~ 5mm，宽 0.5 ~ 1mm；茎上部叶通常 2 回羽状分裂，末回裂片细线形，长 5 ~ 10mm，宽约 0.5mm。总苞片 2 ~ 4，线形或线状披针形；伞幅 10 ~ 15，长 2 ~ 5cm；小总苞片 5 ~ 8，披针形；小伞形花序有花 10 ~ 30，无萼齿；花瓣白色。果实长卵形，长 3 ~ 4mm，宽 1.5 ~ 2mm，每棱槽内油管 1，合生面油管 2。花果期 5 ~ 10 月。

┃ 分布 ┃

分布于我国西藏、四川西北部、东北、华北、西北。蒙古也有分布。

▌ 生境 ▌

生长于海拔达 4000m 的田边、路旁、河岸、林下、山地草丛。

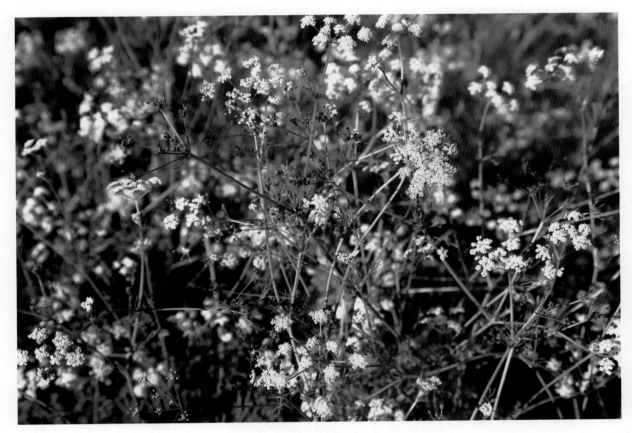

▌ 药材名 ▌

果扭、果女、果鸟、郭牛、郭扭、郭女（ཀོ་ཉོ།）。

▌ 药用部位 ▌

成熟果实。

▌ 功能与主治 ▌

理气，止痛，解毒。用于"隆"病，眼病，食欲不振，胃痛，腹痛，疝气，"培根"病，夜盲。

▌ 用量与用法 ▌

3 ~ 6g。内服研末，或入复方。

附 注

《四部医典》《晶珠本草》等古籍中记载有"ཀོ་ཉོ།"（果扭），言其为祛风、清心热、解毒、治眼病之药物。现代文献记载各地藏医所用"果扭"多为葛缕子 C. carvi L.，药材习称"藏茴香"。田葛缕子 C. buriaticum Turcz. 的果实也作"果扭"使用。《部标藏药》《青海藏标》等收载的"藏茴香 /ཀོ་ཉོ།/ 郭扭"的基原为葛缕子 C. carvi L.。（参见"葛缕子"条）

茴香

Foeniculum vulgare Mill.

伞形科（Umbelliferae） 茴香属（*Foeniculum*）

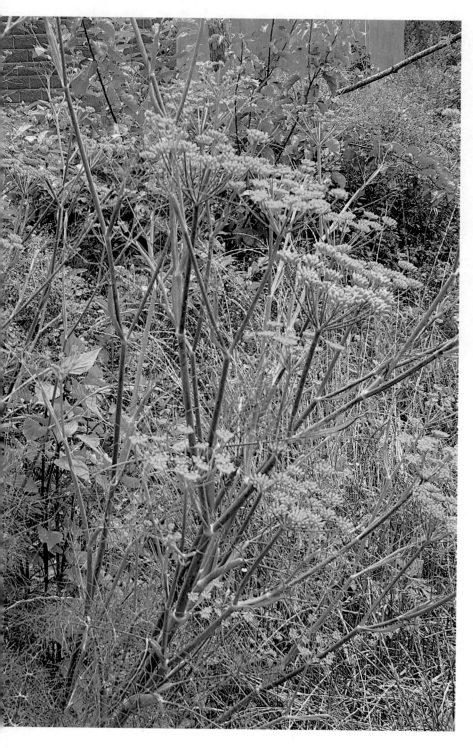

▌ 形态 ▌

草本，高 0.4 ~ 2m。茎直立，光滑，灰绿色或苍白色，多分枝。较下部的茎生叶叶柄长 5 ~ 15cm，中部叶或上部叶的叶柄部分或全部呈鞘状，叶鞘边缘膜质；叶片阔三角形，长 4 ~ 30cm，宽 5 ~ 40cm，4 ~ 5 回羽状全裂，末回裂片线形，长 1 ~ 6cm，宽约 0.1cm。复伞形花序顶生与侧生，花序梗长 2 ~ 25cm；伞幅 6 ~ 29，不等长，长 1.5 ~ 10cm；小伞形花序有花 14 ~ 39；花柄纤细，不等长；无萼齿；花瓣黄色，倒卵形或近倒卵形，长约 1mm，先端有内折的小舌片，中脉 1；花丝略长于花瓣，花药卵圆形，淡黄色；花柱基圆锥形，花柱极短，向外叉开或贴伏在花柱基上。果实长圆形，长 4 ~ 6mm，宽 1.5 ~ 2.2mm，主棱 5，尖锐，每棱槽内油管 1，合生面油管 2；胚乳腹面近平直或微凹。花期 5 ~ 6 月，果期 7 ~ 9 月。

▌ 分布 ▌

原产于地中海地区。我国各省

区均有引种栽培。

生境

全国各地作为食用香料作物大量
栽培。

药材名

司拉嘎保、斯拉嘎保、丝拉嘎保
（ཇི་ར་དཀར་པོ།）。

药用部位

果实。

功能与主治

提升胃火，消食。用于"培根"病，
肺热症，胃寒腹胀，消化不良。

用量与用法

3～6g。内服煎汤，或入丸、散剂。

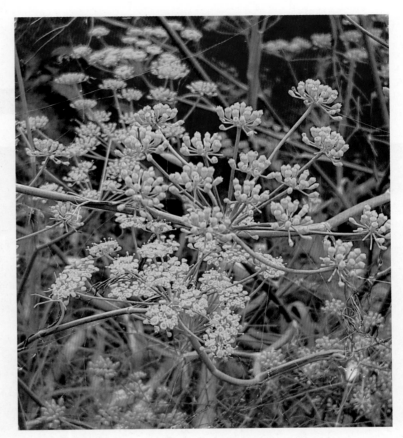

附注

《晶珠本草》言"ཇི་ར།"（司
拉、孜拉）为数种药物的统称，分为白 ["ཇི་ར་དཀར་པོ།"（司拉嘎保）]、黑 ["ཇི་ར་ནག་པོ།"（司拉那保）]2
种，前者为清肺热之药物，后者为祛肝寒之药物，均以果实入药。现代文献记载的白、黑"司拉"
的基原较为复杂，白者（司拉嘎保）的基原涉及伞形科多属多种植物的果实，黑者（司拉那保）
的基原主要为毛茛科植物。白者以孜然芹 *Cuminum cyminum* L.（香旱芹）为正品，茴香 *F. vulgare*
Mill.、松潘棱子芹 *Pleurospermum franchetianum* Hemsl. 以及竹叶柴胡 *Bupleurum marginatum* Wall.
ex DC. 等多种柴胡属植物作代用品。（参见"松潘棱子芹""竹叶柴胡"条）

《晶珠本草》中另记载"ལ་ལ་ཕུད།"（拉拉卜）为治胃寒病之药物，言其花有白、黄、黑3色。据
现代文献记载，"拉拉卜"的正品为伞形科植物蛇床 *Cnidium monnieri* (L.) Cuss.，而茴香 *F. vulgare*
Mill. 为其黄色花者的基原，为代用品。

莳萝

Anethum graveolens L.

| 伞形科（Umbelliferae） | 莳萝属（*Anethum*） |

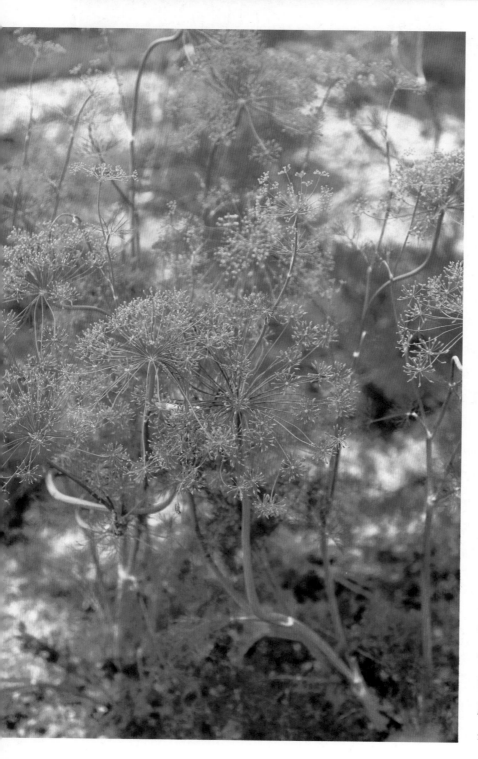

形态

一年生草本，稀为二年生，高60～120cm，全株无毛，有强烈香味。茎单一，圆柱形，光滑，有纵长细条纹，直径0.5～1.5cm。基生叶有柄，叶柄长4～6cm，基部有宽阔叶鞘，边缘膜质，叶片宽卵形，3～4回羽状全裂，末回裂片丝形，长4～20mm，宽不及0.5mm；茎上部叶较小，分裂次数少，无叶柄，仅有叶鞘。复伞形花序常呈二歧式分枝，伞形花序直径5～15cm；伞幅10～25，稍不等长；无总苞片；小伞形花序有花15～25；无小总苞片；花瓣黄色，中脉常呈褐色，长圆形或近方形，小舌片钝，近长方形，内曲；花柱短，先直后弯；萼齿不显；花柱基圆锥形至垫状。分生果卵状椭圆形，长3～5mm，宽2～2.5mm，成熟时褐色，背部压扁状，背棱细但明显凸起，侧棱狭翅状，灰白色；每棱槽内有油管1，合生面有油管2；胚乳腹面平直。花期5～8月，果期7～9月。

分布

原产于欧洲南部。栽培于我国东北部及甘肃、四川、浙江、广东、广西等地。

生境

适宜种植于土壤饱和水或渍水的环境中，在江河消落带生态环境中生长良好。作为调味料栽培。

药材名

司日色波（ཟི་ར་སེར་པོ།）。

药用部位

果实。

功能与主治

暖胃，消食，理气。用于胃寒，食滞，"隆"病。

用量与用法

3～6g。

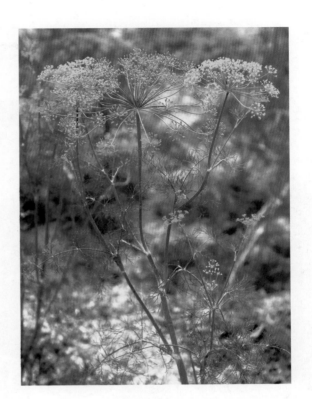

附 注

　　《四部医典》等记载有"ཟི་ར་དཀར་པོ།"（斯拉嘎保）；《蓝琉璃》记载该类药物分为白、黑、黄3类；《晶珠本草》在"旱生草类药物"的"果实类药物"中言"ཟི་ར།"（司拉、孜拉）为数种药物的统称，分为白 ["ཟི་ར་དཀར་པོ།"（司拉嘎保）]、黑 ["ཟི་ར་ནག་པོ།"（司拉那保）]2种，前者为清肺热之药物，后者为祛肝寒之药物；并言"本品开黄花 ["ཟི་ར་སེར་པོ།"（司日色波）] 的，称为柴胡，有人说是齿苞筋骨草、也有人说是镰形棘豆、苞叶雪莲。本人不用其说"。该书未有其形态记载。现代文献记载各地藏医所用"司拉"的基原涉及伞形科、茜草科、毛茛科的多属多种植物，《部标藏药》等标准中收载的白者（斯拉嘎保）的基原为伞形科植物孜然芹 *Cuminum cyminum* L.，黑者（斯拉那保）的基原为毛茛科植物腺毛黑种草 *Nigella glandulifera* Freyn et Sint.。关于黄者（司日色波）的基原，现代文献记载各地藏医常将伞形科柴胡属（*Bupleurum*）的多种植物作"司日色波"使用。但《四部医典系列挂图全集》（2000年，第二版）收录的"ཟི་ར་སེར་པོ།"（黄小茴香）（第二十六图，47号）和"ཟི་ར་དཔན་པ་བོད་ཐྱ|ས་སེར་པོ།"（次藏小茴香）（第二十六图，52号）2幅附图极为相似，其形态均为羽状复叶、伞形花序，显然并非柴胡属植物；国外有文献将这2幅图分别鉴定为莳萝 *A. graveolens* L.（藏文名为"ཟི་ར་སེར་པོ།"）和北柴胡 *Bupleurum chinense* DC.[藏文名为"ཟི་ར་དཔན་པ་བོད་ཐྱ|ས་སེར་པོ།"（司拉曼巴坡吉色波）]。《中国植物志》记载莳萝 *A. graveolens* L. 原产于欧洲，也有文献记载其原产于印度，后传至欧洲，其属名"*Anethum*"源于希腊人称其为"*Anethon*"，我国引种又称"洋茴香"或"土茴香"。从其形态看，与上述《四部医典系列挂图全集》的附图也较为相似。（参见"孜然芹""腺毛黑种草""竹叶柴胡"条）

蛇床

Cnidium mmonnieri (L.) Cuss.

伞形科（Umbelliferae） | 蛇床属（*Cnidium*）

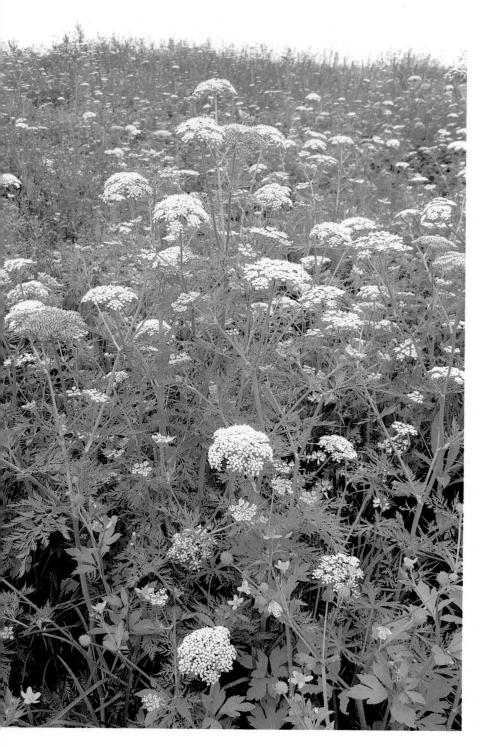

▌ 形态 ▌

一年生草本，高 10 ~ 60cm。根圆锥状，较细长。茎直立或斜上，多分枝，中空，表面具深条棱，粗糙。下部叶具短柄，叶鞘短宽，边缘膜质，上部叶柄全部鞘状；叶片卵形至三角状卵形，长 3 ~ 8cm，宽 2 ~ 5cm，2 ~ 3 回三出式羽状全裂，羽片卵形至卵状披针形，长 1 ~ 3cm，宽 0.5 ~ 1cm，先端常略呈尾状，末回裂片线形至线状披针形，长 3 ~ 10mm，宽 1 ~ 1.5mm，具小尖头，边缘及脉上粗糙。复伞形花序直径 2 ~ 3cm；总苞片 6 ~ 10，线形至线状披针形，长约 5mm，边缘膜质，具细睫毛；伞幅 8 ~ 20，不等长，长 0.5 ~ 2cm，棱上粗糙；小总苞片多数，线形，长 3 ~ 5mm，边缘具细睫毛；小伞形花序具花 15 ~ 20，萼齿无；花瓣白色，先端具内折小舌片；花柱基略隆起，花柱长 1 ~ 1.5mm，向下反曲。分生果长圆状，长 1.5 ~ 3mm，宽 1 ~ 2mm，横剖面近五角形，主棱5，均扩大成翅；每棱槽内油管1，合生面油管2；胚乳腹面平直。花期4~7月，果期6~10月。

▌分布 ▌

分布于我国华东、华中、华南、西南、西北、华北、东北地区。朝鲜、越南及北美、欧洲地区也有分布。

▌生境 ▌

生长于田边、路旁、草地、河边湿地。

▌药材名 ▌

拉拉卜、拉拉普（ལ་ལ་ཕུད）。

▌药用部位 ▌

成熟果实。

▌功能与主治 ▌

祛寒，消食。用于胃寒腹胀，消化不良等。

▌用量与用法 ▌

3~6g。内服研末，或入丸、散剂。

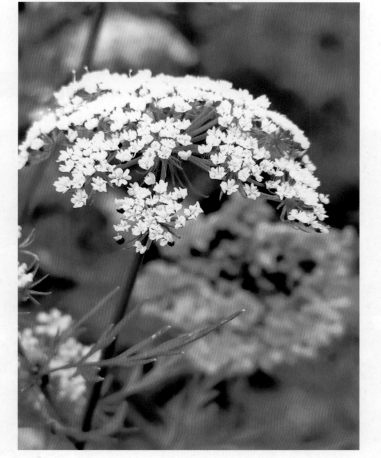

附 注

　　《四部医典》《晶珠本草》中记载有"ལ་ལ་ཕུད"（拉拉卜），言其果实为治胃寒病之药物；《四部医典系列挂图全集》第二十六图中有5幅"拉拉卜"的附图，包括白者的正品2幅和副品1幅、藏产黑者的下品及黄者各1幅（53~57号图），各图所示植物基本能确定为伞形科植物（羽状复叶、复伞形花序），但难以确定物种。《晶珠本草》记载，"拉拉卜"按产地分为印度产3种、西藏产3种，或按花色分为白、黄、黑3种；其"形态似葛缕，种子（果实）如香旱芹子而扁，有皱纹，弯曲；或状如新月，嘴尖状如芝麻。颜色有灰白色、淡黄色、红紫色三种"。现代文献多以蛇床 *C. monnieri* (L.) Cuss. 为"拉拉卜"的正品，其形态与《晶珠本草》记载的果实红紫色的种类较为相符。各文献记载的"拉拉卜"的基原还有伞形科植物瘤果芹 *Trachydium roylei* Lindl.、矮泽芹 *Chamaesium paradoxum* Wolff、松潘矮泽芹 *C. thalictrifolium* Wolff。《晶珠本草》中另记载有"ཐལ་ཁྲོམ"（察浊），现各地藏医所用"察浊"的基原主要为十字花科植物独行菜 *Lepidium apetalum* Willd. 等多种同属植物，《西藏藏标》以"ཐལ་ཁྲོམ/察浊/独行菜"之名收载了独行菜 *L. apetalum* Willd.，以根或幼苗期的带根全草入药；云南德钦、盐井藏医也将该种的种子作"拉拉卜"使用，但其形态与"拉拉卜"正品相差甚远。（参见"瘤果芹""矮泽芹""松潘矮泽芹""独行菜"条）

长茎藁本

Ligusticum thomsonii C. B. Clarke

| 伞形科（Umbelliferae） | 藁本属（*Ligusticum*） |

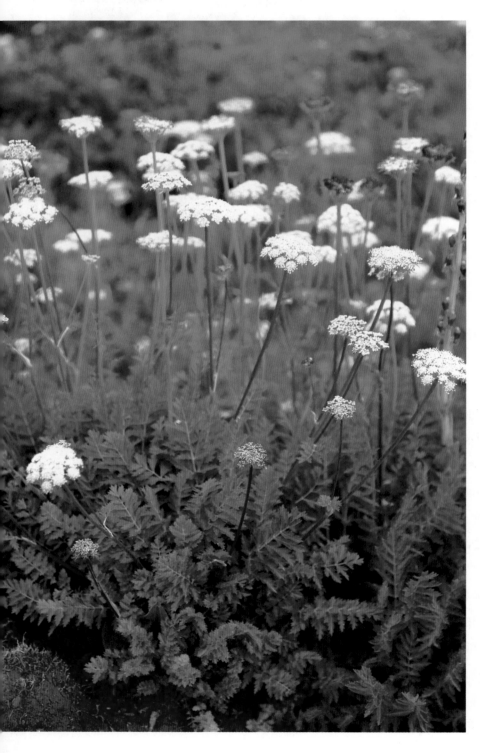

▌ 形态 ▐

多年生草本，高 20 ~ 90cm。根多分叉，长可达 15cm，直径 2cm；根颈密被纤维状枯萎叶鞘。茎多条，自基部丛生，具条棱及纵沟纹。基生叶具柄，柄长 2 ~ 10cm，基部扩大为具白色膜质边缘的叶鞘；叶片狭长圆形，长 2 ~ 12cm，宽 1 ~ 3cm，羽状全裂，羽片 5 ~ 9 对，卵形至长圆形，长 0.5 ~ 2cm，宽 0.5 ~ 1cm，边缘具不规则锯齿至深裂，背面网状脉纹明显，脉上具毛；茎生叶较少，仅 1 ~ 3，无柄，向上渐简化。复伞形花序顶生或侧生，顶生者直径 4 ~ 5cm，侧生者常小而不发育；总苞片 5 ~ 6，线形，长 0.5cm，具白色膜质边缘；伞幅 12 ~ 20，长 1 ~ 2.5cm；小总苞片 10 ~ 15，线形至线状披针形，具白色膜质边缘，长 0.5 ~ 0.7cm；萼齿微小；花瓣白色，卵形，长约 1mm，具内折小舌片；花柱基隆起，花柱 2，向下反曲。分生果长圆状卵形，长 4mm，宽 2.5mm，主棱明显凸起，侧棱较宽；每棱槽内有油管 3 ～ 4，合生面有油管 8；胚乳腹面平直。花期 7 ～ 8 月，果期 9 月。

▎分布▎

分布于我国甘肃、青海（达日）、西藏。印度、巴基斯坦也有分布。

▎生境▎

生长于海拔 2200 ～ 4200m 的林缘、灌丛、草地、路边。

▎药材名▎

杂（ཚ）。

▎药用部位▎

全草。

▎功能与主治▎

解毒。用于毒病（宝石毒、丹毒、梅毒、接触毒等），热病。

▎用量与用法▎

2 ～ 5g。

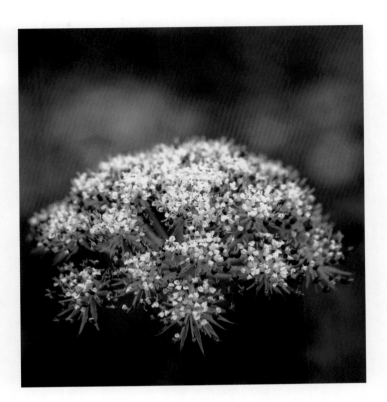

附 注

《晶珠本草》中分别记载有 "ཚ"（杂）和 "ཤྭ"（加哇、甲哇），"杂" 为治毒病之药物，"加哇" 为治黄水病、腰肾寒症之药物，并分为山生、川生、林生 3 种。现代文献记载的 "杂" 和 "加哇" 的基原极为复杂，涉及伞形科多个属的多种植物，各地藏医习用的种类也有不同，且两者的基原有交叉。《藏药志》记载 "杂" 的基原为长茎藁本 L. thomsonii C. B. Clarke、西藏棱子芹 Pleurospermum hookeri C. B. Clarke var. thomsonii C. B. Clarke、美丽棱子芹 P. amabile Craib ex W. W. Smith 等；也有文献认为西藏棱子芹 P. hookeri C. B. Clarke var. thomsonii C. B. Clarke 等多种棱子芹属（Pleurospermum）植物，以及刺果峨参 Anthriscus nemorosa (M. Bieb.) Spreng.、迷果芹 Sphallerocarpus gracilis (Bess.) K.-Pol. 等为 "加哇" 的基原。《部标藏药》以 "西藏棱子芹 /ཤྭ/ 甲哇" 之名收载了西藏棱子芹 P. tibetanicum Wolff（P. hookeri C. B. Clarke var. thomsonii C. B. Clarke）和迷果芹 S. gracilis (Bess.) K.-Pol.；《西藏藏标》以 "西藏棱子芹 /ཤྭ/ 加瓦" 之名收载了前种；《青海藏标》在 "迷果芹 /ཤྭ/ 甲哇" 条下仅收载了后种。（参见 "松潘棱子芹" "刺果峨参" 条）

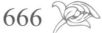

青海当归

Angelica nitida Wolff

| 伞形科（Umbelliferae） | 当归属（*Angelica*） |

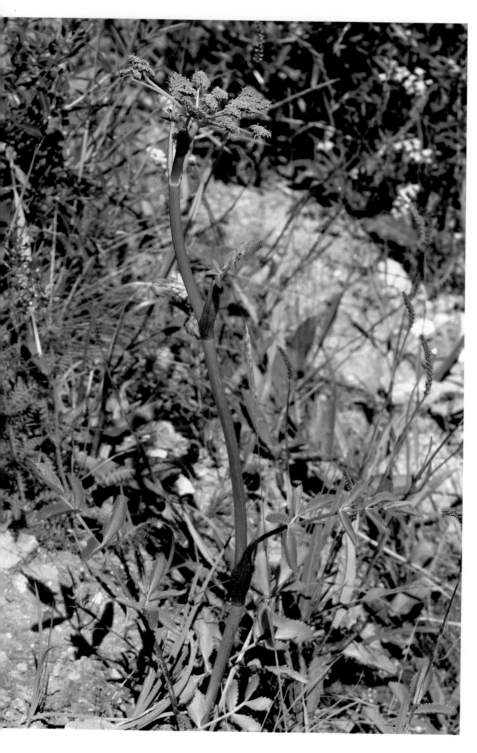

▍形态 ▍

多年生草本，高 30 ~ 90cm。根圆锥形，多不分枝，黄棕色，长 5 ~ 10cm。茎绿色或带紫色，有细槽纹，光滑无毛，仅上部有粗短硬毛。基生叶为 1 ~ 2 回羽状全裂，裂片 2 ~ 4 对；叶柄长 3 ~ 5cm，基部膨大成宽管状的叶鞘，叶鞘长 4 ~ 6.5cm，宽至 2cm，两面无毛；茎上部叶为 1 ~ 2 回羽状全裂，叶片为阔卵形，长 5 ~ 8cm，宽 5 ~ 7cm；顶生叶简化成囊状的叶鞘，外面有短毛，先端有 3 深裂的叶片；末回裂片长圆形至椭圆形，厚膜质，长 1.5 ~ 4cm，宽 1 ~ 2cm，上表面深绿色，下表面淡绿色，先端钝，有白色膜质的短尖头，基部近截形，边缘锯齿钝圆，有缘毛。复伞形花序，直径 6 ~ 10cm，伞幅 9 ~ 19，长 1.5 ~ 4cm；无总苞片；小伞花序密集或近球形，有花 18 ~ 40；小总苞片 6 ~ 10，披针形，尾状渐尖；花无萼齿；花瓣白色或黄白色，少为紫红色，长卵形，先端渐尖，稍反曲；花柱基扁平，紫黑色，花柱短而开叉。果实长圆形至卵圆形，长 5 ~ 6.5cm，宽 3.5 ~ 5cm，侧棱翅状，比果体狭，背棱线状，隆起，先端有宿存的紫褐色扁平花柱基；背棱槽内有油管 1，极少为 2，侧棱槽内有油管 2，长短不等，合生面油管 2。花期 7 ~ 8 月，果期 8 ~ 9 月。

▌ 分布 ▌

分布于我国青海东部（互助）、甘肃南部（岷县西部洮河流域、碌曲）、四川北部（若尔盖）。

▌ 生境 ▌

生长于海拔 2600 ~ 4000m 的高山灌丛、草甸、山谷、山坡草地。

▌ 药材名 ▌

当庚嘎保（དང་ཀུན་དཀར་པོ），当庚、当更、当古（དང་ཀུན）。

▌ 药用部位 ▌

根。

▌ 功能与主治 ▌

清心热，解毒。用于"培根"和"隆"的并发症。西藏地区用于妇女"隆察布"病。

▌ 用量与用法 ▌

4.5 ~ 9g。内服煎汤，或入丸、散剂。

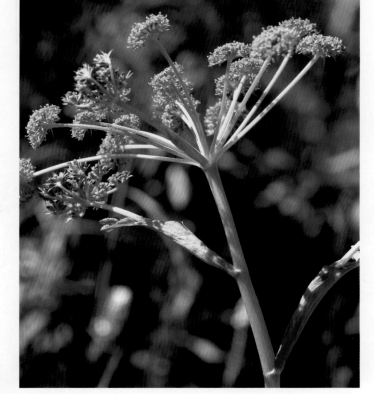

附 注

《度母本草》等中记载有"དང་ཀུན"（当庚），言其为清心热、解毒之药物。《晶珠本草》记载"当庚"分雌、雄或黑 ["དང་ཀུན་ནག་པོ"（当庚那保）]、白 ["དང་ཀུན་དཀར་པོ"（当庚嘎保）] 2 种。现代文献记载的"当庚"类的基原涉及伞形科多个属的多种植物，且不同文献对"当庚"的雌、雄或黑、白品种的基原有不同观点。西藏藏医以环根芹 Cyclorhiza waltonii (Wolff) Sheh et Shan 等作白者"当庚嘎保"（雌者），以当归 A. sinensis (Oliv.) Diels 作黑者"当庚那保"（雄者），但两者的功能与主治相同。据文献记载，青海当归 A. chinghaiensis Shan（A. nitida Wolff）为青海、甘肃、四川西部藏医使用的黑者（当庚那保）的基原之一。（参见"当归""环根芹"条）

当归

Angelica sinensis (Oliv.) Diels

伞形科（Umbelliferae） 当归属（*Angelica*）

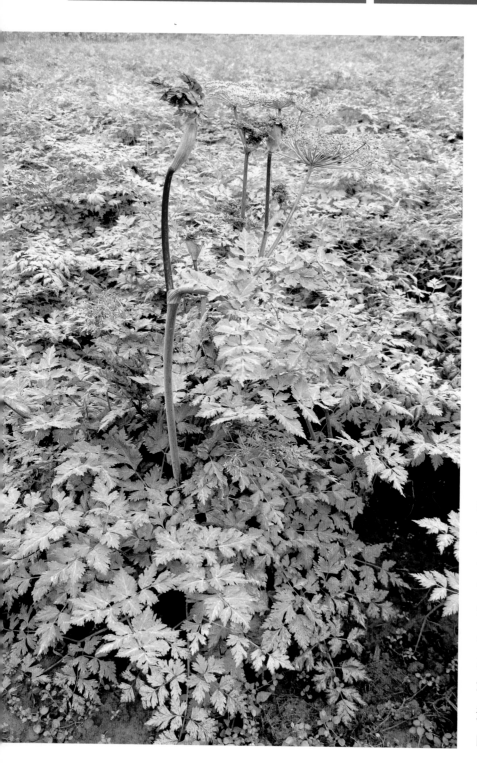

▌形态▐

多年生草本，高 0.4 ～ 1m。根圆柱状，分枝，有多数肉质须根，黄棕色，有浓郁香气。茎直立，绿白色或带紫色，有纵深沟纹，光滑无毛。叶三出式 2 ～ 3 回羽状分裂，叶柄长 3 ～ 11cm，基部膨大成管状的薄膜质鞘，紫色或绿色，基生叶及茎下部叶卵形，长 8 ～ 18cm，宽 15 ～ 20cm，小叶 3 对，下部的 1 对小叶柄长 0.5 ～ 1.5cm，近先端的 1 对小叶无柄，末回裂片卵形或卵状披针形，长 1 ～ 2cm，宽 0.5 ～ 1.5cm，2 ～ 3 浅裂，边缘有缺刻状锯齿，齿端有尖头，叶下表面及边缘被稀疏的乳头状白色细毛；茎上部叶简化成囊状的鞘和羽状分裂的叶片。复伞形花序，花序梗长 4 ～ 7cm，密被细柔毛；伞幅 9 ～ 30；总苞片 2 或无，线形；小伞形花序有花 13 ～ 36；小总苞片 2 ～ 4，线形；花白色，花柄密被细柔毛；萼齿 5，卵形；花瓣长卵形，先端狭尖，内折；花柱短，花柱基圆锥形。

果实椭圆形至卵形，长 4 ~ 6mm，宽 3 ~ 4mm，背棱线形，隆起，侧棱成宽而薄的翅，与果体等宽或略宽，翅边缘淡紫色，棱槽内有油管 1，合生面有油管 2。花期 6 ~ 7 月，果期 7 ~ 9 月。

▌ 分布 ▌

分布于我国甘肃东南部（岷县、宕昌等）、云南、四川、重庆（巫山一带）、陕西、湖北等。

▌ 生境 ▌

喜高寒凉爽气候，通常栽培于海拔 1500 ~ 3000m 的地区。甘肃、四川等地有大量栽培。

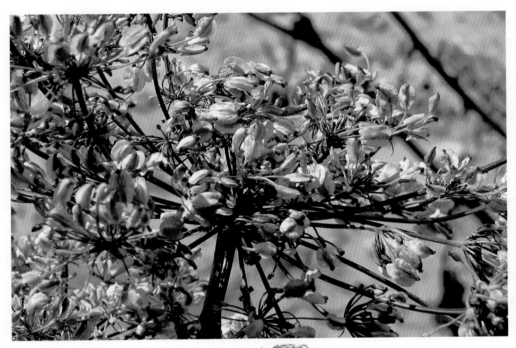

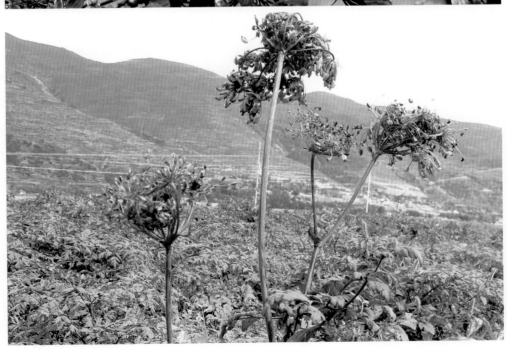

▍药材名 ▍

当庚、当更、当滚（དང་ཀུན།），当庚那保（དང་ཀུན་ནག་པོ།），加哇、甲哇、加瓦（སྐྱ་བ།）。

▍药用部位 ▍

根。

▍功能与主治 ▍

清心热，解毒。用于"培根"和"隆"的并发症，妇女"隆察"病。（《中华本草·藏药卷》）

补血活血，调经止痛，润燥滑肠。用于月经不调，痛经，心腹诸痛，大便燥结，痈疽疮疡，跌打损伤。（《藏标》）

▍用量与用法 ▍

4.5 ~ 9g。内服煎汤，或入丸、散剂。

附 注

《度母本草》记载有"དང་ཀུན་ནག་པོ།"（当庚那保）。《晶珠本草》记载"དང་ཀུན།"（当庚）为治心热症及中毒症之药物，言其分为雌、雄 2 种或黑 ["དང་ཀུན་ནག་པོ།"（当庚那保）]、白 ["དང་ཀུན་དཀར་པོ།"（当庚嘎保）]2 种，"叶黑绿色，花白色"者为雄，"叶略细，无花者"为雌，但"也有说雄者灰白，雌者黑色"。现代文献对"当庚"及其雌、雄品种的基原也有争议，所载基原涉及伞形科当归属（*Angelica*）、棱子芹属（*Pleurospermum*）、前胡属（*Peucedanum*）、舟瓣芹属（*Sinolimprichtia*）、环根芹属（*Cyclorhiza*）等多属多种植物，各地藏医习用的基原也不同。文献记载青海、甘肃、四川若尔盖藏医习以当归 *A. sinensis* (Oliv.) Diels、阿坝当归 *A. apaensis* Shan et Yuan、青海当归 *A. chinghaiensis* Shan ex K. T. Fu[当归 *A. sinensis* (Oliv.) Diels] 作黑者（当庚那保）使用，而西藏芒康藏医将舟瓣芹 *S. alpina* Wolff 作黑者（当庚那保）的基原；西藏藏医使用的雌（白）者的基原为环根芹 *C. waltonii* (Wolff) Sheh et Shan、南竹叶环根芹 *C. waltonii* (Wolff) Sheh et Shan var. *major* Sheh et Shan[*C. major* (Sheh et Shan) Sheh]，但其功效与雄（黑）者 [当归 *A. sinensis* (Oliv.) Diels] 相同；云南香格里拉、德钦藏医所用"当庚"可能为宝兴棱子芹 *Pleurospermum davidii* Franch. 的根；四川甘孜藏医还以东当归 *A. acutiloba* (Sieb. ex Zucc.) Kitagawa 和粉绿当归 *Ligusticum glaucescens* Franch.（该种未见《中国植物志》记载）作"当庚"使用。《藏标》以"当归 /དང་ཀུན།/ 当更"之名收载了当归 *A. sinensis* (Oliv.) Diels。据调查，西藏部分地区种植的"藏当归"似为西藏凹乳芹 *Vicatia thibetica* de Boiss.。（参见"环根芹""青海当归""宝兴棱子芹"条）

另外，《四部医典》《晶珠本草》等还记载有"སྐྱ་བ།"（加哇），言其分为"山生""川生""林生"3种。现代文献记载的"加哇"的基原极为复杂，涉及伞形科多属多种植物，《迪庆藏药》记载当归 *A. sinensis* (Oliv.) Diels 为"加哇"的基原之一。（参见"松潘棱子芹"条）

新疆阿魏

Ferula sinkiangensis K. M. Shen

伞形科（Umbelliferae） | 阿魏属（*Ferula*）

▌ 形态 ▐

多年生一次结实性草本，高
0.5 ~ 1.5m，全株有强烈的葱
蒜样臭味。根纺锤形或圆锥形，
粗壮，根颈上残存枯萎叶鞘纤
维。茎通常单一，稀 2 ~ 5，
粗壮，有柔毛，从近基部向上
分枝成圆锥状，下部枝互生，
上部枝轮生，通常带紫红色。
基生叶有短柄，柄的基部扩展
成鞘；叶片三角状卵形，三出
式 3 回羽状全裂，末回裂片广
椭圆形，浅裂或上部具齿，基
部下延，长 10mm；灰绿色，
上表面有疏毛，下表面被密集
的短柔毛，早枯萎；茎生叶逐
渐简化，变小，叶鞘卵状披针
形，草质，枯萎。复伞形花序
生于茎枝先端，直径 8 ~ 12cm，
无总苞片；伞幅 5 ~ 25，近
等长，被柔毛，中央花序近无
梗，侧生花序 1 ~ 4，较小，
在枝上对生或轮生，稀单生，
长常超过中央花序，植株成
熟时增粗；小伞形花序有花
10 ~ 20，小总苞片宽披针形，
脱落；萼齿小；花瓣黄色，椭
圆形，长 2mm，先端渐尖，

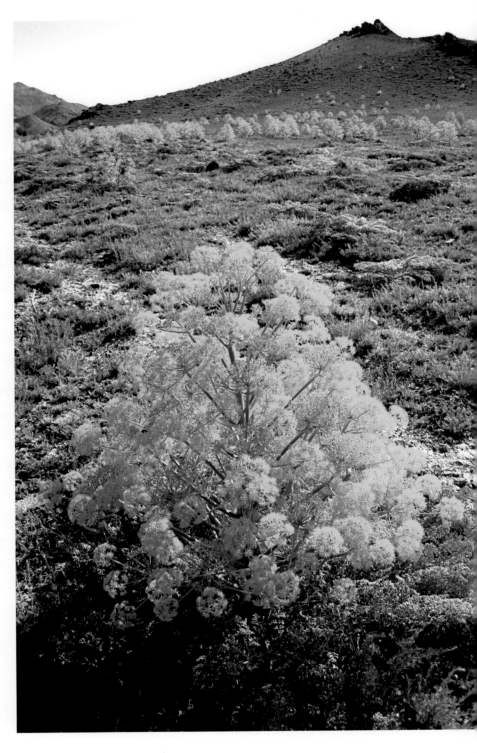

向内弯曲，沿中脉色暗，向里微凹，外面有毛；花柱基扁圆锥形，边缘增宽，波状，花柱延长，柱头头状。分生果椭圆形，背腹扁压，长 10 ~ 12mm，宽 5 ~ 6mm，有疏毛，果棱凸起；每棱槽内有油管 3 ~ 4，大小不一，合生面有油管 12 ~ 14。花期 4 ~ 5 月，果期 5 ~ 6 月。

▎ 分布 ▎
分布于我国新疆（伊宁）。

▎ 生境 ▎
生长于海拔约 850m 的荒漠、河套阶地、带砾石的黏质土坡。

▎ 药材名 ▎
兴棍、兴衮、兴更、兴滚（ཤིང་ཀུན།）。

▎ 药用部位 ▎
树脂。

▎ 功能与主治 ▎
祛风除湿，杀虫，化食，生"赤巴"，止痛。用于寒症，虫病，消化不良，胃腹胀痛，"培根"病，"宁隆"病，麻疹。

▎ 用量与用法 ▎
1 ~ 1.5g。内服研末，或入丸、散剂。

附 注

"ཤིང་ཀུན།"（兴棍）最早见于《月王药诊》的记载，《四部医典》《蓝琉璃》《晶珠本草》等中均有记载，言其为杀虫、开胃、止痛，以及治寒症、心风、重急风之药物。现藏医所用"兴棍"的基原均为阿魏属（*Ferula*）植物，主要包括我国产的新疆阿魏 *F. sinkiangensis* K. M. Shen、阜康阿魏 *F. fukanensis* K. M. Shen 和伊朗、阿富汗等产的阿魏 *F. assafoetida* L. 等。阿魏药材应为树脂类药物，但因阿魏属植物生长于荒漠地带，现资源极为紧缺，也有直接以根入药的情况，且所用"兴棍"的基原中可能还包括圆锥茎阿魏 *F. conocaula* Korov.、托里阿魏 *F. krylovii* Korov. 等多种同属植物。据调查，现市场上常见进口的阿魏，但其基原不明。《蓝琉璃》和《晶珠本草》均记载"兴棍"为"蒜、鹿脑或羊脑（发酵）制成的伪品"。（参见"阜康阿魏""托里阿魏"条）

阜康阿魏

Ferula fukanensis K. M. Shen

伞形科（Umbelliferae）　　阿魏属（*Ferula*）

▍形态▍

多年生一次结果性草本，高
0.5～1.5m，全株具强烈葱蒜
样臭味。根圆锥形或倒卵形，
粗壮，根颈上残存枯鞘纤维。
茎单一，粗壮，近无毛，从近
基部向上分枝，呈圆锥状，下
部枝互生，上部枝轮生。基生
叶有短柄，柄基部扩展成鞘，
叶片广卵形，2回三出羽状全
裂，裂片长圆形，基部下延，
淡绿色，上表面无毛，下表面
有短柔毛，早枯萎；茎生叶逐
渐简化，变小，叶鞘披针形，
草质，枯萎。复伞形花序生于
茎枝先端，直径6～10cm，
无总苞片；伞幅5～18(～31)，
不等长，近光滑，中央花序有
长梗，长3～5cm；侧生花序
1～4，花序梗长6～15cm，
超出中央花序，在枝上互生或
轮生，植株成熟时增粗；小伞
形花序有花7～21，小总苞
片披针形，脱落；萼齿小；花
瓣黄色，长圆状披针形，长
1.5～2mm，先端渐尖，向内
弯曲，沿中脉色暗，中脉微凹
入，外面有疏毛；花柱基扁圆

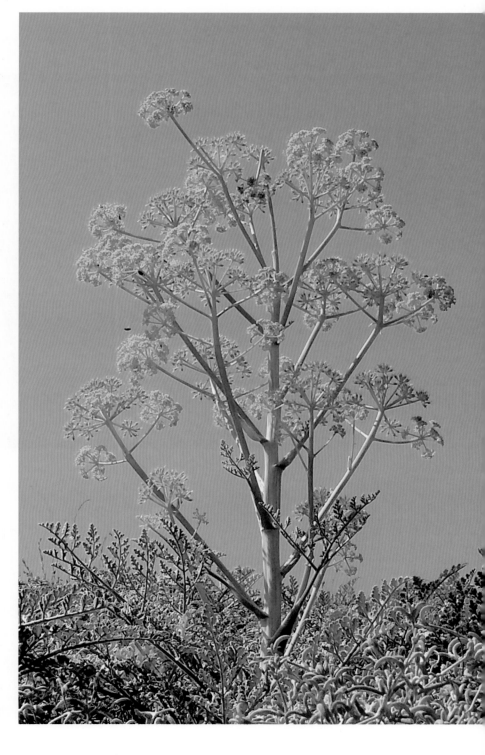

锥形，边缘增宽，浅裂或波状，果熟时向上直立，花柱延长，柱头头状。分生果椭圆形，背腹扁压，长 12 ~ 16mm，宽 6 ~ 8mm；果棱凸起；每棱槽内有油管 4 ~ 5，大小不一，合生面有油管 10 ~ 12。花期 4 ~ 5 月，果期 5 ~ 6 月。

分布

分布于我国新疆（阜康）。

生境

生长于海拔约 700m 的沙漠边缘地区的有黏质土壤的冲沟边。

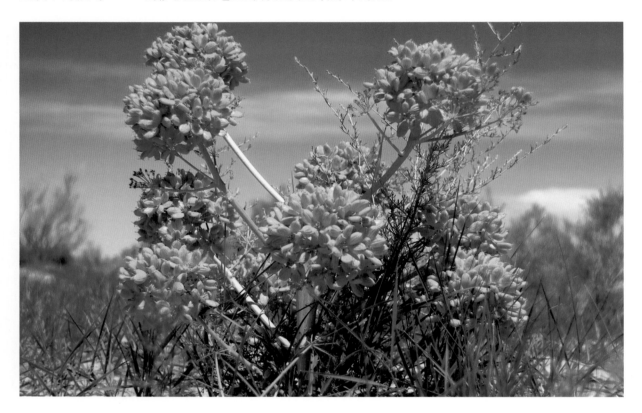

药材名

香更、兴更、兴衮、兴棍、相更（ཤིང་ཀུན།）。

药用部位

树脂。

功能与主治

祛风燥湿，杀虫，化食，生"赤巴"，止痛。用于寒症，虫病，消化不良，胃腹胀痛，"培根"及"宁隆"病，麻疹。（《中华本草·藏药卷》）

消积，杀虫，散寒。用于肉积，虫积，痞块，疟疾，痢疾，心腹冷痛。（《藏标》）

用量与用法

1 ~ 1.5g。内服研末，或入丸、散剂。

附 注

　　"ཤིང་ཀུན།"（香更）为杀虫、治寒病及心隆症之藏药，在《月王药诊》《四部医典》《蓝琉璃》等中均有记载。《时论大释》言"原品为'保嘎嘎'树的树脂"；《蓝琉璃》云"（保嘎嘎树）生长似大萝卜，溢出白色乳汁，色淡黄"；《四部医典系列挂图全集》第二十六图中有"ཤིང་ཀུན།"（香更，88 号图）和"ཤིང་ཀུན་མངན་དཀར།"（香更窍曼，89 号图）附图，其汉译本译注名分别为"阿魏"和"次阿魏"；前图图示植物具萝卜样的粗壮主根，叶基生而全缘，部分与阿魏属植物相似，后图为药材图。《晶珠本草》将"香更"归入"树木类药物"的"树脂类药物"中，言其分为原品和制品 2 种，原品为"保嘎嘎"树的树脂，制品为动物脑浆与大蒜混合燃烧后的残存物发酵而成，气味浓烈。现代文献记载的藏医所用"香更"的基原包括多种阿魏属（*Ferula*）植物，主要有阿魏 *F. assafoetida* L.（我国不产）、新疆阿魏 *F. sinkiangensis* K. M. Shen、阜康阿魏 *F. fukanensis* K. M. Shen、圆锥茎阿魏 *F. conocaula* Korov.、托里阿魏 *F. krylovii* Korov.，以树脂入药，药材多从市场购得。有观点认为，阿魏属植物为多年生草本，与"保嘎嘎"树的形态不符，只能作为代用品；也有观点认为，藏语中"ཤིང་"通常为木（树）之意，但在医药专著中也常指"植株"，而非严格的"木本"之意，来源于阿魏属植物的"ཤིང་ཀུན།"（香更）的药材性状与《晶珠本草》所言"状如肝脑，气味非常浓烈"相符，应为正品。《部标藏药》（附录）中以"阿魏 /ཤིང་ཀུན།/ 香更"之名收载了新疆阿魏 *F. sinkiangensis* K. M. Shen 和阜康阿魏 *F. fukanensis* K. M. Shen，《藏标》则收载了"臭阿魏 *Ferula teterrima* Kar. et Kir. 及其具有蒜样特臭的同属植物的树脂"。我国最早使用的阿魏药材主要依赖进口，其基原主要为阿魏 *F. assafoetida* L.；新疆阿魏 *F. sinkiangensis* K. M. Shen 和阜康阿魏 *F. fukanensis* K. M. Shen 系后来寻找的国产代用品。1963 年版《中国药典》收载的阿魏的基原即为阿魏 *F. assafoetida* L.，自 1977 年版始修订为新疆阿魏 *F. sinkiangensis* K. M. Shen 和阜康阿魏 *F. fukanensis* K. M. Shen。（参见"新疆阿魏""托里阿魏"条）

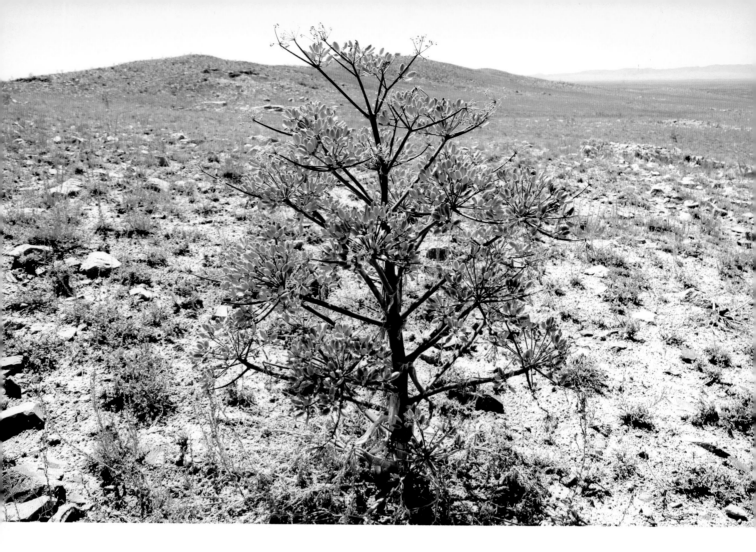

托里阿魏

Ferula krylovii Korov.

| 伞形科（Umbelliferae） | 阿魏属（*Ferula*） |

▌ 形态 ▌

多年生一次结果的草本，高 0.5 ～ 1.5m，全株具强烈葱蒜样臭味。根纺锤形，粗壮，根颈不分叉，存留有枯萎的叶鞘纤维。茎粗壮，单一，从近基部向上分枝成圆锥状，下部枝互生，上部枝轮生，植株成熟时常带淡紫红色。基生叶有短柄，柄基部呈鞘状，叶片广卵形，三出式三回羽状全裂，末回裂片长圆形，长达 10mm，基部下延，再深裂为披针形或具齿的小裂片，灰绿色，密被短柔毛，早枯萎；茎生叶向上简化，变小，叶鞘披针形，草质。复伞形花序生于茎枝先端，直径达 12cm，无总苞片；伞幅 12 ～ 23，植株成熟时排列成近球形，中央花序无梗，侧生花序 2 ～ 3，花序梗长，超出中央花序；小伞形花序有花 10 ～ 13；萼齿小；花瓣黄色；花柱基扁圆锥形，边缘增宽，花后期向上直立，花柱延长，柱头头状。分生果长椭圆形，背腹扁压，长达 14mm，背棱丝状凸起，侧棱展为狭翅状；每棱槽中有油管 2，稀 3，合生面有油管 6。花期 5 ～ 6 月，果期 6 ～ 7 月。

▌ 分布 ▌

分布于我国新疆（托里）。中亚地区和西伯利亚地区也有分布。

▌ 生境 ▌

生长于盐碱化的草地上。

▌ 药材名 ▌

香更、兴更、兴衮、兴棍、相更（ཤིང་ཀུན།）。

▌ 药用部位 ▌

树脂。

▌ 功能与主治 ▌

祛风燥湿，杀虫，化食，生"赤巴"，止痛。用于寒症，虫病，消化不良，胃腹胀痛，"培根"及"宁隆"病，并可防治麻疹。

▌ 用量与用法 ▌

1 ~ 1.5g。内服研末，或入丸、散剂。

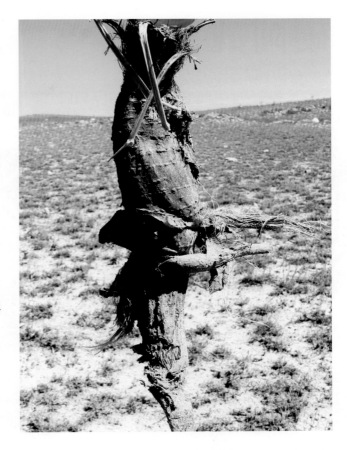

附 注

"ཤིང་ཀུན།"（香更）为杀虫、治寒病及心隆症之藏药，在《月王药诊》《四部医典》等古籍中均有记载。《蓝琉璃》云："'ཤིང་ཀུན།'（保嘎嘎）树生长似大萝卜，溢出白色乳汁，色淡黄。"《晶珠本草》将"香更"归于"树木类药物"的"树脂类药物"中，言其分为原品和制品2种，原品为"保嘎嘎"树的树脂，制品为动物脑浆与大蒜混合燃烧后的残存物发酵而成，气味浓烈。现代文献记载藏医所用"香更"的基原涉及多种阿魏属（*Ferula*）植物，包括我国不产的阿魏 *F. assafoetida* L. 和我国分布的新疆阿魏 *F. sinkiangensis* K. M. Shen、阜康阿魏 *F. fukanensis* K. M. Shen、臭阿魏 *F. teterrima* Kar. et Kir.、圆锥茎阿魏 *F. conocaula* Korov.、托里阿魏 *F. krylovii* Korov.，以其树脂入药，现药材多从市场购得。《部标藏药》（附录）中以"阿魏 /ཤིང་ཀུན།/ 香更"之名收载了新疆阿魏 *F. sinkiangensis* K. M. Shen 和阜康阿魏 *F. fukanensis* K. M. Shen；《藏标》则收载了"臭阿魏 *F. teterrima* Kar. et Kir. 及其具有蒜样特臭的同属植物的树脂"。我国最早使用的阿魏药材系进口，主要来源于阿魏 *F. assafoetida* L.；新疆阿魏 *F. sinkiangensis* K. M. Shen 和阜康阿魏 *F. fukanensis* K. M. Shen 系后来寻找的国产代用品，1963 年版《中国药典》收载的阿魏的基原为阿魏 *F. assafoetida* L.，从 1977 年版始修订为新疆阿魏 *F. sinkiangensis* K. M. Shen 和阜康阿魏 *F. fukanensis* K. M. Shen。（参见"新疆阿魏""阜康阿魏"条）

硬阿魏

Ferula bungeana Kitagawa

伞形科（Umbelliferae） | 阿魏属（*Ferula*）

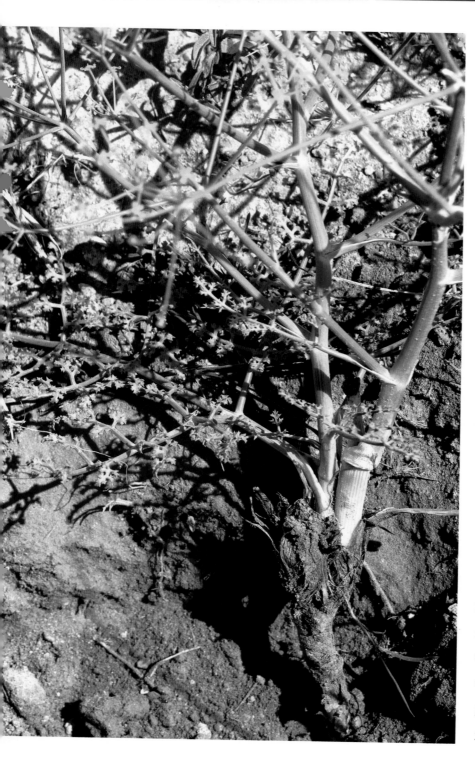

▍形态 ▍

多年生草本，高 30 ～ 60cm，密被短柔毛，蓝绿色。根圆柱形，直径达 8mm，根颈上残存枯萎的棕黄色叶鞘纤维。茎细，单一，从下部向上分枝成伞房状，2 ～ 3 回分枝，下部枝互生，上部枝对生或轮生，枝上的小枝互生或对生。基生叶莲座状，有短柄，柄基部扩展成鞘；叶片广卵形至三角形，2 ～ 3 回羽状全裂，末回裂片长椭圆形或广椭圆形，再羽状深裂，小裂片楔形至倒卵形，长 1 ～ 3mm，宽 1 ～ 2mm，常 3 裂，形似角状齿，先端具细尖，密被短柔毛，灰蓝色，肥厚，不早枯；茎生叶少，向上简化，叶片 1 ～ 2 回羽状全裂，裂片细长，至上部无叶片，叶鞘披针形，草质，早枯。复伞形花序生于茎、枝和小枝先端，直径 4 ～ 12cm，至果期达 25cm，总苞片缺或有 1 ～ 3，锥形；伞幅 4 ～ 15，开展，不等长；无侧生花序；小伞形花序有花 5 ～ 12 朵，小总苞片 3 ～ 5，线状披针形，不等长；

萼齿卵形；花瓣黄色，椭圆形或广椭圆形，先端渐尖，向内弯曲，沿中脉稍凹入，长 2.5 ~ 3mm；花柱基扁圆锥形，边缘增宽，花柱延长，柱头增粗。分生果广椭圆形，背腹扁压，果棱凸起，长 10 ~ 15mm，宽 4 ~ 6mm；果梗不等长，长可达 3cm；每棱槽有油管 1，合生面有油管 2。花期 5 ~ 6 月，果期 6 ~ 7 月。

▌ 分布 ▌

分布于我国黑龙江、吉林、辽宁、内蒙古、河北、河南、山西、陕西、甘肃、宁夏等。

▌ 生境 ▌

生长于沙丘、沙地、戈壁滩冲沟、旱田、路边、砾石质山坡。

▌ 药材名 ▌

珠嘎、朱嘎尔、珠嘎尔（ཧྲུ་དཀར།）。

▌ 药用部位 ▌

根、果实、叶。

▌ 功能与主治 ▌

根：敛溃，止血，祛寒，杀虫；用于溃疡，疮疖，外伤出血，丹毒，虫病，风寒头痛。果实、叶：止血。

▌ 用量与用法 ▌

根：4g。内服煎汤，或入丸、散剂。果实、叶：外用研粉撒敷患处。

附 注

《蓝琉璃》记载有"ཧྲུ་མ།"（珠玛）。《晶珠本草》记载"珠玛"分为白 ["ཧྲུ་དཀར།"（珠嘎）]、黑 ["ཧྲུ་ནག"（珠纳、珠那）]、黄 ["ཧྲུ་སེར།"（珠色）]3 种，言其为止血并治瘟热症、虫症、麻风、肿核疮之药物。现代文献记载的"珠玛"的基原涉及伞形科、五加科、败酱科多科多属多种植物，不同文献对其 3 种的基原有不同观点，各地习用的种类也有不同。《四川藏标》以"白亮独活 / ཧྲུ་དཀར།/ 珠嘎尔"之名收载了伞形科植物白亮独活 *Heracleum candicans* Wall. ex DC.。文献记载甘肃藏医也将伞形科植物硬阿魏 *F. bungeana* Kitagawa（*F. borealis* Kuan）作"珠嘎"使用。（参见"白亮独活"条）

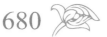

法落海

Heracleum apaense (Shan et Yuan) Shan et T. S. Wang（阿坝当归 *Angelica apaensis* Shan et Yuan）

伞形科（Umbelliferae）　　独活属（*Heracleum*）

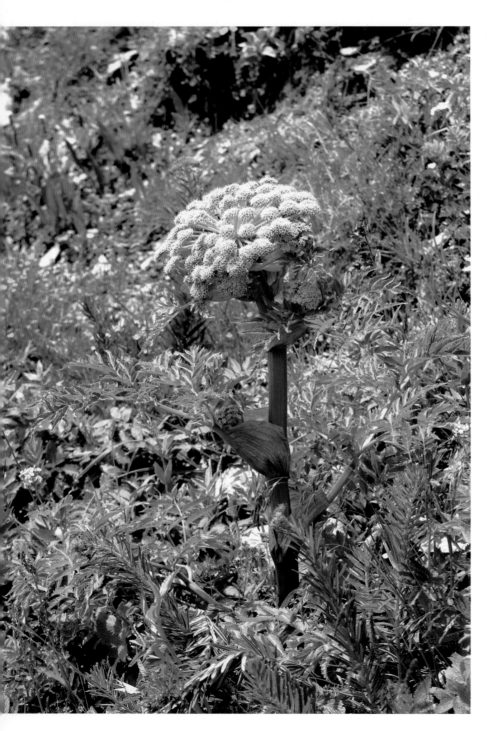

▌ 形态 ▌

多年生草本，高 1 ~ 2m。根圆柱形至圆锥形，直径约 2.5cm。茎粗壮，中空，表面红棕色，有纵沟纹，被白色短柔毛。叶有柄，叶柄长 8 ~ 10cm，叶柄基部膨大成广卵形阔兜状抱茎的叶鞘，长约 7cm，宽 3.5 ~ 4cm；叶片长椭圆形或三角状卵形，2 ~ 3 回羽状分裂，具 3 ~ 4 对羽状裂片，裂片柄极短或无，末回裂片长椭圆形或披针形，长 4 ~ 5cm，宽 1.5 ~ 2.5cm，羽状分裂，边缘有锯齿；茎上部叶渐简化，无叶柄，仅具宽阔叶鞘，叶片较小。复伞形花序顶生或腋生，直径达 20cm，花序梗长 16 ~ 20cm，被粗柔毛；无总苞；伞幅 28 ~ 35，长 6 ~ 15cm，带紫色，被稀疏柔毛；小伞形花序有花 30 或更多；小总苞数片，线形，长 12 ~ 14mm；萼齿不明显；花瓣白色，二型；花柱基短圆锥形。双悬果广椭圆形，黄棕色，质厚，长约 5mm，宽

4 ~ 6mm，光滑无毛；分生果棱槽中各有油管 1，长达果实中部以下，合生面无油管。花期 6 ~ 7 月，果期 8 月。

▌ 分布 ▌

分布于我国四川（小金）、云南（东川）。

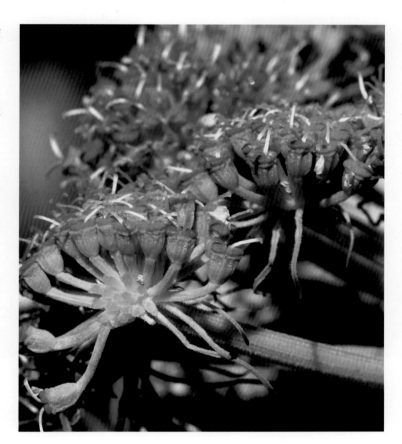

▌ 生境 ▌

生长于海拔约 3800m 的山坡阴湿林下、草地、灌丛中。

▌ 药材名 ▌

当庚那保（ དང་གུན་ནག་པོ་），当庚嘎保（ དང་གུན་དཀར་པོ་），当庚、当更、当古（ དང་གུན་）。

▌ 药用部位 ▌

根。

▌ 功能与主治 ▌

清热解毒。用于心热，宿热，食物中毒，热毒。

▌ 用量与用法 ▌

4.5 ~ 9g。内服煎汤，或入丸、散剂。

附 注

《度母本草》记载有 " དང་གུན་"（当庚、当更），言其为清热解毒之药物；《晶珠本草》记载 "当庚" 分为雌和雄 2 种，或分为黑 [" དང་གུན་ནག་པོ་"（当庚那保）] 和白 [" དང་གུན་དཀར་པོ་"（当庚嘎保）]2 种。现代文献记载的 "当庚" 的基原涉及伞形科环根芹属（*Cyclorhiza*）、当归属（*Angelica*）、棱子芹属（*Pleurospermum*）、独活属（*Heracleum*）、前胡属（*Peucedanum*）、舟瓣芹属（*Sinolimprichtia*）等多属多种植物，不同文献对其雌、雄或黑、白品种的基原有不同观点，各地习用的种类也有差异。据文献记载，法落海 *H. apaense* (Shan et Yuan) Shan et T. S. Wang（阿坝当归 *A. apaensis* Shan et Yuan）为黑者（当庚那保）的基原之一。《藏标》以 "当归 / དང་གུན་/ 当更" 之名收载了当归 *A. sinensis* (Oliv.) Diels。（参见 "环根芹" "当归" "青海当归" 条）

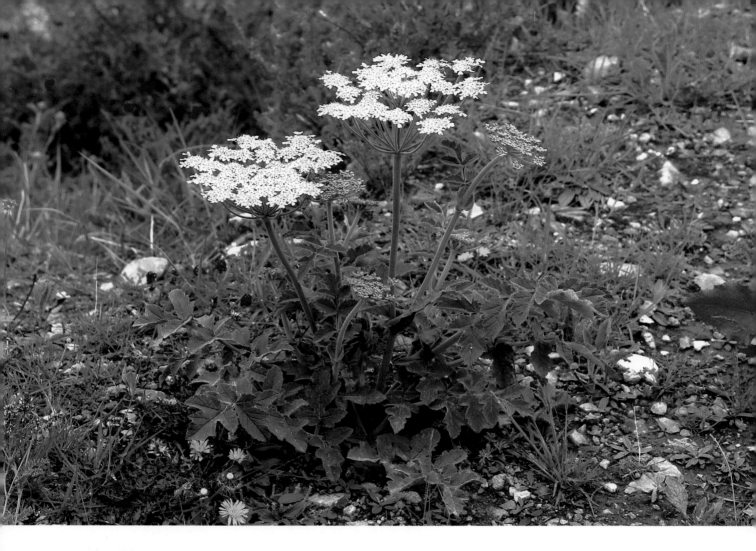

白亮独活

Heracleum candicans Wall. ex DC.

伞形科（Umbelliferae） 独活属（*Heracleum*）

▌ 形态 ▌

多年生草本，高达 1m。植物体被有白色柔毛或绒毛。根圆柱形，下部分枝。茎直立，圆筒形，中空，有棱槽，上部多分枝。茎下部叶的叶柄长 10 ～ 15cm，叶片宽卵形或长椭圆形，长 20 ～ 30cm，羽状分裂，末回裂片长卵形，长 5 ～ 7cm，呈不规则羽状浅裂，裂片先端钝圆，下表面密被灰白色软毛或绒毛；茎上部叶有宽展的叶鞘。复伞形花序顶生或侧生，花序梗长 15 ～ 30cm，有柔毛；总苞片 1 ～ 3，线形；伞幅 17 ～ 23，不等长，长 3 ～ 7cm，具白色柔毛；小总苞片少数，线形，长约 4mm；每小伞形花序有花约 25，花白色；花瓣二型；萼齿线形，细小；花柱基短圆锥形。果实倒卵形，背部极扁平，长 5 ～ 6mm，未成熟时被柔毛，成熟时光滑；分生果的棱槽中各具 1 油管，其长度为分生果长度的 2/3，合生面具油管 2；胚乳腹面平直。花期 5 ～ 6 月，果期 9 ～ 10 月。

▌ 分布 ▌

分布于我国西藏、四川、青海、云南等。尼泊尔、巴基斯坦等也有分布。

生境

生长于海拔 2000 ～ 4200m 的山坡、林下、灌丛、草地、路旁。

药材名

珠嘎、朱嘎尔（ཐུག་དཀར）），珠玛（ཐུག་མ），朱玛嘎博（ཐུག་མ་དཀར་པོ）。

药用部位

根、果实。

功能与主治

消炎祛寒，消肿，除风镇痛，止血，杀虫。根：用于各种炎症，麻风，痈疽疔疮。果实：研细末外用于创伤出血。

用量与用法

4g。内服煎汤，或入丸、散剂。

附 注

《四部医典》记载有"ཐུག་དཀར"（珠嘎）[也有文献认为"ཐུག་མ"（珠玛）系《蓝琉璃》新增加的药物]；《晶珠本草》以"ཐུག་མ"（珠玛）为条目名，记载其分为白["ཐུག་དཀར"（珠嘎）]、黑["ཐུག་ནག"（珠纳、珠那）]、黄["ཐུག་སེར"（珠色）]3 种，言其为止血并治瘟热症、虫症、麻风、肿核疮之药物。现代文献记载的"珠玛"类的基原涉及伞形科、五加科、败酱科的多种植物，不同文献对其 3 种的基原存在不同的观点，各地藏医习用的种类也有不同，与当地分布的资源种类有关。白亮独活 H. candicans Wall. ex DC. 为白者（珠嘎）的基原之一，西藏、青海、四川藏医多用该种，《四川藏标》以"白亮独活 / ཐུག་དཀར / 珠嘎尔"之名收载了该种，规定以根入药。文献记载的"珠玛"的各品种的基原包括伞形科植物钝叶独活 H. obtusifolium Wall. ex DC.（珠嘎）、鹤庆独活 H. rapula Franch.（滇独活，珠嘎）、多裂独活 H. dissectifolium K. T. Fu（多裂叶独活，珠嘎）、粗糙独活 H. scabridum Franch.（糙独活，珠嘎、珠色）、羌活 Notopterygium incisum Ting ex H. T. Chang（珠玛、珠那、珠色）、宽叶羌活 N. forbesii de Boiss.（珠那）及五加科植物浓紫龙眼独活 Aralia atropurpurea Franch.（珠那）和败酱科植物阔叶缬草 Valeriana fauriei Briq.（缬草 V. officinalis Linn.）；此外，甘肃藏医也将伞形科植物硬阿魏 Ferula bungeana Kitagawa（F. borealis Kuan）作"珠嘎"使用；云南迪庆部分藏医以毛茛科植物黄三七 Souliea vaginata (Maxim.) Franch. 作"珠那"的代用品，称其为"ཐུག་ནག་དམན་པ"（珠纳曼巴），"曼巴"即代用品之意。（参见"羌活""黄三七"条）

据《中国藏药植物资源考订》记载，白芷 Angelica dahurica (Fisch. ex Hoffm.) Benth. et Hook. f. ex Franch. et Sav. 和杭白芷 Angelica dahurica (Fisch. ex Hoffm.) Benth. et Hook. f. ex Franch. et Sav. cv. hangbaizhi Shan et Yuan（即中药白芷的基原）也为"ཐུག་དཀར"（珠嘎）的基原；据调查，甘肃、青海等地藏医院即从市场购买白芷使用，但其功能与主治为"消炎，止血，愈疮。用于炎症，溃疡，外伤流血。叶或果实能止血，疮伤出血撒粉"，与中药白芷的功能与主治（解表散寒，祛风止痛，宣通鼻窍，燥湿止带，消肿排脓。用于感冒头痛，眉棱骨痛，鼻塞流涕，鼻衄，鼻渊，牙痛，带下，肠痈肿痛）不同。

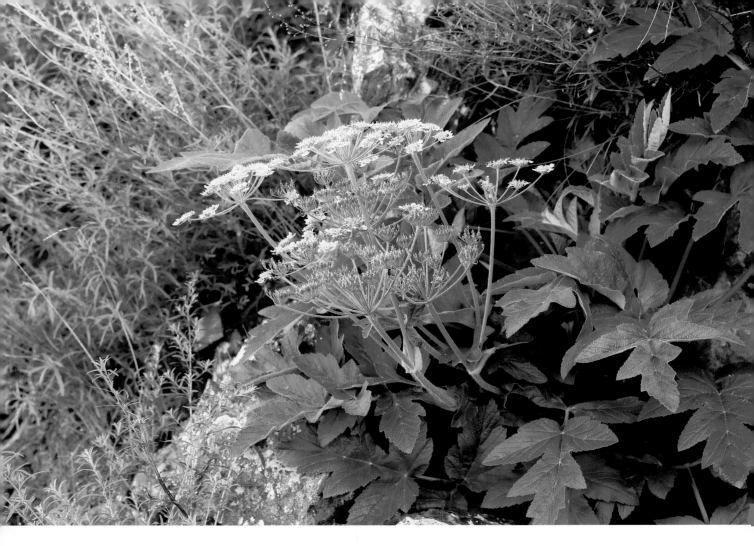

钝叶独活

Heracleum obtusifolium Wall. ex DC.

伞形科（Umbelliferae）　　　　独活属（*Heracleum*）

▮ 形态 ▮

多年生草本，高 60 ~ 80cm。根圆柱形，分歧，棕褐色。茎直立，具棱槽，被灰白色细柔毛。茎下部叶叶柄长 14 ~ 33cm，叶片为椭圆形至广卵形，2 回羽状分裂，长 14 ~ 30cm，末回裂片卵形至长卵形，长 5 ~ 8cm，边缘有齿，上表面黄绿色，下表面密被灰白色柔毛或绒毛；茎上部叶具宽鞘，叶片羽状深裂，长 3cm。复伞形花序顶生或侧生，花序梗长 12cm，无总苞片；伞幅15 ~ 18；小总苞片少数，披针形，长约 4mm；花白色，花瓣二型；萼齿线形；花柱基扁圆锥形。果实倒卵形，直径 0.8 ~ 1cm，背部极扁，每棱槽有油管 1，其长度为分生果长度的 3/4，合生面有油管 2，胚乳腹面平直。

▮ 分布 ▮

分布于我国西藏、云南（香格里拉、丽江）。尼泊尔也有分布。

▌ 生境 ▌

生长于海拔 3740 ~ 4000m 的干旱阳坡山麓、山坡草原。

▌ 药材名 ▌

珠嘎、朱嘎尔（ ཇུ་དཀར ），朱玛嘎博（ ཇུ་མ་དཀར་པོ ）。

▌ 药用部位 ▌

根、果实。

▌ 功能与主治 ▌

消炎祛寒，消肿，除风镇痛，止血，杀虫。根用于各种炎症，麻风，痛疽疔疮。果实研细末外用于创伤出血。

▌ 用量与用法 ▌

4g。内服煎汤，或入丸、散剂。

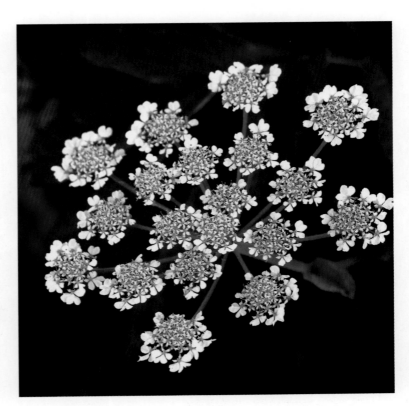

附 注

　　《四部医典》中记载有"ཇུ་དཀར"（珠嘎）；《晶珠本草》载有"ཇུ་མ"（珠玛），言其分为白["ཇུ་དཀར"（珠嘎），"ཇུ་མ་དཀར་པོ"（珠玛嘎博）的略称]、黑["ཇུ་ནག"（珠纳、珠那）]、黄["ཇུ་སེར"（珠色）]3 种。现代文献记载的"珠玛"的基原涉及伞形科、五加科、败酱科的多种植物，不同文献对其 3 种的基原有不同的观点，各地习用的种类也有不同，多数地区以白亮独活 H. candicans Wall. ex DC. 作为白者（珠嘎）的基原之一。据文献记载，钝叶独活 H. obtusifolium Wall. ex DC. 也为"珠嘎"或"朱玛嘎博"的基原之一。（参见"白亮独活""羌活""裂叶独活"条）

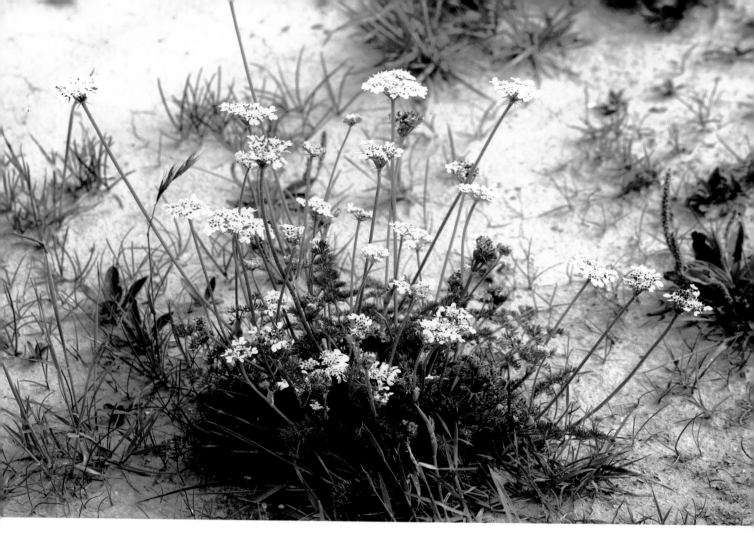

裂叶独活

Heracleum millefolium Diels

| 伞形科（Umbelliferae） | 独活属（*Heracleum*） |

▌形态 ▌

多年生草本，高 5 ~ 30cm，有柔毛。根长约 20cm，棕褐色；颈部被有褐色枯萎叶鞘纤维。茎直立，分枝，下部叶有柄，叶柄长 1.5 ~ 9cm；叶片披针形，长 2.5 ~ 16cm，宽达 2.5cm，3 ~ 4 回羽状分裂，末回裂片线形或披针形，长 0.5 ~ 1cm，先端尖；茎生叶逐渐短缩。复伞形花序顶生和侧生，花序梗长 20 ~ 25cm；总苞片 4 ~ 5，披针形，长 5 ~ 7mm；伞幅 7 ~ 8，不等长；小总苞片线形，有毛；花白色；萼齿细小。果实椭圆形，背部极扁，长 5 ~ 6mm，宽约 4mm，有柔毛，背棱较细；每棱槽内有油管 1，合生面有油管 2，其长度为分生果长度的 1/2 或略超过。花期 6 ~ 8 月，果期 9 ~ 10 月。

▌分布 ▌

分布于我国西藏、四川（若尔盖等）、青海、甘肃、云南。

▌ 生境 ▌

生长于海拔 3800 ~ 5000m 的山坡草地、山顶草甸、沙砾沟谷、草甸。

▌ 药材名 ▌

珠嘎巧、知尕儿巧（སྦྲུ་དཀར་མཆོག），巴木保、班木布（འབམ་པོ）。

▌ 药用部位 ▌

根及根茎或全草。

▌ 功能与主治 ▌

巴木保：化痞，消肿。用于内腔疖疮，痞块；外用于四肢肿胀。

珠嘎巧：消肿，化痞，止血。用于内腔疖疮，痞块，麻风病；外用于四肢肿胀，创伤。

▌ 用量与用法 ▌

6 ~ 9g。多配方用。

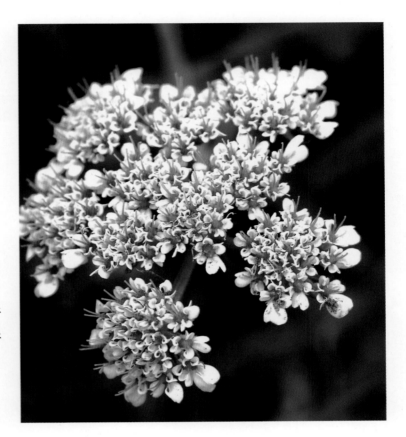

附 注

关于藏医药用裂叶独活 H. millefolium Diels 的情况，文献有不同的记载。《晶珠本草》记载有"འབམ་པོ"（巴木保），言其为消肿胀、破除体腔内的肿核疮之药物。现代文献记载"巴木保"的基原为伞形科植物蕨叶藁本 Ligusticum pteridophyllum Franch.，以根入药，但各地藏医还习用其他种类，西藏多用裂叶独活 H. millefolium Diels，青海多用矮泽芹 Chamaesium paradoxum Wolff、大苞矮泽芹 Chamaesium spatuliferum (W. W. Sm.) Norman。另外，《四部医典》中记载有"སྦྲུ་དཀར"（珠嘎）；在《晶珠本草》记载为"སྦྲུ་མ"（珠玛），言其分为白 ["སྦྲུ་དཀར"（珠嘎）]、黑 ["སྦྲུ་ནག"（珠纳、珠那）]、黄 ["སྦྲུ་སེར"（珠色）]3 种。现代文献记载的"珠玛"类的基原涉及伞形科、五加科、败酱科的多种植物，不同文献对其 3 种的基原有不同观点，各地习用的种类也有不同，可能与当地分布的资源种类有关，包括白亮独活 Heracleum candicans Wall. ex DC.（珠嘎）、羌活 Notopterygium incisum Ting ex H. T. Chang（珠玛、珠那、珠色）、五加科植物浓紫龙眼独活 Aralia atropurpurea Franch.（珠那）等。据文献记载，青海、四川甘孜州藏医以裂叶独活 H. millefolium Diels 作为"珠嘎"的上品 ["སྦྲུ་དཀར་མཆོག"（珠嘎巧）]的基原，以全草入药，但其与"巴木保"的功能、主治不尽相同。（参见"白亮独活""羌活""矮泽芹""蕨叶藁本"条）

野胡萝卜

Daucus carota L.

| 伞形科（Umbelliferae） | 胡萝卜属（*Daucus*） |

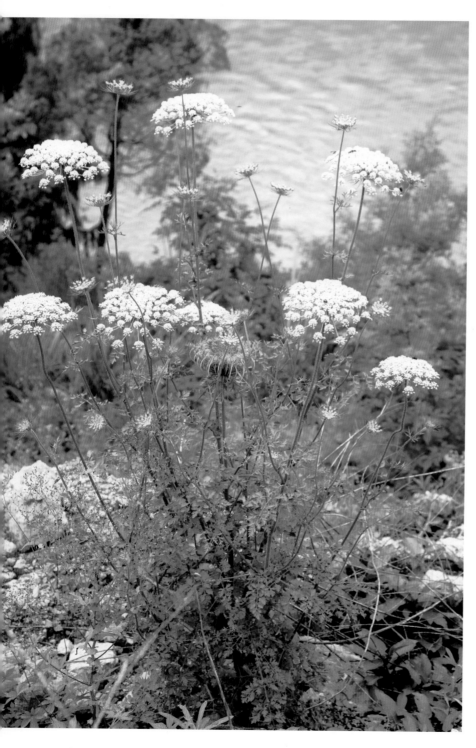

▌ 形态 ▌

二年生草本，高 15 ~ 120cm。茎单生，全体有白色粗硬毛。基生叶薄膜质，长圆形，2 ~ 3 回羽状全裂，末回裂片线形或披针形，长 2 ~ 15mm，宽 0.5 ~ 4mm，先端尖锐，有小尖头，光滑或有糙硬毛；叶柄长 3 ~ 12cm；茎生叶近无柄，有叶鞘，末回裂片小或细长。花序复伞形，花序梗长 10 ~ 55cm，有糙硬毛；总苞有多数苞片，呈叶状，羽状分裂，少有不裂的，裂片线形，长 3 ~ 30mm；伞幅多数，长 2 ~ 7.5cm，结果时外缘的伞幅向内弯曲；小总苞片 5 ~ 7，线形，不分裂或 2 ~ 3 裂，边缘膜质，具纤毛；花通常白色，有时带淡红色；花柄不等长，长 3 ~ 10mm。果实圆卵形，长 3 ~ 4mm，宽 2mm，棱上有白色刺毛。花期 5 ~ 7 月。

▌ 分布 ▌

分布于我国四川、重庆、贵州、湖北、江西、安徽、江苏、浙江等。欧洲及东南亚地区也有分布。

▌ 生境 ▌

生长于山坡路旁、旷野、田间。

▌ 药材名 ▌

加哇、甲哇、加瓦（ཇ་བ།），加果、
加规（ཇ་སྒོད།），加永（ཇ་རྒྱང་།），拉
色尔（ལ་ཟེར།）。

▌ 药用部位 ▌

根、果实。

▌ 功能与主治 ▌

根：清心热，解毒；用于"培根"
和"隆"的并发症，妇女"隆察"
病。果实：杀虫解毒；用于蛔虫腹痛，
蛲虫肛痒，久痢。

▌ 用量与用法 ▌

根：4.5 ~ 9g；内服煎汤，或入丸、
散剂（2 ~ 5g）。果实：3 ~ 9g；
有小毒。

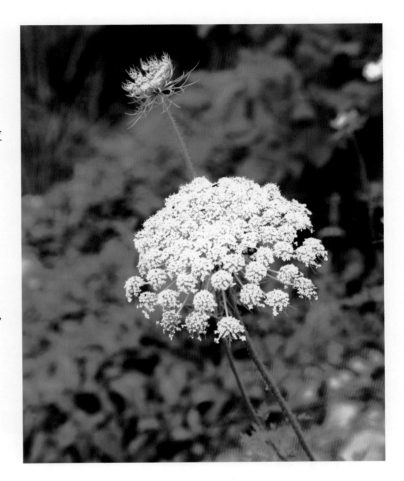

附 注

  《四部医典》等记载有"ཇ་བ།"（加哇）。《晶珠本草》言将其按生境、花色、植株形态分为"山生"["ཇ་སྒོད།"（加果）]、"田生"[川生，"ཇ་རྒྱང་།"（加永）]、"林生"["བ་ལང་ཇ་བ།"（帕浪加哇）]3 种。现代文献记载的各地藏医所用"加哇"的基原极为复杂，涉及伞形科多属多种植物。《部标藏药》《西藏藏标》《青海藏标》作为"ཇ་བ།"（加哇）的基原收载有西藏棱子芹 *Pleurospermum tibetanicum* Wolff（*P. hookeri* C. B. Clarke var. *thomsonii* C. B. Clarke）、迷果芹 *Sphallerocarpus gracilis* (Bess.) K.-Pol.。《晶珠本草》汉译重译本认为田生者"ཇ་རྒྱང་།"（加永）的基原为伞形科植物牡丹叶当归 *Angelica paeoniifolia* Shan et Yuan，也有文献记载野胡萝卜 *D. carota* L. 也为其基原之一；《藏汉大辞典》则将"山生加哇"["ཇ་སྒོད།"（加果）]译为"野胡萝卜"。据文献记载，野胡萝卜 *D. carota* L. 及胡萝卜 *D. carota* L. var. *sativa* Hoffm. 也被称为"ལ་ཟེར།"（拉色尔）。（参见"西藏棱子芹""迷果芹""刺果峨参"条）

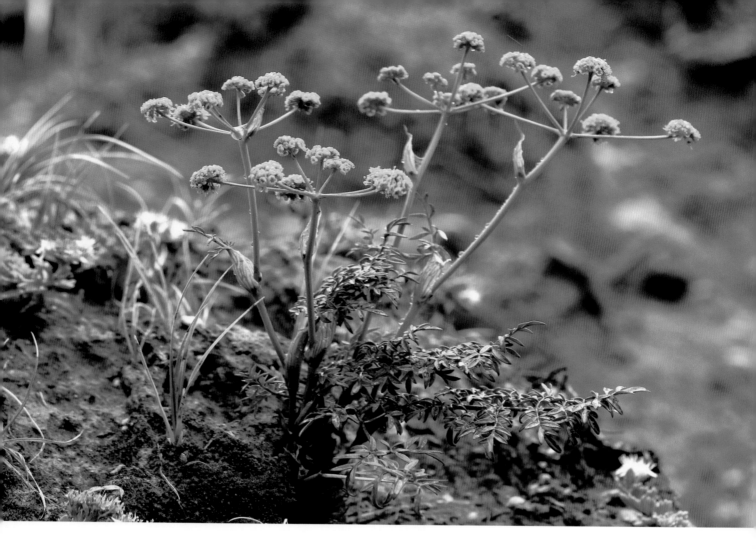

环根芹

Cyclorhiza waltonii (Wolff) Sheh et Shan

| 伞形科（Umbelliferae） | 环根芹属（*Cyclorhiza*） |

▌ 形态 ▌

多年生草本，高 16 ～ 100cm。根颈粗壮，直径 0.8 ～ 2cm，存留紫黑色宽阔的叶柄残基；根圆柱形，末端渐细，单一或有数分叉，长 8 ～ 25cm，直径 0.5 ～ 1.2cm，表皮黄褐色或暗红棕色，二年以上的老根从上至下有相当密集的环纹凸起。茎单一，圆柱形，空管状，直径 2 ～ 7mm，具细长条纹，平滑无毛，基部常为暗紫色。基生叶数片，具柄，叶柄长短随植株大小和生境而变化，长 0.5 ～ 18cm，基部紫黑色；叶片三角状卵形，长 8 ～ 20cm，宽 5 ～ 18cm，4 回羽状全裂，具 1 回羽片 5 ～ 6 对，羽片具柄，2 回羽片 4 对，羽片具短柄，3 回羽片 1 ～ 2 对，下部者有短柄，上部者无柄，末回裂片线形、卵状长圆形或线状椭圆形，先端急尖，长 0.4 ～ 2cm，宽 2 ～ 6mm，略带粉绿色，网状脉不显著，上面羽状脉微凹陷，下面叶脉稍凸起，两面近无毛，有时羽片柄、叶柄、叶柄基部以及叶缘有鳞片状极短毛。复伞形花序顶生或侧生，花序梗长而粗壮，伞形花序直径 3 ～ 16cm；无总苞片；伞幅 4 ～ 14，不等长，长 1 ～ 4cm；无小总苞片；每小伞形花序有花 10 ～ 20 或更多；花柄近等长；花瓣黄色，呈不规则的方形或圆形，小舌片急尖，内曲；花柱粗短，微外曲，花柱基短圆锥形；萼齿显著，呈狭三角形。分生果卵形或椭圆形，长约 4mm，宽约 2.5mm，两侧扁压，横剖面呈五角形，棕褐色，5 果棱均粗大，作龙骨状突起或呈狭翅状；每棱槽内有油管 1，合生面有油管 2；胚乳腹面深陷，呈沟槽状；心皮柄 2 裂至基部。花期 7 ～ 8 月，果期 9 ～ 10 月。

▌ 分布 ▌

分布于我国西藏（日喀则、拉萨、米林等）、四川（康定、巴塘、理塘、稻城）、云南（丽江）。

▌ 生境 ▌

生长于海拔 2500 ～ 4600m 的高山向阳草坡、栎林下、灌丛、潮湿沟边、路旁、干燥砂岩缝、砾石地。

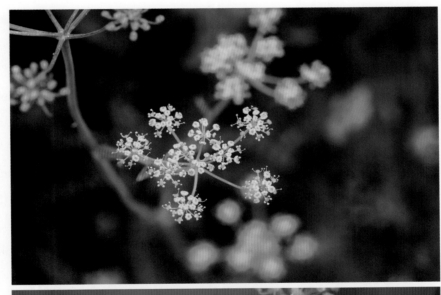

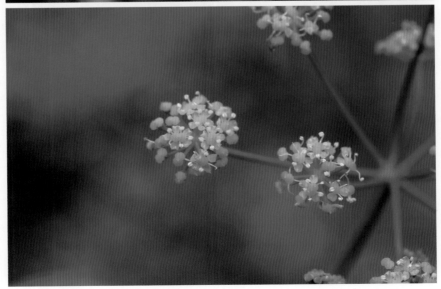

▍药材名 ▍

当庚嘎保（དང་གུན་དཀར་པོ།），当庚、当更、当古（དང་གུན།）。

▍药用部位 ▍

根。

▍功能与主治 ▍

清心热，解毒。用于"培根"和"隆"的并发症；西藏用于妇女"隆察布"病。

▍用量与用法 ▍

4.5 ～ 9g。内服煎汤，或入丸、散剂。

附 注

《度母本草》记载有"དང་གུན།"（当庚、当更）；《晶珠本草》记载其分雌、雄 2 种或黑 ["དང་གུན་ནག་པོ།"（当庚那保）]、白 ["དང་གུན་དཀར་པོ།"（当庚嘎保）]2 种。现代文献记载的"当庚"类 的基原涉及伞形科多个属的多种植物，且不同文献对雌、雄或黑、白品种的基原有不同观点，各 地所用的种类也有差异。《中华本草·藏药卷》记载西藏藏医所用白者"当庚嘎保"（雌者）的 基原包括环根芹 *C. waltonii* (Wolff) Sheh et Shan、南竹叶环根芹 *C. waltonii* (Wolff) Sheh et Shan var. *major* Sheh et Shan[*C. major* (Sheh et Shan) Sheh]，黑者"当庚那保"（雄者）的基原为当归 *Angelica sinensis* (Oliv.) Diels，但黑者与白者的功能与主治相同。《中国藏药》则认为以上各种均为黑者（当 庚那保）的基原。此外，文献记载的"当更"的基原还有宝兴棱子芹 *Pleurospermum davidii* Franch.（云 南迪庆藏医使用）、阿坝当归 *A. apaensis* Shan et Yuan[法落海 *Heracleum apaense* (Shan et Yuan) Shan et T. S. Wang]、青海当归 *A. chinghaiensis* Shan ex K. T. Fu（*A. nitida* Wolff，青海、甘南、川西 藏医使用）、舟瓣芹 *Sinolimprichtia alpina* Wolff、紫茎前胡 *Peucedanum violaceum* Shan et Sheh、 松潘棱子芹 *Pleurospermum franchetianum* Hemsl. 等。《藏标》以"当归 /དང་གུན།/ 当更"之名收载了当 归 *A. sinensis* (Oliv.) Diels。（参见"当归""青海当归""法落海"条）

鹿蹄草

Pyrola calliantha H. Andr.

| 鹿蹄草科（Pyrolaceae） | 鹿蹄草属（*Pyrola*） |

▌形态▐

常绿草本状小半灌木，高（10～）15～30cm。根茎细长，横生，斜升，有分枝。叶4～7，基生，革质；椭圆形或圆卵形，稀近圆形，长（2.5～）3～5.2cm，宽（1.7～）2.2～3.5cm，先端钝头或圆钝头，基部阔楔形或近圆形，近全缘或有疏齿，上面绿色，下面常有白霜，有时带紫色；叶柄长2～5.5cm，有时带紫色。花葶有1～2（～4）鳞片状叶，卵状披针形或披针形，长7.5～8mm，宽4～4.5mm，先端渐尖或短渐尖，基部稍抱花葶；总状花序长12～16cm，有9～13花，密生，花倾斜，稍下垂，花冠广开，较大，直径1.5～2cm，白色，有时稍带淡红色；花梗长5～8（～10）mm，腋间有长舌形苞片，长6～7.5mm，宽1.6～2mm，先端急尖；萼片舌形，长（3～）5～7.5mm，宽（1.5～）2～3mm，先端急尖或钝尖，近全缘；花瓣倒卵状椭圆形或倒卵形，长

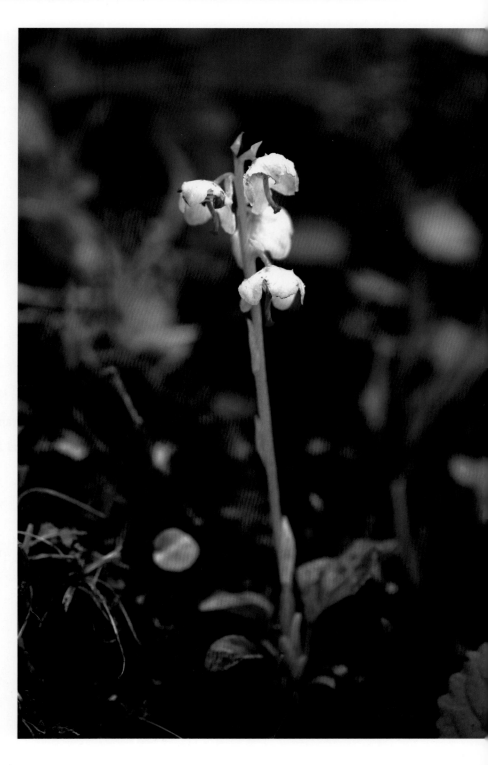

6 ～ 10mm，宽 5 ～ 8mm；雄蕊 10，花丝无毛，花药长圆柱形，长（2.1 ～）2.5 ～ 4mm，宽 1 ～ 1.4mm，有小角，黄色；花柱长 6 ～ 8（～ 10）mm，常带淡红色，倾斜，近直立或上部稍向上弯曲，伸出或稍伸出花冠，先端增粗，有不明显的环状突起，柱头 5 圆裂。蒴果扁球形，高 5 ～ 5.5mm，直径 7.5 ～ 9mm。花期 6 ～ 8 月，果期 8 ～ 9 月。

▌ 分布 ▌
分布于我国西藏、四川、甘肃、青海、云南、贵州、陕西、山西、重庆、湖北、湖南、江西、安徽、江苏、浙江、福建、河南、河北、山东。

▌ 生境 ▌
生长于海拔 700 ～ 4100m 的山地针叶林、针阔叶混交林、阔叶林下。

▌ 药材名 ▌
路念擦哦（ལུག་ཉུང་ཚོས།）。

▌ 药用部位 ▌
全草。

▌ 功能与主治 ▌
补虚，益肾，祛风湿，止血。用于肾虚腰痛，风湿性关节炎及类风湿关节炎，过敏性皮炎。

▌ 用量与用法 ▌
外用捣烂或研末敷患处。

附 注

藏医药用鹿蹄草 P. calliantha H. Andr. 见于现代文献记载，同样作藏药"路念擦哦"使用的还有圆叶鹿蹄草 P. rotundifolia Linn.、紫背鹿蹄草 P. atropurpurea Franch.、普通鹿蹄草 P. decorata H. Andr.[《西藏植物志》记载该种的藏文名为"ཡག་ཞེ།"（帕拉），但该名称未见藏医药古籍记载]。

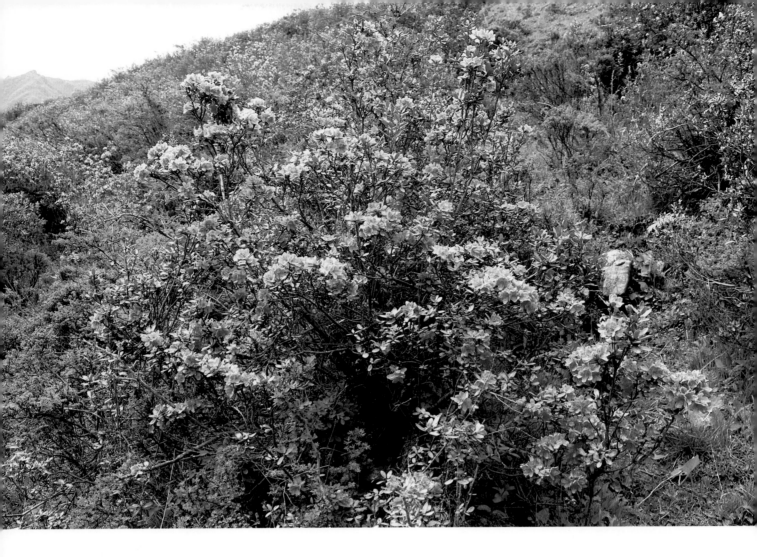

头花杜鹃

Rhododendron capitatum Maxim.

杜鹃花科（Ericaceae） | 杜鹃属（*Rhododendron*）

形态

常绿小灌木，高0.5～1.5m。分枝多，枝条直立而稠密；幼枝短，黑色或褐色，密被鳞片。叶芽鳞早落；叶近革质，芳香，椭圆形或长圆状椭圆形，长（7～）10～18（～24）mm，宽（3～）5～10mm，先端圆钝，无短凸尖，基部宽楔形，上面灰绿或暗绿色，被灰白色或淡黄色鳞片，相邻接或重叠，下面淡褐色，具二色鳞片，鳞片无色或禾秆色，黄褐色或暗琥珀色，数量约相等而混生，相邻接或稍有间距；叶柄长2～3mm，被鳞片。花序顶生，伞形，有花2～5（～8）；花梗长1～3mm，被微柔毛或鳞片；花萼带黄色，裂片5，不等大，膜质，长圆形或卵形，长3～6mm，基部被疏毛或鳞片，边缘被睫毛；花冠宽漏斗状，长（10～）13～15（～17）mm，淡紫或深紫，紫蓝色，外面不被鳞片，花管较裂片短，长3～5mm，内面喉部密被绵毛，有时管外也有毛；雄蕊10，伸出，花丝近基部被毛，子房长约2mm，被灰白色鳞片和微柔毛，花柱常较雄蕊长，近基部偶有毛。蒴果卵圆形，长3.5～6mm，被鳞片。花期4～6月，果期7～9月。

▌ 分布 ▌

分布于我国四川西北部、甘肃西南部、青海东南部、陕西西部。

▌ 生境 ▌

生长于海拔 2500 ～ 4300m 的高山草原、
草甸、湿草地、岩坡。常形成灌丛优势群落。

▌ 药材名 ▌

塔勒、大勒、达里、达丽、塔里（ད་ལིས།，
ད་ལི），塔勒那保（ད་ལིས་ནག་པོ），塔里那保、
塔丽那保、塔丽那布（ད་ལི་ནག་པོ）。

▌ 药用部位 ▌

嫩枝、叶、花。

▌ 功能与主治 ▌

清热消肿，补肾。用于气管炎，肺气肿，浮肿，
身体虚弱及水土不适，消化不良，胃下垂，
胃扩张；外用于疮疖。叶：外敷患部，用
于白喉，炭疽。

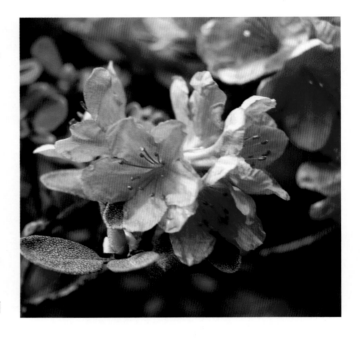

▌ 用量与用法 ▌

3 ～ 6g。单用或配方用。

附 注

　　藏医药用杜鹃属植物大致分为大叶型 ["སུག་མ།"（达玛）] 和小叶型 ["ད་ལིས།"（塔勒）] 两类。《晶珠本草》分别记载有 "树花类药物" "ད་ལིས།"（塔勒）和 "树叶类药物" "བ་ལུ།"（达里、巴鲁），并指出 "达里" 为 "塔勒" 的叶，"塔勒" 依花色、叶色而分为黑 ["ད་ལིས་ནག་པོ"（塔勒那保）]、白 ["ད་ལིས་དཀར་པོ"（塔勒嘎保）] 2 种。现代文献记载 "塔勒" 的基原为杜鹃属植物中常绿、小叶型具鳞片的种类，有近 20 种，其中，白者（塔勒嘎保）的基原为花冠白色或淡黄色等浅色、枝条白色或灰白色的种类，如烈香杜鹃 *R. anthopogonoides* Maxim. 等，黑者（塔勒那保）的基原为花深紫色至蓝紫色、枝和叶颜色灰暗发黑的种类，如头花杜鹃 *R. capitatum* Maxim. 等，但不同文献记载的黑、白 "塔勒" 的基原种类不尽一致。文献记载，作为黑 "塔勒" 的基原除头花杜鹃 *R. capitatum* Maxim. 外，还有隐蕊杜鹃 *R. intricatum* Franch.、千里香杜鹃 *R. thymifolium* Maxim.、散鳞杜鹃 *R. bulu* Hutch.（蜿蜒杜鹃）、雪层杜鹃 *R. nivale* Hook. f. 等。《部标藏药》和《藏标》分别以 "烈香杜鹃 /ད་ལིས།/ 达里" "达里 /ད་ལིས་མེ་ཏོག/ 达里美都" 之名收载了烈香杜鹃 *R. anthopogonoides* Maxim.、毛喉杜鹃 *R. cephalanthum* Franch.、报春杜鹃 *R. primuliflorum* Bur. et Franch.（樱草杜鹃）的干燥花和叶。（参见 "烈香杜鹃" "千里香杜鹃" "雪层杜鹃" "照山白" 条）

雪层杜鹃

Rhododendron nivale Hook. f.

杜鹃花科（Ericaceae）   杜鹃属（*Rhododendron*）

▌ 形态 ▌

常绿小灌木，分枝多而稠密，常平卧成垫状，高（30 ~ ）60 ~ 90（ ~ 120）cm。幼枝褐色，密被黑锈色鳞片。叶芽鳞早落。叶簇生于小枝先端或散生，革质，椭圆形、卵形或近圆形，长3.5 ~ 9（ ~ 12）mm，宽（1.5 ~ ）2 ~ 5mm，先端钝或圆形，常无短尖头，基部宽楔形，边缘稍反卷，中脉在上面稍下陷，在下面稍凸起，上面暗灰绿色，被灰白色或金黄色的鳞片，下面绿黄色至淡黄褐色，被淡金黄色和深褐色鳞片，相混生、邻接或稍不邻接，淡色鳞片常较多；叶柄短，长0.5 ~ 2（ ~ 3）mm，被鳞片。花序顶生，有1 ~ 2（ ~ 3）花；花梗长0.5 ~ 1.5mm，被鳞片，偶有毛；花萼发达，裂片长圆形或带状，长2 ~ 4（ ~ 4.5）mm，外面通常被一中央鳞片带，在淡色鳞片间偶杂有少数深色鳞片，边缘被鳞片；花冠宽漏斗状，长（7 ~ ）9 ~ 14（ ~ 16）mm，粉红色、丁香紫色至鲜紫色，花管较裂片短1 ~ 2倍，长（2.5 ~ ）3 ~ 4（ ~ 6）mm，内面被柔毛，外面也常被毛，裂片开展；雄蕊（8 ~ ）10，约与花冠等长，花丝近基部被毛；子房长1 ~ 2mm，被鳞片，花柱通常长于雄蕊，偶较短，上部稍弯斜，无毛或基部稍有毛。蒴果圆形至卵圆形，长3～5mm，被鳞片。花期5～8月，果期8～9月。

▌ 分布 ▌

分布于我国西藏东南部、南部、东部及东北部。尼泊尔、印度、不丹等也有分布。

▌ 生境 ▌

生长于海拔3200～5800m的高山灌丛、冰川谷地、草甸。常为杜鹃灌丛的优势种。

▌ 药材名 ▌

塔勒那保（ད་ལིས་ནག་པོ），塔里那保（ད་ལི་ནག་པོ）。

▌ 药用部位 ▌

嫩枝、叶、花。

▌ 功能与主治 ▌

清热消肿，补肾。用于气管炎，肺气肿，浮肿，身体虚弱及水土不适，消化不良，胃下垂，胃扩张；外用于疮疠。叶：外用于白喉，炭疽。

▌ 用量与用法 ▌

3～6g。单用或配方用。

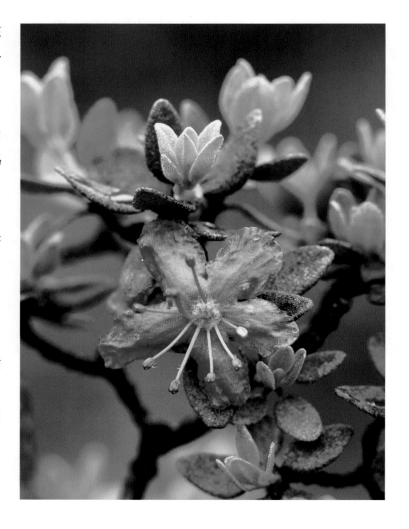

附 注

　　藏医药用杜鹃属（*Rhododendron*）植物大致分为大叶型[" སྟུག་པ"（达玛）]和小叶型["ད་ལིས"（塔勒）]2类。《晶珠本草》记载有"树花类药物""ད་ལིས"（塔勒）和"树叶类药物""བ་ལུ"（达里），并指出"达里"为"塔勒"的叶，"塔勒"依花色、叶色不同而分为黑["ད་ལིས་ནག་པོ"（塔勒那保）]、白["ད་ལིས་དཀར་པོ"（塔勒嘎保）]2种。现代文献记载的"塔勒"的基原为杜鹃属植物中常绿、小叶型、具鳞片的种类，有近20种。其中，白者（塔勒嘎保）的基原为花冠白色或淡黄色等浅色、枝条白色或灰白色的种类，黑者（塔勒那保）的基原为花深紫色至蓝紫色、枝和叶颜色灰暗发黑的种类。据文献记载，雪层杜鹃 *R. nivale* Hook. f. 为"塔勒那保"的基原之一。（参见"烈香杜鹃""樱草杜鹃""头花杜鹃""照山白"条）

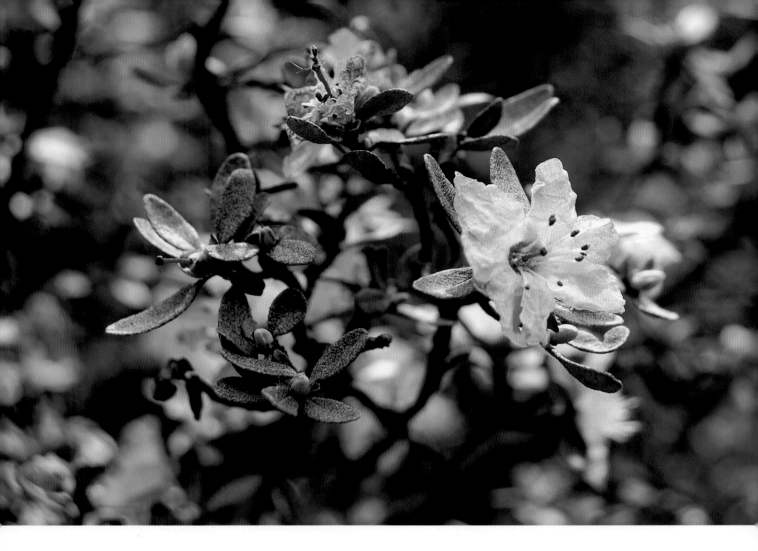

千里香杜鹃

Rhododendron thymifolium Maxim.

杜鹃花科（Ericaceae）　　　杜鹃属（*Rhododendron*）

▍形态 ▍

常绿直立小灌木，高 0.3 ~ 1.3m。分枝多而细瘦，疏展或呈帚状，密被鳞片。叶近革质，椭圆形、长圆形、窄倒卵形或卵状披针形，长 0.3 ~ 1.2（~ 1.8）cm，先端常有短凸尖，上面灰绿色，密被银白色或淡黄色鳞片，下面被银白色、灰褐色或麦黄色鳞片，鳞片相邻接至重叠。花 1（~ 2）顶生；花梗长 0.5 ~ 2mm，被鳞片；花萼带红色，环状，长 0.5 ~ 1.2mm，外面鳞片及缘毛有或无；花冠鲜紫蓝色或深紫色，宽漏斗状，长 0.6 ~ 1.2cm，花冠筒较裂片短，内面被柔毛，外面疏被鳞片或无；雄蕊 10，伸出花冠；子房被鳞片，花柱长 0.3 ~ 1.6cm，纤细，紫色。蒴果卵圆形，长 2 ~ 3（~ 4.5）mm，被鳞片，花柱宿存。花期 5 ~ 7 月，果期 9 ~ 10 月。

▍分布 ▍

分布于我国甘肃、青海、四川北部及西北部。

生境

生长于海拔 2400 ～ 4800m 的湿润阴坡或半阴坡、林缘、高山灌丛中。

药材名

塔勒那保（ད་ལིས་ནག་པོ），塔里那保（ད་ལི་ནག་པོ），塔里莫保、塔丽木布（ད་ལི་སྨུག་པོ），塔丽色博（ད་ལི་སེར་པོ）。

药用部位

嫩枝、叶、花。

功能与主治

嫩枝、叶：祛痰平喘，补阴气；用于肺痛，咽喉病，"隆"病，"赤巴"病，肝病，寒性病，老年慢性气管炎。花：祛胃寒，消炎，止咳，平喘；用于寒性和热性"培根"病，胃寒所致胃腹胀满、胃腹冷痛，消化不良，咽喉疾病，肺部疾病。

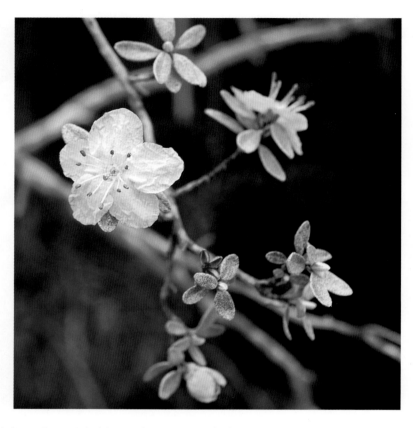

用量与用法

3 ～ 5g。单用或配方用。

附 注

藏医药用杜鹃属植物大致分为大叶型 ["སྨུག་མ"（达玛）] 和小叶型 ["ད་ལིས"（塔勒）]2 类。《晶珠本草》分别记载有"树花类药物""ད་ལིས"（塔勒）和"树叶类药物""བ་ལུ"（达里），并指出"达里"为"塔勒"的叶，"塔勒"依花色、叶色而分为黑 ["ད་ལིས་ནག་པོ"（塔勒那保）]、白 ["ད་ལིས་དཀར་པོ"（塔勒嘎保）]2 种。现代文献记载实际应用中除黑、白种类外，还有紫色"塔勒"，称"ད་ལི་སྨུག་པོ"（塔里莫保），其基原为杜鹃属植物中常绿、小叶型、具鳞片的种类，约有 20 种。据文献记载，千里香杜鹃 *R. thymifolium* Maxim.（百里香杜鹃）为"塔勒那保""塔里莫保"或"塔丽色博"的基原之一，为青海、甘肃藏医习用的"达里"的品种，与此同用的还有长管杜鹃 *R. tubulosum* Ching ex W. Y. Wang。（参见"烈香杜鹃""头花杜鹃"条）

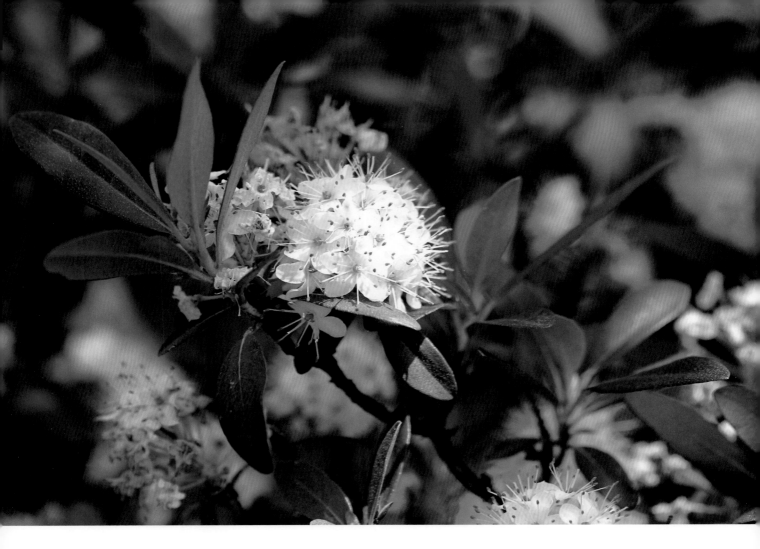

照山白

Rhododendron micranthum Turcz.（照白杜鹃）

| 杜鹃花科（Ericaceae） | 杜鹃属（*Rhododendron*） |

▌ 形态 ▌

常绿灌木，高可达 2.5m。茎灰棕褐色。枝条细瘦，幼枝被鳞片及细柔毛。叶近革质，倒披针形、长圆状椭圆形至披针形，长（1.5 ~）3 ~ 4（~ 6）cm，宽 0.4 ~ 1.2（~ 2.5）cm，先端钝，急尖或圆，具小突尖，基部狭楔形，上面深绿色，有光泽，常被疏鳞片，下面黄绿色，被淡棕色或深棕色有宽边的鳞片，鳞片为相互重叠、邻接或相距为其直径的角状披针形或披针状线形，外面被鳞片，被缘毛；花冠钟状，长 4 ~ 8（~ 10）mm，外面被鳞片，内面无毛，花裂片 5，较花管稍长；雄蕊 10，花丝无毛；子房长 1 ~ 3mm，5 ~ 6 室，密被鳞片，花柱与雄蕊等长或较之短，无鳞片。蒴果长圆形，长（4 ~）5 ~ 6（~ 8）mm，被疏鳞片。花期 5 ~ 6 月，果期 8 ~ 11 月。

▌ 分布 ▌

分布于我国东北、华北、西北地区及山东、河南、湖北、湖南、四川等。朝鲜也有分布。

▌ 生境 ▌

生长于海拔 1000 ~ 3000m 的山坡灌丛、山谷、峭壁及岩石上。

▌ 药材名 ▌

达里、巴鲁（བ་ལུ），塔勒、塔里、大勒（ད་ལིས）。

▌ 药用部位 ▌

花、叶。

▌ 功能与主治 ▌

清热消肿，补肾。用于气管炎，肺气肿，浮肿，身体虚弱及水土不适，消化不良，胃下垂，胃扩张；外用于疮疡。叶：外用于白喉，炭疽。

▌ 用量与用法 ▌

2 ~ 3g。

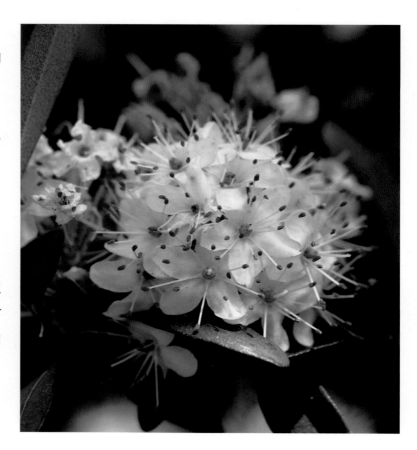

附 注

藏医药用杜鹃属（*Rhododendron*）植物大致可分为大叶型 ["སུག་མ" （达玛）] 和小叶型 ["ད་ལིས" （塔勒）]2 类。《晶珠本草》分别记载有 "树花类药物" "ད་ལིས" （塔勒）和 "树叶类药物" "བ་ལུ" （达里），并指出 "达里" 为 "塔勒" 的叶，"塔勒" 又依花色、叶色而分为黑 ["ད་ལིས་ནག་པོ" （塔勒那保）]、白 ["ད་ལིས་དཀར་པོ" （塔勒嘎保）]2 种。现代文献记载的 "塔勒" 的基原为杜鹃属植物中常绿、小叶型、具鳞片的种类，约有 20 种。照山白 *R. micranthum* Turcz.（照白杜鹃）为白者（塔勒嘎保）的基原之一。（参见 "烈香杜鹃" "雪层杜鹃" "陇蜀杜鹃" 等条）

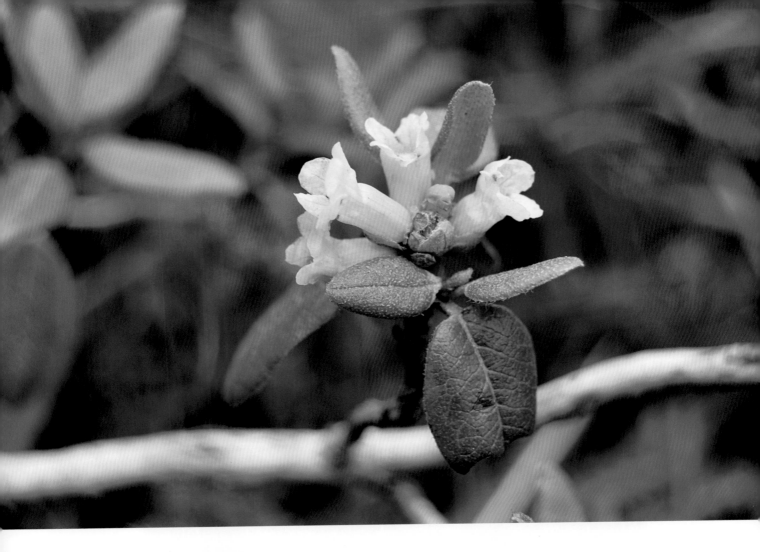

烈香杜鹃

Rhododendron anthopogonoides Maxim.

杜鹃花科（Ericaceae） 杜鹃属（*Rhododendron*）

形态

常绿灌木，高 1 ～ 2m。枝条粗壮而坚挺，幼时密生鳞片或疏柔毛。叶芳香，卵状椭圆形、宽椭圆形至卵形，长 1.5 ～ 4.5cm，宽 1 ～ 2cm，先端圆钝具小凸尖头，叶上面蓝绿色，疏被鳞片或无，下面黄褐色或灰褐色，被密而重叠成层的暗褐色和带红棕色的鳞片；叶柄长 2 ～ 5mm，被疏鳞片，上面有沟槽并被白色柔毛。花序头状顶生，有花 10 ～ 20，花密集，花芽鳞在花期宿存；花梗短，长 1 ～ 2mm；花萼发达，长 3 ～ 4.5mm，淡黄红色或淡绿色，裂片长圆状倒卵形或椭圆状卵形，边缘具少数鳞片或睫毛；花冠狭筒状漏斗形，长 1 ～ 1.4cm，淡黄绿色或绿白色，罕见粉色，有浓烈的芳香，花管长 5 ～ 11mm，内面特别在喉部密被髯毛，裂片开展，长 1.5 ～ 3mm，远较花管短；雄蕊 5，内藏于花冠；花柱短。蒴果卵形，长 3 ～ 4.5mm，具鳞片，被包于宿萼内。花期 6 ～ 7月，果期 8 ～ 9 月。

┃ 分布 ┃

分布于我国西藏（加查）、甘肃、青海（互助）、四川西部等。

┃ 生境 ┃

生长于海拔 2900 ~ 3700m 的高山灌丛地带、河谷灌丛等。

┃ 药材名 ┃

巴鲁（ བ་ལུ ），达里、达丽、塔勒、塔里、大勒（ དཱ་ལིས 、 དཱ་ལི ），达里美都（ དཱ་ལི་མེ་ཏོག ）。

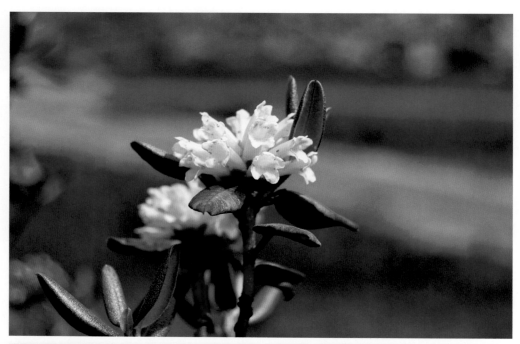

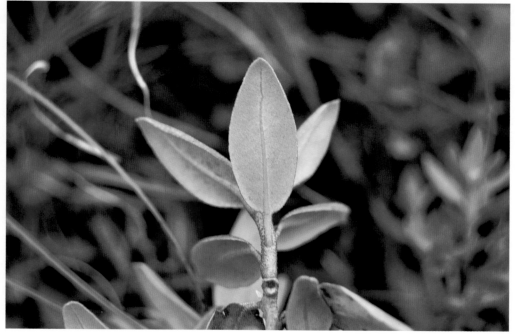

▌ 药用部位 ▐

花、叶。

▌ 功能与主治 ▐

清热消肿，补肾。用于气管炎，肺气肿，浮肿，身体虚弱及水土不适，消化不良，胃下垂，胃扩张；外用于疮疡。叶：外用于白喉，炭疽。

▌ 用量与用法 ▐

6 ~ 9g。内服煎汤，或入丸、散剂。

附 注

"ད་ལིས"（塔勒）为《四部医典》记载的治"培根"及寒性病之药物。《蓝琉璃》将"བ་ལིས"（达里）的花称为"ད་ལིས"（塔勒）；《四部医典系列挂图全集》第二十九图中有"བ་ལི་དཀར་པོ"（达里嘎保）的附图，其汉译本译注为"小杜鹃"。《晶珠本草》分别记载有"树花类药物""ད་ལིས"（塔勒）和"树叶类药物""བ་ལིས"（达里），言前者为治"培根"寒性病、滋补延年之药物，后者为治"培根"寒热症之药物，并指出"达里"为"塔勒嘎保"的叶；"塔勒"依花色、叶色分白 ["ད་ལིས་དཀར་པོ、ད་ལི་དཀར་པོ"（塔勒嘎保）]、黑 ["ད་ལིས་ནག་པོ、ད་ལི་ནག་པོ"（塔勒那保）]2 种。现代文献记载的藏医药用杜鹃属植物大致分为大叶型 ["སྟག་མ"（达玛）] 和小叶型 ["ད་ལིས、ད་ལི"（塔勒）]2 类；"塔勒"的基原为杜鹃属植物中常绿、小叶型、具鳞片的种类，约有近 20 种。其中，白者（塔勒嘎保）的基原为花冠白色、淡黄色等浅色的种类，如烈香杜鹃 R. anthopogonoides Maxim.（黄花杜鹃）、髯毛杜鹃 R. anthopogon D. Don（髯花杜鹃）、照山白 R. micranthum Turcz.（照白杜鹃）、毛喉杜鹃 R. cephalanthum Franch.、滇藏杜鹃 R. temenium Balf. f. et Forrest、毛花杜鹃 R. hypenanthum Balf. f.、樱草杜鹃 R. primuliflorum Bur. et Franch.、毛嘴杜鹃 R. trichostomum Franch. 等；黑者（塔勒那保）的基原为花深紫色至蓝紫色的种类，如花杜鹃 R. capitatum Maxim.、隐蕊杜鹃 R. intricatum Franch.、千里香杜鹃 R. thymifolium Maxim.、光壳杜鹃 R. nivale Hook. f.（雪层杜鹃）等。《部标藏药》以"烈香杜鹃 /ད་ལིས/ 达里"之名、《藏标》以"达里 /ད་ལི་མེ་ཏོག/ 达里美都"之名均收载了烈香杜鹃 R. anthopogonoides Maxim.、毛喉杜鹃 R. cephalanthum Franch.、报春杜鹃 R. primuliflorum Bur. et Franch.（樱草杜鹃）的干燥花和叶。（参见"照山白""头花杜鹃""樱草杜鹃"条）

《部标藏药》等收载的"杜鹃花 /སྟག་མ/ 达玛（达玛）"的基原为凝毛杜鹃 R. agglutinatum Balf. f. et Forrest [凝毛杜鹃 R. phaeochrysum Balf. f. et W. W. Smith var. agglutinatum (Balf. f. et Forrest) Chamb. ex Cullen et Chamb.]、陇蜀杜鹃 R. przewalskii Maxim.（大坂山杜鹃 R. dabanshanense Fang et S. X. Wang），以花入药，其功能、主治与"达里"不尽相同。文献记载的"达玛"的基原尚有雪山杜鹃 R. aganniphum Balf. f. et K. Ward（海绵杜鹃、软雪杜鹃）、光蕊杜鹃 R. coryanum Tagg et Forrest 等多种同属大叶型的种类。（参见"雪山杜鹃""陇蜀杜鹃"条）

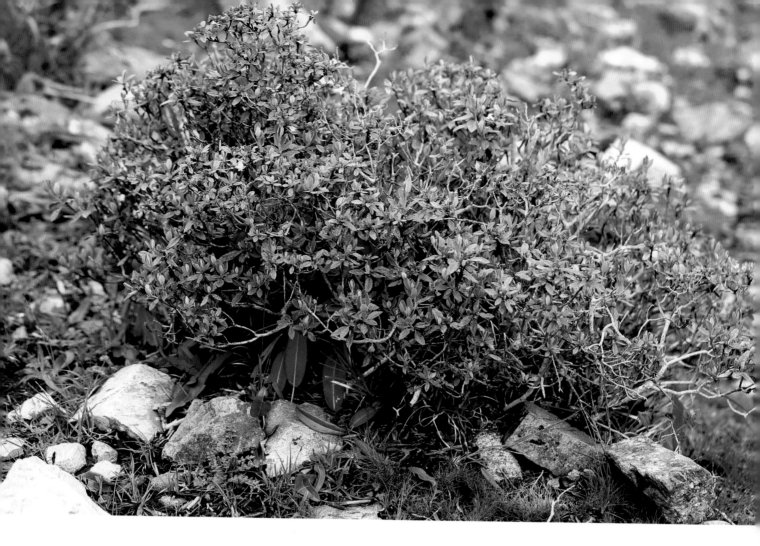

樱草杜鹃

Rhododendron primuliflorum Bur. et Franch.（报春杜鹃）

| 杜鹃花科（Ericaceae） | 杜鹃属（*Rhododendron*） |

▌形态▌

常绿小灌木，高 0.36 ~ 1（ ~ 2.5）m。茎灰棕色，表皮常呈薄片状脱落，幼枝短而细，灰褐色，密被鳞片和短刚毛；叶芽鳞早落。叶革质，芳香，长圆形、长圆状椭圆形至卵状长圆形，长（8 ~ ）20 ~ 25（ ~ 35）mm，宽（5 ~ ）8 ~ 10（ ~ 15）mm，先端钝，有小凸尖，基部渐狭，上面暗绿色，光滑，有光泽，具网脉，下面密被重叠成 2 ~ 3 层的淡黄褐色、黄褐色或灰褐色屑状鳞片；叶柄长 2 ~ 5mm，密被鳞片。花序顶生，头状，具 5 ~ 8 花，花芽鳞早落；花梗长 2 ~ 4mm，被鳞片，无毛；花萼长 3 ~ 6mm，外面疏被鳞片，裂片长圆形、披针形至长圆状卵形，边缘有缘毛或无；花冠狭筒状漏斗形，长 1.2 ~ 1.9cm，白色、具黄色管部，稀全部呈粉红色或蔷薇色，花冠管长 6 ~ 10（ ~ 12）mm，内面喉部被长柔毛，外面无毛或有时疏被鳞片，裂片近圆形，长 3 ~ 6mm；雄蕊 5 或 6，内藏于花冠管，基部有短柔毛或光滑；子房有鳞片或无，花柱粗短，约与子房等长，光滑。蒴果卵状椭圆形，长 4 ~ 5mm，密被鳞片。花期 5 ~ 6 月，果期 7 ~ 9 月。

分布

分布于我国云南西北部、西藏南部及东南部、四川西部、甘肃南部。

生境

生长于海拔 2900 ～ 5100m 的山坡灌丛、高山草甸、岩坡、沼泽草甸。

药材名

达里、达丽、塔勒、塔里、大勒（ད་ལིས），达里美都、达里美朵（ད་ལི་མེ་ཏོག）。

药用部位

花、叶。

功能与主治

花：清热消肿，补肾；用于气管炎，肺气肿，浮肿，身体虚弱及水土不服，消化不良，胃下垂，胃扩张；外用于疮疬。叶：外用于白喉，炭疽。

用量与用法

2 ～ 3g。

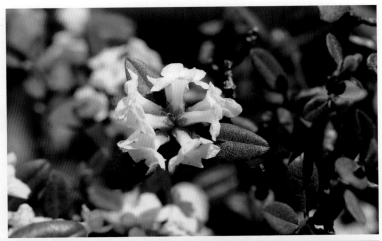

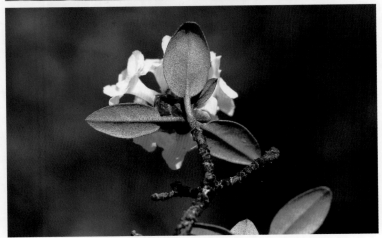

附 注

　　藏医药用的杜鹃属（*Rhododendron*）植物大致分为大叶型 ["སྒྲ་ཁ" （达玛）] 和小叶型 ["ད་ལིས" （塔勒）]2 类。《晶珠本草》在 "树木类药物" 中分别记载有树花类药物 "ད་ལིས" （塔勒）和树叶类药物 "བ་ལུ" （达里），并指出 "达里" 为 "塔勒" 的叶；"塔勒" 以花入药，故又被称为 "ད་ལི་མེ་ཏོག" （达里美都）；依其花色、叶色而分为黑 ["ད་ལིས་ནག་པོ" （塔勒那保）]、白 ["ད་ལིས་དཀར་པོ" （塔勒嘎保）]2 种。现代文献记载的 "塔勒" 的基原均为杜鹃属植物中常绿、小叶型、具鳞片的种类，有近 20 种。其中，白者（塔勒嘎保）的基原为花呈白色、淡黄色等浅色的种类，如烈香杜鹃 *R. anthopogonoides* Maxim. 等；黑者（塔勒那保）的基原为花呈深紫色至蓝紫色的种类，如头花杜鹃 *R. capitatum* Maxim.、隐蕊杜鹃 *R. intricatum* Franch.、千里香杜鹃 *R. thymifolium* Maxim. 等。樱草杜鹃 *R. primuliflorum* Bur. et Franch.（报春杜鹃）为《部标藏药》（烈香杜鹃 /ད་ལིས/ 达里）和《藏标》（达里 /ད་ལི་མེ་ཏོག/ 达里美都）收载的基原之一。（参见 "烈香杜鹃" "陇蜀杜鹃" "头花杜鹃" 条）

微毛杜鹃

Rhododendron primuliflorum Bur. et Franch. var. *cephalanthoides* (Balf. f. et W. W. Smith) Cowan et Davidian

杜鹃花科（Ericaceae） 杜鹃属（*Rhododendron*）

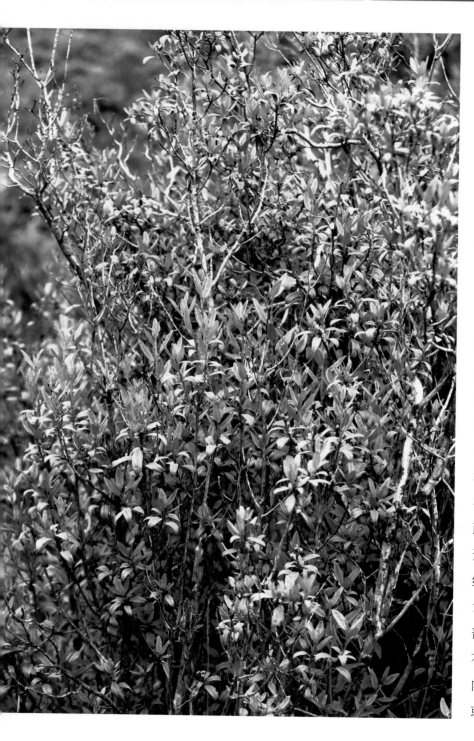

▌ 形态 ▌

常绿小灌木，高0.36～1（～2.5）m。茎灰棕色，表皮常薄片状脱落，幼枝短而细，灰褐色，密被鳞片和短刚毛；叶芽鳞早落。叶革质，芳香，长圆形、长圆状椭圆形至卵状长圆形，长（0.8～）2～2.5（～3.5）cm，宽（5～）8～10（～15）mm，先端钝，有小突尖，基部渐狭，上面暗绿色，光滑，有光泽，具网脉，下面密被重叠成2～3层的淡黄褐色、黄褐色或灰褐色的屑状鳞片；叶柄长2～5mm，密被鳞片。花序顶生，头状，具5～8花，花芽鳞早落；花梗长2～4mm，被鳞片；无毛；花萼长3～6mm，外面疏被鳞片，裂片长圆形、披针形至长圆状卵形，边缘有或无缘毛；花冠狭筒状漏斗形，长1.2～1.9cm，白色带黄色的管部，罕全部为粉红色或蔷薇色，花管长6～10（～12）mm，内面喉部被长柔毛，外面无毛，或有时疏被鳞片，裂片近圆形，长 3 ~ 6mm；雄蕊 5 或 6，内藏于花管，基部有短柔毛或光滑；子房有鳞片或无，花柱粗短，约与子房等长，光滑。蒴果卵状椭圆形，长 4 ~ 5mm，密被鳞片。花期 5 ~ 6 月，果期 7 ~ 9 月。

▌分布▌

分布于我国云南西北部及北部、西藏东南部、四川西部。

▌生境▌

生长于海拔 3300 ~ 5000m 的杜鹃灌丛、杜鹃 - 柳灌丛、白桦林中、高山灌丛草甸。常为优势种。

▌药材名▌

塔勒嘎保、塔里嘎保、大勒嘎保（ད་ལིས་དཀར་པོ）。

▌药用部位▌

花、叶。

▌功能与主治▌

花：清热消肿，补肾；用于气管炎，肺气肿，浮肿，身体虚弱及水土不适，消化不良，胃下垂，胃扩张；外用于疮疖。叶：用于白喉，炭疽。

▌用量与用法▌

6 ~ 9g。内服煎汤，或入丸、散剂。外用敷患部。

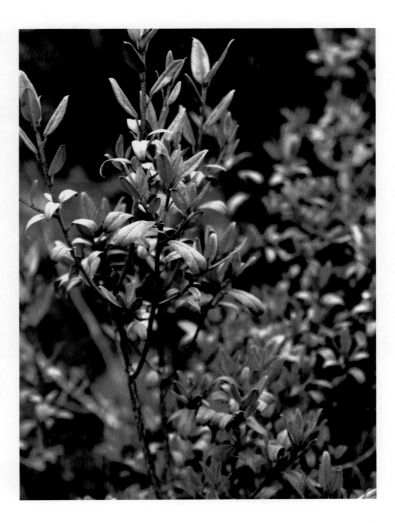

▌ 附 注 ▌

藏医药用的杜鹃属（*Rhododendron*）植物大致分为大叶型 ["སྨུག་ལ་" （达玛）] 和小叶型 ["ད་ལིས་" （塔勒）]2 类。《晶珠本草》在 "树花类药物" 和 "树叶类药物" 中分别记载有 "ད་ལིས་" （塔勒）和 "བ་ལུ" （达里），并指出 "达里" 为 "塔勒" 的叶，将 "塔勒" 依花色、叶色不同而分为黑 ["ད་ལིས་ནག་པོ" （塔勒那保）]、白 ["ད་ལིས་དཀར་པོ" （塔勒嘎保）]2 种，言其为治 "培根" 寒性病、滋补延年之药物。现代文献记载的 "塔勒" 的基原为杜鹃属植物中常绿、小叶型、具鳞片的种类，有近 20 种。其中，白者（塔勒嘎保）的基原为花冠白色、淡黄色等色浅的种类，黑者（塔勒那保）的基原为花深紫色至蓝紫色的种类。据文献记载，微毛杜鹃 *R. primuliflorum* Bur. et Franch. var. *cephalanthoides* (Balf. f. et. W. W. Smith) Cowan et Davidian 为 "塔勒嘎保" 的基原之一。（参见 "烈香杜鹃" "头花杜鹃" 条）

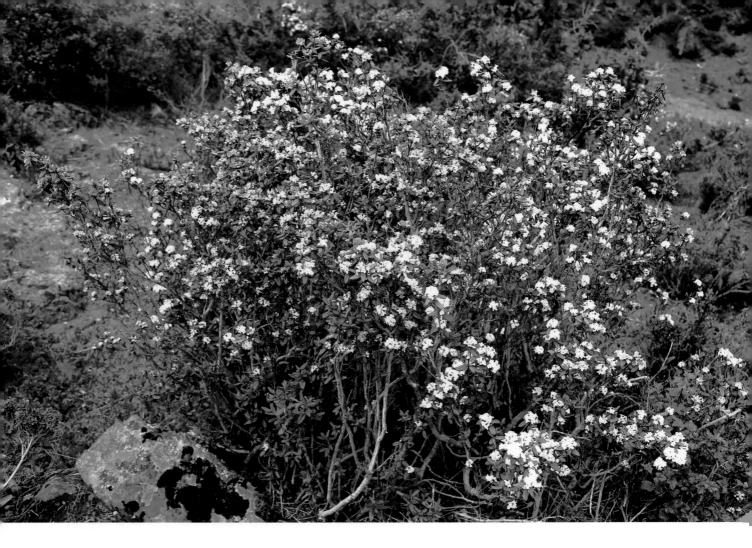

毛嘴杜鹃

Rhododendron trichostomum Franch.

杜鹃花科（Ericaceae） 杜鹃属（*Rhododendron*）

形态

常绿灌木，高 0.3 ～ 1（～ 1.5）m。分枝多而缠结，细瘦，密被鳞片和小刚毛。叶芽鳞早落；叶革质，卵形或卵状长圆形，长 0.8 ～ 3.2cm，宽 4 ～ 8mm，先端尖或钝，具短尖头，基部楔形或圆形，边缘反卷，上面深绿色，有光泽，初被鳞片，后变光滑，沿中脉有微柔毛，下面常淡黄褐色至灰褐色，被重叠成 2 ～ 3 层的具长短不齐的有柄鳞片，最下层鳞片金黄色，较其他层色浅；叶柄长 2 ～ 4mm，被鳞片。花序顶生，头状，有花 6 ～ 10（～ 20），花芽鳞在花期存在，花密集；花梗长（1 ～）2 ～ 5mm，被鳞片；花萼小，长 0.5 ～ 2（～ 3）mm，裂片长圆形至卵形，外面被鳞片或无，边缘常被鳞片并稍有缘毛；花冠狭筒状，长 0.8 ～ 1.6（～ 2）cm，白色、粉红色或蔷薇色，裂片开展，花冠筒较裂片长，外面无鳞片，内面喉部被长柔毛；雄蕊 5，内藏，花丝无毛或基部被微毛；子房长约 1mm，被鳞片，花柱粗而短，光滑。蒴果卵圆形至长圆形，长 3 ～ 5mm，密被鳞片。花期 5 ～ 7 月。

▎分布 ▎

分布于我国云南西北部（洱源）、西藏东南部（左贡、察雅）、四川西部、青海南部。

▎生境 ▎

生长于海拔 3000 ~ 4400m 的山坡灌丛、针阔叶混交林下、高山草甸、崖坡。

▎药材名 ▎

塔勒嘎保（ད་ལིས་དཀར་པོ། 、ད་ལི་དཀར་པོ།）。

▎药用部位 ▎

花、叶。

▎功能与主治 ▎

花：清热消肿，补肾；用于气管炎，肺气肿，浮肿，身体虚弱及水土不适，消化不良，胃下垂，胃扩张；外用于疮疖。叶：外用于白喉，炭疽。

▎用量与用法 ▎

6 ~ 9g。内服煎汤，或入丸、散剂。

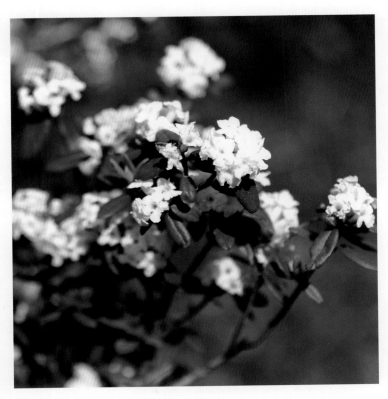

附 注

藏医药用杜鹃属植物大致分为大叶型 ["སྨུག་མ།"（达玛）] 和小叶型 ["ད་ལིས、ད་ལི།"（塔勒）]2 类。《晶珠本草》分别记载有树花类药物 "ད་ལིས"（塔勒）和树叶类药物 "བ་ལུ།"（达里），言前者为治"培根"寒性病、滋补延年之药物，后者为治"培根"寒热症之药物，并指出"达里"为"塔勒嘎保"的叶，"塔勒"依花色、叶色而分为白 ["ད་ལིས་དཀར་པོ།"（塔勒嘎保）]、黑 ["ད་ལིས་ནག་པོ།、ད་ལི་ནག་པོ།"（塔勒那保）]2 种。现代文献记载"塔勒"的基原为杜鹃属植物中常绿、小叶型、具鳞片的种类，有近20 种，其中，白者（塔勒嘎保）的基原为花冠白色、淡黄色等浅色的种类，最为常用的种类为烈香杜鹃 *R. anthopogonoides* Maxim.（黄花杜鹃），《部标藏药》以"烈香杜鹃 /ད་ལིས/ 达里"之名、《藏标》以"达里 /ད་ལི་མེ་དོག/ 达里美都"之名均收载了烈香杜鹃 *R. anthopogonoides* Maxim.、毛喉杜鹃 *R. cephalanthum* Franch.、报春杜鹃 *R. primuliflorum* Bur. et Franch.（樱草杜鹃），规定以其花和叶入药。据文献记载，毛嘴杜鹃 *R. trichostomum* Franch. 也为"塔勒嘎保"的基原之一。（参见"烈香杜鹃""陇蜀杜鹃""照山白""头花杜鹃"条）

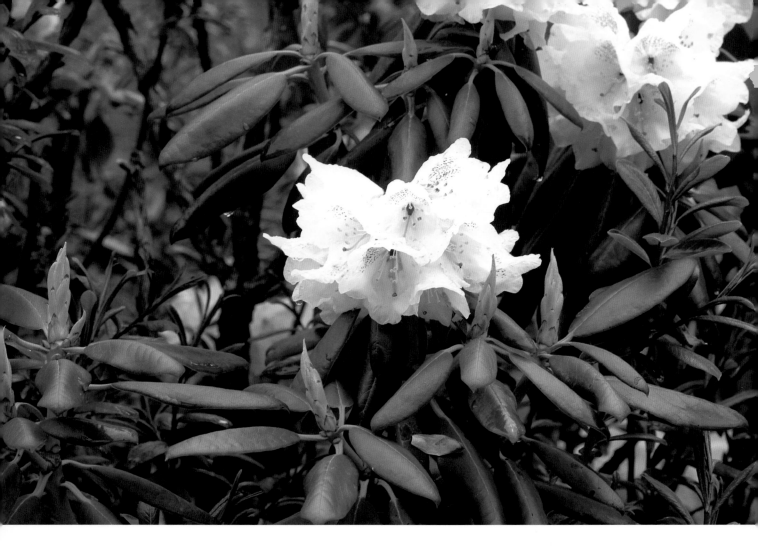

雪山杜鹃

Rhododendron aganniphum Balf. f. et K. Ward

杜鹃花科（Ericaceae） | 杜鹃属（*Rhododendron*）

▌形态 ▌

常绿灌木，高 1 ~ 4m。幼枝无毛，直径约 5mm。叶厚革质，长圆形或椭圆状长圆形，有时卵状披针形，长 6 ~ 9cm，宽 2 ~ 4cm，先端钝或急尖，具硬小尖头，基部圆形或近心形，边缘反卷，上面深绿色，无毛，微有皱纹，中脉凹入，侧脉 11 ~ 12 对，微凹，下面密被一层永存的毛被，毛被白色至淡黄白色，海绵状，具表膜，中脉凸起，被毛，侧脉隐藏于毛被内；叶柄长 1 ~ 1.5cm，无毛。顶生短总状花序，有花 10 ~ 20，总轴长约 5mm，无毛；花梗长 0.8 ~ 1.5cm，无毛；花萼小，杯状，长 1 ~ 1.5mm，5 裂，裂片圆形或卵形，无毛，边缘多少具睫毛，花冠漏斗状钟形，长 3 ~ 3.5cm，白色或淡粉红色，筒部上方具多数紫红色斑点，内面基部被微柔毛，裂片 5，圆形，稍不相等，长 1.2 ~ 1.4cm，宽 1.5 ~ 1.8cm，先端微缺；雄蕊 10，不等长，长 1.2 ~ 2.2cm，花丝向基部疏被白色微柔毛，花药椭圆形，淡褐色，长 2mm；子房圆锥形，长 4 ~ 5mm，无毛；花柱长 2.3mm，无毛，柱头略扩大，头状。蒴果圆柱形，直立，长 1.5 ~ 2.5cm，直径 5 ~ 7mm。花期 6 ~ 7 月，果期 9 ~ 10 月。

▌ 分布 ▌

分布于我国青海东南部和南部，四川西南部、西部和西北部（理塘），云南西北部（德钦），西藏东南部。

▌ 生境 ▌

生长于海拔 2700 ~ 4700m 的高山杜鹃灌丛、针叶林下。

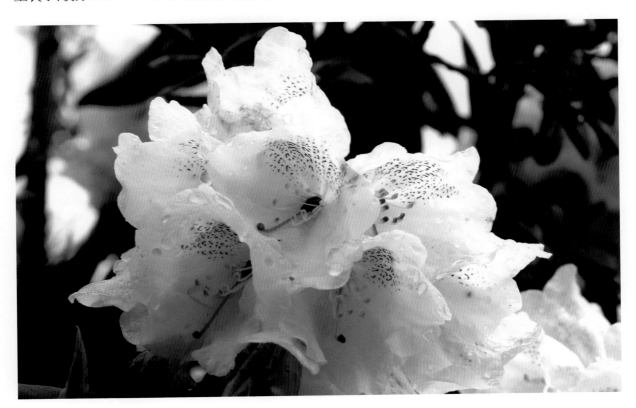

▌ 药材名 ▌

达玛（ སྟག་མ ）。

▌ 药用部位 ▌

花、叶。

▌ 功能与主治 ▌

清热解毒，利肺。用于肺脓肿等肺部疾病，气管炎，咽喉疾病，梅毒性炎症。

▌ 用量与用法 ▌

3 ~ 6g。内服煎汤，或入丸、散剂。

附 注

　　藏医药用杜鹃属（*Rhododendron*）植物大致分为大叶型 ["སྟག་མ"（达玛）] 和小叶型 ["ད་ལིས"、

ད་ལི་"（塔勒）]2 类。《晶珠本草》分别记载有"树花类药物""ད་ལི་"（塔勒）和"树叶类药物" "བ་ལི་"（达里），言前者为治"培根"寒性病、滋补延年之药物，后者为治"培根"寒热症之药物，并指出"达里"为"塔勒"的叶。"塔勒"依花色、叶色不同而分为白 ["ད་ལི་དཀར་པོ་、ད་ལི་དཀར་པོ་"（塔勒嘎保）]、黑 ["ད་ལི་ནག་པོ་、ད་ལི་ནག་པོ་"（塔勒那保）]2 种。现代文献记载的"塔勒"的基原为杜鹃属植物中常绿、小叶型、具鳞片的种类，有近 20 种。"达玛"的基原主要为大叶型的种类，有凝毛杜鹃 *R. agglutinatum* Balf. f. et Forrest [*R. phaeochrysum* Balf. f. et W. W. Smith var. *agglutinatum* (Balf. f. et Forrest) Chamb. ex Cullen et Chamb.]、陇蜀杜鹃 *R. przewalskii* Maxim.（大坂山杜鹃 *R. dabanshanense* Fang et S. X. Wang）、雪山杜鹃 *R. aganniphum* Balf. f. et K. Ward（海绵杜鹃、软雪杜鹃）、光蕊杜鹃 *R. coryanum* Tagg et Forrest、海绵杜鹃 *R. pingianum* Fang、白毛杜鹃 *R. principis* Bur. et Franch. var. *vellereum* (Hutch. ex Tagg) T. L. Ming（*R. vellereum* Hutch. ex Tagg）、粉红树形杜鹃 *R. arboretum* Smith var. *roseum* Lindl.、青海杜鹃 *R. qinghaiense* Ching ex W. Y. Wang、三花杜鹃 *R. triflorum* Hook. f.、钟花杜鹃 *R. campylocarpum* Hook. f.（弯果杜鹃）等。《部标藏药》等收载的"杜鹃花 /སྟག་མ/ 达玛"的基原为凝花杜鹃 *R. agglutinatum* Balf. f. et Forrest [凝毛杜鹃 *R. phaeochrysum* Balf. f. et W. W. Smith var. *agglutinatum* (Balf. f. et Forrest) Chamb. ex Cullen et Chamb.]和大坂山杜鹃 *R. dabanshanense* Fang et S. X. Wang（陇蜀杜鹃 *R. przewalskii* Maxim.），言二者以花入药，且二者的功能、主治与"达里"（叶）不尽相同。据《晶珠本草》中"'达里'为'塔勒嘎保'的叶"的记载，"达玛"似还用小叶型种类的叶。《部标藏药》以"烈香杜鹃 /ད་ལི/ 达里"之名、《藏标》以"达里 /ད་ལི་ནེ་ཏོ/ 达里美都"之名收载了烈香杜鹃 *R. anthopogonoides* Maxim.、毛喉杜鹃 *R. cephalanthum* Franch. 和报春杜鹃 *R. primuliflorum* Bur. et Franch.（樱草杜鹃），规定以花和叶入药。《晶珠本草》分别记载了以花和叶入药的 2 种药物，但现代文献多合并记载为以"花、叶"入药。（参见"烈香杜鹃""照山白"条）

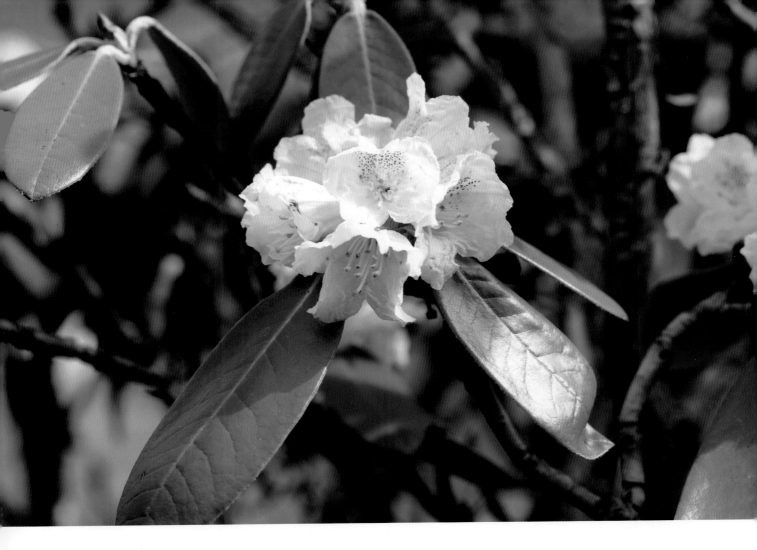

陇蜀杜鹃

Rhododendron przewalskii Maxim.（达坂山杜鹃 *R. dabanshanense* Fang et S. X. Wang）

杜鹃花科（Ericaceae） | 杜鹃属（*Rhododendron*）

▌ 形态 ▌

常绿灌木，高 1 ~ 3m。幼枝淡褐色，无毛，老枝黑灰色。叶革质，常集生于枝端，叶片卵状椭圆形至椭圆形，长 6 ~ 10cm，宽 3 ~ 4cm，先端钝，具小尖头，基部圆形或略呈心形，上面深绿色，无毛，微皱，中脉凹入，侧脉 11 ~ 12 对，微凹，下面初被薄层灰白色、黄棕色至锈黄色，多少粘结的毛被，由具长芒的分枝毛组成，以后毛陆续脱落，变为无毛，中脉凸起，侧脉略凸；叶柄带黄色，长 1 ~ 1.5cm，无毛。顶生伞房状伞形花序，有花 10 ~ 15，总轴长约 1cm，无毛；花梗长 1 ~ 1.5cm，无毛；花萼小，长 1 ~ 1.5mm，具 5 半圆形齿裂，无毛；花冠钟形，长 2.5 ~ 3.5cm，白色至粉红色，筒部上方具紫红色斑点，裂片 5，近圆形，长约 1cm，宽 1.5cm，先端微缺；雄蕊 10，不等长，长 1.2 ~ 1.8cm，花丝无毛或下半部略被柔毛，花药椭圆形，淡褐色，长 2mm；子房圆柱形，具槽，无毛，长 4 ~ 5mm，花柱无毛，柱头头状，绿色。蒴果长圆柱形，长 1.5 ~ 2cm，直径 4 ~ 5mm，光滑。花期 6 ~ 7 月，果期 9 月。

▌ 分布 ▐

分布于我国陕西西部，甘肃西南部，青海东部、东南部和西南部，四川西部和西北部，西藏东部（类乌齐）。

▌ 生境 ▐

生长于海拔 2900 ~ 4300m 的高山林地。

▌ 药材名 ▐

达玛、大玛达合玛（ སྟག་མ ），德玛美多（ སྟག་མ་མེ་ཏོག 、སྟག་མའི་མེ་ཏོག ），达里、达丽、塔勒、塔里、大勒（ ད་ལིས 、ད་ལི ）。

▌ 药用部位 ▐

花（达玛、大勒、德玛美多）、叶（德玛美多、达玛、大勒）、种子（大玛）。

▌ 功能与主治 ▐

清热消肿，补肾。用于气管炎，肺气肿，浮肿，身体虚弱及水土不适，消化不良，胃下垂，胃扩张；外用于疮疖。叶：外敷患部用于白喉，炭疽。

▌ 用量与用法 ▐

6 ~ 9g。内服煎汤，或入丸、散剂。

附 注

藏医药用杜鹃属（*Rhododendron*）植物大致分为大叶型 ["སྟག་མ" （达玛）] 和小叶型 ["ད་ལིས、ད་ལི" （塔勒）]2 类。《晶珠本草》记载有 "树花类药物" "ད་ལིས" （塔勒）和 "树叶类药物" "བ་ལུ" （达里），言前者为治 "培根" 寒性病、滋补延年之药物，后者为治 "培根" 寒热症之药物，并指出 "塔勒" 依花色、叶色不同而分为白 ["ད་ལིས་དཀར་པོ、ད་ལི་དཀར་པོ" （塔勒嘎保）]、黑 ["ད་ལིས་ནག་པོ、ད་ལི་ནག་པོ" （塔勒那保）]2 种，"达里" 为 "塔勒嘎保" 的叶。现代文献记载的 "塔勒" 类的基原为杜鹃属植物，主要为常绿、小叶型具鳞片的种类，有近 20 种，不同文献记载的名称与药用部位不尽一致。据文献记载，陇蜀杜鹃 *R. przewalskii* Maxim.（达坂山杜鹃 *R. dabanshanense* Fang et S. X. Wang）为 "达玛" "大勒" 或 "སྟག་མ་མེ་ཏོག" （德玛美多。注："མེ་ཏོག" 为花之意，系指以花入药）的基原之一，其药用部位包括花、叶、种子。《部标藏药》《藏标》分别以 "烈香杜鹃 /ད་ལིས/ 达里" "达里 /ད་ལི་མེ་ཏོག/ 达里美都" 之名收载了烈香杜鹃 *R. anthopogonoides* Maxim.、毛喉杜鹃 *R. cephalanthum* Franch.、报春杜鹃 *R. primuliflorum* Bur. et Franch.（樱草杜鹃），言其以干燥花和叶入药。《部标藏药》等收载的 "杜鹃花 /སྟག་མ/ 达玛（达玛）" 的基原为凝毛杜鹃 *R. agglutinatum* Balf. f. et Forrest[*R. phaeochrysum* Balf. f. et W. W. Smith var. *agglutinatum* (Balf. f. et Forrest) Chamb. ex Cullen et Chamb.]、陇蜀杜鹃 *R. przewalskii* Maxim.，言其以花入药，其功能、主治与 "达里" 不尽相同。（参见 "烈香杜鹃" "樱草杜鹃" "雪层杜鹃" "照山白" "头花杜鹃" 条）